中国名方全书

主　编　程如海　李家庚

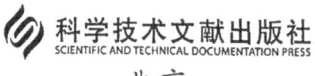
科学技术文献出版社
·北京·

(京)新登字 130 号

内 容 简 介

本书集历代及现代各类名方千余首,以功用主治为纲,方剂为目,每方单独成篇,下设方名、方源、组成、用法、功效、主治、方解、按语、同名方、附方等项,条理清楚,通俗易懂,其中按语是本书的重点及特色,涵盖了众医家的临证经验与现代研究进展。

本书既是中医临床的工具书,也可作为广大家庭的保健、治疗用书。

科学技术文献出版社是国家科学技术部系统唯一一家中央级综合性科技出版机构,我们所有的努力都是为了使您增长知识和才干。

编委会

主　编　程如海　李家庚

副主编　涂竹梅　黄修涛　肖万泽
　　　　　谢沛霖　李　蕾　曹汉明

编　委　（按姓氏笔画为序）
　　　　　肖万泽　邵冬珊　李家庚
　　　　　李　蕾　苏国阳　涂竹梅
　　　　　曹汉明　黄修涛　程如海
　　　　　谢沛霖　杨仲文

编写说明

医之所传者,在于药方。故中医药学,虽历经沧桑,几度变迁,然每朝每代,未有摈弃医方者,医学中方药的研讨,似成一永恒的主题。研习者,不畏其多而唯畏其少;蓄方者,不畏其富而唯嫌其贫。殷鉴如此,吾辈邀请有关同道,历经春秋,数易其稿,集历代医方,包括近代名方于一体,而成《中国名方全书》。所谓"名方",即无论经方、时方,或单秘验方,凡临床卓有良效,经久不衰,为大多医家所认同者,则罗列其中。

是书选编各类名方上千余首,以功用主治为纲,方剂为目。每方单独成篇,下设方名、方源、组成、用法、功效、主治、方解、按语、同名方、附方等,逐一缕析,条理清楚,通俗易懂。其中按语乃本书之重点和特色,其包括每方之辨证要点与临床应用,并列举现代临床常用病名病证,说明其运用范围,重要的加减变化,以及全方的药理作用等,涵盖了众医家的临证使用经验与现代研究进展,学者明乎于此,自可达到"按图索方"之目的,更能体会到本书的实用价值。然须说明者,所选方中,尤其是古方,涉及有虎骨、豹骨、猴骨、犀角等,此乃国家明确禁止使用的保护动物部分,现临床或已不用,或用其他药物代替之,如用水牛角代替犀角等。大凡此类药用方剂,我们未作删除处理,旨在保留方药之历史原貌,用药者当需明辨,而万勿以辞害意。

集成是书,倾注了众多专家的不少心血,但因学识所限,时间仓促,疏漏之处在所难免,尚望明达者指正。

编 者

目 录

第1章 解表方

第一节 辛温解表方 (1)
一 麻黄汤 (1)
二 大青龙汤 (3)
三 小青龙汤 (4)
四 葛根汤 (6)
五 桂枝汤 (7)
六 桂枝加葛根汤 (9)
七 桂枝加厚朴杏子汤 (10)
八 桂枝加芍药汤 (11)
九 桂枝加大黄汤 (11)
十 瓜蒌桂枝汤 (12)
十一 荆防败毒散 (13)
十二 香苏散 (14)
十三 葱豉汤 (16)
十四 芎苏散 (17)
十五 九味羌活汤 (17)
十六 香薷散 (19)
十七 午时茶 (20)
十八 五积散 (21)
十九 神术散 (22)
二十 苏羌达表汤 (23)
二十一 水解散 (24)
二十二 厚朴七物汤 (24)
二十三 十神汤 (25)
二十四 阴旦汤 (26)
二十五 苍耳散 (27)
二十六 辛夷散 (28)

第二节 辛凉解表方 (29)
一 桑菊饮 (29)
二 银翘散 (30)
三 麻黄杏仁甘草石膏汤 (31)
四 柴葛解肌汤 (33)
五 葱豉桔梗汤 (34)
六 防风通圣散 (35)
七 麻黄杏仁薏苡甘草汤 (37)
八 越婢汤 (38)
九 解肌汤 (39)
十 升麻葛根汤 (40)

十一	宣毒发表汤	(42)	五 麻黄附子细辛汤	(51)
十二	竹叶柳蒡汤	(43)	六 再造散	(52)
十三	羌蓝汤	(44)	七 竹叶汤	(53)
十四	疏风利水汤	(45)	八 葱白七味饮	(54)
十五	银翘辛夷汤	(46)	九 表实六合汤	(55)
第三节	扶正解表方	(47)	十 表虚六合汤	(56)
一	败毒散	(47)	十一 防风汤	(56)
二	参苏饮	(48)	十二 加减葳蕤汤	(57)
三	桂枝加黄芪汤	(49)	十三 白薇散	(58)
四	桂枝加附子汤	(50)		

第2章 泻下方

第一节 寒下方	(61)	第二节 温下方	(76)
一 大承气汤	(61)	一 大黄附子汤	(76)
二 小承气汤	(63)	二 温脾汤	(77)
三 调胃承气汤	(65)	三 三物备急丸	(79)
四 复方大承气汤	(66)	四 三物白散	(80)
五 宣白承气汤	(67)	五 半硫丸	(80)
六 大陷胸汤	(68)	六 感应丸	(81)
七 厚朴三物汤	(69)	第三节 润下方	(82)
八 大黄甘草汤	(70)	一 麻子仁丸	(82)
九 肠粘连缓解汤	(71)	二 五仁丸	(84)
十 大黄泻热汤	(72)	三 润肠丸	(85)
十一 转舌丸	(73)	四 润肠汤	(86)
十二 更衣丸	(73)	五 济川煎	(87)
十三 陷胸承气汤	(74)	六 蜜煎导方	(88)
十四 一捻金	(75)	七 活血润燥丸	(88)

八 益血润肠丸 (89)	五 控涎丹 (97)
九 通幽汤 (90)	六 甘遂半夏汤 (98)
十 麻子苏子粥 (91)	七 大黄甘遂汤 (99)
十一 活血润燥生津汤 (92)	八 禹功散 (100)
第四节 逐水方 (93)	九 甘遂通结汤 (100)
一 十枣汤 (93)	**第五节 攻补兼施方** (102)
二 舟车丸 (94)	一 黄龙汤 (102)
三 疏凿饮子 (95)	二 增液承气汤 (103)
四 己椒苈黄丸 (96)	

第3章 和解方

第一节 和解少阳方 (105)	四 加味逍遥散 (121)
一 小柴胡汤 (105)	五 化肝煎 (122)
二 大柴胡汤 (107)	六 痛泻要方 (123)
三 柴胡桂枝汤 (109)	七 芍药甘草汤 (124)
四 柴胡桂枝干姜汤 (110)	八 疏肝理脾汤 (126)
五 柴胡加龙骨牡蛎汤 (111)	九 奔豚汤 (126)
六 柴平汤 (112)	**第三节 调和肠胃方** (127)
七 蒿芩清胆汤 (112)	一 半夏泻心汤 (127)
八 达原饮 (113)	二 生姜泻心汤 (129)
九 柴胡达原饮 (114)	三 甘草泻心汤 (130)
第二节 调和肝脾方 (116)	四 黄连汤 (131)
一 四逆散 (116)	五 升阳散火汤 (132)
二 柴胡疏肝散 (117)	六 十滴水 (133)
三 逍遥散 (119)	

第4章 清热方

第一节 清热泻火方 (135)
一 白虎汤 (135)
二 白虎加人参汤 (138)
三 竹叶石膏汤 (138)
四 栀子豉汤 (140)
五 石膏汤 (141)
六 石膏大青汤 (143)
七 抽薪饮 (144)
八 黄芩散 (145)
九 三物黄芩汤 (146)

第二节 清营凉血方 (147)
一 清营汤 (147)
二 清宫汤 (148)
三 犀角地黄汤 (149)
四 清瘟败毒饮 (151)
五 神犀丹 (152)
六 化斑汤 (153)
七 犀角大青汤 (155)
八 犀角散 (156)

第三节 清热解毒方 (157)
一 黄连解毒汤 (157)
二 泻心汤 (160)
三 凉膈散 (162)
四 普济消毒饮 (164)
五 三阳清解汤 (166)
六 银黄片 (166)
七 感冒退热冲剂 (167)
八 银翘红酱解毒汤 (168)
九 清热止带汤 (168)

第四节 清脏腑热方 (170)
一 导赤散 (170)
二 清心莲子饮 (172)
三 龙胆泻肝汤 (173)
四 泻青丸 (175)
五 当归龙荟丸 (176)
六 左金丸 (177)
七 连附六一汤 (178)
八 柴胡清肝饮 (179)
九 泻白散 (181)
十 泻黄散 (183)
十一 清胃散 (184)
十二 玉女煎 (186)
十三 芍药汤 (187)
十四 葛根黄芩黄连汤 (189)
十五 白头翁汤 (190)
十六 清肾汤 (192)

第五节 清热祛暑方 (193)
一 清络饮 (193)
二 六一散 (194)
三 清凉涤暑法 (195)

四 桂苓甘露散 （196）	二 秦艽鳖甲散 （200）
五 清暑益气汤 （197）	三 清骨散 （201）
第六节 清虚热方 （198）	四 当归六黄汤 （202）
一 青蒿鳖甲汤 （198）	五 人参黄芪散 （203）

第5章 温里方

第一节 温中祛寒方 （205）	十四 胃关煎 （223）
一 理中丸 （205）	十五 沉香温脾汤 （224）
二 附子理中丸 （208）	十六 益黄散 （225）
三 吴茱萸汤 （209）	第二节 回阳救逆方 （227）
四 小建中汤 （211）	一 四逆汤 （227）
五 大建中汤 （213）	二 参附汤 （229）
六 十四味建中汤 （215）	三 回阳救急汤 （230）
七 甘草干姜汤 （216）	四 六味回阳饮 （232）
八 附子粳米汤 （216）	五 回阳返本汤 （233）
九 温中丸 （218）	六 茯苓四逆汤 （234）
十 高良姜汤 （219）	七 黑锡丹 （234）
十一 温经化气汤 （220）	第三节 温经散寒方 （236）
十二 霹雳散 （220）	一 当归四逆汤 （236）
十三 逐寒荡惊汤 （221）	二 黄芪桂枝五物汤 （237）

第6章 补益方

第一节 补气方 （239）	四 异功散 （243）
一 四君子汤 （239）	五 保元汤 （244）
二 六君子汤 （240）	六 参苓白术散 （245）
三 香砂六君子汤 （242）	七 补中益气汤 （247）

八 加减补中益气汤 (248)	十 养精种玉汤 (277)
九 升麻黄芪汤 (249)	十一 通乳丹 (278)
十 七味白术散 (250)	十二 大营煎 (279)
十一 举元煎 (250)	十三 首乌延寿丹 (280)
十二 升陷汤 (251)	十四 九转黄精丹 (281)
十三 生脉散 (252)	**第三节 气血双补方** (282)
十四 资生丸 (253)	一 八珍汤 (282)
十五 独参汤 (255)	二 十全大补汤 (284)
十六 拯阳理劳汤 (256)	三 人参养荣汤 (285)
十七 升阳益胃汤 (257)	四 泰山磐石散 (286)
十八 益气聪明汤 (258)	五 固本止崩汤 (287)
十九 三才丸 (258)	六 薯蓣丸 (288)
二十 黄芪当归散 (259)	七 乌鸡白凤丸 (290)
二十一 固真汤 (260)	八 胎元饮 (291)
二十二 调中益气汤 (261)	九 大补元煎 (292)
二十三 芪附汤 (262)	**第四节 补阴方** (293)
二十四 保真汤 (263)	一 六味地黄丸 (293)
二十五 六神散 (265)	二 知柏地黄丸 (295)
第二节 补血方 (266)	三 都气丸 (296)
一 四物汤 (266)	四 耳聋左磁丸 (297)
二 圣愈汤 (268)	五 杞菊地黄丸 (298)
三 当归补血汤 (269)	六 左归丸 (298)
四 归脾汤 (271)	七 大补阴丸 (299)
五 炙甘草汤 (272)	八 虎潜丸 (300)
六 当归生姜羊肉汤 (273)	九 左归饮 (302)
七 当归散 (274)	十 一贯煎 (303)
八 两仪膏 (275)	十一 石斛夜光丸 (304)
九 补肝汤 (276)	十二 月华丸 (305)

十三 龟鹿二仙胶	(306)	三 十补丸	(324)
十四 七宝美髯丹	(307)	四 右归丸	(326)
十五 二至丸	(308)	五 右归饮	(327)
十六 桑麻丸	(309)	六 赞育丹	(328)
十七 加减复脉汤	(310)	七 毓麟珠	(329)
十八 五汁饮	(311)	八 五子衍宗丸	(330)
十九 益胃汤	(312)	九 寿胎丸	(332)
二十 沙参麦冬汤	(313)	十 千金保孕丸	(333)
二十一 二冬汤	(314)	十一 内补丸	(334)
二十二 调肝汤	(314)	十二 苁蓉菟丝子丸	(335)
二十三 归肾丸	(315)	十三 二仙汤	(336)
二十四 固阴煎	(316)	十四 赞化血余丹	(337)
二十五 加味固阴煎	(317)	十五 苁蓉河车丸	(338)
二十六 拯阴理劳汤	(318)	十六 青娥丸	(339)
二十七 河车大造丸	(318)	十七 斑龙丸	(340)
二十八 还少丹	(319)	十八 桂枝加龙骨牡蛎汤	(341)
二十九 滋水清肝饮	(320)		
第五节 补阳方	(321)	十九 全鹿丸	(342)
一 肾气丸	(321)	二十 龟龄集丹	(343)
二 济生肾气丸	(323)	二十一 益寿地仙丹	(344)

第7章 固涩方

第一节 固表止汗方	(347)	五 固表敛汗汤	(352)
一 玉屏风散	(347)	**第二节 涩精止遗方**	(352)
二 牡蛎散	(348)	一 金锁固精丸	(352)
三 敛汗汤	(350)	二 三才封髓丹	(354)
四 麻黄根散	(351)	三 五味子丸	(355)

四　秘精丸　　　　　（356）
五　经进萃仙丸　　　（358）
六　秘真丸　　　　　（358）
七　聚精丸　　　　　（359）
八　玉锁丹　　　　　（360）
九　猪肚丸　　　　　（360）
十　秘元煎　　　　　（361）
十一　既济丹　　　　（362）
十二　水陆二仙丹　　（363）
十三　补肾固精丸　　（364）
十四　归元散　　　　（365）
十五　韭子丸　　　　（366）
十六　玉真丸　　　　（368）
十七　治遗精方　　　（369）
十八　固真丸　　　　（369）
十九　玄菟丹　　　　（370）
二十　缩泉丸　　　　（372）
二十一　固脬丸　　　（373）
二十二　桑螵蛸散　　（374）
二十三　菟丝子丸　　（375）
二十四　治浊固本丸　（377）
二十五　膏淋汤　　　（378）
二十六　威喜丸　　　（379）
二十七　巩堤丸　　　（379）
第三节　固肠止泻方　（380）
一　真人养脏汤　　　（380）
二　脾肾双补丸　　　（383）
三　四神丸　　　　　（383）

四　桃花汤　　　　　（385）
五　赤石脂禹余粮汤　（387）
六　驻车丸　　　　　（388）
七　立效散　　　　　（389）
八　神圣散　　　　　（390）
九　诃子散　　　　　（391）
十　诃黎勒丸　　　　（392）
十一　固肠丸　　　　（394）
十二　椒艾丸　　　　（396）
十三　断下丸　　　　（397）
十四　肉豆蔻丸　　　（398）
十五　敛肠丸　　　　（400）
十六　温肠丸　　　　（401）
十七　没食子丸　　　（402）
十八　吴茱萸丸　　　（403）
第四节　固经止带方　（404）
一　固冲汤　　　　　（404）
二　固经丸　　　　　（405）
三　牡蛎丸　　　　　（406）
四　生血止崩汤　　　（407）
五　阿胶丸　　　　　（408）
六　镇宫丸　　　　　（409）
七　柏叶散　　　　　（409）
八　震灵丹　　　　　（410）
九　补宫丸　　　　　（411）
十　完带汤　　　　　（412）
十一　易黄汤　　　　（413）
十二　二黄三白汤　　（414）

十三	清带汤	(415)	十八 清白散	(419)
十四	利火汤	(416)	十九 白带神方	(419)
十五	清肝止淋汤	(416)	二十 楮实子丸	(420)
十六	止带丸	(417)	二十一 侧柏樗皮丸	(421)
十七	千金止带丸	(418)		

第8章 安神方

第一节 重镇安神方 (423)
一 朱砂安神丸 (423)
二 珍珠母丸 (425)
三 磁朱丸 (426)
四 生铁落饮 (427)
五 桂枝甘草龙骨牡蛎汤 (428)
六 桂枝去芍药加蜀漆牡蛎龙骨救逆汤 (429)
七 龙齿清魂散 (430)
八 龙齿丹 (430)
九 辰砂远志丸 (431)
十 镇心丸 (432)
十一 金箔镇心丸 (435)
十二 琥珀养心丹 (436)
十三 人参琥珀丸 (437)
十四 安神镇惊丸 (437)
十五 平补镇心丹 (438)
第二节 滋养安神方 (439)
一 酸枣仁汤 (439)

二 定志丸 (441)
三 八物定志丸 (443)
四 安神定志丸 (444)
五 琥珀定志丸 (445)
六 天王补心丹 (445)
七 大补心丹 (447)
八 柏子养心丸 (449)
九 黄连阿胶汤 (450)
十 人参丸 (451)
十一 甘麦大枣汤 (452)
十二 妙香散 (453)
十三 二丹丸 (454)
十四 交泰丸 (455)
十五 养心汤 (456)
十六 孔圣枕中丹 (458)
十七 十四友丸 (458)
十八 茯神汤 (459)
十九 宁志丸 (461)
二十 安神补心汤 (462)
二十一 柏子仁丸 (463)

二十二	四物安神汤	(464)	
二十三	远志丸	(465)	
二十四	调气养神汤	(467)	
二十五	定心汤	(468)	
二十六	安魂汤	(469)	
二十七	清心丸	(470)	

第9章 开窍方

第一节 清热开窍方 (471)
一 安宫牛黄丸 (471)
二 牛黄镇惊丸 (473)
三 牛黄清心丸 (474)
四 清心牛黄丸 (476)
五 牛黄定志丸 (477)
六 牛黄清宫丹 (478)
七 牛黄卫生丹 (479)
八 抱龙丸 (480)
九 牛黄抱龙丸 (481)
十 琥珀抱龙丸 (482)
十一 紫雪 (483)
十二 至宝丹 (485)
十三 小儿回春丹 (487)
十四 菖蒲郁金汤 (489)
十五 飞龙夺命丹 (490)
十六 小惊丸 (490)
十七 行军散 (492)
十八 人马平安散 (492)
十九 八宝红灵丹 (493)
二十 麝香救疫散 (494)

第二节 温通开窍方 (495)
一 苏合香丸 (495)
二 冠心苏合丸 (496)
三 麝香保心丸 (498)
四 紫金锭 (499)
五 通关散 (500)
六 卫生防疫宝丹 (502)
七 十香丸 (503)
八 十香返魂丹 (504)
九 痧气蟾酥丸 (505)

第10章 理气方

第一节 行气方 (507)
一 越鞠丸 (507)
二 金铃子散 (508)
三 半夏厚朴汤 (510)
四 橘核丸 (511)
五 天台乌药散 (512)

六	暖肝煎	(513)	二十二 通乳散结汤	(528)
七	厚朴温中汤	(514)	二十三 枳实薤白桂枝汤	
八	良附丸	(515)		(530)
九	木香顺气丸	(516)	二十四 木香流气饮	(531)
十	匀气散	(517)	**第二节 降气方**	(533)
十一	排气饮	(518)	一 四磨汤	(533)
十二	快气汤	(519)	二 旋覆代赭汤	(534)
十三	十香丸	(520)	三 橘皮竹茹汤	(535)
十四	乌药汤	(521)	四 丁香柿蒂汤	(536)
十五	天仙藤散	(522)	五 小半夏汤	(538)
十六	通气散	(523)	六 乌沉汤	(539)
十七	三层茴香丸	(524)	七 丁沉透膈汤	(540)
十八	导气汤	(525)	八 茱萸丸	(541)
十九	备金散	(525)	九 降逆止呃汤	(542)
二十	抑气异香四神散	(526)	十 加味苏叶黄连汤	(542)
二十一	宽中八宝散	(527)	十一 芩连橘茹汤	(543)

第11章 活血方

第一节 活血行瘀方 (545)
一 桃核承气汤 (545)
二 抵当汤 (547)
三 下瘀血汤 (548)
四 桃红四物汤 (548)
五 血府逐瘀汤 (550)
六 通窍活血汤 (551)
七 膈下逐瘀汤 (552)
八 少腹逐瘀汤 (553)
九 身痛逐瘀汤 (554)
十 会厌逐瘀汤 (555)
十一 脱花煎 (556)
十二 补阳还五汤 (557)
十三 桃红饮 (558)
第二节 活血止痛方 (559)
一 失笑散 (559)
二 丹参饮 (560)
三 活络效灵丹 (562)

四 趁痛丸	(563)	八 妇科调经片	(586)
五 延胡索汤	(564)	九 通瘀煎	(587)
六 当归拈痛汤	(565)	十 女金丹	(588)
七 复方丹参片	(566)	十一 坤顺丹	(589)
八 复方丹参注射液	(567)	十二 生化通经汤	(590)
九 复方当归注射液	(568)	第五节 活血理伤方	(591)
十 当归芍药散	(569)	一 复元活血汤	(591)
第三节 活血消癥方	(570)	二 七厘散	(592)
一 桂枝茯苓丸	(570)	三 柴胡细辛汤	(593)
二 大黄䗪虫丸	(571)	四 云南白药	(594)
三 鳖甲煎丸	(572)	五 三七伤药片	(595)
四 桃仁煎	(573)	六 治伤消瘀丸	(596)
五 杜壬破癥丸	(574)	七 伤科七味片	(596)
六 柔肝丸	(575)	八 伤痛宁片	(597)
七 化癥回生丹	(576)	九 舒筋活血片	(598)
第四节 活血调经方	(577)	十 一盘珠汤	(599)
一 温经汤	(577)	十一 弃杖膏	(599)
二 生化汤	(578)	十二 跌打丸	(600)
三 艾附暖宫丸	(580)	十三 接骨丸	(601)
四 四制香附丸	(581)	十四 活血酒	(602)
五 涌泉散	(583)	十五 夺命丹	(603)
六 桃仁散	(584)	十六 除风益损汤	(604)
七 益母草膏	(585)		

第12章 止血方

第一节 凉血止血方	(607)	二 四生丸	(608)
一 十灰散	(607)	三 咳血方	(610)

四 小蓟饮子	（610）	四 温经摄血汤	（624）
五 三鲜饮	（611）	五 岳美中崩漏验方	（625）
六 槐花散	（612）	第三节 养血益气止血方	（626）
七 地榆散	（613）		
八 脏连丸	（615）	一 胶艾汤	（626）
九 清肠汤	（615）	二 苎根汤	（627）
十 崩证极验方	（616）	三 安冲汤	（628）
十一 清热固经汤	（617）	四 二稔汤	（629）
十二 清经散	（618）	五 陈伯英暴崩汤	（630）
十三 保阴煎	（619）	第四节 化瘀止血方	（631）
十四 清热止崩汤	（620）	一 逐瘀止崩汤	（631）
第二节 温阳止血方	（621）	二 化血丹	（632）
一 黄土汤	（621）	三 逐瘀止血汤	（632）
二 柏叶汤	（622）	四 花蕊石散	（633）
三 如圣散	（623）	五 蒲灰散	（634）

第13章 消导方

一 保和丸	（635）	十 枳术丸	（643）
二 大安丸	（637）	十一 枳实消痞丸	（644）
三 消谷丸	（637）	十二 枳实导滞丸	（645）
四 葛花解酲汤	（638）	十三 木香槟榔丸	（647）
五 家秘养脾消积丸	（639）	十四 三棱消积丸	（648）
六 酒积丸	（639）	十五 秘方化滞丸	（649）
七 消食丸	（640）	十六 健脾丸	（650）
八 保赤万应散	（641）	十七 启脾散	（652）
九 小儿四症丸	（642）		

13

第14章 祛湿方

第一节 燥湿和胃方 (653)
一 平胃散 (653)
二 藿香正气散 (656)
三 六和汤 (658)
四 山精丸 (659)
五 辟瘟丹 (659)

第二节 清热祛湿方 (660)
一 茵陈蒿汤 (660)
二 栀子柏皮汤 (662)
三 三仁汤 (663)
四 甘露消毒丹 (664)
五 连朴饮 (665)
六 蚕矢汤 (665)
七 黄芩滑石汤 (666)
八 八正散 (667)
九 五淋散 (668)
十 如圣散 (669)
十一 通关丸 (670)
十二 大分清饮 (671)
十三 滑石黄柏散 (671)
十四 琥珀散 (672)
十五 化阴煎 (672)
十六 二妙散 (673)
十七 香连丸 (674)
十八 胆道排石汤 (675)
十九 中满分消丸 (676)

第三节 利水渗湿方 (677)
一 五苓散 (677)
二 四苓散 (678)
三 胃苓汤 (679)
四 茵陈五苓散 (680)
五 猪苓汤 (680)
六 五皮散 (681)
七 导水茯苓汤 (682)
八 白术散 (683)
九 防己黄芪汤 (684)
十 廓清饮 (685)
十一 千金鲤鱼汤 (686)

第四节 温化水湿方 (687)
一 苓桂术甘汤 (687)
二 真武汤 (688)
三 实脾散 (689)
四 甘草干姜茯苓白术汤 (690)
五 萆薢分清饮 (691)
六 木瓜茱萸汤 (692)
七 纯阳正气丸 (693)

第五节 祛风胜湿方 (694)
一 羌活胜湿汤 (694)
二 蠲痹汤 (695)

三	独活寄生汤	(697)	十三 宣痹汤	(708)
四	五痹汤	(698)	十四 大防风汤	(709)
五	附子汤	(699)	十五 风湿骨痛药	(710)
六	白术附子汤	(700)	十六 桂枝芍药知母汤	(711)
七	乌头汤	(701)	十七 四斤丸	(712)
八	防风汤	(702)	十八 史国公药酒	(713)
九	追风丸	(704)	十九 回生再造丸	(715)
十	薏苡仁汤	(705)	二十 舒筋保安散	(716)
十一	乳香定痛丸	(706)	二十一 天麻丸	(717)
十二	鸡鸣散	(707)		

第15章 化痰方

第一节 燥湿化痰方 (719)
  一 二陈汤 (719)
  二 导痰汤 (722)
  三 茯苓丸 (724)
  四 半贝丸 (725)
  五 香附旋覆花汤 (726)
第二节 清热化痰方 (727)
  一 清气化痰丸 (727)
  二 小陷胸汤 (729)
  三 温胆汤 (730)
  四 滚痰丸 (732)
  五 竹沥达痰丸 (733)
  六 蛇胆川贝散 (734)
第三节 润燥化痰方 (735)
  一 贝母瓜蒌散 (735)

  二 二母散 (736)
  三 温润辛金法 (738)
第四节 温化寒痰方 (739)
  一 苓甘五味姜辛汤 (739)
  二 泽泻汤 (740)
  三 三子养亲汤 (741)
第五节 治风化痰方 (742)
  一 半夏白术天麻汤 (742)
  二 三生饮 (744)
  三 定痫丸 (746)
  四 白金丸 (747)
  五 千金散 (748)
第六节 化痰截疟方 (749)
  一 截疟七宝饮 (749)
  二 常山饮 (750)

三 清脾汤 (752)
四 四兽饮 (753)
五 清瘴汤 (754)
第七节 化痰散结方 (755)
一 消瘰丸 (755)
二 内消瘰疬丸 (756)
三 海藻玉壶汤 (757)
四 四海舒郁丸 (758)

第16章 止咳平喘方

第一节 宣肺止咳平喘方 (761)
一 三拗汤 (761)
二 华盖散 (762)
三 定喘汤 (763)
四 桔梗汤 (765)
五 止嗽散 (766)
六 金沸草散 (767)
七 宁嗽化痰汤 (768)

第二节 清肺止咳平喘方 (769)
一 葶苈大枣泻肺汤 (769)
二 桑白皮汤 (770)
三 五虎汤 (772)
四 黛蛤散 (773)
五 清膈煎 (774)
六 清肺汤 (775)
七 贝母饮 (777)
八 芩部丹 (778)

第三节 温肺止咳平喘方 (779)
一 射干麻黄汤 (779)
二 厚朴麻黄汤 (780)
三 苏子降气汤 (781)
四 冷哮丸 (782)
五 温肺汤 (783)
六 麻黄散 (785)
七 皂荚丸 (786)

第四节 补肺止咳平喘方 (787)
一 人参蛤蚧散 (787)
二 补肺汤 (789)
三 紫菀汤 (790)
四 补肺阿胶散 (792)
五 金水六君煎 (793)
六 白及枇杷丸 (794)
七 百花膏 (795)

第五节 敛肺止咳方 (796)
一 九仙散 (796)
二 五味子汤 (797)

第17章　治风方

第一节　疏散外风方 （801）
- 一　大秦艽汤　（801）
- 二　小续命汤　（803）
- 三　侯氏黑散　（804）
- 四　川芎茶调散　（805）
- 五　散偏汤　（807）
- 六　清上蠲痛汤　（808）
- 七　清空膏　（809）
- 八　犀角升麻汤　（810）
- 九　牵正散　（811）
- 十　止痉散　（812）
- 十一　玉真散　（813）
- 十二　小活络丹　（814）
- 十三　消风散　（816）

第二节　平熄内风方 （818）
- 一　羚角钩藤汤　（818）
- 二　天麻钩藤饮　（821）
- 三　羚羊角汤　（822）
- 四　镇肝熄风汤　（824）
- 五　风引汤　（825）
- 六　建瓴汤　（827）
- 七　阿胶鸡子黄汤　（828）
- 八　三甲复脉汤　（829）
- 九　大定风珠　（830）
- 十　地黄饮子　（831）
- 十一　解语汤　（832）
- 十二　偏左头痛方　（834）

第18章　治燥方

第一节　轻宣润燥方 （837）
- 一　杏苏散　（837）
- 二　桑杏汤　（838）
- 三　清燥救肺汤　（839）

第二节　滋阴润燥方 （840）
- 一　养阴清肺汤　（840）
- 二　百合固金汤　（841）
- 三　麦门冬汤　（843）
- 四　琼玉膏　（845）
- 五　玉液汤　（846）
- 六　消渴方　（847）
- 七　地黄饮子　（848）
- 八　增液汤　（849）
- 九　甘露饮　（850）
- 十　启膈散　（851）

第19章　驱虫方

- 一　乌梅丸　（853）
- 二　化虫丸　（854）
- 三　布袋丸　（856）
- 四　伐木丸　（857）

第20章　涌吐方

- 一　瓜蒂散　（859）
- 二　盐汤探吐方　（860）

第21章　美容方

第一节　生发乌发方　（863）
- 一　生发膏　（863）
- 二　白秃疮方　（864）
- 三　乌须固本丸　（865）

第二节　治黄褐斑方　（866）
- 一　化斑汤　（866）
- 二　消斑汤　（867）
- 三　菟丝祛斑汤　（868）

第三节　治寻常痤疮方　（869）
- 一　凉血消疮饮　（869）
- 二　痤疮煎剂　（870）
- 三　丹地汤　（871）

第四节　润肤美容剂　（872）
- 一　玉容散　（872）
- 二　莹肌如玉散　（873）
- 三　澡洗方　（874）
- 四　肥皂方　（875）

第五节　轻身减肥方
- 一　赤小豆粥　（876）
- 二　黄精膏　（876）
- 三　茯苓酥　（877）

第22章　治疡方

第一节　治内疡方　（879）
- 一　苇茎汤　（879）
- 二　大黄牡丹汤　（880）

第二节　治外疡方　（881）

一	仙方活命饮	（881）	五	犀黄丸	（886）
二	阳和汤	（882）	六	牛蒡解肌汤	（888）
三	五味消毒饮	（884）	七	透脓散	（888）
四	四妙勇安汤	（885）	八	内补黄芪汤	（889）

第23章 外用方

一	冰硼散	（891）	七	白降丹	（900）
二	清凉膏	（892）	八	生肌玉红膏	（902）
三	如意金黄散	（894）	九	苦参汤	（903）
四	阳和解凝膏	（896）	十	二矾汤	（904）
五	冲和膏	（897）	十一	槿皮酒	（905）
六	红升丹	（898）	十二	熨风散	（906）

索　引

第1章 解表方

第一节 辛温解表方

一 麻黄汤

方　源　《伤寒论》

组　成　麻黄9克　桂枝6克　杏仁9克　炙甘草3克

用　法　水煎服。

功　效　发汗解表,宣肺平喘。

主　治　外感风寒表实证,恶寒发热,头痛身痛,无汗而喘,舌苔薄白,脉浮紧。

方　解　方中麻黄发汗解表以散风寒,宣利肺气以平喘咳,为主药;辅以桂枝发汗解肌,温经散寒,既助麻黄发汗解表,又除肢体疼痛;杏仁宣畅肺气,助麻黄平喘,为佐药;炙甘草调和诸药,为使。四药配伍,共奏发汗散寒、宣肺平喘之效。

【按 语】 本方以恶寒发热、无汗而喘、脉浮紧为辨证要点。柯琴用本方治疗寒性哮喘及风寒湿痹。现代常用于治疗感冒、流行性感冒、支气管炎、支气管哮喘、小儿发热、麻疹、急性肾炎、荨麻疹、小儿银屑病、肩凝症、鼻炎、产后发热、痛经、癃闭等病症。如鼻塞流清涕头痛,加川芎、苍耳子、白芷;咳嗽痰黏,加桔梗、前胡;气喘胸闷,加枳壳、桔梗、苏子;阳虚寒甚加附子;兼湿而骨节疼痛,加苍术、防风。

本方为辛温解表峻剂,故《伤寒论》指出"疮家"、"淋家"、"亡血家",以及伤寒表虚自汗,血虚而脉见"尺中迟",阳虚而见"身重心悸"等,虽有表寒证,亦皆禁用本方。至于风热、温热所致的表证,或表寒证失治,邪郁化热,也非本方所宜。

现代药理研究证实,本方具有解热,促进腺体分泌,镇咳祛痰,扩张支气管等作用。

【同名方】

1. 《备急千金要方》麻黄汤 有4方:方(1)即本方桂枝易桂心,加生姜、黄芩、石膏、芍药组成。功能辛温解表,宣肺清热。主治小儿伤寒,发热咳嗽,头面热者。方(2)由麻黄、甘草、桂心、五味子、半夏、生姜组成。功能解表散寒,宣肺平喘。主治小儿卒肩息,上气不得安。方(3)即本方桂枝易桂心,加大枣、茯苓、防风、白术、当归、升麻、川芎、芍药、黄芩、麦门冬组成。功能辛温解表,祛风除湿。主治恶风毒气,脚弱无力,顽痹,四肢不仁,失音不能言,毒气冲心。方(4)由麻黄、升麻、葛根、射干、鸡舌草、甘草、石膏组成。功能宣毒发表。主治小儿恶毒丹及风疹。

2. 《伤寒全生集》麻黄汤 即本方加川芎、防风、羌活组成。功能辛温发汗,祛风解表。主治冬时正伤寒,头痛如斧劈,发热如火炽,恶寒无汗,身体疼痛,腰背项强拘急,脉浮紧。

3. 《幼幼集成》麻黄汤 由麻黄、熟石膏、蝉蜕、升麻、炙甘草、葱白组成。功能解表透疹。主治麻疹六七日,应出不出,或风寒闭塞。

4.《证治准绳》麻黄汤 有2方:方(1)由麻黄、升麻、炒牛蒡子、蝉蜕、甘草、腊茶叶组成。功能宣毒透疹。主治小儿发热六七日,麻疹伏而未出者。方(2)由麻黄、黄连、蛇床子、艾叶、乌梅组成,水煎外洗。功能宣散邪毒、杀虫止痒。主治妇女阴肿或疮烂者。

附 方

①麻黄加术汤(《金匮要略》) 即本方加白术组成。功能发汗解表,散寒除湿。主治湿家身烦疼。

②麻黄杏仁汤(《症因脉治》) 即本方去桂枝加桔梗而成。功能解表宣肺,止咳平喘。主治伤寒咳嗽,寒伤肺无郁热,脉浮紧者。

③加味麻黄汤(《类证治裁》) 即本方加半夏、橘红、苏叶、生姜、大枣组成。功能发汗解表,宣肺平喘,化痰止咳。主治伤寒咳嗽,恶寒无汗,脉紧者。

二 大青龙汤

方 源 《伤寒论》

组 成 麻黄12克 桂枝6克 炙甘草6克 杏仁9克 生姜9克 大枣5枚 石膏30克

用 法 水煎服。

功 效 辛温解表,兼清里热。

主 治 风寒表实证兼有里热,恶寒发热,寒热俱重,头身疼痛,无汗而烦躁,舌苔薄白或微黄,脉浮紧;风水、头面及肢体浮肿,小便短少,身重疼痛。

方 解 本方为麻黄汤重用麻黄,加石膏、生姜、大枣。方中麻黄、桂枝相伍,辛温散寒,发汗解表;麻黄、杏仁合用,宣畅肺气,以利表邪之解除;姜枣调和营卫,与甘草相协,更能安中益气而滋汗源。以上诸药,不离辛温表散风寒之规矩,实为麻黄汤之变局,而得成其为大青龙汤者,妙在石膏一味。石膏味辛性寒,色白入肺,主清火而有散邪之功,犹宜于风寒闭遏阳气郁滞所致之内热证。麻、桂合用,风寒得除而阳郁自解,则内热之根源已断;而无根无源之内热,得石膏之辛寒,自无遁形藏身之地矣。如是寒温相合,而成表里双解之名方。

按 语 本方以发热恶寒、无汗烦躁为辨证要点。现代常用于治疗感冒、支气管哮喘、支气管肺炎、流脑、乙脑、肠伤寒、皮肤瘙痒症、汗腺闭塞症等。若恶寒重而热轻者,麻、桂用量略大,石膏用量略小;恶寒轻而热重者,石膏用量宜大,麻、桂用量宜小;咳嗽加桔梗、前胡;治风水,加赤小豆、五皮饮。

本方为发汗峻剂,凡脉微弱、汗出恶风之表里俱虚证,不可服之。服用本方,须中病即止,不可过汗,恐伤阳气。

现代药理研究证实,本方对蟾蜍离体心脏的活动有抑制作用;对大鼠和猫的胆汁排泄有抑制作用;小剂量可使大鼠和猫的血压轻度上升,大剂量则使其血压轻度下降。

附 方

文蛤汤(《金匮要略》) 即本方去桂枝加文蛤组成。功能解表散饮,清热止渴。主治外感风寒,水饮郁热,口渴欲饮,恶风身热,头痛身重,或头身微肿,或咳喘胸闷,烦躁不安,舌质红苔白,脉浮紧。

三 小青龙汤

方 源 《伤寒论》

组 成 麻黄9克 芍药9克 细辛3克 干姜3克 炙甘草6

克　桂枝6克　五味子3克　半夏9克

用　法　水煎服。

功　效　解表蠲饮,止咳平喘。

主　治　风寒客表,水饮内停,恶寒发热,无汗,喘咳,痰多而稀,或痰饮咳喘,不得平卧,或身体疼痛,头面四肢浮肿,舌苔白滑,脉浮。

方　解　方中麻黄、桂枝发汗解表,宣肺平喘;芍药配桂枝以调和营卫;干姜、细辛温肺化饮,兼助麻、桂解表;半夏燥湿化痰,蠲饮降浊;五味子敛肺止咳,并防诸药温散太过而耗散肺气;炙甘草缓和药性,益气和中。合用而成解表化饮,止咳平喘之剂。

加　减　若口渴,去半夏,加栝楼根;微利,去麻黄,加荛花;噎者,去麻黄,加附子;小便不利,少腹满者,去麻黄,加茯苓;若喘,去麻黄,加杏仁。

按　语　本方以恶寒发热、咳嗽气喘、痰涎清稀为辨证要点。现代常用于治疗急、慢性支气管炎、支气管哮喘、百日咳、肺气肿、肺源性心脏病、胸膜炎、肾炎、结膜炎、泪囊炎、过敏性鼻炎、卡他性中耳炎、老年遗尿等。本方并非专治外寒内饮之证,凡咳嗽痰白清稀而有泡沫,口不渴,舌淡苔白滑者,不论有无恶寒发热,有汗无汗,均可加减应用。若无外感症状,或外寒已解而咳喘未除,可去桂枝,并改用炙麻黄;痰饮较盛,重用半夏、干姜、细辛,或加茯苓、陈皮;咳喘较剧,加杏仁、苏子;久咳肺虚,重用五味子;胸闷腹满,加葶苈子、莱菔子、川朴;浮肿加白术、茯苓;兼有里热,加石膏、桑皮。

阴虚干咳,肺虚咳喘,肾虚喘促者忌用。

现代药理研究证实,本方对新斯的明造成的麻醉猫的支气管痉挛有显著的解除作用;对豚鼠离体支气管平滑肌有不同程度的松弛作用;并有抗组织胺、抗乙酰胆碱和抗氯化钡的作用。

附 方

小青龙加石膏汤(《金匮要略》) 即本方加石膏组成。功能解表化饮,清热除烦。主治肺胀,心下有水气,咳而上气,烦躁而喘,脉浮者。

四 葛根汤

方 源 《伤寒论》

组 成 葛根12克 麻黄9克 桂枝6克 生姜9克 炙甘草6克 芍药6克 大枣12枚

用 法 水煎服。

功 效 发汗解表,升津舒经。

主 治 外感风寒表实,恶寒发热,头痛,无汗身痛,项背拘急疼痛,或下利,或呕吐,舌苔薄白,脉浮紧;刚痉,无汗而小便反少,气上冲胸,口噤不得语,恶寒发热,身体强。

方 解 方中葛根解肌散邪,升津液,舒经脉;辅以麻黄、桂枝疏散风寒,发汗解表;芍药、甘草生津养液,缓急止痛;生姜、大枣调和脾胃,鼓舞脾胃生发之气。诸药合用,共奏发汗解表,升津舒经之功。

按 语 本方以恶寒发热无汗、项背拘急不舒为辨证要点。现代常用于治疗感冒、流感、流脑、乙脑初起、急性肠炎、菌痢早期,小儿秋季腹泻及发热,内耳眩晕症,三叉神经痛,腓总神经痛,面神经瘫痪,重症肌无力,肩凝症,肩颈肌痉挛,荨麻疹,过敏性鼻炎,麦粒肿,眼睑脓肿等。如表邪犯胃呕逆者,加半夏;身热烦渴,加石膏;咽痛痰黏,加桔梗;头痛剧者,加蔓荆子、藁本;伴风疹者,加川芎、防风、蝉蜕;口眼㖞斜,加川芎、地龙、木瓜。

现代药理研究证实,本方具有扩张脑血管,增加脑血流量,降低脑血管阻力,对抗血小板聚集等作用。

同名方

1. 《外台秘要》葛根汤 即本方去大枣,桂枝易桂心,加龙胆草、大青叶、葳蕤、黄芩、石膏、升麻组成。功能辛凉解表,清热解毒。主治伤寒三四日不愈,热毒内盛,头痛,壮热未解,身体疼痛。
2. 《重订严氏济生方》葛根汤 由葛根、枳实、栀子、豆豉、炙甘草组成。功能清热除烦,理气和中。主治酒疸,身目发黄,心中懊痛,足胫满,小便黄,面发赤斑。
3. 《医学心悟》葛根汤 由葛根、升麻、秦艽、荆芥、赤芍、苏叶、白芷、甘草、生姜组成。功能发汗解肌。主治阳明经病,目痛,鼻干,唇焦,漱水不欲咽,脉长。

附 方

①葛根加半夏汤(《伤寒论》) 即本方加半夏组成。功能发汗解表,兼降逆止呕。主治风寒表实证兼呕吐,项背拘急疼痛。
②麻黄葛根汤(《类证活人书》) 由麻黄、芍药、葛根、葱白、豆豉组成。功能疏散风寒,解肌发汗。主治伤寒一日至二日,头项及腰脊拘急疼痛,浑身烦热,恶寒。

五 桂枝汤(一名阳旦汤)

方　　源　《伤寒论》

组　　成　桂枝9克　芍药9克　炙甘草6克　生姜9克　大枣5枚

用　　法　水煎服。

功　　效　解肌发表,调和营卫。

主　治　外感风寒表虚证,头痛发热,汗出恶风,鼻鸣干呕,苔白不渴,脉浮缓。

方　解　方中主以桂枝散风寒以解肌表;辅以白芍敛阴和营,使桂枝辛散而不致伤阴,二药同用,一散一收,调和营卫,使表邪得解,里气以和;生姜温胃止呕,助桂枝以散表邪,大枣养胃生津,助芍药以和营卫,共为佐药;炙甘草调和诸药以为使。诸药配伍,共成解肌发表,调和营卫之功。

按　语　本方以发热汗出恶风、脉浮缓为辨证要点。桂枝汤为仲景群方之冠,适应范围极为广泛,不仅用于外感风寒表虚证,对产后、病后、体弱而致营卫不和,时发热自汗出,兼有微恶风寒者,素体阳虚、阳气不振者,以及妊娠恶阻、产后中风等,都可酌情使用。现代常用治疗感冒、流感、低热、自汗、虚性便秘、频发性室性早搏、无脉症、多发性动脉炎、面神经麻痹、偏瘫、偏头痛、植物神经功能紊乱、过敏性紫癜、过敏性鼻炎、寒冷性多形红斑、湿疹、荨麻疹、皮肤瘙痒症、冻疮、产后发热等。如表虚多汗,加黄芪;阳虚寒甚,加附子;咳嗽有痰,加杏仁、前胡;呕甚加半夏;咽痛加桔梗;身痛加羌活、独活;头痛甚,加川芎、细辛;风寒湿痹,加威灵仙、细辛、姜黄。

　　本方对表实无汗、表寒里热及温病初起见发热口渴者,均不宜使用。服药期间,禁食生冷、油腻、辛辣刺激之物。

　　现代药理研究证实,本方具有解热、镇痛、镇静、抗炎、抗过敏、改善心血管功能、促进巨噬细胞功能等作用。

同名方

1.《外台秘要》阳旦汤　即本方加黄芩组成。功能调和营卫,清解郁热。主治中风伤寒,脉浮,寒热往来,汗出恶风,颈项强,鼻鸣干呕。

2.《伤科补要》桂枝汤　由桂枝、枳壳、陈皮、红花、香附、生地、归尾、玄胡索、防风、赤芍、独活组成,用童便、陈酒煎服。功能理气活血,通络止痛。主治手臂筋骨损伤。

附 方

①桂枝去芍药加附子汤(《伤寒论》) 即本方去芍药加附子组成。功能解肌祛风,温经复阳。主治恶寒发热,汗出,胸满,脉微。

②桂枝新加汤(《伤寒论》) 即本方加重芍药、生姜,再加人参组成。功能调和营卫,益气和营。主治恶寒发热,汗出,身疼痛,脉沉迟。

③桂枝桃仁汤(《妇人大全良方》) 即本方加生地、桃仁组成。功能温经散寒,活血去瘀。主治月经不通,腹痛有冷感,脉沉紧。

④桂枝防风汤(《幼幼集成》) 即本方加防风组成,增强了解表之功。主治幼儿伤寒初起,恶寒发热,体重面黄,或面白喘急,口中气热,哈欠烦闷。

六 桂枝加葛根汤

方 源 《伤寒论》

组 成 葛根12克 桂枝9克 芍药9克 生姜9克 炙甘草6克 大枣7枚

用 法 水煎服。

功 效 解肌祛风,升津舒经。

主 治 外感风寒表虚,发热,汗出恶风,项背强痛拘急,不能自如俯仰,舌苔薄白,脉浮缓。

方 解 本方即桂枝汤加葛根而成。方中桂枝汤解肌祛风,调和营卫;葛根鼓舞胃气上行,升津液以濡润经脉,解除项背拘急,且助解肌发表。

按　语　本方以发热汗出恶风、项背拘急不舒为辨证要点。现代常用于治疗感冒、头痛、落枕、颈背肌劳损、颈椎病、斜颈、面神经炎、下颌关节炎、风寒型肩痹证、震颤、僵人综合征、重症眼睑下垂症、毛囊炎、痢疾等。如风邪偏盛,加荆芥、防风;面肌拘紧,口眼㖞斜,加白附子,全蝎;高血压伴头痛项强,重用芍药、葛根,加赭石、龙骨、牡蛎、钩藤;温病初起而项背强急,加银花、连翘。

七　桂枝加厚朴杏子汤

方　源　《伤寒论》

组　成　桂枝9克　炙甘草6克　芍药9克　生姜9克　大枣7枚　厚朴6克　杏仁9克

用　法　水煎服。

功　效　解肌祛风,降气定喘。

主　治　外感风寒表虚,头痛发热,汗出恶风,气喘,咳嗽,咳吐白痰,舌苔白滑,脉浮缓。

方　解　本方即桂枝汤加厚朴、杏仁而成。方中桂枝汤解肌散邪;厚朴、杏仁降气消痰,止咳平喘。共奏解肌祛风、降气平喘之功。

按　语　本方以发热汗出恶风、气喘、脉浮缓为辨证要点。现代常用于治疗感冒、支气管炎、支气管哮喘、腺病毒肺炎等。如咳痰黄稠,加黄芩、瓜蒌皮、桑白皮;咳痰不爽,加前胡、桔梗、枳壳;痰多如泡沫状,加苏子、白芥子、莱菔子;喘甚,加炙麻黄、苏子;胸闷加郁金、瓜蒌皮;脘闷加橘皮;唇青舌暗,加丹参、桃仁;心慌气急,汗出肢冷,加麻黄、附片、细辛。

现代药理研究证实,本方具有良好的镇咳平喘作用。

八 桂枝加芍药汤

方　源　《伤寒论》

组　成　桂枝9克　芍药18克　炙甘草6克　生姜9克　大枣7枚

用　法　水煎服。

功　效　调和营卫,理脾止痛。

主　治　风寒表证误下,邪陷太阴,发热恶风,汗出,腹满时痛,喜按,舌苔薄白,脉浮弦。

方　解　本方即桂枝汤加重芍药用量。方中桂枝汤解肌祛风,调和营卫;倍用芍药理脾调中,缓急止痛;共奏调和营卫,理脾止痛之功。

按　语　本方以发热恶风汗出、腹满时痛、喜按为辨证要点,无表证者亦可使用。现代常用于治疗胃痛、便秘、慢性痢疾、慢性胰腺炎、胃肠痉挛、肠梗阻术后肠狭窄、肢体震颤等。如腹痛甚者,加重芍药用量;腹满甚者,加厚朴、枳壳;阴伤便秘,加当归、肉苁蓉、杏仁。

现代药理研究证实,本方具有解热、镇静、解痉、抗惊厥作用。

九 桂枝加大黄汤

方　源　《伤寒论》

组　成　桂枝9克　芍药18克　炙甘草6克　生姜9克　大枣7枚　大黄6克

用　　法　水煎服。

功　　效　调和营卫，通里止痛。

主　　治　外感风寒表虚，兼有里实，发热恶风，汗出，腹满大实痛，拒按，大便秘结，脉浮大而弦数。

方　　解　本方即桂枝汤倍芍药加大黄而成。方中桂枝汤解肌祛风，调和营卫；倍用芍药缓急止痛；大黄泻实通腑，导其壅滞；共奏解表通里之效。

按　　语　本方以发热恶风、汗出、腹满痛拒按、便秘为辨证要点。现代常用于治疗感冒、慢性肠炎、细菌性痢疾、阑尾炎、胰腺炎、顽固性荨麻疹等。如腹满甚者，加枳壳、厚朴；腹痛甚者，重用芍药；大便燥结难下，加全瓜蒌、火麻仁，甚者加芒硝；挟湿加苡仁。

脾胃虚弱者慎用本方。

十　瓜蒌桂枝汤

方　　源　《金匮要略》

组　　成　瓜蒌根6克　桂枝9克　芍药9克　甘草6克　生姜9克　大枣12枚

用　　法　水煎服。

功　　效　解肌发表，生津舒筋。

主　　治　柔痉，外感风寒，头痛发热，汗出恶风，身体强，颈项强急，俯仰不能自如，脉沉迟。

方　　解　本方即桂枝汤加瓜蒌根而成。方中瓜蒌根凉润生津，滋养筋脉；芍药、甘草酸甘益阴，助瓜蒌根滋生津液，舒缓筋脉；

桂枝汤调和营卫,解肌祛邪;共奏解肌发表,生津舒筋之功。

按　语　本方以发热恶风汗出、身体强、脉沉迟为辨证要点。现代常用于治疗抽搐、慢惊风、腰痛、颈椎综合征等。治慢惊风,气虚加黄芪、党参,脾虚加白术,血虚加当归,阴虚加石斛。

十一　荆防败毒散

方　源　《摄生众妙方》

组　成　羌活5克　独活5克　柴胡5克　前胡5克　枳壳5克　茯苓5克　荆芥5克　防风5克　桔梗5克　川芎5克　甘草3克

用　法　水煎服。

功　效　发汗解表,散风祛湿。

主　治　外感风寒湿邪,恶寒发热,无汗,头痛,肢体酸痛,胸膈痞满,鼻塞声重,咳嗽有痰,舌苔白腻,脉浮数;时疫、疟疾、痢疾、疮肿初起见风寒湿表证者。

方　解　方中荆芥、防风发散风寒;羌活、独活散风祛湿,配以川芎行血祛风,加强宣痹止痛之效;柴胡、前胡宣解表邪;枳壳、桔梗宽胸利气;前胡配枳壳、桔梗宣肺化痰;茯苓、甘草和中健脾。

按　语　本方以恶寒发热,头身重痛,咳痰声重,脉浮数为辨证要点。现代常用于治疗感冒、流感、产后高热、疟疾、痢疾、接触性皮炎、荨麻疹、湿疹等。如感冒鼻塞甚,加苍耳子;小儿感冒高热、抽搐烦躁,加蝉蜕、钩藤;痢疾初起,加木香、黄连、黄芩;疮疡初起,加银花、连翘、蒲公英;皮肤疾病,加苦参、蝉蜕、白鲜皮。

现代药理研究证实,本方对流感病毒原甲型及亚洲甲型均有一定的抑制作用。

同名方

《杂病源流犀烛》荆防败毒散　即本方去甘草,加人参、薄荷、人中黄、牛蒡子组成。较本方增加了清热解毒、扶助正气之功。主治捻头瘟(又称虾蟆瘟),喉痹失音,项大腹胀。

附　方

①连翘败毒散(《古今医鉴》)　即本方加金银花、连翘、薄荷叶、生姜组成。功能清热解毒,消散痈肿。主治痈疽、疔疮、乳痈,及一切无名肿毒,初期憎寒壮热,头痛拘急者。

②银翘败毒散(《医方集解》)　即本方去荆芥、防风、生姜、薄荷,加连翘、银花组成。功能疏风解表,清热解毒。主治痈疮初起,而有表证者。

十二　香苏散

方　源　《太平惠民和剂局方》

组　成　香附120克　紫苏叶120克　陈皮60克　炙甘草30克

用　法　上为粗末,每服9克,水煎服。若作细末,每服6克,入盐点服。亦可作汤剂水煎服,用量按原方比例酌减。

功　效　疏散风寒,理气和中。

主　治　外感风寒,内有气滞,形寒身热,头痛无汗,胸脘痞闷,不思饮食,舌苔薄白,脉浮。

方　解　方中苏叶辛温芳香,疏散风寒,兼以理气和中,为主药;香附疏解肝胃气滞,为辅药;陈皮协助主、辅药以理气化滞,为佐药;炙甘草调和诸药而为使。各药合用,共奏疏散风寒、理气和中之功。紫苏、香附有安胎作用,故妊娠感冒,用之亦颇适合。

按　语　本方以恶寒身热无汗,胸脘痞闷,苔白脉浮为辨证要点。现代常用于治疗胃肠型感冒、胸痛、胃痛、梅核气、经期腹痛、子悬等。如风寒较重,加葱白、生姜,或麻黄;伤食加鸡内金、炒六曲;咳嗽加杏仁、桑皮;有痰加半夏;头痛加川芎、白芷;伤风鼻塞头昏,加羌活、荆芥;心中卒痛,加延胡索、酒;气滞胃痛,以苏梗易苏叶;胃脘胀满,加厚朴、枳壳。

服药期间,戒食荤腥、酒、肉。本方虽属解表轻剂,但药性偏温,故兼有里热或素体阴虚者忌用。

同名方

1. 《卫生宝鉴》香苏散　由陈皮、防己、木通、紫苏叶、生姜组成。功能理气和中,利水消肿。主治水气虚肿,小便赤涩。
2. 《世医得效方》香苏散　即本方加苍术、生姜、葱白组成。功能理气解表,燥湿健脾。主治伤寒、伤风、伤湿、伤食。

附　方

①加味香苏散(《医学心悟》)　即本方加荆芥、秦艽、防风、蔓荆子、川芎、生姜组成。功能同本方,而发汗散表之力增强。主治四时感冒,恶寒发热,头痛身疼,无汗,舌苔薄白;脉浮;妇女经期感冒风寒者。

②加味香苏散(《医略六书》)　即本方加藿香、砂仁组成。功能祛暑解表,理气和中。主治孕妇伤暑感冒,吐泻脉浮。

③香苏饮《医宗金鉴》　即本方去香附,加藿香、厚朴、枳壳、茯苓、木香、生姜组成。功能解表散寒,理气和中。主治小儿触冒寒邪,入里犯胃,曲腰而啼,吐沫不止者。

④香苏葱豉汤(《重订通俗伤寒论》)　即本方加葱白、豆豉组成。功能发汗解表,调气安胎。主治妊娠伤寒,恶寒发热,头痛鼻塞,

无汗脉浮。

十三　葱豉汤

方　源　《肘后方》

组　成　葱白3枚　豆豉6克

用　法　水煎服。

功　效　通阳发汗。

主　治　外感风寒轻证，微恶风寒，或见微热，头痛，无汗，鼻塞流涕，喷嚏，舌苔薄白，脉浮。

方　解　方中葱白辛温通阳，疏畅肌表以散风寒，为主药；辅以淡豆豉之辛甘以宣散解表；葱豉配伍，有通阳发汗，解表散寒之功。本方药性和平，虽辛温而不燥，虽发散而不烈，且无过汗伤津之弊，用治风寒表证之较轻者，颇为适宜。

加　减　服药后未出汗，加葛根、升麻；如仍不汗，更加麻黄。

按　语　本方以恶寒发热轻微，无汗为辨证要点。现代常用于治疗感冒。如风寒较重，加羌活、荆芥、防风；发热口苦，咽痛苔黄，加银花、连翘、黄芩。

同名方

《类证活人书》葱豉汤　即本方加麻黄、葛根组成，加强发汗解肌之力。主治伤寒一二日，头项腰背痛，恶寒脉紧无汗者。

附　方

①葱豉安胎汤（《外台秘要》）　即本方加阿胶组成。功能养血安胎。主治妇人怀妊，胎动不安。

②葱豉荷米煎（《重订通俗伤寒论》）　即本方加薄荷、粳米组成。功能和中发汗。主治小儿伤寒初起一二日，头痛身热，怕冷无汗

者。

十四 芎苏散(又名十味芎苏散)

方　源　《增补内经拾遗方论》

组　成　川芎6克　苏叶3克　枳壳3克　桔梗3克　柴胡3克　半夏3克　陈皮3克　茯苓3克　葛根4.5克　炙甘草1.5克

用　法　上为粗末,每服9克,加生姜3片、大枣1枚,水煎服;亦可作汤剂水煎服,用量按原方比例酌情增减。

功　效　散寒解表,祛风止痛。

主　治　四时感冒,发热恶寒,头疼身痛,咳嗽有痰。

方　解　方中川芎祛风止痛,苏叶疏散风寒,共为主药;配以柴胡、葛根宣散表邪;枳壳、桔梗宽胸利气;半夏、陈皮理气化痰;茯苓、炙草、生姜、大枣和中健脾;共奏散寒解表,祛风止痛之效。

按　语　本方以恶寒发热、头疼身痛为辨证要点。现代常用于治疗感冒、偏头痛等。如表寒较重,加荆芥、防风;咳嗽痰白,加麻黄、杏仁;头痛甚,加羌活、白芷、藁本。

同名方

《重订严氏济生方》芎苏散　由紫苏叶、川芎、白芍、白术、麦冬、陈皮、干葛、炙甘草、生姜、葱白组成。功能散寒解表。主治妊娠外感风寒,憎寒发热,头晕目眩,头痛身痛,甚至心胸烦闷。

十五 九味羌活汤

方　源　《此事难知》

组　成　羌活5克　防风5克　苍术5克　细辛1克　川芎3克

白芷 3 克　生地黄 3 克　黄芩 3 克　甘草 3 克

用　　法　水煎服。

功　　效　发汗祛湿，兼清里热。

主　　治　外感风寒湿邪，兼有里热，恶寒发热，肌表无汗，头痛项强，肢体酸楚疼痛，口苦而渴。

方　　解　方中羌活辛温芳香，上行发散，除肌表之风寒湿邪；防风、苍术发汗祛湿，助羌活解表散邪；细辛、白芷、川芎散风寒，宣湿痹，行气血，除头身疼痛；更用黄芩、生地，既清在里之热，又制诸药之温燥；甘草调和诸药。九味配伍，共成发汗祛湿，兼清里热之剂。

按　　语　本方以恶寒发热、肢体酸痛、口苦而渴为辨证要点。现代常用于治疗感冒、风湿性关节炎、面神经麻痹、荨麻疹、落枕、肌纤维织炎、下颌关节炎等。如湿邪较轻，身痛不甚，去苍术、细辛；肢体酸痛剧者，重用羌活、苍术；湿重胸闷，去生地，加枳壳、厚朴；无内热，去生地、黄芩；里热甚而烦渴，加生石膏、知母；咳嗽痰稠，加杏仁、前胡；咽干或痛，加牛蒡子、薄荷；小便短赤，加滑石、车前子。

凡风热表证、阴虚津少者，不宜应用本方。

现代药理研究证实，本方具有显著的解热作用。

附　　方

①大羌活汤（《此事难知》）　即本方去白芷，加黄连、知母、防己、白术组成。功能发散风寒，祛湿清热。主治风寒湿邪表证兼有里热，头痛发热，恶寒，口干烦满而渴。

②羌活保元汤（《寿世保元》）　即本方加生姜、葱白组成，加强通阳解表之力，功效、主治与本方相同。

十六 香薷散（又名香薷饮、三物香薷饮）

方　　源　《太平惠民和剂局方》

组　　成　香薷 500 克　白扁豆 250 克　厚朴 250 克

用　　法　上药研为粗末。每服 9 克，水煎服。现代多作汤剂，水煎服，各药用量按常规剂量酌定。

功　　效　祛暑解表，化湿和中。

主　　治　暑月乘凉饮冷，外感于寒，内伤于湿，恶寒发热，头重头痛，无汗，胸闷，或四肢倦怠，腹痛吐泻，舌苔白腻，脉浮濡。

方　　解　方中香薷辛温芳香，解表散寒，祛暑化湿；辅以厚朴辛苦温，行气宽中，化湿滞；白扁豆甘平，健脾和中，利湿消暑；共成祛暑解表，化湿和中之剂。

按　　语　本方以恶寒发热、头重头痛、无汗、胸闷、腹痛吐泻为辨证要点。现代常用于治疗夏秋季感冒、夏季持续发热、胃肠炎、细菌性痢疾、低钾血症等。如寒邪甚而鼻塞流涕，加葱白、豆豉、荆芥；咳嗽加杏仁、前胡、紫菀；腹泻加葛根、防风、白术；食欲不振加藿香、砂仁；夏季持续发热加青蒿、地骨皮。

同名方

《类证活人书》香薷散　又名黄连香薷饮。即本方去扁豆，加黄连组成。功能祛暑解表，清热化湿。主治夏月外感风寒，饮食不节，而暑热较盛，吐泻腹痛，口渴心烦。

附　方

①十味香薷饮（《百一选方》）　即本方加人参、黄芪、白术、陈皮、木瓜、茯苓、甘草组成。功能解表散寒，益气健脾化湿。主治夏月感受寒湿，中气虚弱，心腹胀闷，饮食无味，呕吐泄泻，体倦乏力，

②四味香薷饮(《医方集解》) 即本方加黄连组成,增加了清暑除烦之功。主治外感暑气,皮肤蒸热,头痛头重,自汗肢倦,或烦渴,或吐泻。

③五物香薷饮(《医方集解》) 即本方加茯苓、甘草组成。功能散寒解表,利湿和中。主治暑月感受寒湿,脾胃不和,呕吐泄泻。

④六味香薷饮(《医方集解》) 即本方加茯苓、甘草、木瓜组成。功能祛寒解表,利湿舒筋。主治夏月感受寒湿,腹胀吐泻,转筋。

十七 午时茶

方 源 《经验百病内外方》

组 成 茅术300克 陈皮300克 柴胡300克 连翘300克 白芷300克 川朴450克 枳实300克 楂肉300克 羌活300克 前胡300克 防风300克 藿香300克 甘草300克 陈茶10千克 桔梗450克 麦芽450克 苏叶450克 建曲300克 川芎300克

用 法 上药研细末,拌匀,宜五月五日午时合,糊成小块。每服9克,加葱、姜少许煎,热服。

功 效 发散风寒,化湿和胃,消食导滞。

主 治 风寒感冒,寒湿阻滞,食积内停,恶寒发热,寒重热轻,头痛体痛,身困乏力,不思饮食,恶心,胸闷腹泻,舌苔白腻;水土不服,食欲不振,腹部痞闷,倦怠畏寒。

方 解 方中羌活、防风、苏叶、藿香、白芷、柴胡发散风寒;茅术、厚朴、陈皮、枳实、陈茶理气和胃,化湿消滞;建曲、麦芽、山楂消食导滞;川芎祛风止痛;桔梗、前胡宣肺利膈;连翘清热散结,且制诸药之温燥;甘草调和诸药。诸药配伍,共成发散风寒、化湿和胃、消食导滞之剂。

按　语　本方以恶寒发热、胃肠不适、舌苔白腻为辨证要点。现代常用于治疗感冒、食积、水土不服等病症。

十八　五积散

方　源　《太平惠民和剂局方》

组　成　白芷90克　川芎90克　炙甘草90克　茯苓90克　当归90克　肉桂90克　芍药90克　半夏90克　陈皮180克　枳壳180克　麻黄180克　苍术720克　干姜120克　桔梗360克　厚朴120克

用　法　上药共研粗末，每服9克，入生姜3片，水煎去滓，稍热服。亦作汤剂，水煎服，用量按原方比例酌情增减。

功　效　发表温里，顺气化痰，活血消积。

主　治　外感风寒，内伤生冷，身热无汗，头痛身疼，项背拘急，胸满恶食，呕吐腹痛；妇女血气不和，心腹疼痛，月经不调等属于寒性者。

方　解　本方为治寒、湿、气、血、痰五积而设。方中麻黄、白芷发汗解表，干姜、肉桂温里祛寒，同为主药；配伍苍术、厚朴燥湿健脾，陈皮、半夏、茯苓理气化痰；当归、川芎、芍药活血止痛。桔梗与枳壳同用，有升降气机、加强理气化痰之效。炙甘草和中健脾，调和诸药。全方共奏散寒、祛湿、理气、活血、化痰之功。

按　语　本方以身热无汗、胸满恶食、呕吐腹痛为辨证要点。现代常用于治疗顽痹、胃痛、泄泻、瘿气、痛经、闭经、产后发热等。如表寒重，肉桂改为桂枝，或加葱白、豆豉；里寒重，加吴茱黄;伤食重,加山楂、六曲、麦芽;治痛经、月经不调,去发表药,加制香附、延胡索。

同名方

《症因脉治》五积散　即本方去当归、芍药组成,功效、主治与本方同。

十九　神术散

方　源　《太平惠民和剂局方》

组　成　苍术15克　藁本9克　白芷9克　细辛6克　羌活9克　川芎9克　炙甘草9克

用　法　上药共研细末。每服9克,加生姜6克,葱白6克,水煎服。亦可改用饮片水煎服。

功　效　发汗解表,化浊辟秽。

主　治　外感风寒湿邪,头痛项强,发热憎寒,身体疼痛;伤风鼻塞声重,咳嗽头昏。

方　解　方用苍术芳香辟秽,祛寒燥湿,发汗解表为君;藁本、白芷、细辛解表散寒,祛湿止痛为臣;羌活、川芎疏风通络,活血止痛为佐;甘草甘缓和中,姜、葱辛温透邪为使。诸药合用,共奏发汗解表、化浊辟秽之功。

按　语　本方以头痛身痛、发热憎寒为辨证要点。现代常用于治疗感冒、寒湿头痛等。如治感冒,无汗加麻黄、桂枝;咳嗽加前胡、杏仁、牛蒡子;项强加葛根;鼻塞流涕加苍耳子、辛夷花;遍身疼痛加独活、秦艽。治寒湿头痛,加荆芥、防风、苍耳子;寒湿重者,加吴茱萸、厚朴;郁久化热,加菊花、薄荷。

同名方

1. 《阴证略例》神术散 又名神术汤,由苍术、防风、甘草、生姜、葱白组成。功效祛风解表,散寒化湿。主治外感风寒,内伤饮冷,发热恶寒,无汗,脉浮紧;风湿表症,恶寒无汗,身体疼痛。
2. 《医学心悟》神术散 由苍术、陈皮、厚朴、炙甘草、藿香、砂仁组成。功能芳香辟浊,理气和中。主治时行不正之气,发热头痛,伤食停饮,胸满腹痛,呕吐泻利。

二十 苏羌达表汤

方　源 《重订通俗伤寒论》

组　成 苏叶9克　羌活4.5克　防风4.5克　白芷4.5克　橘红4.5克　杏仁9克　茯苓皮9克　生姜3克

用　法 水煎服。

功　效 疏风散寒,祛湿解表。

主　治 外感风寒挟湿,恶寒发热,无汗,头身重痛,骨节酸楚,鼻塞咳嗽,舌苔白腻,脉紧。

方　解 方中苏叶、羌活、防风、白芷、生姜解表散寒,祛风除湿;茯苓皮利水渗湿;橘红散寒燥湿;杏仁宣肺止咳。诸药合用,共奏祛风散寒、化湿解表之功。

加　减 如风重于寒,咳嗽痰多,去羌活、生姜,加半夏、前胡、桔梗。

按　语 本方以恶寒发热、头身重痛、舌苔白腻为辨证要点。现代常用于治疗普通感冒、流行性感冒等。如病发于夏,加香薷、滑石;脘痞便溏,加厚朴、藿香;纳差加谷芽、六曲;身重加苍术、苡仁。

二十一　水解散

方　源　《备急千金要方》

组　成　麻黄120克　桂枝60克　甘草60克　大黄60克

用　法　上药共研为末,每服2克,开水调下;亦可作汤剂水煎服,用量按原方比例酌情增减。

功　效　辛温解表,泻热通腑。

主　治　外感风寒,里有实热,恶寒发热,头痛便秘。

方　解　方中麻黄、桂枝辛温解表、发散风寒;大黄泻热通腑;甘草调和诸药;诸药共奏辛温解表、泻热通腑之功。

按　语　本方以发热恶寒、头痛便秘为辨证要点。现代常用于治疗感冒、肺炎等。如风寒感冒、咳嗽痰多,加杏仁、半夏、陈皮;里热烦渴、咳喘气急,加石膏、杏仁。

同名方

1. 《外台秘要》引《延年秘录》水解散　由麻黄、大黄、黄芩、桂心、炙甘草、芍药组成。功能解表攻下。主治天行头痛,壮热一二日。
2. 《外台秘要》引《古今录验》水解散　由麻黄、黄芩、芍药、桂心组成。功能解表清热,和血。主治天行热病,疱疮疼痛。
3. 《医方类聚》水解散　由柴胡、知母、瓜蒌、青木香、升麻、茵陈、大黄、栀子、石膏、芒硝、黄芩、干葛、枳壳、芍药组成。功能辛凉解表、清热通腑。主治伤寒时疾。

二十二　厚朴七物汤

方　源　《金匮要略》

组　成　厚朴15克　甘草6克　大黄9克　枳实9克　桂枝6克　大枣4枚　生姜9克

用　法　水煎服。

功　效　解肌发表,行气通便。

主　治　外感表证未罢,里实已成,腹满,发热,脉浮而数,大便不通。

方　解　方中重用厚朴、枳实行气除满,配大黄以泄热通便;少用桂枝佐生姜、甘草、大枣以解肌表之邪而调和营卫。合用有解肌发表、行气除满、泄热通便之功。

加　减　呕者加半夏,下利去大黄,寒多者加重生姜用量。

按　语　本方以腹满、发热、大便不通、脉浮数为辨证要点。现代常用于治疗感冒、急性胃肠炎、痢疾初起、肠梗阻、前列腺肥大等。如风寒表证重,加荆芥、防风、紫苏;恶心呕吐,加姜半夏、陈皮;腹痛加芍药;兼食滞,加莱菔子、焦山楂、炒六曲。

二十三　十神汤

方　源　《太平惠民和剂局方》

组　成　川芎120克　炙甘草120克　麻黄120克　升麻120克　葛根420克　赤芍120克　白芷120克　陈皮120克　紫苏120克　香附120克

用　法　上药研为细末,每服9克,加生姜5片,水煎服;亦可改作汤剂煎服,用量按原方比例酌情增减。

功　效　发汗解表,理气和中。

主　治　时气瘟疫,头痛发热,恶寒无汗,咳嗽,鼻塞声重,胸膈满闷;风寒湿痹。

方　解　方中麻黄、紫苏发汗解表以散风寒,配以升麻、葛根、生姜宣散表邪;陈皮、香附理气和中,川芎祛风止痛,配赤芍、香附、陈皮以调和气血;炙甘草益气和中,调和诸药。诸药配伍,共奏发汗解表,理气和中之效。

加　减　如发热头痛,加连须葱白;中满气实,加枳壳。

按　语　本方以头痛发热、恶寒无汗、咳嗽鼻塞、胸膈满闷为辨证要点。现代常用于治疗感冒。如鼻塞重,加辛夷、苍耳子;咳嗽喘气,加杏仁、苏子、半夏;腹胀加厚朴、枳壳;伤食加鸡内金、炒六曲。

二十四　阴旦汤

方　源　《备急千金要方》

组　成　芍药6克　甘草6克　干姜9克　黄芩9克　桂心12克　大枣5枚

用　法　水煎服。

功　效　调和营卫,温中发表。

主　治　脾胃虚寒,复感外邪,兼有郁热,头痛发热,汗出恶风,鼻鸣干呕,关节疼痛,虚烦,胃脘不适,或呕吐清水,或大便稀溏,舌苔薄白,脉浮弱。

方　解　本方即桂枝汤去生姜,加干姜、黄芩组成。至于桂心、桂枝,汉唐时代并不严格区别。方中桂枝、芍药调和营卫,解肌发表;甘草、大枣益气和中;干姜温中散寒而止呕逆,黄芩清泄郁热以除虚烦。诸药配伍,共奏调和营卫、发表除烦、温中散寒之功。

按　语　本方以发热汗出恶风、肢节疼痛、虚烦、胃脘不适、脉浮弱为辨证要点。现代常用于治疗感冒、胃痛。如阳虚寒甚，加附子；呕吐清水，加半夏、茯苓、陈皮；虚寒胃痛，加丁香、吴萸、白术。

二十五　苍耳散（又名苍耳子散）

方　源　《重订严氏济生方》

组　成　辛夷 15 克　苍耳子 7.5 克　白芷 30 克　薄荷 1.5 克

用　法　上药晒干，研为细末。每服 6 克，食后用葱茶清调服。亦可作汤剂煎服，用量按原方比例酌情增减。

功　效　散风寒，通鼻窍。

主　治　鼻渊，鼻塞，流浊涕不止，前额头痛。

方　解　方中苍耳子祛风散寒，宣通鼻窍；配以辛夷、薄荷散风通窍；白芷发散风寒，通利鼻窍。诸药合用，具有散风寒，通鼻窍之功。

按　语　本方以鼻塞、流浊涕、前额头痛为辨证要点。现代常用于治疗急、慢性鼻炎、鼻窦炎、过敏性鼻炎、感冒等。如风寒重，加细辛、鹅儿不食草、藿香；风热重，加桑叶、菊花、银花、连翘；鼻流黄浊涕，加黄芩、败酱草；头痛加川芎、蔓荆子。

附　方
加味苍耳散（《中医治法与方剂》）　即本方加菊花、银花、连翘组成。功能清宣风热，通利鼻窍。主治鼻渊，流浓浊涕，前额疼痛，属热者。

二十六 辛夷散

方　源　《重订严氏济生方》

组　成　辛夷　细辛　藁本　升麻　川芎　木通　防风　羌活　炙甘草　白芷各等分

用　法　上为细末,每服6克,食后用茶清调服。亦可改作汤剂煎服,各药用量按常规剂量酌定。

功　效　疏散风寒,通利鼻窍。

主　治　感受风寒,鼻内壅塞,涕出不已,气息不通,或不闻香臭。

方　解　方中辛夷、细辛、白芷发散风寒,通利鼻窍;配以羌活、防风、藁本、升麻辛散在表之风寒;川芎祛风止痛;木通利湿化浊;甘草调和诸药。合用具有疏散风寒、通利鼻窍之功。

按　语　本方以鼻塞、涕出不已或不闻香臭为辨证要点。现代常用于治疗急、慢性鼻炎。如风寒重,加荆芥、藿香、鹅儿不食草;鼻流黄涕,加败酱草、蒲公英、黄芩;头痛加菊花、蔓荆子;鼻塞重,加菖蒲、薄荷。

同名方

《证治准绳》辛夷散　有2方:方(1)由本方加苍耳子组成,方(2)即本方去羌活。功能散风寒,通鼻窍。主治鼻中壅塞,涕出不已,或气息不通,不闻香臭。

附　方

辛夷丸(《证治准绳》)　由南星、半夏、苍术、黄芩、辛夷、川芎、黄柏、滑石、牡蛎组成。诸药研末糊丸,薄荷汤送下。功能祛风化痰,清热通窍。主治头风,鼻流白色黏液者。现用于慢性鼻窦炎。

第二节 辛凉解表方

一 桑菊饮

方　源　《温病条辨》

组　成　桑叶8克　菊花3克　杏仁6克　连翘5克　薄荷3克　桔梗6克　甘草3克　苇根6克

用　法　水煎服。

功　效　疏风清热，宣肺止咳。

主　治　风温初起，咳嗽，身热不甚，口微渴，舌苔薄白或薄黄，脉浮数。

方　解　方中桑叶清透肺络之热，菊花清散上焦风热，并作君药。臣以辛凉之薄荷，助桑、菊散上焦风热，桔梗、杏仁，一升一降，解肌肃肺以止咳。连翘清透膈上之热，苇根清热生津止渴，用作佐药。甘草调和诸药，是作使药之用。诸药配合，有疏风清热、宣肺止咳之功。

加　减　二三日不解，气粗似喘，燥在气分者，加石膏、知母；舌绛，暮热甚燥，邪初入营，加元参、犀角；在血分者，去薄荷、苇根，加麦冬、细生地、玉竹、丹皮；肺热甚，加黄芩；渴者，加花粉。

按　语　本方以咳嗽、身热不甚、口微渴为辨证要点。现代常用于治疗上呼吸道感染、流行性感冒、急性扁桃体炎、急性支气管炎、大叶性肺炎、麻疹、乙脑、百日咳、急性结膜炎等。如咳嗽痰稠,咯痰不爽,加瓜蒌皮、浙贝母;痰多黄稠,加黄芩、冬瓜仁;痰中带血,加茅根、藕节、丹皮;热盛,加生石膏、银花、连翘;咽痛,加射干、山豆根、马勃、玄参;热伤肺津、咽燥口干,加南沙参、天花粉;风热眼疾,加白蒺藜、决明子、夏枯草。

二　银翘散

方　源　《温病条辨》

组　成　连翘30克　金银花30克　桔梗18克　薄荷18克　竹叶12克　生甘草15克　荆芥穗12克　淡豆豉15克　牛蒡子18克

用　法　上杵为散,每服18克,加鲜芦根煎服;轻者日服3次,重者日服4次。亦可作汤剂煎服,用量按原方比例酌情增减。

功　效　辛凉透表,清热解毒。

主　治　温病初起,发热无汗,或有汗不畅,微恶风寒,头痛口渴,咳嗽咽痛,舌尖红,苔薄白或薄黄,脉浮数。

方　解　方中金银花、连翘清热解毒,轻宣透表,为主药;荆芥穗、薄荷、淡豆豉辛散表邪,透热外出,为辅药;牛蒡子、桔梗、甘草合用,能解毒利咽散结,宣肺祛痰,淡竹叶、芦根甘凉轻清,清热生津以止渴,均为佐药;甘草能调和诸药,以为使。本方清热解毒药与辛散表邪药相配伍,共奏辛凉透表,清热解毒之功。

加　减　胸膈闷者,加藿香、郁金;渴甚者,加花粉;项肿咽痛者,加马勃、玄参;衄者,去荆芥穗、豆豉,加白茅根、侧柏炭、栀子炭;咳者,加杏仁;二三日病犹在肺,热渐入里,加细生地、麦冬;再不解,或小便短者,加知母、黄芩、栀子之苦寒,与麦、地之甘寒。

按　语　本方以发热、微恶风寒、口渴、舌红、苔薄白、脉浮数为辨证要点。现代常用于治疗麻疹、水痘、感冒、流感、急性扁桃体炎、流脑、乙脑、流行性腮腺炎、肠伤寒、肺痈、急性支气管炎、肺炎、失音、急、慢性胃炎、肾病综合征、丹毒、痈疮、产后子宫肌内膜炎、暴发性风疹、眼睑带状疱疹、麦粒肿等。如恶寒明显,头痛无汗,重用荆芥、薄荷,加白蒺藜、蔓荆子;发热有汗,重用金银花、连翘,少用荆芥、薄荷;发热较甚,加柴胡、黄芩、山栀;咳嗽痰稠,加杏仁、浙贝母;喘者,加炙麻黄、地龙;口渴明显,加天花粉、葛根;咽喉肿痛,加山豆根、射干、板蓝根;失音加木蝴蝶、胖大海、蝉蜕;挟湿胸闷,加藿香、佩兰;小便黄赤,加滑石、甘草梢;痈疮初起,加蒲公英、大青叶、紫花地丁;风疹加白鲜皮、地肤子、蝉蜕。

现代药理研究证实,本方具有解热、抗炎、抗过敏、增强巨噬细胞吞噬能力、促进免疫功能、抑制流感病毒等作用。

附 方

①银翘汤(《温病条辨》) 由银花、连翘、竹叶、生甘草、麦冬、细生地组成。功能滋阴透表。主治阳明温病,下后无汗脉浮者。

②银翘解毒丸(《全国中成药处方集》) 即本方去芦根,制成丸剂。功效、主治同本方。

③银翘解毒片(《上海市药品标准》) 即本方去芦根、牛蒡子,加板蓝根,制成片剂。功效、主治同本方。

④羚翘解毒丸(《北京市中药成方选集》) 即本方去芦根,加羚羊角,制成丸剂。功能辛凉清热,散风解表。主治风热感冒初起、憎寒壮热、头眩咳嗽、咽喉疼痛。

三 麻黄杏仁甘草石膏汤(又名麻杏甘石汤)

方 源 《伤寒论》

组 成 麻黄9克 杏仁9克 炙甘草6克 石膏18克

【用　　法】　水煎服。

【功　　效】　辛凉宣泄,清肺平喘。

【主　　治】　外感风邪,热壅于肺,身热不解,有汗或无汗,咳喘气急,甚或鼻煽,口渴,舌苔薄白或黄,脉浮滑而数。

【方　　解】　方中麻黄辛苦温,宣肺解表以平喘为君;石膏辛甘寒,清泻肺热以生津为臣;麻、膏相伍,一辛温,一辛寒,而辛寒倍于辛温,使宣肺而不助热,清肺而不留邪,肺气肃降有权,喘急可平,是相制为用。杏仁降肺气,用为佐药,助麻黄、石膏清肺平喘。炙甘草既能益气和中,又与石膏合而生津止渴,更能调和于寒温宣降之间,为佐使药。药虽四味,配伍严谨,共奏辛凉宣肺,清泻肺热,止咳平喘之功。

【按　　语】　本方以发热、咳喘气急、口渴、脉数为辨证要点。现代常用于治疗肺炎、急、慢性支气管炎、支气管哮喘、肺痈、百日咳、小儿咳喘、小儿夏季热、麻疹、忧郁症、遗尿、盗汗、眼科疾患、鼻窦炎、烂喉痧、白喉、喉炎、流行性腮腺炎、痔疮、荨麻疹、皮肤瘙痒症等。如发热甚者,重用石膏,加黄芩、银花、连翘;咳喘甚者,加桑白皮、地龙、黄芩、瓜蒌;咳痰黄稠,加瓜蒌、贝母;痰多气急,加葶苈子、桑白皮、枇杷叶;痰中带血,加白茅根、侧柏叶;咽喉肿痛,加桔梗、板蓝根、山豆根;胸痛,加郁金、瓜蒌、白芥子;口渴,加知母、沙参;麻疹,加牛蒡子、荆芥、蝉蜕、桔梗;麻毒内陷,肺热炽盛,加大青叶、连翘、黄芩;鼻渊,加地龙、苍耳子、辛夷、薄荷。

本方为清肺平喘之剂,凡风寒实喘、久病虚喘,不宜应用。

现代药理研究证实,本方具有抗病毒、解热、平喘、镇咳、祛痰、利尿、镇静等多种作用,并对金黄色葡萄球菌、绿脓杆菌有一定的抑制作用。

附 方

加味麻杏石甘汤(《重订通俗伤寒论》) 由本方加瓜蒌仁、竹沥半夏、广皮红、小枳实组成。功能宣肺清热,化痰止咳。主治外感寒邪,郁而化火,咳嗽气喘,热盛痰壅。

四 柴葛解肌汤(又名葛根解肌汤)

方 源 《伤寒六书》

组 成 柴胡6克 葛根9克 甘草3克 黄芩6克 羌活3克 白芷3克 芍药6克 桔梗3克 生姜3片 大枣2枚 石膏5克

用 法 水煎服。

功 效 解肌清热。

主 治 感冒风寒,郁而化热,恶寒渐轻,身热增盛,无汗头痛,目疼鼻干,心烦不眠,眼眶痛,脉浮微洪者。

方 解 方中葛根、柴胡解肌清热为君药。羌活、白芷助柴、葛解肌表,并除诸痛。黄芩、石膏清邪郁所化之热;桔梗宣肺气以助疏泻外邪;芍药、甘草合而和营泻热;生姜、大枣调和营卫,皆是佐药。羌活入太阳经,葛根入阳明经,故不再用引经之使药。

加 减 无汗恶寒甚者,去黄芩,加麻黄;冬月宜加,春宜少,夏月去之加苏叶。

按 语 本方以发热重、恶寒轻、头痛、目疼鼻干、心烦、脉浮微洪为辨证要点。现代常用于治疗感冒、流感、三叉神经痛、风火牙痛、头痛等。如恶寒重,加防风;不恶寒,去羌活、白芷;鼻塞流涕,加辛夷、苍耳子;头痛甚,加川芎、藁木、菊花;咽痛,加玄参、山豆根;痰多黏稠,加瓜蒌皮、葶苈子;口渴舌燥,加知母、天花粉、芦根;牙龈肿痛,去羌活,加知母、细辛、黄连。

现代药理研究证实,本方具有解热、镇静、抗菌、抗病毒、化痰止咳、降低毛细血管的通透性、改善脑循环、降低血压等多种作用。

同名方

《医学心悟》柴葛解肌汤　由柴胡、葛根、甘草、芍药、黄芩、知母、生地、丹皮、贝母组成。功能解肌清热。主治春温夏热之病,发热头痛,与正伤寒同,但不恶寒而口渴,与正伤寒异耳。

附　方

①柴胡葛根汤(《外科正宗》)　由柴胡、天花粉、葛根、黄芩、桔梗、连翘、牛蒡子、石膏、甘草、升麻组成。功能解肌散邪、清热解毒。主治颐毒表散未尽,热毒内蕴,身热不解,红肿坚硬作痛者。

②柴葛桂枝汤(《幼幼集成》)　有2方:方(1)由柴胡、葛根、桂枝、白芍药、炙甘草、生姜、大枣组成。功能调和营卫,解肌清热。主治小儿伤风,自汗发热。方(2)由柴胡、葛根、羌活、人参、防风、桂枝、牛蒡子、炙甘草、淡竹叶组成。功能祛风解肌透疹。主治痘将出而憎寒振战。

五　葱豉桔梗汤

方　源　《通俗伤寒论》

组　成　葱白5枚　桔梗5克　山栀6克　豆豉9克　薄荷5克　连翘6克　甘草2克　鲜淡竹叶30片

用　法　水煎服。

功　效　疏风解表,清肺泻热。

主　治　风温初起,头痛身热,微恶风寒,咳嗽,咽痛,口渴,舌尖红苔薄白,脉浮数。

方　解　方中葱白、豆豉解肌发表,疏风散邪为君;薄荷、桔梗散风清热,连翘除膈上之热,山栀泻心肺之热为臣;甘草合桔梗以利咽喉,淡竹叶合山栀以清泻胸中之热从小便而出,共为佐使。诸药合用,共奏疏风解表,清肺泻热之功。

加　减　咽阻喉痛者,加紫金牛、大青叶;胸痞,去甘草,加枳壳、白蔻末;咳甚痰多,加杏仁、橘红;鼻衄,加生侧柏叶、鲜茅根。

按　语　本方以头痛身热、微恶风寒、口渴、脉浮数为辨证要点。现代常用于治疗感冒、流行性感冒等。如头胀痛较甚者,加桑叶、菊花;咳嗽痰多,加象贝母、前胡、杏仁;咯痰黄稠,加黄芩、知母、瓜蒌皮;咽喉肿痛,加一枝黄花、土牛膝、玄参;时行热毒症状明显,加大青叶、蒲公英、草河车;肺热素盛,风寒外束,烦热咳逆气急,加石膏、麻黄;风热化燥伤津,口咽干燥,舌红少津,加南沙参、天花粉、梨皮。

六　防风通圣散(作丸剂,称防风通圣丸)

方　源　《宣明论方》

组　成　防风15克　荆芥15克　连翘15克　麻黄15克　薄荷15克　川芎15克　当归15克　白芍15克　白术15克　山栀15克　大黄15克　芒硝15克　石膏30克　黄芩30克　桔梗30克　甘草60克　滑石90克

用　法　上药为末,每服6克,加生姜3片,水煎服。丸剂,每服6克,日服2次。亦作汤剂,水煎服,用量按原方比例酌情增减。

功　效　疏风解表,泻热通便。

主　治　风热壅盛,表里俱实,憎寒壮热,头目昏眩,目赤睛痛,口苦口干,咽喉不利,胸膈痞闷,咳呕喘满,涕唾稠黏,大便秘结,小便赤涩;疮疡肿毒,肠风痔漏,丹斑瘾疹等。

方　解　本方为解表、清热、攻下三法并用之方。方中防风、荆芥、麻黄、薄荷疏风解表,使风邪从汗而解;大黄、芒硝泻热通便,配伍石膏、黄芩、连翘、桔梗清解肺胃之热;山栀、滑石清热利湿,使里热从二便而解。更以当归、川芎、白芍养血活血,白术健脾燥湿,甘草和中缓急。如此则汗不伤表,清下而不伤里,从而达到疏风解表,泻热通便之效。

加　减　涎嗽,加半夏。

按　语　本方以恶寒发热、头痛口苦、咽喉不利、尿赤便秘为辨证要点。现代常用于治疗感冒、流感、急性扁桃体炎、大叶性肺炎、顽固性头痛、偏头痛、三叉神经痛、高血压、动脉硬化、脑血管意外、肥胖症、斑秃、荨麻疹、扁平疣、顽固性湿疹、酒渣鼻、粉刺、急性盆腔炎、产后中风、食物中毒、食物过敏、急性化脓性中耳炎、多发性疖肿等。如无憎寒症状,可去麻黄;热不甚,可去石膏;便不秘,去硝、黄;头痛剧烈,面红目赤,口渴口臭,加菊花、牛蒡子,可去归、芎、术、芍;荨麻疹,加白鲜皮、蝉蜕。

同名方

《世医得效方》防风通圣散　即本方去芒硝,加牛膝、人参、半夏组成。功能与本方基本相同,其泻下之力较弱,增加了补气、化痰之功。主治一切风热,头目昏痛,肢体烦疼,咳嗽喘满,涕唾黏稠,口苦咽干,肠胃结燥。

附　方

①双解散(《宣明论方》)　由防风通圣散、益元散、葱白、盐豆豉、生姜组成。功能祛风解表清暑,泻热通便利湿。主治外感风邪,头痛身疼,恶寒发热,咽痛咳嗽,咯痰气急;暑湿,胸闷纳呆,尿少,

口苦口干;大饥大饱、劳役所伤,大便秘结,脘腹胀闷,头目昏眩,目赤睛痛,身热心烦,汗多口渴,尿赤不畅,呕恶不舒;小儿疮疹,透发不快,有汗或无汗,大便干结,小便短赤;疮疡肿毒,肠风痔漏,丹斑瘾疹等。

②祛风至宝丹(《医方集解》) 即本方加人参、熟地、黄柏、黄连、羌活、独活、天麻、细辛、全蝎组成。功能祛风通络,清热泻下,益气养血。主治风中经络脏腑,口眼㖞斜,手足不遂,或突然仆倒,神识不清。

③双解通圣散(《医宗金鉴》) 即本方去大黄、芒硝组成。功能祛风清热,泻火解毒。主治阳明胃经风火凝结,致患唇风,多生下唇,初起发痒,色红作肿,日久破裂流水,痛如火燎,又似无皮,如风盛,则唇不时瞤动。

七 麻黄杏仁薏苡甘草汤

方　源　《金匮要略》

组　成　麻黄3克　甘草3克　薏苡仁15克　杏仁9克

用　法　水煎服。

功　效　轻清宣化,解表祛湿。

主　治　风湿在表,周身疼痛,无汗,微恶风寒,午后发热加剧,舌苔白腻,脉浮带数。

方　解　方中麻黄、甘草微发其汗;杏仁、薏苡仁利气祛湿。本方实为麻黄汤以薏苡易桂枝,是变辛温发散而为辛凉解表之法。

按　语　本方以周身疼痛、午后发热加重、脉浮带数为辨证要点。现代常用于治疗风湿热、急性肾小球肾炎、过敏性紫癜、荨麻疹、疣、银屑病、皮痹等。如湿邪偏胜且从热化,加防己、桑枝、忍冬藤;风邪偏胜,加防风、僵蚕、蝉蜕;热盛关节红肿剧痛,加石膏、海桐皮、桂枝;足膝肿痛,加防己、牛膝;颈项强者,加葛根;皮肤红斑,加丹皮、赤芍。

八　越婢汤

方　源　《金匮要略》

组　成　麻黄9克　石膏25克　生姜9克　甘草6克　大枣5枚

用　法　水煎服。

功　效　散风清热,宣肺行水。

主　治　风水,一身悉肿,发热或无大热,恶风,自汗出,口渴,小便不利,或咳喘,脉浮。

方　解　方中麻黄宣肺气,发汗解表,以去在表之水气;配石膏解肌,清泻肺胃郁热;生姜助麻黄宣散水湿;甘草、大枣补脾和中;诸药合用,共奏散风清热,宣肺行水之功。

按　语　本方以浮肿、小便不利、汗出恶风、口渴、脉浮为辨证要点。常用于治疗急、慢性肾炎、癃闭、流行性出血热、慢性支气管炎、风湿热痹、多发性疖肿、阴痒糜烂、郁证、偏头痛、声哑、耳鸣等。治风水,可加浮萍、泽泻、茯苓;水湿过盛,加白术;热重尿少,加鲜茅根;咽喉肿痛,加板蓝根、桔梗、连翘;咳喘较甚,加前胡、杏仁;汗多恶风,加附子。治风湿热痹,加白术、赤芍、秦艽、虎杖;上肢疼痛,加桑枝、桂枝;下肢疼痛,加牛膝、海桐皮。

同名方

《备急千金要方》越婢汤　即本方加白术、附子组成。功能温阳散寒,清热利水。主治风痹脚弱。

附 方

①越婢加术汤(《金匮要略》) 即本方加白术组成,增强了健脾化湿之功。主治皮水,面目浮肿较重,发热恶风,小便不利,脉沉。

②越婢加半夏汤(《金匮要略》) 即本方加半夏组成。功能宣肺泻热,降逆平喘。主治肺胀,咳嗽上气,胸满气喘,目如脱状,脉浮大。

③甘草麻黄汤(《金匮要略》) 由甘草、麻黄组成。功能和中补脾,宣肺利水。主治皮水,身体面目悉肿,腰以上肿甚,口不渴,无汗,小便不利,脉沉。

九 解肌汤

方 源 《备急千金要方》

组 成 葛根 12 克 麻黄 3 克 黄芩 6 克 芍药 6 克 大枣 4 枚 甘草 6 克

用 法 水煎服。

功 效 解表散邪,兼清里热。

主 治 伤寒温病初起,邪在卫表,发热恶寒,头痛,无汗,或有汗不多,口干口苦,项背不舒,苔薄白,或黄白相兼,脉浮数。

方 解 方中葛根甘辛平,入肺胃二经,轻清升散,善于解表散邪。麻黄辛温解表,发汗散邪。葛根与麻黄用量之比为 4:1,葛根是主药,麻黄是辅药,少用麻黄以助其散,不欲其温。再配黄芩苦寒清热,故当是辛凉解表之剂。更以白芍苦酸微寒,益阴散邪。甘草、大枣解毒生津,调和诸药,且与芍药相配,则有酸甘化阴之妙。总之,本方外可解表散邪,内可清热生津,实为邪、正、表、里兼顾之剂。

按　语　本方以发热恶寒、头痛、口干、口苦、项背不舒、脉浮数为辨证要点。现代常用于治疗感冒、流感等。如表热重,加银花、连翘;里热重,加石膏、知母;咽痛,加山豆根、桔梗、玄参;咳嗽,加杏仁、前胡。

同名方

《外台秘要》解肌汤　即本方加桂心组成,功效、主治与本方同。

附　方

①六物解肌汤(《备急千金要方》)　由葛根、茯苓、麻黄、牡蛎、生姜、甘草组成。功能发汗解表祛湿。主治外感风寒夹湿,恶寒发热,无汗头痛,身体困重疼痛。

②解肌升麻汤(《备急千金要方》)　由升麻、芍药、石膏、麻黄、甘草、杏仁、贝齿(一作贝母)组成。功能解肌发表,宣肺清热。主治伤寒温病初起,三四日表证未解,恶寒发热,头痛,口渴,烦躁,无汗,咳嗽气逆,苔薄脉浮。

十　升麻葛根汤

方　源　《阎氏小儿方论》

组　成　升麻　葛根　芍药　甘草各等分

用　法　上为粗末,每服12克,水煎服。亦可作汤剂煎服,用量按原方比例酌情增减。

功　效　辛凉解肌,透疹解毒。

主　治　麻疹初起未发,或发而未透,发热恶风,头痛,肢体痛,喷嚏,咳嗽,目赤流泪,口渴,舌红苔干,脉象浮数。亦治温疫。

方　解　方中升麻散阳明风邪,升胃中清阳,解毒透疹,是为君药;葛根轻扬发散,开腠理以发汗,升津液以除热,是为臣药。芍药和营泻热,甘草益气解毒,并为佐药,助升麻、葛根透疹,解毒清热。且芍药与甘草相合,能养阴和中,使汗出疹透而不伤气阴。

按　语　本方以发热恶风、头痛身痛、喷嚏、目赤流泪、口渴、舌红、脉浮数为辨证要点。李时珍用本方治疗时行赤眼。柯琴认为,阳明病初起,见身热汗自出,不恶寒反恶热等症,以及阳明病初起,移热于肠而见下利者,亦可用本方治疗。现代常用于治疗麻疹初起、带状疱疹、细菌性痢疾、银屑病、牙痛、面疣、肠炎脱肛等。麻疹初起,可加薄荷、蝉蜕、牛蒡子、荆芥、金银花;麻疹未透,疹色深红,加紫草、丹皮、大青叶、金银花;鼻塞流涕,加苍耳子、辛夷;衄血,加白茅根、藕节;咳嗽,加桔梗、前胡、杏仁;咽喉肿痛,加桔梗、玄参、马勃;带状疱疹,加紫草;面疣,加白芷、地肤子、薏苡仁。

若疹点透达顺畅者禁用。

同名方

《医宗金鉴》升麻葛根汤　由本方加山栀、柴胡、黄芩、黄连、木通组成。功能清心泻火。主治心火炽盛,更兼浩饮嗜热,致患心痛,巨阙隐痛微肿,寒热,身痛,面赤,口渴引饮。

附　方

①芍药四物解肌汤(《备急千金要方》)　即本方去甘草,加黄芩组成。功能解肌发表,清热解毒。主治外感表证,身热头痛,微恶风寒,口苦口干,苔薄白带黄,脉浮数;小儿麻疹初起,尚未透发,或透而不畅。

②升麻黄芩汤(《类证活人书》)　即本方加黄芩组成。功能解表清热。主治小儿伤风有汗,头疼,发热恶寒。

③升麻顺气汤(《医学入门》) 即本方加防风、白芷、黄芪、人参、苍术、生姜、大枣组成。功能解肌发表,益气顺气。主治忧思过度,饮食失节,面色黧黑,心悬如饥,不欲饮食,气短而促。

④升麻解毒汤(《证治准绳》) 即本方加荆芥、柴胡、前胡、牛蒡子、桔梗、防风、羌活、淡竹叶、连翘组成。功能解肌透疹,清热解毒。主治麻疹初起,恶寒发热。

⑤升麻芷葛汤(《审视瑶函》) 即本方加白芷、石膏、薄荷、陈皮、半夏、川芎、生姜组成。功能解肌透表,清热止痛。主治阳明经头风头痛,身热口渴。

⑥加减升麻葛根汤(《喉痧症治概要》) 即本方芍药用赤芍,加连翘、僵蚕、桔梗、金银花、干荷叶、薄荷、蝉蜕、陈莱菔组成。功能解肌透疹,清热利咽。主治痧麻虽布,而头面鼻独无,身热泄泻,咽痛。

十一 宣毒发表汤

方　源　《痘疹仁端录》

组　成　升麻3克　葛根3克　前胡5克　杏仁6克　桔梗3克　枳壳3克　荆芥3克　防风3克　薄荷叶3克　木通3克　连翘5克　牛蒡子5克　淡竹叶2克　生甘草2克

用　法　水煎服。

功　效　透疹解毒,宣肺清热。

主　治　麻疹初起,欲出不出,身热无汗,咳嗽咽痛,烦躁口渴,尿赤,舌苔薄白,脉浮数。

方　解　方中升麻、葛根透疹解毒;荆芥,防风、牛蒡子、薄荷解肌散邪,助升麻、葛根透疹;枳壳、桔梗、前胡、杏仁宣肺祛痰止咳;连翘清泻上焦之热;木通导热下行;竹叶清热除烦;甘草解毒和中,调和诸药。配伍成方,具有宣毒发表之功。

按　语　本方以麻疹透发不畅、身热无汗、咳嗽、烦渴尿赤为辨证要点。现代常用于麻疹、水痘、上呼吸道感染等。如感寒,加麻黄,夏月勿用;食滞,加山楂;内热重,加黄芩。

凡麻疹已透,身热已退者,不宜服用。

附　方
①化毒清表汤(《麻科活人全书》)　即本方去升麻、杏仁、枳壳、荆芥,加知母、玄参、黄连、山栀仁、黄芩、天花粉、地骨皮、灯心草组成。功能清热解毒透疹。主治麻疹已出,红肿太甚,身发高热。
②化毒清表汤(《医宗金鉴》)　由葛根、薄荷叶、地骨皮、牛蒡子、连翘、防风、黄芩、黄连、元参、知母、木通、生甘草、桔梗、生姜、灯心草组成。功能解毒清表。主治麻疹疹已出透,仍壮热不退者。

十二　竹叶柳蒡汤

方　源　《先醒斋医学广笔记》

组　成　西河柳 15 克　荆芥穗 3 克　蝉蜕 3 克　薄荷 3 克　甘草 3 克　知母 3 克　炒牛蒡 4.5 克　葛根 4.5 克　玄参 6 克　麦门冬 9 克　竹叶 30 片

用　法　水煎服。

功　效　透疹解表,清泻肺胃。

主　治　痧疹透发不出,咳嗽喘急,烦闷躁乱,咽喉肿痛。

方　解　方中西河柳入血分,发表透疹,为君药,但其性温,所以又用散风热而解毒的牛蒡子,清泻上焦烦热的竹叶,共作君药,为清解表里之纲。荆芥、葛根开腠理,疏皮毛,以助透疹;知母、玄参清烦热,生津液,以助治里,并为臣药。薄荷散风热,蝉蜕泻肺热,麦门冬清热生津,甘草和中解毒,并为佐使之品。如此配合,清里而不碍解表,发散而不助里热,麻疹透而诸证得平,故为透疹良方。

加　减　里热炽甚,加石膏、冬米(即粳米)。

按　语　本方以疹出不透、烦闷躁乱为辨证要点。现代常用于治疗麻疹、风疹、荨麻疹、皮肤瘙痒症等。如疹色红赤,紫暗成片,加丹皮、赤芍;咽喉痛甚,加桔梗、射干、马勃;咳嗽剧烈,加桑白皮、杏仁;热盛惊惕,加钩藤、僵蚕;热甚津伤,加生地、沙参。

附　方

清解透表汤(《儿科学》)　由西河柳、蝉蜕、葛根、升麻、连翘、金银花、紫草根、桑叶、甘草、菊花、牛蒡子组成。功能清热解毒透疹。主治麻疹初起,发而不透。

十三　羌蓝汤

方　源　《中医方剂临床手册》

组　成　羌活 9~12 克　板蓝根 15~30 克

用　法　水煎服。

功　效　辛凉解表,清热解毒。

主　治　外感发热,怕冷,头痛,或肢体酸痛,咽喉肿痛,以及流行性腮腺炎等病证。

方　解　方中羌活辛苦温,能发散风寒而解表邪,祛风湿而止疼痛,且有退热之功;板蓝根苦寒,清热解毒,且用量重于羌活,能制约其温。二药配伍,共成辛凉解表,清热解毒之方。

按　语　本方以发热恶寒、咽痛、苔薄脉浮数为辨证要点。现代常用于治疗感冒、急性扁桃体炎、咽喉炎、流行性腮腺炎等。如热重,加银花、连翘、蒲公英;咽痛,加山豆根、马勃、桔梗;头痛,加桑叶、菊花、川芎;咳嗽有痰,加桔梗、杏仁、浙贝母。

附　方

羌蒡蒲薄汤(《古今名方》)　由羌活、牛蒡子、蒲公英、薄荷组成。功能发汗解表,清热解毒。主治外感发热,如流行性感冒、上呼吸道感染、急性扁桃体炎、腮腺炎等。

十四　疏风利水汤

方　源　《医方新解》

组　成　紫浮萍9克　紫苏9克　桑白皮12克　益母草30克　车前子12克　白茅根30克　银花18克　连翘18克　甘草6克

用　法　水煎服。

功　效　疏风宣肺,清热解毒,利水消肿。

主　治　风水恶风,一身悉肿,脉浮不渴,续自汗出,无大热者;肺热咳嗽及风疹块。

方　解　方中浮萍、紫苏、桑白皮疏风宣肺利水,共为主药;益母草、车前子、白茅根利水消肿,银花、连翘清热解毒,均为辅药;甘草解毒和中,祛痰止咳为使。诸药配伍,共奏疏风宣肺,清热解毒,利水消肿之效。

按　语　本方以全身浮肿、小便不利、发热恶风、舌质红、脉浮数为辨证要点。现代常用于急性肾炎、慢性肾炎、上呼吸道感染、支气管炎、急性扁桃体炎、荨麻疹等。治疗急性肾炎,加蜂房、赤小豆、玉米须;浮肿消退,正气未复,尿蛋白仍多者,加黄芪、当归、石苇、蝉蜕。慢性肾炎浮肿不重者,去桑白皮、车前子、茅根,并与六味地黄汤合方;尿蛋白多者,加首乌、蜂房、党参、黄芪。治上呼吸道感染、扁桃体炎、支气管炎,加黄芩、桔梗、杏仁;治荨麻疹,加生地、赤芍、蝉蜕。

十五 银翘辛夷汤

方　源　《中医内科临床治疗学》

组　成　银花9克　连翘12克　辛夷3克　山栀3克　黄芩3克　桑叶9克　荆芥6克　薄荷3克　桔梗6克　生甘草3克　丝瓜藤10克

用　法　水煎服。

功　效　散风清热解毒。

主　治　鼻渊。风热上乘,肺失宣利,热毒壅盛,熏蒸鼻窍,鼻流浊涕或黄脓涕,腥臭气秽,黏稠不易擤出,鼻塞不通,嗅觉不灵,头疼昏胀,眉棱骨痛,或发热微恶寒,舌质红苔黄,脉浮数。

方　解　方中银花、连翘清热解毒,与荆芥、桑叶、薄荷同用,疏散肺热,透达表邪;黄芩、山栀清泻肺火,解毒凉血;辛夷入肺经而善通鼻窍;丝瓜藤性凉可化痰湿,又通鼻络;桔梗引诸药入肺经,直达病所;甘草调和诸药。共为轻清上行,解毒通窍之剂。

按　语　本方以鼻塞、鼻流浊涕或黄脓涕为辨证要点。常用于治疗鼻炎、鼻窦炎等病症。

第三节　扶正解表方

一　败毒散(一名人参败毒散)

方　源　《小儿药证直诀》

组　成　柴胡30克　前胡30克　川芎30克　枳壳30克　羌活30克　独活30克　茯苓30克　桔梗30克　人参30克　甘草15克

用　法　上为末，每服6克，入生姜、薄荷煎。亦作汤剂水煎服，用量按原方比例酌情增减。

功　效　益气解表，散风祛湿。

主　治　正气不足，外感风寒湿邪，憎寒壮热，头项强痛，肢体酸痛，无汗，鼻塞声重，咳嗽有痰，胸膈痞满，舌苔白腻，脉浮濡，或浮数而重取无力。

方　解　方中羌活、独活并以为君，辛温发散，通治一身上下之风寒湿邪。川芎行血祛风，柴胡辛散解肌，并为臣药，助羌活、独活祛外邪，止疼痛。枳壳降气，桔梗开肺，前胡祛痰，茯苓渗湿，并为佐药，利肺气，除痰湿，止咳嗽。甘草调和诸药，兼以益气和中。生姜、薄荷发散风寒，皆是佐使之品。配以人参补气，使正气足则鼓邪外出，一汗而风寒湿皆去，亦是佐药之义。

按　语　本方以憎寒壮热、头身重痛、咳痰声重、脉浮重取无力为辨证要点。现代常用于治疗感冒、流感、疟疾、痢疾、麻疹、狂犬病、荨麻疹、疮疡初起等。治疗疟疾，加草果仁、黄芩、槟榔;痢疾初起,加木香、黄连;疮疡初起,加金银花、野菊花、蒲公英。

本方多辛温香燥之品,凡暑温、湿热蒸迫肠中而成痢疾者,切不可误用。若非外感风寒湿邪,寒热无汗者,亦不宜服。

附　方

仓廪散(《普济方》)　即本方加陈仓米组成。功能益气解表,败毒止呕。主治噤口痢,毒气冲心,有热呕吐。

二　参苏饮

方　源　《太平惠民和剂局方》

组　成　人参23克　苏叶23克　葛根23克　前胡23克　姜半夏23克　茯苓23克　陈皮15克　甘草15克　桔梗15克　枳壳15克　木香15克

用　法　上为粗末,每服12克,加生姜7片,大枣1枚,水煎服。现多作汤剂,水煎服,用量按原方比例酌减。

功　效　益气解表,宣肺化痰。

主　治　虚人外感风寒,内有痰饮,恶寒发热,头痛鼻塞,咳嗽痰多,胸膈满闷,苔白脉浮;痰积中脘,眩晕嘈杂,怔忡哕逆。

方　解　方中人参、甘草、茯苓补气以祛邪;苏叶、葛根、生姜疏风解表;半夏、枳壳、前胡、桔梗宣理肺气,化痰止咳;陈皮、木香理气和中;生姜、大枣调和营卫。诸药配伍,共奏益气解表,宣肺化痰之功。

按　语　本方以恶寒发热、咳嗽痰多、气短乏力、脉浮无力为辨证要点。现代常用于治疗感冒、咳嗽等。如表寒重,加葱白、荆芥、防风;气虚甚,加黄芪、白术;风寒咳嗽,加麻黄、杏仁;肺中有火,加杏仁、桑白皮;咳痰不畅,加紫菀、款冬花;痰多壅肺,加葶苈子、白芥子;泄泻,加白术、扁豆、莲子;腹胀,加厚朴、莱菔子。

同名方

《妇人大全良方》参苏饮 由人参、苏木组成。功能补气化瘀。主治产后血入于肺,面黑,发喘欲死者。

附 方

①参苏温肺汤(《医学发明》) 即本方去葛根、前胡、枳壳、桔梗,加肉桂、五味子、白术、桑白皮组成。功能益气温肺,化痰定喘。主治形寒饮冷伤肺,咳喘心烦胸闷。

②芎苏饮(《类证治裁》) 即本方去前胡,加柴胡、川芎组成。解表止痛作用较强。主治风寒暴嗽,鼻塞声重。

三 桂枝加黄芪汤

方 源 《金匮要略》

组 成 桂枝9克 芍药9克 甘草6克 生姜9克 大枣5枚 黄芪6克

用 法 水煎服。

功 效 益气解表,调和营卫。

主 治 黄汗,两胫自冷,腰以上有汗,腰髋弛痛,如有物在皮中状,剧则不能食,身疼重,烦躁,小便不利;黄疸初起,发热恶寒,脉浮自汗;气虚感受风寒。

方 解 本方即桂枝汤加黄芪组成。方中桂枝汤解肌发表,调和营卫;黄芪益气固表,扶正祛邪,助桂枝汤以解表散寒。

按 语 本方以恶寒较重、发热自汗、脉浮无力为辨证要点。

现代常用于治疗体虚感冒、黄汗、盗汗、多汗症、黄疸、自主神经功能紊乱、末梢神经炎、肌肉风湿病、胆石症并感染、小儿感冒等。如外感表虚,加白术、防风;气虚较甚,重用黄芪,加党参、白术;黄汗、黄疸,加茵陈、山栀、黄柏;盗汗,倍芍药,加当归;多汗,加浮小麦。

现代药理研究证实,本方水提液对离体蛙心在小量时有明显兴奋作用,能使心肌收缩幅度增大;大量应用时,可使整个心脏抑制,心跳停止。

附 方

黄芪芍药桂枝苦酒汤(《金匮要略》) 由黄芪、芍药、桂枝、苦酒组成。功能益气祛湿,和营泻热。主治黄汗,身体肿,发热汗出而渴,状如风水,汗沾衣,色正黄如柏汁,脉沉。

四 桂枝加附子汤

方 源 《伤寒论》

组 成
桂枝9克 芍药9克 炙甘草9克 生姜9克 大枣7枚 熟附子9克

用 法 水煎服。

功 效 扶阳固表,调和营卫。

主 治
伤寒表阳虚弱,恶风发热,汗漏不止,四肢微急,难以屈伸,小便难,舌质淡,苔薄白,脉浮虚。

方 解
本方即桂枝汤加附子组成。方用桂枝汤调和营卫,解肌散邪;附子扶阳温经,固表止汗;共奏调和营卫、扶阳固表之功。

按 语
本方以恶风发热、汗漏不止、四肢微急、脉浮虚为辨证要点。现代常用于治疗体虚感冒、表虚汗漏、风湿性关节炎、类风湿性关节炎、寒疝、阴冷症、冠心病、鼻衄、崩漏等。治寒疝疼痛,加川乌、草乌;胸痹心痛,加瓜蒌、薤白;风寒湿痹,寒甚痛剧,加川乌;上肢痛重,加羌活、姜黄、川芎;下肢痛重,加独活、牛膝、防己;腰背疼痛,加杜仲、桑寄生、续断。

五 麻黄附子细辛汤

方　　源　《伤寒论》

组　　成　麻黄6克　细辛3克　熟附子6克

用　　法　水煎服。

功　　效　温经散寒,助阳解表。

主　　治　素体阳虚,外感风寒,发热恶寒,寒重热轻,头痛无汗,四肢不温,神疲倦卧,舌质淡,苔薄白,脉沉。

方　　解　方中麻黄发汗解表,附子温经助阳;细辛温经散寒,通彻表里,助麻黄发散风寒于外,协附子温散阴寒于内。三味配伍,补散兼施,扶阳而助解表,发汗而不伤阳气,为助阳解表之名方。

按　　语　本方以恶寒重、发热轻、无汗、四肢不温、倦卧、脉沉为辨证要点。现代常用于治疗虚人感冒、咽痛、失音、慢性支气管炎、支气管哮喘、病态窦房结综合征、心房颤动、冠心病心绞痛、风湿性脊柱炎、急性肾炎、肾绞痛、头痛、面神经炎、三叉神经痛、嗜睡症、无汗症、腰腿痛、瘰疬、脱疽、荨麻疹、克山病、过敏性鼻炎等。治寒性咳喘,加半夏、陈皮、苏子;阳虚水肿,合用五苓散;头痛,加川芎、吴茱萸;咽痛,加蝉蜕、前胡、桔梗;脊背冷痛,加狗脊、鹿角胶;腰腿疼痛,加杜仲、木瓜、牛膝、独活;瘰疬久溃不愈,加白芥子、甘草;皮肤瘾疹,加苍耳子、地肤子、白鲜皮。

若阳气衰微,下利清谷,脉微欲绝,虽有表证,不可误发其汗,不宜使用本方。

现代药理研究证实,本方可抑制蓖麻油引起的小鼠腹泻,并能显著抑制因腹泻所导致的小鼠直肠体温下降。

附 方

①麻黄附子甘草汤(《伤寒论》) 即本方去细辛,加甘草组成。功能助阳解表。主治阳虚感冒风寒,恶寒微发热,身痛无汗,四肢不温,舌淡苔白,脉沉细。

②麻黄附子汤(《金匮要略》) 由麻黄、甘草、附子组成。功能温经扶阳,发汗利水。主治肾阳不足,水气在表,身面浮肿,恶寒肢冷,气短,小便不利,脉沉小。

六 再造散

方 源 《伤寒六书》

组 成 黄芪6克 人参3克 桂枝3克 芍药3克 甘草1.5克 熟附子3克 细辛2克 羌活3克 防风3克 川芎3克 煨生姜3克 大枣2枚

用 法 水煎服。

功 效 助阳益气,发汗解表。

主 治 阳气虚弱,感冒风寒,头痛身热恶寒,热轻寒重,无汗肢冷,倦怠嗜卧,面色苍白,语言低微,舌淡苔白,脉沉无力,或浮大无力。

方 解 方用黄芪、人参为君药,补元气,固肌表,既助药势以鼓邪外出,又可预防阳随汗脱。更用熟附子、桂枝、细辛,助阳散寒以解表邪,是为臣药。羌活、川芎、防风为佐药,以加强解表散寒;芍药凉血散血,制附、桂、羌、辛之辛热温燥而不碍汗;甘草甘缓,使汗出不猛而邪尽去,是佐助而又有佐制之意。煨姜温胃,大枣滋脾,合以升腾脾胃生发之气,调和营卫而助汗出,是佐使之品。如此配伍,扶正而不留邪,发汗而不伤正,相辅相成,以免顾此失彼,变生不测。

加　减　夏日热甚,加黄芩、石膏

按　语　本方以身热恶寒、热轻寒重、无汗肢冷、倦怠嗜卧、脉沉无力为辨证要点。现代常用于治疗感冒、风湿性关节炎、坐骨神经痛、肩关节周围炎等。治感冒,头痛重,加川芎、白芷;咳嗽,加杏仁、桔梗;痰多色白,加半夏、橘红。寒痹痛剧,加制川乌;上肢痛甚,加威灵仙、姜黄;下肢痛甚,加独活、牛膝。

七　竹叶汤

方　源　《金匮要略》

组　成　竹叶12克　葛根9克　防风3克　桔梗3克　桂枝3克　人参3克　甘草3克　附子6克　大枣5枚　生姜9克

用　法　水煎服。

功　效　温阳益气,疏风解表。

主　治　产后阳虚,复感风邪,恶风发热,头痛,面赤气喘,或汗出,舌淡苔白,脉浮虚。

方　解　方中竹叶、葛根、桂枝、防风、桔梗疏风解表;人参、附子温阳益气,扶正固脱;甘草、生姜、大枣甘缓和中,调和营卫。本方佐使得法,邪正兼顾,为后世扶正祛邪法之祖。

加　减　颈项强,加重附子用量;呕者,加半夏。

按　语　本方以恶风发热、头痛、面赤、气喘、脉浮虚为辨证要点。现代常用于治疗产后感冒、发热、风痉等产后病。

同名方

1. 《备急千金要方》竹叶汤　兹录3方：方(1)由竹叶、甘草、茯苓、人参、小麦、生姜、大枣、半夏、麦冬组成。功能清热和胃,益气生津。主治产后虚渴,少气力。方(2)由竹叶、小麦、知母、石膏、黄芩、麦冬、人参、生姜、甘草、天花粉、半夏、茯苓组成。功能清热除烦,益气生津。主治五心热,手足烦,口干唇燥,胸中热。方(3)由竹叶、地骨皮、生地、天花粉、石膏、茯神、葳蕤、知母、生姜、麦冬组成。功能清热养阴,生津止渴。主治渴利虚热,引饮不止。

2. 《千金翼方》竹叶汤　由竹叶、麦冬、茯苓、黄芩、人参、小麦、生姜、大枣、枳实、芍药、黄芪、前胡、地黄、升麻、射干、川芎、甘草组成。功能清热解毒,补虚托毒。主治痈疽发背,客热作肿。

3. 《太平圣惠方》竹叶汤　由竹叶、秦皮、防风、菊花、葳蕤、蕤仁、生甘草组成,水煎洗眼。功能祛风清热明目。主治时气,目赤碜痛及痒不可忍。

4. 《圣济总录》竹叶汤　由淡竹叶、犀角屑、木通、黄芩、玄参、黄连、车前子、芒硝、大黄、细辛组成。功能清肝泻火,祛风明目。主治肝脏实热,眼赤疼痛。

5. 《三因极一病证方论》竹叶汤　由竹叶、小麦、生姜、生地黄、芍药、黄芪、茯苓、泽泻、甘草、麦冬组成。功能养阴清热,补气利湿。主治精实极,眼视不明,齿焦发落,形衰虚热,胸中痛烦闷,泄精。

6. 《医方集解》竹叶汤　由麦冬、茯苓、黄芩、人参、淡竹叶组成。功能清热泻火,宁心除烦。主治子烦,妊娠心惊胆怯,终日烦闷。

八　葱白七味饮

方　源　《外台秘要》

组　成　葱白9克　葛根9克　新豉6克　生姜6克　麦门冬9克　干地黄9克　劳水800毫升

用　法　上药用劳水煎服。现代多用水煎服。

功　效　养血解表。

主　治　病后阴血亏虚,调摄不慎,感受外邪;或失血之后,复感冒风寒,头痛身热,微寒无汗。

方　解　方中干地黄、麦门冬养血滋阴为君,以资汗源;葛根、新豉解肌宣透,葱白、生姜通阳发表,共为臣药;劳水助君药以滋阴为佐使。诸药合用,共奏养血和营、解肌发表、辛透外邪之效。

按　语　本方以头痛身热、微恶寒、无汗、兼见血虚诸症为辨证要点。现代常用于治疗感冒。如恶寒较重,加苏叶、荆芥;身热较盛,加银花、连翘、黄芩;出血未止,加阿胶珠、藕节、茅根、白及;胃纳不佳,加陈皮、六曲。

服药期间,忌食芫荽。

九　表实六合汤

方　源　《医垒元戎》

组　成　当归30克　川芎30克　白芍药30克　熟地黄30克　细辛3克　麻黄6克

用　法　水煎服。

功　效　和血解表。

主　治　妊娠伤寒,头痛身热,无汗,脉浮紧。

方　解　本方即四物汤加细辛、麻黄组成。方用四物汤补血和营,细辛、麻黄辛温发汗,解表散寒,共奏养血、和血、解表之功。

按　语　本方以妊娠感冒、发热无汗、脉浮紧为辨证要点。现代常用于治疗妊娠期感冒、血虚感冒等。妊娠感冒,表实无汗,加荆芥、防风;发热较盛,加黄芩;胎动不安,加杜仲、桑寄生。血虚感冒,加女贞子、旱莲草;兼气虚,加黄芪、白术;头痛,加羌活、藁本;咳嗽,加杏仁、桔梗。

十　表虚六合汤

方　源　《医垒元戎》

组　成　当归30克　川芎30克　白芍药30克　熟地黄30克　桂枝6克　地骨皮10克

用　法　水煎服。

功　效　和血解表,调和营卫。

主　治　妊娠伤寒中风,表虚自汗,发热恶寒,头痛项强,脉浮而弱。

方　解　本方即四物汤加桂枝、地骨皮组成。方用四物汤补血和营;桂枝解肌发表,散外感风寒,与白芍药相合,能调和营卫;地骨皮清热凉血。诸药配伍,共奏养血和血、调和营卫之功。

按　语　本方以妊娠感冒、身热自汗、脉浮而弱为辨证要点。现代常用于治疗妊娠期感冒、血虚感冒等。妊娠感冒,表虚自汗,加防风、白术;发热较盛,加黄芩;胎动不安,加杜仲、桑寄生。血虚感冒,头痛恶风,加荆芥、防风;发热较盛,加银花、连翘;咽喉肿痛,加玄参、马勃、山豆根。

十一　防风汤

方　源　《备急千金要方》

组　　成　防风15克　独活15克　葛根15克　当归6克　芍药6克　人参6克　甘草6克　干姜6克

用　　法　水煎服。

功　　效　发表祛风,补气养血。

主　　治　素体气血不足、产后、病后,感冒风寒,发热恶寒,头痛项强,背急,无汗,神疲乏力,肢怠短气,面黄色悴,舌淡苔白,脉浮弱。

方　　解　方中防风、独活辛温发表,解除外邪;配伍葛根以助升散,并解项背之强;当归、白芍养血和营,以滋汗源;人参、甘草益气补中,以助鼓动。妙在用干姜温中,配参、草则可振奋阳气而发汗,配防风、独活则可辛散以祛邪,可谓是中州振而四方靖,内安则外攘也。

按　　语　本方以恶寒发热、头痛项强、无汗、神疲、短气、面黄、脉浮弱为辨证要点。现代常用于治疗感冒。如恶寒较重,加苏叶、荆芥;气虚较重,加黄芪、白术;血虚较重,加川芎、熟地。

同名方

《症因脉治》防风汤　由防风、荆芥、葛根组成。功能解表散寒。主治外感风寒,发热恶风,有汗。

十二　加减葳蕤汤

方　　源　《通俗伤寒论》

组　　成　生葳蕤9克　生葱白3枚　桔梗5克　白薇3克　淡豆豉9克　薄荷5克　炙甘草1.5克　红枣2枚

用　　法　水煎服。

功　　效　滋阴清热,发汗解表。

主　治　素体阴虚,感受外邪,头痛身热,微恶风寒,无汗或有汗不多,舌赤脉数,咳嗽心烦,口渴,咽干。

方　解　方中葳蕤(即玉竹)甘平柔润,滋阴益液而资汗源,润肺燥,为君药。配以葱白、豆豉、薄荷、桔梗解表宣肺,止咳利咽,为臣药。白薇凉血清热而除烦渴为佐。甘草、红枣甘润滋脾,亦为佐药。互相配合,使滋阴清热而不碍解表,发汗解表而不伤阴气。

按　语　本方以身热微寒、咽干口渴、心烦、舌赤脉数为辨证要点。适用于阴虚而有风热表证,以及冬温初起,咳嗽咽干,痰出不易者。现代常用于治疗感冒、上呼吸道炎等。如表症较重,加防风、葛根;身热明显,加银花、连翘;咽喉肿痛,加玄参、麦冬;咳嗽咽痒,咳痰不爽,加牛蒡子、瓜蒌皮、川贝母、前胡;心烦口渴较甚,加竹叶、天花粉。

附　方

①葳蕤汤(《备急千金要方》)　由葳蕤、白薇、麻黄、独活、杏仁、川芎、甘草、青木香、石膏组成。功能疏风解表,清热养阴。主治风温,身热汗出,咳嗽气喘,肢体重痛,脉阴阳俱浮。

②加减葱白香豉汤(《张氏医通》)　即本方去红枣,加青木香、童便、白蜜组成。功能养阴解表。主治素体阴虚,外感风热,咳嗽,咽喉肿痛者。

十三　白薇散

方　源　《备急千金要方》

组　成　白薇12克　杏仁10克　贝母10克　麻黄8克

用　法　上为细末,酒服3～5克。亦作汤剂水煎服,用量按原方比例酌情增减。

功　效　滋阴解表,宣肺止咳。

主　治　素体阴虚,复感风寒,恶寒发热,头痛,咳嗽气喘,痰少,舌红苔白,脉浮紧,或浮而带数。

方　解　方中白薇滋阴清热,配伍麻黄辛温发汗,宣肺平喘,共成滋阴解表之功;佐以杏仁降气止咳,贝母化痰止咳,合而成方,具有滋阴解表、宣肺止咳之效。

按　语　本方以恶寒发热、咳喘痰少、舌红苔白、脉浮紧为辨证要点。现代常用于治疗感冒、咳嗽等。如阴虚较重,加玉竹、沙参、麦冬;表证较重,加防风、葛根;咽部肿痛,加天冬、麦冬、玄参;咽痒咳嗽,加牛蒡子、前胡。

第2章 泻下方

第一节 寒下方

一 大承气汤

- **方　源**　《伤寒论》
- **组　成**　大黄12克　厚朴15克　枳实12克　芒硝9克
- **用　法**　水煎服。枳实、厚朴先煎,大黄后下,芒硝溶服。
- **功　效**　峻下热结。
- **主　治**　阳明腑实证,大便不通,频转矢气,脘腹痞满,腹痛拒按,按之硬,甚或潮热谵语,手足濈然汗出,舌苔黄燥起刺,或焦黑燥裂,脉沉实;热结旁流,下利清水,色纯青,脐腹疼痛,按之坚硬有块,口舌干燥,脉滑实;里热实证之热厥、痉病或发狂等。
- **方　解**　本方为寒下的重要方剂。方中大黄泻热通便,荡涤肠胃,为君药;芒硝助大黄泻热通便,并能软坚润燥,为臣药,二药相须为用,峻下热结之力甚强;积滞内阻,则腑气不通,故以厚朴、枳实行气散结,消痞除满,并助硝、黄推荡积滞以加速热结之排泄,共为佐使。四药配合,具有峻下热结之功。

按　语　本方以痞(心下闷塞坚硬)、满(胸胁脘腹胀满)、燥(肠有燥粪,干结不下)、实(腹中硬满,痛而拒按,大便不通或下利清水而腹中硬满不减)四证及苔黄、脉实为辨证要点。现代常用于治疗肠梗阻、急性胆囊炎、胆石症、急性阑尾炎、急性胰腺炎、溃疡病穿孔、便秘、细菌性痢疾、肝炎、肝昏迷、乙型脑炎、流行性出血热、伤寒及副伤寒、流感、破伤风、精神分裂症、肺炎、哮喘、肺心病、皮质醇增多症、泌尿系统结石、急性牙周炎、胃柿石、急性肾功能衰竭、原发性高血压、脑出血、脑血栓、产后腹痛、痔疮、荨麻疹、急性铅中毒、鱼胆中毒、急重呕吐、头痛、眩晕、癫痫、乳蛾、口疮等。如热重,加银花、连翘、黄芩;湿热,加黄连、黄柏;腹有痈脓,加红藤、败酱草、丹皮;痰热,加半夏、胆南星、瓜蒌;瘀血,加桃仁、红花;虫积,加使君子、槟榔、苦楝根皮;黄疸,加茵陈、山栀;咳喘,加杏仁、桔梗;癫狂,加胆南星、石菖蒲、郁金;肠梗阻,加桃仁、赤芍、莱菔子;泌尿系统结石,加金钱草、海金沙、鸡内金、王不留行。

　　本方为泻下峻剂,如气虚阴亏,或表证未解,或胃肠无热结,均不宜用;孕妇禁用。本方作用峻猛,中病即止,过用会损耗正气。按照用法煎药,以免影响疗效。治疗肠梗阻,如有下列情况,不宜再用本方:腹痛发作急骤、剧烈,呈持续性疼痛,阵发性绞痛;呕吐出现早且频繁;早期出现全身性变化,如脉率增加、体温上升、白细胞计数增高,或早期即有休克倾向;腹膜刺激征;腹部有局限性隆起或可触及孤立胀大的肠袢;呕吐物为血性或肛门排出血性液体。

　　现代药理研究证实,本方具有增加胃肠道的蠕动,增加胃肠道的容积;促进肠套叠的还纳,解除梗阻;改善胃肠道的血液循环,降低毛细血管通透性;促进胆汁分泌、胆囊收缩,松弛胆道口括约肌;抑菌、抗感染等作用。

附　方

① 三一承气汤(《宣明论方》)　即本方加甘草、生姜组成。功能峻下实热邪火。主治伤寒、杂病,邪热内盛,腹满实痛,烦渴,便秘者;或惊痫狂乱,或湿热下痢,以及目疼、口疮、喉痹、疮疡等。

② 解毒承气汤(《伤寒温疫条辨》)　即本方加僵蚕、蝉蜕、黄连、黄芩、黄柏、栀子组成。功能辟秽解毒,通腑泻热。主治温病三焦大热,痞满燥实,谵语狂乱,昏不识人,热结旁流,循衣摸床,舌卷囊缩。

③ 解毒承气汤(《重订通俗伤寒论》)　即本方去厚朴、芒硝,加金银花、连翘、栀子、黄连、黄柏、黄芩、西瓜霜、金汁、地龙组成。用雪水煮绿豆取汁,代水煎药。功能泻火解毒,通便泻热。主治脘腹胀满,大便七日未行,小便赤涩热痛,烦躁不安,脉数,苔黄腻而厚,兼创伤处疼痛灼热,腐溃流脓,疫毒实滞等。

④ 柴芩承气汤(《急腹症方药新解》)　即本方去枳实、厚朴,加金银花、蒲公英、柴胡、黄芩、青香藤、金铃子、陈皮组成。功能清肝解郁,通腑行气。主治急性水肿型胰腺炎。

⑤ 驱蛔承气汤(《新急腹症学》)　即本方加使君子、苦楝皮、槟榔组成。功效驱蛔、攻下。主治蛔虫性肠梗阻。

二　小承气汤

方　源　《伤寒论》

组　成　大黄12克　厚朴6克　枳实9克

用　法　水煎服。

功　效　轻下热结。

主　治　阳明腑实证,谵语,潮热,大便秘结,胸腹痞满,舌苔老黄,脉滑而疾;痢疾初起,腹中胀痛,或脘腹胀满,里急后重。

方　解　方中大黄泻热通便,厚朴行气散满,枳实破气消痞。诸药合用,可以轻下热结,除满消痞。

按　语　本方以腹满便秘、舌苔老黄、脉滑而疾为辨证要点。主治痞满为主,燥实不甚之阳明热结轻证。现代常用于治疗病毒性肝炎、乙型脑炎、肠梗阻、肠麻痹、胆道蛔虫症、胃肠术后腹胀与呃逆、慢性胃炎、食积腹痛、痢疾、胃黑枣结石、胆系感染、急性肾功能衰竭、肾绞痛、哮喘、鼻衄、牙龈肿痛等。如恶心呕吐,加姜半夏、陈皮;嘈杂泛酸,加煅瓦楞;腹胀较重,加莱菔子、木香、砂仁;胃肠湿热,加黄连、黄芩;黄疸,加茵陈、山栀;血瘀,加桃仁、赤芍;食滞,加山楂、六曲;虫积,加苦楝根皮、槟榔、使君子。

孕妇、年老体弱、血虚津亏者,慎用本方。

现代药理研究证实,本方具有促进胃肠蠕动,增进肠道推进功能,抗炎,利胆等作用。

附　方

①三化汤(《素问病机气宜保命集》)　即本方加羌活组成。功能祛风泻热通便。主治中风,外有六经之形证,内有便溺之阻格。

②大黄枳壳汤(《症因脉治》)　即本方枳实易枳壳,加陈皮、甘草、木通、六一散组成。功能泻积泻热。主治胃肠积热,泄泻腹痛,发热口渴,肚腹皮热,泻下黄沫,或欲便不得,肛门重滞,小便赤涩,右脉数大者。

③承气合小陷胸汤(《温病条辨》)　即本方加半夏、瓜蒌、黄连组成。功能导结泻热,清肺化痰。主治温病三焦俱急,大热大渴,舌燥,脉不浮而躁甚,舌色金黄,痰涎壅盛。

④犀连承气汤(《重订通俗伤寒论》)　由犀角汁、黄连、枳实、鲜生

地汁、生大黄、金汁组成。功能泻火通便,凉血解毒。主治温热病,热结在腑,上蒸心包,神昏谵语,甚则不语如尸者。

三 调胃承气汤

方　源　《伤寒论》

组　成　大黄 12 克　炙甘草 6 克　芒硝 12 克

用　法　水煎服。先煎大黄、甘草,去渣取汁,再入芒硝(分 2 次),溶化后服。

功　效　缓下热结。

主　治　阳明病胃肠燥热,蒸蒸发热,口渴心烦,腹满而痛,大便不通,甚或谵语,舌苔正黄,脉滑数;肠胃热盛而致发斑吐血,口齿咽喉肿痛,口舌生疮,口臭,中消,疮疡等。

方　解　方中大黄苦寒,泻热通便,荡涤肠胃,为君药;芒硝咸寒,软坚润燥,助大黄泻热通便,为臣药;甘草甘缓和中,益气养胃,以缓硝、黄之峻,使药力缓缓下行,为佐药。诸药合用,可以泻热和胃,软坚通便。燥热得解,胃气自和,故名调胃承气汤。

按　语　本方以发热心烦、大便不通、腹满而痛为辨证要点。主治燥实为主,痞满不甚之阳明腑证。现代常用于治疗急性胰腺炎、肠梗阻、胆系感染、流行性乙型脑炎、肺炎、不明原因高热、牙周炎、鼻衄、便秘、糖尿病、妊娠黄疸、流行性结膜炎、稻田皮炎、湿疹、传染性软疣等。如里热炽盛,加石膏、知母;腹胀较重,加莱菔子、厚朴、枳实;瘀血,加桃仁、赤芍;黄疸,加茵陈、山栀;胸膈烦热,加黄芩、山栀、连翘;血热妄行,加白茅根、侧柏叶、大蓟;热结阴亏,加生地、玄参、麦冬;牙龈肿痛,加黄连、玄参、石膏。

凡孕妇、产妇,年老体弱,脾胃虚寒,血虚津亏者,慎用本方。

现代药理研究证实,本方具有促进胃肠蠕动,改善胃肠道血液循环,抗炎等作用。

附　方

①当归承气汤(《素问病机气宜保命集》)　即本方加当归、生姜、大枣组成。功能泻热和胃,养血和血。主治阳狂,奔走骂詈,不避亲疏;里热火郁,或皮肤枯燥,或咽燥鼻干,或便溺秘结,或瘀血发狂。

②导赤承气汤(《温病条辨》)　即本方去炙甘草,加赤芍、生地、黄连、黄柏组成。功能清泻小肠热结,攻下阳明腑实。主治阳明温病,下之不通,身热烦渴,腹满痛拒按,小便短赤而痛,舌苔黄燥,脉左尺牢坚。

③驱蛔承气汤Ⅱ号(《急腹症方药新解》)　即本方去炙甘草,加槟榔、木香、苦参、川楝子、乌梅、川椒组成。功能安蛔驱蛔,通里攻下。主治蛔虫性肠梗阻。

四　复方大承气汤

方　源　《中西医结合治疗急腹症》

组　成　厚朴15～30克　炒莱菔子15～30克　枳壳15克　桃仁9克　赤芍15克　大黄15克(后下)　芒硝9～15克(冲服)

用　法　水煎服。

功　效　通里攻下,行气活血。

主　治　单纯性肠梗阻,腹部胀痛,并有阵发性绞痛,呕吐不能饮食,大便不通。

方　解　本方由大承气汤加味而成,重用厚朴、炒莱菔子,下气除胀;更配枳壳、大黄、芒硝,荡涤积滞而除梗阻;桃仁、赤芍,活血化瘀,兼能润肠,既助诸药泻结,又可防止梗阻导致局部血瘀可能引起的组织坏死,所以对于急性肠梗阻而气胀较重者,有一定疗效。

按　语　本方以腹部胀痛、呕吐、大便不通为辨证要点。现代常用于治疗肠梗阻,亦用于胆囊炎、急性阑尾炎等。如腹痛剧烈,加延胡索、川楝子;气胀较重,加木香、槟榔;热重,加银花、连翘、蒲公英;血热瘀结,加丹皮、红藤;呕吐,加姜半夏、竹茹。

本方对绞窄性肠梗阻、外疝嵌顿性肠梗阻、先天畸形及肿瘤所致之肠梗阻、以及病程久、一般情况不良的单纯性肠梗阻均无效,应及时手术治疗。

附　方

硝菔通结汤(《医学衷中参西录》)　由鲜萝卜、芒硝组成。功能理气消导,通里攻下。主治大便燥结久不通,身体羸弱者;急性肠梗阻而一般情况较好,无明显脱水,属于实证者。

五　宣白承气汤

方　源　《温病条辨》

组　成　生石膏 15 克　生大黄 9 克　杏仁粉 6 克　瓜蒌皮 4.5 克

用　法　水煎服。

功　效　清肺定喘,泻热通便。

主　治　阳明温病,下之不通,喘促不宁,痰涎壅滞,潮热便秘,脉右寸实大,证属肺气不降者。

方　解　本方取白虎、承气二方之意而变其制。方以生石膏清肺胃之热;杏仁、瓜蒌皮,宣降肺气,化痰定喘;大黄攻下腑实,泻热通便。所以本方为清宣肺热、通降腑气、上下合治之剂。

按　语　本方以发热、咳喘、便秘为辨证要点。现代常用于治肺炎、支气管炎、支气管哮喘等。如发热较高,重用石膏,加黄芩;喘甚,加麻黄、苏子、桑白皮;咳嗽,加前胡、桔梗、枇杷叶;痰多,加桑白皮、浙贝母、葶苈子。

六　大陷胸汤

方　源　《伤寒论》

组　成　大黄10克　芒硝10克　甘遂1克

用　法　水煎,先煮大黄,溶芒硝,冲甘遂末服。

功　效　泻热逐水。

主　治　结胸证,从心下至少腹硬满而痛不可近,大便秘结,日晡小有潮热,或短气烦躁,舌上燥而渴,脉沉紧,按之有力。

方　解　方中甘遂逐水饮,并能泻热散结。大黄、芒硝荡涤肠胃,泻结泻热,且能软坚润燥,配合甘遂以逐水饮,泻实热,使结于胸中之水热从大便而去,则诸证自愈。本方力专效宏,为泻热逐水散结之峻剂。

按　语　本方以心下疼痛、按之石硬、脉沉而紧为辨证要点。现代常用于治疗急性肠梗阻、急性胰腺炎、腹膜炎、急性阑尾炎、上消化道穿孔、胆囊炎、肝硬化腹水、绞窄性膈疝、结核性胸膜炎、脑挫伤等。如热盛,加石膏、连翘、黄芩;气滞甚者,加厚朴、枳实、木香;瘀血,加丹皮、赤芍、桃仁;黄疸,加茵陈、山栀;肝硬化腹水,加鳖甲、水蛭、枳壳等。

本方泻下峻猛,故应中病即止,不可久服,以免损伤正气。凡平素虚弱,或病后不任攻伐者,以及孕妇,禁用本方。

附 方

①大陷胸丸(《伤寒论》) 即本方加葶苈子、杏仁、白蜜组成,制丸。功效同本方而力缓。主治结胸证,胸中硬满而痛,项强如柔痉状者。

②复方大陷胸汤(《急腹症方药新解》) 即本方加厚朴、枳实组成。功能泻热通下,行气逐水。主治单纯性机械性肠梗阻,肠腔积液较多;因腹腔炎症所致之肠麻痹。

③清胰陷胸汤(《急腹症方药新解》) 即本方加柴胡、黄芩、胡黄连、木香、玄胡组成。功能疏肝理气,通里攻下。主治急性出血性胰腺炎。

七 厚朴三物汤

方　源　《金匮要略》

组　成　厚朴15克　大黄12克　枳实9克

用　法　水煎服。先煮枳实、厚朴,后下大黄。

功　效　行气除满,导滞通便。

主　治　实热内积,气滞不行,腹部胀满疼痛,大便不通,舌红苔黄,脉弦有力。

方　解　本方与小承气汤药味相同,但药量不同。小承气汤意在荡积攻下,故以大黄为君;本方意在行气泻满,则以厚朴为主。方中厚朴行气除满;大黄、枳实泻热导滞,去积通便。三药相合,使气滞通畅,实积消除,则诸证自解。

按　语　本方以脘腹胀满疼痛、大便秘结、脉弦有力为辨证要点。现代常用于治疗肠梗阻、肠麻痹、肠功能紊乱、便秘等。如腹胀较重,加莱菔子、大腹皮;食滞,加山楂、麦芽、莱菔子;血瘀,加桃仁、赤芍、丹参;蛔虫梗阻肠道,加苦楝根皮、槟榔、川椒。

服用本方,以大便通利为度。虚寒性便秘忌用,体虚者慎用。

现代药理研究证实,本方水煎液对家兔的离体肠管,在小量时呈现明显的兴奋作用,随着剂量增大逐渐出现抑制作用。

附　方

厚朴大黄汤(《金匮要略》)　药味与本方相同,而重用厚朴、大黄。功能下气除满,泻实破结。主治支饮兼见胸腹痞满,大便秘结。

八　大黄甘草汤

方　源　《金匮要略》

组　成　大黄 12 克　甘草 3 克

用　法　水煎服。

功　效　通腑泻热,和胃止呕。

主　治　胃肠积热,腑气不通,食入即吐,吐势急迫,大便秘结,舌红苔黄,脉滑数有力。

方　解　方中大黄为君,荡涤胃肠实热,使热去则胃气得和,呕吐自止。伍以甘草调和胃气,既可使大黄泻不伤胃,且可延缓大黄之性而留连于胃中,令热去而胃气和降。

按　语　本方以呕吐、便秘、苔黄为辨证要点。现代常用于治疗呕吐、急性胆囊炎、急性肾功能衰竭并发呕吐、痢疾、内耳性眩晕、臁疮、新生儿不乳、便秘、胎黄、鹅口疮、脐部感染、肺炎等。如外邪犯胃,加藿香、佩兰、紫苏;食滞,加山楂、六曲;痰饮,加半夏、茯苓;肝胃不和,加柴胡、生麦芽、黄芩;腑实明显,加芒硝;气滞,加枳壳、厚朴;腹痛,加木香、白芍;痢疾,加黄连、木香;脾气虚,加党参、白术、山药;津亏,加石斛、麦冬、沙参。

附　方

①大黄硝石汤(《金匮要略》)　由大黄、黄柏、硝石、栀子组成。功能通腑泄热,利湿退黄。主治黄疸,腹满便秘,小便不利而赤,自汗出,舌红苔黄,脉滑数。

②清宁丸(《银海指南》)　由大黄、绿豆、车前子、白术、黑豆、半夏、陈皮、香附、桑叶、桃叶、槐叶、厚朴、大麦组成。功能清热泻火通便。主治咽喉肿痛,口舌生疮,风火牙痛,暴发火眼,头晕耳鸣,腹胀便秘。

③清宁丸(《全国中药成药处方集》)　由大黄、牛乳、绿豆、黑豆、厚朴、车前草、香附、麦芽、白术、桑叶、侧柏叶、橘皮、半夏、桃树枝组成。功能清热泻火通便。主治停滞饮食,腹胁膨胀,头晕口干,大便秘结。

九　肠粘连缓解汤

方　源　《中西医结合治疗急腹症》

组　成　川朴9～15克　木香9克　乌药9克　炒莱菔子9～15克　桃仁9克　赤芍9克　芒硝6克　番泻叶9克

用　法　水煎服,或经胃管注入。芒硝不入水煎,先煎诸药,去渣取汁,再将芒硝(分2次)加入药汁溶化后服用。

功　效　行气活血,通里攻下。

主　治　腹痛,腹胀,呕吐,或虽有排气排便,但症状并不减轻。

方　解　方中川朴、木香、乌药、莱菔子行气止痛,消除胀满;桃仁、赤芍活血化瘀；芒硝、番泻叶通里攻下。诸药配伍，共奏行气活血、通里攻下之功。

按　语　本方以手术后腹痛、腹胀、呕吐为辨证要点。现代常用于治疗轻型肠粘连、部分性肠梗阻等病症。

十　大黄泻热汤

方　源　《备急千金要方》

组　成　大黄9克　黄芩9克　泽泻9克　升麻9克　芒硝9克　羚羊角3克　栀子12克　玄参20克　地黄汁200毫升

用　法　水煎服。大黄后下，芒硝溶服。

功　效　泻热通腑，养阴熄风。

主　治　中焦实热闭塞，上下不通，隔绝关格，不吐不下，腹满膨膨，喘急；阳明腑实，热动肝风，神昏痉厥，腹满，大便不通，舌红苔黄，脉象弦数。

方　解　方中大黄、芒硝泻热通腑，以导其滞；山栀、黄芩清热解毒，以泻其火；生地、玄参育阴清热，以滋化源。妙在配泽泻咸润而降泻，佐升麻解毒而升清，使降中有升，以升助降，极为得体。更用羚羊角凉肝熄风，使阳明热邪劫动肝风得以平息。诸药合用，具有泻热通腑，养阴熄风之效。

按　语　本方以腹部胀满、大便不通、烦热口渴、舌红苔黄、脉沉实或弦数为辨证要点。现代常用于治疗肠梗阻、实热动风等病症。

同名方

《备急千金要方》大黄泻热汤　即本方去升麻、羚羊角、栀子、玄参、地黄汁，加茯苓、细辛、甘草、橘皮组成。功能泻热通腑，理气和中。主治脾有实热,腹中热而切痛,舌强腹胀,身重,食不下。

附 方

三黄汤(《备急千金要方》) 由大黄、黄芩、甘草、栀子组成。功能泻下热结。主治下焦热结,大便不通。

十一 转舌丸

方 源 《张氏医通》

组 成 大黄60克 芒硝30克 石菖蒲30克 连翘30克 远志30克 黄芩30克 栀子24克 薄荷21克 甘草18克

用 法 上药研末,炼蜜为丸,朱砂为衣;每服6~9克,温开水送服。亦作汤剂水煎服,用量按原方比例酌减。

功 效 清热泻下,豁痰开窍。

主 治 类中风舌强不语,神识不清,大便不通等证。

方 解 方中调胃承气汤泻热通便;黄芩、连翘、栀子清热泻火;薄荷疏风清热;石菖蒲、远志豁痰开窍。诸药配伍,共奏清热泻下,豁痰开窍之功。

按 语 本方以舌强不语、神识不清、大便不通为辨证要点。现代常用于治疗中风后遗症。

体质虚弱者慎用本方。

十二 更衣丸

方 源 《先醒斋医学广笔记》

组 成 朱砂15克 芦荟21克

用 法 上药研细末,加好酒少许为丸。每服3克,早晨空腹或临睡前吞服。

功　效　泻火通便,兼以安神。

主　治　肝经实火,肠热便秘,心烦易怒,头晕目赤,睡眠不安。

方　解　方中芦荟苦寒,清肝经实火,泻热通便;配以朱砂重镇安神,解毒清热。芦荟气味秽恶,加酒少许以辟秽和胃。合用而有泻火、通便、安神之功。古人入厕必更衣,故名"更衣丸"。

按　语　本方以大便秘结、烦躁易怒、头晕目赤、舌红苔黄为辨证要点。现代常用于治疗便秘、郁证、精神分裂症、慢性肝炎等病。

本方不作汤剂使用。凡气血不足、阳虚体弱之便秘,不宜服用;孕妇忌服。本方不宜过量服用、持续服用,以防汞中毒。

十三　陷胸承气汤

方　源　《通俗伤寒论》

组　成　瓜蒌仁18克　枳实5克　生大黄6克　仙半夏9克　川黄连3克　风化硝5克

用　法　水煎服。

功　效　化痰宽胸,泻热通便。

主　治　痰热蕴结,腑气不通,发热,胸膈痞满而痛,咳痰黄稠,甚则神昏谵语,腹胀便秘,舌苔黄腻,脉滑数。

方　解　方中瓜蒌仁清热化痰,下气宽胸;川黄连清热泻火,仙半夏化痰降逆,二药配合,苦降辛开,泻热涤痰,宽胸散结;大黄、芒硝泻热通便;枳实理气开结,消痞除满。诸药合用,共奏化痰宽胸,消痞散结,泻热通便之功。

按 语 本方以胸膈痞满而痛、腹胀便秘、苔黄腻、脉滑数为辨证要点。现代常用于治疗支气管炎、肺炎、渗出性胸膜炎、急性胃炎、慢性胃炎等。如痰热壅肺,胸闷气急,加葶苈子、杏仁;痰稠胶固,加胆南星、贝母。

十四　一捻金

方　源 《医宗金鉴》

组　成 生大黄　黑丑　白丑　人参　槟榔各等分

用　法 上为细末,每服0.3克,蜜水调服。

功　效 泻热通便。

主　治 新生儿热毒壅结,大便不通,肚腹胀满,烦躁多啼,或不吮乳,或吐不止,面赤唇红,口舌干燥,指纹青紫。

方　解 方中大黄、二丑、槟榔泻热通便,行气导滞,使肠中秽浊尽去,则大便通而腹满除,胃气顺而吐乳愈。四药峻猛,不用则秽恶不去,用之又恐损伤正气,故用人参补脾益气,使下不伤正。蜂蜜滑肠通便,又能缓和诸药之峻烈。

按　语 本方以便秘腹胀、不乳、呕吐、面赤唇红、烦躁多啼、口干舌燥为辨证要点。现代常用于治疗新生儿便秘、不乳、呕吐等病症。

先天性肛门畸形大便不通者,因寒吐乳者,均非本方所宜。本方作用峻猛,中病即止。

第二节 温下方

一 大黄附子汤

方　源　《金匮要略》

组　成　大黄 9 克　附子 12 克　细辛 3 克

用　法　水煎服。

功　效　温阳散寒,泻结行滞。

主　治　寒积里实,腹痛便秘,胁下偏痛,发热,手足厥逆,舌苔白腻,脉紧弦。

方　解　方用附子之辛热,温阳以祛寒;佐以细辛,除寒以散结;更借大黄荡涤肠胃,泻除积滞。大黄性味虽属苦寒,但配伍附子、细辛之辛散大热之品,则制其寒性而存其走泻之性。三味配伍,温阳祛寒以散结,通便行滞以除积。

按　语　本方以腹痛、便秘、肢冷、脉弦紧为辨证要点。现代常用于治疗肠梗阻、阑尾炎、胆囊炎、胆石症、慢性胰腺炎、胆道蛔虫症、毛细胆管型肝炎、胃下垂、慢性细菌性痢疾、阿米巴肝脓肿、消化性溃疡、尿路结石、肾功能衰竭、睾丸肿痛、附睾结核、坐骨神经痛、牙痛、梅尼埃综合征、红斑性狼疮、过敏性紫癜、湿疹、药物过敏性皮炎等。如腹痛较重、喜温喜按,加桂枝、白芍;胃痛隐隐、大便色黑,加炮姜、三七、白及;腹部胀满,加厚朴、木香;阴黄,加茵陈、白术、茯苓;肠痈,加丹皮、红藤、败酱草、薏苡仁;寒疝腰胯偏痛,加肉桂、小茴香;胆道蛔虫症,加乌梅、槟榔、苦楝根皮;体虚或积滞较轻,可用制大黄;体虚较甚,加党参、黄芪。

使用本方,大黄用量一般不超过附子。

现代药理研究证实,本方水煎液对家兔离体肠管在小量时呈现明显的兴奋作用,在大量时未见兴奋作用明显加强,也未见有抑制作用。

同名方

《温病条辨》大黄附子汤 组成、功用与本方同,惟大黄与熟附子同量。主治寒疝,脉弦紧,胁下偏痛发热者。

二 温脾汤

方 源 《备急千金要方》

组 成 大黄12克 附子9克 干姜6克 人参6克 甘草6克

用 法 水煎服。

功 效 温补脾阳,攻下冷积。

主 治 脾阳不足,冷积便秘,或久利赤白,腹痛,手足不温,脉沉弦。

方 解 方用附子与干姜温阳祛寒;人参合甘草益气补脾;大黄荡涤积滞。诸药协力,使寒邪去,积滞行,脾阳复,则诸证可愈。从本方组成来看,实即大黄附子汤去细辛,加干姜、人参、甘草而成,亦即四逆汤加人参、大黄,皆以大剂温热药为主,故同属温下剂。但本方兼能益气,宜于久利气虚之证,大黄附子汤宜于气不虚而冷积较甚之证。

按 语 本方以便秘、腹痛、喜温喜按、手足不温、脉沉弦为辨证要点。现代常用于治疗消化性溃疡、幽门梗阻、肠梗阻、胃神经官能症、消化不良、胆道蛔虫症、胆囊炎、胆石症、肝炎、肝硬化腹水、慢性痢疾、慢性肾炎、消渴、便秘等。如腹痛,加肉桂、沉香、木香;呕吐,加制半夏、砂仁、代赭石;黄疸,加茵陈、山栀;胆道蛔虫症,加当归、朴硝、乌梅、槟榔。

现代药理研究证实,本方治疗大白鼠的慢性肾功能不全,能使其血中的尿素氮、肌酐量明显降低,纠正高磷、高钾、低钙血症,并使缬氨酸、亮氨酸、酪氨酸水平上升,显著抑制尿毒症"毒素"的胍类化合物的产生,减少肾中腺嘌呤代谢产物——2,8二羟基腺嘌呤的沉积,延长患鼠生命。

同名方

1. 《备急千金要方》温脾汤　除本方外,另有 2 方:(1)即本方去甘草,加桂心组成。功效、主治略同,宜于寒证较重而兼见冲逆的症候。(2)即本方加当归、芒硝,泻积之力较强,主治寒积便秘,腹痛,脐下绞结,绕脐不止。

2. 《普济本事方》温脾汤　即本方去人参、加桂心、厚朴组成。功效与本方略同。主治肠胃冷积,寒重积轻,连年腹痛泄泻,休作无时。

3. 《三因极一病证方论》温脾汤　由干姜、当归、黄柏、地榆、阿胶、茴香、石榴皮、黄连组成。功能温脾养阴,清热燥湿。主治久痢阴虚,湿热未清,脾阳不振,下痢赤白相杂,腹中疼痛,里急后重。

4. 《会约医镜》温脾汤　由山药、茯苓、白术、薏苡仁、芡实、白扁豆、桔梗、砂仁、甘草、神曲、白莲肉、秋米、红枣组成。功能健脾益气。主治脾虚失血。

5. 《温病条辨》温脾汤　由草果、桂枝、生姜、茯苓、蜀漆、厚朴组成。功能温脾截疟。主治太阴三疟,腹胀不渴,呕水。

三 三物备急丸

方　源　《金匮要略》

组　成　大黄 30 克　干姜 30 克　巴豆(去皮心,熬,外研如脂) 30 克

用　法　上药共为散,或蜜和为小丸,成人每服 0.6～1.5 克,小儿酌减,用米汤或温开水送下;若口噤不开者,可用鼻饲法给药。

功　效　攻逐寒积。

主　治　寒实冷积,卒然心腹胀痛,痛如锥刺,气急口噤,大便不通,舌苔白滑浊腻,脉沉紧。

方　解　方用巴豆辛热峻下,开结通闭为君药;干姜辛温,助巴豆以祛寒开结,并顾脾阳,是为臣药;大黄苦寒,荡涤肠胃,推陈致新,且能监制巴豆辛热之毒,为佐使药。三药配合,力猛效捷,为急下寒积之峻剂。

按　语　本方以心腹胀满冷痛、痛如锥刺、大便不通、苔白、脉沉紧为辨证要点。现代常用于治疗肠梗阻、便秘、食滞、噎膈、慢性胆囊炎急性发作等。

本方巴豆大辛大热,力猛毒剧,孕妇、年老体弱者,以及温暑热邪所致的暴急腹痛,均不能使用。如服后泻下不止,可食冷粥止之。

现代药理研究证实,本方对家兔离体小肠具有提高肠管紧张性,加强肠管收缩的作用。肠道运动加强时,可以自行克服梗阻。

四　三物白散（又名白散）

方　源　《伤寒论》

组　成　桔梗22.5克　巴豆(去皮心,熬黑,研如脂)7.5克　贝母22.5克

用　法　上为细末,以白饮和服,强人每服0.5克,羸者减之。

功　效　温下逐水,化痰散结。

主　治　寒痰冷饮结于胸膈的寒实结胸证,胸胁或心下硬满疼痛,畏寒喜暖,喘咳气逆,短气,大便不通,舌淡苔白厚腻,脉沉迟。

方　解　方中巴豆大辛大热,泻下冷积,散寒逐水,破结搜邪为主药。辅以贝母解郁散结化痰；桔梗开提肺气,既可载药上浮使药力作用于上,又可利肺散结去痰有助于水饮泻下。三药合用,可使寒痰冷饮经吐、下而去。

按　语　本方以胸胁或心下硬满疼痛、畏寒喜暖、喘咳气逆、大便不通、脉沉迟为辨证要点。现代常用于治疗肺痈、白喉、急性喉炎、流行性出血热等。

　　服用本方,病在膈上者必吐,在膈下者必泻。服药后如不泻,进热粥一杯以助药力；泻下不止,进冷粥一杯以缓其性。本方药力峻烈,中病即止,不可过量。体弱者慎用,孕妇禁服。

五　半硫丸

方　源　《太平惠民和剂局方》

组　成　半夏　硫黄各等分

用　法　上为细末,以生姜汁同熬,入干蒸饼末搅和匀,入白

内杵数百下,丸如梧桐子大。每服 15～20 丸,空腹时用温酒或生姜汤送下;妇人醋汤下。

功　效　温肾逐寒,通阳泻浊。

主　治　心腹痃癖冷气,高年风秘、冷秘或泄泻。

方　解　方中硫黄温补命门真火,温通寒凝,鼓动阳气以疏利大肠;佐以半夏和胃降逆,胃气和则腑浊通,又助硫黄祛寒。二药配伍,共成温肾逐寒,通阳泄浊之效。

按　语　本方以老年便秘、畏寒肢冷、腹中冷痛、腰脊酸冷、舌淡苔白、脉沉迟为辨证要点。现代常用于治疗老年人虚冷便秘,可与温润药同用,如肉苁蓉、当归之类。

　　方中硫黄有毒,非精制者不可内服;中病即止,不可久服;孕妇忌服,产后血枯及小儿便秘者不宜服用。

六　感应丸

方　源　《太平惠民和剂局方》

组　成　百草霜 60 克　杏仁(汤浸一宿,去皮,研烂如膏)140 个　木香 75 克　丁香 45 克　炮姜 30 克　肉豆蔻仁 20 个　巴豆(去皮心膜,研细,出油尽如粉)17 个

用　法　上药为细末,制成丸剂。每服 1～2 克,日服 2 次,温开水或姜汤送服。

功　效　温中消积。

主　治　中气虚弱,伤冷停积,心下坚满,胁胀腹痛,霍乱吐泻,久痢赤白,中酒呕吐,痰逆恶心。

方　解　方中肉豆蔻温中消食,下气和中;丁香暖胃助阳,宣壅除癖;木香升降诸气,和脾疏肝;杏仁降气散寒,润燥消积;炮姜

能逐痼冷而散痞通关,巴豆善破沉寒而夺门宣滞,寒积深锢,非此莫攻;百草霜和中温散,亦能消积治痢为佐也。

按 语 本方以冷积停滞、腹痛吐泻、或痢下赤白、舌淡苔白为辨证要点。现代常用于治疗急性胃肠炎、慢性细菌性痢疾、小儿疳积等。

同名方

《三因极一病证方论》感应丸 即本方加毕澄茄、三棱组成,温中消积之功较强。主治寒积内阻,不能运化,心下坚满,两胁膨胀,心腹疼痛,噫宿腐气,及霍乱吐泻,久利赤白,脓血相杂,米谷不消。

第三节 润下方

一 麻子仁丸(又名脾约麻仁丸、麻仁丸)

方 源 《伤寒论》

组 成 麻子仁500克 芍药250克 枳实250克 大黄500克 厚朴250克 杏仁250克

用 法 上药为末,炼蜜为丸,每服9克,日服1～2次,温开水送服。亦可按原方比例酌减,改汤剂煎服。

功 效 润肠泻热,行气通便。

主 治 肠胃燥热,津液不足,大便干结,小便频数。

方 解 方中火麻仁润肠通便为君药;大黄通便泄热,杏仁降气润肠,白芍养阴和里,共为臣药;枳实、厚朴下气破结,加强降泄通便之力,蜂蜜能润燥滑肠,共为佐使药。诸药合而为丸,具有润肠泻热,行气通便之功。

按　语　本方以大便干结、小便频数为辨证要点。现代常用于治疗老人与产后肠燥便秘、痔疮便秘、习惯性便秘、肛门疾病手术后、蛔虫性肠梗阻、神经性尿频、噎膈、咳嗽、肺心病等。如津液已伤,加生地、玄参、麦冬;气虚,加黄芪、党参;血虚,加当归、熟地、生首乌;痔疮出血,加槐花、地榆;热结较甚,加芒硝;蛔虫性肠梗阻,加乌梅、槟榔、陈皮;神经性尿频,加覆盆子、桑螵蛸。

血少津亏引起的便秘,不宜使用;孕妇忌用。

现代药理研究证实,本方能加强肠管蠕动。取25%麻仁丸液4滴作用于离体家兔肠管,发现肠管蠕动波波幅大于正常,频率较大而规则。

同名方

1. 《太平惠民和剂局方》麻仁丸　由麻仁、枳壳、槟榔、菟丝子、山药、防风、山茱萸、车前子、肉桂、木香、羌活、郁李仁、大黄组成。功能润肠通便。主治冷热蕴结,津液耗少,大便秘结。
2. 《洁古家珍》麻仁丸　由枳壳、川芎、麻仁组成。功能润肠通便。主治风秘大便不通。
3. 《儒门事亲》麻仁丸　由郁李仁、火麻仁、大黄、槟榔、山药、防风、枳壳、羌活、木香组成。功能润肠通便。主治大便涩滞不通。
4. 《证治准绳》麻仁丸　由麻仁、枳壳、人参、大黄组成。功能润肠通便。主治产后便秘。

附　方

① 加味麻仁丸(《证治准绳》)　即本方枳实易枳壳,加当归、槟榔、南木香、麝香组成。功能润肠通便。主治关格,大小便不通。
② 麻仁滋脾丸(《常用中成药》)　即本方加郁李仁、当归组成。功

能润肠通便。主治肠胃燥结,大便不通,腹胀满,或产后、病后津枯肠燥之便秘。

③润肠片(《中医方剂临床手册》) 由生大黄、川朴、枳实、槟榔、白芍、杏仁组成,功能润肠通便,主治肠燥便秘。

二 五仁丸

方　源　《世医得效方》

组　成　桃仁 30 克　杏仁 30 克　柏子仁 15 克　松子仁 15 克　郁李仁 3 克　陈皮 120 克

用　法　先将五仁别研为膏,再入陈皮末研匀,炼蜜为丸,每服 9～12 克,空腹时温开水送下。亦可改为汤剂煎服,用量按原方比例酌减。

功　效　润肠通便。

主　治　津枯肠燥,大便艰难,以及年老或产后血虚便秘。

方　解　方中桃仁、柏子仁、松子仁、郁李仁质润多脂,润肠通便;杏仁降气润肠;陈皮理气行滞。诸药合用,具有润肠通便之功。

按　语　本方以大便干燥艰涩、腹胀、口干舌燥、脉细涩为辨证要点。现代常用于治疗习惯性便秘,以及年老体虚、妇人产后血虚便秘等。如老年下元亏虚,加肉苁蓉、火麻仁;兼见气虚、排便无力,加黄芪、党参;兼有虚热、心烦舌红,加生首乌、玄参、知母。

方中桃仁能祛瘀通经,郁李仁通便作用较强,孕妇便秘宜慎用。

同名方

《医方类聚》五仁丸 由杏仁、郁李仁、酸枣仁、柏子仁、大麻子仁组成。功能润肠通便。主治津液枯竭,大肠秘涩。

附 方

①三仁丸(《脚气治法总要》) 由柏子仁、松子仁、麻子仁组成。功能润肠通便。主治老人津液不足,大便秘滞。

②五仁汤(《方剂学》) 即本方去陈皮、松子仁、桃仁,加瓜蒌仁、火麻仁组成,并改丸为汤,功用、主治略同,惟润下之力更大,取效亦较捷。

③五仁润肠丸(《全国中药成药处方集》) 即本方去杏仁,加火麻仁、肉苁蓉、生地黄、熟大黄、当归组成。功能养血滋阴,润肠通便。主治阴虚血少,肠燥便秘。

三 润肠丸

方 源 《脾胃论》

组 成 大黄15克 当归梢15克 羌活15克 桃仁30克 麻子仁38克

用 法 上药为末,炼蜜为丸,每服12克,空腹温开水送服。亦作汤剂水煎服,用量按原方比例酌减。

功 效 润肠通便,活血祛风。

主 治 饮食劳倦,大便秘结,或干燥秘结不通,全不思食,以及风结、血结等证。

方 解 本方重用麻子仁润肠通便为主;佐以当归、桃仁活血养血,润肠通便;大黄泻热通幽;羌活祛风散邪。诸药配伍,具有润肠通便,活血祛风之功。

按　语　本方以大便干燥秘涩,或结如羊屎,甚至闭塞不通,不思饮食为辨证要点。主治风热入大肠与血燥而结所致的肠燥便秘,现代常用于治疗习惯性便秘。如腹胀,加枳壳、厚朴;血虚,加生地、桑椹。

同名方

1. 《重订严氏济生方》润肠丸　由肉苁蓉、沉香、麻子仁组成。功能补精养血,润肠通便。主治精亏血虚,津液耗伤,大便秘结,及老人、虚人便秘。
2. 《仁斋直指》润肠丸　由杏仁、枳壳、麻仁、陈皮、阿胶、防风组成。壮者荆芥泡汤下,老者苏子汤下。功能养血理气,润肠通便。主治血虚气滞,大便秘涩。
3. 《卫生宝鉴》润肠丸　由麻子仁、大黄、桃仁、当归、白芍、炒枳实、升麻、人参、陈皮、生甘草、木香、槟榔组成。功能行气开痞,润肠通便。主治胸膈痞闷,大便涩滞。
4. 《校注妇人良方》润肠丸　即本方加皂角仁、秦艽组成。功能疏风泻火,润燥通便。主治风火内伏,大肠干燥,大便秘结。
5. 《沈氏尊生书》润肠丸　由当归、生地、麻仁、桃仁、枳壳组成。功能养血润肠通便。主治血燥便秘。

四　润肠汤

方　源　《证治准绳》

组　成　当归尾6克　甘草6克　生地黄6克　火麻仁6克　桃仁6克

用　法　水煎服。

功　效　养血润肠通便。

主　治　阴血亏虚,大便干燥秘结。

方　解　方用生地黄、当归尾滋阴养血；火麻仁、桃仁润燥通便；甘草调药和中。诸药配伍，具有滋阴养血，润肠通便之功。

按　语　本方以大便干燥秘结、面色无华、舌淡脉细为辨证要点。现代常用于治疗便秘、肛裂等。

同名方

1. 《兰室秘藏》润肠汤　即本方加升麻、煨大黄、熟地黄、红花组成。功能养血润肠。主治阴虚血燥，大便不通。
2. 《杨氏家藏方》润肠汤　由麻子仁、脂麻、桃仁、荆芥穗组成。功能润燥滑肠。主治大便秘涩，连日不通。

五　济川煎

方　源　《景岳全书》

组　成　当归9~15克　牛膝6克　肉苁蓉6~9克　泽泻4.5克　升麻1.5~3克　枳壳3克

用　法　水煎服。

功　效　温肾益精，润肠通便。

主　治　老年肾虚，大便秘结，小便清长，头目眩晕，腰膝酸软，背冷畏寒。

方　解　方中肉苁蓉温肾益精，暖腰润肠，是为君药。当归养血和血，润肠通便，牛膝补肾强腰，性善下行，共为臣药。枳壳下气宽肠而助通便，泽泻渗利小便而泄肾浊，共为佐药。尤妙在稍加升麻以升清阳，清阳升则浊阴自降，配合诸药，以加强通便之效，为使药。六药合用，是为寓通于补之剂。

加　减　如气虚者，但加人参无碍；如有火，加黄芩；如肾虚，加熟地；虚甚者，枳壳不必用。

按　语　本方以大便秘结、小便清长,腰酸背冷为辨证要点。现代常用于治疗年老体衰及妇人产后之便秘。如肠燥便秘日久,去泽泻,加锁阳、火麻仁;阳虚寒甚,加肉桂。

六　蜜煎导方

方　源　《伤寒论》

组　成　食蜜140毫升

用　法　上一味,置铜器内微火煎,边煎边搅,不使焦糊;至可制丸时,乘热以手捻作栓子状,前端尖锐,如手指粗细,长3厘米左右。用时塞入肛内。

功　效　润肠通便。

主　治　肠燥便秘,大便硬结难下,近于肛门,时有便意而欲解不得,小便自利。

方　解　本方蜂蜜甘平,滑肠通便。煎蜜捻作栓子状,插入肛门内,化而为液,有润燥滑肠,导便通下之功。

按　语　本方以大便硬结,近于肛门,欲解不得为辨证要点。现代常用于治疗习惯性便秘、老年便秘、体虚无力排便等。

现代药理研究证实,蜂蜜有润滑性祛痰和缓泻作用,对创面有收敛、营养和促进愈合的作用。

七　活血润燥丸

方　源　《寿世保元》

组　成　当归60克　生地30克　熟地30克　火麻仁45克　枳壳21克　杏仁15克

用　法　上药研为细末,炼蜜为丸,如梧桐子大。每服9克,空腹时用温开水送下,日服 1～2 次。亦作汤剂水煎服,用量按原方比例酌减。

功　效　养血滋阴,润燥通便。

主　治　血虚肠燥,大便秘结。

方　解　方中当归、生地、熟地养血滋阴,润燥通便;火麻仁、杏仁润肠通便;枳壳下气宽肠而助通便。诸药合用,具有养血滋阴,润燥通便之功。

按　语　本方以便结难下、面色无华、脉细涩为辨证要点。现代常用于治疗习惯性便秘、老年与产后血虚便秘、热病后津枯便秘等。如血虚较重,加何首乌、桑椹子;津液耗伤,加麦冬、玄参。

同名方

《兰室秘藏》活血润燥丸　由大黄、当归、防风、羌活、皂角仁(烧存性)、桃仁、麻仁组成。功能活血祛风,润肠通便。主治风秘、血秘,大便经常燥结。

八　益血润肠丸

方　源　《证治准绳》

组　成　熟地黄 180 克　杏仁 90 克　麻仁 90 克　枳壳 75 克　橘红 75 克　阿胶 45 克　肉苁蓉 45 克　苏子 30 克　荆芥 30 克　当归 90 克

用　法　上药研末,炼蜜为丸,如梧桐子大。每服 6～9 克,空腹时用温开水送下。也可作汤剂水煎服,用量按原方比例酌减。

功　效　滋阴养血,润燥通便。

主　治　阴亏血虚,大便干结不通。

方　解　方中熟地黄、阿胶、当归滋阴养血,杏仁、麻仁、肉苁蓉、苏子润肠通便,枳壳、橘红下气宽肠而助通便。诸药合用,共奏滋阴养血,润燥通便之功。

按　语　本方以大便干结、面色无华、舌淡脉细为辨证要点。现代常用于治疗习惯性便秘等。如阴虚内热,烦热口干,舌红少津,加玄参、生首乌、知母;肺脾气虚,神疲乏力,短气自汗,加黄芪、党参。

九　通幽汤

方　源　《脾胃论》

组　成　桃仁 9 克　红花 9 克　生地黄 10 克　熟地黄 10 克　当归 10 克　炙甘草 6 克　升麻 6 克

用　法　水煎服。

功　效　养阴活血,滋燥通幽。

主　治　阴血亏虚,瘀血内结,幽门不通,噎膈便秘。

方　解　方中生地黄、熟地黄、当归滋阴养血,润肠通便;桃仁、红花活血化瘀,而且桃仁又能润燥滑肠;升麻升清降浊,取"欲降者必先升之"之义;炙甘草调药和中。诸药合用,具有养阴活血,滋燥通幽之功。

按　语　本方以大便燥结、或食不得下、口干舌燥、舌质暗、脉细涩为辨证要点。现代常用于治疗食道癌、食道痉挛、膈肌痉挛、慢性萎缩性胃炎、胃窦炎、幽门梗阻、胃癌、肠粘连、术后肠麻痹、老年与产后便秘等。如见气虚,加党参、黄芪、白术;阴虚,加麦冬、石斛;血虚,加首乌、白芍、桑椹子;阳虚,加肉苁蓉、胡桃肉;气滞,加瓜蒌皮、枳实、厚朴。治疗食管癌,早期加蒲公英、苦参、瓜蒌、山慈姑、夏枯草、穿山甲、蜀羊泉;中期加党参、黄芪、白术、黄精、川贝、郁金、代赭石;晚期加山药、女贞子、石斛、麦冬、乳香、没药。

同名方

1. 《古今医鉴》通幽汤　即本方去生地黄,加槟榔组成。增加了理气导滞之功,但养阴之力较弱,主治略同。
2. 《景岳全书》通幽汤　即本方去炙甘草,加大黄组成。功能养阴活血,润肠攻积。主治大便燥结坚黑,腹痛。

附　方

导滞通幽汤(《兰室秘藏》)　即本方加槟榔组成。功能养阴活血,理气导滞。主治气滞血瘀、阴血亏虚所致的幽门不通,腹胀便秘。

十　麻子苏子粥(又名苏麻粥)

方　源　《普济本事方》

组　成　紫苏子 50 克　大麻子 50 克

用　法　洗净,研极细,用水再研取汁 150 毫升,分 2 次煮粥啜之。

功　效　润肠通便。

主　治　妇人产后便秘,老人、虚人风秘。

方　解　方中麻子仁润肠通便为君药;配以苏子降气润肠。二药合用,有润燥滑肠,降气通便之功。煮粥啜之,意在调养胃气,使下不伤正。

按　语　本方以老人、虚人及产后大便干燥艰涩,或见胸满腹胀为辨证要点。现代常用于年老体虚与产后便秘、习惯性便秘等。如老年下元亏虚,加肉苁蓉、胡桃肉;产后血虚,加当归、熟地。

十一 活血润燥生津汤

方　源　《医方集解》

组　成　当归 3 克　白芍 3 克　熟地黄 3 克　天冬 3 克　麦冬 3 克　瓜蒌 9 克　桃仁 1.5 克　红花 1.5 克

用　法　水煎服。

功　效　活血养阴,生津润肠。

主　治　阴虚血燥津伤所致的口干、便秘等。

方　解　方中当归、白芍、熟地黄养血滋阴,瓜蒌、天冬、麦冬生津润燥,桃仁、红花活血化瘀,当归、桃仁皆能润肠通便。诸药合用,共奏活血养阴,生津润肠之功。

按　语　本方以口干、便秘、舌光或青紫为辨证要点。现代常用于治疗老年性便秘、产后便秘等。如烦热口干,舌红少苔,加生首乌、玄参、知母;虚烦潮热,加青蒿、鳖甲。

附方

活血润燥生津饮(《医学入门》)　由天门冬、麦门冬、五味子、瓜蒌仁、火麻仁、生地黄、熟地黄、天花粉、当归、甘草组成。功能活血润燥,生津通便。主治消渴。

第四节 逐水方

一 十枣汤

方　源　《伤寒论》

组　成　芫花　甘遂　大戟各等分　大枣10枚

用　法　芫花、甘遂、大戟研细末,或装入胶囊,每服0.5～1克,每日1次,清晨空腹时,以大枣煎汤送服。

功　效　攻逐水饮。

主　治　悬饮,咳唾胸胁引痛,心下痞硬,干呕短气,头痛目眩,或胸背掣痛不得息,脉沉弦;实水,一身悉肿,尤以身半以下为重,腹胀喘满,二便不利等。

方　解　方中甘遂善行经隧水湿,大戟善泄脏腑水湿,芫花善消胸胁伏饮痰癖,三药峻烈,各有专攻,口而用之,其逐水饮、除积聚、消肿满之功甚著,经隧脏腑胸胁积水皆能攻逐。由于三药皆有毒,易伤正气,故以大枣之甘,益气护胃,并能缓和诸药之峻烈及其毒性,使下不伤正。

按　语　本方以咳唾胸胁引痛、短气、水肿腹胀、舌苔白、脉沉弦为辨证要点。现代常用于治疗渗出性胸膜炎、肝硬化腹水、晚期血吸虫病腹水、急、慢性肾炎水肿等。

本方为逐水峻剂,宜从小剂量开始,视病情需要逐渐增加,中病即止;如泻后精神、胃纳俱好,而水饮未尽去者,可再投本方;如泻后精神疲乏,食欲减退,则宜暂停攻逐;如患者体虚邪实,又非攻不可者,可用本方与健脾补益剂交替使用,或先攻后补,或先补后攻;若服本方后泄泻不止,可食冷粥以止之;体弱者慎用,孕妇忌服。

附 方

①深师朱雀汤(《外台秘要》) 即本方加大枣 2 枚,功效与本方同。主治久病癖饮,停痰不消,在胸膈上漉漉,时头眩痛,苦挛,眼睛、身体、手足、十指甲尽黄,亦疗胁下支满饮,辄引胁下痛。

②十枣丸(《丹溪心法》) 即将本方改为丸剂,功效、主治与本方同。服用较方便,是"治之以峻,行之以缓"之法。

二 舟车丸(又名舟车神佑丸)

方 源 《景岳全书》

组 成 黑丑 120 克 甘遂 30 克 芫花 30 克 大戟 30 克 大黄 60 克 青皮 15 克 陈皮 15 克 木香 15 克 槟榔 15 克 轻粉 3 克

用 法 上药为末,水糊丸如小豆大,每服 3～6 克,每日 1 次,清晨空腹温开水送下。

功 效 行气逐水。

主 治 水热内壅,气机阻滞,水肿水胀,口渴,气粗,腹坚,大小便秘,脉沉数有力。

方 解 方中甘遂、芫花、大戟攻逐胸胁脘腹经隧之水,为君药;大黄、黑丑荡涤胃肠,泻水泻热,为臣药;君臣药相辅相成,使水热之邪从二便分消而去。但水停气亦阻,气机不行,又可致水湿不去,故以青皮舒肝气而破结,陈皮行肺脾之气而畅胸膈,槟榔下气利水而破坚,木香疏利三焦而导滞,使气畅水行则肿胀可消;更加轻粉,取其走而不守,逐水通便,协助诸药,分消下泄,均为佐使药。诸药合用,共成峻下逐水,行气破结之功。

按　语　本方以水肿、腹大而坚、口渴、二便不利、脉沉数有力为辨证要点。现代常用于治疗肝硬化腹水,亦有用于蛔虫病等。

体虚及孕妇禁用,非形气俱实者亦不可轻投。服药后水肿胀满未尽,病人体质强壮者,次日或隔日按原量,或稍减量再服,但方中轻粉、芫花、大戟、甘遂等药毒性剧烈,须注意用量,不宜久服。

同名方

《丹溪心法》舟车丸　即本方去槟榔、轻粉组成。功能行气逐水。主治水湿中阻,水肿胀满,气促,二便不利。

附　方

①三花神佑丸(《宣明论方》)　即本方去青皮、陈皮、木香、槟榔组成。功能峻下逐水。主治水湿停留,肿满腹胀。

②濬川丸(《证治准绳》)　由大戟、芫花、沉香、檀香、木香、槟榔、莪术、大腹皮、桑白皮、黑白牵牛、巴豆(去壳、心)组成。功能行气逐水。主治水肿,及单腹胀满,气促食减。

③濬川散(《张氏医通》)　由酒大黄、牵牛子头末、郁李仁、芒硝、甘遂、木香、生姜汁组成。功能峻下逐水。主治水肿胀急,大便不通,大实大满者。

三　疏凿饮子

方　源　《济生方》

组　成　泽泻12克　赤小豆15克　商陆6克　羌活9克　大腹皮15克　椒目9克　木通12克　秦艽9克　槟榔9克　茯苓皮30克　生姜6克

用　　法　水煎服。

功　　效　泻下逐水,疏风发表。

主　　治　水湿壅盛,遍身水肿,喘促气急,烦躁多渴,二便不利。

方　　解　方中商陆泻下逐水,以通利二便;配合槟榔、大腹皮行气导水,茯苓皮、泽泻、木通、椒目、赤小豆利水去湿,使在里之水从二便而去。羌活、秦艽、生姜善走皮肤,疏风发表,使在表之水从肌肤而泄。诸药合用,疏表攻里,内消外散,有如疏江凿河,使壅盛于表里之水湿迅速分消,故得疏凿之名。

按　　语　本方以遍身水肿、喘促口渴、二便不利为辨证要点。现代常用于治疗急性肾炎水肿等。如腹满不减,大便不通,加防己、葶苈子、大黄;水邪迫肺,气粗喘满,倚息不得卧,加葶苈子、桑白皮、苏子;尿痛、尿血,加白茅根、大小蓟。

四　己椒苈黄丸(又名防己椒目葶苈大黄丸)

方　　源　《金匮要略》

组　　成　防己30克　椒目30克　葶苈子30克　大黄30克

用　　法　上药研末,炼蜜为丸,如梧桐子大。空腹时服1丸,日3服。亦可作汤剂水煎服,用量按原方比例酌减。

功　　效　攻逐水饮,利水通便。

主　　治　水饮停聚,水走肠间,漉漉有声,腹满便秘,小便不利,口舌干燥,脉沉弦。

方　　解　方中防己善走下行,利水退肿,为主药。椒目功专利水消肿,葶苈子泻肺行水,导水从小便而出,大黄通利大便,逐水从大便而去,均为辅助药。如此前后分消,水饮得以排除,津气输布无阻,则诸症自愈。

加　减　口渴者,加芒硝。

按　语　本方以腹满肠鸣、二便涩滞、口舌干燥为辨证要点。现代常用于治疗肝硬化腹水、肺源性心脏病、肺性脑病、心包炎、胸膜炎、哮喘、幽门梗阻、肠梗阻、急性胰腺炎、急性肾炎等。如兼见咳喘,加麻黄、杏仁;痰涎壅盛,加苏子、莱菔子;脘腹胀满较甚,加厚朴、槟榔;水肿,加茯苓、泽泻、大腹皮;气虚,加黄芪、白术;阳虚肢冷,加附子、干姜。

本方泻下之力较强,脾胃阳虚而致水饮停留者不宜使用;中病即止,不可久服。

现代药理研究证实,本方对家兔体外肠管有兴奋作用,对麻醉家兔有轻微的利尿作用。

五　控涎丹(又名妙应丸、子龙丸)

方　源　《三因极一病证方论》

组　成　甘遂　大戟　白芥子各等分

用　法　上为细末,糊丸如桐子大,每服1~3克,每日或隔日1次,临卧时用生姜汤或温开水送服。

功　效　祛痰逐饮。

主　治　水饮痰涎伏在胸膈上下,忽然胸背、颈项、腰胯隐痛不可忍,筋骨牵引灼痛,走易不定,或手足冷痹,或令头痛不可忍,或神志昏倦多睡,或饮食无味,痰唾稠粘,夜间喉中痰鸣,多流涎唾,舌苔粘腻,脉弦滑。

方　解　方中甘遂善行经隧水湿,大戟善泄脏腑水湿;白芥子辛温,善治皮里膜外、胸膈间之痰涎,与甘遂、大戟合用,则擅长于祛痰逐饮。煮糊为丸,其力较缓。

按　语　本方以胸胁隐痛、舌苔粘腻、脉弦滑为辨证要点。现代常用于治疗渗出性胸膜炎、肝硬化腹水、颈淋巴结核、哮喘、肾病水肿、癫狂等。如痰猛气实,酌加用量;脚气,加槟榔、木瓜、松枝、卷柏;惊痰,加朱砂、全蝎;惊气成块,加穿山甲、鳖甲、延胡索、蓬莪术;热痰,加芒硝;寒痰,加胡椒、丁香、干姜、桂枝。

同名方

《温热经纬》控涎丹　由生川乌、半夏、僵蚕、铁粉、全蝎、甘遂、生姜、朱砂组成。功能化痰熄风。主治诸痫。

六　甘遂半夏汤

方　源　《金匮要略》

组　成　甘遂3克　半夏10克　芍药10克　炙甘草2克

用　法　水煎去滓,加入蜂蜜100毫升,和药汁,再煎,顿服。

功　效　逐饮祛痰,散结除满,缓急止痛。

主　治　留饮脉伏,其人欲自利,利后虽觉轻快,但心下仍然坚满。

方　解　方中甘遂攻逐水饮,半夏散结除痰;芍药、甘草、白蜜酸收甘缓以安中和胃,且缓甘遂之峻烈及其毒性;芍药配甘草可缓急止痛;甘遂与甘草相反而同用,取其相反相成,使激发留饮得以尽去。

按　语　本方以心下坚满或痛、自利、利后反快、虽利心下续坚满、苔白滑、脉沉伏为辨证要点。现代常用于治疗肝硬化腹水、肺源性心脏病、心包积液、胸腔积液、慢性支气管炎、胃炎、尿毒症、闭经、腹壁脂肪增多症等。如见腹水,加茯苓、泽泻、大腹皮;气虚,加党参、白术;阳虚,加干姜、桂枝;阴虚,加服六味地黄丸;胁下痞块,加鳖甲、三棱。

至于本方煎法,应以甘遂与半夏同煮,芍药与甘草同煎,最后将二汁加蜜合煮,顿服,较为妥当。

本方药力峻猛,中病即止,不可久服;体弱者慎用,孕妇忌服。

现代药理研究证实,本方对家兔有显著的利尿作用。甘草、甘遂属中药"十八反"之列,不能配伍,但大鼠实验中,甘草用量等于或少于甘遂时,无相反作用,有时还可解除甘遂的毒副作用;如甘草用量增大,超过甘遂,则有相反作用,并且用量越大,甘遂的毒性越强。

七 大黄甘遂汤

方 源 《金匮要略》

组 成 大黄12克 甘遂6克 阿胶6克

用 法 水煎服。

功 效 破瘀逐水,养血扶正。

主 治 妇人水血俱结血室,少腹满如敦状,小便微难,口不渴,舌质紫暗,苔黄或黄腻,脉沉涩。

方 解 方中大黄破血攻瘀,甘遂峻下逐水,二药配伍,以攻逐水血之结;辅以阿胶养血扶正,使邪去而正不伤。

按 语 本方以少腹满、小便难、舌质紫暗、苔黄、脉沉涩为辨证要点。现代常用于治疗经闭、尿潴留、肝硬化腹水、精神分裂症、癃闭、臌胀等。治癃闭,加牛膝、木通;癫证,加郁金;狂证,加山栀;经闭,加桃仁、丹皮;腹胀明显,加厚朴、槟榔。

孕妇忌用,体虚慎用。

八　禹功散

方　源　《儒门事亲》

组　成　黑牵牛120克　炒茴香30克

用　法　上药研为细末。每服3～6克,日服1～2次,生姜汤送服。

功　效　散寒行水。

主　治　寒湿水气结聚,水疝,阴囊肿胀,二便不利,以及阳水。

方　解　方中黑牵牛峻下逐水,通利二便,佐以茴香散寒理气,共奏散寒理气逐水之功。

按　语　本方以阴囊水肿、二便不利、或水肿、腹水为辨证要点。现代常用于治疗鞘膜积液、水肿、腹水等。如气滞疼痛,加橘核、木香;阴寒内盛,加肉桂、吴茱萸;水肿腹水,加猪苓、茯苓、泽泻。

本方泻水力强,正气亏虚者慎用。

附　方

肿半截秘方(《中医方药手册》)　由黑白丑、红糖、生姜、大枣组成。功能利水消肿。主治慢性肾炎的全身水肿、缩窄性心包炎的水肿等病症。

九　甘遂通结汤

方　源　《中西医结合治疗急腹症》

组　成　甘遂末0.6～0.9克(冲服)　桃仁9克　赤芍15克　生

牛膝9克　厚朴15～30克　大黄9～24克(后下)　木香9克

用　　法　水煎服,或经胃管注入。

功　　效　逐水攻下,行气活血。

主　　治　肠梗阻,腹痛,腹胀,呕吐,无排便排气。

方　　解　方中甘遂、大黄攻下通结逐水,为主药;桃仁、赤芍、生牛膝活血祛瘀,厚朴、木香行气宽中,均为辅助药。诸药合用,共奏攻下逐水,行气活血之功,使气机运行,结滞通畅,则证自缓解。

按　　语　本方以腹痛、腹胀、呕吐、便秘、脉实为辨证要点。现代常用于治疗重型肠梗阻,肠腔积滞较多者;高位肠梗阻;有绞窄趋势的粘连性肠梗阻;病程较长,腹胀严重的单纯性肠梗阻;以及早期肠扭转、肠套叠、嵌顿性疝等。

　　本方用于肠梗阻时,最好用胃管注入。在注入药汁前,应先进行胃肠减压,使上消化道处于空虚状态,有利于发挥药物的攻下作用。胃肠减压后,将药液1次或分2次注入,两次间隔0.5～1小时。注入后关闭胃管2～3小时,严密观察病情变化。如有恶心感觉,可针刺足三里、内关等穴,或用阿托品穴位注射,不使药液吐出。一般在服药后2～3小时,如发现肠鸣音亢进或有便意时,可配合灌肠以诱导排便。在使用本方治疗时,应严密观察6～24小时,如病情不见控制,症状无明显缓解,即应改用手术疗法。

附　　方

莱朴通结汤(《中医治法与方剂》)　由炒莱菔子、川朴、二丑、甘遂末、大黄组成。功能逐水攻下,理气通结。主治肠梗阻肠腔积液较多,体质壮实者。

第五节 攻补兼施方

一 黄龙汤

方　源　《伤寒六书》

组　成　大黄9克　芒硝9克　枳实6克　厚朴6克　甘草3克　人参6克　当归9克　桔梗3克　生姜3片　大枣2枚

用　法　水煎服。

功　效　泻热通便,补气益血。

主　治　胃肠燥热而见气血两虚,下利清水,或大便秘结,脘腹胀满,硬痛拒按,身热口渴,谵语,甚或循衣撮空,神昏肢厥,口舌干燥,舌苔焦黄或焦黑,神倦少气,脉虚。

方　解　方用大承气汤泻热通便,荡涤肠胃实热积滞,急下以存正气,人参、当归双补气血,扶正以利于祛邪,使下不伤正,为方中主要部分;辅以桔梗开肺气而通肠胃,生姜、大枣、甘草扶胃气并调和诸药,共成攻下扶正之剂。

加　减　年老气血虚者,去芒硝。

按　语　本方以下利清水、或大便秘结、腹满硬痛拒按、舌苔焦黄、神倦少气、脉虚为辨证要点。现代常用于治疗肠梗阻、急性阑尾炎、胆囊炎、胆石症等。如年老体弱者,去芒硝,重用人参、当归;兼阴津耗伤,加麦冬、生地、玄参、海参。

同名方

1.《太平圣惠方》黄龙汤　由伏龙肝、当归、赤芍、黄芩、炙甘草、升麻、朴硝、生地、竹茹组成。功能清热凉血通便。主治热病鼻衄。
2. 《类证活人书》黄龙汤 由柴胡、黄芩、人参、炙甘草组成。功能和解少阳。主治妊娠寒热头痛,嘿嘿不欲饮食,胁下痛,呕逆痰气;产后伤风,热入胞宫,寒热如疟;经水适来适断,病后劳复,余热不解。
3. 《证治准绳》黄龙汤 由柴胡、黄芩、赤芍、甘草、生姜、大枣组成。功能和解少阳。主治寒热往来,或发热不退。
4. 《竹林女科证治》黄龙汤 由黄芪、当归、白芍、白术、苍术、陈皮、生地、甘草、熟地、柴胡组成。功能益气健脾,养血疏肝。主治妇人先由劳役,脾胃虚损,以致漏下不止,其色鲜红,气短气逆,自汗不止,身体发热,大便泄泻,四肢无力,不思饮食。

附　方

①玉烛散(《儒门事亲》)　由当归、川芎、熟地黄、白芍药、大黄、芒硝、甘草组成。功能养血清热,泻积通便。主治血虚里热,大便秘结;或妇人经候不通,腹胀作痛。

②新加黄龙汤(《温病条辨》)　即本方去枳实、厚朴、桔梗、大枣,加生地、玄参、麦冬、海参组成。功能滋阴益气,泻结泻热。主治热结里实,气阴不足,大便秘结,腹中胀满而硬,神疲少气,口干咽燥,唇裂舌焦,苔焦黄或焦黑燥裂。

二　增液承气汤

方　源　《温病条辨》

组　成　玄参30克　麦冬25克　生地25克　大黄9克　芒硝5克

用　法　水煎服。

功 效 滋阴增液,泻热通便。

主 治 阳明温病,热结阴亏,燥屎不行,下之不通者。

方 解 方中玄参、生地、麦冬即增液汤,能滋阴增液,润燥滑肠;配合大黄、芒硝软坚润燥,泻热通下,合成攻补兼施,是"增水行舟"之法。

按 语 本方以大便秘结、口干唇燥、舌红苔黄为辨证要点。现代常用于治疗习惯性便秘、痔疮便秘、萎缩性胃炎、病毒性脑炎、高血压脑病、黏膜干燥症、眩晕等。如阴亏甚者,加石斛、天花粉;兼见气虚,加黄芪、党参。

附 方

①生地黄汤(《备急千金要方》) 由生地、大黄、大枣、甘草、芒硝组成。功能滋阴增液,通便泻热。主治伤寒有热,虚羸少气,心下满,胃中有宿食,大便不利。

②承气养营汤(《瘟疫论》) 由知母、当归、生地、大黄、枳实、厚朴、白芍组成。功能泻热通便,滋阴润燥。主治数下亡阴,唇燥口裂,咽干渴饮,身热不解,腹硬满而痛,大便不通者。

③护胃承气汤(《温病条辨》) 即本方去芒硝,加丹皮、知母组成。功能护养胃阴,通腑泻热。主治温病下后,邪气复聚,口燥咽干,舌苔干黑,或金黄色,脉沉而有力者。

第 3 章

和解方

第一节 和解少阳方

一 小柴胡汤

方　源　《伤寒论》

组　成　柴胡12克　黄芩9克　人参9克　炙甘草6克　生姜9克　大枣4枚　半夏9克

用　法　水煎服。

功　效　和解少阳。

主　治　伤寒少阳病,往来寒热,胸胁苦满,默默不欲饮食,心烦喜呕,口苦,咽干,目眩,舌苔薄白,脉弦;妇人伤寒,热入血室,经水适断,寒热发作有时;疟疾、黄疸等杂病见少阳症者。

方　解　本方为和解少阳主方。柴胡气质轻清,苦味最薄,能疏少阳之郁滞;黄芩苦寒,气味较重,能清胸腹蕴热以除烦满;

柴、芩合用,能解少阳半表半里之邪。半夏、生姜调理胃气,降逆止呕。人参、炙甘草、大枣益气和中,扶正祛邪。本方寒温并用,升降协调,有疏利三焦,调达上下,宣通内外,和畅气机的作用。

加　减　若胸中烦而不呕,去半夏、人参,加瓜蒌实;口渴,去半夏,加人参用量,并加瓜蒌根;腹中痛,去黄芩,加芍药;胁下痞硬,去大枣,加牡蛎;心下悸、小便不利,去黄芩,加茯苓;不渴、外有微热,去人参,加桂枝;咳者,去人参、大枣、生姜,加五味子、干姜。

按　语　本方以往来寒热、胸胁苦满、不欲饮食、心烦喜呕、口苦咽干、脉弦为辨证要点,只要抓住其中一二个主症便可应用,不必诸症悉俱。现代常用本方治疗感冒、扁桃体炎、肠伤寒、败血症、疟疾、支气管炎、胸膜炎、胆汁返流性胃炎、急慢性肝炎、肝硬化、胆道感染、胰腺炎、泌尿系统感染、肋间神经痛、神经官能症、抑郁症、产后感染、妊娠恶阻、小儿厌食等。治风寒正疟,加酒炒常山、草果。妇人热入血室,热伤阴血,加生地、丹皮;瘀血内结、小腹满痛,去参、甘、枣,加延胡索、归尾、桃仁;兼寒者,加肉桂;气滞者,加香附、郁金。

外感病邪在表或已入里,一般不宜用本方。如需应用,则应酌情加减。

现代药理研究证实,本方具有抗炎、解热、保肝、利胆、抗癫痫、抗癌、免疫调节、调整胃肠功能、改善动脉硬化等多种作用。

同名方

1.《济生拔粹》小柴胡汤　由柴胡、黄芩、五味子、制半夏、白芍药、人参、桑白皮、生姜组成。功能和解少阳,清肺化痰。主治肺伤咳嗽气促。

2.《医贯》小柴胡汤　由柴胡、黄芩、甘草组成,功能和解少阳,主治少阳胆经耳聋胁痛,寒热往来,口苦。

3. 《医学心悟》小柴胡汤　由本方加赤芍组成,功能和解少阳,主治少阳经病。

附　方

① 柴胡加芒硝汤(《伤寒论》)　即本方加芒硝组成。功能和解少阳,兼以泻热去实。主治少阳病兼里实证,大便秘结,或潮热,下利不畅。

② 柴胡枳桔汤(《张氏医通》)　即本方加枳壳、桔梗组成。功能和解少阳,消痞散结。主治少阳病寒热往来,兼胸脘痞满者。

③ 柴胡枳桔汤(《重订通俗伤寒论》)　即本方去人参、甘草、大枣,加枳壳、桔梗、陈皮、雨前茶组成。功能和解透表,畅利胸膈。主治少阳经病偏于半表证,往来寒热,两头角痛,耳聋目眩,胸胁满痛,舌苔白滑,脉右弦滑,左弦而浮大。

④ 柴胡陷胸汤(《通俗伤寒论》)　即本方去人参、甘草、大枣,加枳壳、桔梗、瓜蒌、黄连组成。功能和解少阳,清热化痰,宽胸开膈。主治少阳证具,胸膈痞满,按之痛,口苦苔黄,脉弦而数。

⑤ 清胆利湿汤(《中西医结合治疗急腹症》)　由柴胡、黄芩、半夏、木香、郁金、车前子、木通、山栀、茵陈、生大黄组成。功能清肝胆,利湿热。主治寒热往来、右胁持续胀痛、口苦咽干、目黄身黄、尿黄浊赤涩、大便秘结、舌红、苔黄或厚腻、脉弦者,如急慢性胆囊炎、胰腺炎、胆总管结石或化脓性胆管炎湿热型。

⑥ 清胆行气汤(《中西医结合治疗急腹症》)　由柴胡、黄芩、半夏、枳壳、香附、郁金、延胡索、木香、杭芍、生大黄组成。功能疏肝理气,缓急止痛。主治右胁绞痛或串痛、口苦咽干、头晕、纳少、舌尖微红、苔薄、脉弦紧者,如单纯性胆囊炎和胆绞痛。

二　大柴胡汤

方　源　《金匮要略》

组 成 柴胡15克 黄芩9克 芍药9克 半夏9克 枳实9克 大黄6克 生姜15克 大枣5枚

用 法 水煎服。

功 效 和解少阳,内泻热结。

主 治 少阳、阳明合病,往来寒热。胸胁苦满,呕不止,郁郁微烦,心下满痛或心下痞硬,大便不解或协热下利,舌苔黄,脉弦有力。

方 解 本方以柴胡为君,与黄芩合用,能和解清热,以除少阳之邪;大黄、枳实泻阳明热结,共为臣药。芍药缓急止痛,与大黄相配可治腹中实痛,与枳实相伍可治气血不和的腹痛烦满不得卧;半夏降逆止呕,配伍生姜,以治呕不止,俱为佐药。大枣与生姜同用,能调和营卫而和诸药,为使药。诸药合用,共奏外解少阳,内泻热结之功。

按 语 本方以往来寒热、胸胁或心下满痛、苔黄便秘为辨证要点。现代常用于治疗急性胰腺炎、急、慢性胆囊炎、胆石症、胆道蛔虫症、溃疡病急性穿孔、急、慢性阑尾炎、胃石症、慢性肝炎、肝脓疡、痛风、糖尿病、口腔颌面部急性炎症、急性扁桃体炎、精神分裂症等。如连日不大便,热盛烦躁,舌焦口渴,渴欲饮水,面赤,脉洪实,加芒硝;心下实痛,连于左胁,难于转侧,大便实而痛者,加瓜蒌、青皮;黄疸,加茵陈蒿、山栀;腹痛剧烈,加延胡索、川楝子;呕吐不止,加姜竹茹、黄连、陈皮;昏乱谵语,加黄连、山栀;胆石症,加金钱草、海金沙、鸡内金;气滞,加香附、郁金;瘀血,加桃仁、红花;热重,加银花、连翘、蒲公英。

现代药理研究证实,本方具有抗炎、解痉、保肝、利胆、降低胆道括约肌张力等作用。

附 方

①复方大柴胡汤(《中西医结合治疗急腹症》) 由柴胡、黄芩、枳壳、川楝子、延胡索、白芍、大黄、木香、蒲公英、生甘草组成。功能和解表里,清泻热结。主治溃疡病急性穿孔缓解后,腹腔感染,上腹或右下腹部压痛,肠鸣,便燥,身热,脉数,舌苔黄。

②大清胰汤(《中西医结合治疗急腹症》) 即本方去半夏、枳实,加胡黄连、木香、延胡索、芒硝组成。功能疏肝理气,清热泻火通便。主治急性胰腺炎。

③小清胰汤(《中西医结合治疗急腹症》) 即本方去枳实、半夏、大黄,加胡黄连、木香、芒硝、槟榔、使君子、苦楝根皮组成。功能疏肝理气,清热驱蛔。主治胰腺炎并见胆道蛔虫症。

三 柴胡桂枝汤

方　源　《伤寒论》

组　成　桂枝4.5克　黄芩4.5克　人参4.5克　炙甘草3克　半夏7.5克　芍药4.5克　大枣6枚　生姜4.5克　柴胡6克

用　法　水煎服。

功　效　和解少阳,解肌发表。

主　治　少阳病兼太阳表证,发热,微恶风寒,肢体关节烦疼,轻微呕吐,心下支撑闷结,舌苔白,脉浮弦。

方　解　本方为太阳、少阳表里双解之轻剂,取小柴胡汤、桂枝汤各半量,合剂而成。以小柴胡汤和解少阳,宣展枢机,以治半表半里;以桂枝汤调和营卫,解肌辛散,以治太阳之表。

按　语　本方以发热、微恶寒、肢节烦疼、微呕、心下支撑闷结为辨证要点。现代常用于治疗感冒、病毒感染发热、癫痫、慢性肝炎、肝炎后综合征、消化性溃疡、慢性胰腺炎、心律失常、神经衰弱、脂膜炎、产后发热等。如感冒表虚,加黄芪、白术;热甚者,加生石膏;寒疝腹痛,加川乌、草乌;肝胃不和,胃脘疼痛,加重芍药用量;心悸不宁,加琥珀、当归。

现代药理研究证实,本方具有抗惊厥、抗炎、抗溃疡、清除自由基、增强免疫功能、解热镇痛、保肝、降压等作用,以及对神经元缺血性损伤的保护作用。

附 方

桂枝柴胡各半汤加吴萸楝子茴香木香汤(《温病条辨》) 即本方加吴茱萸、川楝子、小茴香、木香组成。功能解肌发表,疏达肝气,通络定痛。主治秋燥,头痛,身寒热,胸胁痛,甚则疝瘕痛者。

四 柴胡桂枝干姜汤(又名柴胡桂姜汤)

方 源 《伤寒论》

组 成 柴胡15克 桂枝12克 干姜6克 瓜蒌根12克 黄芩9克 牡蛎20克 炙甘草3克

用 法 水煎服。

功 效 和解散结,温里祛寒。

主 治 伤寒胸胁满微结,小便不利,渴而不呕,但头汗出,往来寒热,心烦;疟疾寒多热少,或但寒不热。

方 解 方中柴胡、黄芩和解少阳,瓜蒌根生津止渴,牡蛎化痰开结,桂枝、干姜温散里寒,甘草调和诸药,合而成为和解散结,温里祛寒之方。

按 语 本方以往来寒热、胸胁满微结为辨证要点。现代常用于治疗慢性肝炎、慢性胆囊炎、胆石症、慢性胃炎、胸膜炎、疟疾、发热、月经不调、痛经、带下病、乳腺囊性增生症等。如胸胁疼痛,加延胡索、川楝子、香附;悬饮,加葶苈子、半夏;痰饮,加白术、茯苓;疟疾,加常山、草果;胆石症,加鸡内金、金钱草。

五 柴胡加龙骨牡蛎汤

方　源　《伤寒论》

组　成　柴胡12克　龙骨15克　黄芩6克　生姜6克　铅丹4.5克　人参6克　桂枝6克　茯苓9克　半夏6克　大黄6克　牡蛎15克　大枣6枚

用　法　水煎服。

功　效　和解清热,镇惊安神。

主　治　胸胁苦满,烦躁谵语,惊惕不安,小便不利,全身困重,转侧不利,或失眠、易怒、狂躁,大便秘结,舌红苔黄,脉弦数。

方　解　本方由小柴胡汤加减变化而组成。方以小柴胡汤和解枢机,扶正祛邪为主,加桂枝通阳和表,大黄泻热清里,龙骨、牡蛎、铅丹镇惊安神,茯苓宁心安神并可通利小便。诸药配伍,共成和解清热,镇惊安神之方。

按　语　本方以胸满烦惊、小便不利、谵语、一身尽重、不可转侧为辨证要点。现代常用于治疗癫痫、精神分裂症、神经官能症、惊悸、高血压病、梅尼埃综合征、更年期综合征、脑震荡后遗症、夜游症等。如肝火亢盛,加龙胆草、夏枯草;痰盛,加菖蒲、远志、竹茹;瘀血,加桃仁、五灵脂;心烦不宁,加酸枣仁、夜交藤;癫痫,加丹参、贝齿、珍珠母。

方中铅丹有毒,剂量宜小,一般不超过5克,且不宜久服,亦可用生铁落代之。

现代药理研究证实,本方具有明显的镇静作用;可使血液、脑部色氨酸含量增加,对中枢神经系统有调节作用;能有效地保护机体抵抗儿茶酚胺的心血管损伤作用。

六 柴平汤(又名柴平散、柴平煎)

方　源　《内经拾遗方论》

组　成　柴胡6克　黄芩4.5克　人参3克　半夏3克　甘草1.5克　陈皮3.5克　苍术4.5克　厚朴3克　生姜3片　红枣2枚

用　法　水煎服。

功　效　和解少阳,祛湿和胃。

主　治　湿疟,一身尽痛,手足沉重,寒多热少,脉濡;湿困脾胃,脘腹胀满,恶心呕吐,兼见寒热往来、胁痛口苦、苔腻脉弦。

方　解　本方为小柴胡汤合平胃散组成。方用小柴胡汤和解少阳,平胃散燥湿运脾,行气和胃。

加　减　疟发于午前为阳,属气虚,加白术、白茯苓;发于午后为阴,属血虚,加当归、川芎;发于午前,延及午后,此气血两虚,上四味俱加;食积,加神曲、麦芽、山楂、枳实。

按　语　本方以寒多热少、一身尽痛、手足沉重、脘腹胀满、苔白厚腻为辨证要点。现代常用于治疗疟疾,传染性肝炎,急、慢性胃肠炎,胃神经官能症等。治疗疟疾,宜加青蒿。

同名方

《重订通俗伤寒论》柴平汤　即本方去人参、红枣,加赤茯苓组成。功能和解燥湿。主治湿疟,寒热往来,四肢倦怠,肌肉烦疼者。

七 蒿芩清胆汤

方　源　《重订通俗伤寒论》

组　成　青蒿6克　竹茹9克　半夏5克　赤茯苓9克　黄芩6克　枳壳5克　陈皮5克　碧玉散(包)9克

用　法　水煎服。

功　效　清胆利湿，和胃化痰。

主　治　少阳湿热痰浊证，寒热如疟，寒轻热重，口苦胸闷，吐酸苦水，或呕黄涎而粘，甚则干呕呃逆，胸胁胀疼，舌红苔白，间现杂色，脉数而右滑左弦。

方　解　方用苦寒芬芳之青蒿，清透少阳邪热；黄芩苦寒，清泄胆府邪热，并为君药。竹茹、半夏清化痰热，陈皮、枳壳宽胸畅膈，和胃降逆，并为臣药。赤茯苓、碧玉散清利湿热，导邪从小便而出，作为佐药。如此配合，使少阳邪热得清，胃中逆气得平，痰化湿除，气机宣畅，则诸证自愈。

按　语　本方以寒热如疟、寒轻热重、口苦胸闷、舌红苔白为辨证要点。现代常用于治疗疟疾、钩端螺旋体病、胆囊炎、慢性胰腺炎、小儿夏季热、急性胃炎、大叶性肺炎、尿路感染、高热等。如见呕多，加黄连、苏叶；湿重，加草果、白蔻仁；肢体酸疼，加桑枝、薏苡仁、丝瓜络；湿热发黄，加茵陈蒿、栀子；眩晕，加代赭石、白芍、蔓荆子；耳鸣、耳聋，加石菖蒲、钩藤、菊花、泽泻；心悸、失眠，加琥珀、黄连、瓜蒌；尿频尿急，加木通、栀子。

八　达原饮

方　源　《温疫论》

组　成　槟榔6克　厚朴3克　草果1.5克　知母3克　芍药3克　黄芩3克　甘草1.5克

用　法　水煎服。

功　效　开达膜原,辟秽化浊。

主　治　温疫或疟疾,邪伏膜原,憎寒壮热,或一日三次,或一日一次,发无定时,胸闷呕恶,头痛烦躁,脉弦数,舌苔垢腻。

方　解　方用厚朴芳香化浊,祛湿理气,草果辛香化浊,辟秽止呕,宣透伏邪,槟榔辛散湿邪,化痰破结,使邪速溃,三药气味辛烈,可直达膜原,逐邪外出,共为主药;凡瘟热疫毒之邪,最易化火伤阴,故用黄芩、白芍、知母为辅佐,泻火解毒,清热滋阴,并可防止诸辛燥药之耗散伤阴;配以甘草为使,既助清热解毒,又可调和诸药。全方合用,共奏开达膜原,辟秽化浊,清热解毒之功,可使秽浊得化,热毒得清,阴液得复,病邪得解,故推为瘟疫初起,或疟疾邪伏膜之首要方剂。

加　减　如胁痛耳聋、寒热、呕而口苦,加柴胡;腰背项痛,加羌活;目痛、眉棱骨痛、眼眶痛、鼻干不眠,加葛根。

按　语　本方以憎寒壮热、舌红苔垢腻如积粉为辨证要点。现代常用于治疗疟疾、流行性感冒,布鲁菌病、高热、淋证、湿热痢、小儿病毒性肠炎、黄疸型肝炎、失眠等。如流行性感冒,症见胸脘痞闷,肢体重倦,舌苔浊腻,去白芍、知母,加佩兰、茵陈蒿;寒少热多,日久不退,午后较甚,去槟榔,加白薇、黑栀子。治疗疟疾,加常山、柴胡。

同名方

《伤寒绪论》达原饮　即本方加生姜、大枣组成。功效、主治与本方同。

九　柴胡达原饮

方　源　《重订通俗伤寒论》

组　成　柴胡5克　生枳壳5克　川朴5克　青皮5克　炙甘草2克　黄芩5克　桔梗3克　草果2克　槟榔6克　荷叶梗10~15克

用　法　水煎服。

功　效　宣湿化痰，透达膜原。

主　治　痰湿阻于膜原，胸膈痞满，心烦懊侬，头眩口腻，咳痰不爽。间日发疟，舌苔厚如积粉，扪之糙涩，脉弦而滑。

方　解　本方以柴胡领邪外透；以黄芩清泄郁热，共为君药。枳壳、桔梗，一升一降，开发上焦之气；厚朴、草果辛烈辟秽，燥湿化痰，宣畅中焦之气；青皮、槟榔下气破结，消痰化积，疏利下焦之气，共作臣佐之用。荷叶梗味苦而有清芬之气，能通气宽胸；炙甘草益气和中，调和诸药，俱为使药。全方十味，透表清里，和解三焦，使湿化热清，积痰得去，膜原之邪得除。

按　语　本方以胸膈痞满、心烦懊侬、间日发疟、舌苔厚如积粉为辨证要点。现代常用于治疗病毒感染性发热、失眠、疟疾等。如热邪较重，加山栀、知母；湿浊较重，加藿香、佩兰；疟疾，加青蒿、常山；失眠，加菖蒲、远志。

本方用于湿重于热，痰阻膜原，始为适宜。如湿已开，热已透，相火炽盛，再投此剂，反助相火愈炽。

第二节 调和肝脾方

一 四逆散

方　源　《伤寒论》

组　成　炙甘草　枳实　柴胡　芍药各等分

用　法　上为细末,米汤调服,每次 3～6 克,每日 3 次。也可改作汤剂,水煎服,各药用量按常规剂量酌定。

功　效　透邪解郁,疏肝理脾。

主　治　少阴病阳郁于内,四肢厥逆,或咳,或悸,或小便不利,或腹中痛,或泻利下重,脉弦;肝脾不和,脘腹胁肋诸痛;小儿发热肢厥;妇女月经不调,经行腹痛,乳房胀痛。

方　解　本方为疏肝解郁,调和肝脾的祖方。方中柴胡疏肝解郁,透邪升阳;配以芍药养血柔肝,与柴胡合用而疏肝理脾;枳实行气散结,与柴胡合用而升降调气;炙甘草益气健脾,与芍药配伍而缓急止痛。四味相配,共奏透邪解郁,疏肝理脾之功。肝气条达,则脘腹胁肋疼痛、泻利下重诸症自愈;郁阳得伸,则厥逆自复。

加　减　咳者,加五味子、干姜,并主下利;悸者,加桂枝;小便不利者,加茯苓;腹中痛者,加附子;泻利下重者,加薤白。

按　语　本方以手足不温、脘腹胁肋胀痛、脉弦为辨证要点。现代常用于治疗慢性迁延性肝炎、肝硬化、慢性胃炎、消化性溃疡、胃肠神经官能症、食道痉挛、胰腺炎、肋间神经痛、胆囊炎、胆石症、胆道蛔虫症、溃疡性结肠炎、痢疾、阑尾炎、颈淋巴结肿大、淋巴结核、积食发厥、眩晕、失眠、鼻渊、疝气、癫痫、血管性头痛、心律失常、甲状腺机能亢进症、乳腺炎、乳腺增生、经前乳房胀痛、附件炎、盆腔炎、更年期综合征、小儿食积发热等。如胃痛吐酸,加黄连、吴茱萸;脾气虚,加党参、白术;兼食滞,加麦芽、鸡内金、山楂;挟瘀血,加丹参、蒲黄、五灵脂;黄疸,加茵陈蒿、郁金;气滞较甚,加香附、郁金;胆石症,加鸡内金、金钱草、郁金;肋间神经痛,加延胡索、郁金、香附;月经不调,加当归、香附;乳房胀痛,加橘叶、橘核。

四肢厥逆的原因较多,本方只能用于阳气内郁的热厥轻证,不宜用于其他厥逆病证。

现代药理研究证实,本方对小鼠腹腔巨噬细胞的吞噬机能有较明显的促进作用;对兔肠管有明显的抑制作用和抗痉挛作用;对兔离体子宫呈抑制作用,对兔在体子宫呈兴奋作用;并能升高血压,使心肌收缩力加强,心搏加快。

附方

① 枳实芍药散(《金匮要略》) 由枳实、芍药组成,二味杵为散,以麦粥下之。功能行气和血。主治产后腹痛,烦满不得卧者,并主痈肿。

② 解怒补肝汤(《辨证录》) 由白芍药、当归、泽泻、柴胡、荆芥、甘草、枳壳、牡丹皮、天花粉组成。功能解郁疏肝理脾。主治怒极伤肝,轻则飧泄,重则呕血。

③ 丹柏四逆散(《中医治法与方剂》) 即本方加丹皮、黄柏组成。功能清热疏肝,解痉行瘀。主治急性阑尾炎。

二 柴胡疏肝散

方源 《景岳全书》

组　成　陈皮6克　柴胡6克　川芎4.5克　香附4.5克　枳壳4.5克　芍药4.5克　炙甘草1.5克

用　法　水煎服。

功　效　疏肝行气，和血止痛。

主　治　肝郁气滞，胁肋疼痛，胸脘胀闷，寒热往来，苔薄，脉弦。

方　解　方中柴胡、香附、陈皮、枳壳疏肝理气，川芎活血行气，芍药、炙甘草养血柔肝，缓急止痛。诸药合用，共奏疏肝行气，和血止痛之效。肝气条达，血脉通畅，营卫自和，痛止而寒热亦除。

按　语　本方以胸胁脘腹胀痛、苔薄、脉弦为辨证要点。现代常用于治疗慢性肝炎、慢性胆囊炎、胃痛、肋间神经痛、梅核气、更年期综合征、痛经、经前期综合征等。如疼痛较甚，加川楝子、延胡索；嗳气频作，加沉香、旋复花；胃痛泛酸，加乌贼骨、煅瓦楞；气郁化火，口苦苔黄，加丹皮、山栀、黄连；经前期综合征，加郁金、青皮、橘叶、路路通、当归、牛膝。

附　方

①疏肝散(《寿世保元》)　由黄连、柴胡、当归、青皮、桃仁、枳壳、川芎、白芍、红花组成。功能疏肝理气，活血通络。主治肝经气滞血瘀，左胁下痛者。

②疏肝散(《症因脉治》)　由柴胡、苏梗、青皮、钩藤、山栀、白芍、广皮、甘草组成。功能疏肝理气。主治恼怒伤肝，肝火怫逆，不能眠卧。

③疏肝解郁汤(《中医妇科治疗学》)　由香附、青皮、柴胡、郁金、丹参、川芎、红泽兰、延胡索、金铃炭组成。功能疏肝理气，活血调经。主治肝郁气滞，经行不畅，色淡红，量少，间有血块，胸胁胀

满,有时嗳气,舌苔黄,脉弦者。

三 逍遥散(制丸,名逍遥丸)

方　源　《太平惠民和剂局方》

组　成　柴胡30克　当归30克　白芍30克　白术30克　茯苓30克　炙甘草15克

用　法　上为粗末,每服6～9克,加煨姜、薄荷少许,煎汤温服。亦可作汤剂水煎服,各药用量按原方比例酌情增减。丸剂每服6～9克,日服2次。

功　效　疏肝解郁,健脾和营。

主　治　肝郁血虚而致两胁作痛,寒热往来,头痛目眩,口燥咽干,神疲食少,月经不调,乳房作胀,脉弦而虚。

方　解　方中柴胡疏肝解郁,当归、白芍养血柔肝。尤其当归之芳香可以行气,味甘可以缓急,更是肝郁血虚之要药。白术、茯苓健脾去湿,使运化有权,气血有源。炙甘草益气补中,缓肝之急,虽为佐使之品,却有襄赞之功。煨生姜温胃和中,薄荷助柴胡以散肝郁。如此配伍,既补肝体,又助肝用,气血兼顾,肝脾并治,立法全面,用药周到,故为调和肝脾之名方。

按　语　本方以两胁作痛、头痛目眩、神疲食少,或月经不调、或乳房作胀、脉虚而弦为辨证要点。现代常用于治疗病毒性肝炎、慢性胆囊炎、胆石症、慢性结肠炎、更年期综合征、癔症、月经不调、痛经、带下病、盆腔炎、乳腺增生病、女性皮质醇增多症、男性乳房发育症、阳痿、鼻窦炎、视神经萎缩、急性球后视神经炎等。如胁痛较甚,加香附、郁金、延胡索;腹胀,加枳壳、佛手;纳差,加山楂、神曲;心烦发热,加丹皮、山栀;肝脾肿大,加鳖甲、牡蛎、丹参;气滞痛经,加香附、乌药、延胡索;乳房胀痛,加橘核、陈皮、青皮。

现代药理研究证实,本方具有保护肝脏、镇静、解痉、促进消化、调节子宫机能,以及补血、健胃等多种作用。对大白鼠四氯化碳实验性肝炎,本方能减轻肝细胞的脂肪变及退行性变,恢复期中能促使肝细胞再生。

同名方

《外科正宗》逍遥散　即本方去生姜,加香附、丹皮、黄芩组成。有寒加生姜、大枣。功能疏肝解郁,养血清热。主治妇人血虚,五心烦热,肢体疼痛,头目昏重,心忡颊赤,口燥咽干,发热盗汗,食少嗜卧;血热相搏,月水不调,脐腹作痛,寒热如疟;室女血弱,荣卫不调,痰漱潮热,肌体羸瘦,渐成骨蒸。

附　方

① 黑逍遥散(《医略六书》)　即本方加生地黄或熟地黄组成。功能疏肝健脾,养血调经。主治肝脾血虚,临经腹痛,脉弦虚。

② 清肝达郁汤(《重订通俗伤寒论》)　由栀子、白芍、菊花、当归、橘白、柴胡、薄荷、丹皮、炙甘草、鲜橘叶组成。功能清肝泄火,疏郁宣气。主治肝郁不伸,胸满胁痛,或腹满而痛,甚则欲泻不得泻,即泻亦不畅。

③ 舒郁清肝汤(《中医治法与方剂》)　即本方去茯苓,加香附、郁金、黄芩、山栀仁、丹皮组成。功能清肝解郁。主治肝郁兼热,经前胁腹胀痛,性急易怒,头晕,口苦而干,月经色红量多,或有块状,舌红苔黄,脉弦数。

④ 扶脾舒肝汤(《中医治法与方剂》)　即本方去当归、甘草,加泡参、炒蒲黄、血余炭、焦艾组成。功能疏肝健脾止血。主治郁怒伤肝,暴崩下血,或淋漓不止,色紫兼有血块;少腹满连及胸胁,气短神疲,食少消化不良。

⑤ 舒郁清肝饮(《中医治法与方剂》)　即本方去当归、甘草,加生

地、山栀、益母草。功能清热疏肝,止血安胎。主治妊娠经血时下,口苦咽干胁胀,心烦不寐,手足心发热,舌红苔微黄,脉弦数而滑。

四 加味逍遥散(又名八味逍遥散、丹栀逍遥散)

方　源　《内科摘要》

组　成　当归9克　芍药9克　茯苓9克　白术9克　柴胡9克　牡丹皮9克　山栀9克　炙甘草6克

用　法　水煎服。

功　效　疏肝健脾,养血清热。

主　治　肝脾血虚,化火生热,或烦躁易怒,或自汗盗汗,或头痛目涩,或颊赤口干,或月经不调,少腹作痛,或小腹胀坠,小便涩痛,舌红苔薄黄,脉弦数。

方　解　方用逍遥散疏肝解郁,健脾养血;丹皮泻血中伏火,山栀泻三焦郁火,导热下行,兼利水道,二药皆入营血,故治血虚有热之月经不调。诸药合用,共奏疏肝健脾,养血清热,和血调经之功。

按　语　本方以胁腹胀痛、烦躁易怒、月经不调、舌红苔黄、脉弦数为辨证要点。现代常用于治疗慢性肝炎、胃炎、消化性溃疡、功能性低热、月经不调、盆腔炎、原发性高血压、小儿皮质盲、中心性视网膜炎、视神经萎缩等。如肝火盛者,加龙胆草、黄芩;气滞明显,加香附、郁金;胃痛泛酸,加黄连、吴茱萸;小便涩痛,加车前子;原发性高血压,加菊花、钩藤、夏枯草;失眠多梦,加炒枣仁、夜交藤;头痛项强,加川芎、葛根。

现代药理研究证实,本方有减轻肝细胞变性、坏死作用,并有降低血中转氨酶活力的效能。

同名方

1. 《医学入门》加味逍遥散　由白芍、白术、茯苓、麦冬、生地、甘草、桔梗、地骨皮、当归、山栀仁、黄柏组成。功能滋阴养血清热。主治潮热咳嗽。
2. 《外科正宗》加味逍遥散　即本方加陈皮、贝母、天花粉、红花、羚羊角组成。功能清肝泻火,消肿散结。主治鬓疽七日以上,根盘深硬,色紫焮痛者。
3. 《证治准绳》加味逍遥散　由当归、白芍、干葛、生地、川芎、黄芩、人参、麦冬、柴胡、乌梅、甘草组成。功能解肌清热,滋阴养血。主治产后发热,口干作渴,唇裂生疮。

附方

①加减逍遥散(《寿世保元》)　即本方去丹皮、山栀,加胡黄连、麦冬、黄芩、地骨皮、秦艽、木通、车前子、灯草组成。功能养血健脾,疏肝清热。主治血虚肝郁,子午潮热。

②加减逍遥散(《傅青主女科》)　由柴胡、茵陈、白芍、茯苓、黑山栀、橘皮、甘草组成。功能疏肝解郁,清利湿热。主治带下色青,甚则绿如豆汁,稠黏不断,气味腥臭,其见症属肝经湿热者。

③解郁合欢汤(《医醇剩义》)　由合欢花、郁金、沉香、当归、白芍、丹参、柏子仁、山栀、柴胡、薄荷、茯神、红枣、橘饼组成。功能清火解郁,养血安神。主治所欲不遂,郁极火生,心烦意乱,身热而躁。

五　化肝煎

方　源　《景岳全书》

组　成　青皮6克　陈皮6克　芍药6克　丹皮4.5克　栀子4.5克　泽泻4.5克　土贝母6~9克

用　　法　水煎服。

功　　效　疏肝理气,泻热和胃。

主　　治　怒气伤肝,气逆火动,胁痛胀满,胃脘灼痛,烦热口苦,或动血,舌红苔黄,脉弦数。

方　　解　方中青皮疏肝理气,陈皮理气和胃,芍药养血柔肝,缓急止痛,丹皮、山栀清肝泻热,土贝母清热散结,泽泻渗湿泻热。诸药合用,共奏疏肝理气,泻热和胃之效。

加　　减　如大便下血者,加地榆;小便下血者,加木通;兼寒热者,加柴胡;火盛者,加黄芩;胁腹胀痛,加白芥子;胀滞多者,勿用芍药。

按　　语　本方以胁痛胀满、胃脘灼痛、烦热、舌红苔黄、脉弦数为辨证要点。现代常用于治疗慢性浅表性胃炎、慢性肝炎、胸胁痛等。如胃痛泛酸,加左金丸;气滞胀痛,加香橼、佛手、绿萼梅。

附　　方

解肝煎(《景岳全书》)　由陈皮、半夏、厚朴、茯苓、苏叶、芍药、砂仁、生姜组成。功能疏肝理气,化湿畅中。主治暴怒伤肝,气逆胀满者。

六　痛泻要方(又名白术芍药散)

方　　源　《景岳全书》

组　　成　白术90克　白芍60克　陈皮45克　防风60克

用　　法　或煎,或丸,或散皆可用。现代参照原方比例,酌定用量,作汤剂煎服。

功　　效　补脾泻肝。

主　治　肝旺脾虚,肠鸣腹痛,大便泄泻,泻后仍腹痛,舌苔薄白,脉两关不调,弦而缓。

方　解　方中白术燥湿健脾,白芍养血泻肝,陈皮理气醒脾,防风散肝舒脾。四药相配,可以补脾土而泻肝木,调气机以止痛泻。

加　减　久泻者,加炒升麻。

按　语　本方以腹痛泄泻、泻后痛不止、脉弦缓为辨证要点。现代常用于治疗急性肠炎、过敏性结肠综合征、慢性胆囊炎、慢性肝炎、小儿泄泻等。如水样便者,加车前子、茯苓、薏苡仁;脓血样便,加白头翁、黄芩;发热,加柴胡、黄芩;腹痛甚者,倍白芍,加木香、香附;里急后重,加木香、槟榔;肛门下坠,加黄芪、升麻;气虚明显,加党参、黄芪;虚寒,加附子、炮姜、吴茱萸;食滞,加焦山楂、焦六曲、鸡内金。

现代药理研究证实,本方能缓和肠道蠕动,解痉止痛,并有抗菌、促进消化、增进食欲、排除胃肠道积气的作用。

附　方

二术煎(《景岳全书》)　即本方去防风,加苍术、炙甘草、茯苓、厚朴、木香、干姜、泽泻组成。功能补脾泻肝,行气化湿。主治肝强脾弱,气泄,湿泄。

七　芍药甘草汤

方　源　《伤寒论》

组　成　白芍药 12 克　炙甘草 12 克

用　法　水煎服。

功　效　酸甘化阴,缓急止痛。

主　治　腿脚挛急,或四肢挛急,或脘腹疼痛。

方　解　方中芍药酸苦微寒,益阴养血,柔肝止痛;炙甘草甘温,补中缓急。二药配伍,有酸甘化阴,缓急止痛,调和肝脾之效。

按　语　本方以挛急、疼痛为辨证要点。现代常用于治疗腓肠肌痉挛、面肌痉挛、出血热后期下肢挛急、胃痉挛、胃扭转、脘腹痛、胆绞痛、肾绞痛、肋间神经痛、三叉神经痛、坐骨神经痛、偏头痛、腰腿痛、足跟痛、消化性溃疡、慢性胃炎、呃逆、便秘、细菌性痢疾、急性胰腺炎、胆道蛔虫症、慢性结肠炎、泌尿系结石、哮喘、百日咳、糖尿病、肌强直症、骨质增生症、颈椎综合征、帕金森病、痛经、妊娠腹痛、不孕症等。如腓肠肌痉挛,加木瓜、桂枝、牛膝;面肌痉挛,加蝉蜕、葛根;三叉神经痛,加酸枣仁、木瓜;腰腿痛,加牛膝、地龙、当归、杜仲;脘腹疼痛,加延胡索、川楝子;泌尿系结石,加冬葵子、滑石、车前子。痛经属气滞血瘀者,加赤芍;寒凝血滞者,加肉桂。

现代药理研究证实,本方具有松弛平滑肌、镇痛、镇静、抗炎、阻断神经-肌肉作用;并有解毒抗诱变和对化学致癌剂所致肝癌的保护作用;能使高睾丸酮血症的血清睾丸酮值降低,对诱发排卵有一定作用。

附　方

①芍药甘草附子汤(《伤寒论》)　即本方加附子组成。功能扶阳益阴。主治阴阳两虚,恶寒肢冷,脚挛急,脉微细。

②白术芍药汤(《成方切用》)　即本方加白术组成。功能健脾燥湿,缓急止痛。主治脾湿水泻,身重困弱,腹痛甚者。

③乌芍散(《古今名方发微》)　即本方加乌贼骨组成。功能制酸止痛。主治胃及十二指肠溃疡,见吐酸、胃痛,亦治慢性胃炎。

④乌贝散(《中医历代名方集成》)　由乌贼骨、象贝母组成,共研细

末,喷入芳香剂,如丁香油、桂皮油等。功能制酸止痛。主治胃脘部疼痛,时发时止,反复发作,并伴有泛酸、嗳气、恶心、呕吐,或有黑便、呕血等症。

八 疏肝理脾汤

方　源　《医方新解》

组　成　柴胡12克　白术12克　香附9克　党参15克　泽泻9克　首乌12克　丹参12克　三七粉3克

用　法　水煎服。

功　效　疏肝理脾,养血活血。

主　治　肝气郁结而胁肋胀痛,心烦失眠;脾虚不运而脘闷食少,大便稀溏,神倦肢软等症。

方　解　方中柴胡疏肝解郁,白术健脾除湿,共为主药;香附理气疏肝,首乌补血养肝,党参健脾益气,均为辅药;丹参养血活血,三七活血化瘀,泽泻利水育阴,皆为佐药。诸药配伍,共奏疏肝理脾,养血活血之效。

按　语　本方以胁肋胀痛、脘闷食少、神倦肢软为辨证要点。现代常用于治疗迁延型肝炎、慢性肝炎、早期肝硬化、冠心病、动脉硬化症、神经官能症、更年期综合征等。如湿热未尽,加茵陈、玉米须;阴虚内热,以银柴胡易柴胡,再加玄参、麦冬;食滞不化,加鸡内金、麦芽、山楂。

九 奔豚汤

方　源　《金匮要略》

组　成　甘草6克　川芎6克　当归6克　半夏12克　黄芩6

克　葛根 15 克　芍药 6 克　生姜 12 克　甘李根白皮 12 克

用　法　水煎服。

功　效　清热平肝,和胃降逆。

主　治　奔豚,气上冲胸,腹痛,往来寒热。

方　解　方中甘李根白皮清热降逆,为治奔豚主药。葛根、黄芩清火平肝;芍药、甘草缓急止痛;半夏、生姜和胃降逆;当归、川芎养血调肝。诸药配伍,通过两调肝脾,则气冲腹痛,往来寒热等症,均可消失。

按　语　本方以气上冲胸、腹痛、往来寒热为辨证要点。现代常用于治疗神经官能症、癔症、血卟啉病、胆囊炎、痢疾等。如腹痛较甚,加川楝子、青木香、沉香;心神不宁,加远志、酸枣仁。

第三节　调和肠胃方

一　半夏泻心汤

方　源　《伤寒论》

组　成　半夏 9 克　黄芩 6 克　干姜 6 克　人参 6 克　炙甘草 6 克　黄连 3 克　大枣 4 枚

用　法　水煎服。

功　效　和胃降逆,开结除痞。

主　治　寒热互结,胃气不和,心下痞满不痛,干呕或呕吐,肠鸣下利,舌苔薄黄而腻,脉弦数。

方　解　方中半夏和胃消痞,降逆止呕,为主药。痞因寒热错杂,气机痞塞而成,故用黄连、黄芩苦寒降泻除其热,干姜、半夏辛温开结散其寒。佐以人参、甘草、大枣甘温益气,以补脾胃之虚,而复其升降之职。七味相配,寒热并用,辛开苦降,补气和中,自然邪去正复,气得升降,诸证悉平。

按　语　本方以心下痞满、呕吐、下利、舌苔薄黄而腻为辨证要点。现代常用于治疗慢性胃炎、消化性溃疡、上消化道出血、十二指肠壅滞症、胃神经官能症、贲门痉挛、呕吐、顽固性呃逆、腹胀、急性肠炎、慢性结肠炎、痢疾、慢性肝炎、早期肝硬化、妊娠恶阻、小儿久泻、口腔黏膜溃疡、梅尼埃综合征等。如体质壮实者,可去党参、干姜;胃痛,加川楝子、延胡索、丹参;泛酸,加乌贼骨、煅瓦楞;嗳气,加旋覆花、代赭石;柏油样便,加白及、云南白药;呕吐频作,加生姜、竹茹。

附　方

①半夏泻心汤去干姜甘草加枳实杏仁方(《温病条辨》)　由半夏、黄连、黄芩、枳实、杏仁组成。功能清热化湿,开结消痞。主治阳明暑温,脉滑数,不食不饥不便,浊痰凝聚,心下痞者。

②半夏泻心汤去人参干姜甘草大枣加枳实生姜方(《温病条辨》)　由半夏、黄连、黄芩、枳实、生姜组成。功能清热化湿,宣胃降逆。主治阳明湿温,呕甚而痞者。

③人参泻心汤(《温病条辨》)　由人参、干姜、黄连、黄芩、枳实、生白芍组成。功能辛通苦降,清热化湿,益气护阴。主治湿热,上焦未清,里虚内陷,神识如蒙,舌滑脉缓。

④加减泻心汤(《温病条辨》)　由川连、黄芩、干姜、银花、查炭、白芍、木香汁组成。功能清热解毒,调气行血。主治噤口痢,左脉细数,右手脉弦,干呕腹痛,里急后重,积下不爽者。

⑤加减半夏泻心汤(《广温热论》)　由姜半夏、川连、黄芩、滑石、通

草、竹沥、姜汁组成。功能清热化湿,豁痰开窍。主治气分湿热,内蒙包络清窍,神昏谵烦,舌苔腻者。

二 生姜泻心汤

方　源　《伤寒论》

组　成　生姜12克　炙甘草6克　人参6克　干姜3克　黄芩6克　半夏9克　黄连3克　大枣4枚

用　法　水煎服。

功　效　和胃消痞,散结除水。

主　治　水热互结,胃中不和,心下痞硬,干噫食臭,腹中雷鸣,下利。

方　解　本方即半夏泻心汤减少干姜用量,加生姜组成。方中生姜温胃止呕,宣散水气,为主药,与半夏相配,则降逆化饮和胃之力更强。半夏、干姜与黄芩、黄连为伍,辛开苦降,散结消痞。人参、甘草、大枣健脾益胃,以复中焦升降之职。

按　语　本方以心下痞硬、干噫食臭、肠鸣下利为辨证要点。现代常用于治疗慢性胃炎、十二指肠球部溃疡、幽门梗阻、胃扩张、胃下垂、呃逆、肠炎、妊娠呕吐等。

现代药理研究证实,本方对离体蛙心有明显的兴奋作用,可使其心肌收缩力增加;对离体肠管在小量时就呈现明显的兴奋作用,可使其收缩幅度增大,剂量加大后亦未见痉挛性收缩;能显著延长家兔血浆复钙时间,明显降低纤维蛋白原含量,正交试验表明,其抗凝作用主要为炙甘草、党参、黄芩、黄连。

附　方

黄连白芍汤(《温病条辨》)　由黄连、黄芩、半夏、枳实、白芍药、姜汁组成。功能辛开苦降,两和肝胃。主治太阴脾疟,寒起四末,不渴多呕,热聚心胸。

三 甘草泻心汤

方 源 《伤寒论》

组 成 炙甘草9克 黄芩6克 半夏9克 黄连3克 干姜6克 人参6克 大枣4枚

用 法 水煎服。

功 效 益气和胃,消痞止呕。

主 治 胃气虚弱,气结成痞,心下痞硬而满,干呕心烦不得安,腹中雷鸣下利,水谷不化;狐惑病,状如伤寒,默默欲眠,目不得闭,卧起不安,不欲饮食,恶闻饮食气味,其面目乍赤、乍黑、乍白,咽喉及前后二阴溃疡,声音嘶哑。

方 解 本方即半夏泻心汤加重炙甘草用量而成。方中炙甘草、人参、大枣甘温益气,健脾和胃;半夏降逆止呕,和胃消痞;黄芩、黄连苦寒清热,干姜辛温散寒。诸药合用,辛开苦降,益气和胃,消痞止呕。又因黄芩、黄连清热解毒,干姜、半夏辛燥化湿,故可治湿热虫毒所致之狐惑病。

按 语 本方以心下痞满、干呕心烦、肠鸣下利、水谷不化为辨证要点。现代常用于治疗胃及十二指肠溃疡、急性胃肠炎、慢性胃炎、慢性肠炎、胃虚便秘、白塞综合征、药物过敏、口腔糜烂等。治疗白塞综合征,如食欲不佳,加佩兰、藿香;咽喉溃疡,加升麻、犀角;口渴,去半夏加花粉;目赤,加赤芍、龙胆草;口鼻出气灼热,加石膏、知母;胸胁满痛,加柴胡;湿盛者,加赤茯苓、木通;热盛者,以生姜易干姜;便秘,加酒制大黄;五心烦热,加胡黄连;同时用《金匮》苦参汤外洗,雄黄散烧熏肛门。

附 方

加味甘草泻心汤(《赵锡武医疗经验》) 即本方炙甘草易生甘草,加生地黄、生姜组成。功能清热解毒利湿。主治狐惑病。

四 黄连汤

方 源 《伤寒论》

组 成 黄连5克 炙甘草6克 干姜5克 桂枝5克 人参3克 半夏9克 大枣4枚

用 法 水煎服。

功 效 平调寒热,和胃降逆。

主 治 胸中有热,胃中有寒,胸中烦闷,欲呕吐,腹中痛,或肠鸣泄泻,舌苔白滑,脉弦。

方 解 方中黄连苦寒;清胸中之热;干姜、桂枝辛温,散胃中之寒;半夏降逆和胃,以止呕吐;人参、甘草、大枣益胃和中,以复中焦升降之职。诸药配伍,辛开苦降,平调寒热,和胃降逆,使寒热去,上下和,胸中烦闷得解,呕平痛除而泄泻亦止。

按 语 本方以胸中烦闷、欲呕吐、腹中痛为辨证要点。现代常用于治疗急、慢性胃炎,胃及十二指肠溃疡,幽门梗阻,急性肠炎,慢性腹泻,胆道蛔虫症等。如里寒腹痛甚,桂枝改用肉桂;慢性腹泻,加白术、白芍。

附 方

干姜黄芩黄连人参汤(《伤寒论》) 由干姜、黄芩、黄连、人参组成。功能清上温下,辛开苦降。主治上热下寒,寒热格拒,呕吐频作,或食入即吐,下利,舌淡苔薄黄,脉缓弱。

五 升阳散火汤

方　源　《脾胃论》

组　成　生甘草6克　防风7.5克　炙甘草9克　升麻15克　葛根15克　独活15克　白芍15克　羌活15克　人参15克　柴胡24克

用　法　上药研为粗末，每服15克，水煎服。也可作汤剂，水煎服，用量按原方比例酌情增减。

功　效　升阳散火解郁，益气和中祛风。

主　治　脾胃虚弱，过食生冷，抑遏阳气，火郁脾土而致发热倦怠，骨蒸劳热，扪之烙手，胁肋胀闷，脘腹疼痛，大便溏泄，中气下陷，内脏下垂，少气懒言，纳食减少，头痛恶寒，肢体酸重疼痛等。

方　解　方中升麻、柴胡、葛根升阳散火，防风、羌活、独活祛风化湿，生甘草、白芍敛阴泻火，人参、炙甘草益气补中。诸药合用，共奏升阳散火解郁，益气和中祛风之效。

按　语　本方以发热倦怠、胁肋胀闷、脘腹疼痛、泄泻、肢体酸重疼痛为辨证要点。现代常用于治疗功能性发热、上呼吸道感染、风湿痹痛、慢性腹泻等。如功能性发热兼有暑湿，加清水豆卷、鲜荷叶、淡竹叶、藿香；疰夏兼湿阻纳呆，加苍术、厚朴、陈皮、谷芽、麦芽；胃脘痛，加延胡索、木香、砂仁、香附；恶心呕吐，加半夏、竹茹、陈皮、生姜。

凡属脾胃阴虚、胃火上炎者，均非本方所宜；脾胃虚寒者，也不可用本方。服药期间，忌寒凉之物及冷水月余。

六 十滴水

方　源　《北京市中药成方选集》

组　成　鲜姜60克　丁香60克　大黄120克　辣椒60克　樟脑90克　薄荷水21克

用　法　上药浸泡10余日,去渣澄清装瓶,每瓶约2.4克。每服1瓶,温开水送下。

功　效　清暑辟浊,和胃止呕。

主　治　中暑霍乱,呕吐恶心,绞肠痧等。

方　解　方中丁香、樟脑、鲜姜、辣椒开窍辟秽,和胃止呕;大黄清热解毒;薄荷水芳香化浊。诸药配伍,有清暑辟浊,和胃止呕之功。

按　语　本方以夏季突发呕吐腹泻为辨证要点。现代常用于治疗中暑、急性胃肠炎,外用治疗烧伤、烫伤、冻疮等。

第4章

清热方

第一节 清热泻火方

一 白虎汤

方　源　《伤寒论》

组　成　生石膏30克　知母9克　炙甘草3克　粳米9克

用　法　水煎服。

功　效　清热生津。

主　治　阳明气分热盛,壮热面赤,烦渴引饮,汗出恶热,脉洪大有力或滑数;胃火亢盛的头痛、鼻衄、牙痛、牙龈出血、消渴等证。

方　解　本方用石膏为君,取其辛甘大寒,以制阳明气分内盛之热。以知母苦寒质润为臣,一则以之助石膏清肺胃之热,二则以之借苦寒润燥以滋阴。用甘草、粳米,既能益胃护津,又可防止大寒伤中之弊,共为佐使。四药共用,具有清热生津之功,使其热清烦除,津生渴止,由邪热内盛所致诸证皆可相应顿挫。本方在《伤寒论》是治疗阳明热证的主方,在温病学范围是治疗气分热证的代表方。

按 语 本方以大热、大汗、烦渴、脉洪大有力为辨证要点。现代常用于治疗流行性乙型脑炎、流行性出血热、流行性脑脊髓膜炎、麻疹、肺炎、败血症、中暑、糖尿病、钩端螺旋体病、经闭、血崩、眼病、皮肤病、各种原因引起的高热等。如乙脑、流脑属气分实热者,加银花、连翘、大青叶、板蓝根;呕吐,加竹茹、生姜;热盛动风,加羚羊角、钩藤、地龙。肺炎咳嗽,痰多黏稠,加贝母、冬瓜仁、薏苡仁、芦根;消渴多食善饥,烦渴引饮,加天花粉、石斛、生地、麦冬;风湿热痹,加银花藤、威灵仙、桂枝、桑枝;胃热头痛,加白芷、川芎、菊花、藁本;鼻衄、齿出血,加茅根、生地、丹皮。

凡表证未解的无汗发热、口不渴者,脉见浮细或沉者,血虚发热而脉洪不胜重按者,真寒假热的阴盛格阳证,均不可应用本方。

现代药理研究证实,本方有显著的退热作用,能增强腹腔巨噬细胞的吞噬功能,同时能提高血清溶菌酶的含量,促进淋巴细胞转化。

附 方

①白虎加桂枝汤(《金匮要略》) 即本方加桂枝组成。功能清热,通络,和营卫。主治温疟,但热不寒,骨节疼烦,时呕;风湿热痹,壮热,气粗烦躁,关节肿痛,口渴苔白,脉弦数;夏季高热,烦渴欲饮,汗出恶风。

②白虎加苍术汤(《类证活人书》) 即本方加苍术组成。功能清热祛湿。主治湿温病,身热胸痞,汗多,舌红苔白腻;或湿痹化热,

以及夏秋季高热,见头重如裹,胸闷,口渴不欲饮,关节肿痛,舌苔白腻者。

③白虎化斑汤(《张氏医通》) 即本方去粳米,加蝉蜕、麻黄、大黄、黄芩、连翘、玄参、竹叶组成。功能疏风清热,凉血化斑。主治痘为火郁,不得透发者。

④羚犀白虎汤(《温热经纬》) 即本方加羚羊角、犀角组成。功能清热凉营熄风。主治温热病,气血两燔,高热烦渴,神昏谵语,抽搐。

⑤清咽白虎汤(《疫喉浅论》) 即本方加羚羊角、犀角、玄参、生地、麦冬、马勃、竹叶组成。功能清热利咽,凉血解毒。主治疫喉毒壅阳明,咽喉腐烂,壮热痧艳,口渴面赤,舌绛少津,神烦自汗,脉洪者。

⑥镇逆白虎汤(《医学衷中参西录》) 由生石膏、知母、清半夏、竹茹组成。功能清热泻火,和胃降逆。主治伤寒、温病邪传胃腑,燥渴身热,白虎证俱,其人胃气上逆,心下满闷者。

⑦白虎承气汤(《重订通俗伤寒论》) 即本方加生大黄、玄明粉组成。功能清热泻火通便。主治胃火炽盛,高热烦躁,大汗出,口渴多饮,大便燥结,小便短赤,甚则谵语狂躁,或昏不识人,舌赤老黄起刺,脉弦数有力。

⑧柴胡白虎汤(《重订通俗伤寒论》) 即本方加柴胡、天花粉、黄芩、鲜荷叶组成。功能清泻阳明,和解少阳。主治寒热往来,寒轻热重,心烦汗出,口渴引饮,脉弦数有力。

⑨新加白虎汤(《重订通俗伤寒论》) 即本方去甘草,加薄荷、荷叶、益元散、鲜竹叶、桑枝、芦笋、灯心草组成。功能清热泻火,清心除烦。主治不恶寒但发热,自汗不解,心烦口渴,脉滑数有力,尿短红赤,甚则烦热昏狂,皮肤斑疹隐现。

⑩白虎加地黄汤(《中国医学大辞典》) 即本方加生地黄组成。功能清热凉血养阴。主治白虎汤证兼有血分热,以及斑疹,吐衄

者。

二 白虎加人参汤

方　源　《伤寒论》

组　成　生石膏30克　知母9克　炙甘草3克　粳米9克　人参10克

用　法　水煎服。

功　效　清热泻火,益气生津。

主　治　阳明经证气津两伤,发热,烦渴,口舌干燥,汗多,脉大无力;暑病津气两伤,汗出背微恶寒,身热而渴。

方　解　方用白虎汤清热生津,泻火除烦,加人参以益气生津。

按　语　本方以发热、烦渴、汗多、脉大无力为辨证要点。现代常用于治疗流行性乙型脑炎、流行性出血热、高热、中暑、糖尿病、尿崩症、小儿夏季热、小儿支气管肺炎等。治疗消渴,加天花粉、麦冬、生地;肺炎咳嗽,加芦根、前胡、贝母。

现代药理研究证实,本方有退热和降血糖的作用。

附　方

如圣白虎汤(《医略六书》)　由人参、知母、五味子、麦门冬、石膏、炙甘草组成。功能清热泻火,益气生津,敛阴止汗。主治自汗烦渴,脉洪涩者。

三 竹叶石膏汤

方　源　《伤寒论》

组　成　竹叶15克　生石膏30克　半夏9克　麦门冬15克　人参5克　甘草3克　粳米15克

用　　法　水煎服。

功　　效　清热生津,益气和胃。

主　　治　伤寒、温热、暑病之后,余热未清,气津两伤,身热多汗,心胸烦闷,气逆欲呕,口干喜饮,或虚烦不寐,脉虚数,舌红苔少。

方　　解　本方以竹叶、石膏清热除烦为君;人参益气,麦门冬养阴生津为臣;半夏降逆止呕为佐,甘草、粳米和中养胃。共收清热生津,益气和胃之功。使热祛烦除,气复津生,胃气调和,诸证自愈。

按　　语　本方以身热多汗、口干喜饮、疲乏无力、气逆欲吐、舌红干、脉虚数为辨证要点。现代常用于治疗麻疹并发肺炎、流行性出血热、流行性脑脊髓膜炎、肺炎、慢性胃炎、糖尿病、血管神经性头痛、小儿夏季热、口疮等。如胃阴不足,胃火上逆,口舌糜烂,舌红而干,加鲜石斛、天花粉;胃火炽盛,消谷善饥,舌红脉数,加天花粉、知母;肺炎咳喘,加麻黄、杏仁。

同名方

1. 《证治准绳》竹叶石膏汤　由淡竹叶、石膏、桔梗、木通、薄荷、甘草、生姜组成。功能清热泻火。主治痈疽肿痛,胃火内盛,口渴喜饮。

2. 《痧疹辑要》竹叶石膏汤　由竹叶、红花、生地、煅石膏、花粉、陈皮、甘草、黄连、僵蚕、连翘、玄参、牛蒡子、桑皮组成。功能清热宣肺,解肌透疹。主治痧疹见形二三日,色红,烦躁,出不透快。

附　　方

①人参竹叶石膏汤(《辨证录》)　即本方去半夏,加知母组成。功能清热泻火,益气生津。主治阳明火盛发狂,腹满不能卧,面赤而热,妄见妄言。

②竹叶黄芪汤(《医宗金鉴》) 即本方去粳米,加黄芪、生地黄、白芍、川芎、当归、黄芩、生姜、灯心组成。功能清热解毒,益气养阴,调气和血。主治痈疽发背,诸般疔毒,表里不实,热甚口中干大渴者。

③加减竹叶石膏汤(《喉痧症治概要》) 由竹叶、桑叶、桑皮、金银花、苇茎、熟石膏、杏仁、连翘、白莱菔汁、甘草、象贝母、冬瓜子组成。功能清肺化痰。主治痧疹之后,有汗身热不退,口干欲饮,或咽痛蒂坠,咳嗽痰多者。

四　栀子豉汤

方　源　《伤寒论》

组　成　栀子9克　淡豆豉9克

用　法　水煎服。

功　效　清热除烦。

主　治　外感热病气分轻证,身热懊恼,心烦不眠,胸闷不舒,甚则坐卧不安,舌红苔微黄,脉稍数。

方　解　方中栀子苦寒,既可清透郁热,解郁除烦,又可导火以下行;豆豉气味俱轻,既能清表宣热,又能和降胃气。二药相伍,降中有宣,宣中有降,为清宣胸膈郁热、治疗虚烦懊恼之良方。

按　语　本方以发热、心烦不得眠、舌红苔微黄为辨证要点。现代常用于治疗胃窦炎、食道炎、胆囊炎、病毒性心肌炎、散发性脑炎、急性支气管炎、神经官能症、鼻衄等。如治外感热病,表邪未净者,加薄荷、牛蒡子;口苦苔黄,里热盛者,加黄芩、连翘;呕恶、苔腻、湿重者,加藿香、半夏;秋燥咳嗽,加桑白皮、杏仁、北沙参、贝母。

凡脾胃虚寒、大便溏者,慎用本方。

附　方

①栀子甘草豉汤(《伤寒论》)　即本方加炙甘草组成。功能清热除烦益气。主治栀子豉汤证兼见少气者。

②栀子生姜豉汤(《伤寒论》)　即本方加生姜组成。功能清热除烦止呕。主治栀子豉汤证兼见呕吐者。

③栀子厚朴汤(《伤寒论》)　即本方去淡豆豉,加枳实、厚朴组成。功能清热除烦,宽中消满。主治栀子豉汤证兼见腹满。

④栀子干姜汤(《伤寒论》)　由栀子、干姜组成。功能清热和中。主治伤寒下后,身热微烦,腹痛肠鸣下利者。

⑤枳实栀子豉汤(《伤寒论》)　即本方加枳实组成。功能清热除烦,行气消痞。主治病后劳复,身热,心下痞闷者。

⑥栀子大黄汤(《金匮要略》)　即本方加大黄、枳实组成。功能清热除烦,攻下消积。主治黄疸,心中懊憹,或有热痛;以及病后食复,发热,大便不通者。

⑦连翘栀豉汤(《重订通俗伤寒论》)　即本方加连翘、郁金、枳壳、桔梗、橘络、白豆蔻组成。功能清热除烦,宽胸理气。主治外邪初陷于心胸之间,心包气郁,汗吐下后,虚烦不眠,或心中懊憹,反复颠倒,胸脘苦闷,或心下结痛,起卧不安,舌上苔滑者。

五　石膏汤

方　源　《外台秘要》

组　成　生石膏30克　黄连6克　黄柏6克　黄芩6克　香豉9克　栀子9克　麻黄9克

用　法　水煎服。

功　效　清热泻火,发汗解表。

主　治　伤寒表证未解,里热已炽,壮热无汗,身体沉重拘急,面红目赤,鼻干口渴,烦躁不眠,神昏谵语,鼻衄,脉滑数。

方　解　方中石膏清热除烦为君,麻黄、豆豉发汗解表为臣,黄连、黄柏、黄芩、栀子泻三焦之火为佐。配合成方,发表而不助里热,清热而不失治表,实为表里双解之良方。

按　语　本方以壮热无汗、口渴烦躁、神昏谵语、脉滑数为辨证要点。现代常用于治疗斑疹伤寒、肺炎、慢性肺源性心脏病急性发作等。如壮热不退,加知母、寒水石;咽喉肿痛,加玄参、马勃;皮肤发斑,加丹皮、赤芍;肺热咳喘,加鱼腥草、金银花、杏仁、苏子。

同名方

1. 《备急千金要方》石膏汤　有两方:方(1)由石膏、麻黄、杏仁、鸡子、甘草组成。功能清热解表祛风。主治风毒。方(2)由石膏、龙胆草、升麻、芍药、贝齿、甘草、鳖甲、黄芩、羚羊角、橘皮、当归组成。功能清热凉肝熄风。主治脚气风毒,热气上冲头面,面赤矜急,鼻塞去来,来时令人昏愦,心胸恍惚,或苦惊悸,身体战掉,手足缓纵。

2. 《太平圣惠方》石膏汤　即本方加炙甘草、大黄组成。功能清热泻火。主治伤寒病九日,曾经汗吐下未解,三焦生热,脉滑数,昏聩沉重,欲入百合症状。

3. 《圣济总录》石膏汤　由石膏、前胡、犀角、防风、芍药、龙齿、牛黄、豆豉、葱白组成。功能祛风清热解毒。主治伤寒刚痉,身热仰目,头痛项强。

4. 《普济方》石膏汤　由麻黄、钩藤、石膏、葛根、半夏曲、柴胡、炙甘草、枳壳、菊花、生姜、大枣组成。功能清热平肝熄风。主治肝厥,状如痫疾,不醒,呕吐,醒后头虚晕,发热。

5. 《素问病机气宜保命集》石膏汤　由石膏、知母、白芷组成。功能清热泻火祛风。主治伤寒身热。

6. 《疡医大全》石膏汤　由升麻、知母、石膏、大黄、栀子、薄荷、赤茯苓、连翘、朴硝、甘草组成。功能清热泻火解毒。主治胃经实热牙痛。

7. 《喉科秘诀》石膏汤　由石膏、知母、甘草、元参、花粉组成。功能清热养阴。主治肺胃热盛,咽喉肿痛。

附　方

①三黄石膏汤(《伤寒六书》)　即本方加生姜、大枣、细茶组成。功能解表清热泻火。主治伤寒汗吐下误治后,三焦俱热,身目俱痛。

②增损三黄石膏汤(《寒温条辨》)　即本方去麻黄,加僵蚕、蝉蜕、知母、薄荷组成。功能清热解毒,生津止渴。主治表里三焦大热,五心烦热,两目如火,鼻干面赤,唇焦,身如涂朱,烦渴引饮,神昏谵语,舌苔黄。

六　石膏大青汤

方　源　《备急千金要方》

组　成　生石膏24克　知母12克　前胡10克　栀子仁12克
大青15克　黄芩10克　葱白10枚

用　法　水煎服。

功　效　清热除烦,泻火解毒。

主　治　妊娠伤寒,头痛壮热,肢节烦疼;外感病表证渐解,里热已炽,高热,烦躁,口渴,肢体烦疼,舌苔薄黄,脉洪数。

方　解　方中石膏、知母清热除烦,为主药;配以大青叶、栀子、黄芩清热泻火解毒;使以前胡、葱白宣透疏散,则清而不遏,清中寓散,俾入里之邪热可清,而在表之余邪可泄。综观全方,虽由白虎汤演变而来,但其清热解毒之力更强。

按　语　本方以壮热、烦躁、口渴、肢体烦疼、舌苔薄黄为辨证要点。现代用于治疗流行性乙型脑炎、流行性脑脊髓膜炎及感染性发热等。

七　抽薪饮

方　源　《景岳全书》

组　成　黄芩10克　石斛10克　木通6克　栀子10克　黄柏6克　枳壳6克　泽泻10克　甘草6克

用　法　水煎服。

功　效　清热泻火。

主　治　火热炽盛,面红目赤,心烦口渴,狂言乱语,小便赤涩,舌红苔黄,脉数。

方　解　方中黄芩、栀子、黄柏清热泻火,为主药;配以木通、泽泻清利湿热,使湿热从水道排除;石斛养阴生津,使泻火之药不致苦燥伤阴;枳壳理气宽中,甘草调和诸药。八味配伍,有清热泻火,清利湿热之功。

加　减　如热在经络肌肤者,加连翘、天花粉;热在血分大小肠者,加槐蕊、黄连;热在阳明头面,或烦躁便实者,加生石膏;热在下焦,小水痛涩者,加龙胆草、车前子;热在阴分,津液不足者,加麦冬、生地、芍药;热在肠胃实结者,加大黄、芒硝。

按　语　本方以面红目赤、心烦口渴、舌红苔黄、脉数为辨证要点。现代常用于治疗急性黄疸型肝炎、急性胆囊炎、尿路感染、便血等。如湿热黄疸,加茵陈蒿、大黄;下痢脓血,里急后重,加黄连、木香、槟榔;尿频尿急尿痛,加瞿麦、萹蓄。

附 方

徙薪饮(《景岳全书》) 由陈皮、黄芩、麦冬、芍药、黄柏、茯苓、牡丹皮组成。功能清泻三焦之火。主治三焦之火,一切内热渐觉而未甚者。

八 黄芩散

方 源 《太平圣惠方》

组 成 黄芩 30 克 赤茯苓 30 克 麦门冬 30 克 石膏 60 克 葛根 15 克 甘菊花 15 克 炙甘草 15 克

用 法 上药共研为细末。每服 9 克,加豆豉 6 克、淡竹叶 3 克,水煎去渣;加生地黄汁 60 毫升,更煎服。也可改作汤剂水煎服,用量按原方比例酌情增减。

功 效 清热生津除烦。

主 治 心胸烦热,头疼目涩,口舌肿痛,烦渴不止,舌红苔薄黄。

方 解 方中石膏、黄芩、豆豉、淡竹叶清热泻火除烦;甘菊花疏散风热,清利头目;麦门冬、葛根、生地黄清热养阴生津;赤茯苓、淡竹叶清热渗湿,使湿热从水道排除;炙甘草和中调药。诸药配伍,共奏清热泻火,生津除烦之功。

按 语 本方以心胸烦热、头疼目涩、口舌肿痛、舌红苔薄黄为辨证要点。现代常用于治疗口腔溃疡、牙龈肿痛、急性扁桃体炎等。如大便秘结,加大黄、芒硝;小便短赤,加木通、滑石;津伤口渴,加石斛、天花粉。

同名方

1.《太平圣惠方》黄芩散 有 12 首,除本方外,大多用于治疗伤寒、鼻衄、便血、血淋等。如其一由黄芩、黄柏、黄连、生地、地榆、犀角屑、竹叶组成。功能清热泻火,凉血止血。主治结肠积热,下血不止,日夜度数无恒。其二由黄芩、柴胡、葛根、人参、山栀、炙甘草、生姜组成。功能清热除烦。主治伤寒七八日,汗后余热不除。

2.《证治准绳》黄芩散　由单味黄芩组成。功能清热止咳。主治小儿咳嗽。

九　三物黄芩汤

方　源　《备急千金要方》

组　成　黄芩6克　苦参6克　干地黄12克

用　法　水煎服。

功　效　清热泻火,滋阴养血。

主　治　产后血亏阴虚,风邪入里化热,四肢烦热,头不痛者。

方　解　方中黄芩清热泻火,苦参清热燥湿祛风,干地黄养血滋阴。三物配伍,祛风而不燥,滋阴而不腻,共奏清热泻火,养血滋阴之功。

按　语　本方以产后发热、四肢烦热为辨证要点。现代用于治疗产后感染发热、湿疹等症。

第二节 清营凉血方

一 清营汤

方　源　《温病条辨》

组　成　犀角2克　生地黄15克　元参9克　竹叶心3克　麦冬9克　丹参6克　黄连5克　银花9克　连翘6克

用　法　水煎服。

功　效　清营透热,养阴活血。

主　治　邪热传营,身热夜甚,神烦少寐,时有谵语,目常喜开或喜闭,口渴或不渴,或斑疹隐隐,舌绛而干,脉数。

方　解　方用犀角咸寒、生地黄甘寒以清营凉血为君,元参、麦冬配生地黄以养阴清热为臣。佐以银花、连翘、黄连、竹叶清热解毒以透邪热,使入营之邪促其透出气分而解。本证热与瘀结而为瘀热,故配丹参活血以消瘀热。清营、养阴、活血相配,共收清营透热,活血消瘀之功。

按　语　本方以身热夜甚、烦躁不寐、时有谵语、斑疹隐隐、舌绛而干为辨证要点。现代常用于治疗流行性脑脊髓膜炎、乙型脑炎、败血症、麻疹、皮炎、药疹、小儿肺炎、血小板减少性紫癜、过敏性紫癜、白血病、淋巴肉瘤、恶性网状内皮细胞增生症、狐惑病、视神经炎、视神经萎缩等。若气分热盛而营分热轻,宜重用银花、连翘、黄连、竹叶心,减少犀角、生地黄、玄参的用量;暑热邪入心包、高热烦渴、抽搐、舌绛而干、脉数,加服紫雪丹;小儿喉痧重证,因于热毒壅盛者,加石膏、丹皮、甘草;乙型脑炎、流行性脑脊髓膜炎具有营分证者,如见痉厥,加羚羊角、钩藤、地龙,或并服紫雪丹;如见神昏谵语、舌謇肢厥,可先服安宫牛黄丸或至宝丹,再用本方。

使用本方应注意舌诊,原书说:"舌白滑者,不可与也。"舌质绛而苔白滑是挟有湿邪之象,忌用本方,否则助湿留邪。必须舌绛而干,才可应用本方。

方中犀角价贵而产量不多,可用水牛角代替。

附　方

①石氏犀地汤(《广温热论》)　由犀角、鲜生地、连翘、银花、郁金、鲜石菖蒲、梨汁、竹沥、姜汁、芦根、灯心组成。功能凉血开闭,泻热化湿。主治湿热证,邪传心包,化燥伤阴,舌绛干光,或鲜红起刺,神昏谵妄,日轻夜重,烦躁不宁,左脉弦数者。

②犀地玄参汤(《重订通俗伤寒论》)　由犀角、鲜生地、元参、连翘、桑叶、丹皮、竹叶心、石菖蒲组成。功能透营泄热。主治温病热邪入营,神烦少寐,舌红脉数。

③羚角清营汤(《重订通俗伤寒论》)　由羚角片、鲜生地、焦山栀、银花、连翘、血见愁、生蒲黄组成。功能清营凉血止血。主治外感温热暑邪,热扰营血,迫血妄行而失血,身热,心烦不卧。

二　清宫汤

方　源　《温病条辨》

组　成　玄参心9克　莲子心2克　竹叶卷心6克　连翘心6克　犀角尖2~5克　连心麦冬9克

用　法　水煎服。

功　效　清心解毒,养阴生津。

主　治　温病误汗,液伤邪陷,心包受邪,症见发热,神昏谵语者。

方　解　方中犀角尖、玄参心清心解毒为主药,配以莲子心、连翘心、竹叶卷心清心泻热,连心麦冬、玄参心清心养阴。诸药合用,共奏清心解毒,养阴生津之功。本方专清包络邪热,包络为心之宫城,故谓之清宫。

加　减　热痰盛,加竹沥、梨汁;咳痰不清,加瓜蒌皮;热毒盛,加金汁、人中黄;渐欲神昏,加银花、荷叶、石菖蒲。

按　语　本方以高热、神昏、谵语、舌绛为辨证要点。现代常用于治疗乙型脑炎、感染性高热等。如神昏谵语,加服安宫牛黄丸或至宝丹;抽搐,加服紫雪丹。

附　方

加味清宫汤(《温病条辨》)　即本方加知母、银花、竹沥组成,增强了清热解毒生津之功。主治暑温蔓延三焦,邪气久留,舌绛苔少,热搏血分者。

三　犀角地黄汤

方　源　《备急千金要方》

组　成　犀角3克　生地黄30克　芍药12克　牡丹皮9克

用　法　水煎服。

功　效　清热解毒,凉血散瘀。

主　治　热伤血络,吐血、鼻衄、便血、尿血等;蓄血留瘀,善忘如狂,漱水不欲咽,胸中烦痛,自觉腹满,大便色黑易解等;热扰心营,昏狂谵语,斑色紫黑,舌绛起刺;疔疮走黄。

方　解　本方以犀角清心、凉血、解毒为主,配生地一则以之凉血止血,一则以之养阴清热。芍药、丹皮既能凉血,又能散瘀。其配伍特点是凉血与活血散瘀并用。

加　减　喜妄如狂者,加大黄、黄芩。

按　语　本方以热甚动血、斑疹、舌绛为辨证要点。现代常用于治疗急性白血病、败血症、血小板减少性紫癜、过敏性紫癜、重症肝炎、尿毒症、流行性脑脊髓膜炎、流行性乙型脑炎、流行性出血热、丹毒、疔疮、药疹、荨麻疹、出血性麻疹、内痔出血、肛裂等。如热甚神昏者,可同时应用紫雪丹或安宫牛黄丸;因怒而挟肝火者,加柴胡、黄芩、栀子;心火炽盛者,加黄连、黑栀子。热甚动血,吐衄者,加茅根、侧柏叶、旱莲草;便血者,加地榆、槐花;尿血者,加茅根、小蓟。

凡气虚、阳虚之出血及脾胃虚弱者,不宜使用。

方中犀角可用水牛角代,芍药可用赤芍,若热伤阴血较甚,则可用白芍。

同名方

1. 《校注妇人良方》犀角地黄汤　即本方加黄芩、黄连组成,增强了清热解毒之功。主治上焦有热,口舌生疮,发热,或血妄行,或吐血,或下血。
2. 《景岳全书》犀角地黄汤　即本方加黄芩、升麻组成,增强了清热解毒之功。主治胃火血热妄行吐衄,或大便下血。
3. 《绛雪园古方选注》犀角地黄汤　由犀角、生地黄、连翘、甘草组成。功能清热凉血,泻火解毒。主治温热病高热烦躁,身发斑疹,舌质红绛者。

附　方

①犀角消毒丸(《证治准绳》)　即本方去丹皮,加荆芥、当归、防风、牛蒡子、连翘、桔梗、薄荷、黄芩、甘草组成。功能清热凉血,祛风解毒。主治痘疹余毒,一切疮毒。

②犀角解毒汤(《杂病源流犀烛》) 即本方去丹皮,加连翘、桔梗、当归、薄荷、防风、黄芩、甘草、牛蒡子、荆芥、茅根、京墨汁组成。功能清热凉血解毒。主治疹子出一日即没,毒邪内陷者。

③犀角解毒饮(《医宗金鉴》) 即本方去丹皮,加牛蒡子、荆芥、防风、连翘、银花、甘草、黄连、灯心组成。功能清热解毒凉血。主治赤游风,头面、四肢皮肤赤热而肿,色若丹涂,游走不定。

④犀地清络饮(《重订通俗伤寒论》) 即本方加连翘、竹沥、桃仁、生姜汁、鲜茅根、灯心、鲜石菖蒲汁组成。功能清热凉血、活血散瘀、化痰通络。主治温热病,热陷包络,神昏谵语。

四 清瘟败毒饮

方　源　《疫疹一得》

组　成　生石膏15~60克　生地黄9~30克　犀角1~3克　黄连3~9克　栀子9克　桔梗6克　黄芩9克　知母9克　赤芍9克　玄参9克　连翘9克　甘草6克　丹皮9克　鲜竹叶6克

用　法　水煎服。

功　效　清热解毒,凉血泻火。

主　治　瘟疫热毒,充斥内外,气血两燔,大热渴饮,头痛如劈,干呕狂躁,谵语神糊,视物昏瞀,或发斑疹,或吐血、鼻衄,四肢或抽搐,或厥逆,脉沉数,或沉细而数,或浮大而数,舌绛唇焦。

方　解　本方重在大清阳明气分疫热,重用石膏配知母、甘草,是取法白虎汤,意在清热保津;黄连、黄芩、栀子共用,是仿黄连解毒汤方义,意在通泻三焦火热。犀角、生地、赤芍、丹皮相配,即犀角地黄汤的成方,是为清热解毒,凉血散瘀而设,配清气法以治气血两燔之证。再配连翘、元参"解散浮游之火";桔梗、竹叶取其"载药上行"。本方虽合三方而成,但以白虎汤大清阳明经热为主,配以泻火、凉血,相辅而成,共奏清瘟败毒之功。

按　语　本方以大热烦渴、昏狂谵语、发斑吐衄、舌绛唇焦、脉沉数为辨证要点。现代常用于治疗流行性乙型脑炎、流行性脑脊髓膜炎、流行性出血热、钩端螺旋体病、败血症、肺炎、小儿急惊风、产后高热等。如大便秘结,加大黄、芒硝;热毒发斑,加大青叶、紫草、升麻;大渴不已,加天花粉,并重用石膏;抽搐,加钩藤、羚羊角;咽喉肿痛,加牛蒡子、射干、山豆根;头面肿大,加银花、马勃、僵蚕、板蓝根、紫花地丁;湿热发黄,加茵陈、滑石、猪苓、泽泻。

附　方

凉营清气汤(《喉痧症治概要》)　由犀角、鲜石斛、栀子、丹皮、鲜生地、薄荷、黄连、赤芍、元参、生石膏、甘草、连翘、鲜竹叶、茅根、芦根、金汁组成。功能凉营清气。主治痧麻虽布,壮热烦躁,渴欲冷饮,甚则谵语妄言,咽喉肿痛腐烂,脉洪数,舌红绛,或黑燥无津。

五　神犀丹

方　源　《温热经纬》

组　成　犀角180克　石菖蒲180克　黄芩180克　生地黄500克　金银花500克　金汁300克　连翘300克　板蓝根270克　香豉240克　元参210克　花粉120克　紫草120克

用　法　各生晒研细,以犀角、地黄汁、金汁和捣为丸,每丸重3克。每服1～2丸,日服2次,小儿酌减。也可改作汤剂水煎服,各药用量酌减至常规剂量。

功　效　清热开窍,凉血解毒。

主　治　温热暑疫,邪入营血,热深毒重,耗液伤阴,症见高热昏谵,斑疹色紫,口咽糜烂,目赤烦躁,舌质紫绛等。

方　解　方中犀角、生地、紫草、玄参、金汁清营凉血解毒,配以板蓝根、金银花、连翘、黄芩清热解毒。花粉配生地、元参清热养阴;香豉宣达郁热,配银花、连翘以透热转气;石菖蒲芳香开窍。本方以清热解毒为主,并用凉血开窍,以使毒解神清。

按　语　本方以高热昏谵、斑疹色紫、舌质紫绛为辨证要点。现代常用于治疗乙型脑炎、流行性出血热、口腔炎、小儿呼吸道感染、紫癜等。如高热烦躁,加生石膏、知母;大便秘结,加大黄、芒硝;热盛动风,加钩藤、羚羊角、地龙;痰热较甚,加川贝母、鲜竹沥。

附　方

①犀角丸(《沈氏尊生书》)　由犀角、生地黄、玄参、连翘、牛蒡子、桔梗、甘草、青黛、赤苓、朴硝组成。功能清心、泄热、解毒。主治温病热毒内盛,烦热,斑疹,舌质红绛,以及小儿牙疳,痧痘余毒,或有便秘者。

②犀角丸(《常用中成药》)　即本方加人中黄组成,功效、主治同本方。

六　化斑汤

方　源　《温病条辨》

组　成　生石膏30克　知母12克　生甘草10克　玄参10克　犀角2~6克　白粳米9克

用　法　水煎服。

功　效　清气凉血,化斑解毒。

主　治　温病气血两燔,壮热,或身热夜甚,口渴,烦躁,肌肤发斑,舌绛苔黄,脉数。

方　解　方中白虎汤清气分之邪热而保津液,犀角、玄参清热解毒,凉血消斑。诸药合用,共奏清气凉血,解毒化斑之功。

按　语　本方以壮热、口渴、发斑、舌绛苔黄为辨证要点。现代常用于治疗流行性脑脊髓膜炎、乙型脑炎、流行性出血热、过敏性紫癜等。如神昏谵语,加用安宫牛黄丸或至宝丹;大便秘结,加大黄、芒硝;热盛动风,加羚羊角、钩藤;里热伤津,加生地、麦冬;斑色紫暗,加紫草、赤芍、丹皮。

同名方

1. 《张氏医通》化斑汤　由玄参、牛蒡子、柴胡、荆芥、防风、连翘、木通、枳壳、蝉蜕、生甘草、灯心、淡竹叶组成。功能清热祛风解毒。主治痘与斑夹出者。
2. 《医方集解》化斑汤　即本方去白粳米,加人参组成。功能清热、益气、生津。主治胃热发斑脉虚者。

附　方

①消斑青黛饮(《成方切用》)　即本方去白粳米,加青黛、黄连、栀子、生地、柴胡、人参、生姜、大枣、苦酒组成。功能清热凉血、解毒消斑、益气生津。主治伤寒热邪传里,里实表虚,阳毒发斑。

②流脑合剂(《古今名方》)　由生石膏、鲜生地、知母、连翘、大青叶、丹皮、黄连、黄芩、赤芍、淡竹叶、桔梗、甘草、水牛角组成。功能清热解毒、凉血救阴。主治流行性脑脊髓膜炎证属气血两燔者,高热,头痛剧烈,呕恶肢痛,颈项强直,咽痛或红肿,皮肤出血点较明显,舌绛,脉数等症。

七 犀角大青汤

方　源　《医学心悟》

组　成　犀角屑 4.5 克　大青叶 10 克　玄参 10 克　甘草 6 克　升麻 10 克　黄连 5 克　黄芩 10 克　黄柏 10 克　山栀 10 克

用　法　水煎服。

功　效　清热解毒，凉血化斑。

主　治　斑出已盛，心烦大热，口渴，错语呻吟，不得眠，或咽痛不利，脉洪数。

方　解　方中犀角屑、大青叶、玄参、升麻清热解毒，凉血化斑；黄连、黄芩、黄柏、山栀清热泻火解毒；甘草既能解毒，又可缓和芩、连之苦寒，以防伤胃。诸药合用，共奏清热解毒，凉血化斑之功。

加　减　口大渴，加石膏；虚者，加人参。

按　语　本方以肌肤发斑、壮热、烦渴、舌绛苔黄、脉洪数为辨证要点。现代常用于治疗流行性脑脊髓膜炎、乙型脑炎、流行性出血热、败血症等。如壮热大渴，加石膏、知母；大便秘结，加大黄、芒硝；鼻衄，加丹皮、赤芍、生地、白茅根；神昏谵语，加安宫牛黄丸或至宝丹。

同名方

《伤寒活人书括》犀角大青汤　由犀角、大青叶、栀子、淡豆豉组成。功能清热解毒、凉血化斑。主治温病热入血分，壮热神昏，烦躁，发斑疹，其色紫暗，或兼咽喉肿痛等。

附　方

犀角玄参汤（《伤寒全生集》）　即本方去大青叶，加香附、人参、桔梗、石膏、薄荷组成。功能清热凉血、解毒化斑。主治伤寒毒盛发斑,心烦狂乱,吐血。

八 犀角散

方　源　《古今图书集成医部全录》

组　成　犀角3克　黄连6克　升麻9克　栀子仁9克　茵陈15克

用　法　水煎服。

功　效　清热凉营,解毒退黄。

主　治　急黄,高热烦渴,或神昏谵语,或鼻衄、便血,或肌肤出现瘀斑,舌质红绛,苔黄而燥,脉弦滑数。

方　解　方中犀角清热凉营解毒,黄连、栀子仁、升麻清热泻火解毒,茵陈清热退黄。诸药合用,共奏清热凉营,解毒退黄之功。

按　语　本方以发病急骤、黄疸迅速加深、其色如金、高热烦渴、或神昏、或出血、舌绛苔黄为辨证要点。现代常用于治疗急性黄疸型肝炎、重症肝炎等。治疗急性黄疸型肝炎,可加生地、丹皮、玄参、石斛;如神昏谵语,加服安宫牛黄丸或至宝丹;鼻衄、便血或肌肤发斑,加地榆炭、柏叶炭;小便不利,或出现腹水,加木通、白茅根、车前草、大腹皮。

同名方

1. 《太平圣惠方》犀角散　由犀角、人参、茯神、龙齿、麦冬、黄芩、甘草、生地黄汁组成。功能镇惊安神。主治小儿惊热,睡卧不安,筋脉抽掣。

2. 《外科精要》犀角散　由犀角、芍药、玄参、升麻、黄芪、生甘草、麦冬、当归、大黄组成。功能清热凉血,益气托毒。主治痈疽热毒内攻,喉舌生疮,甚至黑烂。

3. 《袖珍小儿方》犀角散 即本方去黄连、栀子仁,加葛根、胆草、生地、寒水石组成。功能清热凉营,解毒退黄。主治小儿黄疸,一身黄。

第三节 清热解毒方

一 黄连解毒汤

方　源　《外台秘要》

组　成　黄连3～9克　黄芩6克　黄柏6克　栀子9克

用　法　水煎服。

功　效　泻火解毒。

主　治　一切实热火毒,三焦热盛之证,大热烦躁,口燥咽干,错语,不眠;或热病吐血、鼻衄;或热甚发斑,身热下痢,湿热黄疸;外科痈疽疔毒,小便黄赤,舌红苔黄,脉数有力。

方　解　方用黄连泻心火为君,兼泻中焦之火;黄芩清肺热,泻上焦之火为臣;黄柏泻下焦之火,栀子通泻三焦之火,导热下行,合为佐使。共收泻火清热解毒之功。凡因火毒上逆、外越而生诸症,治以泻火泄热之剂,其火毒下降,则诸症自平。

按　语　本方以大热烦躁、错语不眠、吐衄发斑、下痢、黄疸、舌红苔黄、脉数有力为辨证要点。现代常用于治疗流行性脑脊髓膜炎、乙型脑炎、钩端螺旋体病、尿路感染、胆道感染、肺炎、肠炎、痢疾、败血症、出血、丹毒、脓疱疮等。如大便秘结,加大黄;吐衄发斑,加生地、玄参、丹皮;瘀热发黄,加茵陈、大黄;痈疽疔毒,加蒲公英、金银花、紫花地丁;下痢脓血,里急后重,加木香、槟榔。

本方为大苦大寒之剂,久服易伤脾胃;若非实热之证,不可轻投。

现代药理研究证实,本方具有抗菌、降压、增加脑缺血区边缘组织血流量的作用,并有凝血因子样作用,能增强血管壁抵抗力。

同名方

1.《外科正宗》黄连解毒汤　即本方加连翘、甘草、牛蒡子组成。功能清热解毒。主治疔毒入心、内热口干,烦闷恍惚,脉实者。
2.《幼幼集成》黄连解毒汤　有2方:其方(1)即本方加生地、牛蒡子、灯心组成。功能清热解毒凉血。主治痘出纯紫赤色,血热气实。方(2)由黄连、黄芩、枳壳、当归、大黄、甘草组成。功能清热解毒,调和气血。主治痘后患痢,其热甚者。

附　方

①加味解毒汤(《寿世保元》)　即本方加柴胡、茵陈、龙胆草、木通、滑石、升麻、甘草组成。功能清热渗湿,疏肝利胆。主治黄疸,周身如金黄色,小便如浓煮柏汁,服诸药不效者。
②加味解毒汤(《寿世保元》)　即本方加大黄、赤芍、连翘、枳壳、防风、甘草组成。功能泻火解毒。主治下焦热毒炽盛,大便下血,大肠痛不可忍,肛门肿起。
③大金花丸(《景岳全书》)　即本方加生大黄组成。功能清热泄火。主治中外诸热,淋秘溺血,嗽血衄血,头痛骨蒸,肺痿,或疔疮疖痈等。
④大清凉散(《伤寒温疫条辨》)　由僵蚕、蝉蜕、当归、生地黄、金银

花、泽兰、全蝎、泽泻、木通、车前子、黄连(姜汁炒)、黄芩、炒栀子、五味子、麦门冬、龙胆草、牡丹皮、知母、生甘草、蜂蜜、冷米酒、童便组成。功能清热泻火,升清降浊。主治温病,表里三焦大热,胸满胁痛,耳聋目赤,口鼻衄,唇干舌燥,口苦自汗,咽喉肿痛,谵语狂乱等症。

⑤小清凉散(《伤寒温疫条辨》) 由僵蚕、石膏、蝉蜕、金银花、泽兰、当归、生地黄、黄连、黄芩、栀子、牡丹皮、紫草、蜜酒、童便组成。功能清热泻火,升清降浊。主治温病,壮热烦躁,头沉面赤,咽喉不利,或唇口颊腮肿。

⑥神解散(《伤寒温疫条辨》) 由僵蚕、蝉蜕、神曲、金银花、生地黄、木通、车前子、黄芩、黄连、黄柏、桔梗、黄酒、蜜组成。功能清热透邪,解毒泻火。主治温病初起,憎寒体重,壮热头痛,四肢无力,遍体酸痛,口苦咽干,胸腹满闷等症。

⑦清化汤(《伤寒温疫条辨》) 由僵蚕、蝉蜕、金银花、泽兰、黄芩、炒栀子、连翘、龙胆草、玄参、桔梗、橘皮、白附子、甘草、蜜、酒组成。主治温病壮热憎寒,体重气喘,口干舌燥,咽喉不利,头面痒肿,目不能开者。

⑧黄连上清丸(《全国中药成药处方集》) 即本方加大黄、连翘、薄荷、菊花、川芎、当归、葛根、天花粉、玄参、桔梗、姜黄组成。功能泻火解毒,清头目,通大便。主治邪火炽盛,头痛,目赤,咽痛,口舌生疮,或兼便秘者。

⑨牛黄上清丸(《全国中药成药处方集》) 即本方加牛黄、冰片、大黄、连翘、生石膏、菊花、薄荷、荆芥、防风、白芷、蔓荆子、川芎、旋复花、桔梗、甘草组成。功能疏风清热,泻火解毒。主治风热邪火所致的头痛目赤,咽喉肿痛,口舌生疮,牙龈肿痛,或兼便秘者。

⑩明目上清丸(《全国中药成药处方集》) 由黄连、黄芩、山栀、大黄、枳壳、生石膏、天花粉、连翘、菊花、薄荷、荆芥、蝉蜕、蒺藜、玄

参、麦冬、当归、赤芍、桔梗、甘草、陈皮、车前子组成。功能散风清热,泻火明目。主治风热邪火所致的目赤肿痛。

⑪栀子金花丸(《全国中药成药处方集》) 即本方加大黄、天花粉、知母组成。功能清热泻火解毒。主治头晕目眩,鼻干出血,牙痛咽肿,口舌生疮。

二 泻心汤

方　源　《金匮要略》

组　成　大黄6克　黄连3克　黄芩9克

用　法　水煎服。

功　效　泻火解毒,燥湿泻热。

主　治　邪火内炽,迫血妄行,吐血、鼻衄;三焦积热,头项肿痛,眼目红肿,口舌生疮,心膈烦躁,尿赤便秘;疔疮走黄,痈肿丹毒;湿热黄疸,胸中烦热痞满,舌苔黄腻,脉数实;湿热痢疾等。

方　解　方中大黄清热泻火解毒,并能攻下通便,使热毒下泄,为主药;黄连、黄芩清热燥湿,泻火解毒,为辅助药。"三黄"合用,共奏泻火解毒,燥湿泄热之功。

按　语　本方以面红目赤、烦热痞满、尿赤便秘、吐血衄血、口舌生疮、湿热黄疸、疔疮肿毒、舌苔黄腻为辨证要点。现代常用于治疗急性胃肠炎、上消化道出血、支气管扩张咯血、肺结核咯血、鼻衄、齿衄、口腔炎、急性结膜炎、原发性高血压、血卟啉病等。治疗上消化道出血,加白及、乌贼骨、侧柏叶;恶心呕吐,加竹茹、代赭石、旋复花;口苦心烦、急躁易怒,加丹皮、栀子。

凡阳虚失血、脾不统血,忌用本方。

现代药理研究证实,本方具有降脂、降压、抗凝、抗血小板聚集、抗缺氧等作用,对弗氏痢疾杆菌、大肠杆菌、葡萄球菌有抑制作用。

同名方

1. 《外台秘要》泻心汤 由小麦、香豉、竹叶、石膏、地骨皮、茯苓、山栀组成。功能清热除烦。主治心实热,吐闷,喘急头痛。
2. 《太平圣惠方》泻心汤 由半夏、人参、木通、炙甘草、大黄、黄芩、生姜、红枣组成。功能清热泻火,补气和中。主治伤寒六日,心胸烦热,面赤大渴,壮热,身体疼痛,证属毒气攻心者。
3. 《小儿药证直诀》泻心汤 由单味黄连组成。功能清心火。主治小儿心热卧不安。
4. 《症因脉治》泻心汤 由黄连、半夏、生姜、甘草组成。功能清热止呕。主治外感呃逆,胃热便利。

附　方

①附子泻心汤(《伤寒论》) 即本方加附子组成。功能泻热消痞,扶阳固表。主治热痞兼表阳虚,心下痞满,按之柔软不痛,恶寒汗出。

②黄连泻心汤(《云岐子脉诀》) 由黄连、生地黄、知母、黄芩、甘草组成。功能养阴泻火。主治伤寒,太阳、少阳相合,伏阳上冲,变为狂病,脉紧。

③解毒泻心汤(《外科正宗》) 由黄连、防风、荆芥、山栀、黄芩、牛蒡子、滑石、玄参、知母、石膏、甘草、木通、灯心组成。功能清心解毒。主治心经火旺,酷暑时生天疱,发及遍身者。

④三黄栀子豉汤(《张氏医通》) 即本方加栀子、豆豉组成。功能泻火解毒,清热除烦。主治热病时疫,头痛壮热。

⑤三黄四物汤(《医宗金鉴》) 即本方加当归、白芍、川芎、生地组成。功能清热降火,养血调经。主治月经来前,内热迫血上壅,吐血、鼻衄。

⑥清热解毒汤(《医宗金鉴》) 由生地、黄连、金银花、薄荷叶、连翘、赤芍、木通、生甘草、灯心组成。功能清热解毒凉血。主治小儿胎赤,头面、肢体赤若丹涂。

⑦加味泻心汤(《医醇剩义》) 由黄连、犀角、蒲黄、天冬、丹参、元参、连翘、茯苓、甘草、淡竹叶、灯心组成。功能清心凉血。主治心火炽盛,五中烦躁,面红目赤,口燥唇裂,甚则鼻衄、吐血。

三 凉膈散

方　源　《太平惠民和剂局方》

组　成　大黄 600 克　朴硝 600 克　甘草 600 克　山栀子仁 300 克　薄荷 300 克　黄芩 300 克　连翘 1200 克

用　法　上药共为粗末,每服 6～12 克,加竹叶 3 克,蜜少许,水煎服。亦可作汤剂煎服,各药用量按原方比例酌减。

功　效　泻火通便,清上泻下。

主　治　中上二焦邪郁生热,胸膈热聚,症见身热口渴,面赤唇焦,胸膈烦热,口舌生疮,或咽痛吐衄,便秘溲赤,或大便不畅,舌红苔黄,脉滑数。

方　解　方中重用连翘,以清热解毒为主;配黄芩以清胸膈郁热;山栀通泻三焦之火,引火下行;薄荷、竹叶外疏内清;用芒硝、大黄荡涤胸膈邪热,导泻下行;配以白蜜、甘草,既能缓和硝、黄峻泻之功,又可助硝、黄推导之力。综上配伍大意,清上与泻下并行,但泻下是为清泻胸膈郁热而设,所谓"以泻代清",其意在此。

按　语　本方以胸膈烦热、口渴唇焦、舌红苔黄、脉滑数为辨证要点。现代常用于治疗麻疹、乙型脑炎、钩端螺旋体病、急性扁桃体炎、急性咽-结膜热、大叶性肺炎、支气管扩张咯血、急性细菌性痢疾、胆道感染、急性阑尾炎等。如咽喉肿痛、壮热烦渴,加石膏、桔梗、山豆根;咽喉腐烂,加锡类散吹喉;口舌生疮,加黄连、竹叶;咳嗽痰黄,加贝母、杏仁、瓜蒌皮;衄血,加白茅根、丹皮、仙鹤草;咯血,加白及、白茅根、藕节;胸胁胀痛,加柴胡、川楝子、延胡索;黄疸,加茵陈、郁金;乙型脑炎、流行性脑脊髓膜炎,加大青叶、板蓝根、蒲公英;麻疹出疹期见疹色深红、目赤鼻干、喘渴欲饮、脉洪数者,去硝、黄,加石膏、牛蒡子。

体虚患者及孕妇,忌用或慎用本方。

同名方

1. 《外科正宗》凉膈散 由防风、荆芥、桔梗、山栀、元参、石膏、薄荷、黄连、天花粉、牛蒡子、贝母、大黄组成。功能疏风清热,化痰利咽。主治咽喉肿痛,痰涎壅盛,膈间有火,大便秘涩。
2. 《景岳全书》东垣凉膈散 即本方去大黄、朴硝、白蜜,加桔梗组成。功能清热泻火,解毒透疹。主治痘疹内热。
3. 《医宗金鉴》凉膈散 由芒硝、大黄、车前子、玄参、黄芩、知母、栀子、茺蔚子组成。功能泻火通便,清肝明目,消肿散结。主治睑硬睛疼,初患之时,时觉疼胀,久则睑胞肿硬,睛珠疼痛。

附 方

①凉膈连翘散(《银海精微》) 即本方去竹叶、白蜜,加黄连组成。功能清肝疏风,凉膈通便。主治眼目热极,珠碜泪出者。
②凉膈白虎汤(《医宗金鉴》) 即本方去竹叶、白蜜,加生石膏、知母、粳米组成。功能清热生津,泻火通便。主治肺胃热盛,喘急,口干舌燥作渴,面赤唇红。
③凉膈消毒饮(《医宗金鉴》) 即本方去竹叶、白蜜,加荆芥、防风、牛蒡子、灯心组成。功能疏风清热。主治风热壅盛,咽喉肿痛。
④加减凉膈散(《医宗金鉴》) 由薄荷叶、生栀子、元参、连翘、生甘草、桔梗、麦冬、牛蒡子、黄芩组成。功能清热解毒,宣肺利窍。

主治肺热失音。

⑤三黄凉膈散(《喉科紫珍集》) 由黄连、栀子、黄柏、黄芩、川芎、赤芍、甘草、薄荷、青皮、陈皮、金银花、花粉、当归、射干、元参组成。功能清热解毒,凉膈利咽。主治热毒上攻咽喉,初起咽喉不利,继则红肿疼痛,恶寒发热,心烦口渴。

⑥余氏清心凉膈散(《温热经纬》) 即本方去朴硝、大黄,加石膏、桔梗组成。功能凉膈解毒。主治热毒壅阻上焦气分,壮热口渴,烦躁,咽喉红肿、糜烂,舌红苔黄。

四 普济消毒饮(又名普济消毒饮子)

方　源　《东垣试效方》

组　成　黄芩15克　黄连9克　陈皮6克　甘草6克　玄参10克　柴胡6克　桔梗6克　连翘10克　板蓝根15克　马勃3克　牛蒡子9克　薄荷3克　僵蚕9克　升麻6克

用　法　水煎服。

功　效　疏风散邪,清热解毒

主　治　大头瘟,风热疫毒之邪,壅于上焦,发于头面,恶寒发热,头面红肿焮痛,目不能开,咽喉不利,舌燥口渴,舌红苔黄,脉数有力。

方　解　方以酒炒芩、连清降发于头面热毒为君;牛蒡子、连翘、薄荷、僵蚕辛凉疏散头面风热为臣;玄参、马勃、板蓝根有加强清热解毒之功,配甘草、桔梗、玄参以清利咽喉,玄参并有防止伤阴之作用,陈皮理气疏壅,以散邪热郁结。方中配升麻、柴胡,是用其疏散风热之功,即"火郁发之"之意。芩、连得升麻、柴胡可引药上行,以清头面热毒;升、柴配芩、连可防其升发太过,二者相反相成,共收疏散风热,清热解毒之功。

加　减　大便秘者,加大黄。

按　语　本方以头面红肿焮痛、恶寒发热、舌红苔黄、脉数有力为辨证要点。现代常用于治疗流行性腮腺炎、急性扁桃体炎、急性咽喉炎、呼吸道感染、流行性出血热、猩红热、丹毒等。如表证明显,加荆芥、防风;高热,加生石膏、大青叶、山栀子;腮部漫肿较硬,加昆布、海藻;睾丸肿痛,加川楝子、龙胆草、荔枝核;大便秘结,加大黄、芒硝;兼气虚者,加党参。

现代药理研究证实,本方煎剂对甲型和乙型链球菌、肺炎双球菌、金黄色葡萄球菌、白色葡萄球菌均有较好的抑菌作用,对其他细菌亦有不同程度的抑菌作用,特别是对耐药性细菌仍有较强抑菌作用。

同名方

《卫生宝鉴》普济消毒饮　即本方去薄荷,加人参组成。功效、主治与本方同。

附　方

①玄参升麻汤(《活人书》)　由玄参、升麻、甘草组成。功能解毒化斑。主治温病热毒发斑疹,或咽喉肿痛者。

②芩连消毒汤(《伤寒六书》)　由柴胡、甘草、桔梗、川芎、黄芩、荆芥、黄连、防风、羌活、枳壳、连翘、射干、白芷、生姜、牛蒡子、竹沥、姜汁组成。功能疏风清热,解毒消肿。主治天行大头病,发热恶寒,头项肿痛,脉洪者。

③普济消毒饮去升麻柴胡黄芩黄连方(《温病条辨》)　即本方去升麻、柴胡、黄芩、黄连、陈皮,加银花、荆芥组成。功能清热解毒,疏风利咽。主治温毒咽痛喉肿,耳前耳后肿,颊肿,面正赤,或喉不痛但外肿,甚则耳聋,俗名大头瘟、虾蟆瘟者。

④升降散(《伤寒温疫条辨》)　由白僵蚕、蝉蜕、姜黄、生大黄组成,共研细末,和匀,用黄酒、蜂蜜调匀冷服。功能升清降浊,散风清

热。主治温病表里三焦大热,其证不可名状者。

五 三阳清解汤

方　源　《医方新解》

组　成　葛根24克　银花24克　连翘24克　石膏30克　柴胡24克　黄芩12克　大青叶30克　蒲公英30克　甘草9克

用　法　水煎服。

功　效　辛凉透表,清热解毒。

主　治　三阳热盛,或温病热入气分,或大头瘟毒等,症见高热持续不退、头昏胀痛、口渴心烦、咽喉疼痛,或微恶风寒、有汗或无汗、项背强痛,或两颊肿痛,舌质红,苔浅黄而燥,脉浮洪数而有力。

方　解　方中葛根、银花、连翘凉散太阳表热,石膏清解阳明里热,柴胡、黄芩和解少阳邪热,大青叶、蒲公英、银花、连翘清热解毒,甘草调药和中。诸药合用,共奏清解三阳邪热,泻火解毒之功。

加　减　若表证较重者,加荆芥、薄荷;便秘、谵语、舌苔黄厚而燥者,加生大黄、玄明粉;吐血、鼻衄、发斑者,去柴胡,加生地、茅根、丹皮;咽喉肿痛甚者,加红牛膝根。

按　语　本方以高热、口渴心烦、咽喉疼痛,或两颊肿痛、舌红苔黄、脉数有力为辨证要点。临床常用于治疗流行性感冒、急性扁桃体炎、流行性腮腺炎、猩红热以及其他感染性疾病,证属三阳热盛者。

六 银黄片

方　源　《上海中成药临床实用手册》

组　成　金银花提取物　黄芩甙

用　法　两药比例为 5:4,制成片剂。每服 2 片,日服 3～4 次,温开水送服。也可改用金银花、黄芩饮片作汤剂水煎服,各药用量以常规剂量为准。

功　效　清热解毒。

主　治　感冒发热、咽痛、鼻流黄稠涕,以及疮疖、脓肿等。

方　解　方中金银花提取物清热解毒,黄芩甙清热燥湿,泻火解毒,抗菌、消炎,二药配伍,更能增强清热解毒之效。

按　语　本方以发热、咽痛、鼻流黄涕、咳嗽黄痰,以及疮疖脓肿,或大便赤白脓血为辨证要点。常用于治疗上呼吸道感染、急性扁桃体炎、乙型脑炎、细菌性痢疾、鼻窦炎、结膜炎等。

现代药理研究证实,本品对大肠杆菌、肺炎双球菌、链球菌、葡萄球菌、脑膜炎双球菌、痢疾杆菌、绿脓杆菌等均有抗菌作用,并对某些流感病毒有抑制作用。

七　感冒退热冲剂

方　源　《中华人民共和国药典》

组　成　大青叶 200 克　板蓝根 200 克　连翘 100 克　拳参 100 克

用　法　上药制成冲剂,每服 18～36 克,日服 3 次,开水冲服。也可改作汤剂水煎服,各药用量须酌减至常规剂量。

功　效　清热解毒。

主　治　感冒发热,头痛,咽痛等。

方　解　方中大青叶、板蓝根、拳参清热解毒,与连翘相配既可增强清热解毒之功,又有疏散风热之效。

按　语　本方以恶寒发热、汗出不畅、鼻塞咽痛、舌苔薄黄、脉浮数为辨证要点。常用于治疗上呼吸道感染、流感、流行性腮腺炎、急性咽喉炎、急性扁桃体炎等。

现代药理研究证实,本方对多种致病菌有抑菌作用,对某些病毒也有抑制作用。

八　银翘红酱解毒汤

方　源　《妇产科学》

组　成　银花10～30克　连翘10～30克　红藤10～30克　败酱草10～30克　丹皮6～12克　山栀6～12克　赤芍6～12克　桃仁6～12克　薏苡仁6～12克　玄胡索6～9克　川楝子6～9克　乳香3～6克　没药3～6克

用　法　水煎服。

功　效　清热解毒,凉血,祛瘀,止痛。

主　治　妇女盆腔炎,邪热瘀阻,发热恶寒或不恶寒,下腹剧痛,拒按,带多色黄或脓性,舌红苔黄,脉弦或滑数者。

方　解　方中银花、连翘、红藤、败酱草、薏苡仁清热解毒,利湿排脓;山栀、丹皮、赤芍、桃仁凉血祛瘀;川楝子、延胡索、乳香、没药行气活血止痛。诸药合用,共奏清热解毒,凉血祛瘀,行气止痛之功。

按　语　本方以发热、下腹疼痛拒按、带多色黄、舌红苔黄、脉弦为辨证要点。常用于治疗盆腔炎。

九　清热止带汤

方　源　《中医治法与方剂》

组　成　柴胡 9 克　香附 9 克　金铃子炭 9 克　土茯苓 30 克　银花藤 30 克　蕺菜 30 克　蒲公英 30 克　贯众 15 克　野菊花 15 克　胆草 9 克　苍术 9 克　红藤 30 克

用　法　水煎服。

功　效　清热解毒，调肝止带。

主　治　肝郁湿热，发热，下腹疼痛，拒按，白带多而腥臭，溺黄，舌苔黄腻，脉弦数。

方　解　方中土茯苓、银花藤、野菊花、蒲公英、胆草、贯众、蕺菜、红藤清热解毒；苍术与胆草、土茯苓配伍，清热燥湿；柴胡、香附、金铃子调气疏肝。诸药合用，共奏清热解毒，调气疏肝，燥湿止带之功。

按　语　本方以发热、下腹疼痛、带多色黄腥臭、舌苔黄腻、脉弦数为辨证要点。现代常用于治疗急性盆腔炎、阴道炎、宫颈糜烂等。本方祛湿药较少，可加车前子、泽泻增强除湿功效；如带有臭味，加败酱草；大便秘结，加大黄；小便短赤，加六一散；阴部瘙痒，加白鲜皮、苦参。

附　方

止带方（《世补斋不谢方》）　由猪苓、茯苓、车前子、泽泻、茵陈、赤芍、丹皮、黄柏、栀子、牛膝组成。功能清热解毒，利湿止带。主治湿毒带下，带下如米泔，或黄绿如脓，或夹血液，且有臭气，阴痒，小便短赤，口苦咽干，舌红苔黄，脉数。

第四节　清脏腑热方

一　导赤散

方　源　《小儿药证直诀》

组　成　生地黄9克　木通9克　淡竹叶6克　甘草梢9克

用　法　上药为末,每服10克,水煎服。亦可改作汤剂,水煎服。

功　效　清心养阴,利水通淋。

主　治　心经热盛,心胸烦热,口渴面赤,意欲饮冷,以及口舌生疮;或心移热于小肠,小溲赤涩刺痛,舌红脉数。

方　解　方用生地黄凉血滋阴以制心火,木通上清心经之热,下则清利小肠,利水通淋。甘草梢清热解毒,调和诸药,用"梢",古有直达茎中止淋痛之说。淡竹叶清心除烦。全方配伍大意,为清心与养阴两顾,利水并导热下行,共收清心养阴,利水通淋之效。

按　语　本方以口舌生疮、或小便短赤涩痛、舌红脉数为辨证要点。现代常用于治疗急性泌尿系统感染、尿路结石、口腔溃疡、小儿夜啼等。若心火较盛,加黄连、灯心;血淋涩痛,加旱莲草、小蓟;小便数急刺痛,加白茅根;大便秘结,加大黄。

同名方

1.《普济方》导赤散　即本方去竹叶,加黄连、麦门冬、半夏、地骨皮、茯神、赤芍药、黄芩、生姜组成。功能清心泻火,养阴安神。主治心脏实热,口干烦渴,或口舌生疮,惊怖不安。

2. 《伤寒六书》导赤散　由茯苓、猪苓、泽泻、桂枝、白术、甘草、滑石、栀子、生姜、灯心、盐组成。功能清热利水。主治小便不利,小腹满,或下焦蓄热,或引饮过多,或小便短赤而渴,脉沉数。

3. 《银海精微》导赤散　即本方加栀子、黄柏、知母、灯心组成。功能清热泻火。主治心经实热,目大眦赤脉传睛,视物不准。

4. 《笔花医镜》导赤散　即本方加麦冬、车前子、赤茯苓组成。利水之功较本方强。主治热闭,小便不通。

5. 《医方简义》导赤散　即本方加车前子组成。利水之功较本方强。主治心移热于小肠,口糜淋痛。

附　方

① 增味导赤散(《仁斋直指》)　即本方加黄芩、车前子、山栀、川芎、赤芍、生姜组成。功能清热泻火,利水通淋。主治血淋,血尿。

② 十味导赤汤(《医宗金鉴》)　即本方加山栀子、瞿麦、滑石、茵陈蒿、黄芩、猪苓组成。功能清热泻火,利水通淋。主治热淋,小便不通,淋漓涩痛。

③ 泻心导赤散(《医宗金鉴》)　即本方去淡竹叶,加黄连组成。功能泻心脾积热。主治心脾积热上发,口舌疮赤糜烂。

④ 加味导赤散(《成方切用》)　即本方加人参、麦门冬、灯心组成。功能清热利尿,益气生津。主治痘疹小便黄赤,口干烦渴。

⑤ 十味导赤散(《杂病源流犀烛》)　即本方去淡竹叶,加地骨皮、黄连、黄芩、麦门冬、半夏、茯神、赤芍药、生姜组成。功能清心泻火,养阴安神。主治心胆实热,口舌生疮,惊悸烦渴。

⑥ 导赤清心汤(《重订通俗伤寒论》)　即本方去甘草,加茯神、麦门冬、丹皮、益元散、莲子心、辰砂染灯心、童便组成。功能清心凉营,利水导热,安神。主治热陷心经,内蒸心包,舌赤神昏,小便短涩赤热。

二 清心莲子饮

方　源　《太平惠民和剂局方》

组　成　黄芩10克　麦冬10克　地骨皮10克　车前子10克　炙甘草6克　石莲肉10克　茯苓10克　炙黄芪10克　人参6克

用　法　水煎服。

功　效　清心利湿,益气养阴。

主　治　心火偏旺,气阴两虚,湿热下注,症见遗精淋浊,血崩带下,遇劳则发,五心烦热,四肢倦怠,口舌干燥。

方　解　方中石莲肉清心火,除湿热,为主药;配以黄芩、地骨皮清退虚热;车前子、茯苓清利湿热;人参、黄芪、炙甘草益气养阴。诸药配伍,共收清心利湿,益气养阴之效。

加　减　发热,加柴胡、薄荷。

按　语　本方以淋浊遗精、五心烦热、四肢倦怠、口舌干燥为辨证要点。现代常用于治疗乳糜尿、血尿、慢性肾炎、慢性肾盂肾炎、膀胱炎、病毒性心肌炎等。如小便涩痛,加瞿麦、萹蓄;尿中带血,加小蓟、藕节、白茅根;浮肿,加冬瓜皮、益母草、白茅根。

同名方

1. 《明医杂著》清心莲子饮　由黄芩、麦冬、地骨皮、车前子、柴胡、人参组成。功能清热利水,补气养阴。主治热在气分,烦躁作渴,小便赤浊淋沥,或阴虚火盛,口苦咽干,烦渴微热。
2. 《幼幼集成》清心莲子饮　由莲子、茯苓、益智仁、麦冬、人参、远志、石菖蒲、车前子、白术、泽泻、甘草、灯心组成。功能健脾益气,清热利湿。主治白浊。

三 龙胆泻肝汤

方　源　《医方集解》

组　成　龙胆草 6 克　黄芩 9 克　栀子 9 克　泽泻 12 克　木通 9 克　车前子 9 克　当归 3 克　生地黄 9 克　柴胡 6 克　生甘草 6 克

用　法　水煎服。也有制成丸剂,每服 6～9 克,日服 2 次,温开水送下。

功　效　泻肝胆实火,清下焦湿热。

主　治　肝胆实火上扰,头痛目赤,胁痛口苦,耳聋、耳肿;或湿热下注,阴肿、阴痒,筋痿阴汗,小便淋浊,妇女湿热带下,以及湿热黄疸。

方　解　方用龙胆草大苦大寒,上泻肝胆实火,下清下焦湿热,为本方泻火除湿两擅其功的君药。黄芩、栀子具有苦寒泻火之功,在本方配伍龙胆草,为臣药。泽泻、木通、车前子清热利湿,使湿热从水道排除。肝主藏血,肝经有热,本易耗伤阴血,加用苦寒燥湿,再耗其阴,故用生地黄、当归滋阴养血,以使标本兼顾。方用柴胡,是为引诸药入肝胆而设,生甘草有调和诸药之效。综观全方,是泻中有补,利中有滋,以使火降热清,湿浊分清,循经所发诸证乃可相应而愈。

按　语　本方以胁痛目赤、耳聋耳肿、口苦溺赤、舌红脉弦数为辨证要点。现代常用于治疗急性黄疸型肝炎、原发性高血压、急性肾盂肾炎、膀胱炎、尿道炎、柯兴综合征、甲状腺机能亢进症、急性白血病、精神分裂症、神经衰弱、癫痫、肺炎、化脓性扁桃体炎、上消化道出血、急性胆囊炎、急性阑尾炎、急性前列腺炎、遗精、急性睾丸炎、盆腔炎、附件炎、阴道炎、会阴脓肿、乳痛、功能性子宫出血、习惯性流产、阴囊湿疹、带状疱疹、荨麻疹、结膜炎、青光眼、视神经萎缩、中耳炎、鼻窦炎等。如肝火上乘之头痛眩晕、目赤多眵、口苦善怒,加菊花、夏枯草;木火刑金之咯血,加丹皮、侧柏叶;黄疸,加茵陈;便秘,加大黄;原发性高血压,加夏枯草、生龙骨、生牡蛎、僵蚕;急性白血病,加夏枯草、半枝莲、白花蛇舌草;急性结膜炎,加谷精草、木贼草。

本方药多苦寒,易伤脾胃,中病即止,不宜久服。

现代药理研究证实,本方能显著增加幼鼠胸腺重量,但对脾脏重量无明显影响。在注射绵羊红细胞后 3~6 小时,能明显提高巨噬细胞吞噬功能,促进淋巴细胞转化等。

同名方

1. 《兰室秘藏》龙胆泻肝汤 即本方去栀子、黄芩、甘草组成。功能清利肝胆湿热。主治肝经实火上攻而成喉口热疮;肝经湿热下注所致小便涩痛,阴部热痒及臊臭。

2. 《卫生宝鉴》龙胆泻肝汤 由黄芩、柴胡、甘草、人参、天冬、黄连、知母、龙胆草、山栀子、麦冬、五味子组成。功能清利肝胆湿热,益气生津。主治胆气上溢,致成胆瘅,口中常苦;肝胆湿热,小便赤涩,或寒热胁胀。

3. 《保婴撮要》龙胆泻肝汤 即本方去柴胡组成。功能与本方同。主治肝经湿热,下部生疮,两胁肿痛,或腹中作痛,小便涩滞。

4. 《外科正宗》龙胆泻肝汤 即本方去柴胡,加连翘、黄连、大黄组成。功能清热化湿解毒。主治肝经湿热,玉茎患疮,便毒,悬痈,小便赤涩,阴囊肿痛。

5. 《沈氏尊生书》龙胆泻肝汤 由龙胆草、柴胡、青皮、山栀、大黄、芍药、木通、连翘、黄连、滑石组成。功能清热化湿通淋。主治湿热疮疡,小便赤涩,妇人阴挺等。

附 方

① 耳聋丸(《上海市药品标准》)　由龙胆草、黄芩、山栀、当归、生地、木通、泽泻、石菖蒲、甘草、羚羊角组成。功能泻肝火,清湿热。主治肝胆湿热,耳鸣耳聋,头晕头痛者。

② 清胆泻火汤(《中西医结合治疗急腹症》)　由柴胡、黄芩、茵陈、山栀、龙胆草、生大黄、芒硝、半夏、木香、郁金组成。功能清肝泻火,利湿通便。主治胆囊炎实热型,症见右胁持续性疼痛,寒热往来,口苦咽干,腹胀痛,大便秘结,小便黄赤,舌红苔黄,脉弦滑。

四　泻青丸

方　源　《小儿药证直诀》

组　成　当归10克　龙胆草10克　川芎10克　山栀10克　大黄10克　羌活10克　防风10克

用　法　上药研末,炼蜜为丸。每服6克,日服2次,煎竹叶汤加砂糖,温开水化下;小儿剂量酌减。亦可改为汤剂水煎服,用量按常规剂量酌情增减。

功　效　清肝泻火。

主　治　肝经郁火,目赤肿痛,烦躁易怒,不能安卧,尿赤便秘,脉洪实,以及小儿急惊,热盛抽搐等。

方　解　方中龙胆草大苦大寒,直泻肝火为主药;大黄、栀子协助龙胆草泻肝胆实火,导热下行,从二便分消,当归、川芎养肝血以防火热伤及肝血,共为辅药;肝火郁结,木失条达,羌活、防风之辛疏散火郁,正符合《素问·脏气法时论》"肝欲散,急食辛以散之"之意,竹叶清热除烦,导引热从小便而出,共为佐药;蜂蜜、砂糖调和诸药,共为使药。各药合用,共奏清热泻火,养肝散郁之效。

按　语　本方以烦躁易怒、目赤肿痛、尿赤便秘、脉洪实为辨证要点。现代常用于治疗血管性头痛、小儿发热、抽风、癫痫、角膜炎、结膜炎、中耳炎等。如上呼吸道感染而夜热不退,加薄荷、荆芥穗;惊风抽搐,加钩藤、地龙、蝉蜕;睡眠不宁,加珍珠母、夜交藤、枣仁;肝阳上亢,加代赭石、牛膝;目赤肿痛,加草决明、车前子、菊花;大便秘结,大黄宜生用后下。

附　方

①泻肝散(《仁斋直指》)　由栀子仁、荆芥、大黄、甘草组成。功能清肝泻火。主治肝经有热,眼目红肿疼痛。

②泻肝汤(《秘传眼科龙木论》)　由防风、大黄、茺蔚子、黄芩、黑参、桔梗、芒硝组成。功能清肝泻火,散风明目。主治风热入眼,致患鹘眼凝睛外障,初起痒痛泪出,眼珠难以回转,不辨人物者。

五　当归龙荟丸

方　源　《丹溪心法》

组　成　当归 30 克　龙胆草 30 克　栀子 30 克　黄连 30 克　黄柏 30 克　黄芩 30 克　芦荟 15 克　大黄 15 克　木香 4.5 克　麝香 1.5 克

用　法　上药研末,炼蜜为丸,每服 3~6 克,1 日 2 次,温开水送下。亦可去芦荟、麝香,改作汤剂水煎服,用量按原方比例酌减。

功　效　清泻肝胆实火。

主　治　肝胆实火,头晕目眩,神志不宁,甚则惊悸抽搐,谵语发狂,或胸腹胀痛,大便秘结,小便赤涩。

方　解　方中龙胆草、芦荟泻肝胆实火为君；栀子、黄芩、黄连、黄柏泻三焦之实热,大黄泻火通便为臣；火旺则易伤阴血,故以当归养血为佐；热盛则气滞窍闭,故用木香、麝香行气开窍为使。诸药相配,共奏清泻肝胆实火之功。

按　语　本方以眩晕头痛、面红目赤、尿赤便秘、舌红苔黄、脉弦数为辨证要点。现代常用于治疗急性病毒性肝炎、胆道蛔虫症、胆囊炎、胆石症、高血压病、精神分裂症、慢性粒细胞性白血病、真性红细胞增多症、多囊卵巢综合征、习惯性便秘等。

本方药多苦寒,易伤脾胃,中病即止；胃寒及孕妇忌用。

同名方

《丹溪心法》当归龙荟丸　有两方,一方即本方,另一方即本方加柴胡、川芎组成。功效、主治与本方同。

附　方

龙脑丸(《宣明论方》)　即本方加青黛组成。功效、主治与本方同。

六　左金丸(又名回令丸、萸连丸)

方　源　《丹溪心法》

组　成　黄连180克　吴茱萸30克

用　法　上药为末,水泛或蒸饼为丸,每服2～3克,日服2～3次,开水吞服。亦作汤剂水煎服,用量按原方比例酌定。

功　效　清肝泻火,降逆止呕。

主　治　肝火犯胃,胁肋胀痛,嘈杂吞酸,呕吐口苦,脘痞嗳气,舌红苔黄,脉弦数。

方　解　方中重用黄连以清泻肝胃之火,少佐辛热之吴茱萸既能疏肝解郁,降逆止呕,又能制约黄连苦寒之性。二味配伍,辛开苦降,一寒一热,相反相成,共奏清肝泻火,降逆止呕之功。

按　语　本方以胁痛吞酸、口苦、舌红苔黄、脉弦数为辨证要点。现代常用于治疗急、慢性胃炎,溃疡病,幽门梗阻,胃肠神经官能症,慢性结肠炎,梅核气,不寐,睾丸肿痛等。如肝胃不和,加四逆散;肝胃郁热,加金铃子散;胃痛泛酸,加乌贼骨、煅瓦楞;湿热泻痢,腹痛较剧,加白芍、黄芩;梅核气,加橘络、旋复花、郁金;不寐,加钩藤、合欢皮、夏枯草。

附　方

① 戊己丸(《太平惠民和剂局方》)　即本方加白芍组成。功能清化湿热,缓急止痛。主治胃痛吐酸,腹痛泄泻,以及湿热泻痢,腹中急痛等。

② 佐金丸(《医学纲目》)　由黄芩、吴茱萸研末为丸,用白术、陈皮煎汤送下。功能清肺热,泄肝火。主治肝火胁肋刺痛,往来寒热,头目作痛,泄泻淋闭。

③ 左金汤(《随息居霍乱论》)　即本方加制半夏、茯苓、陈皮、甘草、枳壳、竹茹、藿香组成。功能清热化湿,和胃止呕。主治霍乱吐泻转筋,手足寒,心烦热渴。

七　连附六一汤

方　源　《医学正传》

组　成　黄连6克　附子1克　生姜2片　大枣3枚

用　法　水煎服。

功　效　清肝泻火,和胃止痛。

主　治　肝火犯胃,胃脘痛甚,呕吐酸水,口苦,舌红苔黄。

方　解　方中重用黄连清泻肝胃之火为主,少佐附子辛热,从热药反佐以制黄连之寒,且能止痛;生姜、大枣调中和胃。诸药合用,共奏清泻肝火,和胃止痛之功。

按　语　本方以胃脘疼痛、吐酸口苦、舌红苔黄为辨证要点。现代常用于治疗慢性胃炎、胃酸过多、胃黏膜脱垂症等。如胃痛较甚,加川楝子、延胡索;气滞胀满,加木香、枳壳、陈皮;泛吐酸水,加瓦楞子;纳呆苔腻,加厚朴。

附　方

①黄连六一汤(《医学正传》)　由黄连、炙甘草组成。功能清热和胃止痛。主治因多食煎煿烧饼热面之类,以致胃脘当心而痛,或呕吐不已,渐成反胃。

②清热解郁汤(《寿世保元》)　由炒栀子、干姜(炒黑)、陈皮、川芎、炒黄连、炒香附、炒枳壳、苍术、甘草、生姜组成。功能清热解郁,行气止痛。主治胃脘积有郁热,刺痛不可忍者。

八　柴胡清肝饮

方　源　《症因脉治》

组　成　柴胡4.5克　芍药9克　山栀9克　黄芩9克　丹皮9克　当归9克　青皮4.5克　钩藤9克　甘草4.5克

用　法　水煎服。

功　效　清泻肝火。

主　治　内伤头痛,恼怒即发,痛引胁下,烦躁易惊,睡眠不宁,目赤肿痛等。

方　解　方中柴胡、青皮疏肝解郁,黄芩、山栀、丹皮清肝泻火,钩藤清热平肝,当归、芍药养血柔肝,芍药、甘草缓急止痛。诸药合用,共奏清肝泻火,疏肝解郁,缓急止痛之功。

按　语　本方以因恼怒而发的头痛、烦躁易惊、胁肋疼痛、睡眠不宁、苔黄脉弦为辨证要点。现代常用于治疗偏头痛、紧张性头痛、官能性头痛、肝炎、肝硬化、肝脓肿、腋下淋巴结炎等。如面红口苦,目赤肿痛,加龙胆草、夏枯草、草决明;大便秘结,加大黄;失眠多梦,加酸枣仁、夜交藤、茯神。

同名方

《症因脉治》柴胡清肝饮　另有 2 方:方(1)由柴胡、青皮、山栀、川芎、钩藤、香附、木通、枳壳、木香、独活、乌药组成。功能疏肝理气止痛。主治因七情恼怒、忧思郁结所致内伤腰痛。方(2)由柴胡、黄芩、山栀、白芍药、青皮、枳壳组成。功能清热疏肝止痛。主治内伤胁痛。

附　方

①柴胡清肝汤(《外科正宗》)　由川芎、当归、白芍、生地、柴胡、黄芩、山栀、天花粉、防风、牛蒡子、连翘、甘草组成。功能养血清火,疏肝散结。主治血虚火动,肝气郁结,致患鬓疽,初起尚未成脓者,毋论阴阳表里,俱可服之。

②柴胡清肝散(《证治准绳》)　由柴胡、黄芩、黄连、山栀、当归、川芎、生地、升麻、丹皮、甘草组成。功能清肝泻火,凉血止血。主治肝胆郁火,血热妄行,目赤易怒,胁痛寒热,耳聋耳䘌,妇人崩漏,以及疮疡等。

③柴胡清肝散(《医宗金鉴》)　由银柴胡、栀子、连翘、生地、胡黄连、赤芍、龙胆草、青皮、甘草、灯心、竹叶组成。功能清肝泻火。主治小儿肝疳,面目爪甲皆青,眼生眵泪,隐涩难睁,摇头揉目,合面睡卧,耳疮流脓,腹大青筋,身体羸瘦,燥渴烦急,粪青如苔。

④清肝汤(《类证治裁》)　由白芍药、当归、川芎、栀子、牡丹皮、柴胡组成。功能清肝泻火,行气活血。主治气滞胁痛。

九 泻白散（又名泻肺散）

方　源　《小儿药证直诀》

组　成　地骨皮10克　桑白皮10克　炙甘草6克　粳米9克

用　法　原为散剂，现多作汤剂，水煎服。

功　效　泻肺清热，止咳平喘。

主　治　肺热咳嗽，甚则气急欲喘，皮肤蒸热，日晡尤甚，舌红苔黄，脉细数。

方　解　方用桑白皮泻肺以清郁热为主，辅以地骨皮泻肺中伏火，兼退虚热。炙甘草、粳米养胃和中以扶肺气，共为佐使。四药合用，共奏泻肺清热，止咳平喘之功。本方之特点，既不是清透肺中实热以治其标，也不是滋阴润肺以治其本，而是清泻肺中伏火以消郁热，对小儿"稚阴"素质具有标本兼顾之功。

按　语　本方以咳嗽气喘、皮肤蒸热、午后尤甚、舌红苔黄为辨证要点。现代常用于治疗百日咳、肺炎、气管炎、肺脓肿、慢性肺源性心脏病、哮喘、声音嘶哑、鼻衄、小儿多汗症、盗汗、荨麻疹等。如肺经热重，加黄芩、知母；咳喘气促，加杏仁、地龙、葶苈子；燥热咳甚，加瓜蒌皮、川贝母；阴虚潮热，加青蒿、鳖甲；烦热口渴，加天花粉、知母；肝火犯肺，咳逆胁痛，加黛蛤散；汗多，加浮小麦。

同名方

1. 《济生方》泻白散　即本方去粳米，加桔梗、半夏、瓜蒌子、升麻、杏仁、生姜组成。功能清肺化痰。主治肺脏实热，心胸壅闷，咳嗽烦喘，大便不利。
2. 《证治准绳》泻白散　即本方去粳米，加贝母、紫菀、桔梗、当归、瓜蒌仁、生姜组成。功能清泻肺热,化痰止咳。主治肺痈初期,尚未成脓。

3.《幼幼集成》泻白散　即本方去粳米,加桔梗、陈皮组成。功能清肺化痰止咳。主治小儿久嗽,两目黑肿,白珠如血。

4.《杂病源流犀烛》泻白散　即本方加人参、茯苓、知母、黄芩组成。功能清热泻肺,补脾益气。主治肺热咳嗽,晨起尤甚者。

附　方

①加减泻白散(《卫生宝鉴》)　有2方,方(1)由桑白皮、桔梗、地骨皮、炙甘草、知母、麦冬、黄芩、五味子组成。功能泻肺清火,养阴利咽。主治肺经伏火,咳嗽气喘,气息腥臭,涕唾稠粘,口舌干燥,咽喉疼痛者。方(2)由知母、陈皮、桑白皮、桔梗、地骨皮、青皮、甘草、黄芩组成。功能泻肺清火。主治肺经火盛发喘。

②石膏泻白散(《症因脉治》)　由石膏、知母、桑白皮、地骨皮、甘草组成。功能泻肺清火。主治燥火伤肺,咳嗽气喘。

③黄芩泻白散(《症因脉治》)　由黄芩、桑白皮、地骨皮、甘草组成。功能泻肺热,利小便。主治肺经有热,喘咳面肿,气逆胸满,小便不利。

④防风泻白散(《症因脉治》)　由防风、桑白皮、地骨皮、甘草组成。功能解表清肺平喘。主治哮喘,外感表邪,发热,短息倚肩,不能仰卧,伛偻伏坐。

⑤桑丹泻白散(《广温热论》)　即本方去粳米,加桑叶、菊花、丹皮、杏仁、贝母、银花组成。功能清泻肺热,平喘止咳。主治温毒喉痧,下夺清化以后,余热未清者;亦治肺热喘咳。

⑥桑丹泻白汤(《通俗伤寒论》)　即本方加桑叶、竹茹、丹皮、川贝母、金橘饼、大蜜枣组成。功能清肝保肺。主治肝火灼肺,咳则胁痛,不能转侧,甚则咳血,或痰中夹有血丝。

十　泻黄散（又名泻脾散）

方　源　《小儿药证直诀》

组　成　藿香叶 21 克　山栀仁 3 克　石膏 15 克　甘草 90 克　防风 120 克

用　法　上药锉，同蜜、酒微炒香，为细末，每服 3～6 克，水煎，不拘时饮服。现代多作汤剂水煎服，用量参考原方比例酌情增减。

功　效　泻脾胃伏火。

主　治　脾胃伏火，口疮口臭，烦渴易饥，口燥唇干，舌红脉数，以及因脾热弄舌等。

方　解　方中石膏辛寒以治其热，山栀仁苦寒以泻其火，共成清上彻下之功。脾胃伏火与胃中实火不同，仅用清降，难以彻此中伏火积热，故方中重用防风，取其升散脾中伏火，亦属"火郁发之"的治则；更与石膏、山栀同用，是清降与升散并进，使清降不伤脾胃之阳，升散能解伏积之火。藿香芳香醒脾，一则以之振复脾胃气机，二则以之助防风升散脾胃伏火；以甘草泻火和中，用蜜、酒调服，皆有缓调中土，泻脾而不伤脾之意。本方配伍特点是：清泻与升发并用，配以醒脾和中以防泻脾所伤。对脾胃伏火之证，可称照顾周全。

按　语　本方以口疮口臭、舌红脉数为辨证要点。现代常用于治疗口腔溃疡、慢性口腔炎症、小儿发热、鹅口疮、滞颐、脑功能失调症、妇人带下、睑缘炎等。如烦躁不宁，加灯心、赤茯苓；小便短赤，加滑石；大便秘结，加大黄；热重，加银花、连翘；津伤，加石斛、麦冬。

同名方

1. 《幼科发挥》泻黄散 由赤茯苓、黄连、黄柏、黄芩、山栀、泽泻、茵陈组成。功能清热利湿。主治湿热肿胀。
2. 《医宗金鉴》泻黄散 由犀角、黄连、生地、青皮、木通、石膏、丹皮、荆芥穗、牛蒡子、大黄、红花、紫花地丁、灯心组成。功能清热凉血,解毒透邪。主治痘疹锁口,一嘴角有痘一粒,较诸痘独大,板硬无盘,或两嘴角各有一粒,或口之上下四旁,连串环绕者。
3. 《幼幼集成》泻黄散 由赤茯苓、黄芩、黄柏、黄连、黑栀子、泽泻、茵陈蒿、灯心组成。功能清热泻火。主治小儿心脾有热,舌不转运,不能吮乳。
4. 《兰台轨范》泻黄散 即本方去石膏组成。功效、主治与本方略同。

附 方

①清热泻脾散(《医宗金鉴》) 由炒栀子、煅石膏、黄连(姜炒)、生地、黄芩、赤茯苓、灯心组成。功能清热泻脾。主治小儿鹅口,白屑生满口舌。

②加味泻黄散(《医醇剩义》) 由防风、葛根、石膏、石斛、山栀、茯苓、甘草、荷叶、粳米组成。功能泻脾火,生津液。主治脾有伏火,舌燥唇干,烦渴易饥,热在肌肉。

十一 清胃散

方 源 《兰室秘藏》

组 成 生地黄12克 当归6克 牡丹皮9克 黄连3克 升麻6克

用 法 原为散剂,现多作汤剂,水煎服。

功 效 清胃凉血。

主 治 胃有积热。牙痛牵引头脑,面颊发热,其齿恶热喜冷;或牙龈溃烂;或牙宣出血;或唇舌颊腮肿痛;或口气热臭,口舌干燥,舌红苔黄,脉滑大而数。

方 解 方用黄连苦寒泻火为君,以清胃中积热;以生地凉血滋阴,丹皮凉血清热,共为臣;并佐当归养血和血;升麻散火解毒,与黄连相伍,使上炎之火得散,内郁之热得降,并为阳明引经药。五味配合,共奏清胃与凉血之功。

按 语 本方以牙痛、牙龈肿烂、牙宣出血、口气热臭、舌红苔黄为辨证要点。现代常用于治疗牙周炎、口腔炎、口腔溃疡、三叉神经痛等。如胃火炽盛,加生石膏;大便秘结,加大黄;胃火齿衄,加牛膝、白茅根;风火牙痛,加防风、薄荷;小儿重颚、重龈属胃火上炎者,加银花、灯心。

同名方

1.《外科正宗》清胃散 由黄芩、黄连、生地、丹皮、升麻、石膏组成。功能清胃泻火凉血。主治胃经有热,牙龈作肿,出血不止。

2.《医学心悟》清胃散 即本方去当归,加连翘组成。功能清胃凉血。主治走马牙疳,牙间红肿,渐变紫黑臭秽。

3.《医宗金鉴》清胃散 有2方,方(1)由本方加石膏、灯心组成。功能清胃泻火。主治小儿热蓄于胃,牙根肿如水泡,胀痛难忍,名曰重龈。方(2)由车前子、石膏、大黄、柴胡、桔梗、黑玄参、黄芩、防风组成。功能清胃泻火祛风。主治小儿眼胞内生赘,初起如麻子,久则渐长如豆,隐摩瞳仁,赤涩泪出。

4.《血证论》清胃散 即本方加甘草组成。功能清热解毒凉血。主治脏毒。

5.《慈禧光绪医方选议》清胃散 由人中白、青黛、白芷、杭芍、生石膏、冰片、牛黄、麝香组成,共为细末,上患处。功能清热解毒,消肿敛疮。主治口舌生疮,咽喉肿痛。

附 方

①加味清胃散(《校注妇人良方》) 即本方加犀角、连翘、甘草组成。功能清胃凉血。主治妇人胃火伤血,唇裂内热者。

②清胃饮(《古今医统》) 即本方加黄芩、石膏、白芍、青皮、甘草、栀子仁、苍术、细辛、藿香、荆芥组成。功能清胃凉血,祛风化湿。主治牙床肿痛,出血动摇,因风湿热痰而成者。

③清胃汤(《症因脉治》) 由升麻、黄连、生地、山栀、甘草、干葛、石膏、犀角组成。功能清胃凉血。主治脾胃积热,鼻中出血,右关脉数。

④清胃汤(《医宗金鉴》) 即本方去当归,加石膏、黄芩组成。功能清胃泻火。主治胃经实热之牙衄,血出如涌,口臭而牙不动。

十二 玉女煎

方 源 《景岳全书》

组 成 石膏15~30克 熟地9~30克 麦冬6克 知母4.5克 牛膝4.5克

用 法 水煎服。

功 效 清胃滋阴。

主 治 胃热阴虚,烦热干渴,头痛,牙痛,牙龈出血,齿松龈肿,或吐血鼻衄,舌红苔黄且干;消渴,消谷善饥。

方 解 方中石膏清胃火之有余,为主药;熟地滋肾水之不足,为辅药;二药合用,是清火而又壮水之法。知母苦寒质润,助石膏以泻火清胃,无苦燥伤津之虑,麦冬养胃阴,协熟地以滋肾阴,兼顾其本,均为佐药;牛膝滋补肾水,并可引热下行,可使热伤血络之溢血停止,故为使药。诸药配伍,共奏清胃滋肾之功。

加　减　如火盛极者,加栀子、地骨皮;多汗多渴者,加北五味;小水不利或火不能降者,加泽泻,或茯苓亦可;金水俱亏,因精损气者,加人参。

按　语　本方以牙痛、齿松、牙衄、舌红苔黄而干为辨证要点。现代常用于治疗口腔炎、舌炎、口舌糜烂、牙痛、糖尿病、三叉神经痛、鼻衄、咯血、咳嗽、病毒性心肌炎等。如胃火炽盛而肾阴亏不明显时,可用生地黄易熟地黄,玄参易牛膝,或加山栀、黄连;血溢而热盛者,生地黄易熟地黄,并加丹皮、茅根、旱莲草;胃热盛而吐衄,重用石膏、牛膝,并加代赭石、藕汁;舌质红绛而干,或如镜面无苔者,加沙参、石斛。

若大便溏泄者,不宜应用。

附　方
① 玉女煎去牛膝熟地加细生地元参方(《温病条辨》)　由生石膏、知母、元参、细生地、麦冬组成。功能清气凉血,养阴增液。主治太阴温病,气血两燔,身热口渴,烦扰不寐,舌绛苔黄,脉数。
② 竹叶玉女煎(《温病条辨》)　由生石膏、干地黄、麦冬、知母、牛膝、竹叶组成。功能清气凉血养阴。主治妇女温病,经水适来,脉数耳聋,干呕烦渴,甚至十数日不解,邪陷发痉者。

十三　芍药汤

方　源　《素问病机气宜保命集》

组　成　芍药15~20克　当归9克　黄连9克　槟榔6克　木香6克　甘草6克　大黄9克　黄芩9克　官桂2克

用　法　水煎服。

功　效　调和气血,清热解毒。

主　治　湿热痢,腹痛便脓血,赤白相兼,里急后重,肛门灼热,小便短赤,舌苔黄腻。

方　解　方中重用芍药,配当归调和营血,配甘草缓急止痛;黄连、黄芩苦寒燥湿以解肠中热毒。在本方中,大黄配芩、连则清中有泻,导热下行;配木香、槟榔能行气导滞;皆属"通因通用"之法。方中肉桂,配在苦寒药中是为"反佐",能防止苦寒伤阳,冰伏湿热之邪;配和血药则有加强行血之功。其"行血"与"调气"的配伍方法,是针对气血瘀滞的赤白痢而设置。原书云:"行血则便脓自愈,调气则后重自除。"可见上列治法,其立意不在止痢,而在治其致痢之本,病本得治,"便脓"、"后重"自除。

加　减　下痢如血者,渐加大黄用量;便血颜色紫黯者,加黄柏。

按　语　本方以痢下赤白、腹痛里急、舌苔黄腻为辨证要点。现代常用于治疗细菌性痢疾、阿米巴痢疾、过敏性结肠炎、急性肠炎等。如舌苔黄干,热甚伤津者,去肉桂;苔腻脉滑,兼有食滞者,去甘草,加山楂;腹胀满,气滞较重者,去肉桂、甘草,加枳壳;泻下赤多白少,甚或纯下赤冻者,当归改用归尾,并加丹皮。

现代药理研究证实,本方对痢疾杆菌有抑制作用。

同名方

1. 《备急千金要方》芍药汤　有2方:(1)方由芍药、生姜、厚朴、甘草、当归、白术、人参、韭白组成。功能补气健脾,温中止痛。主治妊娠八月感受风寒,头眩痛,乍寒乍热,身体尽痛,或绕脐寒痛,或腰背冷痛,时时小便白如米汁,胎动不安。(2)方由白芍药、干地黄、牡蛎、桂心组成。功能养阴清热,调和营卫。主治产后虚热头痛,亦治腹中拘急痛。

2. 《千金翼方》芍药汤　由芍药、茯苓、人参、炙甘草、干地黄组成。

功能补气止痛。主治产后腹痛。

3.《外台秘要》芍药汤　由芍药、黄连、瓜蒌、炙甘草、桂心、黄芩组成。功能清热解毒,温中化痰。主治温毒病吐下后,有余热口渴。

4.《圣济总录》芍药汤　由赤芍药、犀角、木通、石膏、升麻、甘草、朴硝、玄参、麦门冬组成。功能清热解毒养阴。主治胃脘蓄热,结聚成痈。

5.《朱氏集验方》芍药汤　由香附子、肉桂、延胡索、白芍药组成。功能行气活血止痛。主治妇人气血瘀滞,腰胁疼痛。

附　方

黄芩汤(《伤寒论》)　由黄芩、芍药、甘草、大枣组成。功能清热止利,和中止痛。主治邪热入里,身热口苦,腹痛下利,或热痢腹痛,舌红苔黄,脉数。

十四　葛根黄芩黄连汤(又名葛根芩连汤)

方　源　《伤寒论》

组　成　葛根15克　炙甘草6克　黄芩9克　黄连9克

用　法　水煎服。

功　效　清里解表。

主　治　外感表证未解而热邪入里,身热,下利臭秽,肛门有灼热感,胸脘烦热,口干作渴,喘而汗出,苔黄脉数。

方　解　方中重用葛根为主药,既能清热解表,又能升发脾胃清阳之气而治下利;辅以黄芩、黄连性寒清胃肠之热,味苦燥胃肠之湿,如此则表解里和,身热下利可止;使以甘草甘缓和中,协调诸药。共成解表清里之剂。

按　语　本方以身热下利、舌红苔黄、脉数为辨证要点。现代常用于治疗细菌性痢疾、急、慢性肠炎、肠伤寒、小儿麻痹症、小儿消化不良、婴幼儿秋季腹泻等。如兼呕吐,加半夏、竹茹;夹有食滞,加山楂、神曲;腹痛,加木香、白芍;湿热泄泻,加银花、车前子;下痢脓血,里急后重,加银花、白头翁、木香。

如下利而不发热,脉沉迟或微弱,病属虚寒者,不宜使用本方。

现代药理研究证实,本方对五联疫苗所致发热家兔具有明显的降温作用;对金黄色葡萄球菌、肺炎双球菌、痢疾杆菌有一定的抗菌作用;可对抗乌头碱引起的大鼠心律失常、氯仿-肾上腺素引起的兔心律失常等。

附　方

加味葛根芩连汤(《赵锡武医疗经验》)　即本方加生石膏、金银花、杭白芍、全蝎、蜈蚣组成。功能清热透表,芳香逐秽,调肝熄风,宣痹通络。主治脊髓灰质炎(小儿麻痹症)的急性期。

十五　白头翁汤

方　源　《伤寒论》

组　成　白头翁 15 克　黄柏 12 克　黄连 6 克　秦皮 12 克

用　法　水煎服。

功　效　清热解毒,凉血止痢。

主　治　热痢,腹痛,里急后重,肛门灼热,泻下脓血,赤多白少,渴欲饮水,舌红苔黄,脉弦数。

方　解　方以白头翁清热解毒,凉血治痢,为治热毒赤痢主药;配以黄连、黄柏清热燥湿,泻火解毒;秦皮既能清热燥湿,又能收涩止痢。四药相配,清热解毒,凉血止痢之效俱备,以使热清毒解,痢止而后重自除。

按　语　本方以痢下脓血、赤多白少、腹痛、里急后重、舌红苔黄、脉弦数为辨证要点。现代常用于治疗细菌性痢疾、阿米巴痢疾、急性肠炎、非特异性溃疡性结肠炎、急性坏死性肠炎、肺炎、泌尿系感染、滴虫性阴道炎、急性结膜炎等。如有恶寒发热等表证,加葛根、银花、连翘;腹痛里急后重明显,加木香、槟榔、白芍;夹有食滞,腹痛拒按,苔厚腻,加枳实、山楂;疫毒痢下鲜紫脓血,壮热口渴,烦躁舌绛,加赤芍、丹皮、地榆、生地、贯众。

现代药理研究证实,本方对志贺、福氏、宋氏痢疾杆菌均有抑制作用。

同名方

1. 《备急千金要方》白头翁汤　即本方加厚朴、阿胶、附子、茯苓、芍药、干姜、当归、赤石脂、甘草、龙骨、大枣、粳米组成。功能清热解毒止痢,温中养血。主治赤痢下血,里急后重,连月不愈。
2. 《外台秘要》白头翁汤　由本方去黄柏,加干姜、炙甘草、当归、石榴皮组成。功能清热解毒,温中涩肠。主治寒急下及滞下。
3. 《时氏处方学》白头翁汤　由本方加生白芍、赤苓、青子芩、焦查炭组成。功能清热燥湿解毒,凉血止痢。主治伤寒厥阴病,热利下重,心烦口渴。

附　方

①白头翁加甘草阿胶汤(《金匮要略》)　即本方加甘草、阿胶组成。功能清热解毒,养血滋阴。主治产后血虚热痢,以及血虚而患热痢或痢久而伤阴血者。

②加味白头翁汤(《通俗伤寒论》)　即本方加白芍、黄芩、鲜贯众、鲜茉莉花组成。功能清热解毒,凉血止痢。主治赤痢腹痛,里急后重。

③加减白头翁汤(《中医治法与方剂》)　即本方去黄柏,加黄芩、银花、地榆、白芍、木香、甘草组成。其清热解毒止痢之功较本方强。主治急性菌痢,大便脓血,里急后重,苔黄脉数。

十六　清肾汤

方　源　《医学衷中参西录》

组　成　知母12克　黄柏12克　生龙骨12克　生牡蛎12克　海螵蛸9克　茜草6克　白芍12克　山药12克　泽泻4.5克

用　法　水煎服。

功　效　清热泻火,滋阴潜阳。

主　治　小便频数疼涩,遗精白浊,脉洪滑有力,确系实热者。

方　解　方中知母滋肾泻火,黄柏清热燥湿,共为主药;配以泽泻利水渗湿泻热,生龙骨、牡蛎益阴潜阳涩遗,白芍敛阴而缓急,山药益肾而涩精,乌贼骨涩精止遗,茜草活血祛瘀。诸药合用,共奏清热泻火,滋阴潜阳,涩精止遗之功。本方清热与滋阴同用,通利与收涩并投,清热而不伤阴,收敛而不碍邪,为其配伍特点。

按　语　本方以尿频涩痛、遗精、白浊、舌红、脉洪滑有力为辨证要点。现代常用于治疗前列腺炎、性功能障碍等。如见膀胱湿热者,加败酱草、蒲公英、石韦;肾阴虚者,加生地、山萸肉、五味子;肾阳虚者,加肉桂、益智仁、菟丝子;尿道涩痛者,加木通、车前子;尿血者,加阿胶、大蓟、小蓟。

肾阳衰微者,不宜使用本方。

同名方

《杂病源流犀烛》清肾汤　由黄柏、生地黄、天门冬、茯苓、煅牡蛎、淮山药组成。功能滋阴清热涩精。主治肾中有火,频频精泄,不寐,心嘈,肾消等。

第五节 清热祛暑方

一 清络饮

方　源　《温病条辨》

组　成　鲜荷叶边6克　鲜银花9克　丝瓜皮6克　西瓜翠衣6克　鲜扁豆花6克　鲜竹叶心6克

用　法　水煎服。

功　效　祛暑清热。

主　治　暑热伤肺,邪在气分。身热口渴不甚,但头目不清,昏眩微胀,舌淡红,苔薄白。

方　解　方用鲜银花辛凉芳香,祛暑清热,与芳香清散之鲜扁豆花为君。西瓜翠衣清热解暑,丝瓜络清肺透络,并为臣药。鲜荷叶用边者,取其祛暑清热之中而有舒散之意;暑先入心,故又用鲜竹叶心清心而利水道,共为佐使药。方中药物多用鲜者,取其气味芳香,清解暑邪之效更优。故本方实为夏月暑伤肺经,身热口渴,头目不清,邪浅病轻之良剂,亦可用以代茶,预防暑病。本方轻清走上,专清肺络之邪,故名"清络饮"。

按　语　本方以夏季身热口渴、头目不清、昏眩微胀、舌淡红、苔薄白为辨证要点。现代常用于治疗夏季热、乙型脑炎、肺炎、支气管炎等。如津伤口渴,加天花粉、鲜生地、鲜芦根;小便短赤,加六一散、赤茯苓;咳嗽无痰,咳声清高,加杏仁、桔梗、麦冬。

附　方

①清络饮加甘桔甜杏仁麦冬汤(《温病条辨》)　即本方加甘草、桔梗、甜杏仁、麦冬组成。功能清肺祛暑,养阴止咳。主治手太阴暑温,但咳无痰,咳声清高者。

②清络饮加杏仁薏仁滑石汤(《温病条辨》)　即本方加杏仁、薏仁、滑石组成。功能清暑化湿。主治暑瘵寒热,舌白不渴,吐血,属暑湿伤肺者。

二　六一散

方　源　《伤寒直格》

组　成　滑石 180 克　甘草 30 克

用　法　上药研为细末,每服 9~18 克,温开水或加蜜少许调服;或布包水煎服;亦可加入其他方药中煎服。

功　效　清暑利湿。

主　治　感受暑湿,身热烦渴,小便不利,或呕吐泄泻;亦治膀胱湿热,小便赤涩淋痛以及砂淋等。

方　解　方中滑石质重体滑,味甘淡而性寒,能清利小便,使三焦湿热从小便而出,以解除暑湿所致的心烦、口渴、小便不利诸证,用为君药。甘草生用,既能清热和中,又同滑石合成甘寒生津之用,使小便利而津液不伤,为佐使药。本方药虽二味,却具巧思,有清热而不留湿,利水又不伤正之妙,为治疗暑湿病的常用基础方。但本方究属药少力薄之剂,暑湿重者,还当同其他方药配合使用。

按　语　本方以身热汗出、口渴心烦、小便短赤或赤涩淋痛为辨证要点。现代常用于治疗中暑、泌尿系统结石、尿路感染、小儿消化不良、口疮等。治疗暑湿证,加西瓜翠衣、丝瓜络、竹叶;小便涩痛或砂淋,加海金沙、金钱草、琥珀;血淋,加侧柏叶、小蓟、蒲黄。

若暑病不兼湿,或小便利者忌用。

同名方

《古今医鉴》六一散　即本方加冰片组成。清热之功较本方强。主治痘疹热毒太盛,红紫黑陷,狂言引饮者。

附　方

①益元散(《伤寒直格》)　即本方加辰砂组成,灯心汤调服。功能清暑利湿安神。主治暑湿证兼见心悸怔忡,失眠多梦。

②碧玉散(《伤寒直格》)　即本方加青黛组成。功能清暑利湿,清泄肝火。主治暑湿证兼有肝胆郁热,目赤咽痛,或口舌生疮。

③鸡苏散(《伤寒直格》)　即本方加薄荷叶组成。功能清暑利湿疏风。主治暑湿证兼见微恶风寒,头痛头胀,咳嗽不爽者。

④三生益元散(《医方集解》)　即本方加生侧柏叶、生车前、生藕节组成。功能清热利湿,凉血止血。主治血淋。

三　清凉涤暑法(又称雷氏清凉涤暑法)

方　源　《时病论》

组　成　滑石9克　生甘草2.4克　青蒿4.5克　白扁豆3克　连翘9克　白茯苓9克　通草3克　西瓜翠衣1片

用　法　水煎服。

功　效　清暑利湿泻热。

主　治　暑温,暑热,暑泻,秋暑。

方　解　方中青蒿、扁豆、连翘、西瓜翠衣清暑泻热,滑石、甘草、茯苓、通草清利暑湿。诸药合用,共奏清凉涤暑,利湿泻热之功。

按　语　本方以暑夏发热、泄泻、纳呆、苔腻为辨证要点。现代常用于治疗中暑、冒暑、病毒性肺炎、急性肠炎、痢疾等。如发热微恶风寒,加银花、桑叶、菊花;咳嗽,加杏仁、瓜蒌皮;热甚,加生石膏、黄芩;泄泻,加黄连、葛根;舌苔厚腻,加藿香、佩兰。

四　桂苓甘露散(又名桂苓甘露饮)

方　源　《宣明论方》

组　成　茯苓30克　炙甘草60克　白术15克　泽泻30克　官桂15克　石膏60克　寒水石60克　滑石120克　猪苓15克

用　法　上药研末,每服9克,温汤调下,生姜汤尤良;亦可作汤剂水煎服,用量按原方比例酌减。

功　效　祛暑清热,化气利湿。

主　治　中暑受湿,发热头痛,烦渴引饮,小便不利;霍乱吐下,腹痛满闷;小儿吐泻惊风。

方　解　本方即六一散合五苓散再加石膏、寒水石而成。方中六一散祛暑利湿,配伍石膏、寒水石之大寒,以加强清解暑热之功;再用官桂助下焦气化,合猪苓、茯苓、泽泻以利水去湿,白术健脾,使升降之机得以恢复正常,则使暑消湿去,诸证自愈。本方清暑利湿之力较大,对暑湿俱盛,证情较重者适用。

按　语　本方以发热头痛、烦渴引饮、小便不利、呕吐泄泻为辨证要点。可用于治疗中暑、急性胃肠炎、婴幼儿腹泻等。如恶心呕吐,加半夏、生姜;泄泻,加葛根、黄连。

同名方

1. 《儒门事亲》桂苓甘露散　即本方去猪苓,加人参、藿香、葛根、木香组成。功能清暑利湿,益气和中。主治伏暑烦渴,渴欲饮水,水入即吐,及水泻不止,疟疾等。
2. 《医学启源》桂苓甘露饮　即本方去石膏组成。清热之功较本方弱。主治饮水不消,呕吐泻利,水肿腹胀,泄泻不能止;兼治霍乱吐泻,下利赤白,及中暑烦渴等。

五　清暑益气汤

方　源　《温热经纬》

组　成　西洋参5克　石斛15克　麦冬9克　黄连3克　竹叶6克　荷梗15克　知母6克　甘草3克　粳米15克　西瓜翠衣30克

用　法　水煎服。

功　效　清暑益气,养阴生津。

主　治　暑热耗气伤津,身热汗多,心烦口渴,小便短赤,体倦少气,精神不振,脉虚数者。

方　解　方中西洋参益气生津,养阴清热,合西瓜翠衣清热解暑,共为君药。荷梗助西瓜翠衣以清热解暑,石斛、麦冬助西洋参以养阴清热,共为臣药。知母、竹叶清热除烦;甘草、粳米益气养胃,共为佐使药。诸药合用,使暑热得清,气津得复,诸证自除。

按　语　本方以体倦少气、口渴汗多、脉虚数、病发于夏季者为辨证要点。现代常用于治疗夏季热、夏月感冒、肺炎等。如暑热较重者,加生石膏;暑热不甚者,去黄连;津伤甚者,加生地、玄参、五味子;小儿夏季热属气津不足者,去黄连,加白薇、地骨皮。

本方因有养阴滋腻之品,暑病夹湿者,不宜使用。

同名方

《脾胃论》清暑益气汤 由黄芪、苍术、升麻、人参、神曲、橘皮、白术、麦门冬、当归身、炙甘草、青皮、黄柏、葛根、泽泻、五味子组成。功能清暑益气,除湿健脾。主治平素气虚,又受暑湿,身热头痛,口渴自汗,四肢困倦,不思饮食,胸满身重,大便溏薄,小便短赤,苔腻脉虚者。

第六节 清虚热方

一 青蒿鳖甲汤

方 源 《温病条辨》

组 成 青蒿6克 鳖甲15克 细生地12克 知母6克 丹皮9克

用 法 水煎服。

功 效 养阴透热。

主 治 温病后期,阴液耗伤,邪伏阴分。夜热早凉,热退无汗,舌红苔少,脉细数。

方 解 方用鳖甲滋阴退热,"入络搜邪",青蒿芳香清热透络,引邪外出。生地甘凉滋阴,知母苦寒滋润,与鳖甲、青蒿相配,共奏养阴透热之功。丹皮配青蒿,内清血中伏热,外透伏阴之邪。综合全方配伍,吴瑭自释说:"此方有先入后出之妙,青蒿不能直入阴分,有鳖甲领之入也;鳖甲不能独出阳分,有青蒿领之出也。"大意是阴虚邪伏之热,必须滋阴透邪并进,亦即标本兼顾之法,方能有效。

按　语　本方以夜热早凉、舌红少苔、脉细数为辨证要点。现代常用于治疗原因不明的久热、慢性疾病的消耗性发热、功能性低热、小儿夏季热、肾结核、手术后低热、盗汗等。如阴虚火旺,久热不退,加白薇、石斛、地骨皮;肺痨骨蒸,加沙参、旱莲草;小儿夏季热属阴虚有热者,加荷梗、白薇;慢性肾盂肾炎、肾结核低热不退、手足心热,加白茅根;口渴,加天花粉、麦冬;盗汗,加生龙骨、生牡蛎。

温病初期,或邪在气分,或阴虚抽搐者,均不宜用本方。

同名方

《温病条辨》青蒿鳖甲汤　有 2 方,方(1)即本方,方(2)即本方去生地黄,加桑叶、花粉组成。功能清退虚热,养阴生津。主治少阳证邪热伤阴,暮热早凉,汗解渴饮,脉左弦。

附　方

①鳖甲青蒿饮(《医宗金鉴》)　即本方去丹皮,加银柴胡、生甘草、赤芍、胡黄连、灯心、地骨皮组成。功能清退虚热,养阴。主治小儿疳证,初起身发热者。

②地骨养阴煎(《中医治法与方剂》)　即本方加地骨皮、胡黄连、白芍、泽兰组成。功能养阴清热,活血调经。主治经行发热,经量少而色乌红,心热而烦,头昏目眩,手足心热,舌红,脉细数。

二 秦艽鳖甲散

方　源　《卫生宝鉴》

组　成　地骨皮30克　柴胡30克　鳖甲30克　秦艽15克　知母15克　当归15克

用　法　上药为粗末,每服15克,加青蒿5叶、乌梅1个,水煎去滓温服。亦可作汤剂水煎服,用量按原方比例酌情增减。

功　效　滋阴养血,清热除蒸。

主　治　风劳病,骨蒸盗汗,肌肉消瘦,唇红颊赤,午后潮热,咳嗽困倦,脉细数。

方　解　方用鳖甲、知母滋阴清热,当归补血和血,配秦艽、柴胡驱风邪能从外解;配地骨皮、青蒿清内热以治骨蒸。用乌梅酸涩,是为敛阴止汗而设,共收滋阴清热之功。使其热内清外透,阴血滋补有源,于是骨蒸劳热可以渐消缓退。

按　语　本方以潮热盗汗、颧红、消瘦、脉细数为辨证要点。现代常用于治疗结核病的潮热、原因不明的长期低热等。如汗多,加黄芪;口渴,加麦冬、生地、玄参;咳嗽,加杏仁、川贝母;咯血,加丹皮、山栀、紫珠草。

同名方

《太平惠民和剂局方》秦艽鳖甲散　由秦艽、鳖甲、荆芥、贝母、前胡、柴胡、青皮、陈皮、天仙藤、炙甘草、干葛、羌活、白芷、肉桂、生姜组成。功能清热止咳,祛风通络。主治男女气血劳伤,肌体瘦弱,四肢倦怠,骨节烦疼。

附　方

①黄芪鳖甲散(《太平惠民和剂局方》)　由人参、肉桂、桔梗、半夏、

紫菀、知母、赤芍药、黄芪、甘草、桑白皮、天门冬、鳖甲、秦艽、茯苓、地骨皮、干地黄、柴胡组成。功能益气养阴，清热止咳。主治虚劳客热，肌肉消瘦，四肢倦怠，五心烦热，口燥咽干，颊赤心忪，日晡潮热，夜有盗汗，胸胁不利，减食多渴，咳唾稠黏，时有脓血。

②秦艽扶羸汤（《杨氏家藏方》） 由柴胡、人参、鳖甲、秦艽、地骨皮、半夏、紫菀、炙甘草、当归、生姜、乌梅、大枣组成。功能益气养阴，退热除蒸。主治肺痿，骨蒸劳嗽，或寒或热，声哑羸瘦自汗，四肢怠惰，饮食不香。

③鳖甲散（《证治准绳》） 由鳖甲、黄芪、白芍药、生地黄、熟地黄、地骨皮、当归、人参组成。功能滋阴养血益气，清热除蒸。主治疳劳骨热。

④柴前梅连散（《杂病源流犀烛》） 由柴胡、前胡、乌梅、胡黄连、猪胆、猪脊髓、韭白、童便组成。功能清热除蒸。主治骨蒸劳热，或劳风咳嗽，痰少或吐青黄绿痰，寒热分争，脉细弦。

三 清骨散

方　源　《证治准绳》

组　成　银柴胡5克　胡黄连3克　秦艽3克　鳖甲3克　地骨皮3克　青蒿3克　知母3克　甘草2克

用　法　水煎服。

功　效　清虚热，退骨蒸。

主　治　阴虚内热，虚劳骨蒸。午后或夜间潮热，肢蒸心烦，嗌干盗汗，唇红颧赤，舌红少苔，脉象细数。

方　解　方中银柴胡善清虚劳骨蒸之热，而无苦泻之弊，是为主药。胡黄连、知母、地骨皮在本方俱有入阴退虚火之功，以清骨蒸劳热，是属辅助药；青蒿、秦艽善透伏热，使从外解，配上述清热之品，亦可用治无汗骨蒸。佐鳖甲滋阴潜阳，并能引诸药入阴以清热，用少量甘草以调和诸药。全方配伍，重在清虚热而除骨蒸，配滋阴是为清源而设，以使源流两清，浅深共受其治。

加　减　血虚甚，加当归、芍药、生地；嗽多，加阿胶、麦门冬、五味子。

按　语　本方以骨蒸潮热、舌红少苔、脉细数为辨证要点。现代常用于治疗肺结核、创伤发热、产后发热、不明原因发热、小儿夏季热等。如阴虚较甚，加生地、玄参、制首乌；头晕气短，体倦乏力，加黄芪、北沙参、麦冬、五味子；盗汗较甚，去青蒿，加煅牡蛎、浮小麦、糯稻根；便溏纳呆，去秦艽、胡黄连、知母，加扁豆、淮山药；外科流痰证，见潮热颧红，虚羸少气，加生黄芪、生牡蛎。

同名方

《丹溪心法》清骨散　由柴胡、生地黄、人参、防风、熟地黄、秦艽、赤茯苓、胡黄连、薄荷组成。功能清退虚热，养阴益气。主治男子、妇人五心烦热，欲成劳瘵。

附　方

①柴胡清骨散（《医宗金鉴》）　即本方去银柴胡，加柴胡、韭白、猪脊髓、猪胆汁、童便组成。功能养阴清热，退骨蒸。主治劳瘵热甚人强，骨蒸久不瘥。

②柴胡清骨散（《血证论》）　即本方去银柴胡，加柴胡、白芍、丹皮、黄芩、童便组成。功能泻火疏肝，养阴退热。主治瘀血在肝，骨蒸劳热，手足心热，眼目青黑，毛发摧折。

四　当归六黄汤

方　源　《兰室秘藏》

组　成　当归9克　生地黄12克　熟地黄12克　黄芩9克　黄柏6克　黄连3克　黄芪15克

用　法　水煎服。

功　效　滋阴泻火，固表止汗。

主　治　阴虚有火，发热盗汗，面赤心烦，口干唇燥，便结溲黄，舌红，脉数。

方　解　方中当归、生地、熟地取其育阴养血，培本以清内热，是为主药；"三黄"泻火除烦，清热坚阴，用为辅药；佐倍量黄芪，益气固表以止盗汗。综观全方配伍，一是养血育阴与泻火彻热并进，以使阴固则水能制火，热清则耗阴无由；二是益气固表与育阴泻火相配，乃为内外兼顾之方，以使营阴内守，卫外固密，于是内热、外汗皆可相应而愈。

按　语　本方以低热盗汗、面赤心烦、口干唇燥、舌红脉数为辨证要点。现代常用于治疗盗汗、低热、遗精、甲状腺功能亢进症、更年期综合征、原发性血小板减少性紫癜等。如潮热甚者，加秦艽、银柴胡、白薇；汗出多者，加牡蛎、浮小麦、糯稻根；纯虚无火者，去"三黄"，加玄参、麦冬；潮热咽干，尺脉旺盛者，此为肾火旺，加知母、龟版。

脾胃虚弱，纳减便溏者，不宜使用本方。

五　人参黄芪散

方　源　《太平惠民和剂局方》

组　成　人参10克　秦艽20克　茯苓20克　知母15克　桑白皮15克　桔梗10克　紫菀15克　柴胡20克　黄芪15克　地骨皮20克　生地黄20克　半夏15克　赤芍药15克　天门冬30克

鳖甲 15 克　炙甘草 15 克

用　法　上药为粗末,每服 9 克,水煎服。亦可作汤剂水煎服,用量按原方比例酌减。

功　效　补气养阴,清退虚热。

主　治　虚劳客热,肌肉消瘦,四肢倦怠,五心烦热,咽干颊赤,日晡潮热,盗汗减食,咳嗽脓血,胸胁不利。

方　解　方中人参、黄芪、茯苓、炙甘草补气健脾,鳖甲、生地、知母、天门冬滋阴清热,地骨皮、秦艽清退虚热,柴胡解肌退热,赤芍药清血中伏热,桑白皮、地骨皮清泻肺热,桔梗、紫菀、半夏化痰止咳。诸药合用,共奏补气养阴,清热退蒸之效。

按　语　本方以潮热盗汗、五心烦热、咽干颧赤、倦怠食少、咳嗽脓血为辨证要点。现代常用于治疗肺结核、产后发热等。如潮热甚,加银柴胡、白薇;汗出多,加牡蛎、浮小麦、糯稻根;咳嗽喘气,加杏仁、苏子;咳吐脓血,加芦根、冬瓜仁。

同名方

《卫生宝鉴》人参黄芪散　即本方去紫菀、半夏、甘草、赤芍组成。功效、主治与本方基本相同。

附　方

①五蒸汤(《外台秘要》)　由炙甘草、茯苓、人参、竹叶、葛根、干地黄、知母、黄芩、石膏、粳米组成。功能益气养阴,清热除蒸。主治骨蒸劳热。

②清身饮冲剂(《上海中成药临床实用手册》)　由枸骨叶、孩儿参、玄参、地骨皮、糯稻根、龙骨、甘草组成。功能养阴清热,益气敛汗。主治功能性低热、体虚盗汗等。

第 5 章

温里方

第一节 温中祛寒方

一 理中丸(改为汤剂,名理中汤,又称人参汤)

方　源　《伤寒论》

组　成　人参90克　干姜90克　炙甘草90克　白术90克

用　法　上药共研细末,炼蜜为丸。每服6～9克,日服2～3次,开水送下。亦可改为汤剂水煎服,用量按原方比例酌定。

功　效　温中祛寒,补气健脾。

主　治　中焦虚寒,自利不渴,呕吐腹痛,不欲饮食,以及霍乱等;阳虚失血;小儿慢惊,病后喜唾涎沫,以及胸痹等由中焦虚寒所致者。

方　解　本方以辛热之干姜为君,温中焦脾胃而祛里寒。人参大补元气,助动化而正升降,为臣药。白术健脾燥湿,炙草益气和中,并为佐使之用。四药配合,中焦之寒得辛热而去,中焦之虚得甘温而复,清阳升而浊阴降,运化健而中焦治,故曰"理中"。正如程应旄曰:"理中者,实以燮理之功,予中焦之阳也。"

加　减　若脐上筑者,去白术,加桂枝;吐多者,去白术,加生姜;下利严重,仍用白术;心下悸者,加茯苓;渴欲饮水者,加重白术用量;腹中痛者,加重人参用量;寒者,加重干姜用量;腹满者,去白术,加附子。

按　语　本方以吐泻腹痛、畏寒肢冷、舌淡苔白滑、脉沉细或迟缓为辨证要点。现代常用于治疗消化性溃疡、胃炎、消化道出血、慢性非特异性溃疡性结肠炎、慢性肝炎、慢性支气管炎、肺心病、月经过多等。如腹痛重者,加木香;反胃呕吐甚者,减白术,加生姜、半夏,亦可加入丁香、白豆蔻;下利甚者,白术土炒,加肉豆蔻、扁豆、山药、诃子;水肿者,加茯苓、泽泻、冬瓜皮;慢惊风者,加桂枝、天麻;阳虚失血,干姜改为炮姜,再加阿胶、参三七、艾叶;寒湿带下,加菟丝子、茯苓、鹿角霜。

同名方

1. 《增补万病回春》理中汤　有 2 方:方(1)由砂仁、炒干姜、苏子、厚朴、官桂、陈皮、炙甘草、沉香、木香、生姜组成。功能温肺化痰,降气平喘。主治寒喘。方(2)由人参、茯苓、白术、炒干姜、陈皮、藿香、丁香、姜半夏、砂仁、官桂、生姜、乌梅组成。功能温中散寒,和胃降逆。主治胃寒,呕吐清水冷涎。
2. 《症因脉治》理中汤　即本方干姜易炮姜,加陈皮组成。功能温肺化痰,益气健脾。主治气虚喘逆有寒者。

附　方

①桂枝人参汤(《伤寒论》)　即本方加桂枝组成。功能温中解表。主治中焦虚寒,兼有表证,下利不止,心下痞硬,恶寒发热等。
②枳实理中丸(《太平惠民和剂局方》)　即本方干姜易炮姜,加枳

实、茯苓组成。功能理中焦,除痞满,逐痰饮,止腹痛。主治伤寒结胸欲绝,心膈高起,实满作痛,手不得近。

③胡椒理中丸(《太平惠民和剂局方》) 即本方去人参、加款冬花、胡椒、荜拨、高良姜、细辛、橘皮组成。功能温中散寒,温肺化痰。主治肺胃虚寒,气不宣通,咳逆喘急,逆气虚痞,胸膈噎闷,腹胁满痛,迫塞短气,不能饮食,呕吐痰水。

④治中汤(《类证活人书》) 即本方加青皮、陈皮组成。功能温中祛寒,健脾理气。主治脾胃虚寒,气滞胀满等症。

⑤理中化痰丸(《明医杂著》) 即本方加茯苓、半夏组成。功能益气健脾,温化痰涎。主治脾胃虚寒,痰饮内停,呕吐食少,或大便不实,饮食难化,咳唾痰涎。

⑥香砂理气汤(《证治准绳》) 即本方加藿香、砂仁组成。功能温中祛寒,行气化湿。主治中寒腹痛,肢冷便溏,或呕吐脘满,苔白腻,脉沉弦。

⑦理中加丁香汤(《景岳全书》) 即本方加丁香组成。功能温中祛寒,降逆止呕。主治中脘停寒,喜辛物,入口即吐即哕。

⑧加味理中汤(《景岳全书》) 即本方加茯苓、陈皮、半夏、细辛、北五味子、生姜、大枣组成。功能温中祛寒,温肺化痰。主治脾肺俱虚,咳嗽不已。

⑨香砂理中汤(《医灯续焰》) 即本方加木香、砂仁组成。功能温中祛寒,理气止痛。主治脾胃虚寒气滞,肠鸣泄泻,腹痛喜温喜按,或见呕吐,胸膈满闷,腹中雷鸣。

⑩连理汤(《症因脉治》) 即本方加黄连组成。功能温中健脾,兼以清热燥湿。主治脾胃虚寒兼有湿热,腹痛泄泻,呕吐酸水,口苦苔黄,脉弦迟。《张氏医通》亦有连理汤,但多茯苓。

⑪丁萸理中汤(《医宗金鉴》) 即本方加丁香、吴茱萸组成。功能温中健脾,降逆止呕。主治脾胃虚寒,呕恶反胃等症。

⑫理中降痰汤(《杂病源流犀烛》) 即本方加茯苓、半夏、苏子组

成。功能温中健脾,降气化痰。主治痰盛汗自流。

⑬理中安蛔汤(《类证治裁》) 即本方去炙甘草,加茯苓、川椒、乌梅组成。功能温中安蛔。主治气冲心痛,饥不欲食,吐蛔者。

⑭丁蔻理中丸(《全国中药成药处方集》) 即本方加丁香、白蔻仁组成。功能温中健脾,降逆止呕。主治脾胃虚寒,呕恶反胃者。

二 附子理中丸

方　源　《太平惠民和剂局方》

组　成　附子90克　人参90克　白术90克　炮姜90克　炙甘草90克

用　法　上药共研细末,炼蜜为丸。每服6~9克,日服2~3次,温开水送服。亦可作汤剂水煎,各药用量按常规剂量酌定。

功　效　温阳祛寒,益气健脾。

主　治　脾胃虚寒,呕吐泻利,心腹冷痛,心下逆满,手足厥寒,腹中雷鸣,饮食不进,及霍乱转筋等症。

方　解　方中附子温阳散寒,配以炮姜温运中阳,人参益气健脾,白术健脾燥湿,炙甘草补中扶正,调和诸药。五药合用,共奏温阳祛寒,益气健脾之功。

按　语　本方以脘腹冷痛、畏寒肢冷、呕吐泻利、舌淡苔白滑、脉沉细迟缓为辨证要点。现代常用于治疗胃及十二指肠溃疡、慢性肠炎、消化道出血、心力衰竭、痢疾等。

附　方

①附子理中汤(《三因极一病证方论》) 即本方改作汤剂。功能回阳祛寒。主治五脏中寒,口噤,四肢强直,失音不语;下焦虚寒,火不生土,脘腹冷痛,呕逆泄泻。

②附子理中汤(《万病回春》)　即本方加吴茱萸、官桂、当归、陈皮、厚朴、生姜、大枣组成。功能回阳祛寒,益气健脾。主治中寒厥倒。

③温脾散(《颅囟经》)　即本方去人参组成。功能温脾止泻。主治小儿脾胃虚寒,水泻不止,食乳不消,吃奶频吐。

④附子温中丸(《医学发明》)　即本方去人参,加肉桂、高良姜组成。功能温脾胃,养正气。主治呕吐,噎膈,留饮,肠鸣,湿冷泄注。

⑤附子温中汤(《卫生宝鉴》)　即本方加白芍药、茯苓、草豆蔻、厚朴、陈皮、生姜组成。功能温阳祛寒,益气健脾。主治中寒腹痛自利,水谷不化,或不欲饮食,懒言困倦嗜卧。

⑥丁附理中汤(《伤寒全生集》)　即本方加丁香、木香、姜汁组成。功能温阳祛寒,降逆止呕。主治胃寒呕逆,及服寒凉药过多,伤胃呃忒者。

⑦丁附汤(《证治要诀类方》)　即本方加陈皮、青皮、丁香组成。功能温阳祛寒,降逆止呕。主治寒呕,中脘停寒,喜食辛热,物入吐出。

⑧温中补脾汤(《医宗金鉴》)　即本方加炙黄芪、陈皮、姜半夏、茯苓、砂仁、肉桂、白芍、丁香、煨姜组成。功能温中补脾,舒筋缓急。主治慢脾风,吐泻日久,闭目摇头,面唇青黯,额汗昏睡,四肢厥冷,舌短声哑,频呕清水。

⑨附桂理中丸(《全国中药成药处方集》)　即本方加肉桂组成。其温阳祛寒之力比本方强,主治与本方同。

三　吴茱萸汤

方　源　《伤寒论》

组　成　吴茱萸3克　人参6克　大枣4枚　生姜18克

用　法　水煎服。

功　效　温中补虚,降逆止呕。

主　治　胃中虚寒,食谷欲呕,胸膈满闷,或胃脘痛,吞酸嘈杂;厥阴头痛,干呕吐涎沫;少阴吐利,手足逆冷,烦躁欲死。

方　解　方中吴茱萸味辛而苦,性燥热,既有温胃散寒,开郁化滞之功,又具下气降浊之用,故为君药。人参大补元气,兼能益阴,用为臣药,补胃之虚。生姜温胃散寒,大枣益气滋脾,以助君臣药温胃补虚;姜、枣相合,还能调和营卫,皆是佐药之义。如此配伍,共奏温中补虚,消阴扶阳之功,使逆气平,呕吐止,余证亦除。

按　语　本方以呕吐涎沫、舌质不红、苔白滑、脉细迟或弦细为辨证要点。现代常用于治疗急、慢性胃炎,胃及十二指肠溃疡,胆囊炎,梅尼埃综合征,头痛,原发性高血压,妊娠恶阻等。如呕多者,加陈皮、半夏、砂仁;头痛者,加川芎、当归、白芍;寒甚者,加附子、干姜;腹胀,加砂仁、厚朴;腹痛,加白芍;吞酸,加乌贼骨、煅瓦楞子。

呕吐剧者,宜冷服、少量频服,以免格拒不纳。有些患者服药后症状反剧,约半小时后可自行消失。

现代药理研究证实,本方具有镇吐、制酸作用。能明显抑制胃排空,显著提高小鼠胃残留率,并能抑制离体大鼠胃条的自发运动,对于乙酰胆碱和氯化钡所致大鼠胃条的痉挛性收缩有拮抗作用;能明显减少大鼠的胃液分泌,显著降低其胃酸浓度。

同名方

1.《备急千金要方》吴茱萸汤　方(1)由吴茱萸、防风、桔梗、干姜、甘草、细辛、当归、生地组成。功能养血温经散寒。主治妇人先有寒冷,胸满痛,或心腹刺痛,或呕吐食少,或下痢,呼吸短促,产后益剧者。方(2)即本方加半夏、小麦、甘草、桂心组成。功能温中补虚,降逆止呕。主治久寒,胸胁逆满,不能食。

2.《宣明论方》吴茱萸汤　由吴茱萸、厚朴、官桂、干姜、白术、陈皮、蜀椒、生姜组成。功能温运脾阳,理气消胀。主治阴盛生寒,腹满膜胀,常常如饱,饮食无味。

3.《审视瑶函》吴茱萸汤　即本方去大枣,加半夏、川芎、炙甘草、白茯苓、白芷、陈皮组成。功能暖肝温中,降逆止呕,祛风止痛。主治厥阴经头风头痛,四肢厥冷,呕吐涎沫。

4.《医宗金鉴》吴茱萸汤　由当归、肉桂、吴茱萸、丹皮、半夏、麦冬、防风、细辛、藁本、干姜、茯苓、木香、炙甘草组成。功能祛风散寒,温经止痛。主治妇女经行腹痛,胞中不虚,惟受风寒为病者。

附　方

①吴茱萸加附子汤(《医方集解》)　即本方加附子组成。功能温阳暖肝,祛寒止痛。主治寒疝,腰痛,牵引睾丸,脉沉迟。

②新定吴茱萸汤(《金匮翼》)　即本方去大枣,加黄连、茯苓、半夏、木瓜组成。功能行气止痛,降逆和胃。主治胃脘痛不能食,食则呕,其脉弦者。

四　小建中汤

方　源　《伤寒论》

组　成　桂枝9克　芍药18克　炙甘草6克　生姜10克　大枣4枚　饴糖30克

用　法　先将前5味水煎2次,去渣取汁,兑入饴糖,分2次温服。

功　效　温中补虚，和里缓急。

主　治　虚劳里急，腹中时痛，温按则痛减，舌淡苔白，脉细弦而缓；或心中悸动，虚烦不宁，面色无华；或四肢酸楚，手足烦热，咽干口燥。

方　解　本方即桂枝汤倍芍药加饴糖组成。方用甘温质润之饴糖为君药，益脾气而养脾阴，温补中焦，兼可缓肝之急，润肺之燥。桂枝温阳气，芍药益阴血，并为臣药。炙甘草甘温益气，既助饴糖、桂枝益气温中，又合芍药酸甘化阴而益肝滋脾，为佐药。生姜温胃，大枣补脾，合而升腾中焦生发之气而行津液，和营卫，亦为佐药。六味配合，于辛甘化阳之中，又具酸甘化阴之用，共奏温中补虚，和里缓急之功。中气建，化源充，则五脏有所养，里急腹痛、手足烦热、心悸虚烦可除。

按　语　本方以腹中时痛、喜得温按、按之痛减、面色无华、舌淡苔白为辨证要点。现代常用于治疗消化性溃疡、慢性胃炎、慢性肝炎、神经衰弱、再生障碍性贫血、缺铁性贫血、溶血性黄疸、功能性低热、更年期综合征等。如寒重，加花椒、干姜；泛酸，加吴茱萸、瓦楞子、乌贼骨；泛吐清水，加陈皮、半夏、茯苓；腹痛甚，加延胡索、丹参、川楝子；气滞，加木香、砂仁；便溏，加白术、山药；遗精，加牡蛎、龙骨。

临床运用时，务必注意方中各药配伍用量之比例，以符立法本意。本方药性温热，阴虚火旺者忌用；甘令中满，呕家及中满者不宜服用。

现代药理研究证实，本方有提高细胞免疫能力，同时对体液免疫亦有一定影响。本方加黄芪、当归可防止结扎幽门所致的胃溃疡发生，抑制胃液分泌，减少游离酸和总酸度，使胃液的pH值上升；可抑制鸽胃的正常运动及家兔的肠运动，在一定程度上能对抗乙酰胆碱和毛果芸香碱所致的肠痉挛。

附　方

①黄芪建中汤(《金匮要略》)　即本方加黄芪组成。功能温中补气,和里缓急。主治虚劳诸不足,腹中拘急,自汗或盗汗,短气,肢体困倦,脉虚大。

②当归建中汤(《千金翼方》)　即本方加当归组成。功能温补气血,缓急止痛。主治产后虚羸不足,腹中时痛,少气,或小腹拘急,痛引腰背,不能饮食。若失血过多,加生地黄、阿胶。

③加味建中汤(《杂病证治新义》)　即本方去饴糖,加党参、黄芪、当归组成。功能建中补血。主治虚黄,面色萎黄,精神倦怠,小便清白。

五　大建中汤

方　源　《金匮要略》

组　成　蜀椒3克　干姜12克　人参6克　饴糖30克

用　法　先将前3味水煎2次,取汁,兑入饴糖,分2次温服。

功　效　温中补虚,降逆止痛。

主　治　中阳衰弱,阴寒内盛,心胸中大寒痛,呕不能食,腹中寒上冲皮起,见有头足,上下痛而不可触近,舌苔白滑,脉细紧,甚则肢厥脉伏;或腹中漉漉有声。

方　解　方中蜀椒味辛性热,温脾胃,助命火,散寒除湿,下气散结,为君药。干姜温中散寒,助蜀椒建中阳,散逆气,止痛平呕,为臣药。人参补益脾胃,扶助正气;重用饴糖建中缓急,并能缓和椒、姜燥烈之性,并为佐使。诸药合用,共奏温中补虚,降逆止痛之功。

按　语　本方以中焦虚寒、脘腹疼痛、呕不能食为辨证要点。

现代常用于治疗胃及十二指肠溃疡、胃肠痉挛、胃扩张、胃下垂、肠粘连、蛔虫性肠梗阻、嵌顿性疝早期、腹膜炎等。如腹胀满,加厚朴、砂仁;寒甚或头痛目眩,加吴茱萸;恶寒重,加炮附子;呕吐,加半夏、生姜;脾虚,加白术;血虚,加当归;口干,加白芍;手足麻痹,加桂枝。蛔虫腹痛,加乌梅、槟榔、苦楝根皮。

现代药理研究证实,本方水煎液小量时对家兔离体肠管有明显的兴奋作用,大量时则出现抑制作用,表明本方对家兔离体肠管的活动呈双向作用。

同名方

1. 《备急千金要方》大建中汤　即本方去干姜,加生姜、半夏、甘草组成。功能温化寒痰。主治虚劳寒饮,积瘀在胁下,冲皮起引两乳内痛,多梦失精,气短。

2. 《济生方》大建中汤　由黄芪、附子、鹿茸、地骨皮、石斛、人参、川芎、当归、白芍药、续断、小草、炙甘草、生姜组成。功能补气养血,温肾助阳。主治诸虚不足,小腹急痛,胁肋䐜胀,骨肉酸痛,气短喘促,痰多咳嗽,潮热多汗,心下惊悸,腰背强痛,多卧少气。

3. 《全生指迷方》大建中汤　由芍药、黄芪、远志、当归、泽泻、龙骨、人参、炙甘草、大枣、生姜组成。功能益气养血,安神固精。主治虚劳,热从腹中或背起,渐渐潮热,日剧夜退,或寐而汗出,小便或赤或白而混浊,甚则频数尿精,夜梦遗精,日渐羸瘦。若腹中急,加饴糖。

4. 《丹溪心法》大建中汤　由黄芪、当归、桂心、芍药、人参、甘草、半夏、附子、生姜、大枣组成。功能调中和胃。主治无根之火聚于胸中,独熏于肺,传于皮肤而发阴斑,斑点如蚊、蚋、虱、蚤咬状,见于胸背、手足,稀少微红者。

附 方

加减大建中汤(《普济方》) 由芍药、当归、川芎、黄芪、肉桂、炙甘草、白术、姜、枣组成。功能温阳益气养血。主治妇人胎前产后,一切虚损,月水不调,脐腹疠痛,往来寒热,自汗口渴。

六 十四味建中汤

方 源 《太平惠民和剂局方》

组 成 当归 白芍药 白术 炙甘草 人参 麦门冬 川芎 肉桂 炮附子 肉苁蓉 半夏 炙黄芪 茯苓 熟地黄 各等分

用 法 上药共研为粗末。每服9克,加生姜3片,大枣1枚,水煎,食前温服。亦可改作汤剂水煎服,各药用量按常规剂量酌定。

功 效 补气养血,温肾健脾。

主 治 气血不足,脾肾久虚,积劳虚损,形体羸瘠,短气嗜卧,寒热头痛,咳嗽喘促,吐呕痰沫,手足多冷,面白脱色,小腹拘急,百节尽疼,夜卧汗多,梦寐惊悸,大便滑利,小便频数,失血虚极,心忪面黑,及阴证发斑等。

方 解 方用人参、黄芪、白术、茯苓、炙甘草补脾益气;当归、白芍、川芎、熟地黄补血调血;肉桂、附子、肉苁蓉温补肾阳;麦冬养阴生津;半夏化痰降逆。诸药相合,共奏补气养血,温肾健脾之功。

按 语 本方以虚劳羸瘦、气短喘促、面色㿠白、手足不温、大便滑利、小便频数为辨证要点。现代常用于治疗虚劳、肾虚腰痛、遗精阳痿、再生障碍性贫血、过敏性紫癜等。

七 甘草干姜汤

方　源　《伤寒论》

组　成　炙甘草 12 克　干姜 6 克

用　法　水煎服。

功　效　温中散寒,温肺益气。

主　治　伤寒误汗后,四肢厥冷,咽中干,烦躁吐逆,及肺痿吐涎沫而不咳,其人不渴,遗尿,小便数,头眩。

方　解　方中炙甘草益气和中;干姜温中散寒,温肺化痰。二药配伍,辛甘以化阳,可振奋中阳,温肺益气。

按　语　本方以胃脘冷痛、腹泻清稀、吐涎沫、口不渴、形寒食少、舌淡苔白、脉迟为辨证要点。现代常用于治疗慢性胃炎、消化性溃疡、慢性结肠炎、慢性支气管炎、眩晕、痛经、妊娠呕吐、鼻渊等。如脾虚,加白术、茯苓;气虚,加人参、黄芪;呕吐,加半夏;便血,加灶心土、白及、三七;尿频、涎沫多者,加煨益智;喘息短气,加钟乳石、五味子、蛤蚧;肺寒咳喘,加麻黄、杏仁、款冬花;遗尿,加炙黄芪、益智仁、巴戟天。

附　方

生姜甘草汤(《备急千金要方》)　由生姜、甘草、人参、大枣组成。功能温肺益气。主治肺痿,咳唾涎沫不止,咽燥口渴。

八　附子粳米汤

方　源　《金匮要略》

组　成　附子 6 克　半夏 9 克　甘草 3 克　大枣 5 枚　粳米 15 克

用　法　水煎服。

功　效　温中散寒,化湿降逆。

主　治　脾胃虚寒,水湿内停,腹满疼痛,痛势较剧,喜热喜按,肠鸣漉漉,胸胁逆满,呕吐,四肢厥冷,舌苔白滑,脉细而迟。

方　解　方中附子温中散寒以止腹痛,半夏化湿降逆以止呕吐,粳米、甘草、大枣扶益脾胃以缓急迫。诸药合用,共奏温中散寒,化湿降逆之功。

按　语　本方以腹满疼痛、痛势较剧、肠鸣、呕吐、舌苔白滑、脉细迟为辨证要点。现代常用于治疗胃炎、胃痉挛、溃疡病、肠功能紊乱、尿毒症等。如脾胃寒甚,加蜀椒、干姜;脾胃气虚,加党参、白术、茯苓;呕吐痰涎,加陈皮、茯苓。

附　方

①乌头赤石脂丸(《金匮要略》)　由蜀椒、乌头、附子、干姜、赤石脂组成。功能温阳散寒止痛。主治阴寒痼结,心痛彻背,背痛彻心。

②赤丸(《金匮要略》)　由茯苓、乌头、半夏、细辛、朱砂组成。功能散寒止痛,化饮降逆。主治寒饮腹痛,疼痛剧烈,肢冷,呕吐,心下动悸,舌淡苔白滑,脉沉滑或沉弦。

③桂附丸(《卫生宝鉴》)　由炮川乌、炮附子、炮姜、赤石脂、炒川椒、肉桂组成。功能温阳散寒止痛。主治脏腑暴感风寒,上乘于心,令人卒然心痛,或引背膂,乍缓乍甚,经久不瘥者。

④温中止吐汤(《医宗金鉴》)　由白豆蔻、茯苓、姜半夏、生姜组成,水煎,冲磨沉香汁服。功能温中止吐。主治小儿呃乳,面色青白,粪青多沫,手足指冷。

九 温中丸

方　源　《全生指迷方》

组　成　干姜 30 克　半夏 30 克　白术 60 克　细辛 15 克　胡椒 15 克

用　法　上药共为细末,炼蜜为丸,如梧桐子大。每服 30 粒,以米饮送下,食前服。亦可改作汤剂水煎服,各药用量按原方比例酌减。

功　效　温中散寒,健脾化痰。

主　治　脾咳,口中如含霜雪,中脘隐隐作冷,恶寒,脉紧。

方　解　方中干姜、胡椒温中散寒,干姜、细辛温肺化饮,半夏燥湿化痰,白术健脾燥湿。五药配伍,共奏温中散寒,健脾化痰之功。

按　语　本方以咳嗽气喘、痰多清稀、中脘隐隐作冷、恶寒为辨证要点。现代常用于治疗慢性支气管炎、支气管哮喘等。如咳甚者,加杏仁、紫菀、款冬花;喘甚者,加麻黄、苏子、白果;痰多者,加白芥子、莱菔子、紫苏子。

同名方

1. 《证治准绳》温中丸　由人参、白术、甘草组成。功能益气健脾。主治小儿胃寒泻白,肠鸣腹痛,吐酸不入,霍乱吐泻。
2. 《张氏医通》温中丸　由橘皮、神曲、半夏、茯苓、炙甘草、黄连、香附、苦参、针砂、白术组成。功能健脾行气消肿。主治脾虚不运,黄胖面肿足胀。

附　方

温中化痰丸(《太平惠民和剂局方》)　由青皮、炒高良姜、炒干姜、陈皮组成。功能温中化痰。主治停痰留饮,胸膈满闷,头眩目晕,嗜卧减食,咳嗽呕吐,气短恶心;或饮酒过多,或引饮无度,或过伤生冷,痰涎并多,呕哕恶心。

十　高良姜汤

方　源　《备急千金要方》

组　成　高良姜15克　厚朴6克　当归9克　桂枝6克

用　法　水煎服。

功　效　温中祛寒,理气止痛。

主　治　寒凝气滞,心腹胀痛,两胁支满,烦闷不可忍,恶心嗳气,不思饮食,舌苔白滑或薄白,脉象沉弦。

方　解　本方重用高良姜温中祛寒,理气止痛,配伍桂枝则温中祛寒之力更胜;再用厚朴以理气除满,当归以和血养营。合而成方,具有温中止痛,理气祛寒之功。

按　语　本方以心腹胀痛、畏寒喜暖、得温痛减,遇寒痛增、舌苔白、脉沉弦为辨证要点。现代常用于治疗慢性胃炎、溃疡病、肋间神经痛、冠心病心绞痛等。若寒甚者,去桂枝,加肉桂、吴茱萸;挟食滞,加神曲、鸡内金。

附　方

①当归汤(《备急千金要方》)　由当归、芍药、厚朴、半夏、桂枝、甘草、黄芪、党参、干姜、蜀椒组成。功能温中补虚,祛寒止痛。主治心腹绞痛,诸虚冷气满痛。

②二姜丸(《太平惠民和剂局方》)　由干姜、良姜组成。功能温中祛寒,理气止痛。主治冷物所伤,心脾疼痛。

③桂香散(《杂病源流犀烛》)　由草豆蔻、高良姜、白术、砂仁、炙甘

草、煨姜、厚朴、大枣肉、青皮、诃子肉、肉桂组成。功能温中祛寒,理气止痛。主治脾脏久冷腹痛。

十一 温经化气汤

方　源　《医方囊秘》

组　成　党参18克　焦白术15克　炮姜9克　附子12克　吴茱萸3克　补骨脂6克　益智仁9克　砂仁3克　白豆蔻3克　粳米3克

用　法　水煎服。

功　效　温阳祛寒,理气止痛。

主　治　脾胃虚寒,胃脘疼痛,以及五更泄泻。

方　解　方中炮姜、党参、焦白术、吴茱萸温中健脾,祛寒止痛;附子、补骨脂温补肾阳,补火生土;益智仁、砂仁、白豆蔻温运脾阳,理气止痛;粳米和胃养脾,为诸药之使。诸药合用,共收温阳祛寒,理气止痛之效。

按　语　本方以胃脘冷痛、喜温喜按、畏寒肢冷、溲清便溏、或五更泄泻、舌淡苔白、脉沉迟细弱为辨证要点。现代常用于治疗慢性胃炎、消化性溃疡、慢性肠炎等。

十二 霹雳散

方　源　《随息居重订霍乱论》

组　成　附子90克　吴茱萸90克　灶心土60克　木瓜45克　丁香30克　丝瓜络150克

用　法　上药共研为细末。每服6～9克,日服2～3次,用人参煎汤送服。亦可改作汤剂水煎服,各药用量按常规剂量酌定。

功　效　温阳祛寒,和中化湿。

主　治　阳虚中寒,腹痛吐泻,转筋肢冷,汗淋不渴,苔白,脉微欲绝。

方　解　方中附子回阳救逆,并能祛除在里之寒湿,为主药;配以吴茱萸、丁香温中暖胃,散寒止痛,降逆止呕;木瓜化湿和胃,舒筋活络;灶心土温中止呕;丝瓜络通利经络;人参益气固脱。诸药合用,共奏温阳祛寒,和中化湿之功。

按　语　本方以腹痛吐泻、转筋肢冷、汗淋不渴、苔白、脉微欲绝为辨证要点。现代常用于治疗急性胃肠炎、婴幼儿腹泻等。

同名方

《温病条辨》霹雳散　由桂枝、公丁香、草果、川椒、小茴香、韭白、良姜、吴茱萸、五灵脂、降香、乌药、干姜、石菖蒲、防己、槟榔、毕澄茄、附子、细辛、青木香、薏苡仁、雄黄组成。功能扶阳抑阴。主治中燥吐泻腹痛,甚则四肢厥逆,转筋,腿痛,肢麻,起卧不安,烦躁不宁,甚则六脉全无,阴毒发斑,疝瘕等证,并一切凝寒痼冷积聚。

附　方

木瓜汤(《仁斋直指方论》)　由木瓜、炒茴香、炙甘草、吴茱萸、生姜、苏叶组成。功能温中祛寒,化湿和胃。主治霍乱吐泻,转筋闷乱。

十三　逐寒荡惊汤

方　源　《福幼编》

组　成　胡椒3克　炮姜3克　肉桂3克　丁香3克　灶心土90克

用　　法　先以灶心土煎汤,澄清再煎诸药,频服。

功　　效　温阳祛寒定惊。

主　　治　小儿久病吐泻,面色青白,口鼻气冷,四肢发凉,昏睡露睛,小便清长,大便溏薄,转为慢惊风,四肢抽搐。

方　　解　方中肉桂温中补阳散寒,丁香温中降逆止呕,两味合用,温中祛寒之力益著;辅以胡椒加强温中散寒之效,炮姜、灶心土温中止泻止呕。寒邪去,中阳运,则虚风息而慢惊愈。

按　　语　本方以慢惊抽搐、吐泻肢冷为辨证要点。现代常用于治疗慢性腹泻而见四肢抽搐者。临证时可加生龙骨、生牡蛎、灵磁石等,以熄风镇惊;脾胃虚弱明显者,加人参、白术;抽搐重者,加全蝎、蜈蚣、僵蚕。

附　　方

①醒脾散(《类编朱氏集验方》)　由肉豆蔻、槟榔、胡椒、茯苓、木香、藿香组成。功能温中止泻,理气和中。主治慢惊吐泻不止。

②醒脾散(《古今医统》)　由人参、白术、茯苓、木香、全蝎、僵蚕、天麻组成。功能补气健脾,熄风解痉。主治小儿久病,或因吐泻脾困,脾不养肝,虚风内动,身冷肢逆,大便清稀,口鼻气冷,颜面㿠白,呼吸微弱,手足抽动,目睛上视。

③醒脾饮(《幼科发挥》)　由人参、陈皮、甘草、白术、白茯苓、全蝎、半夏曲、木香、白附子、南星、陈仓米、大枣、生姜组成。功能健脾益气,化痰定惊。主治慢惊。

④醒脾汤(《医宗金鉴》)　由人参、白术、茯苓、天麻、姜半夏、橘红、全蝎、僵蚕、炙甘草、木香、仓米、胆南星、生姜组成。功能补脾益气,化痰定惊。主治小儿慢惊风属脾虚夹痰者。

⑤缓肝理脾汤(《医宗金鉴》)　由桂枝、人参、茯苓、白芍、白术、陈皮、山药、扁豆、炙甘草、煨姜、大枣组成。功能温运脾阳,扶土抑

木。主治小儿慢惊,缓缓搐搦,时作时止,昏睡眼合,或睡卧露睛,大便色青,脉来迟缓,属脾虚肝旺者。

⑥丁桂散(《上海市中药成药制剂规范》) 由丁香、肉桂组成。散剂,可内服或外敷用。功能温阳散寒,行气止痛。主治胃脘寒痛,脐腹冷痛,腹泻,以及外科疮肿,损伤肿痛等。

十四 胃关煎

方　源　《景岳全书》

组　成　熟地 10～30 克　炒山药 6 克　炒扁豆 6 克　炙甘草 3～6 克　焦干姜 3～9 克　吴茱萸 1.5～2.1 克　炒白术 3～9 克

用　法　水煎服。

功　效　温中散寒,健脾益肾。

主　治　脾肾虚寒泄泻,或久泻腹痛不止,冷痢等症。

方　解　方中焦干姜、吴茱萸温中散寒,炒白术、炒山药、炒扁豆、炙甘草健脾益气,熟地滋阴益肾。诸药合用,共奏温中散寒,健脾益肾之功。

加　减　若泻甚者,加肉豆蔻,或补骨脂;气虚势甚者,加人参;阳虚下脱不固者,加制附子;腹痛甚者,加木香,或厚朴;滞痛不通者,加当归;滑脱不禁者,加乌梅,或北五味子;肝邪侮脾者,加肉桂。

按　语　本方以泄泻日久、畏寒肢冷、腹中冷痛、舌淡苔白为辨证要点。现代常用于治疗慢性结肠炎、小肠功能紊乱等。如阳虚寒盛,加肉桂、附子;久泻不止,加肉豆蔻、诃子。

附　方

①佐关煎(《景岳全书》) 由厚朴、陈皮、山药、扁豆、炙甘草、猪苓、

泽泻、干姜、肉桂组成。功能温中祛寒,健脾化湿。主治生冷伤脾,泻痢未久,肾气未损者。

②理阴煎(《景岳全书》) 由熟地、当归、炙甘草、炒干姜(或加肉桂)组成。功能温中祛寒,益阴养血。主治脾胃虚寒,阴血不足,胀满呕哕,痰饮恶心,吐泻腹痛,妇女经迟血滞等证。

③养中煎(《景岳全书》) 由人参、山药、白扁豆、炙甘草、茯苓、干姜组成。功能温中益气。主治中气虚寒,恶心呕吐,便溏泄泻。

④温胃饮(《景岳全书》) 由人参、白术、扁豆、陈皮、干姜、炙甘草、当归组成。功能温中和胃。主治中寒呕吐吞酸,泄泻,不思饮食,及妇人脏寒呕恶,胎气不安。

⑤抑扶煎(《景岳全书》) 由厚朴、陈皮、乌药、猪苓、泽泻、炙甘草、炮姜、吴茱萸组成。功能温中散寒,利湿止泻。主治气冷阴寒或暴伤生冷而致泻痢初起,血气未衰,脾胃未败,或胀痛或呕恶者。

⑥七德丸(《景岳全书》) 由乌药、吴茱萸、干姜、苍术、木香、茯苓、补骨脂组成。功能温中祛寒,行气化湿。主治生冷伤脾,初患泻痢,肚腹疼痛。

十五 沉香温脾汤

方 源 《卫生宝鉴》

组 成 沉香 木香 丁香 炮附子 官桂 人参 缩砂仁 炮姜 白豆蔻 炙甘草 白术各等分

用 法 上药共研粗末。每服9克,加生姜5片、大枣1枚,水煎去滓,空腹时热服。亦可用饮片水煎服,各药用量按常规剂量酌定。

功 效 温阳祛寒,健脾理气。

主 治 脾胃虚冷,心腹疼痛,呕吐恶心,腹胁胀满,不思饮食,四肢倦怠,或泄泻吐利。

方　解　方中炮附子、官桂、炮姜温阳祛寒;沉香、木香理气止痛;丁香温中降逆;缩砂仁、白豆蔻化湿和胃,行气宽中;人参、白术、炙甘草健脾益气。诸药合用,共奏温阳祛寒,健脾理气之功。

按　语　本方以脘腹冷痛、腹胁胀满、呕吐泻利、畏寒肢冷、舌淡苔白、脉沉细迟缓为辨证要点。现代常用于治疗慢性胃炎、消化性溃疡、慢性肠炎等。

附　方

①沉香温胃丸(《内外伤辨惑论》)　即本方去缩砂仁、白豆蔻、生姜、大枣,加巴戟天、炮茴香、当归、吴茱萸、白芍药、茯苓、高良姜组成。功能温阳祛寒,益气健脾,理气止痛。主治中焦气弱,脾胃受寒,饮食不美,气不调和,脏腑积冷,心腹疼痛,大便滑泄,腹中雷鸣,霍乱吐泻,手足厥逆,便利无度;下焦阳虚,脐腹冷痛;伤寒阴湿,形气沉困,自汗。

②沉香桂附丸(《卫生宝鉴》)　由沉香、炮附子、川乌、炮干姜、炒高良姜、炒茴香、官桂、吴茱萸组成。功能温阳祛寒,理气止痛。主治中气虚弱,脾胃虚寒积冷,心腹疼痛,胁肋膨胀,腹中雷鸣,手足厥冷,便利无度;又治下焦阳虚,及七疝,痛引小腹不可忍,腰屈不能伸,热物熨之稍缓。

③冷香汤(《瘴疟指南》)　由高良姜、附子、川姜、草豆蔻、丁香、檀香、甘草组成。功能温阳祛寒,理气止痛。主治瘴病,胃脘刺痛,胸膈不利,或吐或泻,引饮无度,及夏秋暑湿,恣食生冷,遂成霍乱,阴阳相干,脐腹刺痛,胁肋胀满,烦乱口渴等证。

十六　益黄散(又名补脾散)

方　源　《小儿药证直诀》

组　成　陈皮30克　丁香6克　诃子15克　青皮15克　炙甘草15克

用　法　上药共研粗末。每服4.5克,水煎,食前服。亦可改作汤剂水煎服,用量按原方配伍比例酌减。

功　效　温中理气,健脾止泻。

主　治　小儿脾胃虚弱,腹痛泄痢,不思乳食,呕吐脘胀,神倦面黄,疳积腹大身瘦。

方　解　方中丁香温中散寒,陈皮、青皮理气健脾,诃子涩肠止泻,炙甘草补脾益气。诸药合用,共奏温中理气,健脾止泻之功。

按　语　本方以脾胃虚弱、腹痛泄痢、不思乳食、呕吐脘胀、神倦面黄为辨证要点。现代常用于治疗婴幼儿腹泻、小儿消化不良等。如脾气虚,加党参、白术、茯苓;脾阳虚,加干姜、附子;饮食停滞,加山楂、神曲;久泻不止,加赤石脂、禹余粮。

附　方

①掌胃膏(《普济方》)　由人参、白术、茯苓、甘草、肉豆蔻、陈皮、草豆蔻、枇杷叶、青皮、丁香、沉香、木香、藿香、砂仁、白豆蔻组成。功能益气健脾,温中止泻。主治小儿脾胃虚弱,呕吐泄利。

②益气健脾汤(《寿世保元》)　由人参、白术、白茯苓、陈皮、白芍、苍术、干姜、诃子、肉蔻、升麻、炙甘草、生姜、大枣组成。功能益气健脾,温中止泻。主治气虚泄泻,饮食入胃不住,完谷不化者。

第二节 回阳救逆方

一 四逆汤(制成注射剂,名四逆注射液)

方　源　《伤寒论》

组　成　附子5~10克　干姜6~9克　炙甘草6克

用　法　以水先煎附子1小时,再加余药同煎,取汁温服。

功　效　回阳救逆。

主　治　少阴病,四肢厥逆,恶寒踡卧,呕吐不渴,腹痛下利,神衰欲寐,舌苔白滑,脉象微细;大汗、大泻所致的亡阳暴脱。

方　解　方用大辛大热之附子为君药,以其纯阳有毒,为补益先天命门真火之第一要药,通行十二经,生用尤能迅达内外以温阳逐寒。干姜温中焦之阳而除里寒,助附子伸发阳气,为臣药。生附子有大毒,与干姜同用,其性峻烈,故又用益气温中之炙甘草为佐药,既能解毒,又能缓姜、附辛烈之性,合而回阳救逆,又不致有暴散之虞,故方名"四逆"。

按　语　本方以四肢厥逆、神疲欲寐、舌淡苔白滑、脉沉迟细弱为辨证要点。现代常用于治疗休克,心肌梗死,心力衰竭,急、慢性胃肠炎,霍乱,胃下垂,小儿泄泻,腓肠肌痉挛等。治脾肾虚寒之水肿、带下,加党参、茯苓、泽泻;顽固性风湿性关节炎,加桂枝、白术。

若服药呕吐,可用冷服法。即《素问·五常政大论》"气反者,……治寒以热,凉而行之"之意。

四逆注射液用于抢救各种原因引起的休克,能使血压回升。

现代药理研究证实,本方具有抗休克,增强心肌的收缩力,使受抑制后的心率明显增加,显著增加冠脉流量,增大心肌收缩振幅等作用。

附　方

①四逆加人参汤(《伤寒论》)　即本方加人参组成。功能回阳益气,救逆固脱。主治亡阳脱液,四肢厥逆,恶寒踡卧,脉微而复自下利,利虽止而余证仍在。

②通脉四逆汤(《伤寒论》)　即本方倍加干姜组成。功能回阳通脉。主治少阴病,下利清谷,里寒外热,手足厥逆,脉微欲绝,身反不恶寒,其人面赤,或利止,脉不出等。

③通脉四逆加猪胆汁汤(《伤寒论》)　即通脉四逆汤加猪胆汁组成。功能回阳救逆,益阴和阳。主治阳亡阴竭,吐已下断,汗出而厥,四肢拘急不解,脉微欲绝者。

④白通汤(《伤寒论》)　即本方去甘草,加葱白组成。功能破阴回阳,宣通上下。主治少阴戴阳,阴盛于下,虚阳上浮,手足厥冷,面色赤,下利,脉微。

⑤白通加猪胆汁汤(《伤寒论》)　即白通汤加人尿、猪胆汁组成。功能通阳救逆,益阴和阳。主治少阴戴阳,服白通汤下利不止,出现厥逆无脉,干呕,心烦。

⑥浆水散(《素问病机气宜保命集》)　即本方加浆水、肉桂、良姜、半夏组成。功能回阳救逆。主治暴泻如水,或有呕吐,身冷汗出,脉微弱。

⑦附姜白通汤(《医门法律》)　由附子、炮姜、葱白、猪胆汁组成。功能回阳救逆,益阴和阳。主治暴卒中寒,厥逆呕吐,泻利色青气冷,肌肤凛栗无汗,阴盛无阳之证。

二 参附汤（制成注射液，名参附注射液）

方　源　《校注妇人良方》

组　成　人参 30 克　附子 15 克

用　法　加姜、枣，水煎，徐徐服。现代临床只用人参、附子二药，水煎服。

功　效　回阳益气救脱。

主　治　元气大亏，阳气暴脱，手足厥逆，汗出，呼吸微弱，脉微。

方　解　方用甘温力宏之人参，大补脾胃之元气，以固后天；配伍大辛大热之附子，温壮元阳，大补先天。二药相须，具有上助心阳，下补肾命，中补脾土的作用。用之得当，则能瞬息化气于乌有之乡，顷刻生阳于命门之内，药效迅捷，确为抢救垂危之良方。

按　语　本方以手足厥逆、汗出、呼吸微弱、脉微为辨证要点。现代常用于治疗休克、心力衰竭、心动过缓，以及妇科暴崩、外疡溃后、手术等血脱亡阳者。如手足厥冷，大汗不止，脉微欲绝，加生龙骨、生牡蛎、白芍、炙甘草；肾不纳气，喘急不得卧，加黑锡丹；肺肾阴阳俱虚，加五味子、蛤蚧尾。

现代药理研究证实，参附注射液能显著提高小鼠耐缺氧的能力；能显著对抗由垂体后叶素所引起的大鼠心电图第二期 ST 段的下移和各种不同类型的心律失常；可明显增加离体兔心的冠脉流量；对乌头碱所致室性或室上性多种快速心律失常有显著治疗作用；能降低休克动物的乳酸和血浆组织蛋白酶活性水平，具有一定的抗休克作用。

同名方

《世医得效方》参附汤 即本方加肉豆蔻组成。功能益气回阳,温中涩肠。主治下痢鲜血,滑泄不固,欲作厥状者。

附 方

①救脱汤(《类证治裁》) 即本方加黄芪、熟地黄、麦门冬、五味子组成。功能益气回阳,敛阴固脱。主治纵欲、走阳精脱者。

②阴阳两救汤(《医醇剩义》) 即本方加熟地黄、菟丝子、枸杞子、紫河车、茯神、远志、炮姜炭组成。功能益气回阳,救阴固脱。主治中风中脏虚证,四肢懈散,昏不知人,遗尿鼾睡。

③来复汤(《医学衷中参西录》) 由萸肉、生龙骨、生牡蛎、生白芍、野台参、炙甘草组成。功能益气敛阴固脱。主治寒温外感诸证,大病瘥后不能自复,寒热往来,虚汗淋漓;或但热不寒,汗出而热解,须臾又热又汗,目睛上窜,势危欲脱;或喘逆,或怔忡,或气虚不足以息,诸证若见一端,即宜急服。

④参附龙牡汤(《方剂学》) 即本方加煅龙骨、煅牡蛎组成。功能回阳益气,敛汗固脱。主治阳气暴脱,汗出肢冷,面色浮红,脉虚数或浮大无根。

三　回阳救急汤

方　源　《伤寒六书》

组　成　熟附子9克　干姜5克　肉桂3克　人参6克　白术9克　茯苓9克　陈皮6克　炙甘草5克　五味子3克　半夏9克　生姜3片　麝香0.1克(临服时加入汤内,调服)

用　法　水煎服。

功　效　回阳救急,益气生脉。

主　治　寒邪直中三阴,真阳衰微,恶寒踡卧,四肢厥冷,吐泻腹痛,口不渴,神衰欲寐,或身寒战栗,或指甲口唇青紫,或吐涎沫,舌淡苔白,脉沉微,甚或无脉等。

方　解　本方主治纯是一派阴寒内盛,阳微欲脱之危象,故用四逆汤合六君子汤,再加肉桂、五味子、麝香而成。方中熟附子虽不如生附子回阳之力峻,但与干姜、肉桂配伍,其温壮元阳,祛寒破阴之功益显。六君子汤补益脾胃,固守中州,并能除阳虚水湿不化所生之痰饮。人参与五味子相合,还有益气生脉之功。麝香之用尤妙,借其斩关夺门,通十二经血脉之力,与五味子之酸收相配,发中有收,使诸药迅布周身,厥回脉复而吐泻亦止,指甲口唇之青紫能消,而无虚阳散越之弊。

加　减　若呕吐涎沫,或小腹痛,加盐炒吴萸;无脉者,加猪胆汁;泄泻不止,加升麻、黄芪;呕吐不止,加姜汁。

按　语　本方以恶寒肢冷、吐泻腹痛、神衰欲寐、或口唇指甲青紫、舌淡脉沉微为辨证要点。现代常用于治疗休克、心力衰竭等。

同名方

《重订通俗伤寒论》回阳救急汤　即本方去茯苓、生姜,加麦冬组成。功能回阳生脉。主治少阴病下利脉微,甚则利不止,肢厥无脉,干呕心烦。

附　方

①正阳散(《太平圣惠方》)　由附子、皂角、炮姜、炙甘草、麝香组成。功能回阳救逆。主治阴毒伤寒,面青,张口出气,心下硬,身不热,只额上有汗,烦渴不止,舌黑多睡,四肢俱冷。

②急救回阳汤(《医林改错》)　由党参、附子、干姜、白术、甘草、桃仁、红花组成。功能回阳救逆,益气化瘀。主治吐泻转筋,身凉汗多,口渴饮冷。

③急救回阳汤(《医学衷中参西录》)　由党参、生山药、生白芍药、山萸肉、炙甘草、代赭石、朱砂、童便组成。功能益气固脱。主治霍乱吐泻已极,精神昏昏,气息奄奄者。

四　六味回阳饮

方　源　《景岳全书》

组　成　人参30～60克　制附子6～9克　炮姜6～9克　炙甘草3克　熟地15～30克　当归身9克

用　法　水煎服。

功　效　益气回阳,滋阴养血。

主　治　阴阳将脱。

方　解　方中人参益气固脱,制附子、炮姜、炙甘草回阳救逆,熟地黄、当归身滋阴养血。诸药合用,共奏益气回阳,滋阴养血之功。

加　减　如泄泻或动血者,去当归,加白术;肉振汗多者,加炙黄芪,或白术;泄泻者,加乌梅,或五味子;虚阳上浮者,加茯苓;肝经郁滞者,加肉桂。

按　语　本方以吐衄崩漏、阴阳将脱为辨证要点。现代常用于治疗休克。

附　方

四味回阳饮(《景岳全书》)　由人参、制附子、炙甘草、炮姜组成。功能益气回阳,救逆固脱。主治元阳虚脱,恶寒肢冷,气息微弱,冷汗如油。

五 回阳返本汤

方　源　《伤寒六书》

组　成　熟附子9克　干姜6克　人参9克　麦冬9克　五味子6克　炙甘草6克　腊茶3克　陈皮9克　蜂蜜5匙

用　法　水煎服。

功　效　回阳救阴，益气固脱。

主　治　阳气衰微，阴津不足，四肢逆冷，大汗出，面赤烦热，烦躁口渴，舌光滑少苔，脉微欲绝。

方　解　方用四逆汤回阳救逆，生脉散益气养阴。二方合用，共奏回阳救阴，益气固脱之效。

加　减　若面赤戴阳者，加葱白、黄连。

按　语　本方以四肢逆冷、汗出面赤、烦躁口渴、舌光少苔、脉微欲绝为辨证要点。现代常用于治疗休克。若阳脱者，加桂枝；阴脱者，加黄精；汗多不止，加山萸肉、煅龙骨、煅牡蛎。

同名方

《古今医鉴》回阳返本汤　由人参、白术、炒干姜、丁香、甘草、陈皮、制半夏、制附子、茯苓、神曲、白豆蔻、沉香、生姜、大枣组成。功能温阳散寒，健脾益气。主治急阴证，手足冷，指甲青，少腹疼痛，外肾挛缩。

附　方

益元汤(《伤寒六书》)　由炮附子、干姜、艾叶、黄连、知母、人参、麦门冬、五味子、葱白、甘草、生姜组成。功能回阳救逆，养阴清热，益气固脱。主治戴阳证，面赤身热头疼，不烦而躁，饮水不得入口，汗出肢冷，舌光少苔，脉微欲绝。

六　茯苓四逆汤

方　源　《伤寒论》

组　成　茯苓12克　人参3克　附子5克　炙甘草6克　干姜4.5克

用　法　水煎服。

功　效　回阳益阴，宁心除烦。

主　治　少阴病并见烦躁不安。

方　解　方用干姜、附子回阳以救逆；人参益气生津，安精神，定魂魄；姜、附与人参配伍，回阳之中有益阴之效，益阴之中有助阳之功；茯苓健脾，宁心安神；炙甘草益气和中，且能调和诸药。五药配伍，共奏回阳益阴，宁心除烦之功。

按　语　本方以四肢厥逆、烦躁、心悸、舌淡苔白滑、脉微欲绝为辨证要点。现代常用于治疗休克、心力衰竭、心肌梗死、急性脑血管病、内耳眩晕症等。如心悸怔忡，加生龙骨、生牡蛎；烦躁不安，加琥珀；浮肿，小便不利，加桂枝、白术；虚寒泄泻，加白术、补骨脂。

七　黑锡丹

方　源　《太平惠民和剂局方》

组　成　金铃子30克　胡芦巴30克　木香30克　附子30克　肉豆蔻30克　破故纸30克　沉香30克　茴香30克　阳起石30克　肉桂15克　黑锡60克　硫黄60克

用　法　上药共研细末，酒糊丸如梧桐子大。成人每服5克，小儿每服2～3克，温开水送下，急救可用至9克。

功　效　温壮下元，镇纳浮阳。

主　治　真阳不足，肾不纳气，浊阴上泛，上盛下虚，痰壅胸中，上气喘促，四肢厥逆，冷汗不止，舌淡苔白，脉沉微；奔豚，气从小腹上冲胸，胸胁脘腹胀痛，或寒疝腹痛，肠鸣滑泄，或男子阳痿精冷，女子血海虚寒，月经不调，带下清稀，不孕等症。

方　解　方中黑锡质重甘寒，镇摄浮阳，降逆平喘。硫黄性热味酸，温补命火，暖肾消寒。二药相须为用，水火并补，标本兼顾，所以并为君药。更用附子、肉桂温肾助阳，引火归原，使虚阳复归肾中；阳起石、破故纸、胡芦巴温命门，除冷气，能接纳下归之虚阳，并为臣药。茴香、沉香、肉豆蔻温中调气，降逆除痰，兼能暖肾，故为佐药。然而又恐诸药温燥太过，故用一味苦寒之川楝子既能监制诸药，又有疏利肝气之功。如此配合，可使真阳充，下元温，喘促平，厥逆回，冷汗止，气归肾中。

按　语　本方以上气喘促、四肢厥冷、冷汗不止、舌淡苔白、脉沉微为辨证要点。现代常用于治疗哮喘、肺气肿等。如气喘痰鸣，冷汗厥逆，舌淡苔白，脉沉细而促者，宜用人参汤送服。

本方药物重坠，又多温燥，故孕妇及下焦阴亏者禁用。本方为温降镇摄救急之剂，非久病缓治之方，一般只能连服2~3次，不能持续服用，多服久服，恐有铅中毒的危险。

附　方

①黑锡丸（《普济本事方》）　即本方去阳起石组成。功效、主治与本方同。

②黑铅丹（《成方切用》）　由黑锡、硫黄组成。功能镇纳浮阳，降逆平喘。主治阴阳升降失常，上盛下虚，头目眩晕；下元虚冷，肾不纳气所致的气喘痰鸣。

第三节 温经散寒方

一 当归四逆汤

方　源　《伤寒论》

组　成　当归12克　桂枝9克　芍药9克　细辛1.5克　炙甘草5克　通草3克　大枣8枚

用　法　水煎服。

功　效　温经散寒，养血通脉。

主　治　阳气不足而又血虚，外受寒邪，手足厥寒，舌淡苔白，脉细欲绝或沉细；寒入经络，腰、股、腿、足疼痛。

方　解　方中当归苦辛甘温，补血和血，与芍药合而补血虚。桂枝辛甘而温，温经散寒，与细辛合而除内外之寒。甘草、大枣之甘，益气健脾，既助归、芍补血，又助桂、辛通阳。更加通草通经脉，使阴血充，客寒除，阳气振，经脉通，手足温而脉亦复。

按　语　本方以手足厥冷、遇寒加剧、舌淡苔白、脉细欲绝为辨证要点。现代常用于治疗血栓闭塞性脉管炎、雷诺病、风湿性关节炎、坐骨神经痛、末梢神经炎、偏头痛、胃或十二指肠溃疡、月经不调、痛经、闭经、小儿麻痹症、冻疮、手足皲裂、寒冷性多形红斑、荨麻疹、精索静脉曲张、腹股沟疝等。如寒凝甚者，加附子、肉桂；寒疝睾丸掣痛，牵引少腹冷痛，肢冷，脉沉弦者，加乌药、小茴香。

附　方

①当归四逆加吴茱萸生姜汤（《伤寒论》）　即本方加吴茱萸、生姜

组成。功能温经通脉,温中降逆。主治手足厥寒,脉细欲绝,其人内有久寒,兼有呕吐,脘腹冷痛等症。

②通脉四逆汤(《重订严氏济生方》) 即本方加吴茱萸、附子、生姜组成。功能温经散寒,活血通脉。主治霍乱寒多,肉冷脉绝。

二 黄芪桂枝五物汤

方　源　《金匮要略》

组　成　黄芪12克　芍药9克　桂枝9克　生姜12克　大枣4枚

用　法　水煎服。

功　效　益气温经,和营通痹。

主　治　血痹证,肌肤麻木不仁,脉微涩而紧。

方　解　方中黄芪益气固卫,为主药;辅以桂枝温经通阳,协黄芪达表而运行气血;佐以芍药养血和营;使以生姜祛散风邪,姜、枣同用以调和营卫。合而为剂,可使气行血畅,则血痹之证自愈。

按　语　本方以局部肌肤麻木不仁为辨证要点。现代常用于治疗坐骨神经痛、末梢神经炎、肩周炎、中风后遗症、原发性脑萎缩、截瘫、周期性麻痹、自主神经功能紊乱、类风湿性关节炎、血栓闭塞性脉管炎、消化性溃疡等。如见血虚,加当归、鸡血藤;气虚,重用黄芪,再加党参;阳虚,加附子;筋骨痿软,加木瓜、杜仲、牛膝;久病入络,筋挛,麻痹较甚者,加地龙、蕲蛇;夹瘀疼痛者,加桃仁、红花、丹参;病在上肢,加姜黄、羌活;病在下肢,加牛膝、木瓜;病在腰部,加补骨脂、续断、狗脊。

第 6 章

补益方

第一节 补气方

一 四君子汤（制丸，名四君子丸）

方　源　《太平惠民和剂局方》

组　成　人参 10 克　白术 9 克　茯苓 9 克　甘草 6 克

用　法　水煎服。

功　效　益气健脾。

主　治　脾胃气虚，面色萎白，语声低微，四肢无力，食少或便溏，舌质淡，脉细缓。

方　解　方中以人参为君，甘温大补元气，健脾养胃。以白术为臣，苦温健脾燥湿。佐以茯苓，甘淡渗湿健脾；苓、术合用，健脾除湿之功更强，促其运化。使以炙甘草，甘温调中。全方配合，共奏益气健脾之功。

按　语　本方以疲乏无力、饮食减少、舌淡苔白、脉虚软无力为辨证要点。现代常用本方治疗急慢性胃炎、胃窦炎、胃溃疡、十二指肠球部溃疡、胃肠功能减退、消化不良、崩漏、子宫肌瘤、小儿鼻衄、小儿低热、慢性肝炎、荨麻疹、周期性麻痹、慢性胆囊炎、妊娠恶阻、乳糜尿等。如见血虚,加熟地、当归;阳虚,加附子、丁姜;气虚升提无力,加升麻、柴胡;血瘀,加三棱、莪术;阴虚,加生地、麦冬;胃脘痛,加元胡、香附;恶心呕吐,加陈皮、竹茹。

现代药理研究证实,本方具有调整胃肠功能、提高肝糖元、升高血细胞、改善血液循环、增强免疫机能、调整内分泌、补充微量元素等多种作用。

同名方

1. 《素问病机气宜保命集》四君子汤　由白术、人参、黄芪、茯苓组成。功能益气健脾。主治中气虚弱,肺损而皮毛聚落。
2. 《洪氏集验方》四君子丸　由砂仁、乌梅、陈皮、诃子、大枣组成。功能和胃消食。主治受食不化,停积中脘,吐逆恶心。

附　方

加减四君子汤(《太平惠民和剂局方》)　即本方加扁豆、藿香、黄芪组成。功能健脾和胃。主治小儿吐泻不止,不进乳食。

二　六君子汤(制丸,名六君子丸)

方　源　《校注妇人良方》

组　成　人参 10 克　白术 9 克　茯苓 9 克　甘草 6 克　陈皮 9 克　半夏 12 克

用　法　水煎服。

功　效　健脾益气,和胃化痰。

主　治　脾胃气虚兼有痰湿，不思饮食，恶心呕吐，胸脘痞闷，大便不实；或咳嗽痰多稀白等症。

方　解　方中四君子健脾益气，为君药。半夏、陈皮化痰降逆止呕，为臣药。甘草兼为使药，调和诸药。全方补脾气，化痰湿，使从扶脾治本中兼化痰湿，为标本两顾之方。

按　语　本方以纳呆便溏、痰多稀薄、舌苔腻为辨证要点。现代常用本方治疗慢性胃炎、胃十二指肠溃疡、慢性支气管炎、婴幼儿腹泻、皮肤黑病变、眼球玻璃体混浊、链霉素副反应、呕吐、泄泻、带下、慢惊风等。如见脾胃虚寒，加炮姜、吴茱萸；脾肾阳虚，加附子、补骨脂；胃脘痛甚，加延胡索、川楝子；呕吐甚，加姜竹茹、旋复花；气滞甚，加枳壳、厚朴。

现代药理研究证实，本方对肠管运动功能失常起双向调节作用。

同名方

《世医得效方》六君子汤　由人参、甘草、茯苓、白术、煨肉豆蔻、煨诃子、生姜、大枣组成。功能健脾止泻。主治脏腑虚怯，心腹胀满，呕哕不食，肠鸣泄泻。

附　方

①归芍六君子汤（《古今名方》）　即本方加当归、白芍组成。功能健脾益气，养血调肝。主治气血不足，肝脾同病，症见身体虚弱，胸闷脘胀，食量减少，胁痛，少寐等。

②乌蝎六君子汤（《古今名方》）　即本方加川乌、全蝎组成。功能益气健脾，化痰解痉。主治脾胃虚弱而致中风痰盛，口眼㖞斜，语言不利。

③楂曲六君子汤（《古今名方》）　即本方加山楂、神曲、麦芽组成。功能健脾益气、化痰消食。主治脾虚，食后即感困倦、思睡者。

三　香砂六君子汤（制丸,名香砂六君子丸）

方　源　《医方集解》

组　成　人参10克　茯苓9克　白术9克　甘草6克　陈皮9克　半夏12克　砂仁6克　香附(现多用木香)6克

用　法　水煎服。

功　效　健脾和胃,理气止痛。

主　治　脾胃气虚,寒湿滞于中焦,脘腹胀满或疼痛,纳呆嗳气,呕吐泄泻,舌苔白腻。

方　解　方中四君子健脾益气,为君药。陈皮、半夏化痰除湿,木香、砂仁和胃行气止痛,共为臣药。甘草兼为使药。全方健中有消,行中有补,共奏健脾和胃、理气止痛之效。

按　语　本方以脾胃气虚、脘腹胀满、疼痛、纳呆嗳气、舌苔白腻为辨证要点。现代常用本方治疗胃脘痛、胃溃疡、十二指肠球部溃疡、慢性胃炎、慢性结肠炎、肠功能紊乱、胃扭转、腹部术后康复、慢性肾炎氮质血症、西蒙病等。如见脘腹痛甚,加高良姜、吴茱萸;寒湿甚,加肉桂、干姜;泛酸,加煅瓦楞、海螵蛸;嗳气呃逆,加丁香、柿蒂;纳差,加白豆蔻、藿香;泄泻,加葛根。

现代药理研究证实,本方具有免疫调节、调整胃肠功能等作用。

同名方

1.《景岳全书》香砂六君子汤　由人参、白术、茯苓、炙甘草、半夏、陈皮、砂仁、藿香、生姜组成。功能健脾补气,理气和胃。主治脾胃虚寒,食少作呕,脘腹痞闷,口淡乏味,舌苔白腻。

2.《增补万病回春》　香砂六君子汤　由人参、白术、茯苓、姜半夏、炙甘草、陈皮、香附、木香、砂仁、厚朴、益智仁、白豆蔻、生姜、大枣组成。功能益气健脾，温中散寒。主治脾胃虚寒、脘腹疼痛、不思饮食。

3.《张氏医通》香砂六君子汤　由人参、白术、茯苓、炙甘草、半夏、橘皮、木香、砂仁、生姜、乌梅、大枣组成。功能健脾益气，和胃化痰。主治气虚痰食气滞，倦怠少食，咳嗽多痰，恶心呕吐，腹胀泄泻。

四　异功散(又名五味异功散)

方　源　《小儿药证直诀》

组　成　人参10克　白术9克　茯苓9克　甘草6克
陈皮9克

用　法　上药为末，每服6～9克，加生姜5片，大枣2个，水煎服。亦可用饮片作汤剂水煎服，用量按原方比例酌情增减。

功　效　健脾益气和胃。

主　治　脾胃虚弱，食欲不振，或胸脘痞闷不舒，或呕吐泄泻。

方　解　方中人参甘温大补元气，健脾养胃，为君药。白术苦温健脾燥湿，为臣药。茯苓甘淡渗湿健脾，陈皮芳香健脾醒胃，理气调中，共为佐药。炙甘草甘温调中，为使药。全方合用，达健脾益气，理气和胃之功。

按　语　本方以气虚乏力、胸脘痞闷、纳呆为辨证要点。现代常用本方治疗小儿脾胃虚弱引起的消化不良、纳呆、泄泻，以及慢性胃炎、上消化道出血、带下、脱发、呕吐等。如见湿盛，去人参、白术，加苍术、半夏、苡仁；脾胃虚寒，加制附片、干姜、荜拨；气滞较甚，加木香、枳壳；消化不良，加炒麦芽、焦山楂；带下稀薄量多，加白果、山药；脘腹胀痛，加元胡、乌药。

同名方

1. 《医学正传》异功散　由木香、当归、桂心、白术、茯苓、陈皮、厚朴、人参、肉豆蔻、丁香、半夏、附子、生姜、大枣组成。功能回阳救逆。主治厥阴病舌卷卵缩,时发厥逆。
2. 《证治准绳》异功散　由乌药、川芎、桔梗、牡丹皮、白芷、当归、白芍、延胡索、官桂、干姜、陈皮、生姜组成。功能调气活血、温中祛寒。主治妇人血气虚冷,头部昏痛,畏寒喜暖,四肢乏力。
3. 《疫痧草》异功散　由斑蝥、血竭、没药、乳香、全蝎、玄参、麝香组成。功能活血解毒,散风通窍。主治烂喉风,喉闭,喉蛾。本方只供外用,不可内服。

附　方

① 六味异功煎(《景岳全书》)　即本方加干姜组成。功能健脾和胃散寒。主治脾胃虚寒,呕吐泄泻而兼微滞者。
② 阿胶异功散(《中医治法与方剂》)　即本方加阿胶组成。功能益气清热。主治咳血久而成劳,肌肉消瘦,四肢倦怠,五心烦热,咽干颊赤,潮热盗汗者。

五　保元汤

方　源　《博爱心鉴》

组　成　黄芪20克　人参20克　肉桂8克　甘草5克

用　法　加生姜1片,水煎服。

功　效　补气温阳。

主　治　虚损劳怯,元气不足,倦怠乏力,少气畏寒;小儿痘疮,阳虚顶陷;血虚浆清,不能发起灌浆者。

方　解　方中黄芪、人参甘温大补元气,为主药。肉桂辛热纯阳,温阳散寒,为辅药。生姜温中和胃止呕,为佐药。甘草补气,调和诸药,兼为使药。全方合用,共达益气温阳之效。

按　语　本方以倦怠乏力、少气畏寒、脉细软为辨证要点。现代常用本方治疗慢性肾炎、慢性肾功能衰竭、慢性肝炎、哮喘、痘疹虚陷、过敏性紫癜、怔忡、郁冒、崩漏、疮疡经久不愈,以及防治腹部术后肠麻痹、肠粘连等。如见肾阳虚,加附子、补骨脂、肉苁蓉;水肿,加猪苓、泽泻、车前子;阴虚,去肉桂,加麦冬、生地、玄参;腹胀,加木香、砂仁;呕吐痰涎,加半夏、陈皮;中焦虚寒,加干姜、荜拨。

现代药理研究证实,本方具有抗炎、护肝、降低尿蛋白、降低血清肌酐、改善心泵功能及免疫调节等多种作用。

同名方

1. 《医宗金鉴》保元汤　由人参、白术、当归、炙黄芪、炙甘草、生姜、红枣组成。功能补气健脾,长肌敛疮。主治疮痈久不收口,脓液清稀,面黄体瘦,纳差便溏等。

2. 《观聚方要补》保元汤　由桂枝、炙甘草、白术、人参、当归、生附子组成。功能益气固脱。主治中风虚脱,卒然昏迷,四肢厥冷,脉细欲绝等。

3. 《医学入门》保元汤　由人参、黄芪、甘草、生姜组成。功能益气温阳。主治小儿慢惊风,及痘疹形气不足,应出不出等症。

六　参苓白术散(制丸,名参苓白术丸)

方　源　《太平惠民和剂局方》

组　成　莲子肉 500 克　薏苡仁 500 克　缩砂仁 500 克　桔梗 500 克　白扁豆 750 克　白茯苓 1000 克　人参 1000 克　甘草 1000 克　白术 1000 克　山药 1000 克

用　　法　为细末,每服6克,枣汤调下,小儿根据岁数酌减;亦可用饮片作汤剂水煎服,用量按原方比例酌情增减。

功　　效　益气健脾,渗湿止泻。

主　　治　脾胃虚弱,食少,便溏,或吐,或泻,四肢乏力,形体消瘦,胸脘闷胀,面色萎黄,舌苔白,质淡红,脉细缓或虚缓。

方　　解　方中以四君平补脾胃之气为主药。配以扁豆、苡仁、山药之甘淡,莲子之甘涩,辅助白术,既可健脾,又能渗湿而止泻。加砂仁之辛温芳香醒脾,佐四君更能促中州运化,使上下气机贯通,吐泻可止。桔梗为手太阴肺经引经药,配入本方,如舟楫载药上行,达于上焦以益肺。各药合用,补其虚,除其湿,行其滞,调其气,两和脾胃,则诸症自除。

按　　语　本方以脾虚夹湿、四肢乏力、饮食不化、苔薄白腻、脉濡缓为辨证要点。现代常用本方治疗慢性肠炎、浅表性胃炎、慢性肾炎、消化不良、胃肠功能紊乱、糖尿病、肝硬化、肺源性心脏病、慢性支气管炎、恶性肿瘤放疗化疗中胃肠道毒副反应、乳糜尿、带下、水肿、阳痿等。如见脾肾阳亏,加熟附片、补骨脂;虚寒滑脱,加赤石脂、禹余粮、诃子;湿热并重,加黄连、黄柏;胃纳不香,加神曲、谷芽、麦芽;脘腹胀痛甚,加木香、枳壳;痰涎壅盛,加法夏、陈皮。

现代药理研究证实,本方具有护肝、解痉、对肠管蠕动有兴奋和抑制的双重作用。

同名方

1.《医方集解》参苓白术散　由本方加陈皮组成。功能健脾益气,理气和胃。主治脾胃气虚夹湿,脘痞气滞不畅者。

2.《证因脉治》参苓白术散　由本方减莲子肉、砂仁、白扁豆组成。功能健脾利湿。主治脾虚气滞夹湿之证。

七 补中益气汤

（制丸，名补中益气丸；制成口服液，名补中益气口服液）

方　源　《脾胃论》

组　成　黄芪15~20克　甘草5克　人参10克　当归10克　橘皮6克　升麻3克　柴胡3克　白术10克

用　法　水煎服。丸剂，每服6~9克，日服2~3次，温开水送服。口服液，每服10~15毫升，每日3次。

功　效　补中益气，升阳举陷。

主　治　脾胃气虚，发热，自汗出，少气懒言，体倦肢软，面色㿠白，大便稀溏，脉洪而虚，舌质淡，苔薄白；气虚下陷，脱肛，子宫下垂，久泻，久痢，久疟；清阳下陷诸证。

方　解　方中黄芪益气为君；人参、白术、炙甘草健脾益气为臣，共收补中益气之功。配陈皮理气，当归补血，均为佐药。升麻、柴胡升举下陷清阳，为补气方中的使药。综观全方，一是补气健脾以治气虚之本；一是升提下陷阳气，以求浊降清升，于是脾胃和调，水谷精气生化有源，脾胃气虚诸证可以自愈。中气不虚，则升举有力，凡下脱、下垂诸证可以自复其位。

按　语　本方以少气懒言、体倦肢软、阴挺脱肛、舌淡苔白、脉虚软无力为辨证要点。现代常用本方治疗胃下垂、胃粘膜脱垂、肾下垂、子宫下垂、重症肌无力、慢性肝炎、腹股沟疝、肠套叠、肠炎、乳糜尿、小儿神经性尿频、尿失禁、肾绞痛、小儿秋季腹泻、放射性直肠炎、白细胞减少症、久泻、崩漏、带下、失眠、耳鸣、呃逆、郁证、遗精、癫痫等。如见气虚眩晕、恶心欲吐者，加天麻、半夏、胆南星；汗多者，加煅牡蛎、碧桃干、浮小麦；头痛者，加蔓荆子、川芎；气虚泄泻者，加山药、石榴皮；气虚遗尿，加山药、益智仁、乌药;带下量多质稀,加茯苓、苍术;胃纳差者,加木香、砂仁、枳壳;治崩漏,去当归,加赤石脂、补骨脂。

现代药理研究证实,本方具有增强免疫、调整肠蠕动功能、改善蛋白代谢、防止贫血发展、增强体力等多种作用。

同名方

《傅青主生化编》补中益气汤　由人参、当归、白术、川芎、白芍、莱菔子、木香、茯苓组成。功能补气养血,理气消导。主治产后中气不足,脘腹痞闷,食后作胀,消化呆滞。

八　加减补中益气汤

方　源　《脾胃论》

组　成　黄芪10克　党参10克　白术6克　陈皮6克　升麻3克　柴胡3克　阿胶6克　焦艾叶6克　甘草3克

用　法　水煎服。

功　效　补气安胎,升阳举陷。

主　治　体质素虚,妊娠四五月,腰酸腹胀,或有下坠感,精神疲乏,胎动不安,阴道有少许出血,脉滑无力。

方　解　方中黄芪、党参、白术、甘草补气健脾,使气足自能束胎,脾健自能养胎。陈皮芳香行气,补而不滞,并有增强食欲的作用。升麻、柴胡有升阳举陷之功,助参芪升举中气,俾气不下陷,自无腰酸腹胀,下坠等感觉。阿胶、艾叶止血安胎。全方合用,达补气安胎,升阳举陷之功。

按　语　本方以妊娠腰酸腹胀、胎动不安、阴道少许出血、脉滑无力为辨证要点。现代常用本方治疗先兆流产、子宫脱垂等。如兼肾虚者,加杜仲、川断、桑寄生;恶心纳呆者,加砂仁,生姜。

ℱ 同名方

《中医治法与方剂》加减补中益气汤　方(1)即补中益气汤加枳壳、益母草组成。功能益气升陷。主治子宫脱垂,小便频数而清,身体怕冷,精神疲乏,少腹坠胀,腰酸痛,舌苔薄白,脉虚弱者。方(2)即补中益气汤去升麻、柴胡,加益母草组成。功能益气化瘀。主治气虚产后胞衣不下,气短神倦,腹部作胀,恶露过多。

九　升麻黄芪汤

ℱ 方　　源　《医学衷中参西录》

ℒ 组　　成　生黄芪15克　当归12克　升麻6克　柴胡6克

𝒴 用　　法　水煎服。

𝒢 功　　效　益气升陷。

ℒ 主　　治　气机下陷,小便滴沥不通,偶因呕吐咳嗽,或侧卧欠伸,可通少许。

ℱ 方　　解　方中黄芪健脾益气,升阳举陷;同升麻配伍,以升举脾气。柴胡升达肝气,使肝气条达,一则使其气机不致下陷,再则使肝的疏泄正常。肝藏血,若疏肝而不补血,恐有耗血之弊,故佐补血的当归,庶使柴胡疏肝而不耗劫肝阴,故当归又可照顾到肝藏血的功能。本方用药虽少,却照顾到肝脾两脏,一面升阳举陷,一面使肝疏泄正常。

𝒜 按　　语　本方以气机下陷,小便滴沥不通为辨证要点。现代常用本方治疗产后尿潴留、排尿异常等。如见气虚甚者,可重用黄芪;小便淋沥甚者,加木通;尿道灼热者,加牛膝、甘草、滑石;少腹坠胀,加党参或红参。

十　七味白术散(又名白术散,钱氏七味白术散)

方　源　《小儿药证直诀》

组　成　人参7克　白茯苓15克　白术15克　甘草3克　藿香叶15克　木香6克　葛根15～30克

用　法　上药均研粗末,每次9克,水煎服;亦可用饮片作汤剂,水煎服。

功　效　健脾止泻。

主　治　脾胃久虚,呕吐泄泻频作不止;消化不良,乳食少进,腹痛腹泻。

方　解　方中四君子汤甘温健脾益气,为君药。辅以藿香辛温芳香化浊祛湿而和中止呕,木香辛苦温行气而止痛,葛根甘辛平鼓舞胃气上行而止泻。全方合用,脾胃健,则呕泄止。

按　语　本方以神疲乏力、腹泻纳呆为辨证要点。现代常用本方治疗婴幼儿腹泻、小儿疳证、慢性消化不良、小儿霉菌性肠炎、小儿多尿、遗尿、流涎、肾病综合征水肿等。如见水肿者,加猪苓、泽泻;恶心呕吐者,加半夏、代赭石;流涎而臭者,加黄连、滑石、诃子、益智仁;腹泻偏热者,加黄芩、马齿苋;腹泻偏寒者,加干姜、高良姜;合并表证者,加紫苏、前胡;食纳差者,加炒扁豆、炒谷芽、炒麦芽;腹部胀满,加木香、枳实。

十一　举元煎

方　源　《景岳全书》

组　成　人参10～20克　黄芪10～20克　炙甘草3～6克　升麻4克　白术3～6克

用　　法　水煎服。

功　　效　益气升提。

主　　治　气虚下陷,血崩血脱,亡阳垂危,舌质淡胖,脉微弱。

方　　解　方中人参、黄芪益气健脾,为君药。白术、炙甘草为臣药,助参、芪益气健脾之力。佐以升麻以升举下陷元气,甘草兼为使药,调和诸药。全方共达益气升提之效,以治气虚下陷,血崩血脱,亡阳垂危之证。

加　　减　如兼阳气虚寒者,肉桂、附子、干姜随宜佐用。如兼滑脱者,加乌梅,或文蛤。

按　　语　本方以崩漏下血、神疲乏力、舌胖质淡、脉微弱为辨证要点。现代常用本方治疗内脏下垂、崩漏、先兆流产、习惯性流产、月经过多、恶露不绝、产后排尿异常、尿失禁、妊娠小便不通、过敏性紫癜等。如见气虚甚,可加重人参、黄芪、甘草剂量;出血甚,加仙鹤草、侧柏叶、参三七;正值经期量多,加阿胶、艾叶、乌贼骨、炮姜炭;经期过长,日久不断,加炒蒲黄、益母草;腰腹冷痛,加续断、破故纸、艾叶;亡阳厥逆,加附子、干姜。

十二　升陷汤

方　　源　《医学衷中参西录》

组　　成　生黄芪18克　知母9克　柴胡5克　桔梗5克　升麻3克

用　　法　水煎服。

功　　效　益气升陷。

主　　治　胸中大气下陷,气促急短,呼吸困难,脉沉迟微弱,或参伍不调。

方　解　方中以黄芪为主,大补肺气,辅以升麻、柴胡举陷升提;桔梗载药上行;合以知母甘寒清润,制黄芪之温性,使升补而不偏于温,全方合用,达益气升陷之效。

按　语　本方以气短不足息,脉沉迟微弱或参伍不调为辨证要点。现代常用本方治疗冠心病、胸痛、胃下垂、糖尿病、低血压病、胃扭转、哮喘、肺不张、心脏完全性房室传导阻滞、自发性气胸、慢性支气管炎、肺气肿、胸膜炎、肋间神经痛、便秘、脱肛、经行衄血、自汗、盗汗、感冒经久不愈、泄泻、尿频、皲裂等。如见气虚严重,重用黄芪,并加人参;有瘀血,加丹参、当归;阴虚不足,加麦冬、生地;胸闷痛,加全瓜蒌、丹参、赤芍;心阳不振,加桂枝、炙甘草;气滞,加香附、枳壳。

十三　生脉散(口服液名生脉饮;注射液名生脉注射液)

方　源　《内外伤辨惑论》

组　成　人参10克　麦冬15克　五味子6克

用　法　水煎服。口服液:10毫升1支,每服1支,日服2~3次;注射液:每支2毫升,每日2~15支,加入5%葡萄糖液中静脉滴注,供急、重病患者应用。

功　效　益气生津,敛阴止汗。

主　治　暑热汗多,耗气伤津,体倦气短,咽干口渴,脉虚细;久咳肺虚,气阴两伤,呛咳少痰,气短自汗,口干舌燥,苔薄少津,脉虚数或虚细。

方　解　方中人参甘平补肺,大扶元气为君;以麦冬甘寒养阴生津,清虚热而除烦为臣;五味子酸收敛肺止汗为佐使。全方以补肺、养心、滋阴着力,而获得益气、生津之效。

按 语 本方以神疲体倦、汗多气短、口渴舌干、脉虚无力为辨证要点。现代常用本方治疗热病、各型休克、心律失常、复发性气胸、冠心病、心力衰竭、克山病、新生儿硬肿症、乙型脑炎后期、原发性血小板减少性紫癜、衄血、传染性单核细胞增多症、糖尿病、视神经萎缩、肺结核、病毒性心肌炎、手术后植物神经功能紊乱、及预防高原低氧对心肺的损害等。如口渴喜饮,加芦根、花粉;舌红、心动过速,加黄连;心阳不振,加附子;汗多欲脱,加龙骨、牡蛎;久病大虚,用高丽参或吉林参;热病伤阴,用西洋参或沙参,一般则用党参;胸闷心痛,加丹参、红花、瓜蒌;心阴不足,加何首乌、山茱萸。

本方有收敛作用,如外邪未解或暑病热盛,气津未伤者,都不宜使用。

现代药理研究证实,本方有强心、升压、镇静、改善微循环、抗凝血作用。

附 方

①大生脉汤(《赤水玄珠》) 由人参、麦冬、五味子、天冬、黄柏、当归、牛膝、红花、枸杞子、生地组成。功能益气生津。主治肺热气虚,胫纵不任地。

②生脉补精汤(《类证治裁》) 由人参、麦门冬、五味子、熟地黄、当归、鹿茸组成。功能益气生津,养血补肾。主治房劳精脱,猝中昏愦者。

十四 资生丸(又名资生健脾丸)

方 源 《兰台轨范》

组 成 人参90克 白术90克 茯苓60克 山药60克 莲子肉60克 陈皮60克 麦芽60克 神曲60克 薏苡仁45克 芡

实 45 克　砂仁 45 克　白扁豆 45 克　山楂 45 克　甘草 30 克　桔梗 30 克　藿香 30 克　白豆蔻 24 克　黄连 12 克

用　法　上药共研末,炼蜜为丸,每次 6 克,米汤送下。亦可作汤剂水煎服,用量按各药常规剂量酌情增减。

功　效　健脾助运,益气安胎。

主　治　妊妇脾虚呕吐或滑胎不固;脾胃虚弱,兼有湿热,嗜食便溏,消瘦乏力等。

方　解　方中人参、白术、茯苓、甘草健脾益气为主药;辅以山药、莲子肉、苡仁、芡实、扁豆既可健脾,又能渗湿止泻。麦芽、神曲、山楂消化食积;白豆蔻、砂仁、陈皮、藿香芳香化湿和胃;黄连清热化湿;桔梗载药上行,共为佐药。甘草兼为使药。诸药合用,脾胃健胎元安。

按　语　本方以嗜食或厌食、便溏、消瘦乏力、消化不良、舌尖红、脉细为辨证要点。现代常用本方治疗慢性胃炎、慢性肠炎、消化不良、小儿厌食症、胃溃疡、十二指肠溃疡、先兆流产、习惯性流产等。

同名方

1.《先醒斋医学广笔记》资生丸　由本方去神曲、砂仁,加泽泻组成。功效、主治与本方同。
2.《医学六书》资生丸　由本方去黄连组成。功效、主治与本方同。
3.《古方选注》资生丸　由本方加厚朴、泽泻组成。功效、主治与本方同。

附　方

①资生汤(《医学衷中参西录》)　由山药、玄参、白术、炒牛蒡子、鸡内金组成。功能健脾养阴,清热利咽。主治劳瘵咳嗽,饮食减少,身热,脉虚数及血虚经闭。

②九味资生丸(《张氏医通》) 由本方去山药、莲子肉、麦芽、薏苡仁、芡实、砂仁、白扁豆、桔梗、藿香组成。功能健脾开胃,消食止泻。主治老人食难运化。

十五 独参汤

方 源 《十药神书》

组 成 人参30克

用 法 研为粗末,加大枣5枚,水煎服。现常研粉,每服3克,温开水送服,或水煎浓汁,饮服。亦有制成注射液和口服液;注射液行下鼻甲或静脉注射;口服液每次10毫升,日服1～2次。

功 效 大补元气,扶危救脱。

主 治 元气大亏,阳气暴脱,面色苍白,肢冷汗多,呼吸微弱,脉微欲绝。

方 解 方中人参味甘,微苦温,大补元气,能扶危救脱,单味应用,药简功专,为补气固脱之有效良方。

按 语 本方以面色苍白、肢冷多汗、呼吸微弱、脉微欲绝为辨证要点。现代常用本方治疗大出血、急性感染引起的休克、冠心病、心肌梗塞、心力衰竭、三度房室传导阻滞、重症肝炎、变态反应性鼻炎、功能性子宫出血、呃逆等。如见阳气衰弱、四肢厥冷,加附子以益气回阳;气阴衰弱、汗多口渴,加麦冬、五味子以益气敛阴;治血虚,配伍熟地、当归以益气生血;治疗阳痿,加鹿茸、胎盘以益气壮阳。

现代药理研究证实,人参具有调节大脑、心脏功能,增强免疫、增强机体防御力、促进内分泌、促进蛋白合成、抗高血脂、抗高血糖、抗癌、护肝、增加血细胞等多种作用。

十六　拯阳理劳汤

方　源　《医宗必读》

组　成　人参12克　黄芪12克　白术9克　当归9克　陈皮6克　五味子6克　肉桂6克　炙甘草6克

用　法　加生姜3片、大枣2枚，水煎服。

功　效　温补脾肺。

主　治　脾肺气虚，精神倦怠，少气懒言，不思饮食，自汗，面色㿠白，舌质淡嫩，脉细弱。

方　解　方中人参、黄芪补肺健脾益气，为主药；白术、炙甘草益气健脾为辅，助参、芪补气之力。当归养血和血，五味子敛肺脾耗散之气，肉桂温中助阳，陈皮行气化痰，均为佐药；甘草兼为使药。方中补中有敛，补中寓通，令补而不滞，达脾肺双补之效。

加　减　若烦热口干，加生地黄；气浮心乱，加丹参、酸枣仁；咳嗽，加麦门冬；挟湿，加茯苓、苍术；脉沉迟，加熟附子；脉数实，去肉桂，加生地黄；胸闷，倍陈皮，加桔梗；痰多，加半夏、茯苓；泄泻，加升麻、柴胡；口干，加葛根；夏月，去肉桂；冬月，加干姜。

按　语　本方以少气懒言、自汗、面色少华、食欲不振、脉细弱为辨证要点。现代常用本方治疗慢性支气管炎、肺气肿、支气管扩张咯血、右心功能不全、肺萎、慢性胃炎、胃十二指肠溃疡、慢性肠炎、消化不良、病后虚弱等。如见畏寒肢冷，加附子；便溏，加薏苡仁、茯苓；脘腹胀闷，加香附、枳壳；夹湿者，加苍术、茯苓；痰多，加半夏、南星；咳血者，加仙鹤草、白及、三七；无寒象者，去肉桂，加熟地、白芍。

十七 升阳益胃汤

方　源　《脾胃论》

组　成　黄芪30克　人参9克　甘草5克　白术9克　橘皮6克　半夏9克　羌活6克　独活6克　防风6克　白芍9克　茯苓9克　泽泻9克　黄连3克　柴胡9克

用　法　加生姜3片，大枣2枚，水煎服。

功　效　健脾祛湿，升发阳气。

主　治　脾胃虚弱，肢体酸重疼痛，口苦舌干，饮食无味，大便失常，小便频数，怠惰嗜卧。

方　解　方中黄芪、人参、白术、茯苓、甘草健脾益气，为君药。半夏、橘皮燥湿化痰；独活、羌活、防风辛散除湿，共为臣药。黄连、白芍苦寒柔润，以制诸药辛燥之性，泽泻利湿，柴胡升发阳气，共为佐药。甘草兼为使药。全方共奏健脾祛湿、升发阳气之功。

按　语　本方以疲乏无力、怠惰嗜卧、四肢酸楚为辨证要点。现代常用本方治疗泄泻、胃粘膜脱垂、低血压病、慢性胆囊炎、发作性睡病、荨麻疹、多发性神经根炎、慢性萎缩性胃炎、胃扭转、眩晕、带下病等。如见气虚甚，去黄连，加重黄芪、人参、白术剂量；脾阳不振，加干姜、肉豆蔻；阴火过重，加黄芩、山栀；治带下，加椿根皮、车前子。

附　方

升阳补胃汤（《医学入门》）　由黄芪、人参、甘草、当归、白术、升麻、柴胡、桂枝、芍药、防风、葛根、独活、生地黄、牡丹皮组成。功能益气摄血。主治肠澼下血、血出如箭。

十八　益气聪明汤

方　源　《脾胃论》

组　成　黄芪20克　人参9克　炙甘草5克　葛根9克　蔓荆子9克　白芍9克　黄柏9克　升麻6克

用　法　水煎服。

功　效　益气升清，聪耳明目。

主　治　中气不足，清阳不升，风热上扰，头痛目眩，或耳鸣耳聋，或目生障翳，视物不清，舌淡苔薄脉濡细。

方　解　方中人参、黄芪甘温益气，大补中气；升麻、葛根、蔓荆子升举清阳，白芍养阴柔肝，黄柏泻火，使清阳得升，虚火得降；炙甘草调和诸药，兼有补气的作用。全方补中有散，升中寓降，达益气升清、聪耳明目之效。

按　语　本方以脾胃气虚、清阳不升、风热上扰、头晕目眩、耳鸣口苦、舌质淡苔薄、脉濡细为辨证要点。现代常用本方治疗脑动脉硬化症、颈椎病、高血压病、低血压病、链霉素副作用致听力减退、中耳炎引起的眩晕耳鸣、病毒性角膜炎、美尼尔氏综合征、色盲、视神经萎缩、中心性浆液性脉络膜视网膜炎等。如见风热甚，加桑叶、菊花；热甚，加黄芩、山栀；湿重，加苍术、白术、茯苓；视物不清，加石菖蒲；眩晕耳鸣，加天麻、钩藤；头昏眼花，加枸杞子、何首乌。

现代药理研究证实，本方具有增加脑供血量、提高脑代谢、兴奋大脑皮层的功能。

十九　三才丸(又名三才丹、三才汤)

方　源　《普济方》

组　成　人参 60 克　麦冬 90 克　生地 90 克

用　法　上药共为细末,炼蜜为丸。每服 6～9 克,日服 2 次。亦可用饮片作汤剂,水煎服。各药用量按原方比例酌减。

功　效　补益气阴,滋养肺肾。

主　治　气阴不足,虚劳,气短,精神不振及暑温气阴两伤,睡卧不安,不思饮食,神志不清等。

方　解　方中人参益心气,生津止渴;麦冬补肺阴,润肺燥,清心安神;生地养阴生津滋肾;全方心、肺、肾同补,达益气养阴之效。

按　语　本方以气短乏力、精神不振、舌淡有裂纹、苔白脉细为辨证要点。现代常用本方治疗虚劳证、头痛、脱发、闭经、阳痿、颞颌关节肿痛、便秘、中暑等。如见肝阳偏亢,加牡蛎、龟版;血虚,加首乌、当归;肾亏,加熟地、天冬、菟丝子;暑热气阴两伤,改人参为西洋参,加石斛、玄参等。

二十　黄芪当归散

方　源　《医宗金鉴》

组　成　黄芪 10 克　当归 10 克　人参 10 克　白术 10 克　白芍 10 克　甘草 6 克　生姜 6 克　大枣 5 枚　猪尿脬 1 个

用　法　水煎服。

功　效　补气固脬。

主　治　产后小便不能约束而自遗,或排尿淋漓挟有血丝,舌正常,脉缓。

方　解　方中黄芪、人参、白术、甘草补气固涩;当归、白芍养血和血;生姜、大枣辛甘宣阳;猪尿脬温固膀胱,取其同类相求之意。全方合用,达补气固脬之效。

按　语　本方以产后小便自遗或排尿淋漓挟有血丝、脉缓为辨证要点。现代常用本方治疗产后排尿异常、产后尿血等。如见血尿,加白及、三七粉以收敛生肌;小便频数或失禁,加桑螵蛸、覆盆子、补骨脂以温肾固涩。

同名方

黄芪当归散(《圣济总录》)　由黄芪、当归组成。功能益气养血,托里生肌。主治石痈久不瘥。

二十一　固真汤

方　源　《证治准绳》

组　成　人参8克　白术8克　茯苓6克　炙甘草6克　黄芪6克　山药6克　熟附子8克　肉桂6克

用　法　加生姜3片,红枣1枚,水煎服。

功　效　健脾益气,温中散寒。

主　治　脾肾虚寒,面色㿠白,四肢厥冷,额汗淋漓,抚之不温,精神困倦,沉睡昏迷,口鼻气凉,手足震颤,舌质淡,苔白滑,脉沉细无力。

方　解　方中人参为君,甘温大补元气,健脾养胃。白术、黄芪、山药、茯苓健脾益气燥湿,为臣药。肉桂、附子温肾助阳,温中散寒,使火旺土健,虚寒可除,为佐药。姜、枣调和脾胃,甘草调和诸药。全方共达健脾益气、温阳散寒之效。

按　语　本方以脘腹虚冷、肢厥不温、苔白脉迟为辨证要点。现代常用本方治疗胃、十二指肠溃疡、慢性肠炎、结肠炎、慢性肾炎、脱肛等。如见胸闷、纳呆、苔腻者,加苍术、半夏、砂仁;久泻不止,加石榴皮、五倍子、白果;肾阳不振者,加补骨脂、仙灵脾、仙茅;胃脘疼痛,加木香、乌药、延胡索;食欲不振,加谷芽、麦芽、砂仁;嗳气泛酸,加牡蛎、制半夏、旋覆梗。

本方性属温热,非虚寒证者不宜服用。

同名方

《兰室秘藏》固真汤　由升麻、羌活、柴胡、炙甘草、龙胆草、泽泻、黄柏、知母组成。功能泻相火、助阴水。主治两睾丸冷,前阴痿弱,阴汗如水,小便后有余沥,尻臀并前阴冷。

附　方

①固真丸(《兰室秘藏》)　即由黄柏、白芍、柴胡、白石脂、龙骨、当归、炮姜组成。功能收涩止带。主治妇女白带久下不止,脐腹冷痛等。

②固真散(《证治准绳》)　即由龙骨、韭子组成。功能涩精,固真气,暖下元。主治遗精。

③健脾养胃汤(《伤科补要》)　即本方去炙甘草、熟附子、肉桂,加当归、白芍、陈皮、小茴香、泽泻组成。功能健脾养胃。主治脾胃虚弱,食少便溏,倦怠乏力,脉濡弱。

二十二　调中益气汤

方　源　《兰室秘藏》

组　成
黄芪3克　人参1.5克　炙甘草1.5克　苍术1.5克　柴胡0.9克　升麻0.9克　橘皮0.6克　黄柏0.6克

用　法　水煎服。

功　效　益气升阳,调中泻火。

主　治　元气不足,四肢倦怠,身体沉重,或大便飧泄,热壅头

目,视物昏花,耳鸣头痛,不思饮食,脉弦或洪缓无力。

方　解　方中黄芪、人参、炙甘草健脾益气;柴胡、升麻升举下陷清阳;苍术、橘皮燥湿运脾、理气调中;黄柏清热泻火。方中益气与理气并用,升阳与泻火共进,达益气升阳、调中泻火之功。

按　语　本方以中气不足、四肢倦怠、口苦纳呆、苔薄白、脉沉弦或洪缓无力为辨证要点。现代常用本方治疗泄泻、眩晕、耳鸣、偏头痛、白细胞减少症等。治脾虚湿滞作泻,加茯苓、扁豆、木香;治眩晕,加蔓荆子、菊花;治白细胞减少,加丹参、当归等;治偏头痛,加川芎、细辛;肝气郁结,加香附、郁金。

同名方

1.《卫生宝鉴》调中益气汤　由黄芪、人参、炙甘草、当归、白术、白芍、升麻、柴胡、橘皮、五味子组成。功能益气健脾升阳。主治元气不足,脉弦或洪缓无力,身体沉重,四肢困倦,百节烦疼,胸满短气,膈咽不通,心烦不安,腹中虚痛,不思饮食等。

2.《脾胃论》调中益气汤　由黄芪、人参、炙甘草、苍术、柴胡、升麻、橘皮、木香组成。功能益气升阳,行气调中。主治元气不足,四肢倦怠,身体沉重,不思饮食,脉弦或洪缓无力。

3.《寿世保元》调中益气汤　由本方加当归、川芎、蔓荆子、细辛组成。功能益气升阳祛风。主治气虚清阳不升所致的头痛。

二十三　芪附汤

方　源　《魏氏家藏方》

组　成　黄芪(蜜水炙)　附子

用　法　上药等分,每取12克,加生姜5片,水煎服。

功　效　温阳益气固表。

主　治　气虚阳弱,虚汗不止,肢体倦怠。

方　解　方中黄芪甘温,归脾、肺经,能补脾肺之气,且有升举阳气的作用;黄芪益卫气,有固表止汗功效;附子辛热,补火助阳,两者相配,可补气助阳,固表止汗,治气虚阳衰之虚汗。

按　语　本方以虚汗淋漓、畏寒肢冷、倦怠乏力为辨证要点。现代常用本方治疗低血压病、心动过缓、口腔溃疡等。如乏力较甚,加人参、白术、大枣;四肢厥冷,加桂枝;汗出较多,加浮小麦、煅龙骨、煅牡蛎;产后汗出畏寒,加当归、地黄;阴伤者,加沙参、麦冬、石斛等。

阴伤盗汗,日晡潮热者忌用。

附　方

①术附汤(《医宗金鉴》)　即本方去黄芪,加白术组成。功能温里除湿。主治寒湿痹痛。

②术附汤(《近效方》)　即本方去黄芪,加白术、甘草、生姜组成。功能温阳健脾,祛寒除湿。主治寒湿痹痛,脉浮虚而涩。

二十四　保真汤

方　源　《十药神书》

组　成　人参9克　黄芪9克　赤茯苓4.5克　甘草4.5克　当归9克　生地黄9克　陈皮4.5克　赤芍药4.5克　茯苓4.5克　厚朴4.5克　天门冬3克　麦门冬3克　白芍药3克　知母3克　黄柏3克　五味子3克　柴胡3克　地骨皮3克　熟地黄3克　白术9克

用　法　加生姜3片、大枣5枚,水煎服。

功　效　益气健脾化湿,滋阴养血清热。

主　治　肺脾不足,精神困倦,食纳减少,脘腹胀闷,面色苍白,肌肤不充,身热虚汗,自汗盗汗;肾阴亏虚,骨蒸潮热,头目眩晕,耳鸣耳聋,腰膝酸软,睡眠欠安,记忆力减退,口干咽痛,五心烦热;气阴两伤,气短乏力,干咳少痰,痰中带血,月经量多,崩漏不止,遗精早泄,小便涩赤,低热绵绵,脉象虚细带数等。

方　解　方中人参、黄芪、白术、茯苓、甘草、陈皮、厚朴益气健脾,行气燥湿,以助运化;天门冬、麦门冬、赤芍、白芍、当归、熟地滋阴养血;生地、知母、黄柏、地骨皮滋阴清热;赤茯苓、五味子安神定志;柴胡和解退热。全方合用,达益气健脾,滋阴养血清热之效。

加　减　若惊悸,加茯神、远志、柏子仁、酸枣仁;淋浊,加萆薢、乌药、猪苓、泽泻;小便涩,加石韦、扁蓄、木通、赤茯苓;遗精,加龙骨、牡蛎、莲子心、莲须;燥热,加石膏、滑石、鳖甲、青蒿;盗汗,加浮小麦、牡蛎、黄芪、麻黄根。

按　语　本方以精神疲乏、胃纳减退、少气懒言、面色不华、脘腹胀闷;或虚烦不眠、自汗盗汗、骨蒸潮热、头晕目眩、耳鸣耳聋、记忆力差、脉细带数为辨证要点。现代常用本方治疗造血不良性贫血、肺结核、儿童发育不良、早衰、更年期综合征、男子性功能失调、功能性低热、发热性疾病后期、粒细胞缺乏症、血小板减少性紫癜、慢性肾炎、汗证、虚证、眩晕、惊悸失眠等。

　　凡属湿邪壅阻、肝火上炎、肝胆湿热、脾肾阳虚等证,非本方所宜。

同名方

《傅青主女科》保真汤　由黄芪、地骨皮、川芎、黄连、炒黄柏、人参、炒白术、当归、麦门冬、白芍药、枸杞子、知母、生地黄、炙甘草、天门冬、五味子、大枣组成。功能补气养阴,清热除蒸。主治产后骨蒸。

附 方

人参固本丸(《瑞竹堂经验方》) 即由人参、熟地、生地、麦冬、天冬组成。功能补肺肾,益阴精。主治肺虚劳热,咳逆,老人精血亏损,便秘。

二十五 六神散

方 源 《三因极一病证方论》

组 成 人参 炒山药 白术 茯苓 甘草 炒扁豆

用 法 上药各等分,研为粗末,小儿每服3克,成人9克,加生姜2片、大枣7枚,水煎服,日服2次;亦可用饮片作汤散水煎服。

功 效 益气健脾。

主 治 脾胃气虚,食少便溏,神倦乏力,小儿表热去后、表里俱虚,或又发热者;或小儿腹痛肢冷,大便色青白而稀,不吮乳等。

方 解 方中人参甘温大补元气,健脾养胃;白术苦温健脾燥湿;山药、扁豆、茯苓健脾渗湿;甘草调中,姜、枣调和脾胃,全方合用,达益气健脾之效。

按 语 本方以面色苍白、食少便溏、舌淡苔薄、脉软为辨证要点。现代常用本方治疗婴幼儿腹泻、消化不良、成人胃肠功能减退、慢性结肠炎、胃癌术后等病症。如气虚不显,人参可改党参;虚寒明显,加附子、干姜;腹中冷痛,加乌药、炮姜;食少腹胀,加砂仁、木香;消化不良,加焦山楂、炒麦芽;痰湿内盛,加半夏、陈皮等。

同名方

1. 《奇效良方》六神散　由川芎、防风、炙甘草、羌活、荆芥穗、鸡苏散组成。功能疏泄风邪。主治风眩烦闷,头目运转不止。
2. 《证治准绳》六神散　由人参、白术、生姜、大枣、茯苓、炙甘草、炒扁豆、黄芪组成。功能健脾益气。主治脾胃虚弱,津液燥少,内虚不食,身发虚热。

附　方

①六神汤(《三因极一病证方论》)　由莲房、葛根、枇杷叶、炙甘草、天花粉、黄芪组成。功能益气养阴,润燥止渴。主治消渴。

②六神汤(《奇效良方》)　由炒黄连、车前子、地榆、栀子仁、炙甘草、陈皮组成。功能燥湿清热。主治赤痢腹痛,或下纯血。

第二节　补血方

一　四物汤

方　源　《太平惠民和剂局方》

组　成　当归 10 克　川芎 8 克　白芍 12 克　熟干地黄 12 克

用　法　上药研粗末,水煎服,每服 9 克。现多用饮片作汤剂水煎服。

功　效　补血调血。

主　治　冲任虚损,月水不调,脐腹疼痛,崩中漏下;血瘕块硬,时发疼痛;妊娠胎动不安,血下不止;产后恶露不下,结生瘕聚,少腹坚痛,时作寒热;面色萎黄,唇爪无华,舌质淡,脉弦细或细涩。

方　解　方中当归补血、活血;熟地补血为主;川芎入血分理血中之气;芍药敛阴养血。全方尽属血分药,但组合得体,补血而不滞血,行血而不破血,补中有散,散中有收,构成补血要剂。

按　语　本方以面色萎黄、唇爪无华、舌质淡、脉弦细或细涩为辨证要点。现代常用本方治疗月经不调、功能性子宫出血、黄体功能不全、盆腔炎、宫外孕、胎位异常、血小板减少性紫癜、产后发热、荨麻疹、慢性风疹、银屑病、扁平疣、酒糟鼻、老年皮肤瘙痒症、神经性头痛、风湿性关节炎、急慢性肾炎、血管神经性水肿、特发性血尿等。如以血虚为主,重用熟地、白芍、当归身,少佐川芎;如以瘀血阻滞为主,重用川芎、当归尾、赤芍,少佐生地;如见血寒,经期腰腹疼痛,加炮姜、桂枝、吴萸、枳壳、香附、桑寄生、续断;妊娠胎漏,加阿胶、酒炒艾叶;血瘀不行,加桃仁、红花、丹参;血虚而有郁热,加黄芩、丹皮;气虚而不摄血,加党参、黄芪、白术;血虚而胃纳差者,加木香、砂仁、陈皮。

现代药理研究证实,本方具有促进细胞免疫、抑制体液免疫、抑制变态反应性炎症、促进网织红细胞成熟等作用。

附　方

①姜附四物汤(《医垒元戎》)　由本方加干姜、附子组成。功能温经散寒,养血止痛。主治冲任虚寒,痛经,产后腹痛。

②芩连四物汤(《医宗金鉴》)　即本方加黄芩、黄连组成。功能养血清热。主治血热实证之月经先期、月经量多等。

③芩连四物汤(《沈氏尊生书》)　即本方加黄芩、黄连、麦门冬组成。功能养血清热安胎。主治咳嗽声嘶。

④荆芩四物汤(《济阴纲目》)　即本方加炒荆芥穗、黄芩、香附组成。功能和血调经。主治崩漏初起,腹部隐痛,色紫凝块,唇红

口渴。

⑤解毒四物汤(《沈氏尊生书》)　即本方加黄芩、黄连、黄柏、栀子组成。功能清热解毒化瘀。主治外感邪热化火成毒,经量多,经色黯红、臭秽,发热恶寒,少腹硬痛拒按。

⑥荆防四物汤(《医宗金鉴》)　即本方加荆芥、防风组成。功能养血祛风。主治产后恶寒发热、头痛,肢体疼痛,无汗。

⑦八物汤(《济阴纲目》)　即本方加延胡索、川楝子、炒木香、槟榔组成。功能理气活血。主治经行肢体肿胀,脘闷胁胀,善叹息等。

⑧知柏四物汤(《症因脉治》)　由四物汤加知母、黄柏组成。功能滋阴降火,调经和血。主治阴虚火旺,月经量多,色鲜等。

二　圣愈汤

方　源　《医宗金鉴》

组　成　熟地 20 克　白芍 15 克　川芎 8 克　当归 15 克　人参 20 克　黄芪 18 克

用　法　水煎服。

功　效　益气,补血,摄血。

主　治　月经先期而至,量多色淡,四肢乏力,体倦神衰之证。

方　解　方中熟地、白芍养血滋阴;以当归、川芎补血活血,行血中之气;以人参、黄芪大补元气,以气统血。全方共达益气摄血补血之效。

按　语　本方以月经先期量多、体倦神衰、肢软乏力、舌淡苔薄、脉细弱为辨证要点。现代常用本方治疗月经过多、贫血、神经衰弱、全血细胞减少、手术后伤口长期不愈合、手术后肠瘘、术后衰竭、血精、瘵证、嗜酸性粒细胞增多症等。如见出血过多,加三七、蒲黄、茜草;有瘀血,加桃仁、红花;饮食欠佳,加砂仁、白蔻仁;腹胀纳呆,加木香、厚朴。

现代药理研究证实,本方具有兴奋中枢神经系统、促进新陈代谢、免疫增强、促进糖元化生、促进蛋白合成等作用。

同名方

《兰室秘藏》圣愈汤　由生地黄、熟地黄、人参、黄芪、当归、川芎组成。功能益气补血摄血。主治诸恶疮出血过多,而心烦不安,不得睡眠。

附　方

①六神汤(《证治准绳》)　即本方去人参,加地骨皮组成。功能益气补血,退虚热。主治营卫不足,阴虚内热,怠惰困倦,经行发热,体虚经闭等症。

②滋血汤(《证治准绳》)　即本方加山药、茯苓组成。功能益气养血。主治妇人心肺虚损,血脉虚弱,月水过期不行,崩漏,带下等。

三　当归补血汤

方　源　《内外伤辨惑论》

组　成　黄芪 30 克　当归 6 克

用　法　水煎服。

功　效　补气生血。

主　治　劳倦内伤,气弱血虚,阳浮外越,肌热面赤,烦渴欲饮,脉洪大而虚;妇人经行,产后血虚发热头痛;疮疡溃后,久不愈合者。

方　解　方中重用黄芪大补脾肺之气,以裕生血之源;当归益血和营,以使阳生阴长,气旺血生。即"有形之血不能自生,生于无形之气故也"之意。全方益气养血,而使热退,久溃不愈之疮疡得以生肌收口。

按　语　本方以气血虚弱、肌热面赤、烦渴欲饮、脉洪大而虚、重按无力为辨证要点。现代常用本方治疗血小板减少性紫癜、白细胞减少症、崩漏、闭经、疮疡久溃不愈、视网膜炎、肩周炎、血尿、产后便秘、咳喘、慢性口腔炎等。如见气虚甚,加人参、白术;血虚甚,加熟地、枸杞子;阴虚,加生地、麦冬;阳虚,加菟丝子、补骨脂;产后感冒发热,加葱白、豆豉、生姜、大枣。

凡出血之证,或大便溏泄者,当归不可多用;阴虚生热者不用本方。

现代药理研究证实,本方具有免疫增强作用,增强机体细胞免疫功能和非特异性免疫,抑制丙种球蛋白和抗排斥作用。

同名方

1.《万病回春》当归补血汤　由当归、芍药、生地、熟地、人参、白术、茯苓、陈皮、麦冬、辰砂、甘草、山栀、乌梅、炒米、大枣组成。功能补血益气,健脾安神。主治心悸怔忡,失眠健忘,面色无华,神倦乏力,饮食少思。

2.《审视瑶函》当归养血汤　由生地、天冬、川芎、牛膝、白芍、炙甘草、白术、防风、熟地、当归组成。功能养血滋阴。主治男子衄血、便血,女子产后崩漏、失血过多,眼球疼痛,不能视物,羞明酸涩、眼睫无力、眉骨酸痛。

3.《傅青主女科》当归补血汤　由黄芪、当归、三七根、桑叶组成。功能益气养血止血。主治房帏不慎,年老血崩。

附　方

①当归黄芪汤(《济阴纲目》)　即本方加白芍组成。功能益气养血。主治产后失血过多,腰痛,身热,自汗。

②当归二黄汤(《济阴纲目》) 即本方加麻黄根组成。功能益气养血敛汗。主治产后自汗,盗汗;胃气虚弱,服别药则呕吐不能入者。

③四妙汤(《疡医大全》) 即本方加银花、甘草组成。功能补气血,解毒生肌。主治疮疡溃后,余毒未尽。

四 归脾汤(制丸,名归脾丸、人参归脾丸)

方　源　《济生方》

组　成　白术30克　茯神30克　黄芪30克　龙眼肉30克　酸枣仁30克　人参15克　木香15克　炙甘草8克　当归3克　远志3克(当归、远志两味是从《校注妇人良方》补入的)

用　法　加生姜6克,红枣3～5枚,水煎服。或作蜜丸,每丸约重15克,空腹时服1丸,开水送下,日服3次。

功　效　益气补血,健脾养心。

主　治　心脾两虚,思虑过度,劳伤心脾,气血不足,心悸怔忡,健忘不眠,盗汗虚热,食少体倦,面色萎黄,舌质淡,苔薄白,脉细缓;脾不统血,见便血,妇女崩漏,月经超前,量多色淡,或淋漓不止,或带下。

方　解　方中人参、黄芪、白术、甘草、生姜、大枣甘温补脾益气;当归甘辛温养肝而生心血;茯神、枣仁、龙眼肉甘平养心安神;远志交通心肾而定志宁心;木香理气醒脾,以防益气补血药滋腻滞气,有碍脾胃运化功能。全方养心与益脾并进,益气与养血相融,能益脾气,扶脾阳,养肝血,故便血、崩漏、带下诸症可愈。

按　语　本方以心悸怔忡、健忘失眠、面色萎黄、舌质淡、苔薄白、脉细弱为辨证要点。现代常用本方治疗神经衰弱、失眠、头晕、崩漏、功能性子宫出血、血小板减少性紫癜、再生障碍性贫血、白细胞减少症、胃及十二指肠溃疡、脑外伤后遗症、特发性水肿、心脏病、椎管内麻醉后并发头痛头昏、脱发等。如见月经淋漓不止,加山萸肉、五味子以养肝收涩止血;若血崩有寒者,加艾叶、炮姜、血余炭以温中止血;崩漏不止,症情较重,去当归、木香,加赤石脂、升麻以固涩升提;严重失眠,加磁石、龙骨,重镇安神。

现代药理研究证实,本方对家兔烫伤休克期的血压、呼吸、血糖均有一定的改善作用;对家兔肠管松弛、收缩减弱现象有改善作用,从而改善消化道症状,增进食欲。

附 方

①加味归脾汤(《校注妇人良方》) 即本方加柴胡、山栀组成。功能益气补血,清热泻火。主治脾经郁火之月经量多症。

②黑归脾丸(《全国中药成药处方集》) 即本方加熟地组成。功能补气养血,健脾养心。主治食少体倦,血虚发热,惊悸少寐。

五 炙甘草汤(又名复脉汤)

方 源 《伤寒论》

组 成 炙甘草 12 克　生姜 9 克　人参 6 克　生地黄 30 克　桂枝 9 克　阿胶 6 克　麦门冬 10 克　麻仁 10 克　大枣 5～10 枚

用 法 阿胶烊化后下,余药水煎服,加入清酒 10 毫升,日服 3 次,每日 1 剂。

功 效 益气滋阴,补血复脉。

主 治 气虚血弱,脉现结或代,心动悸,体羸气短,舌光色淡,少津;虚劳肺痿,干咳无痰,或咯痰不多,痰中带有血丝,形瘦气短,虚烦眠差,自汗或盗汗,咽干舌燥,大便难,或虚热时发,脉虚数。

方　解　方中炙甘草、人参、大枣益气以补心脾;干地黄、麦冬、阿胶、麻仁甘润滋阴,养心补血,润肺生津;姜、桂、酒皆是性味辛温,具有通阳复脉之功,与益气滋阴药相配,既可温而不燥,亦可使气血流通,脉道通利。共收益气复脉、滋阴补血功效。

按　语　本方以心悸气短、舌淡少苔、脉结代或虚数为辨证要点。现代常用本方治疗病毒性心肌炎、风湿性心脏病、肺源性心脏病、冠心病、心律失常、病态窦房结综合征、心绞痛、克山病心搏期前收缩、消化性溃疡、萎缩性胃炎、神经衰弱、脑震荡后遗症、呃逆、口疮、血证、痹证等。如见气虚甚者,可重用人参,或加黄芪;阴虚甚,重用生地、麦冬,或减生姜、桂枝用量;胸阳不振,加附子;心律不齐,加苦参;大便溏泄,去麻仁,加酸枣仁;心悸甚,加龙齿、朱砂。

现代药理研究证实,本方具有强心、抗心律失常、增强心肌对缺血、缺氧的耐受力等作用。

六　当归生姜羊肉汤

方　源　《金匮要略》

组　成　当归9克　生姜15克　羊肉100克

用　法　水煎服。

功　效　温中补血,祛寒止痛。

主　治　血虚有寒,寒疝腹痛,胁痛里急;产后少腹疼痛,痛及腰胁,喜温喜按,舌淡苔白,脉虚大或沉弦而涩。

方　解　方中当归养血和血,羊肉补虚生血,生姜温中祛寒,全方共奏温中补血、祛寒止痛之效。

加　减　若寒多者,加重生姜用量;痛多而呕者,加橘皮、白术。

按　语　本方以少腹疼痛、喜温喜按、舌苔白、脉虚大或沉弦而涩为辨证要点。现代常用本方治疗疝气、产后腹痛、闭经、崩漏等。如见寒甚,加重生姜剂量,或加肉桂、附子;痛剧,加乌药、沉香、川楝子;痛而呕者,加橘皮、白术;气虚,加人参、黄芪;瘀血内阻,加桃仁、红花、丹参;肝肾不足,加当归、枸杞子、首乌、菟丝子。

附　方

① 当归羊肉汤(《成方切用》)　即本方加黄芪、人参组成。功能益气养血,甘温除热。主治产后蓐劳,气血不足,发热自汗,肢体疼痛,困倦乏力,舌淡脉虚。

② 羊肉汤(《妇人大全良方》)　即本方加川芎组成。功能养血补虚,调血止痛。主治产后腹痛。

③ 千金当归汤(《中医治法与方剂》)　即本方加芍药组成。功能养血散寒止痛。主治妇人寒疝,产后腹中绞痛。

七　当归散

方　源　《金匮要略》

组　成　当归 500 克　芍药 500 克　川芎 500 克　黄芩 500 克　白术 250 克

用　法　上方共研粗末,每服 1.5 克,日服 2 次,酒或温开水送下。亦可用饮片作汤剂,水煎服,用量按原方比例酌情增减。

功　效　养血安胎,清热调经。

主　治　妊娠血虚有热,胎动不安,难产或月经先期腹痛;产后虚弱,恶露不行。

方　解　方中当归、芍药补肝养血,川芎和血,理血中之气;白术健脾益气,黄芩清热安胎。全方合用,达养血安胎、清热调经之效。后世据此将黄芩、白术视为安胎圣药。

按　语　本方以妇女妊娠胎动不安、舌红、脉滑小数为辨证要点。现代常用本方治疗先兆流产、习惯性流产、母儿血型不合流产、胎儿宫内生长迟缓、月经不调、产后体虚等。如见腰酸,加桑寄生、菟丝子;泛恶,加苏梗、砂仁;妊娠后阴道少量出血,去川芎,加阿胶、苎麻根。

同名方

1. 《千金方》当归散　由当归、川芎、桂心、附子、川椒、泽兰、甘草组成。功能温经活血。主治诸折伤,腕、臂、脚疼痛不止。
2. 《太平圣惠方》当归散　由当归、川芎、白芍、艾叶、阿胶、熟地黄、炮姜、炙甘草、大枣组成。功能养血止痛安胎。主治妊娠胎动不安,腹中疼痛。
3. 《丹溪心法》当归散　由当归、炒蒲黄、炒穿山甲、朱砂、麝香组成。功能活血通经。主治闭经。
4. 《奇效良方》当归散　由当归、川芎、芍药、山茱萸、黄芩、白术组成。功能益气养血调经。主治月经不调,或三四月不行,或一月再至,腰腹疼痛。
5. 《仙授理伤续断秘方》当归散　由泽兰、当归、续断、牛膝、芍药、白芷、川芎、肉桂、细辛、川椒、川乌、桔梗、甘草组成。功能活血止痛。主治跌打损伤,筋骨折断;或痈疽疼痛;或中风后手足瘫痪;或劳役所损,肩背四肢疼痛。

八　两仪膏

方　源　《景岳全书》

组　成　人参250克　熟地500克

用　法　上药浓煎,以白蜜或冰糖收膏。每服15～30克,日服1～2次,开水冲服。

功　效　补中益气,滋阴补血。

主　治　精气亏损,身体羸瘦,神疲乏力,面色萎黄,健忘,耳鸣,短气。

方　解　方中人参大补元气,补益心脾,熟地填补肝肾、养血生精,两药合用,达益气生血填精之效。

按　语　本方以神疲乏力、短气、苔薄白、脉细弱为辨证要点。现代常用本方治疗贫血、全血细胞减少、术后体虚及作冬令进补,调治体质虚弱、病后调补等。

如消化功能减退,伴有纳少、腹胀、便溏、舌苔厚腻者,忌服本方。

九　补肝汤

方　源　《医宗金鉴》

组　成　当归10克　白芍10克　熟地10克　川芎6克　炙甘草6克　木瓜6克　酸枣仁6克

用　法　水煎服。

功　效　补肝养筋明目。

主　治　肝血不足,筋缓手足不能收持,目暗视物不清,舌质淡,脉弦细。

方　解　方中四物汤补血调血,以补肝治本;木瓜酸温可舒筋活络养肝;酸枣仁甘平以养心安神;炙甘草调中益气,且可调和诸药。全方共奏补肝养筋明目之效。

按　语　本方以筋缓手足不能收持、目暗、舌质淡、脉弦细为辨证要点。现代常用本方治疗腓肠肌痉挛、末梢神经炎、肢体抽动症、小儿夜盲症、颈椎病、慢性肝炎、格林-巴利综合征、神经衰弱、失眠健忘等。如见血虚甚,加首乌、枸杞子;气虚,加黄芪、党参;肢体抽动,加全蝎、地龙;肾虚,加川断、菟丝子。

同名方

1. 《千金要方》补肝汤　由甘草、桂心、山茱萸、细辛、桃仁、柏子仁、茯苓、防风、大枣组成。功能柔肝缓急。主治肝气不足,两胁下满,筋急不能太息,四肢厥冷。
2. 《兰室秘藏》补肝汤　由柴胡、升麻、藁本、苍术、半夏、神曲、茯苓、生姜组成。功能散风,和胃化痰。主治感受风邪,头痛恶风,恶心呕吐,不思饮食,咳嗽稀痰。
3. 《金匮翼》补肝汤　由干地黄、当归、白芍、川芎、陈皮、甘草组成。功能养肝缓急止痛。主治肝虚胁痛,胁下筋急,不得太息,目昏不明,过劳即甚。

十　养精种玉汤

方　源　《傅青主女科》

组　成　熟地 15 克　当归 12 克　白芍 9 克　山萸肉 9 克

用　法　水煎服。

功　效　养血聚精。

主　治　精血不足,身瘦不孕,面色萎黄,头晕目眩,心悸少寐,月经量少,舌淡脉细。

方　解　方中当归、白芍养血补肝;熟地、山萸肉滋肝肾,益精血,四味共用养血滋肾,冲任通盛则自能受孕。

按　语　本方以肝血不足、冲任失养之不孕、面色萎黄、头晕目眩、心悸少寐、月经量少、舌淡脉细为辨证要点。现代常用本方治疗月经不调、闭经、子宫发育不良之不孕症、更年期综合征等。如见肝肾不足,加阿胶、枸杞子、五味子、鹿角胶、紫河车;气虚,加党参、黄芪;气滞血瘀,加香附、川楝子、川芎、丹参。

附　方

开郁种玉汤(《傅青主女科》)　即本方去熟地、山萸肉,加白术、牡丹皮、茯苓、香附、天花粉组成。功能舒肝和血。主治肝气郁结所致的不孕症。

十一　通乳丹(又名生乳丹)

方　源　《傅青主女科》

组　成　人参6克　生黄芪12克　当归9克　麦冬9克　通草3克　桔梗6克　七孔猪蹄1只

用　法　水煎服。

功　效　益气补血,通络生乳。

主　治　产后乳汁不行,或行亦甚少,乳房无胀痛感,面色不华,皮肤干燥,舌淡少苔,脉虚弱。

方　解　方中黄芪、人参补气健中;当归、麦冬养血增液;通草通络通乳;猪蹄补血通乳;桔梗载诸药上浮,使气血充盛,脉络通畅,上为乳汁。

按　语　本方以产后乳汁不行或量少、乳房无胀痛感、面色不华、皮肤干燥为辨证要点。现代常用本方治疗产后乳汁分泌不足。若伴肝气郁结者,加香附、青皮;气血壅滞者,加穿山甲、王不留行等。

附 方

①通乳汤(《杂病源流犀烛》) 由雄猪蹄、通草、川芎、炒穿山甲、甘草组成。功能滋阴活血通乳。主治产后气血虚弱,乳汁不行。

②猪蹄汤(《产孕集》) 由猪蹄、通草、葱白组成。功能滋液通乳。主治产后乳汁稀少,阴液不足,血脉不通者。

③通脉汤(《疡医大全》) 由生黄芪、当归、白芷、猪蹄组成。功能益气养血通乳。主治乳少或无乳。

④通肝生乳汤(《傅青主女科》) 由白芍、当归、白术、麦门冬、熟地黄、甘草、通草、柴胡、远志组成。功能疏肝养血通乳。主治产后肝郁,乳汁不通。

十二 大营煎

方 源 《景岳全书》

组 成 当归15克 熟地黄21克 枸杞子6克 杜仲6克 牛膝9克 炙甘草6克 肉桂6克

用 法 水煎服。

功 效 养血温经,扶阳散寒。

主 治 真阴精血亏损,妇人经迟血少,腰膝筋骨疼痛;气血虚寒,心腹疼痛等。

方 解 方中当归、熟地、枸杞养血,滋补肝肾;杜仲温补肾气而壮筋骨;牛膝通经活血;肉桂扶阳散寒,炙甘草调和诸药。全方合用,达养血温经、扶阳散寒之效。

加 减 若寒滞在经,气血不能流通,筋骨痛甚者,加制附子;带浊腹痛,加补骨脂;气虚,加人参、白术;中气虚寒,呕吐恶心,加炒干姜。

按 语 本方以月经后期量少、小腹绵绵作痛、腰酸无力、脉沉迟为辨证要点。现代常用本方治疗月经不调、闭经、不孕症、虚寒带下等。如寒甚者,加巴戟天、补骨脂以温肾助阳;气虚甚,加党参、黄芪;带下清稀量多,加金樱子、覆盆子以收涩止带。

附 方

小营煎(《景岳全书》) 即本方去杜仲、牛膝、肉桂,加白芍、炒山药组成。功能滋阴养血。主治血少阴亏之症。

十三 首乌延寿丹(又名延寿丹)

方 源 《世补斋医书》

组 成 制何首乌(黑豆同蒸熟)2160克 豨莶草300克 桑椹子300克 黑芝麻300克 金樱子300克 旱莲草300克 菟丝子300克 杜仲150克 牛膝150克 女贞子150克 桑叶150克 金银藤75克 生地黄75克

用 法 共为细末,炼蜜为丸,每服10克,日服2次,温开水送服;亦可用饮片作汤剂,水煎服,用量按原方比例酌减。

功 效 补益肝肾,滋养精血。

主 治 肝肾不足,头晕眼花,耳鸣重听,四肢酸麻,腰膝无力,夜尿频数,须发早白。

方 解 方中何首乌、桑椹子、黑芝麻、旱莲草、女贞子、菟丝子、生地补肝肾,益精血,壮筋骨,乌须发;杜仲、牛膝、菟丝子补肾助阳以化阴;桑叶、金银藤、豨莶草祛风湿、热邪,舒筋活络。全方阴中寓阳,具生发之性,补精血中兼祛邪舒络,正邪并顾,达补益肝肾、滋养精血之效。

按　语　本方以头晕眼花、耳鸣、腰膝酸软、须发早白为辨证要点。现代常用本方治疗高血压、肾上腺皮质机能减退性神经衰弱、更年期综合征、须发早白、神经衰弱等。如见肝肾不足、阴虚阳亢、风阳上扰者,加天麻、钩藤、牡蛎;精血虚弱、心神不宁者,加酸枣仁、远志;夜尿多者,加芡实、五倍子等。

脾胃虚弱,食少便溏者,不宜使用本方。

现代药理研究证实,本方可降低实验性动物动脉粥样硬化的血清胆固醇,减轻动脉内膜斑块的形成和脂质沉积。

同名方

1. 《圣济总录》延寿丹　由朱砂、铅粉、铁粉、白附子、蛇黄、附子、巴豆、生金、生银、麝香、牛黄、羌活、牛膝、炒蝎尾、生南星组成。功能镇惊,祛风,化痰。主治中风,诸痫,口眼㖞斜,口噤不省。
2. 《验方新编》延寿丹　由白术、青皮、生地黄、厚朴、杜仲、补骨脂、陈皮、川椒、青盐、巴戟天、茯苓、小茴香、肉苁蓉、黑豆组成。功能填精补髓,健脾养胃,乌须健身。主治食少体衰,须发早白,耳目失聪,痔漏,疮毒,妇人赤白带下,胎动不安。

十四　九转黄精丹(又名黄精丸)

方　源　《清内廷法制丸散膏丹各药配本》

组　成　黄精　当归

用　法　上药各等分,先用黄酒浸,再蒸黑、晒干,研为细粉,炼蜜为丸。每服6～9克,日服2～3次,温开水送下。

功　效　滋补精血。

主　治　体虚面黄消瘦,头晕目眩,饮食减少,或消谷善饥,神疲乏力等。

方 解 方中黄精补脾气,益脾阴,补肾益精;当归补血,两药合用,气血双补,精血互生,精血亏损之证用之可愈。

按 语 本方以面黄消瘦、神疲乏力、大便干结为辨证要点。现代常用本方治疗贫血、乙型肝炎、肝硬化、脑梗塞以及中老年人体虚调补等。气虚甚,加党参、黄芪;血虚甚,加熟地、白芍;治早期肝硬化,加黄芪、丹参、鸡内金、板蓝根等;治脑梗塞,加鸡血藤、何首乌、川芎、僵蚕等。

阴虚内寒、大便溏薄、痰湿内盛者,忌服。

附 方

万病黄精丸(《遵生八笺》) 由黄精、天冬、白蜜组成。功能益阴强精,补肺润燥。主治精气两亏,津液不足,须发早白,目昏耳聋,消渴便秘等。

第三节 气血双补方

一 八珍汤(制丸,名八珍丸,又名八珍散)

方 源 《正体类要》

组 成 当归10克 川芎5克 白芍药8克 熟地黄15克
人参3克 白术10克 茯苓8克 炙甘草5克

用 法 加生姜3片,大枣2枚,水煎服。丸剂,每服6~9克,日服2~3次,开水送服。

功 效 补益气血。

主　治　气血两虚,面色苍白或萎黄,头晕眼花,四肢倦怠,气短懒言,心悸怔忡,食欲减退,舌质淡,苔薄白,脉细虚。

方　解　方中人参、白术、茯苓、甘草补脾益气;当归、白芍、熟地滋养心肝,加川芎入血分而理气,则当归、熟地补而不滞;加生姜、大枣助人参、白术入气分以调和脾胃。全剂配合,共收气血双补之功。

按　语　本方以面色苍白或萎黄、头晕眼花、四肢倦怠、气短懒言、舌质淡苔薄白、脉细弱或虚大无力为辨证要点。现代常用本方治疗白细胞减少症、慢性萎缩性胃炎、习惯性流产、席汉综合征、功能性子宫出血、月经不调、痹证、脱发等病证。如见气虚甚,加重人参剂量,或加黄芪;血虚甚,加首乌、枸杞子;纳呆,加陈皮、砂仁;经后小腹空痛,加桂枝、甘草;血虚经闭,加鸡血藤、丹参。

现代药理研究证实,本方具有增强免疫、促进网织红细胞成熟、使血压恢复正常等作用。

同名方

《丹溪心法》八珍汤　由当归、川芎、白芍、熟地、人参、茯苓、炙甘草、砂仁、生姜、大枣组成。功能和血气,理脾胃。主治少气懒言,食欲不振。

附　方

①八珍益母丸(《景岳全书》)　即本方去茯苓,加益母草。功能补气血,调月经。主治妇女气血两亏,体弱无力,月经不调等。

②八珍糕(《清太医院配方》)　由党参、白术、茯苓、扁豆、莲子肉、苡仁、山药、芡实、白糖组成。功能益气健脾。主治脾胃虚弱,饮食减少,面色无华,羸瘦倦怠,大便溏泄。

二 十全大补汤(制丸,名十全大补丸;制膏,名十全大补膏)

方　　源　《太平惠民和剂局方》

组　　成　人参8克　茯苓8克　白术10克　炙甘草5克　黄芪15克　当归10克　白芍8克　川芎5克　熟地黄15克　肉桂8克

用　　法　加生姜3片,大枣2枚,水煎服。丸剂,每服6~9克,日服2~3次;膏剂,每服15克,日服2次。

功　　效　温补气血。

主　　治　气血不足,虚劳咳嗽,食少遗精,脚膝无力,疮疡不敛,妇女崩漏等。

方　　解　方中人参、黄芪、白术、茯苓、甘草健脾益气;当归、白芍、熟地滋养心肝,加川芎入血分而理气,则当归、熟地补而不滞;肉桂辛甘热之品,在补气养血药中,有温运阳气,鼓舞气血生长的功效,加姜、枣助参、术入气分以调和脾胃。全方配合,共收温补气血之功。

按　　语　本方以气血不足、面色苍白、脚膝无力、四肢不温为辨证要点。现代常用本方治疗虚劳、疮疡不敛、多发性疖肿、化疗后毒副反应、白细胞减少症、美尼尔综合征、荨麻疹、胃下垂、失眠、痹证等。如见纳差,去熟地,或加砂仁、白蔻仁;胸闷,加陈皮、木香;形寒肢冷,加重肉桂剂量;月经量多,加升麻、阿胶、旱莲草。

现代药理研究证实,本方具有抗癌、增强免疫功能、防治放化疗引起的毒副反应等作用。

三　人参养荣汤

（制丸，名人参养荣丸、人参养营丸
又称人参养营汤、养荣汤）

方　源　《太平惠民和剂局方》

组　成　白芍药90克　当归30克　陈皮30克　黄芪30克　桂心30克　人参30克　白术30克　炙甘草30克　熟地黄20克　五味子20克　茯苓20克　远志15克

用　法　上药研成末，每服12克，加生姜3片，大枣2枚，水煎服。亦可用饮片作汤剂水煎服，用量按原方比例酌情增减。丸剂，每服9克，日服2～3次，温开水送服。

功　效　益气补血，养心安神。

主　治　劳积虚损，呼吸少气，行动喘息，心虚惊悸，咽干唇燥，疮疡溃后久不收敛。

方　解　方中人参、黄芪、白术、茯苓、炙甘草健脾益气；当归、熟地、白芍滋养心肝；桂心温补阳气，鼓舞气血生长；五味子酸温，既可敛肺滋肾，又可宁心安神；远志安神定志；陈皮理气运脾，调中快膈；姜、枣助参、术入气分以调和脾胃，全方共奏益气补血、养心安神之效。

加　减　遗精便泄，加龙骨；咳嗽，加阿胶，甚妙。

按　语　本方以营血不足、惊悸健忘、夜寐不安、舌淡胖、脉虚弱为辨证要点。现代常用本方治疗贫血、失眠、慢性骨髓炎、溃疡久不收敛、低血压病、慢性肝炎、小儿多动症、厌食症、智力偏低、脱发、血枯经闭、产后体虚等。如见脾虚湿甚，去熟地，或加砂仁、白蔻仁；营血损伤过甚，酌减桂心剂量或不用；治脱发，去陈皮、远志,加麻黄根。

同名方

1. 《普济方》人参养荣汤　由人参、生地黄、茯神、五味子、甘草、远志、麦门冬、石莲肉、山药组成。功能益气养阴,宁心安神。主治心脾阴虚,心神不宁,夜寐多梦等。

2. 《痘疹传心录》人参养荣汤　由人参、白术、黄芪、甘草、白芍、当归、陈皮、远志、桂心、五味子、麦冬、升麻组成。功能养阴清肺,益气养血。主治痘疮已溃,不能收敛,肌肉瘦削,倦怠无力等症。

3. 《寿世保元》人参养荣汤　由人参、白术、茯苓、熟地黄、白芍、当归身、川芎、五味子、陈皮、麦门冬、黄柏、远志组成。功能益气养血,滋阴清降。主治外感病后,气血不足,余毒未消等。

4. 《温疫论补注》人参养营汤　由人参、五味子、地黄、当归身、白芍、陈皮、甘草、麦冬、知母组成。功能益气养阴,滋润清邪。主治下后伤阴,气血亏损等。

四　泰山磐石散

方　源　《景岳全书》

组　成　人参3～5克　黄芪15克　当归8克　川续断5克　黄芩5克　白术10克　川芎4克　芍药6克　熟地黄10克　砂仁4克　炙甘草4克　糯米5克

用　法　水煎服,一剂煎3次,早、午、晚空腹时服。

功　效　益气健脾,养血安胎。

主　治　妇女妊娠,气血两虚,胎动不安或屡有堕胎宿患,面色淡白,倦怠乏力,不思饮食,舌质淡,苔薄白,脉滑无力,或沉弱。

方解 方中人参、黄芪、白术、炙甘草补脾益气；当归、熟地、芍药、续断补益肝肾；养血和血。其中白术与黄芩相配，具有健脾清热安胎作用。少用砂仁，取其辛温而涩，既可理气和中，亦可安胎。川芎配在补血、养血药中，是调和血中之气。糯米甘平养脾胃而固胎元。诸药合用，收益气健脾、补养肝肾而安胎元之功。

加减 觉有热者，倍黄芩，少用砂仁；觉胃弱者，多用砂仁，少加黄芩。

按语 本方以胎动不安、屡有流产、面色淡白、舌质淡、脉滑无力或沉弱为辨证要点。现代常用本方治疗先兆流产、习惯性流产、妊娠恶阻、血小板减少性紫癜、腰肌劳损、胎儿宫内发育迟缓等。如见血热，可加重黄芩剂量，并加生地、白茅根；肝肾阴虚，加黄精、女贞子；寒凝胞宫，加炮姜、附子；口渴便秘者，去熟地、砂仁、黄芪，加生地、沙参、知母、麦冬；恶心纳呆者，去黄芪、地黄、甘草，加橘皮、竹茹、扁豆；腹痛者，去黄芪、地黄，加苏梗、木香；便溏泄者，去当归、地黄，加山药、扁豆；至易于滑胎月份，去当归、川芎，加山药、苎麻根。

习惯性流产者，宜从妊娠起，每周服 1～2 剂，连服 3～4 个月。

附方

安胎和气饮（《伤科补要》） 即本方去人参、黄芪、川断、炙甘草、糯米。功能养血理伤，和气安胎。主治孕妇跌仆损伤，胎动不安。

五 固本止崩汤

方源 《傅青主女科》

组　成　人参 6 克　黄芪 12 克　白术 9 克　熟地 30 克　当归 9 克　黑姜 3 克

用　法　水煎服。

功　效　气血双补,固本止崩。

主　治　突然血崩,甚则不省人事,头晕,气短,汗出,面色㿠白,手足不温,饮食不佳,舌质淡苔薄白,脉弱或沉弱。

方　解　方中人参、黄芪大补元气,升阳固本;白术益气健脾,脾健则可统血归脉;熟地、当归补血和血;黑姜温经止血,引血归经。全方共奏气血双补、固本止崩之效。

按　语　本方以经血突然暴下,崩中继而淋漓,气短乏力,面色㿠白,舌淡苔白,脉沉弱为辨证要点。现代常用本方治疗功能性子宫出血、月经不调、子宫肌瘤、产后恶露不绝、上环后出血等症。如出血量多,去当归,加升麻、乌贼骨;脾虚甚,加白术至 30 克,加山药、大枣;血虚者,加首乌、白芍、桑寄生;久漏不止者,加黑荆芥、益母草、木香。

六　薯蓣丸(又称大山芋丸)

方　源　《金匮要略》

组　成　薯蓣(山药)300 克　当归 100 克　桂枝 100 克　神曲 100 克　干地黄 100 克　大豆黄卷 100 克　甘草 280 克　人参 70 克　川芎 60 克　白芍药 60 克　白术 60 克　麦门冬 60 克　杏仁 60 克　防风 60 克　柴胡 50 克　桔梗 50 克　茯苓 50 克　阿胶 70 克　干姜 30 克　白蔹 20 克　大枣 100 枚

用　法　上药共研细末,炼蜜为丸,每次吞服 6～9 克,日服 1～2 次,用酒或温开水送服。亦可用饮片作汤剂水煎服,各药剂量按常规用量酌减。

功　效　补益脾胃,生化气血,祛风除邪。

主　治　虚劳不足,头晕目眩,身重少气,羸瘦纳减,骨节烦痛,风气百疾,脉沉细无力。

方　解　方中重用薯蓣补养脾胃;配以人参、白术、茯苓、干姜、豆黄卷、甘草、神曲,助薯蓣以健脾和胃调中,以资气血生化之源;当归、川芎、白芍、地黄、麦冬、阿胶养血滋阴,以除虚劳。柴胡、桂枝、防风祛风散邪;杏仁、桔梗、白蔹理气开郁。诸药合用,共奏扶正祛邪之功。

按　语　本方以羸弱无力、头目眩晕、日久不愈、或易于感冒、或兼有表证、关节酸痛为辨证要点。现代常用本方治疗肺结核、反复感冒、外伤经久不愈、类风湿性关节炎、慢性荨麻疹、白内障、十二指肠球部溃疡等。如见营血亏损明显,去桂枝、干姜;风邪不甚,去桂枝、防风、桔梗。

同名方

1.《外台秘要》薯蓣丸　由薯蓣、牛膝、菟丝子、杜仲、泽泻、赤石脂、干地黄、山茱萸、巴戟、茯苓、石膏、白马茎、苁蓉、五味子、远志、柏子仁组成。功能补益肾气,健脾养心。主治五劳七伤,目眩惊悸等症。

2.《太平圣惠方》薯蓣丸　由薯蓣、干熟地黄、桂心、附子、人参、石斛、肉苁蓉、鹿茸、茯苓、菟丝子、磁石、天门冬、钟乳粉组成。功能温补肾阳。主治肾气不足,肌体羸瘦,腰弱无力等症。

附方

无比薯蓣丸(《备急千金要方》)　由山药、炒杜仲、菟丝子、五味子、肉苁蓉、茯神、巴戟天、牛膝、山茱萸、干地黄、泽泻、赤石脂组成。功能健脾益胃,培元滋肾。主治虚劳损伤,肌体消瘦,腰酸膝软,目暗耳鸣,饮食无味等。

七　乌鸡白凤丸(又称乌鸡丸,白凤丸)

方　源　《中药制剂手册》

组　成　净乌鸡 640 克　熟地黄 250 克　当归 144 克　白芍药 128 克　川芎 64 克　人参 128 克　山药 128 克　黄芪 32 克　甘草 32 克　鹿角胶 128 克　鳖甲 64 克　鹿角霜 48 克　香附 128 克　丹参 128 克　天门冬 64 克　芡实 64 克　桑螵蛸 48 克　煅牡蛎 48 克　银柴胡 20 克

用　法　上药研末,炼蜜为丸,每丸约重 9 克。每服 1 丸,日服 2 次,温开水送下。

功　效　益气养血,调经止带。

主　治　妇女体虚,月经不调,经行腹痛,崩漏带下,腰腿酸痛。

方　解　方中人参、山药、黄芪、甘草健脾益气,以资气血之源;乌鸡、熟地、当归、白芍、川芎、天门冬养血和血;香附、丹参行气活血;鹿角胶、鹿角霜滋补肝肾;芡实、桑螵蛸、牡蛎收敛固涩;鳖甲、银柴胡滋阴、清虚热。全方集补益、和血、固涩于一方,达益气养血、调经止带之效。

按　语　本方以气血亏损所致月经不调、身体瘦弱、腰酸腿软、阴虚盗汗、经行腹痛、舌淡苔薄、脉细弱为辨证要点。现代常用本方治疗月经不调、崩漏、带下、青春期无排卵性功能性子宫出血、闭经、痛经、再生障碍性贫血、血小板减少症、慢性肝炎、前列腺增生、神经性耳鸣、尿频尿急、产后恶露不尽等。

　　妇女瘀滞痛经者忌用。

　　现代药理研究证实,本方具有减慢心律、增加冠状动脉流量、降低全血和血浆粘稠度、抗寒、耐疲劳、耐缺氧、增强免疫和性激素样作用。

同名方

1. 《寿世保元》乌鸡丸　由海金沙、侧柏叶、厚朴、当归、白术、川芎、白芍药、熟地、羌活、防风、香附、人参、砂仁、甘草、乌骨雄鸡组成。功能补气养血,理气调经。主治妇女血海虚冷,月经不调,小腹疼痛,白带淋漓,面色苍黄,四肢无力,头晕目眩等症。

2. 《妇科玉尺》乌鸡丸　由乌骨雄鸡、生地、熟地、天冬、麦冬、杜仲、当归、川芎、白术、丹参、茯苓、补骨脂、人参、炙甘草、肉苁蓉、小茴香、砂仁、香附组成。功能补气养血,益肾调经。主治妇女脾胃虚弱,冲任损伤,气血不足,经候不调,不孕等症。

附　方

乌鸡煎丸(《太平惠民和剂局方》)　由乌雄鸡、乌药、石床、牡丹皮、人参、白术、黄芪、苍术、海桐皮、肉桂、炮附子、白芍药、莪术、炮川乌、红花、陈皮、延胡索、木香、琥珀、熟地黄、肉豆蔻、草果组成。功能益气养血,活血止痛。主治妇人胎前、产后诸疾。

八　胎元饮

方　源　《景岳全书》

组　成　人参6克　白术9克　陈皮6克　炙甘草6克　当归9克　白芍9克　熟地9克　杜仲9克

用　法　水煎服。

功　效　补气养血,固肾安胎。

主　治　妊娠期阴道少量流血、色淡红、质稀薄;或腰腹胀痛或坠胀;伴神疲肢倦,面色㿠白,心悸气短,舌质淡,苔薄白,脉细滑。

方 解 方中人参、白术、炙甘草益气健脾;白芍、熟地、当归滋阴养血;杜仲固肾安胎,陈皮理气和中,使熟地补而不滞。全方合用,达补气养血,固肾安胎之效。

加 减 若下元不固而多遗浊者,加山药、补骨脂、五味子;气分虚甚,倍白术,加黄芪;虚而兼寒多呕者,加炮姜;虚而兼热者,加黄芩、生地,去杜仲;阴虚小腹疼痛,加枸杞子;多怒气逆者,加香附或砂仁,因有所触而动血者,加续断、阿胶;呕吐不止,加半夏、生姜。

按 语 本方以妊娠期阴道出血,色淡质稀、腰腹胀痛或坠胀、脉细滑为辨证要点。现代常用本方治疗先兆流产、习惯性流产、胎儿宫内发育迟缓、月经不调等。如见气虚甚,加黄芪、山药;出血多,去当归,加阿胶、仙鹤草、旱莲草;腰痛腹坠,加川断、寄生;恶心纳差,加生姜、砂仁、藿香;小便频数者,加益智仁、覆盆子。

九 大补元煎

方 源 《景岳全书》

组 成 人参15克 山药9克 炙甘草6克 杜仲9克 熟地黄9克 当归9克 枸杞子9克 山茱萸9克

用 法 水煎服。

功 效 益气养血,肝肾双补。

主 治 气血两亏,精神萎顿,腰酸耳鸣,汗出肢冷,心悸气短,脉微细。

方 解 方中人参大补元气为君,气生则血长;山药、甘草补脾气,佐人参以益生化之源;熟地、当归、枸杞、山茱萸滋肝肾、益精血,补天一之真水,乃补血贵在滋水之意;杜仲补肝肾,全方共达气血双补,肝肾共调之效。

加　减　若元阳不足,多寒者,加附子、肉桂、炮姜;气分偏虚,加黄芪、白术;血滞,加川芎,去山茱萸;滑泄,加五味子、补骨脂。

按　语　本方以神疲气短、腰酸耳鸣、脉微细为辨证要点。现代常用本方治疗肾病综合征、肺结核、哮喘、慢性支气管炎、紫癜、月经不调、不孕症、带下病、不育症、鼻衄、癫痫等。若脾虚不运,食少便溏,去当归,加白术、扁豆、砂仁;心悸少寐,加远志、五味子;血虚阴亏,伴潮热、盗汗、心烦,加女贞子、旱莲草、何首乌、地骨皮;阳虚明显,加巴戟天、肉苁蓉等。

附　方

何人饮(《景岳全书》)　由人参、当归、何首乌、陈皮、煨姜组成。功能补气血,治虚疟。主治疟疾反复发作不止,精神疲乏,面色萎黄,舌质淡,脉缓而虚。

第四节　补阴方

一　六味地黄丸(原名地黄丸)

方　源　《小儿药证直诀》

组　成　熟地黄24克　山茱萸12克　干山药12克　泽泻9克　茯苓9克　丹皮9克

用　法　炼蜜为丸,每丸约重15克,成人每服1丸,日3次空腹时服;亦可用饮片作汤剂水煎服。

功　　效　滋补肝肾。

主　　治　肝肾阴虚,腰膝酸软,头目眩晕,耳鸣耳聋,盗汗遗精,小儿囟开不合;虚火上炎致骨蒸潮热,手足心热;消渴;虚火牙痛,口燥咽干,舌红少苔,脉细数。

方　　解　方中熟地滋肾阴,益精髓是为君药。山茱萸酸温滋肾益肝,山药滋肾补脾,共成三阴并补,收补肾治本之功,共为辅药。泽泻配熟地而泻肾降浊;丹皮配山茱萸以泻肝火;茯苓配山药而渗脾湿,所谓"泻"是为防止滋补之品产生滞腻之弊,即为佐使药之意。全方共奏滋补肝肾之功。

按　　语　本方以头晕耳鸣、腰膝酸软、口燥咽干、舌红少苔、脉沉细数为辨证要点。现代常用本方治疗慢性肾炎、高血压、糖尿病、神经衰弱、肾结核血尿、慢性咽炎、喉痹、中心性视网膜炎、视神经炎、中心性视网膜脉络膜病变、前部缺血性视野神经病变、妇女更年期综合征、甲状腺机能亢进、干燥综合征、食管上皮细胞重度增生、食道癌术后复发、鹅掌风、遗尿、颈椎病、突发性耳聋、再生障碍性贫血、阿狄森病、无排卵性功能性子宫出血、男性不育症等。如兼见腰膝酸痛甚者,加杜仲、牛膝以壮筋健骨;小便数多者,去泽泻加益智仁以固精缩尿;脾虚食少及大便溏薄者,加砂仁、白豆蔻以芳香健脾。

现代药理研究证实,本方具有增强免疫机能、提高人体代谢、促进肾上腺皮质激素分泌、改善肾功能、降压、抗癌等多种作用。

附　　方

①归芍地黄丸(《北京市中成药选集》)　即本方加当归、白芍组成。功能滋阴养血,柔肝补肾。主治肾阴不足兼肝血虚证。

②银翘石斛汤(《方剂学》上海人民出版社)　即本方加银花、连翘、

石斛组成。功能滋养肾阴,清热解毒。主治慢性尿路感染,慢性咽炎,口腔溃疡。

二 知柏地黄丸(又名知柏八味丸、滋阴八味丸、凉八味丸)

方　源　《医宗金鉴》

组　成　熟地黄24克　山茱萸12克　干山药12克　泽泻9克　茯苓9克　丹皮9克　知母6克　黄柏6克

用　法　炼蜜为丸,每丸约重15克,成人每服1丸,日3次空腹时服,开水送下;亦可用饮片作汤剂,水煎服,用量按原方比例酌减。

功　效　滋阴降火。

主　治　阴虚火旺而致的骨蒸劳热,虚烦盗汗,腰脊酸痛,遗精等症。

方　解　方中熟地滋肾阴,益精髓;山茱萸酸温滋肾益肝,山药滋肾补脾,成三阴共补以收补肾治本之功。泽泻配熟地而泻肾降浊,丹皮配山茱萸以泻肝火,茯苓配山药而渗脾湿,即成三泻。配以知母、黄柏降相火、泻肾火。全方共达滋阴降火之效。

按　语　本方以阴虚火旺、口干舌燥、腰酸、尿黄、舌质红、尺脉独大为辨证要点。现代常用本方治疗高血压、糖尿病、急性视网膜色素上皮炎、遗精、血精、功能性子宫出血、盆腔炎、阴道炎、月经不调、闭经、肺源性心脏病、面神经麻痹等。如见阴虚热甚,加地骨皮、胡黄连;阳亢,加龙骨、牡蛎;下焦湿热,加车前子、萹蓄;月经先期量多,加生龙牡、旱莲草、阿胶。

附　方

①滋阴地黄丸(《证治准绳》)　即本方去山药、泽泻、知母,加菊花、

何首乌组成。功能滋阴补肾。主治肾阴不足,两耳虚鸣,脓汁不干。

②滋阴地黄汤(《增补万病回春》) 即本方加当归、白芍、川芎、远志、菖蒲组成。功能滋阴降火,养血安神。主治色欲伤及病后耳聋。

三 都气丸(又名七味都气丸,都炁丸)

方　源　《医宗己任编》

组　成　熟地黄24克　山茱萸12克　干山药12克　泽泻9克　茯苓9克　丹皮9克　五味子6克

用　法　炼蜜为丸,每丸约重15克,日服3次,每次1丸;亦可用饮片作汤剂水煎服。

功　效　滋肾纳气。

主　治　肾阴虚气喘,呃逆之证。

方　解　方中熟地滋肾填精,山茱萸养肝肾而涩精,山药滋肾补脾,三药合用,达到三阴并补,泽泻配熟地泻肾降浊,丹皮配山茱萸泻肝火,茯苓配山药渗脾湿;五味子敛肺滋肾,止咳平喘;全方合用,达滋阴补肾,纳气平喘之效。

按　语　本方以肾阴不足、咽干口燥、喘则面红足冷、舌红脉细为辨证要点。现代常用本方治疗支气管哮喘、肺源性心脏病、肺结核、阻塞性肺气肿、膈肌痉挛等。如见阴虚甚,改熟地为生地,加太子参;喘促甚,加龙骨、牡蛎、西洋参;潮热者,加青蒿、地骨皮;咳嗽气喘、痰中带血者,加百部、黄芩、侧柏叶;纳差者,加白术、神曲等。

附　方

麦味地黄丸(《医级》) 原名八仙长寿丸,即本方加麦冬组成。功能敛肺纳肾。主治咳嗽喘逆,潮热盗汗。

四 耳聋左磁丸

方　源　《重订广温热论》

组　成　熟地黄24克　山茱萸12克　干山药12克　泽泻9克　茯苓9克　丹皮9克　石菖蒲6克　五味子6克　磁石6克

用　法　炼蜜为丸,每丸约重9克,每次1丸,日3次服;亦可用饮片作汤剂水煎服。

功　效　滋阴补肾,潜阳聪耳。

主　治　肾阴不足,耳聋耳鸣,虚烦不眠,头晕目暗,腰膝酸软,遗精,舌红少苔,脉细弱或细数。

方　解　方中以六味地黄滋阴补肾治其本;五味子敛肺滋肾,宁心安神,涩精止泻;石菖蒲芳香开窍,磁石潜阳安神,聪耳明目。全方合用,达滋阴补肾,潜阳聪耳之效。

按　语　本方以耳聋耳鸣、腰膝酸软、舌红少苔、脉细弱或细数为辨证要点。现代常用本方治疗耳聋耳鸣、哮喘性支气管炎、白内障、遗精、失眠等。如见阴血虚甚,加龟版、鳖甲;阳亢,加龙骨、牡蛎;火旺,加知母、黄柏;夜寐不安,加酸枣仁、夜交藤;遗精,加沙苑蒺藜、芡实。

同名方

《全国中成药处方集》耳聋左慈丸　由熟地黄、山茱萸、山药、牡丹皮、泽泻、茯苓、柴胡、煅磁石组成。功能滋补肝肾,潜阳聪耳。主治肝肾阴亏,头晕目眩,耳鸣耳聋。

五 杞菊地黄丸

方　源　《医级》

组　成　熟地黄 24 克　山茱萸 12 克　干山药 12 克　泽泻 9 克　茯苓 9 克　丹皮 9 克　枸杞子 9 克　菊花 9 克

用　法　炼蜜为丸,每丸重 15 克,每服 1 丸,1 日 3 次;亦可用饮片作汤剂,水煎服。

功　效　滋肾养肝,益精明目。

主　治　肝肾阴虚而致的两眼昏花,视物不明;或眼睛干涩,迎风流泪。

方　解　方中熟地、枸杞子滋肾阴,益精髓;山茱萸滋肾益肝,山药滋肾补脾;泽泻泻肾降浊,丹皮泻肝火,茯苓渗脾湿,菊花清肝明目;全方合用,达滋肾养肝,益精明目之效。

按　语　本方以肝肾阴虚、视物模糊、目痛干涩、舌红少苔、脉细数为辨证要点。现代常用本方治疗高血压、视网膜炎、青光眼、眼底出血、眼疲劳、脑震荡后遗症、慢性结肠炎、肾上腺皮质激素亢进、倒经、月经不调、眩晕等。如见肝阳上亢,加钩藤、龙骨、牡蛎;目赤肿痛,加羚羊角、石决明;肝肾虚甚,加首乌、桑椹子、龟版;阴虚内热,改熟地为生地,加炙鳖甲、知母、黄柏等。

六 左归丸

方　源　《景岳全书》

组　成　熟地 240 克　山药 120 克　枸杞 120 克　山茱萸 120 克　川牛膝 90 克　菟丝子 120 克　鹿胶 120 克　龟版 120 克

用　法　制为蜜丸,每丸约重 15 克,早晚空腹时各服 1 丸,淡盐汤送下。亦可用饮片作汤剂水煎服,用量按原方比例酌情增减。

功　效　滋阴补肾。

主　治　真阴不足,头目眩晕,腰酸腿软,遗精滑泄,自汗盗汗,口燥咽干,渴欲饮水,舌光少苔,脉细或数。

方　解　方中重用熟地滋肾以填真阴,枸杞益精明目,山茱萸涩精敛汗。龟鹿二胶,为血肉有情之品,鹿胶偏于补阳,龟胶偏于滋阴,两胶合力,沟通任督二脉,益精填髓,有补阴中包涵"阳中求阴"之义。菟丝子配牛膝,强腰膝,健筋骨。山药滋益脾肾。共收滋肾填阴,育阴潜阳之效。

按　语　本方以形体消瘦、腰酸膝软、咽干口燥、舌红少苔、脉细数为辨证要点。现代常用本方治疗慢性肾炎、结核病、男性不育、遗精、慢性前列腺炎、女性不孕症、萎缩性外阴炎、腰痛等。如见气虚,加人参、黄芪;纳呆,加砂仁、陈皮;遗精,加芡实、金樱子;阴虚火炎,去鹿角胶,加女贞子、麦冬;夜热骨蒸,加地骨皮、鳖甲;小便不清,加茯苓、泽泻;大便燥结,加肉苁蓉、麻子仁;相火旺,加知母、黄柏;血虚,加当归、首乌;阳衰,加肉桂、锁阳;湿盛,加苍术、厚朴等。

七　大补阴丸(又名大补丸)

方　源　《丹溪心法》

组　成　黄柏120克　知母120克　熟地黄180克　龟版180克

用　法　上四味研为细末,猪脊髓适量蒸熟,捣如泥状;炼蜜,混合药粉拌匀和为丸,每丸约重15克。每日早晚各服1丸,淡盐开水送服。亦可作汤剂水煎服,用量按原方比例酌减。

功　效　滋阴降火。

主　治　肝肾阴虚,虚火上炎,骨蒸潮热,盗汗遗精,咳嗽咯血,心烦易怒,足膝疼热或痿软,舌红少苔,尺脉数而有力。

方　解　方中熟地、龟版滋补真阴,潜阳制火;猪脊髓、蜂蜜俱为血肉甘润之品,用以填补真阴以生津液,此为培本一面。黄柏苦寒泻相火以坚真阴;知母苦寒,上以清润肺热,下以滋润肾阴,用为清源的一面。两面配伍,以收培本清源之效。本证仅培本而其虚火难清,只清热,则病去犹恐复生,故须培本清源,以使阴盛阳潜,虚火降而虚热自清。

按　语　本方以骨蒸潮热、面红升火、舌红少苔、尺脉数而有力为辨证要点。现代常用本方治疗肺结核咯血、慢性肾盂肾炎、附睾炎、糖尿病、遗精、甲状腺机能亢进、阳强、血淋、暴盲、盗汗、更年期综合征等。如见咯血,加仙鹤草、旱莲草;盗汗,加浮小麦、糯稻根;遗精,加芡实、莲须;尿频尿急,加泽泻、茯苓;咳嗽咯痰不畅者,加百部、贝母、款冬花。

同名方

《医宗金鉴》大补丸　由天门冬、麦门冬、菖蒲、茯苓、人参、益智仁、枸杞子、地骨皮、远志肉组成。功能滋阴养血安神。主治妇人形瘦,血少不孕。

附　方

滋阴大补丸(《类证治裁》)　由熟地黄、山药、山茱萸、茯苓、牛膝、杜仲、五味子、巴戟天、小茴香、远志、石菖蒲、枸杞子、大枣组成。功能滋阴补肾。主治膏粱湿热伤精,阴虚胫膝瘦弱。

八　虎潜丸(又名健步虎潜丸)

方　源　《丹溪心法》

组　成　黄柏 150 克　龟版 120 克　知母 60 克　熟地黄 60 克　陈皮 60 克　白芍 60 克　锁阳 45 克　虎骨 30 克　干姜 15 克

用　法　研为细末，和蜜为丸，每丸约重 10 克，早、晚各服 1 丸，淡盐汤或开水送下。亦可用饮片作汤剂，水煎服，各药剂量按原方比例酌减。

功　效　滋阴降火，强壮筋骨。

主　治　肝肾不足，阴虚内热，腰膝酸软，筋骨酸弱，腿足消瘦，步履乏力，舌红少苔，脉细弱。

方　解　方中重用黄柏配知母以泻火清热。熟地、龟版、白芍滋阴养血，以补肝肾之阴。用虎骨强壮筋骨，锁阳温阳益精，养筋润燥，加陈皮、干姜温中健脾，理气和胃，既可防止因知母、黄柏苦寒败胃，又能使滋养甘润补而不滞。诸药配伍，共具滋阴降火，强壮筋骨之功。于是气血交流，阴阳相济，由热清而至步健。

加　减　一方加金箔，一方用生地黄，懒言语者加山药。

按　语　本方以筋骨肌肉痿软欲废、舌红少苔、脉细弱为辨证要点。现代常用本方治疗进行性肌萎缩，脊髓或颅内病变引起的肌萎缩性瘫痪、格林·巴利综合征、小儿麻痹症、膝关节结核、下肢慢性骨髓炎所致筋骨痿软、颅内血肿清除术后遗症、带下等。治肌肉萎缩，加仙灵脾、鹿筋、苡仁；治痿证，加杜仲、川断、菟丝子；脾虚，加山药、白术。

凡脾胃虚弱、痰湿风寒、湿热浸淫所致痿证，不宜用本方投治。

同名方

《医方集解》虎潜丸　即本方加当归、牛膝、羊肉组成。功能滋阴降火,强壮筋骨。主治腰膝酸软、筋骨痿软等症。

附 方

加味虎潜丸(《张氏医通》)　即由本方去知母、陈皮,加当归、人参、黄芪、山药、枸杞子、牛膝、五味子而成。功能滋阴降火,补气助阳,强壮筋骨。主治下肢痿弱而厥冷。

九 左归饮

方　源　《景岳全书》

组　成　熟地9克　山药6克　枸杞6克　炙甘草3克　茯苓4克　山茱萸5克

用　法　水煎服。

功　效　补益肾阴。

主　治　真阴不足,腰酸遗泄,盗汗,口燥咽干,口渴欲饮,舌光红,脉细数。

方　解　方中熟地为主,甘温滋肾以填真阴;辅以山茱萸、枸杞子养肝血,配合主药以加强滋肾阴而养肝血之效;佐以茯苓、炙甘草益气健脾,山药益阴健脾滋肾。全方合用,有滋肾养肝益脾之效。

加　减　如肺热而烦者加麦冬;血滞者加丹皮;心热而躁者加玄参;脾热易饥者加芍药;肾热骨蒸多汗者加地骨皮;血热妄动者加生地;阴虚不宁者加女贞子;上实下虚者加牛膝;血虚而燥滞者加当归。

按　语　本方以腰酸咽干、舌光红、脉细数为辨证要点。现代常用本方治疗糖尿病、月经不调、更年期综合征、女性不孕症、外阴营养不良、男性不育、肺结核、慢性肾炎、高血压、慢性咽炎、神经衰弱、甲状腺机能亢进、干燥综合征等。如见纳差,加陈皮、砂仁;盗汗不止者,加五味子、糯稻根;口渴者,加沙参、天花粉;相火旺,加知母、黄柏;血热,加丹皮、赤芍等。

十一 一贯煎

方　源　《柳州医话》

组　成　北沙参 10 克　麦冬 10 克　当归身 10 克　生地黄 30 克　甘杞子 12 克　川楝子 5 克

用　法　水煎服。

功　效　滋阴疏肝。

主　治　肝肾阴虚,血燥气郁,胸脘胁痛,吞酸吐苦,咽干口燥,舌红少津,脉细弱或虚弦;疝气瘕聚。

方　解　方中重用生地为君,滋阴养血以补肝肾。沙参、麦冬、当归、枸杞子为臣,配合君药滋阴养血生津以柔肝。更用少量川楝子疏肝泄气为佐使。全方共奏滋阴柔肝以代疏肝之功。其中川楝子性味苦寒,虽有"苦燥伤阴"之说,但若配在滋阴养血为主的方药中,却无伤阴之害,这正是本方有别于以理气疏肝为主的诸方的不同之点。

加　减　如大便秘结,加蒌仁;有虚热或汗多,加地骨皮;痰多,加贝母;舌红而干,阴亏过甚,加石斛;胁胀痛,按之硬,加鳖甲;烦热而渴,加知母、石膏;腹痛,加芍药、甘草;脚弱,加牛膝、苡米仁;不寐,加枣仁;口苦燥,加黄连。

按　语　本方以胸脘胁痛、吞酸口苦、舌红少津、脉弦细或虚弦为辨证要点。现代常用本方治疗慢性肝炎、肝硬化、脂肪肝、慢性胃窦炎、萎缩性胃炎、胃溃疡、妊娠高血压综合征、神经官能症、肋间神经痛、皮肤瘙痒症、慢性湿疹、荨麻疹、玫瑰糠疹、视网膜炎、放射治疗后阴中干涩症、抽动-秽语综合征、疝证等。如见口苦咽干,加黄连、花粉;胁痛甚者,加丹参、白芍;食后腹胀,加砂仁、鸡内金等。

十一　石斛夜光丸

方　源　《原机启微》

组　成　天门冬60克　麦门冬30克　熟地黄30克　生地黄30克　石斛15克　五味子23克　菟丝子23克　枸杞子23克　牛膝23克　肉苁蓉15克　人参60克　茯苓60克　炙甘草15克　山药23克　枳壳15克　川芎15克　甘菊花23克　草决明23克　杏仁23克　蒺藜15克　青葙子15克　防风15克　川黄连15克　犀角15克　羚羊角15克

用　法　上药研为细末,炼蜜和丸,每丸重10克,早、晚各服1丸,淡盐汤送服。

功　效　平肝熄风,滋阴明目。

主　治　肝肾不足,阴虚火旺,瞳神散大,视物昏花,羞明流泪,头晕目眩;内障。

方　解　方中以麦冬、天冬、生地、熟地、五味子、石斛生津养血;菟丝子、枸杞子、牛膝、肉苁蓉滋阴补肾。人参、茯苓、甘草、山药益脾补肺,以助生化之源;肝血久虚,易生风热,故取枳壳、川芎、菊花、杏仁、防风、草决明、蒺藜、青葙子疏风清热;更以黄连、犀角、羚羊角平肝,泻心,凉血。诸药合用,共奏平肝熄风,滋阴明目之功。

按　语　本方以瞳神散大、视物昏花、羞明流泪、头晕目眩、白内障为辨证要点。现代常用本方治疗白内障、玻璃体混浊、视神经萎缩、青盲症、中心性视网膜脉络膜病变、青光眼、黄斑变性、眼球萎缩、屈光不正、浅层点状角膜炎、急性球后视神经炎、虹膜睫状体炎、视网膜病变、暴盲症、流泪症、高血压致眩晕等。如见眼底出血,用赤芍、丹皮、仙鹤草、藕节、茅根等药煎汤送服;兼有头目胀痛、眩晕阵作、耳鸣咽痛、舌红、脉细数等阴虚火旺症状,用知母、黄柏、玄参、丹皮、珍珠母等药煎汤送服;兼见急躁易怒、头胀头痛、胸闷胁痛、脉弦细数等肝气失疏症状,用柴胡、郁金、白芍、夏枯草、八月扎等煎汤送服;兼有迎风流泪症状,用蔓荆子、白芷、桑叶、薄荷、车前子等煎汤送服。

十二 月华丸

方　源　《医学心悟》

组　成　天冬30克　麦冬30克　生地30克　熟地30克　山药30克　百部30克　沙参30克　川贝母30克　阿胶30克　茯苓15克　獭肝15克　三七15克　白菊花60克　桑叶60克

用　法　将白菊花、桑叶熬膏,阿胶化入膏内,余药研粉,炼蜜为丸,每丸重15克,每服1丸,日服3次。亦可用饮片作汤剂,水煎服。

功　效　滋阴润肺,镇咳止血。

主　治　肺肾阴虚,久咳或痰中带血;劳瘵久嗽;潮热时作,五心烦热,形体羸瘦,口燥咽干,舌红少津,胸闷食减,少气懒言,大便难,小便短少等。

方　解　方中天冬、麦冬、生熟地养阴润肺,为主药;百部、贝母化痰止咳;阿胶、獭肝补肺养血止血;三七化瘀止血;共为辅药。山药、茯苓健脾益气,脾肺双补;菊花、桑叶清肺热,乃治标之法。全方合用,达滋阴润肺,镇咳止血之效。

按　语　本方以舌红脉细、咽干口燥、久咳痰中带血为辨证要点。现代常用本方治疗肺结核、肺癌、久咳咯血、结核性脑膜炎、支气管扩张等。改作汤剂,咳血鲜红,加黄芩、焦山栀;咳血紫暗、胸闷痛,加丹参、赤芍;潮热,加地骨皮、白薇;盗汗,加浮小麦、糯稻根;治肺癌,加鱼腥草、半枝莲、白花蛇舌草;方中獭肝来源困难可不用,或改以紫河车。

十三　龟鹿二仙胶(又名龟鹿二仙膏,龟鹿胶,龟鹿参杞胶)

方　源　《医方考》

组　成　鹿角5000克　龟版2500克　枸杞子1500克　人参500克

用　法　鹿角、龟版熬炼成胶,再将人参、枸杞熬膏和入。每晨取3克,清酒调化,淡盐开水送服。亦可用饮片作汤剂,水煎服,用量按原方比例酌减。

功　效　填阴补精,益气壮阳。

主　治　肾中阴阳两虚,任、督精血不足,全身瘦弱,遗精阳痿,两目昏花,腰膝酸软。

方　解　方中以鹿角通督脉而补阳,龟版通任脉而补阴。阳生于阴,阴生于阳,阴阳并补,此精之所由生也。故龟鹿两味并进,二者为异类血肉有情之品,能峻补阴阳以生气血精髓;人参大补元气;枸杞滋补肾阴。诸药合用,为阴阳气血交补之剂,并具填补精髓,益气壮阳之功。

按　语　本方以神疲乏力、腰膝酸软、精神萎靡、脉沉细无力为辨证要点。现代常用本方治疗性机能障碍、女性不孕症、男性不育症、贫血症、糖尿病、神经衰弱、自发性气胸、老年性痴呆症等。改作汤剂，如见月经稀少、带多不孕者,加肉桂、当归、菟丝子、巴戟天；夜寐不安者,加酸枣仁、五味子；形寒肢冷者,加附片、黄芪；大便溏薄者,加山药、补骨脂；小便频数者,加益智仁、五味子；两目昏花者,加女贞子、菊花；头晕耳鸣者,加磁石、牡蛎；足跟痛者,加山茱萸、肉苁蓉；遗精滑泄者,加金樱子、芡实、莲须；阳痿早泄者,加仙茅、仙灵脾、狗肾；纳呆胸闷者,加白术、陈皮。

十四 七宝美髯丹（又名七宝美髯丸）

方　　源　《医方集解》

组　　成　何首乌 300 克　白茯苓 150 克　怀牛膝 150 克　当归 150 克　枸杞 150 克　菟丝子 150 克　破故纸 120 克（黑芝麻拌炒）

用　　法　碾细，炼蜜丸，每丸重 10 克，早晚各服 1 丸，淡盐开水送服。亦可用饮片作汤剂水煎服，用量按原方比例酌减。

功　　效　滋肾水,益肝血。

主　　治　肝肾不足，须发早白，齿牙动摇，梦遗滑精，腰膝酸软等。

方　　解　方中何首乌味涩能固精，味苦能坚筋骨，为本方之主药。枸杞、菟丝子、芝麻均入肝肾，首乌与枸杞、菟丝子相配，有填精补肾，固精止遗之功。牛膝苦平，苦者能坚，有补肝肾、坚筋骨以强腰膝之效。当归补血养肝，与首乌、枸杞子、菟丝子并进，则可补肝肾；益精血而乌须发。破故纸温补肾阳，于补肾阴药中配伍补阳之品，于是阴平阳秘。茯苓淡渗泄浊，防滋补之品有碍膀胱之泄浊。全方合用，共奏滋肾养肝乌发之效。

按　　语　本方以腰酸乏力、齿摇发白、脉细为辨证要点。现代常用本方治疗男性不育、脱发、再生障碍性贫血、须发早白、抗衰老、黄褐斑等。改作汤剂,伴见阳虚,加巴戟天、仙灵脾;肝郁,加香附、郁金;失眠者,加酸枣仁、夜交藤;阴虚内热者,加丹皮、地骨皮、女贞子、旱莲草;治脱发,可配合侧柏叶、桑叶等外搽。

现代药理研究证实,本方具有增强应激抗病能力、促进血红蛋白合成、增加过氧化氢酶活性、降低有害色素沉积等作用。

十五 二至丸

方　源　《医方集解》

组　成　女贞子　旱莲草　(一方加桑椹干为丸,或桑椹熬膏和入)

用　法　女贞子不定量,蒸熟阴干,碾细筛净,将旱莲草不拘量水煮三次,取汁煎熬,浓缩成流浸膏,适量加蜂蜜搅匀;或加干桑椹与旱莲草混合煎熬,如上法浓缩成膏,仍适量加蜂蜜搅匀,女贞子粉末拌入和为丸,每丸约重 15 克,置玻璃缸中待用。早、晚各服 1 丸,开水送下。

功　效　补肾养肝。

主　治　肝肾阴虚,口苦咽干,头昏眼花,失眠多梦,腰膝酸软,下肢痿软;遗精,早年发白等。

方　解　方中女贞子甘苦凉,滋肾养肝,配旱莲草甘酸寒,养阴益精凉血止血。全方药味少而性平和,补肝肾养阴血而不滋腻,为平补肝肾之剂。至于又方加甘寒之桑椹滋阴补血,与原方女贞、旱莲协作,更加强了滋肾益肝之效。尤以配作丸剂常服,缓缓收功,对本方证更宜。

按　语　本方以头晕目眩、耳鸣、舌质红少苔、脉弦细为辨证要点。现代常用本方治疗高血压病、慢性肾小球肾炎、慢性再生障碍性贫血、白细胞减少症、复发性腺周口疮、萎缩性鼻炎、齿衄、鼻衄、失眠、耳鸣、斑秃、脱发、闭经、不孕、经行咯血、功能性子宫出血、视网膜静脉周围炎、慢性咽炎、带下过多等。改作汤剂,阴虚甚,加生地、玄参、麦冬;脾虚,加山药、白术;血虚,加白芍、枸杞子、首乌;肾阴虚,加龟版、阿胶;阳虚,加巴戟天、补骨脂、仙灵脾等。

同名方

《世医得效方》二至丸　由鹿角、麋角、炮附子、桂心、炒补骨脂、炒杜仲、鹿茸组成。功能温阳益肾健腰。主治肾气虚损,腰痛不可屈伸。

十六　桑麻丸(又名扶桑丸)

方　源　《医方集解》

组　成　桑叶300克　黑脂麻120克　白蜜300克

用　法　将脂麻擂碎,熬浓汁和蜜炼至滴水成珠,入桑叶末为丸。每次服10克,早盐汤、晚酒下。

功　效　滋肝肾,清头目,除风湿。

主　治　阴虚血燥,头晕眼花,久咳不愈,津枯便秘,风湿麻痹,肌肤干燥等。

方　解　方中桑叶甘、苦、寒,归肝、肺经,能清肺平肝;黑脂麻补益肝肾,滋润脏腑;白蜜补中缓急,润肺滑肠;全方有清有润,达滋肝肾、清头目之效。

按　语　本方以头晕眼花、须发早白、口干、舌质偏红、脉弦细为辨证要点。现代常用本方治疗高血压、动脉硬化、糖尿病、老年性白内障、眩晕、便秘等。如见肾阴不足,加六味地黄丸;中气不足,加补中益气丸;腹胀纳差,加香砂六君子丸;消谷善饥,加麦冬、花粉;目暗畏光,加枸杞子、菊花;肝血不足,加二至丸;便秘,加当归、麻仁。

脾虚便溏或肾阳虚衰者,不宜服用。

现代药理研究证实,本方具有降血压、降血脂、防治动脉硬化和糖尿病、防治毛发和皮肤白化、抗衰老等作用。

十七　加减复脉汤

方　源　《温病条辨》

组　成　炙甘草 18 克　干地黄 18 克　白芍 18 克　麦冬 15 克　阿胶 9 克　麻仁 9 克

用　法　水煎服,阿胶烊化,分 3 次入药汁搅匀服。

功　效　养血敛阴,生津润燥。

主　治　阳明腑实证,经下法后,实热已除,惟阴液犹亏,身热面赤,手足心热,口干舌燥,脉虚大。

方　解　方中干地黄、白芍、麦冬、阿胶滋阴养血,生津润燥,为方中主药。炙甘草补益心气,调中和胃;麻仁润肠通便。全方合用,达养血敛阴,生津润燥功效。

按　语　本方以口干唇燥、烦躁不安、心悸、脉虚大或促为辨证要点。现代常用本方治疗久热伤阴、低热、咳嗽、痹证、石淋、产后大便干结等。如见气虚,加人参、黄芪;阴血虚,加玄参、首乌;热甚,加黄连、知母;口舌干燥,加芦根、玄参;手足心热,加地骨皮、胡黄连;夜寐不安,加酸枣仁、夜交藤;盗汗,加浮小麦、糯稻根。

附 方

救逆汤(《温病条辨》) 即本方去麻仁,加生龙骨、生牡蛎组成。功能养血敛阴,潜阳救逆。主治温病误表,津液被劫,汗自出,中无所主者。

十八 五汁饮

方 源 《温病条辨》

组 成 梨汁 荸荠汁 鲜芦根汁 麦冬汁 藕汁 (或用蔗汁)

用 法 上五味临时斟酌多少,和匀凉服,或隔水炖温服。

功 效 清热生津。

主 治 温病热邪损伤津液,口中燥渴,咳吐白沫,质粘不爽,咽干,唇燥,舌红苔少,脉虚细数。

方 解 方中梨、藕、荸荠均为日常果蔬,甘凉清润;麦冬、芦根甘寒生津,兼清肺胃之热。五汁共奏清热生津之效。

按 语 本方以口渴少津、咽干、唇燥、舌红、脉虚细数为辨证要点。现代常用本方治疗高热后水-电解质平衡失调、肺结核、癌症放疗后、噎膈等。

同名方

1. 《证治汇补》五汁饮 由芦根汁、生姜汁、韭汁、沉香汁、竹沥组成。功能降逆止呕;主治噎膈。

2. 《重订通俗伤寒论》五汁饮 由梨汁、蔗汁、莱菔汁、鲜石菖蒲汁、生姜汁组成。功能化痰止呕。主治气郁夹痰、阻塞胃脘、饮食入胃便呕吐粘涎、大便秘结之痰膈症。

附　方

①五汁安中饮(《内科学》)　即本方去荸荠汁、芦根汁、麦冬汁,加牛乳、生姜汁、韭汁组成。功能养阴生津。主治噎膈。

②五汁一枝煎(《重订通俗伤寒论》)　即由鲜生地汁、鲜茅根汁、鲜生藕汁、鲜竹沥汁、鲜生姜汁、紫苏梗组成。功能清润心包,濡血增液。主治心包邪热虽已透清,而血虚生烦,愦愦无奈,心中不舒,间吐粘涎,呻吟错语。

十九　益胃汤

方　源　《温病条辨》

组　成　沙参9克　麦冬15克　生地15克　炒玉竹5克　冰糖3克

用　法　水煎服。

功　效　益阴生津。

主　治　热病伤阴,烦热,口渴,咽燥,舌干少苔。

方　解　方中沙参、麦冬、生地、玉竹甘寒养阴、生津润燥,其滋而不腻,不妨碍脾胃;加冰糖养胃和中,全方共奏养阴生津和胃之效。

按　语　本方以烦热口干、咽燥、舌红少苔或花剥光绛为辨证要点。现代常用本方治疗多种慢性病及消耗性疾病引起的胃阴受损、小儿厌食、消化道霉菌感染、前列腺炎、口糜、呃逆等。如见阴液枯竭、胃气垂绝者,沙参改用西洋参、生晒参或红参;呃逆,加刀豆、柿蒂;呕哕,加橘皮、竹茹;厌食,加山楂、谷芽、麦芽;大便干结,加白蜜、麻子仁等。

附 方

①养胃汤(《证治准绳》) 由厚朴、苍术、半夏、藿香、草果仁、茯苓、人参、炙甘草、橘仁组成。功能温中理气,燥湿和胃。主治外感风寒,内伤生冷及饮冷伤脾,发为疟疾;或中脘虚寒,恶心呕吐。

②养胃汤(《医醇剩义》) 由白芍、陈皮、砂仁、白术、甘草、山药、茯苓、党参、黄芪、木香、生姜、大枣组成。功能益气健脾,理气止痛。主治胃气虚弱,脘中作痛,纳少运迟,四肢无力。

二十 沙参麦冬汤(又名沙参麦冬饮)

方 源 《温病条辨》

组 成 沙参10克 玉竹10克 麦冬10克 生甘草5克 桑叶6克 白扁豆10克 天花粉10克

用 法 水煎服。

功 效 清养肺胃,生津润燥。

主 治 燥伤肺胃,津液亏损,咽干口渴,干咳少痰,舌红少苔。

方 解 方中沙参、麦冬清肺养阴、益胃生津,共为主药。辅以花粉、玉竹生津润燥,增加沙参、麦冬清养肺胃之力。佐以桑叶轻宣燥热,扁豆健脾益气。甘草为使,调和诸药,全方共奏清养肺胃,生津润燥之功。

按 语 本方以咽干口渴、干咳少痰、舌红少苔为辨证要点。现代常用本方治疗支气管炎、肺炎、肺结核、口疮、霉菌感染、急性肺炎、心动过速、秋燥、呕吐等。如见久热久咳,加地骨皮、贝母;咯血,加侧柏叶、仙鹤草、白及、三七;潮热颧红,加银柴胡、黄芩;气虚,加人参、山药;阴虚甚,加生地、玄参等。

二十一　二冬汤

方　源　《医学心悟》

组　成　天门冬 6 克　麦门冬 9 克　天花粉 3 克　黄芩 3 克　知母 3 克　荷叶 3 克　人参 1.5 克　甘草 1.5 克

用　法　水煎服。

功　效　养阴清热，生津止渴。

主　治　上消，渴而多饮；肺热咳嗽，痰少等症。

方　解　方中天冬、麦冬、花粉养阴清肺，生津润燥；人参、甘草补益肺气；黄芩、知母、荷叶清除肺热。全方扶正与祛邪并用，达养阴清热、生津止渴之效。

按　语　本方以口渴多饮、咳嗽痰少、舌红、脉细数为辨证要点。现代常用本方治疗糖尿病、肺结核、百日咳、慢性支气管炎、阴虚咳嗽等。如见糖尿病多饮多尿，加生地、熟地、淮山药、山萸肉；咳嗽不止，加百部、前胡、射干；咳而呕，加姜竹茹、枇杷叶；气阴虚，加沙参、太子参；咳血，加白及、三七、仙鹤草等。

附　方

二冬膏（《张氏医通》）　由天门冬、麦门冬各等分，水煎浓缩，加蜜收膏而成。功能养阴润燥，润肺止咳。主治肺胃燥热，干咳无痰或痰涩咯吐不利，咽喉干燥，舌红少苔，脉细数。

二十二　调肝汤（又名调肝散）

方　源　《傅青主女科》

组　成　当归 9 克　白芍 9 克　阿胶 12 克　山萸肉 6 克　巴戟天 6 克　山药 12 克　甘草 6 克

用　　法　水煎服,阿胶烊化。

功　　效　调补肝肾。

主　　治　肝肾阴血不足,经来量少、色淡,经行或经后小腹作痛,腰膝酸软;或有潮热,或耳鸣,脉细弱。

方　　解　方中当归、白芍、阿胶养血补肝;山萸肉益精气养肝肾,巴戟天温肾益冲任;山药健脾益肾;甘草合山萸、芍药,酸甘化阴,助山药以健化源。全方共收调补肝肾之功。

按　　语　本方以经行或经后小腹隐痛、腰膝酸软、脉细弱为辨证要点。现代常用本方治疗痛经、不孕症、月经不调、闭经、功能性子宫出血、慢性肝炎、男性不育症等。如见少腹两侧或两胁胀痛,加香附、川楝、延胡索;寒凝气滞,加小茴香、橘核、郁金;痛及腰骶,加续断、杜仲;纳呆,加木香、麦芽;耳鸣,加磁石、枸杞子;潮热,加生地、麦冬、玄参;气虚,加党参、黄芪。

同名方

《仁斋直指方论》调肝散　由制半夏、肉桂、木瓜、当归、川芎、牛膝、细辛、石菖蒲、酸枣仁、炙甘草、生姜、大枣组成。功能行气疏肝养血。主治郁怒伤肝,发为腰痛。

二十三　归肾丸

方　　源　《景岳全书》

组　　成　熟地9克　山药9克　山萸肉9克　茯苓6克　菟丝子9克　杜仲9克　枸杞9克　当归6克

用　　法　上药共研细末,炼蜜为丸,每服6克,日服2次;亦可用饮片作汤剂,水煎服。

功　　效　补肾养血。

主　治　肾虚月经量少,色淡红或黯红,腰脊酸软,足跟痛,头晕耳鸣;或小腹冷;或夜尿多,舌质淡,脉沉弱或沉迟。

方　解　方中菟丝子、杜仲补益肾气;熟地、山萸肉、枸杞滋肾养肝;山药、茯苓健脾和中;当归养血调经。全方治肾而兼顾肝脾,冲任得养,经自如期。

按　语　本方以月经量少或闭经、腰脊酸软、足跟痛、头晕耳鸣、脉沉弱或沉迟为辨证要点。现代常用本方治疗月经不调、功能性子宫出血、不孕症、慢性肾炎、不育症等;如见小腹冷痛、夜尿多,加仙灵脾、仙茅、巴戟天、补骨脂、益智仁;见手足心热、咽干口燥、舌红少苔,加生地、玄参、女贞子;阴虚火盛者,去杜仲、菟丝子,加丹皮、知母;气虚,加党参、黄芪。

二十四　固阴煎

方　源　《景岳全书》

组　成　人参6克　熟地9克　山药9克　山茱萸9克　菟丝子9克　远志6克　五味子6克　炙甘草6克

用　法　水煎服。

功　效　补肾调经。

主　治　月经先后无定期,量少色淡黯,质清;或腰骶酸痛,或头晕耳鸣,舌淡苔少,脉细尺弱。

方　解　方中熟地、山茱萸、菟丝子补肾益精,人参、山药、甘草益气健脾,五味子、远志交通心肾。全方心、脾、肾共补,达补肾调经之效。

按　语　本方以月经先后无定期、腰骶酸痛、脉细尺弱为辨证要点。现代常用本方治疗月经不调、功能失调性子宫出血、不孕症、闭经、梦遗等。如腰骶酸痛甚,加续断、杜仲;失眠多梦,加酸枣仁、夜交藤;血虚,加当归、阿胶;头晕耳鸣,加磁石、枸杞子。

二十五　加味固阴煎

方　源　《女科证治约旨》

组　成　生地15克　白芍9克　阿胶12克　生龙骨15克　生牡蛎15克　茯神12克　山药12克　秋石3克　知母9克　黄柏9克

用　法　水煎服。

功　效　滋阴降火,固崩止带。

主　治　阴虚火旺,冲任损伤致崩漏、黑带等症。

方　解　方中生地、白芍滋养阴血;生龙骨、生牡蛎潜镇浮阳,固涩滑脱;知母滋肾退热,黄柏清热燥湿,共用泻无根之相火;茯神补益心气,山药健脾益气,以统摄血脉;阿胶配白芍、生地以养血,伍龙牡以止血;秋石性平味减,补肾水,润三焦,降虚火,清血热。全方养阴血,潜浮阳,退虚火,清血热,益气统血,固摄冲任。

按　语　本方以阴虚火旺,冲任损伤而致崩漏、经色鲜红量多,舌红脉细数为辨证要点。现代常用本方治疗月经先期、崩漏、经间期出血、功能性子宫出血、上环后出血等。如今秋石已少用,可用地骨皮9克入煎、青黛3克分冲,以代之;出血多,加大小蓟、生地榆、炒槐花;阴虚甚,加女贞子、旱莲草;赤白带下,加椿根皮、鸡冠花。

二十六　拯阴理劳汤

方　源　《医宗必读》

组　成　人参6克　麦冬12克　白芍12克　生地12克　五味子6克　炙甘草6克　当归9克　薏苡仁9克　橘红9克　丹皮9克　莲子肉9克　大枣2枚

用　法　水煎服。

功　效　滋阴润肺，益肾补虚。

主　治　肺肾阴虚，颧红口干，骨蒸潮热，盗汗体倦，咳嗽气短，遗精滑泄，舌红少苔，脉细数。

方　解　方中麦冬、白芍、生地、当归补血养阴润肺；五味子敛肺滋肾，生津敛汗，涩精止泻；配以人参、薏苡仁、莲肉、橘红、大枣健脾益气、化痰利湿；丹皮凉血分之热，甘草既可补气，又可调和诸药。全方气阴双补，肺肾同治，相得益彰，达滋阴润肺、益肾补虚之效。

按　语　本方以骨蒸潮热、口干舌红、盗汗体倦、脉细数为辨证要点。现代常用本方治疗慢性支气管炎、支气管扩张、肺结核咯血、矽肺、神经衰弱、更年期综合征、男性性功能障碍、月经不调、植物神经功能紊乱、肺痿等。如见虚热甚，加地骨皮、白薇；泄泻，去当归、生地，加山药、茯苓；咳嗽，加桑白皮、贝母；失眠，加酸枣仁、远志；咳血，加仙鹤草、白及、侧柏叶；月经过多，加煅龙骨、煅牡蛎、仙鹤草。

二十七　河车大造丸(原名大造丸)

方　源　《本草纲目》引《诸证辨疑》

组 成 紫河车1具 龟版60克 黄柏45克 杜仲45克 牛膝36克 麦冬36克 天冬36克 生地(入砂仁末18克,茯苓60克,同酒煮7次,去茯苓不用)75克 人参36克

用 法 将地黄杵为膏,余药为末,和膏加酒为丸,如小豆大。每服6~9克,日服2次,开水或淡盐汤送服。

功 效 养阴填精,补肺益肾。

主 治 肺痨虚损,咳嗽潮热,形体消瘦,神疲盗汗,舌红少苔,脉细数。

方 解 方中紫河车为血肉有情之品,大补气血,龟版滋阴填精,熟地、天冬滋补肺肾之阴;杜仲、牛膝补肾强筋骨;人参大补元气,以后天促先天。黄柏、茯苓、麦冬泻火除蒸。全方养阴填精,肺肾共调,气血双补。

按 语 本方以久病虚损、形体消瘦、潮热盗汗、舌红脉细数为辨证要点。现代常用本方治疗支气管哮喘、老年性肺气肿、肺结核、慢性肾炎、慢性肾盂肾炎、男性不育症、女性不孕症、闭经、眩晕等。

食少便溏或中焦有湿浊、痰阻者慎用。

同名方

1. 《杂病源流犀烛》大造丸 由紫河车、杜仲、生地、龟版、天冬、麦冬、黄柏、牛膝、当归、人参、五味子组成。功能滋阴泻火,固肾益气。主治阴虚遗精。

2. 《症因脉治》大造丸 由熟地、枸杞、菟丝子、杜仲、山药、茯苓、紫河车组成。功能补益肝肾。主治肝肾虚损,腰酸腰痛。

二十八 还少丹(又名真人还少丹)

方 源 《洪氏集验方》

组 成 熟地 15 克　山药 45 克　山萸肉 30 克　枸杞子 15 克　牛膝 45 克　茯苓 30 克　杜仲 30 克　远志 30 克　五味子 30 克　石菖蒲 30 克　楮实 30 克　小茴香 30 克　巴戟天 30 克　肉苁蓉 30 克

用 法 上药共研细末，炼蜜、枣肉为丸，每服 6～9 克，日服 2 次。亦可用饮片作汤剂，水煎服。

功 效 补肾养心，益阴壮阳。

主 治 精血虚损，心肾不足，腰酸膝软，失眠健忘，耳鸣目暗及未老先衰，遗精阳痿。

方 解 方中熟地滋肾阴，益精髓；杜仲、巴戟天、肉苁蓉、楮实、枸杞子、山萸肉、牛膝，滋补肝肾，温肾壮阳；茯苓、山药、枣肉、远志、五味子、石菖蒲补益心脾，安神定志；小茴香祛寒止痛，理气和胃。全方补肾养心，阴阳并补。

按 语 本方以腰酸膝软、耳鸣目暗、健忘为辨证要点。现代常用本方治疗神经衰弱、男子不育、性功能障碍，也用于老年保健、冬令进补等。偏阴虚，加生地、玄参、天冬、麦冬；偏血虚，加当归、白芍、何首乌；脾胃不健，加人参、白术、谷芽、麦芽；遗精，加芡实、莲须、金樱子。

同名方

《仁斋直指方论》还少丹　即本方去枸杞、石菖蒲，加菟丝子、续断组成。功效、主治与本方同。

二十九　滋水清肝饮

方 源 《医宗己任编》

组 成 熟地黄 10 克　山药 10 克　山茱萸 10 克　牡丹皮 10 克

茯苓 10 克　泽泻 10 克　白芍药 10 克　栀子 10 克　酸枣仁 10 克　柴胡 6 克　当归 10 克

用　法　水煎服。

功　效　滋肾养阴，清肝泄热。

主　治　耳聋耳鸣，腰膝酸软，口干口苦，大便干结，头目眩晕，骨蒸盗汗，视物模糊，遗精梦泄，牙齿松动，失眠健忘，足跟疼痛，舌红苔少，脉弦细无力或弦细而数等。

方　解　方用六味地黄丸以滋补肝肾；柴胡、当归、白芍以补肝血，舒肝气；栀子配丹皮以清肝泄热；酸枣仁养心阴、益肝血而宁心安神，全方合用，达滋肾养阴、清肝泄热之效。

按　语　本方以肾虚耳鸣、听力减退、腰膝酸软、咽痛口干、口苦胁痛、大便干结、舌红少苔、脉象细弦或细数为辨证要点。现代常用本方治疗慢性肾炎、高血压病、糖尿病、神经衰弱、小儿发育不良、男子性功能失调、习惯性便秘等。治慢性肾炎尿蛋白明显，加玉米须、芡实、鹿含草、薏苡仁；血尿明显，加仙鹤草、茜草、大蓟、小蓟等；高血压、头晕头痛明显，加天麻、钩藤、石决明、菊花等。

第五节　补阳方

一　肾气丸（又名金匮肾气丸、八味肾气丸）

方　源　《金匮要略》

组　成　干地黄 240 克　薯蓣（即山药）120 克　山茱萸 120 克

泽泻 90 克　茯苓 90 克　牡丹皮 90 克　桂枝 30 克　附子 30 克

用　法　上药共研细末,炼蜜为丸,每丸重 15 克,早、晚各服 1 丸,开水送下。亦可用饮片作汤剂,水煎服,用量按原方比例酌情增减。

功　效　温补肾阳。

主　治　肾阳不足,腰痛脚软,下半身常有冷感,少腹拘急,小便不利,或小便反多;脚气,痰饮,消渴,转胞等症;舌质淡而胖,苔薄白不燥,脉沉细。

方　解　方中干地黄滋补肾阴,山茱萸、山药滋补肝脾,辅助滋补肾中之阴;并以少量桂枝、附子温补肾中之阳,意在微微生长少火以生肾气。方中泽泻、茯苓利水渗湿,丹皮清泻肝火,与温补肾阳药相配,意在补中寓泻,使补而不腻。

按　语　本方以腰酸腿软、下半身常有冷感、小便不利或小便过多、尿色清淡、舌淡胖苔白、尺脉虚弱为辨证要点。现代常用本方治疗慢性肾炎、尿路感染、糖尿病、高血压病、低血压、前列腺肥大、遗尿、神经衰弱、慢性支气管炎、支气管哮喘、肺气肿、自发性气胸、胃及十二指肠溃疡、白内障、更年期综合征、功能性子宫出血、席汉综合征、不孕症、性神经官能症、骨质增生症、荨麻疹、复发性口疮、尿潴留、精子缺乏症等。如见小便过多者,加五味子;小便频数而色淡白者,加鹿茸、补骨脂;阳痿者,加巴戟天、锁阳;性交不射精者,加肉苁蓉、枸杞子;骨质增生、疼痛明显者,加乳香、没药;前列腺肥大引起的尿癃闭者,加黄芪、通关散;自发性气胸引起的短气喘促者,加蛤蚧、五味子、磁石;夜寐不安、健忘耳鸣者,加党参、酸枣仁、小便不禁,加益智仁、桑螵蛸;眩晕,加龙骨、牡蛎、旱莲草;治消渴,加天花粉、天冬、麦冬、生黄芪。如腰酸腰痛,小便过多或不利,尿色红赤,口干烦热,舌红脉细数者,均不宜使用本方。

现代药理研究证实,本方具有增强免疫功能、抗衰老、预防白内障、降血糖等多种作用。

同名方

1. 《备急千金要方》肾气丸 有两方:(1)由干地黄、玄参、茯苓、山药、山茱萸、泽泻、附子、桂心、芍药组成。功能益肾温阳。主治肾虚劳损。(2)由干地黄、山药、茯苓、泽泻、牡丹皮、桂心、半夏组成。功能温阳补肾。主治肾气不足,形体羸瘦,少气,耳聋目黯。
2. 《脉因症治》肾气丸 由熟地黄、苍术、五味子、川芎、枣肉组成。功能益肾健脾。主治脾肾不足,房室虚损。

附 方

①加减肾气丸(《济生方》) 即本方去附子,加鹿角、沉香、五味子组成。功能益肾填精。主治劳伤肾经,肾水不足,心火自炎,口舌焦干,多渴而利,精神恍惚,面赤心烦,腰痛脚弱,肢体瘦弱,不能起立。

②桂附地黄丸(《太平惠民和剂局方》) 又名附桂八味丸,即本方桂枝改用肉桂。功能温补肾阳。主治肾阳不足。

③七味地黄丸(《疡医大全》) 即本方去附子、桂枝,加肉桂组成。功能滋水补肾。主治肾水不足,虚火上炎,发热作渴,口舌生疮,牙龈溃烂,咽喉作痛或形体憔悴,寐中发热。

二 济生肾气丸(原名加味肾气丸,又名资生肾气丸)

方 源 《济生方》

组 成 熟地黄15克 炒山药30克 山茱萸30克 泽泻30克 茯苓30克 牡丹皮30克 官桂15克 炮附子2个 川牛膝15克 车前子30克

用 法 上药共研细末,炼蜜为丸,如梧桐子大。每服9克,日服1~2次。亦可用饮片作汤剂,水煎服。用量按原方比例酌情增减。

功 效 温补肾阳,利水消肿。

主 治 肾阳不足,腰重脚肿,小便不利,腰酸肢冷等。

方 解 方中熟地滋补肾阴,山茱萸、山药滋补肝脾,辅助滋补肾中之阴;官桂、附子温补肾阳,化气利水。方中泽泻、茯苓利水渗湿消肿,丹皮清泻肝火,牛膝、车前子更加强利尿消肿之力。全方合用,达温补肾阳、利水消肿之功。

按 语 本方以形寒畏冷、腰以下尤甚、小便不利、排出无力、水肿下半身为主、舌淡嫩质胖、苔白滑、脉沉弦为辨证要点。现代常用本方治疗慢性肾小球肾炎、慢性前列腺炎、前列腺增生症、尿潴留、精液异常症、糖尿病性神经障碍、高血压病、慢性肾盂肾炎等。如见大便溏薄者,加补骨脂、白扁豆;阳痿早泄者,加锁阳、巴戟天;神气怯弱、少腹下坠者,加黄芪、人参;浮肿明显者,加干姜、白术;高年元气大虚者,加鹿角片、红参、仙茅、仙灵脾;眩晕者,加龙骨、牡蛎、丹参。

三 十补丸

方 源 《济生方》

组 成 熟地黄30克 山药30克 山茱萸30克 牡丹皮30克 泽泻30克 茯苓30克 附子60克 五味子60克 肉桂30克 鹿茸30克

用 法 上药共研细末,炼蜜为丸,如梧桐子大。每服3~6克,日服2~3次,空腹盐汤或盐酒送服。亦可用饮片作汤剂,水煎服,用量按原方比例酌减。

功 效 温补肾阳。

主 治 肾气不足,面色黧黑,足冷足肿,耳鸣耳聋,肢体羸瘦,足膝软弱,小便不利,腰脊疼痛。

方 解 方中熟地滋补肾阴,山茱萸、山药滋补肝脾,辅助滋补肾中之阴;肉桂、附子温补肾阳。茯苓、泽泻利水渗湿,丹皮清泻肝火,使补而不腻,温而不燥;鹿茸、五味子温阳填精纳气。全方温润兼顾,壮阳而不伤阴,达温补肾阳之效。

按 语 本方以精神萎软、形寒肢冷、小溲清长、舌淡嫩苔薄白、两尺脉均微细或浮大为辨证要点。现代常用本方治疗慢性肾炎、前列腺肥大症、夜尿增多症、产后尿潴留、神经性耳聋、功能性闭经、性功能衰退症、早衰症等。如见阳损及阴、汗出如渗、两颧潮红者,加龟版、鳖甲、麦冬;头昏目眩严重者,加枸杞子、首乌、白芍;短气喘促、动辄喘甚者,加补骨脂、代赭石、沉香、人参;遗精者,加覆盆子、金樱子;小便失禁,加益智仁、桑螵蛸、煅牡蛎。

对咽干口燥、潮热面红、小溲热赤、舌红苔少、脉细数,属肾阴不足、虚火上炎者,不宜用本方。

同名方

1. 《百一选方》十补丸 由附子、胡芦巴、木香、巴戟天、川楝子、玄胡索、肉桂、荜澄茄、大茴香、补骨脂组成。功能温寒止痛。主治小肠寒疝。
2. 《太平惠民和剂局方》十补丸 由附子、肉桂、巴戟天、补骨脂、炮姜、远志、菟丝子、赤石脂、厚朴、川椒组成。功能温肾助阳。主治真元虚损,下元不足,脐腹强痛,腰脚疼痛,盗汗亡血,遗泄白浊,小便频数,消渴,阳痿等症。

3.《杂病源流犀烛》十补丸　由附子、防风、胡芦巴、木香、巴戟天、肉桂、川楝子、延胡索、荜澄茄、补骨脂、盐、黑豆组成。功能温寒止痛。主治寒疝厥冷,阳痿、奔豚等症。

四　右归丸

方　源　《景岳全书》

组　成　大怀熟地240克　山药120克　山茱萸90克　枸杞子120克　鹿角胶120克　菟丝子120克　杜仲120克　当归90克　肉桂60～120克　制附子60～180克

用　法　上药研末,炼蜜为丸,每丸约重15克,早晚各服1丸,开水送下。亦可用饮片作汤剂,水煎服,用量按原方比例酌减。

功　效　温补肾阳,填补精血。

主　治　肾阳不足,命门火衰,久病气衰神疲,畏寒肢冷;阳痿遗精,阳衰无子;大便不实,甚则完谷不化;小便自遗;腰膝软弱,下肢浮肿等。

方　解　方中肉桂、附子加血肉有情的鹿角胶,均属温补肾阳,填精补髓之品;熟地、山茱萸、山药、菟丝子、枸杞、杜仲,俱为滋阴益肾、养肝补脾而设;更加当归补血养肝。诸药配伍,共具温阳益肾,填精补血以收培补肾中元阳之效。

加　减　如阳衰气虚,必加人参以为之主,随人虚实以为增减;如阳虚精滑,或带浊便溏,加补骨脂;如飧泄、肾泄不止,加北五味子、肉豆蔻,麸炒去油用;如饮食减少或不易消化,或呕恶吞酸,皆脾胃虚寒之证,加干姜;如腹痛不止,加吴茱萸;如腰膝酸痛,加胡桃肉;如阴虚阳痿,加巴戟肉、肉苁蓉、黄狗肾,以酒煮烂捣入之。

按 语 本方以气衰神疲、畏寒肢冷、阳痿滑精、腰膝酸软、舌淡嫩、脉沉细无力为辨证要点。现代常用本方治疗慢性支气管炎、肺气肿、肺源性心脏病、高血压、贫血症、阿狄森病、遗传性小脑共济失调、重症肌无力、进行性肌营养不良症、肾下垂、前列腺肥大症、坐骨神经痛、席汉综合征、更年期综合征、男子性功能障碍症、不育症、月经过多症、不孕症等。如见冠心病年高久病、心悸胸痛者,去杜仲、菟丝子,加丹参、瓜蒌、广郁金;体虚久咳者,加五味子、诃子;神萎面晦黑属肾阳不足者,去杜仲、山药,加仙茅、仙灵脾;更年期综合征伴形寒腰酸者,加补骨脂;小便自遗者,加益智仁、桑螵蛸;大便溏薄者,加芡实、肉豆蔻;寒疝腹痛者,加小茴香、乌药;浮肿者,加车前子、茯苓、牛膝;腹胀纳呆者,去熟地黄、枸杞子,加陈皮、白术、干姜;治肾下垂,去鹿角胶、当归,加黄芪、升麻;阳衰气虚,加人参、黄芪;虚寒带下,加桑螵蛸、金樱子。

现代药理研究证实,本方具有增强免疫功能、抗衰老作用。

五 右归饮

方 源 《景岳全书》

组 成 熟地黄6~30克 山药6克 山茱萸3克 枸杞子6克 甘草6克 杜仲6克 肉桂6克 制附子9克

用 法 水煎服。

功 效 温肾填精。

主 治 肾阳不足,气怯神疲,腰痛腰酸,肢冷,舌淡苔白,脉沉细;阴盛格阳,真寒假热之证。

方 解 方中熟地为主,甘温滋肾以填精,此本阴阳互根,于阴中求阳之意;附子、肉桂温补肾阳而祛寒,山茱萸、枸杞养肝血,助主药以滋肾养肝；山药、甘草补中养脾，杜仲补肝肾，壮筋骨，共为辅佐药。各药合用，有温肾填精的作用。

加　　减　如气虚血脱，或厥，或昏，或汗，或运，或虚狂，或短气者，必大加人参、白术随宜用之；如火衰不能生土，为呕哕吞酸者，加炮干姜；如阳衰中寒，泄泻腹痛，加人参、肉豆蔻随宜用之；如小腹多痛者，加吴茱萸；如淋带不止，加破故纸；如血少血滞，腰膝软痛者，加当归。

按　　语　本方以腰酸、肢冷、神疲、舌淡脉沉细为辨证要点。现代常用本方治疗高血压、自身免疫功能低下、造血功能障碍、系统性红斑狼疮、功能性低热、硬皮病、性交不射精症、更年期综合征等。如见眩晕，加磁石、钩藤；带下淋漓，加补骨脂、芡实；气虚，加人参、白术；血虚，加当归、白芍；腹痛，加吴茱萸、小茴香。

同名方

《类证治裁》右归饮　由人参、白术、山药、枸杞子、杜仲、山茱萸、炙甘草、炮姜、附子、肉桂、熟地黄组成。功能温补肾阳。治病后肾虚呃逆。

六　赞育丹

方　　源　《景岳全书》

组　　成　熟地黄240克　白术240克　当归180克　枸杞子180克　杜仲120克　仙茅120克　巴戟天120克　山茱萸120克　淫羊藿120克　肉苁蓉120克　韭子120克　蛇床子60克　附子60克　肉桂60克

用　　法　上药共研细末，炼蜜为丸。每服6～9克，日服1～2次，温开水送服。亦可用饮片作汤剂水煎服，各药用量按原方比例酌减。

功　效　补肾壮阳。

主　治　阳痿精衰，精寒不育。

方　解　方中肉桂、附子、韭子、蛇床子、杜仲、仙茅、巴戟天、淫羊藿、肉苁蓉均属温补肾阳，填精补髓之品；熟地、山茱萸、当归、枸杞，俱为滋阴益肾，养肝补血之品；白术健脾益气，以达脾肾双补之功。诸药配伍，共具温阳益肾，填精补血以收培补肾中元阳之效。

按　语　本方以肢冷畏寒、腰酸膝软、性欲减退、精神萎软、舌淡嫩苔薄、脉沉细无力为辨证要点。现代常用本方治疗男性性功能障碍症、男性不育症、女性不孕症、月经失调、更年期综合征、席汉综合征等。如见气虚阳微者，加人参、鹿茸；小便自遗者，加菟丝子、益智仁；少腹拘急疼痛者，加吴茱萸、小茴香；大便溏薄者，加补骨脂、淮山药；带下色白而腥秽、腰背酸痛者，加益智仁、桑螵蛸、金樱子。

附　方

加减赞育丹（《临证偶拾》）　即本方去白术、当归、枸杞、杜仲、韭子、蛇床子、附子、肉桂，加山药、菟丝子、茯苓、阳起石、锁阳、鹿角片组成。功能温肾壮阳。主治男子性机能障碍、阳痿、早泄。

七　毓麟珠（又名毓麟丸，调经毓麟丸、助孕八珍丸）

方　源　《景岳全书》

组　成　人参60克　白术60克　茯苓60克　芍药60克　川芎30克　炙甘草30克　当归120克　熟地120克　菟丝子120克　杜仲60克　鹿角霜60克　川椒60克

用　法　上药共研细末,炼蜜为丸。每服6~9克,日服2~3次。亦可用饮片作汤剂,水煎服,用量按原方比例酌减。

功　效　益气补血,温肾养肝,调补冲任。

主　治　妇人气血俱虚,经脉不调,久婚不孕,或带浊,或腹痛,或腰酸,食少羸瘦。

方　解　方中人参、白术、茯苓、甘草健脾补气;当归、川芎、芍药、熟地养血和血,气血充盛则十二经有余之气血灌注于奇经八脉,使冲、任二脉气血通盛,经血自调。菟丝子温补肝、脾、肾三阴经;杜仲补益肝肾;鹿角霜补阳生精;川椒补命门之火而宣散寒湿,使下元温暖、精血充盈、冲任通盛,胞脉和调,自能摄精成孕。

加　减　如男子服用,宜加枸杞、胡桃肉、鹿角胶、山药、山茱萸、巴戟肉;如女人经迟腹痛,宜加酒炒破故纸、肉桂,甚者,再加吴茱萸;如带多腹痛,加破故纸,北五味,或加龙骨;如子宫寒者,或泻或痛,加炮干姜、制附子随宜;如多郁怒,气有不顺而为胀为滞者,宜加酒炒香附,或甚者再加沉香;如血热多火,经早内热者,加川续断、地骨皮。

按　语　本方以月经后期、量少色淡、腰腿酸软、少腹冷感、性欲减退、小便清长、舌淡苔白、脉沉细为辨证要点。现代常用本方治疗月经不调、不孕症、男性性功能障碍、不育症等。如见腰痛似折、小腹冷甚、脉沉迟者,加巴戟天、补骨脂、仙茅、仙灵脾;闭经,去杜仲、鹿角霜,加牛膝、制附子、泽兰;肝肾不足,加紫河车、阿胶、鹿角胶。

八　五子衍宗丸(又称五子补肾丸,益肾丸)

方　源　《证治准绳》

组　成　菟丝子240克　五味子30克　枸杞子240克　覆盆子120克　车前子60克

用　法　上药共研细末,炼蜜为丸。每服6～9克,日服2～3次,开水或淡盐汤送服。亦可用饮片作汤剂,水煎服,用量按原方比例酌减。

功　效　温阳益肾,补精添髓,种嗣衍宗。

主　治　肾虚遗精,阳痿早泄,小便后淋沥不尽,精寒无子,闭经,带下稀薄,腰酸膝软,须发早白,夜尿增多,舌淡嫩苔薄,脉沉细软。

方　解　方中菟丝子补阳益阴,固精缩尿;枸杞子滋补肝肾;覆盆子益肾助阳,固精止遗;五味子亦可敛肺滋肾,涩精止泻,上述四药均有滋肾温阳、补精收涩的作用。车前子利水泄热,使补中有泻,涩中有利,全方共达益肾温阳、种嗣衍宗之效。

按　语　本方以肾气不足,下元亏损引起的阳痿、早泄、不育不孕、舌淡嫩苔薄、脉沉细软为辨证要点。现代常用本方治疗阳痿症、精液异常症、不射精症、慢性肾炎、不育症、不孕症、夜尿增多症、小儿遗尿症、癃闭症、闭经、中心性浆液性视网膜脉络膜炎等。如见阴虚,加熟地黄、山萸肉、天门冬;阳虚,加肉苁蓉、鹿茸、肉桂、巴戟肉;阴阳两虚,加鹿角、龟版、人参;多尿,加桑螵蛸、益智仁;阳痿,加仙茅、仙灵脾、锁阳、狗肾;遗精,加金樱子、芡实、莲须;小儿遗尿,加鸡内金、补骨脂。

现代药理研究证实,本方具有促进免疫、调节内分泌、增加性激素、抗缺氧、抗疲劳、补肾等作用。

附　方

①五子丸(《世医得效方》)　由菟丝子、炒韭子、益智仁、炒茴香子、炒蛇床子组成。功能补肾温阳。主治年老体弱,小便夜多,头昏

脚弱,淋浊遗精,尿如米泔。

②六子丸(《杂病源流犀烛》) 由菟丝子、蛇床子、覆盆子、沙苑蒺藜、韭子、五味子组成。功能补肾涩精。主治少年精血未满,房事过早,以致精关不摄,始而精腐变浊,久则无精滑溢,口咸气胀。

九 寿胎丸

方　源　《医学衷中参西录》

组　成　菟丝子120克　桑寄生60克　川断60克　阿胶60克

用　法　前三味研末,另用开水烊化阿胶,和末为丸,每丸重0.3克;每服20丸,日服2次,开水送下。亦可用饮片作汤剂水煎服,用量按原方比例酌减。

功　效　补肾固胎。

主　治　妊妇胎元不固,胎动不安,腰酸腹坠,下血见红;或屡有滑胎;胎萎不长,胎音微弱。

方　解　方中菟丝子益精髓而涩精气,壮胎元以安胎,为主药;桑寄生养血安胎;川断固冲安胎,三药同用,使肾气旺盛,精血充沛,自能荫胎。阿胶补血、止血,最善安血脉、养胎、保胎,以之为丸,助三味肾药之功。全方安胎、保胎,意在于胎元,而不在于母体。

加　减　气虚者加人参60克;大气陷者加生黄芪90克;食少者加炒白术60克;凉者加炒补骨脂60克;热者加生地60克。

按　语　本方以妊娠腰酸见红为辨证要点。现代常用本方治疗先兆流产、习惯性流产、胎儿宫内发育迟缓、月经不调、更年期综合征、放环后副反应等。如见气虚,加党参、黄芪、白术;血虚者,加当归、熟地;偏热者,加黄芩、苎麻根、白芍;气滞者,加苏梗、砂仁;小便失禁者,加益智仁、覆盆子。

现代药理研究证实,本方具有性激素样作用,能促进子宫的生长发育,对维持妊娠起作用;对肾移植术后,有保护和抗排斥作用。

附 方

补肾固冲丸(《中医学新编》) 即本方去桑寄生,加巴戟、杜仲、鹿角霜、枸杞、当归、熟地、党参、白术、大枣、砂仁组成。功能补肾益脾,调冲任。主治滑胎。

十 千金保孕丸

方 源 《千金方》

组 成 杜仲12克 续断12克 山药12克

用 法 前二味研末,山药煮糊和丸,每服6克,日2次服。亦可用饮片作汤剂,水煎服。

功 效 益肾补脾,固摄胎元。

主 治 妇人妊娠,腰背酸楚,惯于小产;妊娠期阴道少量下血,色淡暗,腹坠痛;舌质淡苔白,脉沉滑尺弱。

方 解 方中杜仲、续断补益肝肾,固摄下元;山药补脾益肾,肾强则胎能巩固,无下堕之患。

按 语 本方以妊娠期腰背酸痛、舌淡苔白、脉沉滑尺弱为辨证要点。现代常用本方治疗先兆流产、习惯性流产、胎儿宫内发育迟缓、虚寒带下、不孕症等。如见阴道见红、欲将小产者,加苎麻根、莲肉、糯米;肾虚,加菟丝子、桑寄生、阿胶;气虚,加党参、白术、黄芪;纳呆,加砂仁、陈皮;腰痛甚,加狗脊;带浊,加沙苑子；泛恶欲吐，加姜汁、竹茹。

附　方

千金保胎丸（《妇科玉尺》）　由本方去山药、加熟地黄、白术、当归、阿胶、香附、益母草、黄芩、陈皮、艾叶、川芎、砂仁、枣仁肉组成。功能养血和血、补肾安胎。主治妇人妊娠三月，气血不足，冲脉受伤，欲小产者。

十一　内补丸

方　源　《女科切要》

组　成　菟丝子120克　鹿茸60克　黄芪90克　潼蒺藜90克　紫菀茸90克　桑螵蛸90克　制附子60克　肉桂60克　肉苁蓉90克　白蒺藜90克

用　法　上药共研细末，炼蜜为丸，如绿豆大。每服3～6克，日服2～3次，饭前温酒送服。亦可用饮片作汤剂，水煎服，用量按原方比例酌减。

功　效　温肾培元，固涩止带。

主　治　肾阳衰微，白带清稀量多，腰酸如折，小腹冷感，小便频数清长，黎明泄泻，形寒怯冷，舌淡嫩苔薄白，脉沉迟。

方　解　方中鹿茸、肉苁蓉温肾阳，生精髓，益血脉；菟丝子补肝肾，固任脉；黄芪补气；肉桂、附子温命门，补真火；潼蒺藜温肾止腰痛；白蒺藜疏肝泄风；紫菀茸温肺益肾；桑螵蛸收涩固精。全方共收温肾壮阳，益精固涩之力。

按　语　本方以带下量多、色白质稀薄、形寒怯冷、苔薄白、脉沉迟、舌淡嫩为辨证要点。现代常用本方治疗虚寒带下、慢性结肠炎、过敏性结肠炎、慢性盆腔炎等。如见小便频数、尿色清长者,加益智仁、金樱子;月经后期、量少色淡者,加紫石英、当归;大便溏薄伴腹痛畏寒者,去肉苁蓉,加补骨脂、肉豆蔻;耳鸣头晕者,加枸杞子、磁石、五味子。

同名方

1. 《普济本事方》内补丸 由熟地黄、当归组成。功能补益冲任。主治妊娠冲任脉虚。
2. 《太平圣惠方》内补丸 由黄连、干姜、当归、阿胶组成。功能清热温脾,养阴止痢。主治久痢伤阴,腹痛,大便脓血。

附 方

内补鹿茸丸(《卫生宝鉴》) 即由本方加阳起石、蛇床子组成。功能温肾培元,涩精止遗。主治男子劳伤思虑,阴阳气虚,阳痿遗精,白淫。

十二 苁蓉菟丝子丸

方 源 《医宗金鉴》

组 成
肉苁蓉9克 菟丝子12克 覆盆子9克 蛇床子9克 当归9克 川芎6克 白芍9克 牡蛎12克 乌鲗骨12克 五味子6克 防风6克 黄芩6克 艾叶3克

用 法
上药共研细末,炼蜜为丸,每服6克,早晚各服1次,盐汤送下。亦可用饮片作汤剂,水煎服。

功 效
补肾填精,通调冲任。

主 治
肾精不足,冲任虚损,婚久不孕,月经不调,或月经稀发、闭经;赤白带下。

方 解
方中菟丝子填精益髓,五味子滋肾涩精,肉苁蓉、蛇床子一润一燥温肾壮阳,覆盆子、煅牡蛎固摄肾精,使肾水得少火之温化,则肾气必充,而天癸渐盛;方中当归、白芍、川芎养血和血,艾叶温经除脉中寒邪,防风祛风去络中湿滞,乌鲗骨调和血脉,溢者可收,瘀者可通。黄芩清热凉血,使全方不寒不热,助阴以生子。全方合用,达补肾填精、通调冲任之效。

按　语　本方以婚久不孕、月经后期、或闭经、月经稀发、舌淡苔白、脉沉迟为辨证要点。现代常用本方治疗不孕症、月经不调、闭经、排卵期出血、慢性盆腔炎等。如见宫寒不孕,去黄芩,加鹿角胶、紫河车、巴戟天等;如阴虚内热甚者,去防风、艾叶,加生地、黄柏、知母;如胃纳呆滞,加木香、炒谷芽;带浊,加椿根皮、车前子。

十三　二仙汤

方　源　《中医方剂临床手册》

组　成　仙茅15克　仙灵脾15克　当归9克　巴戟天9克　黄柏9克　知母9克

用　法　水煎服。

功　效　补肾泻火,调理冲任。

主　治　妇女绝经前后诸证,头目昏眩,胸闷心烦,少寐多梦,烘热汗出,焦虑抑郁,腰酸膝软等。

方　解　方中仙茅、仙灵脾、巴戟天温补肾阳,知母、黄柏滋阴泻火,当归温润养血而调冲任。全方合用,补肾阳而泻相火,调理冲任,而诸证平。

按　语　本方以时而畏寒、时而烘热汗出、头晕耳鸣、腰酸乏力、舌嫩苔薄、脉细为辨证要点。现代常用本方治疗更年期综合征、抑郁症、中风后遗症、再生障碍性贫血、精液异常症、系统性红斑狼疮、慢性肾炎、尿崩症、不孕症、不育症、脱发、白塞综合征等。如见肾阴虚,加女贞子、旱莲草、熟地;崩漏者,加阿胶、旱莲草、仙鹤草;两胁胀痛、胸闷心烦者,加柴胡、枳壳、白芍;尿崩症者,加肉桂、牡蛎、益智仁、淮山药;阳痿不育症,加雄蚕蛾、阳起石、熟地;脏躁、悲伤欲哭者,合甘麦大枣汤;白塞综合征,合导赤散。

现代药理研究证实,本方具有促进性腺激素分泌、调整内分泌功能、降压等作用。

十四 赞化血余丹

方　源　《景岳全书》

组　成　血余 240 克　熟地 240 克　枸杞 120 克　当归 120 克　鹿角胶 120 克　菟丝子 120 克　杜仲 120 克　巴戟 120 克　小茴香 120 克　白茯苓 120 克　肉苁蓉 120 克　胡桃肉 120 克　何首乌 120 克　人参 60 克

用　法　上药研末,炼蜜为丸,食前开水送服 6～10 克;亦可用饮片作汤剂,水煎服,用量按原方比例酌减。

功　效　滋阴补阳乌发。

主　治　肾阴肾阳俱虚,形体羸瘦,腰痛脚软,小便清长,头发脱落或白,男子性欲减退,女子虚寒不育等。

方　解　方中血余、熟地、枸杞、当归、首乌补血滋阴,填精补髓;鹿角胶、菟丝子、杜仲、巴戟、小茴香、肉苁蓉、胡桃肉温补肾阳;人参大补元气,振衰起废,合用茯苓补后天以养先天,呈阴阳双补功效。

按　语　本方以阴阳俱虚、腰痛脚软、溲清发落或白为辨证要点。现代常用本方治疗男性性功能障碍症、男性不育症、女性不孕症、席汉综合征等。如见遗精、滑精,加金樱子、芡实;阳虚,加肉桂、附片,须发早白,加黑芝麻、桑椹子、女贞子等。

十五　苁蓉河车丸

方　源　《中医妇科临床手册》

组　成　肉苁蓉30克　熟地18克　茯神30克　党参30克　菟丝子36克　紫河车1具　淫羊藿30克　续断30克　桑寄生30克　龟胶10克　鹿茸10克

用　法　先将紫河车焙干为末,龟胶烊化,余药均研为细末,炼蜜为丸,如梧桐子大,早晚各服1次,每服6克,空腹送下。亦可用饮片作汤剂,水煎服,用量按原方比例酌减。

功　效　固本培元。

主　治　体质瘦弱,倦怠少食,月经量少而至停闭,性欲减退,腰酸膝软,喜呵欠,小便清长,舌质淡,脉沉涩。

方　解　方中鹿茸、肉苁蓉、紫河车、菟丝子、淫羊藿、续断滋补元阳,填精补髓;熟地、龟胶、桑寄生滋补肾阴,补充精血,使阴盛阳充,真元得固而经水可按月来潮。党参、茯神补气健脾,使后天能运化精微以长养先天,则先天之精更足,共达固本培元之效。

按　语　本方以体瘦少食、月经量少而至闭经、腰膝酸软、性欲减退、小便清长、舌淡苔白、脉沉涩为辨证要点。现代常用本方治疗闭经、席汉综合征、不孕症、不育症、更年期综合征等。如见气虚甚,加黄芪、山药;阳虚,加肉桂、附片;食少纳差,加白术、陈皮、砂仁等。

十六 青娥丸(又称健腰丸)

方　源　《太平惠民和剂局方》

组　成　杜仲 500 克　补骨脂 250 克　胡桃仁 20 个　大蒜 120 克(熬膏)

用　法　上药共研细末,水泛为丸。每服 3～6 克,日服 2～3 次,开水送服。亦可用饮片作汤剂,水煎服,一般去大蒜,各药用量按原方比例酌减。

功　效　补肾壮腰。

主　治　肾虚腰痛,腰酸如折,俯仰不利,转侧艰难,舌胖嫩苔薄白,脉沉细。

方　解　方中杜仲、补骨脂、胡桃肉补肾助阳,大蒜辛温味浓,温肾止痛。四药合用,达补肾壮腰之功。

按　语　本方以腰痛卧床或休息后疼痛减轻、伴畏寒喜暖、精神萎软、舌淡嫩苔薄白、脉沉细为辨证要点。现代常用本方治疗腰肌劳损、产后腰痛、腰椎肥大症、性功能减退症。如见肾阳虚,加附子、肉桂、鹿茸、巴戟天;肾阴虚,去大蒜,加干地黄、枸杞子、龟版、黄柏;遗精者,去大蒜,加金樱子、菟丝子、覆盆子、天门冬;小便频数或尿后失禁者,加益智仁、桑螵蛸、蚕茧壳、煅牡蛎、五味子;治腰肌劳损,加独活、桑寄生、川断;治腰椎肥大,加威灵仙、骨碎补、秦艽等。

同名方

1.《太平惠民和剂局方》青娥丸　由胡桃肉、补骨脂、杜仲组成。功能温肾止痛。主治肾虚腰痛。

2.《丹溪心法》青娥丸　由胡桃肉、补骨脂、杜仲、干姜组成。功能温肾散寒止痛。主治肾虚腰痛。

附　方

加味青娥丸(《妇人大全良方》)　即本方加小茴香、胡芦巴、莲蕊、青盐、穿山甲组成。功能补益阴阳,健腰止痛。主治诸虚不足,腰酸腰痛,膝软无力,容颜衰老。

十七　斑龙丸

方　源　《景岳全书》

组　成　鹿角胶 250 克　鹿角霜 250 克　柏子仁 250 克　菟丝子 250 克　熟地黄 250 克　白茯苓 120 克　补骨脂 120 克

用　法　先将鹿角胶溶化,余药共研细末,以酒打糊为丸,如梧桐子大。每服 2～3 克,日服 2～3 次,空腹淡盐汤或酒送下。亦可用饮片作汤剂水煎服,用量按原方比例酌减。

功　效　温补肾阳。

主　治　肾阳不足,腰膝无力,怕冷,阳痿早泄,滑精,小便余沥不尽,夜尿频多,舌淡嫩苔薄白,脉虚软无力。

方　解　方中鹿角胶、鹿角霜大补元阳;熟地、菟丝子、补骨脂温肾填精固涩;柏子仁、茯苓养心安神。全方肾阴、肾阳并补,温中有润,补而兼涩,达"阴中求阳"之效,奏温补肾阳之功。

按　语　本方以尿频尿多、夜间尤甚、尿色清长、形寒肢冷、面色无华、阳痿滑泄、腰酸带下清稀如水、舌淡嫩苔薄白、脉细软无力为辨证要点。现代常用本方治疗前列腺肥大症、精液异常症、性机能减退症、不孕症、夜尿增多症、糖尿病等。如见肾阴虚者,加龟版、鳖甲、枸杞子;心肾两虚者,加麦冬、人参、远志;脾肾两虚者,加山药、芡实、石莲肉;小便混浊者,加萆薢、益智仁；少腹冷痛者，加小茴香、乌药、肉桂；小便淋沥失禁者，加五倍子、桑螵蛸、煅牡蛎。

咽干口燥、舌红苔黄属阴虚火旺者，忌用本方；纳呆口苦、胸闷苔腻者，亦不宜服用。

T 同名方

《医学正传》引《青囊集》斑龙丸　由鹿角胶、鹿角霜、菟丝子、柏子仁、熟地黄组成。功能温补肾阳。主治肾亏体虚，遗精阳痿。

十八　桂枝加龙骨牡蛎汤

F 方　源　《金匮要略》

Z 组　成　桂枝9克　芍药9克　生姜9克　甘草6克　大枣7枚　牡蛎9克　龙骨9克

Y 用　法　水煎服。

G 功　效　调和营卫，滋阴和阳，镇纳固摄。

Z 主　治　虚劳心悸，易惊，汗多，男子失精，女子梦交或遗溺，舌质淡润，脉虚大或芤迟。

F 方　解　方中桂枝解肌发表，散外感风寒；芍药益阴敛营，两者相配，调和营卫。生姜辛温，既助桂枝解肌，又能暖胃止呕；大枣甘平，既能益气补中，又能滋脾生津；姜、枣相合，可升腾脾胃生发之气而调和营卫。甘草合桂枝以解肌，合芍药以益阴。龙骨、牡蛎固表敛汗，镇心安神，固肾摄精。全方合用，营卫调和，阴平阳秘，则阳能固摄，阴能内守，精不致外泄。

A 按　语　本方以心悸汗多、遗尿、失精、舌质淡润、脉虚大或芤迟为辨证要点。现代常用本方治疗上肢颤抖、阵发性心动过速、甲状腺机能亢进、神经衰弱、自汗、盗汗、遗尿、带下、早泄、遗精、不射精、阳痿、肺炎等。如见汗多,加黄芪、浮小麦;遗尿,加益智仁、桑螵蛸、覆盆子;心悸易惊、神不守舍,加磁石、酸枣仁、茯神;失精,加芡实、莲肉、菟丝子;带下清稀、色白,加鹿角胶、菟丝子、芡实等。

附 方

①龙齿散(《太平圣惠方》) 即由龙齿、牡蛎、生姜、甘草、人参、桂心、麦门冬、熟地、当归、芍药、茯神组成。功能益气养血安神。主治产后脏气虚,惊悸。

②二加龙骨牡蛎汤(《中医治法与方剂》) 即本方去桂枝,加白薇、附子组成。功能滋阴和阳,敛汗。主治盗汗,面色白,舌质淡。

十九 全鹿丸

方 源 《景岳全书》

组 成
全鹿1只 人参500克 白术500克 茯苓500克 炙甘草500克 当归500克 川芎500克 生地黄500克 熟地黄500克 炙黄芪500克 天门冬500克 麦门冬500克 枸杞子500克 杜仲500克 牛膝500克 淮山药500克 芡实500克 菟丝子500克 五味子500克 锁阳500克 肉苁蓉500克 补骨脂500克 巴戟天500克 胡芦巴500克 秋石500克 川续断500克 覆盆子500克 楮实子500克 陈皮500克 川椒250克 炒茴香250克 沉香250克 青盐250克

用 法
鹿肉加酒煮熟,焙干为末,和诸药末,炼蜜为丸,如梧桐子大,每服2～3克,日服2～3次;空腹睡前时,用姜汤、盐汤或白开水送服,冬用温酒亦可。

功 效
补益虚损,壮肾阳,益精血。

主 治
老年阳衰,精髓空虚,神疲形瘦,步履不便,手足麻木、阳痿遗尿,舌淡嫩苔薄,脉沉细软,两尺浮大。

方解 方中人参、白术、茯苓、山药、炙甘草、黄芪大补元气;当归、川芎、生地、熟地、天冬、麦冬滋阴养血;全鹿、杜仲、枸杞、牛膝、菟丝子、锁阳、肉苁蓉、补骨脂、巴戟天、胡芦巴、川断温补肾阳,强筋壮骨;芡实、五味子、覆盆子、楮实子、秋石补肾涩精;陈皮、川椒、小茴香、沉香行气温中;青盐味咸,入肾经,全方共达补气养血,壮肾阳,益精血之效。

按语 本方以神萎形衰、畏寒肢冷、小便频数清长、腰酸肢软、阳痿早泄、舌淡嫩苔薄白、脉沉细软或两尺浮大为辨证要点。现代常用本方治疗老年性慢性支气管炎、肺气肿、糖尿病、性机能障碍症、功能性闭经、甲状腺功能减退症、老年性骨软化症、女性不孕症、男性不育症等。

凡湿热下注、阴虚火旺者慎用。

附方

①人参鹿茸丸(《圣济总录纂要》) 即由人参、鹿茸、天花粉、山茱萸、桑螵蛸、鸡内金、菟丝子、杜仲、黄芪组成。功能补气血,助肾阳。主治肾气亏损,小便频数,腰酸肢软,苔薄白,舌淡嫩,脉细软。

②鹿角胶丸(《医学正传》) 即由鹿角胶、鹿角霜、熟地黄、牛膝、茯苓、菟丝子、人参、当归、白术、杜仲、虎胫骨、龟版组成。功能补肾填精。主治血气虚弱,两足痿软,不能行动者。

二十 龟龄集丹(又名鹤龄丹)

方源 《集验良方》

组成 鹿茸30克　生地黄15克　大青盐12克　穿山甲30克　补骨脂12克　枸杞子9克　锁阳27克　当归15克　人参30克

石燕1对　熟地黄15克　海马1对　急性子7.5克　丁香7.5克　朱砂7.5克　细辛3克　砂仁12克　地骨皮12克　天门冬12克　牛膝12克　杜仲7.5克　淫羊藿3克　麻雀脑9克　蚕蛾2.7克　紫梢花12克　肉苁蓉27克　附子9克　甘菊花4.5克　红蜻蜓10对　甘草1.8克

用　　法　上药共研细末，每服1克，日服1～2次，温开水送服。

功　　效　补肾壮阳。

主　　治　阳痿遗精，阴寒腹痛，腰膝酸软，头晕耳鸣，记忆力减退等。

方　　解　方中鹿茸、人参、补骨脂、锁阳、牛膝、杜仲、淫羊藿、肉苁蓉、附子温补肾阳，强筋壮骨；石燕、海马、麻雀脑、蚕蛾、红蜻蜓乃血肉有情之品，温肾填精；生地、枸杞、当归、熟地、天冬滋阴养血，使阴生阳长；细辛、穿山甲、急性子、丁香、砂仁行气活血通络，使补而不滞；紫梢花益阳涩精；地骨皮、菊花、朱砂性凉，以制诸温阳药温燥之性；甘草调和诸药，大青盐咸寒入肾，全方共达补肾壮阳之效。

按　　语　本方以腰酸膝软、肢冷畏寒、精神萎软、神疲乏力、脉细软无力尺弱为辨证要点。现代常用本方治疗性功能障碍、精液异常症、不育症、慢性腹泻、便秘等。

附　　方

龟龄集（《全国中药成药处方集》）　即本方去当归、紫梢花、甘菊花，加菟丝子、硫黄组成。功能补肾壮阳。主治阳事不举，阴寒腹痛，腰酸膝软等。

二十一　益寿地仙丹

方　　源　《丹溪心法》

【组　成】　菊花 90 克　枸杞 60 克　巴戟天 90 克　肉苁蓉 120 克

【用　法】　上药共为末,炼蜜为丸,如梧桐子大,每服 30 丸,日服 2～3 次,空腹盐汤或温酒送服;亦可用饮片作汤剂水煎服,用量按原方比例酌减。

【功　效】　补益肝肾。

【主　治】　头晕、耳鸣、眼目昏糊。

【方　解】　方中枸杞滋补肝肾之阴,巴戟、肉苁蓉补肾温阳,菊花清热明目。方中阴阳并补,肝肾共调。

【按　语】　本方以体虚头晕、耳鸣、眼目昏糊为辨证要点。现代常用本方治疗脑动脉硬化症、颈椎综合征、低血压、老年体虚等所致眩晕症。如伴气虚,加黄芪、党参;阴虚甚,加生地、麦冬;阳虚者,加肉桂、熟地;项强者,加葛根;肩臂疼痛者,加补骨脂、威灵仙、五加皮等。

【附　方】

壮本丹秘方(《兰室秘藏》)　即本方去枸杞、菊花,加杜仲、破故纸、茴香、青盐、猪腰子组成。功能益肾补腰,强筋壮骨。主治肾虚腰痛,久则寒冷。

第7章 固涩方

第一节 固表止汗方

一 玉屏风散

- **方　源**　《丹溪心法》
- **组　成**　黄芪30克　防风30克　白术60克
- **用　法**　研末,每服9克,水一盏半,姜三片,煎服。
- **功　效**　益气,固表,止汗。
- **主　治**　表虚卫阳不固。自汗多汗、易感风邪、面色㿠白、舌淡苔白,脉浮虚软。
- **方　解**　方中黄芪甘温益气,外则固表止汗,内则大补脾肺,为方中主药;白术健脾益气,脾旺则土能生金,使肺气充足,以固护卫阳,与黄芪为伍,则益气健脾,固表止汗之力更著;防风走表而去风邪,合黄芪、白术以益气散邪。且防风得黄芪则祛邪而不伤正;黄芪得防风则固表而不留邪。三药配伍,补中有疏,散中寓补,既可用于卫气不固之自汗,亦可用于表虚自汗之人或气虚外感者。

按　语　本方以反复自汗、面色㿠白、舌淡苔白、脉浮虚软为辨证要点。现代常用于治疗体弱小儿反复呼吸道感染,小儿气管炎,过敏性鼻炎,慢性荨麻疹,过敏性紫癜及体虚盗汗、自汗者。见汗出不止者,加浮小麦、牡蛎。表虚外感风寒,汗出不解,脉缓者,加桂枝。

现代药理研究证实,本方具有免疫调节,提高垂体-肾上腺皮质功能,抗过敏,抗感染,抗流感病毒,对肾炎修复等作用。

凡阴虚发热之盗汗,不宜应用本方。

附　方
① 黄芪汤(《济阴纲目》)　由黄芪、白术、熟地黄、煅牡蛎、白茯苓、麦冬、甘草、大枣、防风组成。功能益气固表,和营止汗。主治产后气虚,自汗较多,不能自止,动则加剧,时或恶风,面色㿠白,短气懒言,语言低怯,倦怠乏力,舌淡苔白,脉虚弱。
② 黄芪饮(《小儿药证直诀》)　由牡蛎、黄芪、生地黄组成。功能益气养阴敛汗。主治虚热盗汗。

二　牡蛎散

方　源　《太平惠民和剂局方》

组　成　黄芪 30 克　麻黄根 30 克　煅牡蛎 30 克

用　法　三味为粗散,每服 9 克,水一盏半,小麦百余粒,水煎,去渣热服,日 2 服。

功　效　固表敛汗。

主　治　阴阳俱虚,自汗盗汗。身常出汗,夜卧尤甚,久而不止,心悸惊惕,短气倦怠,舌质淡,脉细弱。

方 解 本方所治之汗证,既有阳虚自汗,又有阴虚盗汗。方中牡蛎益阴潜阳,兼以除烦敛汗,为君药;黄芪益气实卫,固表止汗,为臣药;麻黄根专于止汗,小麦益心气养心阴,清心除烦,止汗泄,共为佐使药。诸药合用,能益心气、固肌表、敛汗液,可使气阴得养,肌表得固,心火得清,汗出可止。

按 语 本方以身常出汗,夜卧尤甚,短气倦怠,舌质淡,脉细弱为辨证要点。现代常用于治疗病后、产后体虚,外科术后,肺结核,自主神经功能紊乱,以及其它慢性疾患等所致的自汗、盗汗之证。本方可加煅龙骨、糯稻根以加强疗效;气虚者,加党参、白术以健脾益气;阳虚汗出者,加白术、附子以助阳固表;阴虚盗汗,加干地黄、白芍以养阴止汗;血虚多汗,加熟地黄、何首乌以滋养阴血。

若亡阳汗出,大汗淋漓,汗出如油者,则非本方所宜,当以独参汤、参附汤等益气回阳固脱。若误以此方治之,则缓不济急,贻误病机。

同名方

1. 《千金要方》牡蛎散 由牡蛎、白术、防风组成。功能益气固表止汗。主治卧即盗汗,风虚头痛。

2. 《太平圣惠方》牡蛎散 由牡蛎粉、麻黄根、杜仲、黄芪、白茯苓、败蒲扇灰组成。功能益气补肾,固表止汗。主治虚劳盗汗。

3. 《普济本事方》牡蛎散 由牡蛎粉、寒水石、铅霜、朱砂、甘草末、故扇灰组成。功能清心安神,止汗。主治心热,汗出不止。

4. 《世医得效方》牡蛎散 由牡蛎、麻黄根、黄芪、知母、浮小麦组成。功能益气清热,固表止汗。主治诸虚不足,或新病暴虚,津液不固,体常自汗,夜卧即甚,久而不止,羸瘠枯瘦,心忪惊惕,短气烦倦。

5.《奇效良方》牡蛎散 由牡蛎、黄芪、白术、甘草、小麦组成。功能益气固表止汗。主治诸虚,体常自汗,惊惕不安。

6.《御药院方》牡蛎散 由牡蛎、淀粉组成。供外用。功能收敛止汗。主治汗孔不闭,虚汗不止。

附 方

①止汗散(《鸡峰普济方》) 由牡蛎、白术、白芷、甘草、防风组成。功能健脾益气,祛风止汗。主治诸虚不足,汗出不止。

②止汗散《证治准绳》 由煅牡蛎、炒小麦麸组成。功能固表止汗。主治多汗,及产后盗汗。

③止汗散(《傅青主女科》) 由人参、当归、熟地、麻黄根、黄连、浮小麦、枣组成。功能益气养血,固表止汗。主治产后盗汗。

三 敛汗汤

方 源 《辨证录》

组 成 黄芪30克 麦冬15克 北五味6克 桑叶14片

用 法 水煎服。

功 效 益气固表,敛阴止汗。

主 治 大病之后,气阴两虚,自汗盗汗,神疲乏力,口渴咽干,舌淡红少津,脉细或细弱。

方 解 方中黄芪益气固表止汗,用量独重,为主药;麦冬养阴生津,以补阴津之不足,为辅药;五味子收敛气阴,生津止汗,用量较轻,与黄芪、麦冬相配,重在补气养阴,为佐药;桑叶疏散外风,与黄芪、五味子配伍,补气而不留邪,敛汗而不留寇,散中寓补,为使药。四药合用,共奏补气养阴,敛阴止汗之功。

按 语 本方以神疲乏力、口干少津、脉细弱为辨证要点。现代可用于急性感染性疾病愈后体弱汗出之症,亦可预防气阴两虚体质患者之感冒。

若属于外感、实热所致的汗出之证,不宜使用本方。

四 麻黄根散

方　源　《太平圣惠方》

组　成　麻黄根 30 克　当归 30 克　黄芪 30 克

用　法　为粗末,每服 10 克,水煎服。

功　效　补益气血,收敛止汗。

主　治　气血虚弱,或产后气血亏虚所致的自汗、盗汗,汗出不止,少气懒言,面色㿠白,舌质淡白,脉细无力。

方　解　本方为主治气血虚弱,自汗、盗汗之方。方中麻黄根功专收敛止汗;黄芪补气,固表止汗;当归补血。三药合用,功能补气养血,收敛止汗。

按　语　本方以自汗、盗汗,或汗出不止、少气懒言、面色㿠白、舌质淡白、脉细无力为辨证要点。现代可用于治疗病后或产后体虚以及自主神经功能紊乱等所致的自汗、盗汗之症。

若属于外感、实邪所致的汗出之证者忌用。

同名方

《妇人大全良方》麻黄根散　由当归、黄芪、麻黄根、煅牡蛎、人参、粉草组成。功能补益气血,固表敛汗。主治产后虚汗不止。

附　方

麻黄根汤《傅青主女科》　由人参、当归、黄芪、白术、桂枝、麻黄根、粉草、牡蛎、浮麦组成。功能补益气血,固表敛汗。主治产后虚汗不止。

五 固表敛汗汤

方　源　《黄文东医案》

组　成　党参12克　白术9克　白芍9克　浮小麦30克　糯稻根30克　煅龙骨30克　桂枝3克　木瓜6克　陈皮6克　炙甘草6克　红枣5枚

功　效　益气健脾，固表止汗。

主　治　气血俱虚、脾胃虚弱的自汗。

方　解　本方为主治脾胃虚弱，气血不足，自汗之方。方中党参、白术补气健脾，固表止汗；桂枝汤去生姜，敛阴和营，调和营卫；木瓜味酸，与白芍、甘草配伍，酸甘化阴；陈皮理气健脾；浮小麦、糯稻根、煅龙骨固表止汗。诸药合用，共奏益气健脾，敛阴和营，固表止汗之功。

按　语　本方以反复自汗、面白少华、食少乏力、舌淡苔白、脉浮弱为辨证要点。现代可用于治疗自主神经功能紊乱及体虚盗汗、自汗者。

阴虚发热之盗汗，不宜使用本方。

第二节　涩精止遗方

一　金锁固精丸

方　源　《医方集解》

组　成　沙苑蒺藜 60 克　芡实 60 克　莲须 60 克　莲肉 60 克　龙骨 30 克　牡蛎 30 克

用　法　为细末,莲肉煮粉糊丸,每服 9 克,空腹盐汤送下。

功　效　固肾涩精。

主　治　精室不固,遗精滑泄,腰酸耳鸣,神疲乏力,舌淡苔白,脉细弱。

方　解　本方为主治肾虚精室不固,遗精滑泄之方。方中沙苑蒺藜补肾涩精以止遗。《本经逢源》谓其"性降而补,益肾,治腰痛,为治泄精虚劳之要药,最能固精。"故为君药；莲肉、芡实固肾涩精,益气宁心,为臣药。君臣相配,以补不足为主,加强固肾涩精之力。龙骨、牡蛎、莲须涩精止遗,收敛固脱,共为佐使药。诸药合用,既可涩精液之外泄,又能补肾精之不足。

按　语　本方以遗精滑泄、腰酸耳鸣、舌淡苔白、脉细弱为辨证要点。现代常用于治疗男子不育症,遗精,性功能衰退症,慢性前列腺炎,妇女白崩等。若兼见大便干燥,可加肉苁蓉、当归以养血润肠；兼见大便溏泄者,可加五味子、补骨脂以固肾止泻；腰酸背痛,可加杜仲、续断等以固肾壮腰；兼见阳痿者,可加淫羊藿、锁阳以壮阳补肾；偏于肾阴虚者,可加女贞子、龟版以滋养肾阴。

　　本方多为收涩之品,偏于固涩。如属心肝火旺,或下焦湿热所扰,以致遗精者,禁用本方。

附　方

①固精丸(《济生方》)　由肉苁蓉、阳起石、鹿茸、赤石脂、巴戟天、韭子、白茯苓、鹿角霜、龙骨、制附子组成。功能补肾固精。主治下元虚损,精元不固,梦遗白浊。

②固精丸(《仁斋直指方》)　由知母、黄柏、牡蛎、龙骨、芡实、莲蕊、

茯苓、远志、山萸肉组成。功能坚阴固肾,涩精安神。主治肾虚泄精,心神不安。

③固精丸(《济阴纲目》) 由牡蛎、桑螵蛸、龙骨、白石脂、白茯苓、五味子、菟丝子、韭子组成。功能温肾散寒,涩精缩泉。主治下虚胞寒,小便白浊,或如泔,或如凝脂,或小便无度等证。

④清离固精丸(《丹台玉案》) 由黄连、萆薢、人参、鹿角霜、知母、秋石、牡蛎、茯神、远志、石莲肉、白术组成。功能补脾益肾,滋阴降火。主治梦遗日久,精神倦怠,面色萎黄,饮食减少,腰酸背胀,久不育子。

⑤锁阳固精丸(《仙拈集》) 由沙苑蒺藜、山萸、芡实、莲须、覆盆子、菟丝子、枸杞、续断组成。功能固肾涩精。主治肾虚梦遗。

⑥锁阳固精丸(《中药制剂手册》) 由鹿角霜、煅龙骨、韭子、煅牡蛎、锁阳、芡实、莲子肉、菟丝子、牛膝、杜仲、大青盐、大茴香、莲须、补骨脂、肉苁蓉、熟地黄、山药、巴戟天、山茱萸、牡丹皮、泽泻、知母、黄柏组成。功能补肾固精。主治梦遗滑精,目眩耳聋,腰膝酸痛,四肢无力。

二 三才封髓丹

方 源 《卫生宝鉴》

组 成 天冬15克 熟地15克 人参15克 黄柏90克 砂仁45克 甘草21克

用 法 为末,面糊为丸,如梧桐子大,每服9克,用肉苁蓉15克煎汤去渣,空腹送下。

功 效 益气阴,固精髓。

主 治 气阴不足,精神疲倦,精关不固,夜梦遗精,体倦神疲,头晕耳鸣,腰腿酸软,舌红苔薄,脉细无力。

方　解　本方为主治气阴不足,相火内扰精室之方。方中人参补气安神益智;熟地补肾中之精血;天冬下能滋补肾阴,上能清肺以滋水源。封髓丹清下焦肾中之相火湿热。诸药合用,共奏益气养阴,泻火固精之功。

按　语　本方以梦中遗精,伴神疲体倦、口干、舌红、脉细无力为辨证要点。现代可用于治疗遗精,早泄,口腔及咽部溃疡等病症。如见小便短黄有热感者,加黄连、灯心、淡竹叶以清心与小肠之火;如见眩晕、腰酸、耳鸣等肾阴虚者,加知母、枣皮、山药以补肾养阴;如见头痛头晕者,加天麻、菊花、钩藤以清热平肝。

肾阳虚不固导致的遗精滑泄之证,不宜使用本方。

附　方

封髓丹(《医宗金鉴》)　由黄柏、砂仁、炙甘草组成。功能清火止遗。主治肾火妄动而致梦遗失精者。

三　五味子丸

方　源　《普济本事方》

组　成　五味子　巴戟天　肉苁蓉　人参　熟地黄　菟丝子　覆盆子　白术　益智仁　土茴香　骨碎补　龙骨　牡蛎各等分

用　法　共研细末,炼蜜为丸,梧桐子大。每服9克,日3次,空腹米饮送下。

功　效　补肾涩精。

主　治　遗精滑泄,阳痿不举,头晕目眩,腰膝酸软,心悸失眠,精神不振,健忘多梦,汗出不敛等症。

方　解　本方为主治肾虚不固遗精之方。方中五味子味酸,性温,功专酸涩收敛,归心、肾经,下能补肾涩精,上能收敛心气,宁心安神,为主药。熟地补肾填精;巴戟天、肉苁蓉、骨碎补补肾助阳;菟丝子、覆盆子、益智仁补肾涩精止遗;人参安神益智;共为臣药。龙骨、牡蛎收敛固涩,潜镇安神;土茴香温中散寒,为佐使之药。诸药合用,共奏补肾助阳,固肾涩精,养心安神之功。

按　语　本方以遗精滑泄、阳痿不举、腰膝酸软、健忘多梦、下肢不温、脉沉细无力为辨证要点。现代可用于治疗遗精,早泄,神经衰弱,男子不育,精液异常症等病症。

如属阴虚火旺,或下焦湿热所扰,以致遗精者,禁用本方。

同名方

《证治准绳》五味子丸　由人参、五味子、补骨脂、白术、山药、茯苓、吴茱萸、巴戟天、肉豆蔻、煅龙骨组成。功能温肾补脾止泻。主治脾肾虚寒泄泻。

附　方

五倍子丸(《临证会要》)　由五倍子、煅牡蛎、茯苓、萆薢、莲蕊、金樱子、五味子、益智仁、煅龙骨组成。功能补肾固精。主治遗精。

四　秘精丸

方　源　《济生方》

组　成　菟丝子　韭子　牡蛎　龙骨　五味子　桑螵蛸　白石脂　茯苓　各等分

用　法　为细末,酒糊为丸,如梧桐子大,每服9克,日服2次。空腹盐汤送下。

功 效 温肾补虚固涩。

主 治 下虚胞寒,小便白浊,或如米泔,或若凝脂,或小便不利,小儿夜间遗尿,尿液清长,余沥不尽,小便不畅,遗精早泄,阳事不举,腰重少力,女子带下,月经崩漏不止。

方 解 本方为主治下焦肾与膀胱虚寒,小便白浊之方。方中菟丝子、韭子温肾阳,固肾精;牡蛎、龙骨、五味子、桑螵蛸、白石脂收敛固精;茯苓健脾利湿化浊。诸药配伍,使肾阳得补,肾精得固,白浊自消,小便自清,诸症以除。

按 语 本方以小便白浊、失禁余沥、遗精滑泄、阳事不举等为辨证要点。现代可用于治疗遗精,性功能减退,前列腺炎,乳糜尿等病症。若乳糜尿小便白浊如米泔者,可用萆薢、车前子、乌药、益智仁等煎汤送服;前列腺炎小便不爽者,可用木通、黄柏、泽泻、路路通等煎汤送服。

凡湿热下注、肾虚火旺等症,非本方所宜。

同名方

1.《杨氏家藏方》秘精丸 由大附子、龙骨、牛膝、肉苁蓉、巴戟组成。功能壮阳涩精。主治漏精。
2.《医学心悟》秘精丸 由白术、山药、茯苓、茯神、莲子肉、芡实、莲须、牡蛎、黄柏、车前子、金樱子组成。功能健脾益肾,泻火秘精。主治相火偏盛,湿热下注,遗精白浊。

附 方

①秘精汤(《遗精阳痿证治》) 由生龙骨、生牡蛎、生芡实、生莲子、肥知母、麦冬、北五味子组成。功能涩精止遗。主治梦遗,滑精,早泄,以及妇女带下色黄者。
②肾浊秘精丸(《普济方》) 由石莲肉、鹿角霜、熟地黄、黄芪组成。功能温补肾元,固肾涩精。主治元气不固,及夜梦遗精。

五 经进萃仙丸

方　源　《张氏医通》

组　成　沙苑蒺藜 240 克　山茱萸 120 克　芡实 120 克　白莲蕊 120 克　枸杞子 120 克　菟丝子 60 克　川续断 60 克　覆盆子 60 克　金樱子 60 克

用　法　金樱子熬膏，余为细末，拌匀，炼蜜为丸，梧桐子大。每服 9 克，空腹淡盐汤送下。

功　效　固肾涩精。

主　治　遗精，房劳太过，肾气伤损，精滑不禁。

方　解　方中沙苑蒺藜甘温补肾壮阳，固精止遗，重用为主药；菟丝子、续断、枸杞子补肝肾、益精血；山茱萸、白莲蕊、芡实、覆盆子、金樱子均为酸涩之品，能固肾涩精。诸药合用，共奏补肾壮阳，固肾涩精之功。

按　语　本方以遗精、滑精、腰酸腿软、头晕耳鸣、脉沉细无力为辨证要点。现代可用于治疗性功能减退，遗精，早泄，精液异常症，夜尿增多症，遗尿等病症。

本方多固涩之品，若心肝火旺，或湿热下注者忌用。

六 秘真丸

方　源　《御药院方》

组　成　莲花蕊 30 克　益智仁 30 克　半夏 30 克　白茯苓 60 克　缩砂仁 60 克　黄柏 60 克　甘草 60 克　猪苓 7.5 克

用　法　为细末，丸如梧桐子大，每服 9 克。

功　效　清心固肾。

主　治　心肾火旺,精关不固,夜梦遗精。

方　解　本方由封髓丹加莲花蕊、益智仁、半夏、白茯苓、猪苓组成。方中封髓丹清火止遗;莲花蕊清心固肾;益智仁补脾益肾,摄津止遗;半夏、茯苓、猪苓健脾和胃,化痰利湿。诸药合用,功能清心泻火,健脾利湿,固肾止遗。

按　语　本方以夜梦遗精、口干、舌红苔黄、脉细数为辨证要点。现代可用于治疗神经衰弱,前列腺炎等病症。

肾阳虚固精无力者,不宜使用本方。

附　方

①秘真丹《三因极一病证方论》　由草乌、五倍子、牡蛎粉组成。功能补肾固精。主治房劳过度,用意思维,精泄自出,腰背酸疼不能屈伸,食不生肌,两脚无力不能行步。

②秘真丹《医学衷中参西录》　由五倍子、甘草组成。功能降火固精。主治淋证已愈,因淋久气化不固,遗精白浊者。

七　聚精丸

方　源　《证治准绳》

组　成　黄鱼鳔胶 500 克　沙苑蒺藜 240 克　五味子 60 克

用　法　研为细末,炼白蜜中加入陈酒再沸,候蜜将冷为丸,如绿豆大。每服 9 克,空腹时温酒或盐汤送下。

功　效　补肾涩精。

主　治　肾虚封藏不固,梦遗滑泄,精液稀薄,阳痿无子等症。

方　解　方中黄鱼鳔胶,补肾益精,重用为主药;沙苑蒺藜、五味子补肾涩精,为辅佐之药。

按　语　本方以梦遗滑泄、精液稀薄、阳痿早泄、腰酸乏力、脉沉细为辨证要点。现代可用于治疗性功能减退,精液异常症,遗精,男子不育症等病症。

心肝火旺,阴虚,湿热等证所致遗精滑泄之证,不宜使用本方。

附 方

鱼鳔丸《拔萃良方》 由鱼鳔、沙蒺藜、当归、肉苁蓉、莲须、菟丝子组成。功能滋阴补血,固肾涩精。主治肾水不足,阴虚血虚证。

八 玉锁丹

方 源 《杨氏家藏方》

组 成 芡实 30 克　莲花蕊末 30 克　龙骨 30 克　乌梅肉 30 克

用 法 各为细末,以山药糊为丸,每服 9 克,空腹时用温酒或淡盐汤送下。

功 效 补脾固肾,涩精止遗。

主 治 脾肾气虚,梦遗精滑。

方 解 方中芡实补脾益气,固肾涩精,为之主药。莲须固肾涩精;山药补脾益精,兼有收涩之功;龙骨、乌梅收敛固涩,共用为辅佐之药。诸药合用,有补脾固肾,涩精止遗之功。

按 语 本方以梦遗、滑精、食少便溏、神疲倦怠、舌淡、脉细弱为辨证要点。现代可用于治疗遗精等病症。

心肝火旺,或湿热下注所致的遗精,不宜使用本方。

九 猪肚丸

方 源 《北京市中成药方选集》

组　成　猪肚 1 个　炒白术 150 克　煅牡蛎 150 克　炒芡实 150 克　莲须 150 克　煅龙骨 150 克　苦参 150 克

用　法　为细末,水泛为丸,每服 9 克,日 2 次。

功　效　健脾益肾,涩精止遗。

主　治　脾气虚弱,梦遗滑精,不思饮食,肌肉羸瘦等。

方　解　本方为主治脾胃虚弱,气不摄精之方。方中猪肚为补脾胃之要品,脾胃得补则精血自生,为主药。白术补脾益气;芡实既能补脾益气,又能固肾涩精;龙骨、牡蛎收敛固涩,固精止遗,共用为辅佐之药。苦参有清利之功,对有湿积郁热之象者可用之。

按　语　本方以梦遗滑精、不思饮食、肌肉羸瘦、神疲乏力、舌淡苔白、脉细弱为辨证要点。现代可用于治疗遗精,性功能减退等病症。

阴虚火旺者,不宜使用本方。

同名方

《验方新编》　猪肚丸由白术、煅牡蛎、苦参、猪肚组成。治梦遗及肌肉消瘦。

十　秘元煎

方　源　《景岳全书》

组　成　金樱子 6 克　芡实 6 克　山药 6 克　酸枣仁 6 克　白术 4.5 克　茯苓 4.5 克　人参 6 克　炙甘草 3 克　远志 2.4 克　五味子 14 粒

用　法　水煎,空腹时服。

功　效　益气养心,健脾固涩。

主　治　久遗滑精,带下白浊,神疲乏力,健忘,心神恍惚,舌淡苔白,脉细弱。

方　解　本方为主治心脾肾三脏不足,遗精滑泄,带下白浊之方。方中人参健脾益气,养心安神。芡实、金樱子健脾补肾,固精止遗。三药相配,上补心,中补脾,下固肾,为主药。白术、茯苓、山药、甘草助人参补气健脾,酸枣仁、远志助人参养心安神。五味子固肾涩精。诸药合用,共奏益气养心,健脾固肾之功。

按　语　本方以遗精、白带、尿浊而伴神疲乏力、健忘、心神恍惚、舌淡苔白、脉细弱为辨证要点。现代常用于治疗神经衰弱,遗精,滑泄,糖尿病,以及妇女阴道炎、慢性宫颈炎、乳糜尿等病症。临床如见气短乏力明显者,加黄芪、党参;腰膝酸软、耳鸣者,加沙苑子、莲肉;口干、尿黄者,加苦参、黄柏、知母、革薢等。凡阴虚火旺之遗精、下焦湿热之白带、尿浊,不宜使用。

十一　既济丹

方　源　《普济方》

组　成　天门冬30克　麦门冬30克　泽泻30克　桑螵蛸30克　海螵蛸30克　牡蛎30克　龙骨30克　黄连30克　远志30克　鸡内金30克

用　法　研细末,为丸,如梧桐子大,每服9克,日2次。

功　效　滋肾清心,涩精止遗。

主　治　肾虚水火不济,白浊遗精,腰脚无力,日渐羸弱。

方　解　本方为主治肾水不足,心火亢盛,精气遗泄之方。方中二冬滋肾水,补肾阴;黄连清心火,三药相配,使肾水得以上济于心,心火下潜不致独亢,为主药,故名"既济"。泽泻泻肾火;远志宁心神;桑螵蛸、海螵蛸、牡蛎、龙骨、鸡内金固肾涩精止遗,为辅药。诸药合用,共奏滋肾清心,水火相济,涩精止遗之功。

按　语　本方以遗精白浊、腰酸腿软、身体消瘦、舌红少苔、脉细数为辨证要点。现代可用于治疗遗精,慢性前列腺炎,遗尿,神经衰弱等病症。

肾阳虚不固之遗精、白浊等证,不宜使用本方。

附　方

①水火既济丹(《惠直堂经验方》)　由茯苓、山药、柏子仁、归身、生地、五味、龙眼肉、枸杞、秋石、麦冬、莲肉、元参、丹参组成。功能养心血、益心气、滋肾水。主治心肾两虚,失眠,健忘,遗精。

②既济丸(《杂病源流犀烛》)　由菟丝子、益智仁、茯苓、韭子、肉苁蓉、当归、熟地黄、黄柏、知母、牡蛎、山茱萸、五味子组成。功能益肾缩泉。主治膀胱虚,小便不禁。

十二　水陆二仙丹

方　源　《洪氏集验方》

组　成　芡实　金樱子　各等分

用　法　金樱子熬膏,芡实研为细粉,和为丸,日服2次,每服9克,盐汤送下。

功　效　补肾涩精。

主　治　肾虚不摄,男子遗精白浊,女子带下。

方　解　方中芡实为水中果实,味涩,入肾脾二经,功能益肾固精,兼能补脾去湿;金樱子为陆地果实,味酸涩,入肾、膀胱经,功专固涩,能固精,缩尿,兼能涩肠止泻。两药相配,功能涩精,缩尿,化浊,止带。一水一陆,其效如神,故名"水陆二仙"。

按　语　本方以腰酸乏力、遗精、带下、脉沉软无力为辨证要点。现代常用于治疗遗精,滑精,妇女阴道炎,宫颈炎,膀胱癌等病症。如有梦而遗者,多为相火内炽,火扰精泄;无梦而遗,多属肾虚,精关不固。前者治宜滋阴降火,以知柏地黄丸、封髓丹为主;后者治宜固肾涩精,可以水陆二仙丹、金锁固精丸治之。临床如见头昏目眩、耳鸣腰酸、形瘦、舌红少津、脉弦细数者,为肾阴亏虚,可合知柏地黄丸同服;如滑精频作、精神萎靡、畏寒肢冷、脉沉细而弱者,为肾阳不足,可用菟丝子、家韭子、补骨脂、鹿角胶等煎汤送服。

附　方

①金樱子煎《普门医品》　由单味金樱子组成。功能活血添精补髓。主治肝肾两亏引起的神经衰弱,小便不禁,梦遗滑精,脾虚下利。

②复方金樱子糖浆(《中药知识手册》)　由本方加韭菜子组成。功能补肾固精止带。主治肾虚遗精,滑精,以及妇女体虚白带过多等病症。

十三　补肾固精丸

方　源　《刘惠民医案》

组　成　何首乌77克　枸杞子77克　生菟丝子46克　阳起石46克　锁阳46克　狗脊46克　桂圆肉46克　土炒白术46克　生牡蛎31克　山茱萸31克　益智仁31克　大胡麻31克　砂仁31克　远志肉31克　金樱子31克　黄柏31克　黄精31克　党参40克　旱莲草62克　淫羊藿96克　鲜羊睾丸2对

用　法　将鲜羊睾丸切片晾干,共研细粉,用旱莲草,淫羊藿煎水 2 次,取浓汁,与上药拌匀,制成小丸。每服 9 克,日 3 次,淡盐水送服。

功　效　补益肝肾,助阳固精。

主　治　肾虚阳痿,遗精早泄,腰膝酸软,体倦乏力,失眠多梦等。

方　解　方中淫羊藿、阳起石、狗脊、锁阳、羊睾丸补肾壮阳;菟丝子、山茱萸、益智仁、金樱子、牡蛎补肾固精;何首乌、枸杞子、大胡麻、黄精、旱莲草滋补肝肾之阴;党参、白术、桂圆健脾益气;黄柏、砂仁为封髓丹之意。诸药合用,共奏滋补肝肾,助阳固精之功。

按　语　本方以遗精早泄、腰膝酸软、体倦乏力、脉沉细无力为辨证要点。现代用于治疗性功能减退,遗精,阳痿,神经衰弱,男子不育,精液异常等病症。

阴虚火旺,或湿热下注所致的遗精、早泄等,不宜使用本方。

十四　归元散

方　源　《万病回春》

组　成　人参　白术　茯苓　远志　酸枣仁　麦门冬　黄柏　知母　芡实　莲花须　枸杞子　陈皮　川芎各等分　升麻　甘草减半

用　法　为细末,每服 15 克,加莲子 3 个、枣子 1 枚,水煎服。

功　效　补气滋阴,安神固精。

主　治　梦遗日久,气虚下陷。

方　解　本方为主治梦遗日久,气阴亏虚,虚火妄动,气虚下陷之方。方中人参、白术、茯苓、升麻、甘草补气升陷;黄柏、知母清下焦之虚火;枸杞子、麦门冬滋阴补血;远志、酸枣仁养心安神;芡实、莲花须涩精止遗;陈皮理气;川芎调血。诸药配伍,有补气升陷,养血安神,滋阴泻火,涩精止遗之功。

按　语　本方以梦遗日久、头晕、神疲乏力、脉细数为辨证要点。现代可用于治疗神经衰弱,遗精,性功能减退等病症。

肾阳虚寒之证,不宜使用本方。

同名方

《程氏简易方论》归元散　由红豆、干姜、陈皮、茯苓、人参、白术、甘草、肉桂、川乌、附子、川芎、山药、乌药、干葛、黄芪组成。功能温肾散寒,补脾益气。主治下元虚,脐腹胀痛,泄痢呕吐,阳虚梦遗滑精,手足厥冷,一切虚寒。

十五　韭子丸

方　源　《千金要方》

组　成　韭子500克　甘草45克　桂心45克　紫石英45克　禹余粮45克　远志45克　山茱萸45克　当归45克　天雄45克　紫菀45克　薯蓣45克　天门冬45克　细辛45克　茯苓45克　菖蒲45克　僵蚕45克　人参45克　杜仲45克　白术45克　干姜45克　川芎45克　附子45克　石斛45克　苁蓉60克　黄芪60克　菟丝子60克　干地黄60克　蛇床子60克　干漆120克　牛髓120克　大枣50枚

用　法　为末,牛髓合白蜜枣膏捣三千杵,丸如梧桐子大,空腹服9克,日2次。

功　效　温肾壮阳,补气养血,固肾涩精。

主　治　房劳过度,精泄自出不禁,腰背不得屈伸,食不生肌,两脚软弱。

方　解　本方为主治房劳伤肾,肾阳式微,气血亏虚,精滑不禁之方。方中韭子补肝肾、壮肾阳、固肾精,药量独重,为主药;干地黄、山茱萸、山药、牛髓补肾益精,菟丝子、蛇床子补肾涩精;干姜、细辛、天雄、桂心、附子、杜仲、肉苁蓉温里散寒、补肾壮阳;当归、川芎、天冬、石斛、大枣滋阴补血;人参、白术、茯苓、黄芪、甘草补气健脾;紫石英、远志、菖蒲宁心安神;僵蚕祛风化痰;干漆化瘀生新。诸药合用,共奏温肾壮阳,补气养血,固肾涩精之功。

按　语　本方以房劳过度、精泄自出不禁、腰背不得屈伸、两脚软弱、身体消瘦、脉沉细弱为辨证要点。现代可用于治疗性功能减退,遗精,阳痿,男子不育等病症。

下焦湿热所扰,以致遗精者,不宜使用本方。

同名方

1. 《太平圣惠方》韭子丸　由韭子、鹿茸、楮实、泽泻、肉苁蓉、附子、石斛、远志、柏子仁、桂心、牛膝、巴戟、川椒、白术、薯蓣、覆盆子、杜仲、黄芪、狗脊、枳壳、蛇床子、川芎、五味子、干姜组成。功能补肾壮阳,养心安神。主治下元虚惫,惊悸梦泄,腰膝无力,肌体羸瘦,颜色萎弱,饮食减退。
2. 《圣济总录》韭子丸　由韭子、巴戟天、桑螵蛸、菟丝子、牛膝、牡蛎、干姜、熟地黄组成。功能补肾涩精。主治遗精。
3. 《杨氏家藏方》韭子丸　由鹿茸、茴香、补骨脂、远志、龙骨、葫芦巴、附子、韭子、金铃子、麝香组成。功能补肾壮阳,固精止遗。主治梦寐遗泄,精滑不禁。

附　方

①韭子散(《千金要方》)　由韭子、麦门冬、菟丝子、车前子、川芎、白龙骨组成。功能补肾固精。主治小便失禁及梦泄精。

②家韭子丸(《三因方》)　由家韭子、鹿茸、苁蓉、牛膝、熟地、当归、巴戟、菟丝子、杜仲、石斛、桂心、干姜组成。功能补肾壮阳,固精止遗。主治阳气不足,遗尿遗精,小便白浊。

③韭菜子丸(《证治准绳》)　由韭菜子、生龙骨组成。功能固肾涩精。主治肾虚遗精。

十六　玉真丸

方　源　《圣济总录》

组　成　龙骨250克　菟丝子250克　鹿茸180克　韭子135克

用　法　上四味,捣罗为末,炼蜜和捣千下,丸如小豆大。每次用温酒下6克,日2次。

功　效　补肾固精。

主　治　肾虚遗精。

方　解　本方为主治肾阳不足,遗精滑泄之方。方中鹿茸为血肉有情之品,功能补肾阳,益精血,为主药;菟丝子补肾阳,益肾阴,固肾涩精,为臣药;韭子壮阳固精,龙骨收敛固涩,为佐药。诸药合用,共奏补肾固精之功。

按　语　本方以遗精滑泄、腰酸腿软、下肢不温,脉沉细为辨证要点。现代可用于治疗遗精,阳痿,性功能减退,男子不育等病症。

　　湿热内扰所致的遗精,禁用本方。

附　方

①补阳涩精膏(《外治医说》)　由菟丝子、白茯苓、韭菜子、龙骨组成。功能补肾壮阳,涩精固脱。主治阳虚精脱不禁。

②治遗精梦遗方(《慈禧光绪医方选议》)　由金樱子、芡实、白莲花

蕊、煅龙骨组成。功能固肾止遗。主治肾虚不固梦遗。

十七　治遗精方

方　源　《慈禧光绪医方选议》

组　成　熟地9克　泽泻9克　丹皮2.4克　云茯苓3克　山药3克　枣皮3克　芡实3克　菟丝子3克　杜仲3克　巴戟3克　猪油3克

用　法　上药研粗末，水煎服。

功　效　健脾益肾，固精止遗。

主　治　脾肾不足，遗精。

方　解　为六味地黄丸加温肾固精之品而成，方中六味地黄丸补肾滋阴，加菟丝子、巴戟、芡实、杜仲等温肾壮阳，固精止遗；其中茯苓、山药、芡实有补脾益气之功。方中药用平和，长期服用，当有效验。

按　语　本方以遗精、滑精、腰膝酸软、头晕耳鸣、脉沉细为辨证要点。现代可用于治疗遗精，滑精，性功能减退，阳痿，男子不育等病症。

心肝火旺，或湿热下注者，非本方所宜。

十八　固真丸

方　源　《景岳全书》

组　成　菟丝子500克　煅牡蛎120克　金樱子120克　茯苓120克

用　法　上药蜜丸。每服9克，空腹时用好酒或盐汤送下。

功　效　补肾固精。

主　治　肾虚遗泄滑精,腰膝酸软,面白少华,舌淡苔白,脉沉细而弱。

方　解　方中菟丝子补肾阳,益肾阴,固肾精,为主药。金樱子固肾精、止遗泄;煅牡蛎收敛固涩,为臣药;茯苓健脾宁心,为佐药。四药合用,共奏补肾固精之功。

按　语　本方以遗精滑精、面白少华、腰膝酸软、脉细弱为辨证要点。现代可用于治疗神经衰弱,前列腺炎,精囊炎等病症。临床如见头昏、耳鸣、舌红、脉细数者,加知母、黄柏、丹皮、地黄;畏寒肢冷者,加补骨脂、家韭子、鹿角胶、芡实。

凡肝火偏盛、湿热下注、痰火内蕴引起的遗精,不宜应用本方。

同名方

《医级》固真丸　由本方加芡实、莲须、五味子组成。功能补肾壮阳,固精止遗。主治精关不固,遗精,或膀胱不约,小便频数。

附　方

①固真散(《奇效良方》)　由白龙骨、韭子组成。功能补肾壮阳、收敛固涩。主治遗精。

②既济固真丹(《朱氏集验方》)　由北五味子、白茯苓、附子、沉香、龙骨、苁蓉、益智仁、柏子仁、补骨脂、酸枣仁、金铃子、川椒、当归、巴戟、菟丝子组成。功能补肾壮阳,养心安神,固精止遗。主治水火不能既济,精神恍惚,头目昏暗,阳道痿弱,阴湿多汗,遗沥失精。

十九　玄菟丹

方　源　《太平惠民和剂局方》

组　成　茯苓 90 克　菟丝子 300 克　山药 180 克　莲子肉 90 克

五味子210克

用　法　研细末,用山药末煮粥为丸。每服9克,日服2次,淡盐汤送下。

功　效　补脾益肾,固精止遗。

主　治　脾肾两虚,遗精白浊、妇女带下。

方　解　方中茯苓健脾益气,宁心安神,菟丝子补阳益阴,固精缩尿,为主药;山药补脾益肾,兼有固涩之力;莲子上能养心安神,中能健脾益气,下能益肾固精;五味子宁心安神,补肾涩精。三药共助主药健脾、养心、固肾之功。诸药合用,调补脾肾,固精止遗。

按　语　本方以遗精、带下,伴有面色少华、精神萎软、苔白、舌淡、脉细弱为辨证要点。现代可用于治疗遗精,滑精,阴道炎,宫颈炎等病症。如见腰膝酸软者,加沙苑子、山茱萸、芡实、金樱子;带下色白而稀,头晕乏力者,加党参、白术、白芍、萆薢。

　　肝火偏盛、湿热下注、阴虚火旺所致的遗精、带下等,不宜使用本方。

附　方

①苓术菟丝丸(《景岳全书》)　由白茯苓、白术、莲肉、五味子、山药、杜仲、炙甘草、菟丝子组成。功能补肾健脾,固精止遗。主治脾肾虚损,不能收摄,梦遗精滑,身体困倦。

②古方长春益寿广嗣丹(《慈禧光绪医方选议》)　由天冬、麦冬、大熟地、炒山药、牛膝、生地、木香、盐杜仲、山萸、云苓、柏子仁、巴戟、炒川椒、泽泻、石菖蒲、远志、菟丝子、肉苁蓉、枸杞子、覆盆子、地骨皮组成。功能滋肾健脾,涩精止遗。主治脾肾两虚,不能固涩,梦遗滑精。

二十 缩泉丸

方　源　《校注妇人良方》

组　成　乌药　益智仁　山药　各等分

用　法　为末,丸如梧桐子大,每服9克,盐酒或米饮下。

功　效　温肾祛寒,缩尿止遗。

主　治　下元虚冷,小便频数,及小儿遗尿。

方　解　本方为主治肾气不足,下元虚冷,膀胱失约之方。方用益智仁温肾纳气,暖脾摄津,固涩缩尿,为君药;乌药温散下焦虚寒,以助膀胱气化,固涩小便,为臣药。更以山药健脾补肾而涩精气,为辅佐药。三药合用,温而不燥,除下元虚冷,则肾气复而膀胱约束有权,溺频遗尿可愈。

按　语　本方以小便自遗或不禁、神疲怯寒、腰膝酸软、舌质淡、苔薄、脉细无力为辨证要点。现代常用于治疗小儿或成人遗尿;可用于治疗老人、妇女及病后因脏气虚衰引起的小便不禁等病症。本方药简力薄,若证情较甚者,仍需适当酌加温补固涩之品,以提高疗效。若肢冷畏寒明显者,可加菟丝子、补骨脂、肉苁蓉、鹿茸、附子等。

湿热下注、下焦瘀血引起的小便频数、滴沥不畅、时有遗尿等症,禁用本方。

同名方

1.《魏氏家藏方》缩泉丸　由乌药、益智仁、川椒、吴茱萸组成。功能、主治与本方相同。

附　方

止夜起小便多方(《类方准绳》)　由益智仁、赤苓组成。功能补肾缩尿。主治夜起小便多。

二十一 固脬丸

方　源　《全生指迷方》

组　成　制菟丝子60克　茴香30克　附子15克　桑螵蛸15克　戎盐0.3克

用　法　上药为末,酒煮面糊为丸。每服9克,日服2次,空腹米汤送下。

功　效　补肾固脬。

主　治　肾虚遗尿,小便不禁,面白无华,少气懒言,舌淡,脉细无力。

方　解　方中菟丝子补肾壮阳,固精缩尿,重用为主药。附子补肾壮阳;茴香温散下焦之阴寒;桑螵蛸固肾止遗,为辅佐药;戎盐引药入肾,为使药。诸药合用,有温肾助阳,缩尿止遗之功。

按　语　本方以遗尿或尿后余沥难尽、面白无华、少气懒言、舌淡、脉细无力为辨证要点。现代常用于治疗小儿遗尿,小便不禁等病症。临床如见腰酸膝软、头昏无力,加川断、狗脊、桑寄生、沙苑蒺藜等;老年人小便不禁而兼体倦乏力、不耐劳累等气虚者,加党参、黄芪等。

下焦火盛,或湿热下注所致遗尿,忌用本方。

同名方

《鸡峰普济方》固脬丸　由益智仁、石菖蒲、白龙骨、川乌头组成。功能温肾祛寒缩尿。主治小便频数。

附 方

固脬汤(《沈氏尊生》) 由桑螵蛸、黄芪、沙苑蒺藜、山茱萸、当归、茯神、菟蔚子、白芍、升麻、羊脬组成。功能益气养血,补肾固涩。主治气虚小便不禁。

二十二 桑螵蛸散

方 源 《本草衍义》

组 成 桑螵蛸30克 远志30克 菖蒲30克 龙骨30克 人参30克 茯神30克 当归30克 龟版(醋炙)30克

用 法 为末,夜卧人参汤调下6克。

功 效 调补心肾,固精止遗。

主 治 小便频数或遗尿遗精,心神恍惚,健忘多梦,舌淡苔白,脉细迟弱。

方 解 本方主治心气不足,肾虚不摄所致的膀胱失约,遗尿尿频之方。方中桑螵蛸补肾益精,缩尿止遗,为君药。龙骨涩肾精而安心神;龟版填补精髓,益阴气而补心肾,并为臣药;当归滋阴益血;人参补气;茯神、远志、菖蒲安神定志,交通心肾,共为佐使药。诸药合用,既能补肾益精、涩精止遗,又能补心安神,从而起到两调心肾,交通上下,收敛固涩之效。

按 语 本方以遗尿或小便频数、心神恍惚、健忘、脉细弱等为辨证要点。现代可用于治疗老年人排尿失禁,小儿遗尿,肾功能减退的夜尿增多等病症。本方对心肾两虚,肾关不固,心肾失养之小便频数,遗尿滑精,恍惚健忘,形色憔悴等症,甚为合适。

若由下焦火盛,或湿热困扰所致者,则非本方所宜。

同名方

1. 《千金翼方》桑螵蛸散　由桑螵蛸、鹿茸、黄芪、牡蛎、人参、厚朴、赤石脂组成。功能温肾益气,固涩缩尿。主治产后小便频及遗尿。
2. 《外台秘要》桑螵蛸散　由桑螵蛸、鹿茸、黄芪、牡蛎、人参、甘草、生姜组成。功能温肾补气,缩尿止遗。主治产后小便频及遗尿。
3. 《太平圣惠方》桑螵蛸散　由桑螵蛸、鹿茸、牡蛎、甘草、黄芪组成。功能温肾缩尿。主治肾气虚寒,小便数少,或时频数,夜间尤甚。
4. 《重订严氏济生方》桑螵蛸散　由桑螵蛸单味组成。功能补肾缩尿。主治妊娠小便不禁。

附　方

① 桑螵蛸丸(《杨氏家藏方》)　由附子、五味子、龙骨、桑螵蛸组成。功能温肾摄精。主治下焦虚冷,精滑不固,遗沥不断。
② 螵蛸丸(《类证治裁》)　由桑螵蛸、鹿茸、炙黄芪、煅牡蛎、赤石脂、人参组成。功能温肾益气,固涩止遗。主治下元虚冷,梦中遗尿。
③ 加减桑螵蛸散(《张氏医通》)　由桑螵蛸、鹿茸、黄芪、麦门冬、五味子、补骨脂、杜仲组成。功能补肾助阳,固精止遗。主治阳气虚弱,小便频数,或遗尿。

二十三　菟丝子丸

方　源　《济生方》

组　成　菟丝子60克　五味子30克　煅牡蛎60克　肉苁蓉60克　制附子30克　鸡内金15克　鹿茸30克　桑螵蛸30克

用　法　细末,酒糊为丸,如梧桐子大,每服9克。食前盐汤送服。

功　效　温肾固涩。

主　治　肾气不足,神疲怯寒,形体衰弱,头晕腰酸,两腿无力,小便淋漓不断,脉象沉细,尺脉更弱。

方　解　方中鹿茸、菟丝子、苁蓉补肾之虚,合附子温肾阳,并配五味子摄纳肾气,使肾气充足,摄纳有权,则虚损可复;桑螵蛸、煅牡蛎同五味子固摄小便;鸡内金主治"小便频遗",专从主证上着眼。故本方温肾固摄作用颇为强大,对肾阳虚损者较宜。

按　语　本方以神疲怯寒、腰酸腿软、小便余沥、脉沉细尺弱为辨证要点。现代可用于治疗遗尿、老人、妇女及病后因肾气虚衰引起的小便不禁等病症。

下焦湿热之小便淋漓者,禁用本方。

同名方

1. 《沈氏尊生》菟丝子丸　由菟丝子、茯苓、山药、莲肉、枸杞组成。功能补肾,健脾,固精。主治脾肾虚弱,精关不固,遗滑,泄泻,白带等症。

2. 《类证治裁》菟丝子丸　由菟丝子、桑螵蛸、泽泻组成。功能补肾益精。主治膏淋。

3. 《太平惠民和剂局方》菟丝子丸　由菟丝子、泽泻、鹿茸、石龙芮、肉桂、炮附子、石斛、熟地黄、茯苓、牛膝、续断、山茱萸、肉苁蓉、防风、炒杜仲、补骨脂、荜澄茄、沉香、巴戟天、炒茴香、五味子、桑螵蛸、川芎、覆盆子组成。功能补肾壮阳。主治肾气虚损,五劳七伤,房事不举,小便滑数,四肢酸痛,面色黧黑,唇口干燥,目暗耳鸣,夜梦惊恐,腰膝痿缓。

附 方

①小菟丝子丸(《太平惠民和剂局方》) 由石莲肉、菟丝子、白茯苓、山药组成。功能补脾肾,强腰膝,固精止遗。主治肾气虚损,五劳七伤,房事不举,小便滑数,四肢酸痛,神疲乏力,面色黧黑。

②大菟丝子丸(《医学入门》) 由菟丝子、肉苁蓉、黑附子、五味子、鹿茸、鸡内金、桑螵蛸组成。功能温肾助阳,固涩缩尿。主治内虚里寒,自汗不止,小便不禁。

③菟丝子散(《普济方》) 由菟丝子、蒲黄、黄连、肉苁蓉、五味子、鸡内金组成。功能补肾清热缩尿。主治小便不禁。

④菟丝子散(《医宗必读》) 由菟丝子、炒鸡内金、肉苁蓉、牡蛎、炮附子、五味子组成。功能补肾助阳,缩尿止遗。主治膀胱虚寒,小便不禁或过多。

二十四 治浊固本丸

方 源 《医学正传》

组 成 莲须60克 黄连60克 白茯苓30克 砂仁30克 益智仁30克 半夏30克 黄柏30克 炙甘草90克 猪苓75克

用 法 上药为细末,蒸饼为丸。每服9克,日服3次,空腹温酒或温开水送服。

功 效 清热利湿,固肾健脾。

主 治 小便混浊,遗精。

方 解 本方为主治脾肾不足,下焦湿热所致的小便混浊,遗精之方。方中莲须固肾涩精、分清别浊为主;黄连、黄柏清热燥湿祛浊;茯苓、猪苓健脾渗湿;益智仁温肾固元。诸药合用,使湿热去,清浊分,肾元固。

按　语　本方以小便混浊、遗精、神疲腰酸、苔腻为辨证要点。现代常用于治疗乳糜尿，慢性前列腺炎，遗精等病症。若小便混浊、白如米泔、凝如膏脂者，可加萆薢；下元虚冷者，加乌药；兼小便淋沥者，加车前子、木通。

肾阳不足所致的遗精、白浊等证，非本方所宜。

二十五　膏淋汤

方　源　《医学衷中参西录》

组　成　生山药 30 克　生芡实 18 克　生龙骨 18 克　生牡蛎 18 克　大生地 18 克　潞党参 9 克　生杭芍 9 克

用　法　水煎服。

功　效　益肾健脾，固涩止淋。

主　治　膏淋小便如脂，形体消瘦，舌淡，脉细数无力。

方　解　方用生山药、生芡实以补其虚，而兼有收摄之功；生龙骨、生牡蛎以固其脱，而有化滞之用；大生地黄、生杭芍以清热利便；潞党参以总提其气化，而斡旋之也。

加　减　若其证混浊，而不稠粘者，宜减龙骨、牡蛎之半。

按　语　本方以小便不畅、尿如脂膏、舌淡脉细数无力为辨证要点。现代可用于治疗肾盂肾炎，膀胱炎，肾结核，泌尿系结石，以及乳糜尿等病症。如见淋出如脂、形疲乏力、腰膝酸软者，加山萸肉、沙苑子、莲须；腹胀尿涩不畅者，加乌药、益智仁、小茴香。

小便灼热疼痛、苔黄腻、舌质红属于湿热淋证者，不宜使用本方。

二十六 威喜丸

方　源　《太平惠民和剂局方》

组　成　黄蜡 120 克　白茯苓 120 克

用　法　茯苓研为细末,熔黄蜡调和为丸。每服 9 克,日服 2 次,温开水送服。

功　效　补脾肾,涩精气。

主　治　元阳虚惫,精气不固,小便余沥,白浊,遗精,妇人白带、白淫,小便如米泔等。

方　解　白茯苓健脾益肾,黄蜡功主收涩。二味合用,有健脾补肾,收涩化浊,固溺止带之功。

按　语　本方以遗精、白带兼有腰酸体倦、舌淡脉细弱为辨证要点。现代可用于治疗遗精,妇女慢性阴道炎引起的白带过多等病症。如见面色㿠白无华,纳少便溏者,可用党参、白术、黄芪、山药等煎汤送服;头晕、腰膝酸软者,用菟丝子、沙苑蒺藜、桑螵蛸、芡实等煎汤送服。

二十七 巩堤丸

方　源　《景岳全书》

组　成　熟地黄 60 克　菟丝子 60 克　炒白术 60 克　五味子 30 克　益智仁 30 克　补骨脂 30 克　制附子 30 克　茯苓 30 克　炒韭子 30 克

用　法　为细末,山药打糊为丸,每服 9 克,空腹开水或温酒送下。

功 效 温阳益肾,固精止遗。

主 治 命门火衰,肾阳不足所致的小便频数,遗尿或排尿不禁,腰酸,形寒,脉虚软而迟者。

方 解 方中熟地黄补肾益精;附子、补骨脂补肾壮阳;菟丝子、益智仁、炒韭子、五味子温补肾阳,而有收涩止遗之功;炒白术、茯苓、山药补气健脾。诸药合用,有温阳益肾,固精缩溺之功。

加 减 若兼气虚,加人参30~60克。

按 语 本方以小便频数、遗尿、腰酸、形寒、舌淡、脉虚软而迟为辨证要点。现代可用于治疗肾功能减退引起的夜尿增多,老人排尿失禁及小儿习惯性遗尿等病症。见神疲乏力、气短者,加党参、黄芪以补气;畏寒肢冷明显者,加仙茅、仙灵脾、巴戟天、鹿角胶以加强温补肾阳之力;遗精、滑精者,加煅龙骨、煅牡蛎、金樱子、芡实等以固肾涩精。

凡湿热下注所引起的小便频数、肺中痰热以致肺气不宣而遗尿者,不宜使用本方。

第三节 固肠止泻方

一 真人养脏汤

方 源 《太平惠民和剂局方》

组 成 人参6克 当归9克 白术12克 肉豆蔻12克 肉桂3克 炙甘草6克 白芍15克 木香9克 诃子12克 罂粟

壳20克

用　法　锉为细末,每服6克,水煎,去渣,食前温服。亦可作汤剂水煎服。

功　效　温补脾肾,涩肠止泻。

主　治　脾肾虚寒,久泻久痢,大便滑脱不禁或脱肛不收,腹痛喜温喜按,或下痢赤白,或便脓血,泻痢日久,日夜无度,里急后重,脐腹疗痛,神疲食少,舌质淡苔白,脉沉迟。

方　解　本方主治之久泻久痢,乃脾肾阳虚寒、不能固摄所致。方中重用罂粟壳涩肠止泻;肉桂温暖脾肾,共为主药;肉豆蔻温肾暖脾而涩肠;诃子涩肠止泻;人参、白术补气健脾,共为臣药,助君药共奏温肾暖脾之功,而增涩肠固脱之效。当归、芍药和血养营,以滋血源;木香醒脾以调气导滞,并能止痛,共为佐药。甘草,一则合参术以补中,二则配白芍缓急止痛。诸药合用,温中补虚,涩肠止泻,养已伤之脏气,故名"养脏"。

加　减　如脏腑滑泄,夜起,久不瘥者,可加炮附子。

按　语　本方以泻痢反复不愈、大便滑脱不禁、腹痛喜温、倦怠食少为辨证要点。现代常用于治疗慢性结肠炎、肠结核、慢性痢疾、泄泻日久而见有脾肾虚寒证候者。若久泻脱肛,可加少量升麻、柴胡以升提之;若脾肾虚寒较甚,见泄泻无度、四肢不温、脉沉微者,宜加附子、干姜以温肾暖脾。

　　服用本方忌酒、面、生冷、鱼腥、油腻。泻痢初起,邪盛而积滞未去者,忌用本方。

同名方

《百一选方》真人养脏汤　即由本方去白术、肉桂、炙甘草,加丁香、白茯苓、拣草、乌梅肉、酸石榴皮、陈皮、赤芍药、黄连、厚朴、干姜、阿胶、地榆组成。功能温补脾阳,养阴清热,涩肠止泻。主治慢性痢疾之属于阴阳两虚,湿热未清者。

附 方

①秘方养脏汤(《世医得效方》) 由陈皮、枳壳、黄连、木香、乌梅、罂粟壳、厚朴、杏仁、甘草、黑豆、大枣组成。功能理气清热,涩肠止泻。主治五色痢。

②养脏汤(《证治准绳》) 方(1)由人参、甘草、白芍、白术、南木香、肉桂、肉豆蔻、罂粟壳、诃子肉、生姜、大枣组成。功能温中健脾,涩肠止痢。主治虚寒下痢。方(2)由当归、乌梅肉、干姜、黄芪、白术、龙骨组成。功能温中健脾,涩肠止痢。主治白痢频发。

③养脏丸(《普济方》) 由生硫黄、干姜、炮附子、山药、鹿角霜、肉豆蔻组成。功能温肾暖脾,涩肠止泻。主治肠胃虚寒,泄泻无度,时时刺痛。

④四柱散(《太平惠民和剂局方》) 由煨木香、茯苓、人参、炮附子组成。功能温肾补脾。主治元脏气虚,真阳衰惫,头晕耳鸣,四肢怠倦,脐腹冷痛,小便滑数,泄泻不止。

⑤六柱汤(《证治要诀类方》) 由人参、茯苓、熟附子、木香、肉豆蔻、白术组成。功能补脾益气,温里止泻。主治溏泄。

⑥八柱散(《寿世保元》) 由人参、附子、干姜、甘草、白术、肉豆蔻、诃子、罂粟壳组成。功能温肾补脾,涩肠止泻。主治肠虚寒,滑脱不禁。

⑦神效参香散(《医学正传》) 由粟壳、陈皮、肉豆蔻、茯苓、白扁豆、木香、人参组成。功能补脾益气,涩肠止泻。主治痢疾日久,秽积已少,腹中不痛,或微痛,不后重窘迫,但滑溜不止。

⑧补脾丸(《百一选方》) 由白术、赤石脂、肉豆蔻、川厚朴、川白姜、荜拨、神曲、麦芽、附子组成。功能温脾祛寒,涩肠止泻。主治脾阳虚弱,滑泄不禁。

⑨参连丸(《普济方》) 由艾叶、干姜、诃子、宣黄连、人参、白术、木香、乌梅、百草霜、白茯苓、酸石榴皮、当归、赤石脂、龙骨、地榆、

阿胶、罂粟组成。功能温中健脾,养阴清热,涩肠止泻。主治肠胃虚弱,冷热不调,泄泻肠鸣,日夜无度。

二　脾肾双补丸

方　源　《先醒斋医学广笔记》

组　成　人参500克　山药500克　莲子肉500克　山茱萸500克　补骨脂500克　菟丝子750克　五味子750克　巴戟肉360克　车前子360克　肉豆蔻300克　橘皮180克　砂仁180克

用　法　为细末,炼蜜为丸。每服9克,日服2次。

功　效　补肾健脾,涩肠固脱。

主　治　脾肾虚弱,腹痛久泻以及带下等证。

方　解　方中人参补脾益气;补骨脂温肾暖脾,壮火益土,为主药。山药、莲子肉助人参补脾,兼能益肾固涩;肉豆蔻温暖脾肾,涩肠止泻;山茱萸补肾固涩;巴戟天、菟丝子补肾助阳,共为臣药。五味子酸温固涩;橘皮、砂仁理气化湿醒脾;车前子利水渗湿,为佐使之药。诸药合用,共奏补肾助阳,健脾益气,涩肠止泻之功。

按　语　本方以久泻伴有神疲倦怠、腰膝酸软、舌淡苔白、脉沉细为辨证要点。现代常用于治疗慢性肠炎,慢性结肠炎,慢性痢疾引起的久泻,以及带下等病症。如见面色萎黄、食后脘闷不舒,加神曲、山楂、莱菔子;黎明前脐腹作痛、肠鸣即泄,加赤石脂、诃子、熟附片。

水饮留肠或瘀阻肠络引起的慢性泄泻,不宜使用本方。

三　四神丸

方　源　《内科摘要》

组 成 补骨脂 120 克 五味子 60 克 肉豆蔻 60 克 吴茱萸 30 克

用 法 为末,生姜 240 克,红枣 100 枚,煮熟取枣肉,和末丸如梧桐子大,每服 6～9 克,空腹或食前白汤送下。

功 效 温肾暖脾,涩肠止泻。

主 治 脾肾虚寒,五更泄泻,不思饮食,利下清谷,或久泻不愈,腹痛腰酸肢冷,神疲乏力,舌质淡,苔薄白,脉沉迟无力。

方 解 方中补骨脂辛苦性热,温肾暖脾,善补命门,兼散寒邪,为壮火益土之要药,故为君药。吴茱萸暖脾胃而散寒湿;肉豆蔻温暖脾肾而涩肠止泻;两味配伍补骨脂,可使命火足而脾阳得以健运,共为臣药;五味子酸敛固涩;生姜、大枣调补脾胃,以助运化,并为佐使药。诸药合用,正如《医方集解》所说:"大补下焦元阳,使土旺火强,则能制水而不复妄行矣。"脾肾得温,大肠得固,则五更泄泻自愈。

按 语 本方以黎明泄泻、大便溏稀、完谷不化、腰酸肢冷,脉沉迟无力为辨证要点。现代常用于治疗慢性结肠炎,慢性肠炎,肠结核等久泻属于脾肾虚寒者。若泻久而兼见脱肛者,可加黄芪、升麻以升阳益气;若腰酸肢冷甚者,可加肉桂、附子以温肾壮阳;少腹痛甚者,加小茴香、木香、乌药;滑泄不止者,加诃子、石榴皮、罂粟壳。

现代药理研究证实,本方对家兔离体肠管的自发活动有明显的抑制作用,并能对抗乙酰胆碱和氯化钡引起的肠痉挛。

同名方

1. 《杨氏家藏方》四神丸 由炮附子、肉豆蔻、诃子、干姜组成。功能温肾暖脾,涩肠止泻。主治脾胃受湿,肠虚下痢。
2. 《普济方》四神丸 由当归、乌梅、黄连、龙骨组成。功能清热调血,涩肠止泻。主治多年休息痢疾。

3.《医方集解》四神丸　由肉豆蔻、破故纸、木香、茴香组成。功能温肾、暖脾、止泻。主治脾泻、肾泻。

附　方

①澹寮四神丸(《景岳全书》)　由补骨脂、肉豆蔻、木香、茴香组成。功能温肾暖脾。主治脾肾泄,清晨溏泻。

②医林四神丸(《景岳全书》)　由荜澄茄、木香、吴茱萸、香附组成。功能温中散寒,理气止痛。主治寒疝腹胀冷痛。

③五德丸(《景岳全书》)　由本方去肉豆蔻,加木香、干姜组成。功能温肾暖脾,固肠止泻。主治脾肾虚寒,飧泄鹜溏;或暴伤生冷,或感时气寒湿,或酒食伤脾,腹痛作泻;或饮食失宜,呕恶痛泄。

④二神丸(《普济本事方》)　即由补骨脂、肉豆蔻组成。功能温补脾肾,涩肠止泻。主治脾肾虚弱,五更泄泻。

⑤五味子散(《普济本事方》)　即由五味子、吴茱萸组成。功能温中涩肠。主治五更泄泻。

⑥固下丸(《赤水玄珠》)　由苍术、肉果、补骨脂组成。功能温肾暖脾,涩肠止泻。主治肾虚久泻。

四　桃花汤

方　源　《伤寒论》

组　成　赤石脂30克　干姜9克　粳米30克

用　法　水煎服。

功　效　温中涩肠。

主　治　久痢不愈,便脓血,色暗不鲜,小便不利,腹痛喜按喜温,舌淡苔白,脉迟弱或微细。

方　解　方中赤石脂体重性温而涩肠固脱,为君药;干姜温中祛寒,为臣药;粳米养胃和中,助君药以厚肠胃,是为佐使药。诸药合用,共起温中涩肠之效,故可以治疗中焦虚寒之久泻。方名桃花,是取君药赤石脂之色如桃花之意。

按 语 本方以久痢不愈、腹痛喜按、舌淡苔白、脉迟弱为辨证要点。现代常用于治疗慢性结肠炎,慢性痢疾;也可以用于治疗胃、十二指肠溃疡出血,宫颈炎等病症。但本方温肾补虚之力不足,若久利而脾肾虚寒较甚之证,宜加入人参、附子、白术之类以增强益气补虚,温肾暖脾之效;腹痛明显者,可加白芍、桂枝、炙甘草以缓急止痛;泄泻不止者,加煨肉豆蔻、人参以益气固脱。

湿热下痢者,不宜应用本方。

附 方

①桃花丸(《千金要方》) 由本方去粳米,加蜜组成。功能温中祛寒,涩肠固下。主治肠胃虚寒,寒气内侵,脐腹搅痛,下痢纯白,肠滑不禁,日夜无度。

②桃花丸(《普济方》) 由本方去粳米加良姜、五灵脂组成。功能温中祛寒,化瘀止泻。主治泄泻不止。

③大桃花汤(《千金要方》) 由赤石脂、干姜、当归、龙骨、牡蛎、附子、白术、甘草、芍药、人参组成。功能温中健脾,涩肠止泻。主治冷白滞痢腹痛。

④赤石脂散(《太平圣惠方》) 由赤石脂、龙骨、阿胶、地榆、厚朴、诃黎勒、当归、干姜、黄连组成。功能养阴清热,涩肠止泻。主治赤白痢,日夜不绝。

⑤赤石脂散(《太平惠民和剂局方》) 由赤石脂、甘草、缩砂仁、肉豆蔻组成。功能温中涩肠止泻。主治肠胃虚弱,水谷不化,泄泻注下,腹中雷鸣,及冷热不调,下痢赤白,肠滑腹痛,遍数频多,胁肋虚满,胸膈痞闷,肢体困倦,饮食减少。

⑥赤石脂散(《圣济总录》)　由赤石脂、炮姜、厚朴、龙骨、黄连、白茯苓、没食子、当归组成。功能温中涩肠,兼清湿热。主治气痢不止,气力困弱。

⑦赤石脂丸(《类证活人书》)由黄连、当归、赤石脂、干姜组成。功能温中健脾,兼清湿热。主治伤寒热痢。

⑧赤石脂丸(《普济方》)　由赤石脂、龙骨、白矾灰、胡粉、蜜陀僧、阿胶、乌贼骨组成。主治气虚冷热不调,脐腹疼痛,下痢脓血,日夜频滑,四肢少力,里急后重,不进饮食。

⑨赤石脂丸(《太平圣惠方》)　由赤石脂、龙骨、艾叶、炮附子、肉豆蔻、缩砂、高良姜、干姜、吴茱萸、厚朴组成。功能温里祛寒,涩肠止泻。主治水泻心腹疼痛,四肢逆冷,不纳饮食。

⑩人参赤石脂汤(《临证指南医案》)　由人参、赤石脂、炮姜、白粳米组成。功能温补脾胃,涩肠止泻。主治久痢不止属胃气虚寒者。

五　赤石脂禹余粮汤

方　源　《伤寒论》

组　成　赤石脂30克　禹余粮30克

用　法　水煎服。

功　效　收敛固脱,涩肠止泻。

主　治　泻利日久,滑泄不禁。

方　解　方中赤石脂甘酸性温,入大肠经,功能温涩收敛;禹余粮质重下潜,功专收敛。二药相配,为涩肠固脱而治久利滑泄之方。

按　语　本方以久泄伴面色萎黄、舌淡脉虚无力为辨证要点。现代常用于治疗慢性肠炎,慢性结肠炎;还可以用于治疗功能性子宫出血,阴道炎,宫颈炎等病症。若气虚,加党参、黄芪、白术;便血夹杂粘液白冻,加阿胶、干姜、黄芩;虚寒性月经过多和便血,加补骨脂、炒乌梅;肾阳虚见形寒肢冷,腰膝酸软者,加补骨脂、肉豆蔻、吴茱萸。

湿热泻痢者,忌用本方。

附 方

禹余粮丸(《澹寮方》) 由禹余粮、赤石脂、龙骨、荜拨、诃子、干姜、肉豆蔻、附子组成。功能温中祛寒,涩肠止泻。主治肠胃虚寒,滑泄不禁。

六 驻车丸

方 源 《千金要方》

组 成 黄连 180 克 干姜 60 克 当归 90 克 阿胶 90 克

用 法 研细末,以米酒烊化阿胶为丸。每服 6 克,日服 2 次。

功 效 滋阴清热,固肠止痢。

主 治 久痢伤阴,下痢脓血,虚坐努责,脐腹疼痛,身体烦热,舌红,苔少,脉沉细而数。

方 解 方中黄连清热燥湿,解毒止痢,用为主药,治下痢之标热;干姜温运脾阳,治脾脏之本寒,二药一祛其邪,一扶其正;当归、阿胶滋阴养血,恢复受伤之阴,共呈清热止痢,养血滋阴法则。对痢疾余邪未尽,阴血已伤,脏寒已现者较宜。

按 语 本方以泄痢不止、舌红少苔、脉细数为辨证要点。现代常用于慢性肠炎、慢性痢疾、过敏性结肠炎等。若腹痛甚,加木香;便血多,加地榆炭,改干姜为炮姜炭。

痢疾、泄泻属虚寒者,不宜使用本方。

附 方

①阿胶散(《普济方》) 由黄连、干姜、当归、阿胶、赤石脂、赤芍药组成。功能养阴补血,涩肠止泻。主治脓血痢,绕脐疼痛。

②黄连散(《太平圣惠方》) 由黄连、当归、龙骨、木香、赤芍药、诃黎勒、赤石脂、干姜、甘草组成。功能行气调血,涩肠止泻。主治冷热痢,心腹痛。

③黄连丸(《圣济总录》) 由黄连、当归、乌梅肉、诃黎勒组成。功能清热调血,涩肠止泻。主治久气痢不止,或轻或重。

④地榆丸(《普济方》) 由黄连、当归、阿胶、地榆、木香、诃子肉、乌梅组成。功能养阴补血,兼清湿热。主治血痢日久不愈,或下血水,营血大伤,肠有湿热者。

七 立效散

方 源 《世医得效方》

组 成 罂粟壳180克 当归30克 芍药60克 石榴皮30克 地榆60克 甘草30克

用 法 上药锉散,每服9克。

功 效 涩肠止泻,养血和营。

主 治 下痢赤白,日夜无度,里急后重,腹痛。

方 解 方中罂粟壳重用,以涩肠止泻,为主药;地榆凉血止血;石榴皮酸涩收敛;当归、芍药养血和营,即所谓"调血则后重自除";甘草解毒调和诸药。诸药合用,共奏涩肠止泻,养血和营之功。

按 语 本方以久痢不止、日夜无度、腹痛里急、舌红少苔、脉细数为辨证要点。现代可用于治疗慢性痢疾,慢性肠炎,慢性结肠炎等病症。

凡痢疾初起,湿热蕴结者,不宜使用本方。

同名方

《普济方》立效散　由乌梅肉、御米壳、白矾、炙甘草、夜叉头组成。功能涩肠止泻。主治泄泻。

八　神圣散

方　源　《普济方》

组　成　罂粟壳15克　乌梅肉15克　干姜15克　肉豆蔻15克

用　法　为末,每服6克,加生姜5片,水煎服。

功　效　温中涩肠。

主　治　虚寒泻痢,日久不止。

方　解　方中干姜温中散寒,肉豆蔻温中散寒,涩肠止泻,罂粟壳、乌梅肉功专涩肠止泻。

按　语　本方以泻痢日久不止、腹中冷痛、泻下清稀、舌淡苔白、脉沉细或迟为辨证要点。现代可用于治疗慢性肠炎,慢性痢疾等病症。

凡泻痢初起,大肠湿热,饮食积滞之证,不宜使用本方。

附　方

①罂粟壳汤(《类编朱氏集验医方》)　由罂粟壳、甘草、乌梅组成。功能涩肠止泻。主治妇人妊娠痢疾,里急后重。

②汤泡饮(《万病回春》)　由罂粟壳、乌梅、甘草、蜜组成。功能酸甘化阴,涩肠止泻。主治久痢不愈,无分赤白,俱可服。

九 诃子散

方　源　《兰室秘藏》

组　成　煨诃子2.1克　罂粟壳1.5克　炮姜1.8克　陈皮1.5克

用　法　上为细末,都作一服。用水300毫升,煎至150毫升,和渣,空腹时热服。

功　效　温中散寒,涩肠固脱。

主　治　肠胃虚寒泄泻,饮食不化,肠鸣腹痛,脱肛不收;或下痢脓血,里急后重,白多赤少,日夜无度。

方　解　方中诃子酸涩性平,归大肠经,能涩肠止泻,为方中主药。炮姜温中散寒;罂粟壳涩肠止泻;陈皮理气运脾,为辅佐药。诸药合用,共奏温中散寒,涩肠止泻之功。

按　语　本方以久泻不止、神疲倦怠、脐腹隐痛、舌淡苔白、脉沉细为辨证要点。现代常用于治疗慢性肠炎,霉菌性肠炎,慢性痢疾,过敏性结肠炎,肠功能紊乱等病症。如见面色萎黄、四肢乏力者加党参、白术、茯苓、炒苡米以补气健脾;形寒肢冷、五更泄泻者,加肉豆蔻、补骨脂、吴茱萸、赤石脂以补肾助阳;泻后有不尽感、腹部有固定刺痛等瘀阻肠络证者,加蒲黄、五灵脂、当归、没药以活血止痛。

凡泄泻暴作,皆不宜使用本方。

同名方

1. 《本草权度》诃子散　由黄连、木香、陈皮、诃子皮组成。功能清热理气,涩肠固脱。主治虚滑久不已。
2. 《幼科金针》诃子散　由诃子、丁香、木香、干姜、肉桂组成。功能温中散寒,涩肠固脱。主治小儿脏寒,肠鸣水泻,足冷气逆,大哭不已。

3.《素问病机气宜保命集》诃子散　由诃子、黄连、木香、甘草组成。功能清热燥湿,涩肠止泻。主治泄泻日久,泻下稍减,腹痛渐缓者。

附　方

①断痢散(《普济方》)　由诃子、御米壳、肉豆蔻、丁香、炮姜、甘草、陈皮组成。功能温中散寒,涩肠固脱。主治一切泻痢,腹痛,久不瘥。

②诃子四桂散(《普济方》)　由人参、白茯苓、附子、木香、诃子、豆蔻、枣、生姜组成。功能温中健脾,涩肠止泻。主治脏腑虚怯,本气弱,脾胃不快,不进饮食,两耳常鸣,脐腹疼痛,头旋目晕,四肢急倦,昼夜泄泻、痢,小便滑数。

十　诃黎勒丸

方　源　《太平惠民和剂局方》

组　成　诃黎勒皮1.2千克　川乌头1.2千克　缩砂仁1.2千克　煅白矾1.2千克　肉豆蔻600克　木香600克　干姜600克　龙骨2.5千克　赤石脂2.5千克

用　法　上为末,用粟米饭为丸,如梧桐子大。每服30丸,空腹时用温粟米汤饮下。甚者可倍加丸数。

功　效　温中散寒,涩肠固脱。

主　治　肠胃虚寒,水谷不化,泄泻注下,腹痛肠鸣,胸满短气;暴伤生冷,暴泻不止,手足逆冷,脉微细欲绝;肠胃积寒,久痢纯白,或有青黑,日夜无度者。

方　解　方中诃黎勒酸涩,归大肠经,功专涩肠止泻,为方中主药。干姜温中散寒;肉豆蔻温中涩肠,为臣药。木香、砂仁芳香化湿,行气醒脾;乌头温里散寒;赤石脂、龙骨、白矾收涩止泻,共为佐药。诸药合用,共奏温里散寒,涩肠止泻之功。

按 语 本方以泄下如注、水谷不化、腹痛肠鸣、手足不温、脉沉细无力为辨证要点。现代可用于治疗急、慢性肠炎,消化不良,慢性痢疾等病症。

湿热泻痢者,忌用本方。

同名方

1. 《杨氏家藏方》诃黎勒丸 由肉豆蔻、草豆蔻、诃黎勒、赤石脂、高良姜、干姜组成。功能温中散寒,涩肠固脱。主治肠胃虚弱,泄泻不止,腹脐绞痛。

2. 《济生方》诃黎勒丸 由煨诃子、附子、肉豆蔻、木香、炒吴茱萸、生龙骨、茯苓、荜拨组成。功能温里散寒,涩肠止泻。主治大肠虚寒,肠鸣泄泻,腹胁气痛,饮食不化。

3. 《脾胃论》诃黎勒丸 由诃子、椿根白皮、母丁香组成。功能清热燥湿,涩肠止泻。主治休息痢昼夜无度,粪便腥臭难闻,脐腹撮痛,诸药不效者。

4. 《普济方》诃黎勒丸 由诃黎勒、木香、肉豆蔻、当归、干姜、白芍药、白术、厚朴、缩砂、陈皮、桂心、丁香组成。功能温中散寒,理气化湿,涩肠止泻。主治痢后虚羸,不下饮食。

附 方

①诃黎勒散(《金匮要略》) 由诃黎勒组成。功能涩肠止泻。主治肠虚不固而致的气利,症见每有矢气,大便随之而下。

②诃黎勒散(《千金要方》) 由诃黎勒、当归、黄连、甘草、木香、干姜组成。功能温中清热,涩肠止泻。主治冷热痢,烦闷不欲饮食。

③诃黎勒散(《太平圣惠方》) 由诃子皮、白术、当归、桂心、草豆

蔻、炙甘草、陈皮、人参、厚朴、炮姜、吴茱萸、大枣组成。功能温中健脾,涩肠止泻。主治脾气不足,四肢不和,腹胁胀满,或时下利,饮食难消。

④诃黎勒散(《太平惠民和剂局方》) 由青皮、诃子皮、肉豆蔻、肉桂、附子组成。功能温里涩肠止泻。主治脾胃虚热,内夹冷气,心胁脐腹胀满刺痛,呕吐恶心,饮食减少,肠鸣泄痢,水谷不化,怠倦少力。

⑤木香诃黎勒丸(《圣济总录》) 由诃黎勒、木香、白术、肉桂、芫荑、附子、厚朴、良姜、甘草、干姜、肉豆蔻组成。功能温里散寒,涩肠止泻。主治洞泄,大腹切痛,肠鸣不化食。

⑥诃子丸(《普济本事方》) 由诃子、炮姜、肉豆蔻、龙骨、木香、赤石脂、附子组成。功能温中祛寒,涩肠固脱。主治脾胃不和,泄泻不止。

十一 固肠丸

方　源　《医学入门》

组　成　龙骨 60 克　附子 60 克　枯矾 60 克　诃子 60 克　良姜 45 克　赤石脂 45 克　丁香 30 克　木香 15 克　白豆蔻 18 克　砂仁 18 克

用　法　上药为末,醋糊丸,如梧桐子大,每服 6 克,粟米饮下。

功　效　温中祛寒,涩肠止泻。

主　治　脾胃虚弱,脏腑停寒,脐腹疼痛,下利滑数,肌肉消瘦,饮食不下。

方　解　方中良姜、丁香、木香、白豆蔻、砂仁温中散寒,芳香化湿,行气止痛;附子温肾暖脾;赤石脂、诃子、枯矾、龙骨收敛涩肠止泻。诸药合用,共奏温中化湿,行气散寒,涩肠止泻之功。

按　语　本方以久泻、久痢、下利滑数、腹中冷痛、舌淡苔白、脉沉细无力或沉迟为辨证要点。现代常用于治疗慢性肠炎,慢性结肠炎、慢性痢疾等病症。如下利滑脱不禁者,加罂粟壳、肉豆蔻;气虚下陷者,加黄芪、党参、升麻。

　　肠中有积滞者,不宜使用本方。

同名方

1. 《世医得效方》固肠丸　由吴茱萸、黄连、罂粟壳组成。功能清上温下,涩肠止泻。主治滑泄,昼夜无度。
2. 《普济方》固肠丸　由肉豆蔻、煅龙骨、阿胶、木香、炮附子、炮干姜、赤石脂、人参、沉香、炒白术、诃子组成。功能温肾补脾,固肠止泻。主治痢疾泄泻。
3. 《静耘斋集验方》固肠丸　由人参、白术、附子、阿胶、龙骨、赤石脂、炮姜、木香、诃子、沉香组成。功能温肾补脾,涩肠固脱。主治泻痢日夜无度。

附　方

① 固肠散(《太平惠民和剂局方》)　由陈米、木香、罂粟壳、肉豆蔻、干姜、甘草组成。功能温中固肠。主治脾胃虚弱,内生寒气,泄泻注下,水谷不分,冷热不调,下痢脓血,赤少白多,或如鱼脑,肠滑腹痛,心腹胀满,饮食减少。

② 固肠散(《普济方》)　由肉豆蔻、木香、诃子、干姜、阿胶、陈皮、罂粟壳组成。功能温中理气,涩肠固脱。主治泻痢,日久不止,羸不进食。

③ 涩肠丸(《玉机微义》)　由龙骨、海螵蛸、诃子组成。功能涩肠止痢。主治小儿下痢赤白,后重频并。

④ 涩肠散(《婴童百问》)　由诃子、赤石脂、龙骨组成。功能涩肠固脱。主治小儿久痢,肛门脱出不收。

⑤温胃固肠丸(《幼幼新书》) 由肉豆蔻、砂仁、丁香、龙骨、炙诃子、赤石脂组成。功能温中、涩肠、止泻。主治小儿泄泻。

⑥固肠汤(《三因极一病方证论》) 由石榴皮、黄连、地榆、罂粟壳、茯苓、生姜、乌梅组成。功能清肠止泻固脱。主治大肠有热,利下赤白,肠中雷鸣,小便黄赤,气上冲胸。

⑦固肠汤(《普济方》) 由罂粟壳、枳壳、白芍药、橘红、当归、甘草、诃子、木香、人参、白姜组成。功能健脾补中,涩肠止痢。主治肠虚下痢,赤白频并,日久无度。

⑧固肠汤(《叶氏录验方》) 由罂粟壳、甘草、诃子肉、木香、陈皮、炮干姜组成。功能温中理气,涩肠止泻。主治冷热不调,下痢赤白,及泄泻不止。

十二 椒艾丸

方　源　《千金要方》

组　成　蜀椒300粒　熟艾270克　干姜90克　赤石脂60克　乌梅100枚

用　法　上五味,将椒、姜、艾下筛,再将乌梅置于7.5千克米下蒸,令饮熟,去核,纳姜、椒、艾末,合捣3千杵,蜜和丸,如梧桐子大。每服10克,每日3服。

功　效　温中散寒,涩肠止泻。

主　治　久痢,食不消化,或青或黄,四肢沉重,起即眩倒,骨肉消尽,两足逆冷,腹中痛,苦筋转,起止须扶,阴冷无子。

方　解　方中蜀椒、干姜温中散寒,暖脾止泻;艾叶温经散寒;赤石脂、乌梅涩肠止泻。五药合用,共奏温中散寒,涩肠止泻之功。

按　语　本方以久痢久泻、腹中冷痛、两足不温、舌淡苔白、脉沉迟为辨证要点。现代可用于治疗慢性肠炎,慢性结肠炎,慢性痢疾,以及性功能减退,男子不育等病症。

凡泻痢初起,肠胃湿热之证,不宜使用本方。

同名方

《御药院方》椒艾丸　即本方加附子组成。功能温中散寒,涩肠止泻。主治虚寒泄痢,日久不止者。

十三　断下丸

方　源　《家藏经验方》

组　成　枯白矾60克　细辛45克　诃子皮60克　干姜90克　龙骨90克　赤石脂90克　黑附子30克　酸石榴皮60克　牡蛎60克

用　法　上研细末。面糊为丸,如梧桐子大。每服9克,空腹时用浓煎陈米饮送下。

功　效　温肾暖脾,涩肠固脱。

主　治　泄泻无度。

方　解　方中附子温补肾阳,干姜温补脾阳,为主药;赤石脂、白矾、石榴皮涩肠止泻;龙骨、牡蛎收敛固脱,为辅药。诸药合用,共奏温肾暖脾,涩肠固脱之功。

按　语　本方以泄泻稀薄、滑脱不禁、小腹寒冷、下肢不温、舌淡苔白、脉沉迟为辨证要点。现代可用于治疗慢性肠炎,慢性结肠炎等病症。

同名方

《百一选方》断下丸　由神曲、吴茱萸组成。功能温里散寒。主治暴泻。

附 方

①大断下丸(《太平惠民和剂局方》) 由高良姜、赤石脂、干姜、龙骨、肉豆蔻、牡蛎、附子、白矾、诃子、细辛、酸石榴皮组成。功能温肾暖脾,涩肠固脱。主治脏腑停寒,肠胃虚弱,腹痛泄泻,全不思食。

②断下散(《普济方》) 由干姜、地黄、当归、赤芍药、川芎、黄连、槐花、罂粟壳组成。功能凉血补血,涩肠止痢。主治久新血痢,日夜无度。

③断下汤(三因极一病证方论) 由罂粟壳、草果、白术、茯苓、甘草组成。功能燥湿健脾,涩肠止痢。主治下痢赤白。

十四 肉豆蔻丸

方 源 《太平惠民和剂局方》

组 成 诃黎勒皮 15 克 龙骨 15 克 木香 15 克 丁香 90 克 肉豆蔻 30 克 缩砂仁 30 克 赤石脂 15 克 白矾 15 克

用 法 研细末,为丸,如梧桐子大,每服 9 克,日 2 次。

功 效 温中理气,涩肠止泻。

主 治 脾胃虚弱,饮食减少,泄泻。

方 解 方中肉豆蔻温中行气,涩肠止泻;木香、丁香、砂仁行气化湿,温里散寒;诃子皮、赤石脂、龙骨、白矾涩肠止泻。

按 语 本方以泄泻稀薄、腹冷喜温、食少乏力、舌淡白、脉濡细为辨证要点。现代可用于治疗慢性肠胃炎,慢性结肠炎等病症。肾阳虚者,加附子、补骨脂、吴茱萸。

湿热泻痢,不可使用本方。

同名方

1. 《鸡峰普济方》肉豆蔻丸 由肉豆蔻、赤石脂、钟乳粉、石斛、干姜、附子、椒、当归、茯苓、龙骨、人参、诃子皮、桂组成。功能逐寒、渗湿、补虚。主治脾胃俱寒,寒湿气胜,心腹绞痛,胁肋牵痛,手足厥,身冷,胃哽呕吐,不思饮食,无力怠堕嗜卧,滑泄频数,米谷完出,久痢滑肠,或便脓血,腹痛肠鸣,里急后重等。
2. 《痘疹世医心法》肉豆蔻丸 由本方去丁香组成。功效与本方同。主治协寒而利。
3. 《御药院方》肉豆蔻丸 由肉豆蔻、黑附子、炮川姜、桂、硫黄、白术、当归、川乌头、白豆蔻、诃子皮组成。功能温里逐寒,涩肠止泻。主治肠虚脾弱,停积风冷,大便泄泻,水谷不化,腹胁胀痛,下痢脓血,遍数频频,里急后重,呕逆恶心,肢体困倦,饮食减少。

附 方

①肉豆蔻汤(《洪氏集验方》) 由肉豆蔻、罂粟壳、甘草、干姜组成。功能温阳祛寒,涩肠止泻。主治脾胃虚滑,泄泻不止,下痢赤白。

②肉豆蔻散(《太平圣惠方》) 由肉豆蔻、干姜、白术、诃黎勒、荜拨、木香、陈皮组成。功能温里祛寒,涩肠止泻。主治久冷痢腹胁满,食不消化。

③豆蔻固肠丸(《御药院方》) 由木香、赤石脂、干姜、缩砂、厚朴、肉豆蔻组成。功能温阳理气,固肠止泻。主治脾胃虚弱,脏腑频滑,不思饮食,肠鸣腹痛。

④豆附丸(《医方大成》) 由肉豆蔻、附子、良姜、诃子、干姜、赤石脂、阳起石、龙骨、白茯苓、桂心、细辛、白矾组成。功能温肾暖脾,涩肠固脱。主治脏腑久虚下寒,泄泻不止,肠滑不禁。

⑤豆蔻饮(《世医得效方》) 由赤石脂、肉豆蔻、五味子、粳米组成。功能涩肠止泻。主治滑泄。

十五　敛肠丸

方　源　《普济方》

组　成　木香30克　丁香30克　炮附子30克　缩砂仁30克　诃子皮30克　罂粟壳30克　炮川姜30克　没食子30克　厚朴30克　白龙骨30克　赤石脂30克　肉豆蔻30克　禹余粮30克

用　法　为细末，面糊丸如梧桐子大。每服9克，米饮送下，空腹时服。

功　效　温阳散寒，涩肠止泻。

主　治　久泻。

方　解　方中诃子皮、罂粟壳、没食子、龙骨、赤石脂、肉豆蔻、禹余粮功专温中涩肠，收敛止泻；木香、丁香、砂仁、厚朴温中行气，散寒化湿；附子、炮姜温补脾肾之阳。诸药合用，功能温阳散寒，行气化湿，敛肠止泻。

按　语　本方以久泻不止、大便清稀、形寒肢冷、舌淡苔白、脉沉细无力为辨证要点。现代可用于治疗慢性肠炎，慢性结肠炎等病症。

湿热积滞之泄泻，忌用本方。

附　方

①实肠散（《仁斋直指方》）　由肉豆蔻、诃子、缩砂、陈皮、苍术、茯苓、木香、甘草、厚朴组成。功能行气化湿，涩肠止泻。主治泄泻不止。

②渗肠丸（《杨氏家藏方》）　由炮附子、阿胶、白米、诃子、白龙骨、赤石脂、干姜组成。功能温里补血，涩肠止泻。主治泄泻不止，久痢不瘥，不问赤白脓血，并皆治之。

③育肠汤（《杨氏家藏方》） 由人参、白术、高良姜、赤石脂、肉桂、当归、炮附子、甘草、厚朴、肉豆蔻组成。功能温里祛寒，补脾涩肠。主治脾胃虚冷，或挟风冷，脐腹撮痛，下痢虚滑，或便脓血。

④育肠丸（《太平惠民和剂局方》） 由罂粟壳、乌梅肉、黄连、诃子皮、肉豆蔻、当归组成。功能涩肠止泻。主治肠胃虚弱，内夹生冷，腹胀泄泻，时时刺痛，里急后重，下痢赤白，或便脓血，经久不瘥。

十六 温肠丸

方　源　《圣济总录》

组　成　补骨脂30克　肉苁蓉45克　狗脊22克　独活22克　附子30克　巴戟天30克　鹿茸30克　五味子22克

用　法　上八味，捣罗为细末，炼蜜和丸，如梧桐子大。每服6克，空腹时用盐汤或酒送下。

功　效　补肾壮阳，涩肠止泻。

主　治　小肠虚寒下痢，便脓血，懊憹不安者。

方　解　方中补骨脂补肾助阳，温脾止泻；附子、鹿茸、肉苁蓉、巴戟天、狗脊补肾壮阳；五味子涩肠止泻；独活温散下焦之寒湿。诸药合用，有补肾壮阳，涩肠止泻之功。

按　语　本方以久痢不愈、或下痢脓血、腹痛喜按、舌淡苔白、脉迟弱或微细为辨证要点。现代可用于治疗慢性痢疾，慢性肠炎，慢性结肠炎等病症。

痢疾初起，湿热积滞之证，不得使用本方。

同名方

温肠丸《杨氏家藏方》 由黄连、干姜、肉豆蔻、赤石脂、龙骨、吴茱萸、诃子组成。功能温中涩肠。主治肠胃受湿,泄利频作,米谷不化,腹胀肠鸣,脐腹筑痛,肠滑洞下。

十七 没食子丸

方　源　《世医得效方》

组　成　白术6克　白茯苓6克　白姜6克　赤白脂6克　丁香6克　诃子6克　肉豆蔻6克　没食子6克

用　法　和匀,用汤泡蒸饼为丸,梧桐子大,每服6克,米饮吞下,食前。日服3次。

功　效　温中健脾,涩肠止泻。

主　治　脏气虚弱,大肠滑泄,次数频数,日渐羸瘦,不进饮食,或久患赤白痢,脾泻等。

方　解　方中没食子温里涩肠,收敛止泻;赤石脂、诃子涩肠止泻,白姜、丁香、肉豆蔻温中,涩肠止泻;白术、茯苓补气健脾。诸药合用,共奏温中健脾,涩肠止泻之功。

按　语　本方以大便滑泻频数、食少纳差、体倦乏力、舌淡苔白、脉细弱为辨证要点。现代常用于治疗慢性肠炎,慢性痢疾,慢性结肠炎等病症。若脾虚症状明显者,加党参、黄芪;兼肾阳虚者,加附片、补骨脂、吴茱萸。

泻痢初起,实邪积滞者,不宜使用本方。

同名方

1.《太平惠民和剂局方》没食子丸　由没食子、地榆、黄柏、黄连、石榴皮组成。功能清热凉血,收涩止痢。主治小儿肠虚受热,下痢鲜血,或便赤汁,腹痛后重,昼夜不止,遍数频多。

2.《百一选方》没食子丸　由白术、白茯苓、没食子、诃子组成。功能健脾涩肠止泻。主治脏气虚弱,大肠滑泄,次数频多,日渐羸瘠,饮食不下,以及久患赤白痢者。

3. 《小儿药证直诀》没食子丸　由木香、黄连、没食子、豆蔻仁、诃子肉组成。功能行气燥湿,涩肠止泻。主治小儿疳痢滑肠,腹痛泄泻,白浊。

附　方

没食子散(《普济方》)　由没食子、肉豆蔻、桂心、诃黎勒、龙骨、麝香、厚朴组成。功能温中涩肠。主治休息痢,脾气虚冷,大肠转泄,或发或止。

十八　吴茱萸丸

方　源　《普济方》

组　成　吴茱萸15克　干姜15克　赤石脂60克　神曲60克　当归120克　厚朴120克

用　法　为末,炼蜜和丸梧桐子大,每服6克,空腹米饮下,日3服。

功　效　温中涩肠。

主　治　冷痢下脓血,脐腹痛胀满,食不消化,兼治脾气不足,鹜溏青黑。

方　解　方中吴茱萸温脾暖胃,散寒燥湿;干姜祛脾胃寒邪,助脾胃阳气;赤石脂温中,涩肠止泻;厚朴温中行气化湿;当归养血和营;神曲消食化滞。诸药合用,有温中散寒,涩肠止泻之功。

按　语　本方以痢下日久、脐腹胀痛、舌淡苔白、脉沉缓为辨证要点。现代可用于治疗慢性痢疾,慢性肠炎,慢性结肠炎等

病症。

泻痢初起,胃肠湿热积滞者,不宜使用本方。

附　方

①茱萸断下丸(《世医得效方》)　由艾叶、赤石脂、川姜、吴茱萸、缩砂仁、肉豆蔻、炮附子组成。功能温里祛寒,涩肠止泻。主治脏腑虚寒,腹痛泄泻不止。

②吴茱萸散(《太平圣惠方》)　由吴茱萸、白术、白赤脂、木香、当归、黄连、干姜、厚朴组成。功能温中理气,涩肠止痢。主治久冷痢不止,心腹疼痛,饮食不消,四肢乏力。

第四节　固经止带方

一　固冲汤

方　源　《医学衷中参西录》

组　成　炒白术 30 克　生黄芪 18 克　煅龙骨 24 克　煅牡蛎 24 克　山萸肉 24 克　生杭芍 12 克　海螵蛸 12 克　茜草 9 克　棕榈炭 6 克　五倍子 1.5 克(轧细,药汁送服)

用　法　水煎服。

功　效　固冲摄血,健脾养肝。

主　治　冲脉不固,月经过多,崩漏不止,色淡质稀,心悸气短,舌质淡,脉细弱虚大。

方　解　本方为肝脾两虚、冲脉不固之血崩证而设。方中重用黄芪、白术益气健脾,固冲摄血为主药;白芍、山萸肉养肝敛阴,补其因崩所损之血;煅龙骨、煅牡蛎、海螵蛸、棕榈炭、五倍子收敛固涩以止血;茜草活血止血,使血止而无留瘀之弊。诸药合用,标本兼顾,共收健脾养肝,固冲摄血之效。

加　减　脉象热者加大生地 30 克;凉者加乌附子 6 克;大怒之后,因肝气冲激血崩者,加柴胡 6 克。若服两剂不愈,去棕榈炭,加真阿胶 15 克,另炖同服。服药觉热者宜酌加生地。

按　语　本方以月经过多、色淡质稀、神疲短气、舌质淡、脉细为辨证要点。现代常用于治疗功能性子宫出血,产后出血过多,以及上消化道出血等病症。若见面色苍白、肢冷脉微者,可加人参、附子以益气回阳。

血热妄行引起的月经过多,忌用本方。

二　固经丸

方　源　《医学入门》

组　成　黄芩 30 克　白芍 30 克　龟版 30 克　椿根皮 21 克　黄柏 9 克　香附 7.5 克

用　法　为末,酒糊丸梧桐子大,每服 9 克,酒或开水送下。

功　效　滋阴清热,止血固经。

主　治　阴虚内热之月经过多、崩漏。经行不止,及崩中漏下,血色深红,或夹紫黑瘀块,心胸烦热,口苦咽干,腹痛溲赤,舌红少苔,脉弦数者。

方　解　本方证是由于阴虚火旺,兼之肝郁有热,冲任为火热所乘,迫血妄行所致。方中龟版滋阴降火而益肾;白芍敛阴益血以柔肝,黄芩、黄柏清热泻火以止血;椿根皮收涩性寒,固经止带,并能燥湿清热;香附疏肝解郁。诸药合用,使阴虚得养,火热得清,肝郁得舒,则经多、崩漏自止。

按 语 本方以月经过多、伴五心烦热、口苦咽干、舌红少苔、脉弦数为辨证要点。现代常用于治疗功能性子宫出血,绝经期综合征,产后恶露不尽,子宫肌瘤,以及女性生殖器官的炎症等病症。阴虚明显者,加生地、熟地;经量多者,加仙鹤草、三七粉、地榆炭等。

气血虚弱之月经病,不宜使用本方。

同名方

1. 《杨氏家藏方》固经丸 由艾叶、鹿角霜、炮姜、伏龙肝组成。功能补肾温经,固冲止血。主治冲任虚弱,月经不调,来多不断,淋漓不止,或产后恶露不净者。
2. 《严氏济生方》固经丸 由赤石脂、艾叶、补骨脂、木贼、附子组成。功能补肾壮阳,固经止崩。主治产后血崩。
3. 《万病回春》固经丸 由黄柏、香附、山栀、苦参、白术、白芍、贝母、干姜、败龟版、山茱萸、椿根皮组成。功能清热燥湿,补肾养阴。主治带下属湿热者。

三 牡蛎丸

方 源 《太平圣惠方》

组 成 牡蛎粉 30 克 阿胶 22.5 克 当归 22.5 克 川芎 22.5 克 续断 22.5 克 鹿茸 22.5 克 炮姜 22.5 克 代赭石 30 克 赤石脂 30 克 甘草 7.5 克

用 法 上药捣罗为末,炼蜜为丸,如梧桐子大。空腹时以温酒送下 6 克。

功 效 补肾养血,止血固冲。

主 治 妇人血海虚损,月水不断。

方　解　方中牡蛎收敛固涩;鹿茸补肾阳,益精血,调理冲任,固摄带脉;阿胶补血止血,为主药。当归、川芎,补血调经;续断补肾止漏;炮姜温经止血;代赭石、赤石脂收敛止血,为辅佐药;甘草调和诸药,为使药。诸药合用,功能补肾养血,止血固冲。

按　语　本方以崩中漏下、色淡质稀、面白无华、腰酸腿软、舌淡、脉沉细无力为辨证要点。现代用于治疗功能性子宫出血,绝经期综合征等病症。

凡崩漏之属于血热、血瘀证者,不宜使用本方。

附　方

牡蛎散(《世医得效方》)　由本方去阿胶、鹿茸、炮姜、代赭石、赤石脂、加熟地黄、茯苓、龙骨、艾叶、人参、五味子、地榆组成。功能补气养血,止血固冲。主治产后恶露淋沥不绝,胸闷短气,四肢乏力,不思饮食,头目昏重,五心烦热,面黄体瘦。

四　生血止崩汤

方　源　《傅青主女科》

组　成　川芎3克　当归12克　炮姜1.2克　桃仁10粒　炙草1.5克　荆芥炭1.5克　乌梅炭1.5克　炒蒲黄1.5克

用　法　加枣,水煎服。

功　效　化瘀生新,固经止崩。

主　治　产后血崩。

方　解　方中川芎、当归补血行血,桃仁活血化瘀,炮姜温经止血,荆芥炭、乌梅炭、炒蒲黄收敛止血,炙甘草益气,调和诸药。

加　减　鲜红血大来,加荆芥穗炒黑、白芷各1.5克;血竭形败,加参9~12克;汗多气促,亦加参9~12克;无汗,形不脱,气促,只服生化汤。

按 语 本方以产后恶露不尽、突然血崩、血色鲜红、或有血块、汗多气促、脉虚大无力为辨证要点。现代用于治疗产后大出血,产后恶露不尽等病症。

血热所致的崩中漏下,非本方所宜。

五 阿胶丸

方 源 《妇人大全良方》

组 成 阿胶45克 赤石脂45克 续断30克 川芎30克 当归30克 甘草30克 丹参30克 龙骨60克 鹿茸60克 乌贼骨60克 鳖甲60克

用 法 上药研末,炼蜜为丸,如梧桐子大。空腹时用温酒送下9克。

功 效 补益精血,固崩止血。

主 治 产后崩中,下血不止,虚羸无力。

方 解 方中阿胶为血肉有情之品,补血止血,为主药。鹿茸补肾阳,益精血,固冲任;鳖甲滋补肾阴,为辅药。赤石脂、龙骨、乌贼骨收敛固涩,固崩止血;续断补肾;当归、川芎、丹参补血调血;共为佐药。甘草调和诸药,为使药。诸药合用,共奏补益精血,固崩止血之功。

按 语 本方以崩中漏下、出血过多、色淡质稀、神疲乏力、舌淡、脉细弱为辨证要点。现代可用于治疗产后出血过多,功能性子宫出血,更年期经血过多等病症。气虚者,加党参、黄芪、白术;阴虚者,加女贞子、旱莲草;阳虚者,加附子、炮姜、艾叶。

血热崩漏,不宜使用本方。

六　镇宫丸

方　源　《重订严氏济生方》

组　成　代赭石60克　紫石英60克　禹余粮60克　香附子60克　阳起石30克　川芎30克　鹿茸30克　茯神30克　阿胶30克　蒲黄30克　当归30克　血竭15克

用　法　上为细末,用艾煎醋汁,打糯米为丸,如梧桐子大。每服9克。空腹时米饮送下。

功　效　温肾暖宫,化瘀止血。

主　治　妇人崩漏不止,或下五色,或赤白不定,或如赤豆,或状若豚肝,或下瘀血,脐腹胀痛,头晕眼花,久久不止,令人黄瘦,口干胸烦不食。

方　解　本方为主治肾阳不足,寒凝血瘀,崩漏不止之方。方中鹿茸、阳起石温肾助阳,散寒暖宫;代赭石、禹余粮收敛固脱,固崩止漏;阿胶补血止血;蒲黄、血竭化瘀止血;当归、川芎补血活血;紫石英暖宫散寒;茯神宁心安神。诸药合用,共奏补肾温阳,散寒暖宫,化瘀止血之功。

按　语　本方以崩漏日久、色黯或有血块、脐腹疼痛、舌质黯或有瘀斑瘀点、脉细涩为辨证要点。现代可用于治疗功能性子宫出血,痛经,子宫肌瘤,产后恶露不尽等病症。

血热崩漏,不宜使用本方。

七　柏叶散

方　源　《太平圣惠方》

组　成　柏叶45克　续断45克　川芎45克　当归45克　龟甲45克　鳖甲45克　禹余粮75克　艾叶30克　阿胶30克　赤石脂30克　牡蛎30克　地榆30克　生地黄30克　鹿茸30克

用　法　上药共研为细末，每服6克，空腹时粥饮调下。

功　效　补精养血，固冲止血。

主　治　妇人崩中漏下，不问年月远近。

方　解　方中柏叶味涩，功善收敛止血，为主药。阿胶补血止血；鹿茸、龟甲、鳖甲、生地黄补益精血，为辅药。艾叶温经止血；地榆凉血止血；当归、川芎补血调经；禹余粮、赤石脂、牡蛎收敛固涩止血，共为佐使药。诸药合用，共奏补精养血，固冲止血之功。

按　语　本方以崩中漏下、出血过多、经久不愈、色淡质稀、腰膝酸软、舌淡、脉沉细弱为辨证要点。现代可用于治疗产后出血过多，功能性子宫出血，更年期经血过多等病症。《校注妇人良方》用本方主治元气虚弱，崩中漏血，年久不愈，兼治白带。若兼气虚者，加党参、黄芪、白术；阴虚有热者，加女贞子、旱莲草、知母、黄柏；阳虚者，加附子、炮姜。

附　方

柏叶丸（《太平圣惠方》）由本方加丹参组成。功能补精养血，固冲止血。主治妇人崩中漏下不止，渐加黄瘦，四肢无力，腹内疼痛，不思饮食。

八　震灵丹

方　源　《太平惠民和剂局方》

组　成　禹余粮120克　赤石脂120克　紫石英120克　代赭

石 120 克　五灵脂 60 克　乳香 60 克　没药 60 克　朱砂 30 克

用　法　诸药研末和匀,糯米粉打糊为丸,每服 3～6 克,日服 2～3 次,开水送下。

功　效　温胞宫,固冲任,化瘀止血。

主　治　冲任虚寒,瘀阻胞宫,妇女崩漏,出血不止,血色紫红或紫黑,夹有血块,小腹疼痛拒按,血块排出则痛减,舌质紫黯,脉沉细弦。

方　解　方中赤石脂、禹余粮、紫石英、赭石均经煅过,更增温涩之性,有暖宫固下,养血止崩之功;乳香、没药、五灵脂皆辛温之品,具有活血化瘀理气止痛之功;糯米粉补肺健脾,益气温中。诸药合用,既可固下元之虚冷,又可化内留之瘀血,血止瘀去,故崩漏自愈。

按　语　本方以出血不止、色紫、小腹疼痛、舌质紫黯、脉沉细弦为辨证要点。现代常用于治疗功能性子宫出血,月经失调,痛经,带下等病症。因本方用赤石脂、禹余粮,有涩肠止泻之功,故又可用于久泻久痢之证。

真元虚衰而无瘀滞者,不宜使用本方。

附　方

棕榈散(《陈素庵妇科补解》)　由棕皮、蒲黄、归身、川芎、生地黄、白芍、丹皮、秦艽、泽兰、杜仲组成。功能养血活血,固经止血。主治妇女经水淋漓不止。

九　补宫丸

方　源　《证治准绳》

组　成　鹿角霜　白术　白茯苓　香白芷　白薇　山药　白

芍药　牡蛎　乌贼骨　各等分

用　法　上药为细末,面糊为丸,如梧桐子大。每服6克,空腹时用温米饮送下。

功　效　补宫止血。

主　治　妇人诸虚不足,久不妊娠,骨热形羸,崩中带下。

方　解　方中鹿角霜补肾助阳,收敛止血;白术、茯苓、山药补脾益气;白芍滋阴补血;白芷温散寒湿;牡蛎、乌贼骨收敛固涩,止血止带。诸药合用,有补脾肾,滋阴血,散寒湿,补胞宫,止血止带之功。

按　语　本方以经血过多、色淡质稀、体虚羸瘦、面白无华、舌质淡、脉细弱为辨证要点。现代可用于治疗功能性子宫出血,以及慢性阴道炎,宫颈炎等病症。

血热、血瘀所致之崩漏,非本方所宜。

同名方

《验方新编》补宫丸　本方去白薇、乌贼骨,加煅龙骨、赤石脂、炒干姜组成。功能与本方同。主治赤白带下。

十　完带汤

方　源　《傅青主女科》

组　成　白术30克　山药30克　人参6克　白芍15克　车前子9克　苍术9克　甘草3克　陈皮1.5克　柴胡1.8克　黑芥穗1.5克

用　法　水煎服。

功　效　健脾疏肝,化湿止带。

主　治　脾虚肝郁,湿浊下注,带下色白或淡黄,清稀无臭,倦怠便溏,面色㿠白,舌淡苔白,脉濡弱。

方 解 方中人参、白术、山药均为补气健脾之品,白术并能燥湿,山药兼可涩精,更合健脾止带之用,是为君药。苍术、陈皮燥湿运脾,芳香行气,既使君药补而不滞,亦取气行湿自去之意;车前子淡渗利湿,使水湿从小便而去,共为臣药。君臣相配,止带而不留湿,利湿而不伤正。白芍舒肝扶脾,柴胡升阳,使湿气不致下流入里;芥穗入血分祛风胜湿以止带,共为佐药。甘草调药和中,是为使药。诸药合用,肝脾同治,补散并同,寓补于疏泄之中,补虚而不碍邪,通利而不伤正。于是脾气旺而阳升湿化,则带下自止。故为脾虚带下之常用方剂。

按 语 本方以带下清稀无臭、面色㿠白、舌淡、脉濡弱为辨证要点。现代常用于治疗慢性子宫颈炎,阴道炎,附件炎等病症。若有腰痛,加杜仲、菟丝子;腹痛,加艾叶、香附;病久,白带清稀如崩,加鹿角霜、巴戟天、海螵蛸。

温热带下,不宜使用本方。

十一 易黄汤

方 源 《傅青主女科》

组 成 山药30克 芡实30克 黄柏6克 车前子3克 白果10枚

用 法 水煎服。

功 效 健脾燥湿,清热止带。

主 治 脾虚湿热,带下黄白,稠粘腥臭,腰酸腿软。

方 解 本方为治疗湿热带下之常用方。方中山药、芡实健脾利湿,兼能固涩止带,重用为主药;黄柏苦寒入下焦,清热燥湿,车前子清利下焦湿热,使湿热之邪从小便而出,白果收涩止带,共为辅佐药;白果能引诸药入任脉,兼为使药。诸药合用,使脾健湿运,湿热得清,则带下能愈。

按　语　本方以带下粘稠色黄、苔薄黄、脉濡为辨证要点。现代常用于治疗阴道炎,宫颈炎,宫颈糜烂等病症。若热甚,口苦咽干者,可酌加丹皮、栀子,以清泄肝热;阴痒,加苦参、地肤子,清热燥湿,杀虫止痒;带下腥臭者,可加椿根皮、忍冬藤、土茯苓以清热解毒。

十二　二黄三白汤

方　源　《妇科玉尺》

组　成　侧柏叶15克　川黄连15克　黄柏15克　香附30克　白石脂30克　白术30克　椿白皮60克　白芍30克

用　法　研细末,每服15克,水煎服。

功　效　清热燥湿,疏肝扶脾,固涩止带。

主　治　带下赤白,甚或黄赤相兼,量多质粘稠,气臭秽,少腹坠胀,阴户瘙痒,舌红苔黄腻,脉濡滑数。

方　解　方中黄柏、黄连清热燥湿;香附、白芍疏肝理气,柔肝养血;侧柏叶清热凉血;椿白皮、白石脂清热凉血,固涩止带;白术健脾祛湿。诸药合用,共奏清热燥湿,疏肝扶脾,固涩止带之功。

按　语　本方以带下赤白、甚或黄赤相兼、量多质粘稠、气臭秽、少腹坠胀、舌红苔黄腻、脉濡滑数为辨证要点。现代可用于治疗霉菌性阴道炎,滴虫性阴道炎,宫颈炎,宫颈糜烂等病症。
　　虚寒、寒湿所致的带下清稀色白者,不宜使用本方。

附 方

二黄三白丸(《明医指掌》) 由本方去白石脂,加白芷组成。功能清热燥湿,疏肝理气。主治白带因七情所伤,脉数者。

十三 清带汤

方 源 《医学衷中参西录》

组 成 生山药30克 生龙骨18克 生牡蛎18克 海螵蛸12克 茜草9克

用 法 水煎服。

功 效 健脾,收敛止带。

主 治 脾虚带下赤白,清稀量多,连绵不断,腰酸体乏,舌淡苔白,脉细缓而沉。

方 解 此方用龙骨、牡蛎以固脱,用茜草、海螵蛸以化滞,更用生山药以滋真阴固元气。考《神农本草经》龙骨善开癥瘕,牡蛎善消鼠瘘,是二药为收涩之品,而兼有开通之力也。乌贼骨即海螵蛸,蒽茹即茜草,是二药为开通之品,而实具收涩之力也。四药汇集成方,其能开通者,兼能收涩,能收涩者,兼能开通,相助为理,相得益彰。

加 减 单赤带,加白芍、苦参各6克;单白带,加鹿角霜、白术各9克。

按 语 本方以白带清稀量多、苔薄、脉细为辨证要点。现代常用于治疗阴道炎,慢性宫颈炎等病症。腰酸如折、小便频数清长、小腹冷感者,加附片、肉桂、菟丝子以补肾壮阳;带下赤白、质粘稠、烦躁者,加黄柏、知母、熟地、枣皮以养阴清热。

带下量多,质粘有臭气而见舌苔黄腻之湿热证或带下赤白、质粘如脓样之热毒蕴蒸证,不得使用本方。

十四　利火汤

方　源　《傅青主女科》

组　成　大黄9克　白术15克　茯苓9克　车前子9克　王不留行9克　黄连9克　栀子9克　知母6克　煅石膏15克　刘寄奴9克

用　法　水煎服。

功　效　清热利湿,祛瘀止带。

主　治　妇人带下色黑,甚则如黑豆汁,其气亦腥,腹中疼痛,小便时如刀刺,阴门发肿,面色红,日久黄瘦。

方　解　方中黄连、栀子清热燥湿;知母与石膏相配清热泻火,石膏煅后尚有收敛之功;大黄泻火通便;白术健脾燥湿;茯苓渗湿;车前子清热利湿;王不留行、刘寄奴活血祛瘀。诸药合用,以清热泻火利湿为法,故名曰"利火",兼能活血化瘀,故本方对火热内盛,湿热下注,兼有瘀血所致之带下者,用之适宜。

按　语　本方以妇人带下、色黑甚则如黑豆汁、气腥臭、舌红苔黄厚、脉弦数为辨证要点。现代可用于治疗阴道炎,宫颈炎,宫颈糜烂,及生殖器肿瘤等病症。

脾虚湿盛,肾阳不足所致的带下,忌用本方。

十五　清肝止淋汤

方　源　《傅青主女科》

组　成　白芍30克　当归30克　生地15克　阿胶9克　粉丹皮9克　黄柏6克　牛膝6克　香附3克　红枣10个　小黑豆30

克

用　法　水煎服。

功　效　清肝凉血养血。

主　治　妇人带下色红,似血非血,淋漓不断。

方　解　本方为治赤带之方。方中生地、丹皮清肝凉血;白芍、当归、小黑豆、红枣补血养肝;阿胶补血止血;黄柏、牛膝清利湿热;香附调肝理气。诸药合用,共奏清肝凉血补血,利湿止带之功。

按　语　本方以带下色红似血、淋漓不断、舌质红、脉弦细数为辨证要点。现代可用于治疗阴道炎,宫颈糜烂,子宫内膜炎等病症。

脾虚湿盛,肾虚不固所致的带下,非本方所宜。

十六　止带丸

方　源　《济阴纲目》

组　成　当归　川芎　白术　人参　山药　杜仲　香附　破故纸　牡蛎　椿根皮　续断　青黛　各等分

用　法　为细末,炼蜜为丸,每服9克,日服3次,温开水送服。

功　效　益气养血,补肾疏肝,固涩止带。

主　治　气血不足,脾肾两虚,带下不止。

方　解　方中人参、白术、山药益气健脾;当归、川芎养血调血;香附疏肝理气;杜仲、破故纸、续断补益肝肾;青黛、椿根皮清热止带;煅牡蛎收敛固涩。

加　减　腹痛,加玄胡索、小茴香;肥人,加姜半夏;瘦人,加酒炒黄柏;冬月,加炮姜少许;夏月,加黄柏。

按　语　本方以带下清稀、淋漓不断、神疲乏力、面白无华、腰膝酸软为辨证要点。现代常用于治疗慢性盆腔炎,阴道炎,宫颈糜烂等病症。《万病回春》用本方主治妇人赤白带下,腰酸,头晕眼花,小腹胀痛,四肢困倦无力。

附　方

愈带丸(《饲鹤亭集方》)　由熟地、白芍、当归、川柏、良姜、川芎、椿根皮组成。功能养血和营,清热燥湿。主治妇人冲任不固,带脉失约,赤白带下,经浊淋漓。

十七　千金止带丸

方　源　《千金要方》

组　成　人参36克　椿根皮300克　鸡冠花300克　香附300克　当归150克　川芎150克　白芍75克　白术75克　补骨脂75克　杜仲75克　川断75克　煅牡蛎75克　木香75克　砂仁75克　延胡索75克　青黛75克　小茴香75克

用　法　研末,炼蜜为丸。每服6~9克,日服2次。

功　效　补脾肾,化湿浊,止白带。

主　治　妇女白带,腰酸乏力,四肢倦怠,精神不振等症。

方　解　本方为治疗脾肾两虚,气血不调,湿浊带下之方。方中人参、白术补气健脾,使脾运则湿自去;补骨脂、杜仲、续断补肾固下,共为主药。香附、木香、砂仁芳香行气化湿;当归、川芎、白芍、延胡索养血调血,与行气药相配,使气血调和;青黛清热;小茴香温里散寒;椿根皮、鸡冠花、煅牡蛎收敛固涩而止带,共为辅药。诸药合用,脾肾双补,气行血调,寒热兼顾,湿去带止。

按 语 本方以妇人白带、神疲乏力、腰酸肢软、舌淡苔白、脉沉细为辨证要点。现代可用于治疗慢性阴道炎，宫颈炎，子宫内膜炎等病症。

湿热带下，非本方所宜。

十八　清白散

方　源　《古今医鉴》

组　成　当归3克　川芎3克　白芍3克　生地3克　黄柏3克　樗根白皮3克　贝母3克　黑姜1.5克　甘草1.5克

用　法　为末，姜3片，水煎服。

功　效　养阴清热，燥湿止带。

主　治　白带。

方　解　本方主治阴血亏虚，湿热下注之白带。方中当归、川芎、白芍、生地滋阴养血；黄柏清热燥湿；贝母清化痰湿；樗根白皮清热燥湿，收涩止带；黑姜温涩反佐，甘草调和诸药。诸药合用，有养阴清热，燥湿止带之功。

加　减　如赤带，加酒芩、荆芥；腰腿痛，加鹿角胶。

按　语　本方以妇人带下、黄白相兼、口干心烦、舌红少苔、脉细数为辨证要点。现代可用于治疗霉菌性阴道炎，滴虫性阴道炎，宫颈炎，宫颈糜烂等病症。

脾肾阳虚，寒湿下注之带下，非本方所宜。

十九　白带神方

方　源　《华佗审议秘传》

组　成　冬术 15 克　茯苓 9 克　红鸡冠花 9 克　车前子 4.5 克

用　法　水煎,温服。

功　效　健脾,清热,利湿。

主　治　妇人白带。

方　解　本方为治疗脾虚湿热带下之方。方中鸡冠花清热止带;冬术、茯苓健脾利湿;车前子清利湿热。本方功在健脾,清热,利湿,使脾健湿运,湿热从小便而出,故湿热带下可除。

按　语　本方以妇人带下色白、或黄白相兼、食少体倦、脉细缓为辨证要点。现代可用于治疗阴道炎,宫颈炎等病症。

肾虚带下,非本方所宜。

附　方

束带丸(《辨证录》)　由鸡冠花、白术组成。功能健脾清热,利湿止带。主治妇人终年累月,下流白物,如涕如唾,不能禁止,甚则臭秽,所谓白带也。

二十　楮实子丸

方　源　《普济方》

组　成　楮实子 90 克　川牛膝 60 克　山药 30 克　川萆薢 30 克　白姜 30 克　川芎 30 克

用　法　为细末,丸如梧桐子大,每服 9 克,日 3 次。

功　效　补肾健脾,祛湿止带。

主　治　妇人忧思伤脾,水湿不化,赤白带下。

方　解　方中楮实子补肾利水渗湿,重用为主药。川牛膝补肝肾,利小便;山药补脾益肾,兼有固涩止带之功,为辅药。萆薢清热利湿,分清别浊;川芎理血;白姜温散水气,为佐使之药。诸药合用,有补脾肾,利小便,化湿浊,止带下之功。

按　语　本方以带下色白、或赤白相兼、腰酸乏力、饮食不馨、舌淡、苔白腻、脉沉细为辨证要点。现代可用于治疗阴道炎,宫颈炎及前列腺炎等病症。脾虚明显者,加白术、黄芪、芡实;肝郁者,加香附、柴胡、白芍;肾阳虚,带下清稀量多者,加鹿角霜、附子、桑螵蛸;湿郁化热,带下色黄者,加黄柏、椿根皮。

二十一　侧柏椿皮丸

方　源　《医学入门》

组　成　椿根皮60克　侧柏叶15克　黄柏15克　黄连15克　白术30克　香附30克　白芷9克　白芍30克

用　法　为末,粥糊为丸,米汤送下。每服9克,日2次。

功　效　清热除湿,收涩止带。

主　治　湿热下注,带下粘稠臭秽,色黄,口干内热,溲赤而痛。

方　解　方中椿根皮清热燥湿,功善收涩止带,侧柏叶清血中之热,味涩而有收敛之力,共为主药;黄连、黄柏清热燥湿,白术健脾利湿,白芷祛风燥湿,香附、白芍调肝和血,用为辅佐药。诸药合用,共奏清热燥湿,调肝理脾,收涩止带之功。

按　语　本方以带下量多色黄、质粘气秽、苔黄、脉濡数为辨证要点。临床可用于治疗慢性宫颈炎,慢性阴道炎等病症。带下色黄、阴痒、小便短赤者,加茵陈、栀子、猪苓、茯苓;兼头晕、烦燥易怒者,加龙胆草、黄芩、木通、车前子。

肾阳虚带下清稀者,不宜使用本方。

附方

①樗皮丸（《女科指掌》） 由樗根白皮、陈皮、茯苓、半夏、香附、川芎、苍术、黄柏、炮姜、地榆、牡蛎组成。功能祛湿化痰，固涩止带。主治湿痰下注，带下如倾，头晕呕哕，肌肥，脉滑者。

②樗皮丸（《证治准绳》） 由芍药、良姜、黄柏、椿根皮组成。功能清热祛湿，收涩止带。主治赤白带下有湿热者。

③芩檗樗皮丸（《医学入门》） 由黄芩、黄檗、樗皮、滑石、川芎、海石、青黛、当归、芍药组成。功能清热燥湿，收涩止带。主治瘦人多热，致成带下。

④芩术樗皮丸（《医学入门》） 由黄芩、白术、黄檗、樗皮、白芍、山茱萸、白芷、黄连组成。功能清热燥湿，收涩止带。主治孕妇白带。

⑤苍檗樗皮丸（《医学入门》） 由黄檗、樗皮、海石、半夏、南星、川芎、香附、苍术、干姜组成。功能燥湿、化痰、止带。主治肥人湿痰，致成白带。

第8章

安神方

第一节 重镇安神方

一 朱砂安神丸

方　源　《医学发明》

组　成　朱砂15克　黄连18克　炙甘草16克　生地黄8克　当归8克

用　法　上药为丸,每次服6～9克,临睡前开水送服。

功　效　镇心安神,清热养阴。

主　治　心火偏亢,阴血不足,心神烦乱,怔忡惊悸,失眠多梦,胸中烦热,舌红,脉细数。

方　解　方中朱砂质重性寒,专入心经,重可镇怯以安心神,寒能清热,以制浮游之火;黄连苦寒,清心火而除烦热,两药相伍,一镇一清,共具清热除烦,重镇安神之功,故用为主药。当归、生地养血滋阴,补其耗伤之阴血,为辅药。甘草调和诸药,并制朱、连之寒凉太过,以免损伤脾胃。上药合用,一则泻亢盛之火,一则补不足之阴血,达到心火下降,阴血上承;并用重镇安神,寒以胜热之品,成为标本两顾之方,于是心烦、失眠诸症乃可自愈。

按语 本方以心烦失眠多梦、惊悸怔忡、舌红、脉细数为辨证要点。现代常用于治疗神经衰弱,失眠,癔症,抑郁症。阴虚为主者,加重生地、当归用量,以养血滋阴;心火偏胜者,加栀子、连翘、丹皮以清心火;心悸易惊者,加龙骨、牡蛎重镇安神;胸中有痰热者,加瓜蒌实、竹茹以清热化痰。

本方朱砂含硫化汞,不宜多服,久服,以防汞中毒。

同名方

1. 《小儿药证直诀》朱砂安神丸 由麦冬、茯苓、山药、马牙硝、寒水石、甘草、朱砂、冰片组成。功能养阴清热安神。主治小儿心虚肝热,面黄颧赤,神志恍惚。
2. 《兰室秘藏》朱砂安神丸 即本方去生地黄、当归组成。功能镇心、清热、安神。主治心火亢盛所致的心神不安,怔忡失眠,胸中烦热,多梦,舌红,脉数。
3. 《妇科玉尺》朱砂安神丸 由朱砂、当归、黄连、甘草、生姜汁组成。功能除烦安神。主治妊娠期阴虚火扰,烦闷不安,心悸胆怯。

附方

①小朱砂丸(《幼科释谜》) 由朱砂、胆南星、人参、茯苓、珍珠、半夏、冰片、麝香组成。功能化痰涎,安神志。主治小儿睡眠多惊。

②七味安神丸(《景岳全书》) 由黄连、当归身、麦门冬、白茯苓、甘草、朱砂、冰片组成。功能清心安神,滋阴养血。主治心经蕴热,惊悸不安。

③除烦清心丸(《旦台玉案》) 由知母、黄连、天冬、麦冬、朱砂组成。功能清心除烦,养阴安神。主治胆怯心悸,烦躁口苦。

二 珍珠母丸(原名真珠丸)

方　源　《普济本事方》

组　成　珍珠母22.5克　当归45克　熟地45克　人参30克　酸枣仁30克　柏子仁30克　犀角15克　茯神15克　沉香15克　龙齿15克

用　法　上药研细末,炼蜜为丸,如梧桐子大,辰砂为衣,每服9克,日2次,温开水送服。

功　效　滋阴养血,镇心安神。

主　治　阴血不足,肝阳偏亢,神志不宁,入夜少寐,时而惊悸,头目眩晕,脉细弦。

方　解　方中重用人参、当归、熟地养血滋阴,益气生血,是治阴血不足之本;珍珠母、龙齿平肝潜阳,镇心安神以定惊悸,是平心肝阳亢之标;酸枣仁、柏子仁、茯神是用其安神定志,以宁心入寐;犀角、沉香用在本方的配伍作用,前者取其镇惊之功,后者用其摄纳浮阳之效;辰砂用其具有镇惊安神作用。综上配伍,是为标本兼顾之方,以使阴复阳潜,心肝承制,惊悸、少寐诸症均可渐愈。

按　语　本方以惊悸、失眠、眩晕、舌红、脉弦细为辨证要点。现代常用于治疗失眠,自主神经功能紊乱等病症。临床若见肝阳上亢偏盛者,加石决明、生牡蛎、灵磁石以重镇潜阳;阴虚潮热、五心烦热者,加麦冬、玄参、地骨皮以养阴清热。

本方配伍是滋阴养血与平肝、宁心并用,对纯属痰热、痰火为患的惊悸、少寐之症尚不适用,以免误补留邪。

丁 同名方

1. 《杂病源流犀烛》珍珠母丸 由本方去龙齿,加麝香、冰片、虎睛、金箔组成。功能镇惊安神,开窍定惊。主治肝虚邪袭,夜不安寐。

2. 《上海市药品标准》珍珠母丸 由牛黄、胆星、天竺黄、槟榔、银柴胡、木香、雷丸、琥珀、朱砂、胡黄连、鸡内金、珍珠、神曲组成。功能清热镇惊,化痰消积。主治小儿风热痰迷,惊悸不宁,甚或惊风抽搐;亦可用于内伤食积,伴有发热不安之症。

三 磁朱丸(原名神曲丸)

方　源 《千金要方》

组　成 磁石 60 克 朱砂 30 克 神曲 120 克

用　法 上药为末,炼蜜为丸。每次 6 克,日服 2 次。

功　效 镇心安神,潜阳明目。

主　治 水火不济,心悸失眠,耳聋耳鸣,视物昏花。亦治癫痫。

方　解 本方主治水火不济,心阳偏亢之心肾不交证。方中磁石质重,能坚肾阴,镇摄安神以潜纳浮阳,为主药;朱砂清心安神,两药相伍,既能加强重镇安神之功,又能交融水火,使心肾相交,精气得以上输,心火不致上扰,则耳聋目昏、心悸失眠诸症皆除;神曲,和胃消食;蜂蜜为丸,和胃补中;曲、蜜相配,既防诸石药之碍胃,又有利于他药之吸收。

按　语 本方以心悸、失眠、善惊易恐、耳鸣耳聋,脉弦细或细数为辨证要点。现代常用于治疗神经衰弱,癫痫,精神分裂症,癔症,躁狂症,忧郁症,以及白内障,青光眼,糖尿病,高血压等并发耳目之疾。治癫痫,加代赭石、半夏,神曲易为酒曲。

附　方

加味磁朱丸(《医学衷中参西录》)　由本方去神曲,加赭石、清半夏、酒曲组成。功能镇惊安神,降逆化痰。主治痫风。

四　生铁落饮

方　源　《医学心悟》

组　成　生铁落30克　天冬9克　麦冬9克　贝母9克　胆星3克　橘红3克　远志肉3克　石菖蒲3克　连翘3克　茯苓3克　茯神3克　玄参5克　钩藤5克　丹参5克　辰砂1克

用　法　水煎服。生铁落煎熬三炷香,取此水煎药。

功　效　镇心坠痰,宁神定志。

主　治　痰火上扰的癫狂证,精神失常,躁动发狂,不食不眠,舌质红苔黄腻,脉弦滑数。

方　解　方中生铁落质重镇心安神,为主药。胆南星、贝母、橘红清热化痰;天冬、麦冬、玄参、连翘、丹参清心火,养心阴,为辅药。远志、菖蒲祛痰开窍宁志;茯神、茯苓养心安神;钩藤清肝熄风止痉,朱砂重镇安神,共为佐使药。诸药合用,使痰热清,心火降,则诸症自愈。

按　语　本方以神志错乱、性情急躁、渴喜冷饮、舌质红、苔黄腻、脉弦滑数为辨证要点。现代常用于治疗狂躁型精神分裂症,癫痫等病症。

同名方

1.《黄帝内经素问》生铁落饮　由生铁落单味组成。功能坠热开结,重镇安神。主治郁怒伤肝而癫狂者。

2.《景岳全书》生铁落饮 由生铁落、石膏、龙齿、茯苓、防风、玄参、秦艽、竹沥组成。功能镇心坠痰,清心安神。主治痰火热狂。

附 方

①铁粉丸(《太平圣惠方》) 由铁粉、天竺黄、珍珠、蛇黄、琥珀、牛黄、朱砂、麝香、金箔、银箔组成。功能镇惊安神。主治产后体虚,血邪攻心,狂语,或见鬼神等证。

②铁粉丸(《太平圣惠方》) 由铁粉、牛黄、金箔、银箔、麝香、远志、马牙硝、白僵蚕、丹参、茯神、升麻、白附子组成。功能镇惊安神,化痰开窍。主治热病,心神恍惚,悲喜无常,发狂欲走。

③铁粉散(《杂病源流犀烛》) 由真铁粉、半夏、南星、白附子、羌活、生川乌、朱砂、琥珀、白僵蚕、枯矾、全蝎、金箔组成。功能祛风化痰,镇心安神。主治风痰迷塞心窍而发癫狂者。

④铁精丸(《世医得效方》) 由铁精、龙齿、犀角、麦冬、人参、茯神、防风、石菖蒲、远志、生地黄组成。功能益气养血,镇惊安神。主治惊风恍惚,寝寐不安。

五 桂枝甘草龙骨牡蛎汤

方 源 《伤寒论》

组 成 桂枝9克 炙甘草9克 龙骨30克 牡蛎30克

用 法 水煎服。

功 效 温通心阳,镇惊安神,止汗。

主 治 心阳内伤,冲气上逆,烦躁不安,心悸怔忡,汗出肢冷,舌淡,脉弱或结代。

方 解 方中桂枝、炙甘草温通心阳,龙骨、牡蛎重以镇怯,涩以敛汗。四药相配,成为复阳安神,培本固脱之剂。

按　语　本方原为治疗太阳病误用火法,使心阳受损,心神浮越之烦躁证,以冲气上逆、心悸怔忡、烦躁、多汗、脉弱或结代为辨证要点。现代常用于失眠,眩晕,心律失常,癔症,遗精,遗尿,带下等病证。如失眠者,可加酸枣仁、石菖蒲、远志以安神;气虚明显者,加党参、黄芪以补气;伴阴虚者,酌加生地、麦冬以养阴;虚寒明显者,可重用桂枝,或加干姜、附片以温阳散寒。

六　桂枝去芍药加蜀漆牡蛎龙骨救逆汤

方　源　《伤寒论》

组　成　桂枝9克　蜀漆9克　生姜9克　炙甘草6克　大枣4枚　龙骨12克　牡蛎15克

用　法　水煎服。先煎蜀漆,余药后下,汤成,分3次温服。

功　效　温通心阳,镇惊安神,兼祛痰浊。

主　治　心阳虚衰,心悸,惊狂,卧起不安。

方　解　方以桂枝汤为基础,但因此证心阳受损,故去阴柔的芍药,而取桂枝、甘草相配,以复心阳;生姜、大枣益中焦而行营卫,有利心阳之恢复。加蜀漆祛痰,并重用龙骨、牡蛎,重镇潜敛以安定心神。

按　语　本方原为治疗伤寒误用火法,亡心阳而惊狂之证,以心悸、惊狂、卧起不安、舌淡苔白为辨证要点。现代常用于治疗精神病,癔症,神经官能症,心律失常等病症。

附　方

深师龙骨汤(《外台秘要》)　由龙骨、茯苓、桂心、远志、麦门冬、牡蛎、炙甘草、生姜组成。功能温通心阳,镇心安神。主治心阳虚损,心悸,健忘,悲伤不乐。

七 龙齿清魂散

方　源　《张氏医通》

组　成　煅龙齿 15 克　远志 15 克　人参 15 克　归身 15 克　茯神 10 克　麦冬 10 克　桂心 10 克　炙甘草 10 克　延胡索 30 克　细辛 5 克

用　法　上药共研末,每服 12～15 克,加姜、枣,水煎服。

功　效　补心安神,活血祛瘀。

主　治　心虚夹血瘀,振悸不宁,产后败血攻心,笑哭如狂,面色无华,舌色晦暗,脉虚而涩。

方　解　方中龙齿静惊安神,茯神、远志养心安神。人参补心气,当归补心血,桂心补心阳,麦冬养心阴,四药同用,以补阴阳气血之虚,与龙齿、茯神、远志等药共奏补心安神之效。当归、延胡索有活血之功,与温通之桂心、细辛同用,增强了行瘀之力,对于心气虚不能鼓动血行而致血瘀心悸之证,最为合拍。

按　语　本方以产后瘀血未除、笑哭如狂、面色无华、舌色晦暗、脉虚而涩为辨证要点。现代可用于治疗精神分裂症,癔症等病症。

八 龙齿丹

方　源　《济生方》

组　成　龙齿 15 克　炮附子 15 克　远志 15 克　酸枣仁 15 克　当归 15 克　官桂 15 克　琥珀 15 克　南星 15 克　木香 15 克　沉香 15 克　紫石英 15 克　熟地 15 克

用　法　研细末,为丸。每服 9 克,日 3 次。

功　效　温阳补血,镇惊安神。

主　治　心血虚寒,怔忡不已,痰多恍惚。

方　解　方中龙齿、琥珀、紫石英质重,镇惊安神;酸枣仁、远志养心安神;附子、官桂、沉香温补心肾之阳;当归、熟地补养心血;南星化痰;木香理气。诸药合用,功能温阳补血,镇惊安神,兼能理气化痰。

按　语　本方以心悸怔忡、畏寒肢冷、面白无华、舌淡、脉细迟或结代为辨证要点。现代可用于治疗神经衰弱,冠心病,心律失常等病症。

附　方

①龙齿散(《普济本事方》)　由龙齿、蝉壳、钩藤、茯苓、羌活、人参组成。功能补心益智,镇惊安神。主治小儿夜啼不住。

②龙齿丸(《妇人大全良方》)　由龙齿、茯神、朱砂、人参、当归、天麻、犀角屑、槟榔、防风、生干地黄、远志、赤箭、麝香组成。功能养血祛风,镇惊安神。主治妇人血风上攻,心神恍惚,惊悸,眠卧不安。

③龙齿汤(《圣济总录》)　由龙齿、麦门冬、远志、茯神、防风、炙甘草、人参、羚羊角组成。功能益气养阴,镇静安神。主治风惊恐怖,或因逗逐惊惧,悲伤感动,志意颠越,言语失常。

九　辰砂远志丸

方　源　《普济本事方》

组　成　石菖蒲30克　远志30克　人参30克　茯神30克　川芎30克　山药30克　铁粉30克　麦门冬30克　天麻30克　半夏曲30克　南星30克　白附子30克　细辛15克　辰砂15克

用　　法　上药为细末,用生姜150克取汁,入水煮糊,丸如绿豆大,别以朱砂为衣,晒干,每服9克,夜卧时用生姜汤送下。

功　　效　消风化痰,镇心安神。

主　　治　风痰上扰,惊悸眩晕。

方　　解　方中辰砂镇惊安神;远志宁心安神,又有祛痰之功,两药相配,祛痰安神,为主药。铁粉质重,镇心安神;菖蒲芳香豁痰,宁心安神,助主药祛痰安神之功,为辅药。天麻、川芎、细辛平内风祛外风;半夏、南星、白附子化痰熄风;人参、茯神、山药补气健脾,养心安神;麦冬清心除烦,共为佐使药。诸药合用,共奏安神镇惊,消风化痰之功。

按　　语　本方以易惊善恐、夜卧不宁、心悸怔忡、头晕头痛、失眠健忘为辨证要点。现代常用于治疗神经衰弱,失眠,神经性头痛,原发性高血压,心律失常等病症。

本方含朱砂,不宜多服、久服,以防汞中毒。

附　　方

丹砂茯神丸(《圣济总录》)　丹砂、茯神、人参、天麻、白僵蚕、天竺黄、珍珠末、琥珀、菖蒲、远志、铅霜、麝香、水银沙子、干蝎、牛黄组成。功能益气补心,安神定志。主治心气虚弱,时发昏闷,惊悸恍惚,忘误心忪。

十　镇心丸

方　　源　《太平圣惠方》

组　　成　紫石英30克　朱砂30克　白石英30克　龙齿30克　人参30克　细辛30克　天麻30克　天门冬30克　熟干地黄30克　白茯苓30克　犀角屑30克　沙参30克　菖蒲30克　防风

30 克　远志 15 克

用　法　上药捣罗为末,都入乳钵内,更同研令匀,炼蜜和捣三二百杵,丸如梧桐子大。每服不计时,以温酒下 6 克。

功　效　镇惊安神,滋阴补血。

主　治　心风恍惚,惊恐失常,或瞋恚悲愁,情意不乐。

方　解　方中紫石英、白石英、朱砂、龙齿、犀角等质重之品,镇惊安神;人参、茯苓补气宁心安神;熟地、沙参、天冬滋阴补血;菖蒲、远志宁心安神;天麻平肝潜阳;细辛、防风祛风散寒。诸药合用,以镇心安神为主,兼能补气滋阴,祛风散寒。

按　语　本方以神志恍惚、惊恐失常、情意不乐、舌淡少苔、脉细为辨证要点。现代可用于治疗精神病,神经官能症,癔症,抑郁症等病症。

　　本方含朱砂,不宜多服、久服,以防汞中毒。

同名方

1. 《千金要方》镇心丸　由紫石英、茯苓、菖蒲、苁蓉、麦冬、远志、干地黄、大黄、当归、细辛、大豆卷、卷柏、干姜、防风、人参、泽泻、秦艽、丹参、石膏、芍药、柏子仁、乌头、桂心、桔梗、甘草、薯蓣、白蔹、铁精、银屑、前胡、牛黄、白术、半夏、土鳖虫、大枣组成。功能补虚祛邪,镇心安神。主治男子妇人,虚损梦寐惊悸,或失精神,妇人赤白注漏,或月水不利,风邪鬼疰,寒热往来,腹中积聚,忧恚结气诸病。

2. 《证治汇补》镇心丸　由枣仁、车前子、白茯苓、麦冬、五味子、茯神、肉桂、熟地、龙齿、天冬、远志、山药、人参、朱砂组成。功能补气养血,镇心安神。主治心血不足,怔忡多梦,如堕崖谷。

3. 《小儿药证直诀》镇心丸　由朱砂、龙齿、牛黄、铁粉、琥珀、人参、茯苓、防风、全蝎组成。功能镇心安神,熄风止惊。主治小儿惊痫心热。
4.《圣济总录》镇心丸　由茯神、人参、炙甘草、龙齿、升麻、枳壳、银箔、麦门冬组成。功能宁心安神。主治心虚惊悸,或因忧虑,神气不安。

附　方

①大镇心丸(《千金要方》)　由干地黄、牛黄、杏仁、蜀椒、泽泻、黄芪、茯苓、大豆卷、薯蓣、茯神、前胡、铁精、柏子仁、羌活、桂心、秦艽、川芎、人参、麦冬、远志、丹砂、阿胶、甘草、大黄、银屑、桑螵蛸、大枣、白蔹、当归、干姜、紫石英、防风组成。功能补虚祛邪,镇心安神。主治心悸不足,梦寤惊悸,或失精神;妇人赤白注漏,或月水下利,寒热往来,腹中积聚。

②小镇心丸(《千金要方》)　由紫石英、朱砂、茯神、银屑、雄黄、菖蒲、人参、桔梗、干姜、远志、甘草、当归、桂心、防风、细辛、铁精、防己组成。功能镇心安神,温补心阳。主治心气少弱,惊虚振悸,胸中逆气,魇梦参错,谬忘恍惚。

③大镇心散(《千金要方》)　由紫石英、茯苓、防风、人参、甘草、泽泻、秦艽、白术、薯蓣、白蔹、麦冬、当归、桂心、远志、大黄、石膏、桔梗、柏子仁、蜀椒、芍药、干姜、细辛、黄芪、大豆卷组成。功能补虚祛邪,镇心安神。主治心虚惊悸,梦寤恐畏。

④小镇心散(《千金要方》)　由人参、远志、白术、附子、桂心、黄芪、细辛、干姜、龙齿、防风、菖蒲、干地黄、赤小豆、茯苓组成。功能温补心阳,镇心安神。主治心气不足,虚悸恐畏,悲思恍惚,心神不定,惕惕然而惊者。

⑤天镇心散(《千金要方》)　由紫石英、白石英、朱砂、龙齿、人参、细辛、天雄、附子、远志、干姜、干地黄、茯苓、白术、桂心、防风组成。功能温补心阳,重镇安神。主治风虚,心气惊弱,恍惚失常,忽嗔恚悲,志意不乐。

⑥镇心汤(《千金要方》)　由防风、当归、大黄、泽泻、白蔹、菖蒲、人

参、桔梗、白术、甘草、紫菀、茯苓、秦艽、桂心、远志、薯蓣、石膏、大豆卷、麦门冬、粳米、大枣、干姜、附子、茯神组成。功能温补心阳,去邪安神。主治风虚劳冷,心气不足,喜忘恐怖,神志不定。
⑦镇心丹(《千金要方》) 由辰砂、龙齿组成。功能镇心安神。主治惊悸。

十一 金箔镇心丸

方 源 《万病回春》

组 成 朱砂15克 琥珀15克 天竺黄15克 胆星30克 牛黄6克 雄黄6克 珍珠6克 麝香3克

用 法 上药共为细末,炼蜜和丸,如皂角子大,金箔为衣每服1丸,用薄荷汤送下。

功 效 清热化痰,镇心安神。

主 治 惊悸。

方 解 本方为主治心经痰热惊悸之方。方中朱砂、琥珀、珍珠、金箔镇惊安神;天竺黄、胆南星、牛黄清热化痰;雄黄解毒辟秽;麝香醒神。诸药合用,具有清心化痰,镇惊安神,解毒开窍之功。

加 减 心经有热,加炒黄连、当归、生地黄、炙甘草、人参、去雄黄、胆星、麝香。

按 语 本方以易受惊恐、心悸不安、舌红苔黄腻、脉滑数为辨证要点。现代可用于治疗精神病,癔症,心神经官能症,小儿发热惊厥,流行性乙型脑炎,中毒性肺炎,急性扁桃体炎,癫痫等病症。

本方含朱砂,不宜多服、久服,以防汞中毒。孕妇禁用。

同名方

《太平惠民和剂局方》金箔镇心丸　由紫河车、山药、牙硝、甘草、人参、茯苓、朱砂、龙脑、麝香、金箔组成。功能安心镇神,退热止惊。主治小儿风壅痰热,心神不宁,惊悸烦渴,唇焦颊赤,夜卧不安,惊惕搐搦,谵语狂妄。

十二　琥珀养心丹

方　源　《证治准绳》

组　成　琥珀6克　煅龙齿30克　远志15克　石菖蒲15克　茯神15克　人参15克　酸枣仁15克　当归21克　生地黄21克　柏子仁15克　黄连9克　朱砂9克　牛黄3克

用　法　上药共为细末,将牛黄、朱砂、琥珀、龙齿研极细,以猪心血为丸,如黍米大,金箔为衣。每服9克,用灯心汤送下。

功　效　养心安神,清热除惊。

主　治　心血亏虚,惊悸怔忡,夜卧不宁,短气自汗,心烦口干,失眠健忘,善惊易恐,舌质淡红、尖生芒刺,脉细数等。

方　解　方中琥珀镇惊安神;人参补心安神,与琥珀合用,一镇一补,为主药;龙齿、朱砂重镇,助琥珀以安神;茯神、酸枣仁、柏子仁助人参养心安神;菖蒲、远志宁心安神;当归、生地滋阴养血;牛黄、黄连清心泻火。诸药合用,共奏镇心清热,益气养血,宁心安神之功。

按　语　本方以心悸失眠、短气自汗、心烦口干、善惊易恐、舌质淡红、脉细数为辨证要点。现代用于治疗神经官能症,神经衰弱,更年期综合征等病症。《杂病源流犀烛》用本方主治善惊,常目睛不转,不能言,短气自汗,体倦,坐卧不安,多梦,惊觉多魇。

十三　人参琥珀丸

方　源　《杂病证治类方》

组　成　人参15克　琥珀15克　茯苓15克　茯神15克　石菖蒲15克　远志15克　酸枣仁7.5克　朱砂7.5克　乳香7.5克

用　法　研细末，炼蜜为丸。每服6克，日服2次，枣汤送下。

功　效　镇惊养心，安神定志。

主　治　心气不足，心神不宁，失眠心悸，精神恍惚，坐卧不安。

方　解　方中人参补心气，益心志，安心神；琥珀定惊安神，为主药。茯苓、茯神、酸枣仁养心安神；石菖蒲、远志宁心安神；朱砂重镇安神，共为辅佐药。诸药合用，共奏镇惊养心，安神定志之功。

按　语　本方以心悸失眠、精神恍惚、坐卧不安、脉虚弱为辨证要点。现代常用于治疗神经衰弱、癔症、心律失常等。

十四　安神镇惊丸

方　源　《万病回春》

组　成　当归30克　白芍30克　陈皮30克　朱砂30克　贝母60克　麦冬60克　川芎21克　茯苓21克　远志21克　生地45克　炒酸枣仁15克　黄连15克　甘草6克

用　法　为细末，炼蜜为丸，如绿豆大，每服9克，空腹时枣汤送下。

功　效　滋阴养血，清热安神。

主　治　血虚，心神不安，惊悸怔忡，不寐。

方　解　方中当归、白芍、川芎、生地、麦冬滋阴养血；黄连清热除烦；茯苓、远志、酸枣仁养心安神；朱砂重镇安神；陈皮理气；贝母清热化痰；甘草调和诸药。诸药合用，共奏滋阴养血，清热安神之功。

按　语　本方以惊悸怔忡、失眠多梦、心烦口干、舌红少苔、脉细数为辨证要点。现代可用于治疗心律失常，神经衰弱，失眠，癔症，抑郁症等病症。

本方含朱砂，不宜多服、久服，以防汞中毒。

同名方

《证治准绳》安神镇惊丸　由天竹黄、人参、茯神、天南星、炒酸枣仁、麦门冬、当归、生地黄、煅龙骨、炒赤芍药、薄荷、木通、黄连、炒栀子、朱砂、牛黄、青黛组成。功能清心安神，滋阴养血。主治急惊风，惊退后的调理。

十五　平补镇心丹

方　源　《太平惠民和剂局方》

组　成　酸枣仁 7.5 克　车前子 37 克　茯神 37 克　茯苓 37 克　麦冬 37 克　五味子 37 克　肉桂 37 克　龙齿 45 克　山药 45 克　天冬 45 克　熟地 45 克　远志 45 克　甘草 45 克　人参 15 克　朱砂 15 克

用　法　蜜丸，梧桐子大，每服 6 克。

功　效　益气养阴，镇心安神。

主　治　心气不足，神志恍惚，惊悸多梦，善惊易恐，坐卧不安，及肾气耗伤，四肢倦怠，足胫酸痛，遗精白浊等。

方　解　方中人参、五味子、山药、茯苓益气健脾;天冬、麦冬、熟地滋养心阴;肉桂配合前述药物,有鼓舞气血生长之效;远志、茯神、酸枣仁养心安神;龙齿、朱砂镇心安神。全方共奏益气养阴,镇心安神之效。

按　语　本方以神志恍惚、惊悸多梦、善惊易恐、坐卧不安、四肢倦怠、舌淡红、少苔、脉细弱为辨证要点。现代用于治疗神经衰弱,癔症,抑郁症,失眠,遗精等病症。

附　方

①平补镇心丸(《太平惠民和剂局方》)　由本方去酸枣仁、茯苓、五味子、肉桂、车前子、龙齿、人参,加生地、柏子仁、桔梗、当归、石菖蒲、龙骨组成。功能、主治与本方略同。

②龙齿镇心丹(《太平惠民和剂局方》)　由龙齿、远志、天门冬、熟地黄、山药、茯神、麦门冬、车前子、白茯苓、桂心、地骨皮、五味子组成。功能镇心安神,滋阴益肾。主治心肾不足,惊悸健忘,夜梦不安,遗精,面色少华,足胫酸疼。

第二节　滋养安神方

一　酸枣仁汤

方　源　《金匮要略》

组　成　酸枣仁18克　茯苓10克　知母10克　川芎5克　甘草3克

用　法　水煎服。

功　效　养血安神,清热除烦。

主　治　虚劳虚烦不得眠,心悸盗汗,头目眩晕,咽干口燥,脉弦细。

方　解　方中重用、先煎枣仁,是以养肝血,安心神为主药。佐以川芎调养肝血;茯苓宁心安神;知母补不足之阴,清内炎之火,具滋清兼备之功。甘草清热和药。诸药配伍,共收养血安神,清热除烦之效。

按　语　本方以虚烦失眠、头目眩晕、咽干口燥、脉弦细带数为辨证要点。现代常用于治疗神经衰弱,更年期综合征,抑郁症,以及原发性高血压、心脏病等引起的心悸、眩晕、失眠、盗汗等病症。若心胆气虚,时有惊醒,心悸多梦,舌淡,脉弦细者,可加人参、龙齿以益气镇惊;血虚明显者,可加当归、龙眼肉;兼阴虚者,可加生地、麦冬;内热口苦者,可加栀子;盗汗明显者,可加五味子。

　　现代药理研究证实,本方对大脑有催眠和镇静作用,能抑制其过度亢进和兴奋的神经细胞,使其有充分休息和调节的机会,促进兴奋和抑制恢复平衡。

同名方

1.《三因极一病证方论》酸枣仁汤　由本方去川芎,加人参、桂心、石膏、大枣、生姜组成。功能益气养阴,清热除烦。主治霍乱,吐下增剧,虚劳烦扰,奔气在胸中不得眠,或发寒热,头疼晕闷。

2.《杂病源流犀烛》酸枣仁汤　由酸枣仁、远志、黄芪、莲肉、人参、当归、茯苓、茯神、陈皮、甘草、姜、枣组成。功能补气养血,宁心安神。主治肝胆不足而善恐。若心经有热,加黄连、生地黄、麦门冬、木通。

附 方

①秘传酸枣仁汤(《证治准绳》) 由酸枣仁、远志、黄芪、茯苓、莲肉、当归、人参、茯神、陈皮、炙甘草组成。功能养心安神。主治心肾不交,精血虚耗,痰饮内蓄,怔忡恍惚,夜卧不宁。

②酸枣仁丸(《济生方》) 由茯神、酸枣仁、远志、柏子仁、防风、生地黄、枳壳、竹茹组成。功能清化痰热,养心安神。主治胆有实热,不得眠睡,神思不安。

③酸枣仁丸(《圣济总录》) 由酸枣仁、人参、白术、白茯苓、半夏、干姜、陈皮、榆白皮、旋覆花、前胡、槟榔组成。功能健脾化痰,养心安神。主治胆虚睡眠不安,精神恐怯。

④枣仁远志汤(《症因脉治》) 酸枣仁、远志、当归、茯神、白芍药、麦门冬、龙眼肉组成。功能养血安神。主治虚烦不能卧,真阳不足,心神失守。

二 定志丸(又名定志小丸)

方 源 《备急千金要方》

组 成 菖蒲60克 远志60克 茯苓90克 人参90克

用 法 上药共研为末,炼蜜为丸,如梧桐子大。每服6克,日服3次。亦可作汤剂水煎服,各药用量按原方比例酌减。

功 效 补气宁心,定志益智。

主 治 心气不足,惊悸健忘,精神恍惚,神志不宁,夜卧不安,甚则忧愁悲伤,语无伦次,喜笑不休,舌淡苔薄白,脉弱或沉细而弦。

方 解 方中人参大补元气,安神益智,为主药。辅以菖蒲、远志安神定志,豁痰开窍;茯苓宁心安神。诸药合用,共奏补气宁心,定志益智之功。

按　语　本方以惊悸健忘、精神恍惚、神志不宁、夜卧不安、舌炎苔薄白、脉弱为辨证要点。现代常用于治疗健忘、神经衰弱、老年性痴呆等。如兼肾阴虚,加熟地、山茱萸、龟版、龙骨;阴阳两虚,加熟地、巴戟天、肉苁蓉、紫河车;失眠,加酸枣仁、柏子仁、茯神、龙齿。

同名方

1. 《儒门事亲》定志丸　由本方加柏子仁、酸枣仁组成。功能益气养心,安神定志。主治惊悸。
2. 《医学入门》定志丸　由本方加琥珀、郁金、朱砂组成。功能益气安神,化痰开窍,主治痰迷心膈,心气不足,惊悸怔忡,恍惚健忘。
3. 《证治准绳》定志丸　由琥珀、茯神、远志、人参、白附子、天麻、天门冬、炙甘草、酸枣仁组成。功能化痰熄风,镇惊安神。主治惊风已退,神志未定。
4. 《杂病源流犀烛》定志丸　由本方加茯神、白术、麦门冬、朱砂组成。功能益气养心,安神定志。主治心伤神怯而恐,或心肺二脏俱伤,喜笑不休。

附　方

①加味定志丸(《古今医统》)　由当归身、川芎、白芍药、生地黄、人参、石菖蒲、远志组成。功能养心益智。主治健忘。
②加味定志丸(《寿世保元》)　由人参、白茯神、远志、石菖蒲、酸枣仁、柏子仁组成。功能益气养心,安神定志。主治心气不足,恍惚多忘,或劳心胆冷,夜卧不睡。
③加味定志丸(《杂病源流犀烛》)　由茯苓、人参、远志、石菖蒲、琥珀、郁金组成。功能益气化痰,镇惊安神。主治由痰盛而致惊者。
④增减定志丸(《传信适用方》)　由鹿茸、远志、菖蒲、茯神、酸枣

仁、干地黄、当归、人参、白术、麝香组成。功能养心肾,安魂魄,滋元气,益聪明。主治健忘,失眠,怔忡恍惚,神疲乏力。

⑤祛风定志汤(《张氏医通》) 由防风、炒酸枣仁、人参、当归、远志、橘红、菖蒲、天南星、茯苓、羌活、炙甘草、生姜组成。功能养心安神,祛风化痰。主治心虚惊悸,不能言。

三 八物定志丸

方　源　《医垒元戎》

组　成　人参45克　菖蒲30克　远志30克　茯神30克　茯苓30克　白术15克　麦门冬15克　牛黄6克　朱砂3克

用　法　为细末,炼蜜为丸,梧桐子大,朱砂为衣,每服9克。

功　效　补益心神,安定魂魄。

主　治　心虚痰热,心烦惊悸,魂魄不定。

方　解　方中人参补心益气,安神益智,安魂定魄,重用为主药。茯苓、白术补脾益气,助人参补心气;茯神、远志、菖蒲宁心安神,助人参安神之力;同时远志、菖蒲又有化痰之功,为辅药。麦门冬清心安神;牛黄清心化痰;朱砂重镇安神,为佐使之药。诸药合用,有补心安神,清心化痰,安魂定魄之功。

加　减　若髓竭不足,加生地黄、当归;肺气不足,加天门冬、麦门冬、五味子;心气不足,加党参、茯神、菖蒲;脾气不足,加白术、白芍药、益智仁;肝气不足,加天麻、川芎;肾气不足,加熟地黄、远志、牡丹皮;胆气不足,加细辛、酸枣仁、地榆;神昏不足,加朱砂、预知子、茯神。

按　语　本方以心烦惊悸、魂魄不定、失眠健忘、易惊善恐、舌淡、苔黄、脉细数为辨证要点。现代用于治疗神经官能症,癔症,精神病,心肌炎,心律失常等病症。

同名方

八物定志丸(《百一选方》) 由本方去牛黄而成。功能、主治与本方基本相同。

四 安神定志丸

方　源　《医学心悟》

组　成　人参30克　茯苓30克　茯神30克　远志30克　石菖蒲15克　龙齿15克

用　法　上药研末,炼蜜为丸,朱砂为衣。每服6克,日2次。

功　效　补心益志,镇惊安神。

主　治　心胆气虚,易惊,心悸失眠,多梦,舌质淡,脉细弱。

方　解　方中人参、茯苓、茯神补养心气,龙齿、朱砂镇心安神,远志、菖蒲开心气,交心肾,共奏养心安神之效。是以治心为主,交通心肾为辅的配伍形式。

按　语　本方以心悸气短、易惊多梦、失眠健忘、舌质淡、脉细弱为辨证要点。现代用于治疗神经衰弱以及老年性痴呆,精神分裂症等病症。

同名方

《杂病源流犀烛》安神定志丸　由人参、白术、茯苓、茯神、菖蒲、远志、麦冬、酸枣仁、牛黄、朱砂组成。功能益气镇惊,安神定志。主治健忘。

五　琥珀定志丸

方　源　《万病回春》

组　成　南星250克　真琥珀30克　人乳90克　白茯苓90克　人参90克　白茯神90克　远志60克　大辰砂60克　石菖蒲60克

用　法　上药研为极细末,炼蜜为丸,如梧桐子大。每夜卧时用盐汤送下9克。

功　效　补气化痰,安神定志。

主　治　惊悸属于气虚痰壅,见胸闷心悸气短,易惊多梦,健忘恍惚,舌质淡,苔腻。

方　解　方中人参、人乳、白茯苓补益心气;茯神、远志、菖蒲宁心安神,与人参相配,以加强安神定志之力;南星化痰,与菖蒲、远志相配,则能加强化痰宁志之力;琥珀、辰砂镇惊安神。诸药合用,共奏补心气,化痰浊,定神志,镇惊悸之功。

按　语　本方以胸闷心悸气短、易惊多梦、健忘恍惚、舌质淡、苔腻为辨证要点。现代可用于治疗神经衰弱,心律失常,以及老年性痴呆,癫痫,精神分裂症等病症。痰热者,加黄连、竹茹。

附　方

琥珀多寐丸(《景岳全书》)　由琥珀、羚羊角、人参、茯神、远志、甘草、猪心血、金箔组成。功能养心益智,镇心安神。主治健忘恍惚,神虚不寐。

六　天王补心丹

方　源　《摄生秘剖》

组　成　生地黄120克　五味子15克　当归身60克　天冬60克　麦冬60克　柏子仁60克　酸枣仁60克　人参15克　玄参15克　丹参15克　白茯苓15克　远志15克　桔梗15克　朱砂15克

用　法　上药为末,炼蜜丸如梧桐子大,朱砂为衣。每服9克,空腹温开水或龙眼肉煎汤送下。

功　效　滋阴养血,补心安神。

主　治　阴虚血少,心烦不眠,心悸神疲,健忘梦遗,口舌生疮,大便干燥,舌红少苔,脉细而数。

方　解　方中重用生地,一滋肾水以补阴,水盛则能制火,一入血分以养血,血不燥则津自润,是为主药;玄参、天冬、麦冬甘寒滋润以清虚火;丹参、当归有补血、养血之功,以上皆为滋阴、养血而设;人参、茯苓益气宁心,柏子仁、酸枣仁、远志、朱砂为补益心脾,安神益志之专药,五味子敛气生津以防心气耗散,以上皆为补心气,宁心神而设。两组配伍,一补阴血不足之本,一治虚烦少寐之标,标本并图,阴血不虚,则所生诸症,乃可自愈。方中桔梗,取其载药上行之意。

按　语　本方以心烦失眠、舌红少苔、脉细数为辨证要点。现代常用于治疗神经衰弱,心脏病,精神分裂症,癔症以及复发性口疮,荨麻疹,更年期综合征,甲状腺功能亢进等多种病症如心悸怔忡,加龙眼肉、夜交藤;遗精滑泄,加金樱子、芡实;失眠较甚,加龙齿、牡蛎、合欢花。

服本药忌胡荽、大蒜、萝卜、鱼腥、烧酒。本品多滋腻之品,对于脾胃虚寒,胃纳欠佳,湿痰留滞者,均不宜服用。

现代药理研究证实,补心丹加味对异丙肾上腺素所致的实验性心肌梗死具有满意的拮抗作用,显著地降低心肌梗死的发生率,提高动物的存活率。其主要作用原理为:对缺血心肌血流供应的调节;提高缺血心肌对乏氧的耐受性;改善缺血心肌的生化代谢。此外,还能改善动物的非特异性防御功能和应激状态。

同名方

1. 《世医得效方》天王补心丹　即本方去朱砂、生地黄,加金箔、熟地黄、菖蒲、炙甘草、百部、杜仲、茯神组成。功能滋阴养血,补心安神。主治烦热惊悸,咽干口燥,夜寐不安,梦遗健忘。
2. 《万病回春》天王补心丹　由本方去白茯苓,加白茯神、黄连、石菖蒲组成。功能滋阴泻火,养心安神。主治阴虚火旺,心神失养,惊悸怔忡,健忘失眠,咽喉干燥,夜梦遗精。

附　方

①加减补心丹(《顾氏医镜》)　由生地黄、酸枣仁、茯神、麦门冬、石斛、龙眼肉、牡丹皮、白芍药、竹叶、远志、朱砂组成。功能养阴清热,补心安神。主治心血虚有热而致的不寐。若痰多加竹沥;心火甚加犀角、黄连;虚者加人参。

②加减补心汤(《扶寿精方》)　由白茯苓、归身、远志、黄柏、知母、生地黄、陈皮、酸枣仁、麦门冬、人参、石菖蒲、白术、甘草、白芍药组成。功能补气养血,滋阴清热,宁神益智。主治诸虚健忘。

③补心丹(《赤水玄珠》)　由麦门冬、远志、石菖蒲、香附、天门冬、天花粉、白术、贝母、熟地黄、茯神、地骨皮、人参、当归、牛膝、黄芪、木通、大枣组成。功能养心安神。主治心气不足,惊恐健忘。

④补心丹(《中华人民共和国药典》)　由本方加石菖蒲、甘草组成。功能、主治与本方同。

七　大补心丹

方　源　《三因极一病证方论》

组 成 炙黄芪30克 茯神30克 人参30克 酸枣仁30克 熟地黄30克 远志15克 五味子15克 柏子仁15克

用 法 上药为末,炼蜜为丸,如梧桐子大,辰砂为衣。每服6克,米汤或温酒送下。

功 效 益气养血,补心安神。

主 治 思虑过度,神志不宁,语言重复,怔悸眩晕,自汗呕吐,泻利频数;大病后虚烦不得眠,羸瘦困乏。

方 解 方中黄芪、人参、熟地补气养血;茯神、酸枣仁、柏子仁、远志、五味子养心安神。诸药合用,共奏益气养血,补心安神之效。

加 减 盗汗不止,麦麸汤下;乱梦失精,人参、龙骨汤下;卒暴心痛,乳香汤下;肌热虚烦,麦门冬汤下;吐血,人参、卷柏汤下;大便下血,当归、地榆汤下;小便尿血,赤茯苓汤下;卒中不语,薄荷、牛黄汤下;风痫涎潮,防风汤下。

按 语 本方以思虑过度、神志不宁、虚烦不得眠、心悸怔忡、神疲乏力、舌淡、脉细弱为辨证要点。现代用于治疗神经衰弱,心神经官能症,心律失常等病症。

附 方

①七福饮(《景岳全书》) 由人参、熟地黄、当归、白术、炙甘草、酸枣仁、远志组成。功能补气健脾,养血安神。主治气血俱虚而心脾为甚者。

②养神丸(《圣济总录》) 由远志、麦门冬、菖蒲、熟干地黄、山芋、人参、茯神、炙甘草、白术组成。功能补气养血,宁心安神。主治气血两虚,心神不安,失眠健忘。

八 柏子养心丸

方　源　《体仁汇编》

组　成　柏子仁120克　枸杞子90克　麦冬30克　当归30克　石菖蒲30克　茯神30克　玄参60克　熟地黄60克　甘草15克

用　法　为末蜜丸,梧桐子大,每服9克。亦可作汤剂水煎服,用量按原方比例酌减。

功　效　养心安神,补肾滋阴。

主　治　营血不足,心肾失调所致的精神恍惚,怔忡惊悸,夜寐多梦,健忘,盗汗。

方　解　方中重用柏子仁养心安神,为主药。枸杞、当归、熟地补血;玄参、麦冬养阴;石菖蒲、茯神安神宁志,共为辅佐药;甘草调和诸药为使药。九药合用,共奏滋阴补血,养心安神之功。

按　语　本方以精神恍惚、惊悸怔忡、失眠多梦、健忘盗汗、舌淡苔燥、脉虚数为辨证要点。现代用于治疗神经衰弱,神经官能症,更年期综合征,贫血,肾虚遗精,血虚肠燥便秘等病症。如心神恍惚,怔忡惊悸,自汗盗汗,加龙骨、浮小麦、五味子;夜睡多梦,失眠遗精,加金樱子、芡实、莲须;精神倦怠,记忆力减退,加远志、枣仁、党参。

脾胃湿滞、肠滑便溏者忌用。

同名方

1. 《古今医统》柏子养心丸　由柏子仁、白茯神、酸枣仁、生地黄、当归身、五味子、辰砂、犀角、甘草组成。功能养心补血,镇惊安神。主治心劳太过,神不守舍,合眼则梦,遗泄不常。
2. 《全国中药成药处方集》柏子养心丸　由柏子仁、远志、酸枣、五味子、人参、肉桂、茯苓、川芎、黄芪、当归、半夏曲、甘草、朱砂组成。功能滋补气血,养心安神。主治心血亏损,精神恍惚,怔忡惊悸,失眠健忘。

九 黄连阿胶汤

方　源　《伤寒论》

组　成　黄连12克　黄芩6克　芍药6克　阿胶9克　鸡子黄2枚

用　法　先煎前三药,取汁,阿胶烊化入内,待稍冷,再入鸡子黄搅匀。分2次温服。

功　效　养阴清热,除烦安神。

主　治　阴虚火旺,心烦失眠,舌红,苔黄燥,脉细数。

方　解　方中黄连、黄芩泻心火之有余;芍药、阿胶补阴血之不足;鸡子黄滋肾阴,养心血而安神。诸药合用,使水不亏火不炽,则心烦等证可解。

按　语　本方以心烦不眠、口燥咽干、舌红苔燥、脉细数为辨证要点。现代常用于治疗失眠、焦虑、抑郁等神经官能症,更年期综合征,头痛,牙痛,口舌生疮等病症。在临床应用时,一般可加女贞子、旱莲草;咽干口渴,加玄参、麦冬、石斛;胸中烦热,加山栀子、鲜竹叶;失眠易惊,加龙齿、珍珠母;睡而不熟,加酸枣仁、夜交藤;慢性痢疾便脓血属阴虚火旺者,去鸡子黄,加地榆。

同名方

1.《伤寒保命集》黄连阿胶汤　由黄连、黄柏、阿胶、栀子组成。功效与本方同。主治少阴病二三日以上,经病已去,心中烦,不得卧。

2.《圣济总录》黄连阿胶汤　由黄连、黄柏、阿胶、栀子、乌梅组成。功能清热解毒止痢。主治热毒泻痢。

十　人参丸

方　源　《景岳全书》

组　成　人参15克　茯苓15克　茯神15克　枣仁15克　远志15克　益智仁15克　牡蛎15克　朱砂7.5克

用　法　上药研为细末,枣肉为丸,每服9克。

功　效　宁心益智,安神固精。

主　治　心气不足,心悸怔忡,失眠多梦,遗精。

方　解　方中人参补益心气,安神益智,为主药;茯神、茯苓、酸枣仁养心安神,远志宁心安神,为辅药;益智仁补肾涩精,牡蛎潜镇固涩,朱砂重镇安神,为佐使药。诸药合用,共奏宁心益智,安神固精之功。

按　语　本方以心悸气短、失眠多梦、遗精、舌质淡、脉细弱为辨证要点。现代可用于治疗神经衰弱,心律失常,遗精等病症。

同名方

1.《千金要方》人参丸　由人参、甘草、茯苓、麦门冬、菖蒲、泽泻、山药、干姜、桂心、大枣组成。功能温补心阳,宁心安神。主治产后大虚心悸,志意不安,恍惚恐畏,夜不得眠,虚烦少气,及男子虚损心悸。

2.《证治准绳》人参丸　由人参、熟地黄、龙齿、茯神、白术、炙甘草、麦冬、防风、金箔、银箔组成。功能补心祛风,镇惊安神。主治心脏风虚,惊悸心忪,或因忧虑之后,时有恍惚,心神不安。

附 方

①人参散(《太平圣惠方》)　由人参、枳壳、五味子、桂心、柏子仁、山茱萸、甘菊花、茯神、枸杞子、熟干地黄组成。功能补肾养心,益智安神。主治胆气虚冷,经常恐惧,不能独卧,心慌心悸,如人将捕,头目不利,胸中满闷。

②人参安神汤(《幼科铁镜》)　由麦门冬、人参、当归、黄连、酸枣仁、生地黄、茯神组成。功能补气养血,宁心安神。主治小儿心血不足,惊悸不安。

③人参宁神汤(《杂病源流犀烛》)　由人参、生地黄、甘草、葛根、茯神、知母、天花粉、竹叶、五味子组成。功能补气养阴,安神除烦。主治上消,胸满心烦,精神不振。

十一　甘麦大枣汤(又名甘草小麦大枣汤)

方　源　《金匮要略》

组　成　甘草9克　小麦15克　大枣10枚

用　法　水煎服。

功　效　养心安神,和中缓急。

主　治　脏躁。精神恍惚,时时悲伤欲哭,不能自主,心中烦乱,睡眠不安,甚至言行失常,喜怒不节,呵欠频作,舌红少苔,脉细而数。

方　解　方中甘草甘缓和中,养心以缓急迫为主;辅以小麦微寒以养心宁神;大枣补益脾气,缓肝急并治心虚。三味甘药配伍,具有甘缓滋补,柔肝缓急,宁心安神之效。

按　语　本方以精神恍惚、悲伤欲哭、心烦失眠、坐卧不安、舌红少苔、脉细数为辨证要点。现代常用于治疗更年期综合征,精神分裂症,癔症,神经官能症,神经衰弱,以及夜游症,更年期高血压,心律失常,产后发热,月经不调等病症。如心烦失眠,舌红少苔,心阴虚证明显者,可加百合、柏子仁以养心安神;如虚烦失眠,脉弦细属肝血虚者,可加酸枣仁以养肝宁神。

附　方

加味甘麦大枣汤(《妇科辑要》)　由本方加芍药、紫石英组成。功能镇纳浮阳、缓急。主治与本方同。

十二　妙香散

方　源　《太平惠民和剂局方》

组　成　人参15克　黄芪30克　山药30克　茯苓30克　茯神30克　远志30克　桔梗15克　木香75克　炙甘草15克　麝香3克　朱砂9克

用　法　为细末,每服6克,温酒调下,不拘时服。

功　效　补气养心,安神镇惊。

主　治　心气不足,惊悸不安,虚烦少寐,喜怒不常,夜多盗汗,饮食无味,头目昏眩。舌淡,脉虚或细弱者。

方　解　方中人参有"补五脏,安精神,定魂魄,止惊悸"之功,能大补心脾之气而安神,为主药。黄芪、山药、茯苓、炙甘草助人参以加强补气之力;麝香醒脑开窍;远志、茯神、朱砂宁心安神,以加强人参安神之功,皆为辅药。木香行气,使补气而无气滞之弊;桔梗以载药上行,共为佐使之药。诸药合用,共奏补心气,安心神之功。

按　语　本方以惊悸不安、失眠多梦、舌淡、脉虚或细弱为辨证要点。现代可用于治疗神经衰弱,更年期综合征,心、胃神经官能症等病症。

孕妇忌用。

同名方

《医学钩玄》妙香散 即本方去炙甘草组成。功能与本方同。主治思虑伤心,似痛非痛。

附 方

王荆公妙香散(《奇效良方》) 由本方去麝香、木香、山药、黄芪、桔梗,加龙骨、益智仁组成。功能补气宁心,安神涩精。主治梦遗失精,惊悸郁结。

十三 二丹丸

方 源 《素问病机气宜保命集》

组 成 丹参45克 天门冬45克 熟地黄45克 茯神30克 甘草30克 麦门冬30克 人参15克 远志15克 菖蒲15克 丹砂6克

用 法 上为细末,炼蜜为丸,丹砂为衣,梧桐子大,每服9克,空腹时服。

功 效 益气养阴,安神益志。

主 治 失眠健忘,惊悸怔忡。

方 解 方中丹参养心安神,清心除烦,丹砂镇心安神,方以二丹命名,故为主药。麦门冬清心除烦安神;人参补心气、安神定志;天门冬、熟地黄滋阴养血;茯神、甘草益心气、安心神;远志、菖蒲宁心安神,共为辅佐药。甘草调和诸药,兼为使药。诸药合用,共奏补心气,滋心阴,养心血,安心神之功。

按 语 本方主要用于治疗气阴两虚,心神失养之证,以心悸、健忘、舌红、苔薄白、脉虚数为辨证要点。现代可用于治疗神经衰弱,更年期综合征等病症。

心阳虚者非本方所宜。

同名方

1. 《景岳全书》二丹丸　由本方去菖蒲,加丹皮组成。功能益气养阴,安神定志。主治健忘。
2. 《医学发明》二丹丸　由本方去菖蒲组成。功能、主治与本方相同。

附　方

加减固本丸(《杂病源流犀烛》)　即本方去丹参组成。功能益气养阴,安神益志。主治老年神衰健忘。

十四　交泰丸

方　源　《韩氏医通》

组　成　黄连30克　肉桂5克

用　法　上药研为细末,炼蜜为丸。每服2克,下午、晚上各服1次,或临睡前1小时服。

功　效　交通心肾,安神。

主　治　心火旺盛,心肾不交,心烦不安,下肢不温,不能入睡,舌红无苔,脉虚数等症。

方　解　方中黄连清泻心火以制偏亢之心阳;肉桂温补下元以扶不足之肾阳。药虽二味,相反相成,能引火归元,交通心肾。

按　语　本方以心烦不安、下肢不温、失眠、舌红无苔、脉虚数为辨证要点。现代常用于治疗神经衰弱,以及心悸,虚劳,遗精,遗尿,抑郁症,精神病等病症。

阴虚不寐者忌用。

现代药理研究证实,本方应用于24小时尿CA高于正常,而尿17-OHCA低于正常的患者,随着症状的改善,患者的24小时尿CA含量和尿17-OHCS含量趋于正常,提示黄连泻心火的部分药理作用与降低尿CA有关,肉桂温肾阳的部分药理作用与提高尿17-OHCS有关。

附　方

① 上下两济丹(《辨证录》)　由人参、熟地、白术、山茱萸、肉桂、黄连组成。功能清上温下,交通心肾。主治心肾不交,心甚烦躁,昼夜不能寐者。

② 心肾两交汤(《辨证录》)　由熟地、山茱萸、人参、当归、炒枣仁、白芥子、麦冬、肉桂、黄连组成。功能补肾养心,交通心肾。主治心肾不交,健忘失眠。

③ 朱雀丸(《医宗必读》)　由沉香、茯神组成。功能调气安神。主治神志不定,事多健忘。

④ 朱雀丸(《类证治裁》)　由沉香、茯神、人参组成。功能交通心肾。主治健忘心火不降,肾水不升,神明不定者。

十五　养心汤

方　源　《丹溪心法》

组　成
黄芪15克　人参6克　茯苓15克　茯神15克　当归15克　川芎15克　半夏曲15克　酸枣仁9克　柏子仁6克　远志6克　肉桂6克　五味子6克　炙甘草12克　生姜3片　大枣1枚

用　法　水煎服。

功　效　补气养血,宁心安神。

【主　治】　心虚血少,心失所养,心悸怔忡,失眠多梦,气短自汗,精神倦怠,舌淡,脉弱。

【方　解】　方中人参、黄芪、茯苓、炙甘草、当归、川芎、大枣益气养血,五味子、酸枣仁、柏子仁、远志、茯神滋养安神,肉桂温通心阳,鼓舞气血生长,半夏曲和胃消滞,以防诸药之滞胃。诸药配伍,共奏补气养血,宁心安神之功。

【按　语】　本方以面色无华、气短乏力、心悸不安、夜寐不宁为辨证要点。现代常用于治疗心律失常,失眠,神经官能症等病症。

阴虚火旺,痰热内扰者,非本方所宜。

【同名方】

1.《古今医统》养心汤　即本方去黄芪、茯苓、川芎、酸枣仁、半夏曲、肉桂、生姜、大枣,加生地、熟地、麦冬、灯心、莲子组成。功能养心宁神。主治体质虚弱,或病后思虑过多,心虚惊悸不眠。

2.《校注妇人良方》养心汤　由本方去黄芪、川芎、远志,加炒黄芩组成。功能补气养血,宁心安神。主治心血虚,惊悸怔忡,或盗汗无寐,发热烦躁。

3.《傅青主女科》养心汤　由本方去茯苓、酸枣仁、半夏曲、肉桂、大枣、加麦冬组成。功能补气养血,安神定志。主治产后心血不足,心神不宁。

【附　方】

①养心丹(《活人心统》)　由远志、当归、熟地、阿胶、柏子仁、酸枣仁、黄芪、茯神、龙齿、茯苓、紫石英、丹砂组成。功能养心安神。主治心虚血少,心神失养,神不守舍,恍惚怔忡,夜寐不宁,健忘。

②加味养心汤(《医醇賸义》)　由天门冬、麦门冬、当归、酸枣仁、生地黄、龟版、人参、丹参、茯神、柏子仁、远志、甘草、淡竹叶组成。

功能滋阴补血,养心安神。主治心血大亏,心阳鼓动,舌绛无津,烦躁不寐。

十六　孔圣枕中丹

方　源　《千金要方》

组　成　龟版　龙骨　远志　菖蒲　各等分

用　法　上药为末,或为蜜丸,每服9克,日服2次。

功　效　补益心肾,潜镇安神。

主　治　心肾不足,心悸不安,精神恍惚,健忘,失眠,多梦,舌红少苔,脉细数。

方　解　方中龟版为血肉之品,入少阴心肾二经,有补肾阴,养心血之功,为方中主药;远志、菖蒲宁心益智,龙骨潜镇安神,与龟版同用,育阴潜阳,共为辅佐药。药虽四味,功能补肾益精阴养心安神,育阴潜阳。

按　语　本方以心悸不安、失眠健忘、舌红少苔、脉细数为辨证要点。现代常用于治疗神经衰弱以及梦游症,小儿多动症,学习障碍症等病症。

十七　十四友丸

方　源　《太平惠民和剂局方》

组　成　熟地黄30克　白茯苓30克　白茯神30克　人参30克　酸枣仁30克　柏子仁(别研)30克　紫石英(别研)30克　肉桂30克　阿胶30克　当归30克　黄芪30克　远志30克　辰砂(别研)7.5克　龙齿(别研)60克

用　法　上药除别研者为末,再同别研4味和匀,炼蜜为丸,如梧桐子大。每服9克,食后枣汤送下。

功　效　益气养血,补心安神。

主　治　心肾亏虚,气血不足,心悸怔忡,神志不宁,夜卧不安。

方　解　方中人参补心气,益心智,安心神,为主药。熟地、当归补心血;黄芪、茯苓补心气,为臣药。酸枣仁、柏子仁、茯神、远志补心安神;龙齿、紫石英、朱砂镇心安神,为佐药。肉桂温肾助阳,与补益气血药物同用,有鼓舞气血生长之功,为使药。诸药合用,使气血得补,心智得益,心神得安,诸症自除。

按　语　本方以心悸气短、怔忡不宁、夜寐不安、舌质淡、脉细弱为辨证要点。现代可用于治疗神经衰弱,失眠多梦,心律失常,贫血,老年痴呆等病症。

十八　茯神汤

方　源　《外台秘要》

组　成　茯神12克　人参9克　橘皮6克　炙甘草3克　生姜6克　酸枣仁30克

用　法　水煎服。

功　效　养心安神。

主　治　心虚不得睡,多不食。

方　解　方中茯神补脾益气,宁心安神,酸枣仁养心安神,为主药。人参补益心气,安神增智;炙甘草补气健脾;陈皮理气化痰;生姜降逆和中,共为辅佐药;甘草调和诸药,兼为使药。诸药合用,共奏补心气,安心神之功。

按　语　本方以心悸气短、失眠多梦、食少纳差为辨证要点。

现代可用于治疗神经衰弱,神经官能症等病症。

同名方

1. 茯神汤(《千金要方》) 即本方去橘皮、炙甘草、生姜、酸枣仁,加菖蒲、茯苓、赤小豆组成。功能化痰祛邪,安神定志。主治五邪气入体中,见鬼妄语,有所见闻,心悸跳动,恍惚不定。

2. 茯神汤(《千金要方》) 即本方去橘皮、生姜,加防风、远志、龙骨、桂心、独活、细辛、干姜、白术组成。功能祛风养心,安神定志。主治风经五脏,大虚,惊悸。

3. 茯神汤(《证治准绳》) 由茯神、酸枣仁、人参、茯苓、甘草、远志、石菖蒲、黄连、生地黄、当归、莲子组成。功能养血清心,安神定志。主治欲心太炽,思想太远,梦泄不禁,夜卧心悸不宁。

附 方

①茯神饮(《仁术便览》) 由茯神、茯苓、人参、石菖蒲、赤小豆组成。功能益气化痰安神。主治妇人心虚与鬼交通,妄有所见闻,言语错乱。

②茯神丸(《圣济总录》) 由茯神、人参、远志、麦门冬、熟地黄、青皮、炙甘草、五味子、山芋、枳壳、槟榔、白术、桂枝、芍药组成。功能行气补血,养心安神。主治风惊邪,心中恍惚,惊悸恐怖,精神不乐。

③茯神丸(《世医得效方》) 由茯神、人参、麦冬、黄芩、熟地黄、柏子仁、薏苡、犀角、龙齿、铁粉、防风、黄芪组成。功能养心清热,镇惊安神。主治心脏风虚,惊悸心松,常多健忘。

④茯神丸(《证治准绳》) 由茯神、人参、麦门冬、熟地黄、黄芩、薏苡仁、柏子仁、犀角、龙齿、云母粉、防风、黄芪组成。功能养心清热,镇惊安神。主治心脏风虚,惊悸心松,常多健忘。

⑤茯神丸(《体仁汇编》) 由石菖蒲、茯苓、茯神、人参、远志组成。功能养心安神益智。主治多忘。

⑥茯神散(《太平圣惠方》)　由茯神、人参、龙骨、菖蒲、远志、熟地黄、天门冬组成。功能补气养血,安神益智。主治健忘。

⑦茯神散(《妇人大全良方》)　由茯神、人参、龙齿、独活、酸枣仁、防风、远志、桂心、细辛、白术、甘草、干姜组成。功能安神定志。主治妇人血风,五脏大虚,惊悸。

⑧茯神散(《鸡峰普济方》)　由茯神、酸枣仁、黄芪、人参、柏子仁、远志、五味子、熟地黄组成。功能补气养血,宁心安神。主治胆虚不得睡,神思不安。

⑨茯神散(《普济本事方》)　由茯神、远志、防风、细辛、白术、前胡、人参、桂心、甘菊花、熟地黄、枳壳组成。功能温通心阳,宁心安神。主治胆虚冷,目眩头疼,心神恐畏,不能独处,胸中满闷;

⑩茯神散(《普济本事方》)　由茯神、熟地黄、白芍、川芎、当归、白茯苓、桔梗、远志、人参组成。功能养血安神。主治因惊语言颠错,心神不安。

⑪茯苓丸(《普济本事方》)　由辰砂、石菖蒲、人参、远志、茯神、白茯苓、真铁粉、半夏曲、南星组成。功能化痰宁心,镇惊安神。主治风痰,惊悸头眩。

十九　宁志丸

方　源　《仁斋直指方》

组　成　人参15克　茯苓15克　茯神15克　枣仁15克　石菖蒲15克　当归身15克　远志15克　柏子仁15克　琥珀15克　乳香9克　朱砂9克

用　法　为细末,炼蜜为丸,如梧桐子大,每服9克,食后枣汤送下。

功　效　益气补血,养心安神。

主　治　气血俱虚,梦中多惊,怔忡健忘。

方　解　方中人参、茯苓补益心气,安神宁志;当归补血,为主药。茯神、酸枣仁、柏子仁养心安神;石菖蒲、远志宁心安神,为辅药。琥珀、朱砂镇惊安神;乳香芳香行气活血,使气血和畅,心神安宁,为佐使之用。诸药合用,共奏益气补血,养心安神之功。

按　语　本方以心悸气短,面色无华,失眠健忘,多梦易惊,为辨证要点。现代可用于治疗神经衰弱,神经官能症,心律失常,更年期综合征等病症。

同名方

《世医得效方》宁志丸　由本方去茯神、柏子仁、琥珀、远志组成。功能养心安神宁志。主治心气不足,精神恍惚,喜怒不常,语无伦次。

附　方

①宁志膏(《百一选方》)　由辰砂、酸枣仁、人参、茯神、琥珀、乳香组成。功能养心安神。主治妇人因出血多,心神不安,不得睡卧,语言失常。

②宁志膏(《太平惠民和剂局方》)　由酸枣仁、人参、辰砂、乳香组成。功能安神宁志。主治心脏亏虚,神志不宁,恐怖惊惕,常多恍惚,易于健忘,睡卧不安,夜多恶梦。

二十　安神补心汤

方　源　《古今医鉴》

组　成　当归3.5克　生地3.5克　茯神3.5克　黄芩3.5克　川芎2.1克　白芍3克　白术3克　酸枣仁2.4克　远志2.4克　麦冬6克　玄参1.5克　甘草0.9克

用　法　水煎服。

功　效　滋阴清热,养心安神。

主　治　心虚惊悸怔忡。

方　解　本方为主治阴血不足,心神不安之方。方中生地、当归、白芍、川芎、麦冬、玄参滋阴养血;酸枣仁、远志养心安神;黄芩与生地、玄参相配,凉血清热;白术、甘草补气;甘草兼能调和诸药。诸药合用,共奏补心养血,滋阴清热,宁心安神之功。

按　语　本方以心烦失眠、惊悸怔忡、舌红少苔、脉细数为辨证要点。现代可用于治疗神经衰弱,心律失常,甲状腺功能亢进,更年期综合征等病症。《杂病源流犀烛》用本方主治心肝两虚,神情怏悒不快。

脾胃虚寒,胃纳欠佳,湿痰留滞者,不宜服用。

附　方

补心汤(《千金要方》)　方(1)由紫石英、茯苓、人参、远志、当归、茯神、甘草、紫菀、麦冬、赤小豆、大枣组成。功能补心安神。主治心气不足,其病苦惊悸汗出,心中烦闷短气,喜怒悲忧悉不自知,常苦咽喉痛,口唇黑,呕吐血,舌本强,不通水浆。

方(2)由人参、甘草、枳实、当归、龙齿、桔梗、半夏、桂心、黄芪、生姜、茯神、大枣、茯苓、远志组成。功能定志下气。主治奄奄忽忽,朝瘥暮剧,惊悸心中憧憧,胸满不下食,阴阳气衰,脾胃不磨,不喜闻人声。

二十一　柏子仁丸

方　源　《普济本事方》

组　成　柏子仁60克　半夏曲60克　牡蛎30克　人参30克

白术 30 克　麻黄根 30 克　五味子 30 克　净麸 15 克　红枣 90 克

用　法　研为细末,炼蜜为丸,每服 6~9 克,日服 2 次,开水送下。

功　效　养心安神,和胃止汗。

主　治　心气虚弱,惊悸怔忡,夜寐不安,盗汗乏力。

方　解　方中柏子仁养心安神,益血止汗,为方中主药;配以人参益气安神,白术补脾止汗,半夏曲和胃化痰,五味子、牡蛎、麻黄根收敛止汗,麦麸和脾胃,止虚汗,红枣补脾胃,养营安神。诸药配伍,具有安神止汗之功,适用于夜寐易惊盗汗之证。

按　语　本方以心悸怔忡、气短乏力、夜卧不安、盗汗、舌淡、脉细弱为辨证要点。现代可用于治疗自主神经功能紊乱,神经衰弱,心律失常,更年期综合征等病症。

二十二　四物安神汤

方　源　《杂病源流犀烛》

组　成　当归 2.1 克　白芍药 2.1 克　生地黄 2.1 克　熟地黄 2.1 克　人参 2.1 克　白术 2.1 克　茯神 2.1 克　酸枣仁 2.1 克　炒黄连 2.1 克　炒柏子仁 2.1 克　麦门冬 2.1 克　竹茹 2.1 克　大枣 2 枚　炒米 1 撮　乌梅 2 个

用　法　水煎服。服时冲入朱砂末 1.5 克。

功　效　养血安神。

主　治　气血亏虚,心悸怔忡,心烦不安,失眠多梦,口舌生疮,舌红苔黄,脉细数。

方　解　本方为主治阴血亏虚,痰热内扰,心神不安之方。方中生地、熟地、白芍、当归、麦冬、乌梅滋阴养血;黄连清心泻热;竹茹清热化痰;人参、酸枣仁、柏子仁、茯神、大枣养心安神;白术健脾;朱砂镇惊安神。诸药合用,共奏滋阴养血,清热化痰,养心安神之功。

按 语 本方以心烦不安、心悸怔忡、失眠多梦、神疲乏力、舌红苔黄、脉细数为辨证要点。现代常用于治疗神经衰弱,癔症,复发性口疮,更年期综合征,甲状腺功能亢进等病症。

同名方

1. 《万病回春》四物安神汤 由干生地、当归、白芍、熟地、酸枣仁、黄连、茯神、竹茹、栀子、朱砂、乌梅组成。功能滋阴养血,清心安神。主治阴血不足,痰热内扰,心悸失眠。
2. 《古今医鉴》四物安神汤 由本方去乌梅、柏子仁、大枣加栀子组成。功能补血益气,清心安神。主治怔忡。

附 方

① 养血安神汤(《古今医鉴》) 由当归、川芎、白芍、陈皮、柏子仁、黄连、生地黄、茯神、白术、酸枣仁、甘草组成。功能清心养血安神。主治血虚火动惊悸者。

② 养血清心汤(《杂病源流犀烛》) 由当归、生地黄、人参、白术、姜远志、茯神、酸枣仁、川芎、甘草组成。功能补气养血,清心安神。主治劳神病狂。

二十三 远志丸

方 源 《重订严氏济生方》

组 成 远志60克 石菖蒲60克 茯神30克 人参30克 龙齿30克 白茯苓30克

用 法 上药研细末,炼蜜为丸,如梧桐子大,辰砂为丸。每服9克,食后、临卧用温开水送下。

功　　效　宁神安定,交通心肾。

主　　治　因事有所大惊,夜多异梦,神魂不安,惊悸恐怯。

方　　解　方中远志、菖蒲宁心安神;人参、茯神、茯苓养心安神;龙齿上能镇心,下能固肾,对惊恐所伤之心神不安,最为适宜。诸药合用,有宁心安神,交通心肾,固摄精气之功。

按　　语　本方以受惊恐之后,易恐善惊,夜多恶梦为辨证要点。现代可用于治疗神经官能症,癔症,神经衰弱,精神病等病症。

同名方

1. 《太平惠民和剂局方》远志丸　由远志、牡蛎、白茯苓、人参、干姜、辰砂、肉苁蓉组成。功能补益心肾,聪明耳目,定志安神,滋养气血。主治心气不足,肾经虚损,思虑太过,精神恍惚,健忘多惊,睡卧不宁,遗精淋浊,虚汗盗汗,耳鸣耳聋。

2. 《张氏医通》远志丸　由本方去白茯苓,加酸枣仁。功能养心益智,镇惊安神。主治因惊梦寐不宁,神不守舍者。

附　　方

①远志汤(《千金要方》)　方(1)由远志、人参、甘草、当归、桂心、麦冬、芍药、茯苓、生姜、大枣组成。功能温补气血,宁心安神。主治产后心悸不定,恍惚昏愦,语言错乱。方(2)由远志、干姜、白术、桂心、黄芪、紫石英、防风、当归、人参、茯苓、甘草、川芎、茯神、羌活、麦冬、半夏、五味子、大枣组成。功能补气养心安神。主治心气虚,惊悸,喜忘,不进食。方(3)由远志、黄芪、茯苓、甘草、芍药、当归、桂心、麦门冬、人参、独活、生姜、附子组成。功能补气温阳,宁心安神。主治心气不足,惊悸,语言谬误,恍惚愦愦,心烦闷,耳鸣。

②远志饮子(《证治准绳》) 由远志、茯神、肉桂、人参、炒酸枣仁、黄芪、当归、炙甘草组成。功能温补气血，养心安神。主治心劳虚寒，梦寐惊悸。

③菖蒲益智丸(《千金要方》) 由菖蒲、远志、人参、桔梗、牛膝、桂心、茯苓、附子组成。功能养心益智。主治健忘，神志恍惚。

④养命开心益智方(《千金要方》) 由干地黄、人参、茯苓、苁蓉、远志、菟丝子、蛇床子组成。功能补肾养心，安神益智。主治喜忘。

二十四 调气养神汤

方　源　《医学衷中参西录》

组　成　龙眼肉24克　柏子仁15克　生龙骨15克　生牡蛎15克　生地黄18克　天门冬12克　生麦芽9克　远志6克　甘松6克　菖蒲6克　甘草4.5克　朱砂0.9克

用　法　铁锈浓水煎服。

功　效　养神明、滋心血、理肝气、清虚热。

主　治　思虑过度，伤其神明。或更因思虑过度，暗生内热，其心肝之血，消耗日久，以致心火肝气，上冲头部，扰乱神经，致神经失其所司，知觉错乱，以是为非，以非为是，而不致于疯狂过甚者。

方　解　龙眼肉色赤入心，且多津液，最能滋补血分，兼能保和心气之耗散，故以之为主药。柏子仁多含油质，故善养肝，兼能镇肝，又与龙骨、牡蛎之善于敛戢肝火肝气者同用，则肝火肝气自不挟心火上升，以扰乱神经也；用生地黄者，取其能泻上焦之虚热，更能助龙眼肉生血也；用天门冬者，取其凉润之性，能清心宁神，即以开燥痰也；用远志、菖蒲者，取其能开心窍、利痰涎，且能通神明也；用朱砂、铁锈水者，以其皆能镇安神经，又能定心平肝也；用生麦芽者，以将顺其性，善舒肝气也；至于甘松，其能清热、开瘀、逐痹，为安养神经之妙药。

按　语　本方以自觉气火上冲头部以致知觉错乱、以是为非，以非为是，舌质红、脉弦细或细数为辨证要点。现代可用于治疗癔症，精神病，神经官能症等病症。

二十五　定心汤

方　源　《医学衷中参西录》

组　成　龙眼肉30克　炒酸枣仁15克　山茱萸15克　柏子仁12克　生龙骨12克　生牡蛎12克　生明乳香3克　生明没药3克

用　法　水煎服。

功　效　养心神，调气血，安魂魄。

主　治　主治心虚怔忡。

方　解　方中龙眼肉补心血；枣仁、柏仁以补心气；更用龙骨入肝以安魂；牡蛎入肺以定魄。且二药与山茱萸并用，大能收敛心气之耗散，少加乳香、没药之流通气血以调和之。

加　减　因热怔忡者，加生地黄。

按　语　本方以心悸怔忡、不能自主、舌质暗或有瘀斑瘀点为辨证要点。现代可用于治疗冠心病，风心病等所致的心律失常等病症。

同名方

定心汤《三因极一病证方论》　由茯苓、桂心、炙甘草、白芍药、炮姜、炒远志、人参组成。功能温补心气，安神定志。主治心劳虚寒，惊悸，恍惚多忘，梦寐惊魇，神志不定。

附 方

①大定心汤(《千金要方》) 由人参、茯苓、茯神、远志、龙骨、干姜、当归、甘草、白术、芍药、桂心、紫菀、防风、赤石脂、大枣组成。功能温补气血,安神益志。主治心气虚悸,恍惚多忘,或梦寐惊魇,志少不足。

②小定心汤(《千金要方》) 由茯苓、桂心、甘草、芍药、干姜、远志、人参、大枣组成。功能温补心气,安神宁志。主治虚羸,心气惊弱,多魇。

③定心丸(《圣济总录》) 由茯苓、茯神、苏合香、琥珀、龙齿、阿胶珠、牛黄、珍珠、犀角、冰片、麝香、胆南星、炙甘草、远志、金箔、银箔、菖蒲、炒酸枣仁、天竺黄、人参、虎睛、朱砂、雄黄、安息香组成。功能镇心神,开心窍,清痰热,定心志。主治心虚忧愁不乐,惊悸心忪,恍惚忘误,神情不宁。

二十六 安魂汤

方 源 《医学衷中参西录》

组 成 龙眼肉 18 克 炒酸枣仁 12 克 生龙骨 15 克 生牡蛎 15 克 清半夏 9 克 茯苓 9 克 生赭石 12 克

用 法 水煎服。

功 效 补心血,化痰饮,安心神。

主 治 心中气血虚损,兼心下停有痰饮,致惊悸不眠。

方 解 方中龙眼肉补心血;酸枣仁以收敛心气;龙骨、牡蛎以安魂魄;半夏、茯苓以化痰饮;赭石以导引心阳下潜,使之归藏于阴,以成瞌睡之功也。

按 语 本方以惊悸失眠、苔腻脉滑为辨证要点。现代可用于治疗神经衰弱,神经官能症,癔症等病症。

二十七　清心丸

方　源　《医学心悟》

组　成　生地120克　丹参60克　黄柏15克　牡蛎45克　山药45克　酸枣仁45克　茯苓45克　麦冬45克　茯神45克　北五味30克　车前子30克　远志30克

用　法　上药研末,用金樱膏为丸。每服9克,开水送服。

功　效　清心安神,收涩固精。

主　治　失眠、梦遗。

方　解　方中生地黄、麦冬、丹参养阴清心;山药、茯苓、黄柏与生地相配,有知柏地黄丸之意,以泻少阴心肾之火;车前子利小便,导心火下行;酸枣仁、茯神、远志养心安神;牡蛎、五味子收涩固精。

按　语　本方以烦热、遗精、失眠、多梦、舌尖红绛为辨证要点。现代常用于治疗神经官能症所致的遗精,失眠等症。

同名方

1. 《普济本事方》清心丸　由黄柏、冰片组成。功能清热泻火。主治遗精,心怔恍惚,膈热。

2. 《丹溪心法》清心丸　由黄连、茯神、赤茯苓组成。功能清心安神。主治诸痛痒疮。

附　方

清心补血汤(《杂病源流犀烛》)　由人参、当归、白芍药、茯神、酸枣仁、麦门冬、川芎、生地黄、栀子、炙甘草、陈皮、五味子组成。功能清心除烦,养血安神。主治劳心思虑,损伤精神,头眩目昏,心虚气短,惊悸烦热者。

第 9 章

开窍方

第一节 清热开窍方

一 安宫牛黄丸

方 源 《温病条辨》

组 成 牛黄 30 克　郁金 30 克　犀角 30 克　黄连 30 克　黄芩 30 克　山栀 30 克　朱砂 30 克　雄黄 30 克　梅片 7.5 克　麝香 7.5 克　珍珠 15 克

用 法 为极细末，炼老蜜为丸，每丸 3 克，金箔为衣，腊护。大人病重体实者，日再服，甚至日三服；小儿服半丸。

功 效 清热开窍，豁痰解毒。

主 治 温热病，热邪内陷心包，痰热壅闭心窍。高热烦躁，神昏谵语，以及中风昏迷，小儿惊厥属邪热内闭者。

方 解 本方所治之神昏谵语，是因温热之邪内陷心包。方中牛黄清心解毒,豁痰开窍,麝香开窍醒神,共为君药。犀角清心凉血解毒;黄连、黄芩、山栀清热泻火解毒,助牛黄以清心包之火;冰片、郁金芳香辟秽,通窍开闭,以加强麝香开窍醒神之效,共为臣药。上述清热泻火,凉血解毒之品与芳香开窍药配合,是为凉开之方的配伍特点。佐以朱砂、珍珠镇心安神,以除烦躁不安;雄黄助牛黄以豁痰解毒。蜂蜜和胃调中,是为使药。用金箔为衣,亦是取其重镇安神之效。

加　减　脉虚者,人参汤下;脉实者,银花、薄荷汤下。

按　语　本方以高热烦躁、神昏谵语、舌红或绛为辨证要点。现代常用于治疗流行性脑脊髓膜炎、乙型脑炎、中毒性菌痢、中毒性肺炎、肝昏迷、尿毒症、脑血管意外、颅脑损伤、黄疸型肝炎、以及感染或中毒引起的高热等。如兼腑实,大便秘结,腹部硬痛,加生大黄。

　　孕妇忌用。

　　现代药理研究证实,本方有镇静、抗惊厥、解热、抗炎、复苏等作用,对细菌、内毒素性脑损伤之脑细胞有保护作用,并有调节心血管功能的作用。

附　方

①牛黄金虎丹(《太平惠民和剂局方》)　由天雄、白矾、天竺黄、天南星、腻粉、牛黄、生龙脑、金箔、雄黄组成。功能清热熄风,化痰开窍。主治中风,项背强直,口噤失音,筋脉拘急,鼻干面黑,遍身壮热,汗出如油,目瞪唇青,心神迷闷,形态如醉,痰涎壅盛,喉中如拽锯。

②牛黄膏(《太平惠民和剂局方》)　由海蛤粉、牙硝、朱砂、人参、雄黄、冰片、甘草、金箔、银箔、牛黄组成。功能清热化痰,熄风镇惊。主治小儿痰热惊风,痫搐,咳嗽。

③牛黄膏(《小儿药证直诀》)　由雄黄、甘草、甜消、朱砂、龙脑、寒

水石组成。功能清热镇惊。主治小儿惊热。

④牛黄铁粉丹(《御药院方》) 由牛黄、腻粉、朱砂、生犀末、脑子、铅白霜、雄黄、天南星、铁粉、川甜消、人参、金箔、银箔组成。功能熄风化痰,镇惊开窍。主治中风痰盛,精神昏愦,言语謇涩,手足不遂,诸药不效者。

⑤牛黄散(《证治准绳》) 由牛黄、麝香、犀角屑、羚羊角屑、龙齿、防风、天麻、独活、人参、沙参、茯神、升麻、甘草、白鲜皮、远志、天竺黄、龙脑、朱砂、铁粉、麦门冬组成。功能芳香开窍,镇惊安神。主治心脏中风,恍惚,恐惧,闷乱不得睡卧,语言错乱。

⑥牛黄承气汤(《温病条辨》) 即用安宫牛黄丸2丸化开,调入生大黄末9克而成。功能清热解毒,开窍,攻下。主治热入心包,神昏谵语,饮不解渴,兼有腑实者。

⑦安宫牛黄散(《上海中成药临床实用手册》) 即本方犀角改水牛角,制成散剂。功能、主治与本方相同。

⑧醒脑静注射液(《全国中药成药处方集》) 即本方去犀角、牛黄、珍珠等制成注射液。功能、主治与本方相同。

⑨牛麝散(《实用中医内科学》) 由人工牛黄、丁香、菖蒲、麝香、羚羊角粉、藏红花组成。功能清热熄风,开窍醒神。主治高热昏迷,对肝性脑病有一定的疗效。

二 牛黄镇惊丸

方　源　《中华人民共和国药典》

组　成　天麻3克　防风3克　制白附子1.5克　白僵蚕1.5克　薄荷1.5克　钩藤1.5克　天竺黄1.5克　半夏1.5克　朱砂1.5克　胆南星1.5克　珍珠1.5克　雄黄1.5克　全蝎4.5克　甘草6克　牛黄1.2克　麝香0.6克　冰片0.6克　琥珀0.9克

用　法　上药研细末,制成蜜丸,每丸重1.5克。每服1丸,日服1～3次,温开水送下。小儿酌减。

功　效　豁痰清热祛风,镇惊安神开窍。

主　治　小儿风痰壅盛,高热,惊风抽搐,烦躁不安,神志不清,牙关紧闭等症。

方　解　方中牛黄、雄黄、麝香、冰片清热解毒,芳香开窍;天麻、僵蚕、钩藤、全蝎熄风止痉;天竺黄、胆南星、半夏、制白附子、防风、薄荷祛风清热化痰;朱砂、珍珠、琥珀镇惊安神;甘草解毒,调和诸药。诸药合用,共奏豁痰清热祛风,镇惊安神开窍之功。

按　语　本方以小儿风痰壅盛、高热、惊风抽搐、烦躁不安、神志不清、牙关紧闭等为其辨证要点。现代常用于治疗小儿惊厥,脑膜炎,脑炎,癫痫,脑血管意外;还可以用于治疗各种原因引起的手足搐搦症,精神疾病,各种眩晕,晕厥等病症。临床如见四肢搐搦、身热项强明显者,可加用蜈蚣、全蝎、僵蚕、蝉蜕、葛根等药煎汤送服;痰涎内阻、神识昏蒙、身热、苔黄腻明显者,可加用黄连、郁金、竹茹、石菖蒲、茯苓等药煎汤送服。

凡脾阳不足、脾肾两虚、气血亏虚或气阴两伤等引起的手足抽搐、肢体拘挛等症,不宜应用。孕妇忌用。

三　牛黄清心丸

方　源　《痘疹世医心法》

组　成　牛黄0.75克　朱砂4.5克　黄连15克　黄芩9克　山栀9克　郁金6克

用　法　共为细末,炼蜜为丸,每丸重1.5克,每服2丸,日服3次,温开水化服。小儿酌减。

功　效　清热解毒,开窍安神。

主　治　温热内陷,热入心包,神昏谵语,身热,烦躁不安;小儿惊厥,痰涎壅盛,手足搐搦;痧疹火郁,烦躁不安;中风,痰火闭结,昏眩瘈疭,神昏窍闭,舌謇语涩等证。

方　解　方中牛黄甘寒,入心肝经,能清热解毒,开窍祛痰,熄风定惊,为凉开之要药,黄连、黄芩、栀子苦寒之品,可助牛黄以清热解毒;郁金行气开郁,凉血散瘀,可助牛黄以开窍醒神;朱砂重镇宁心,泻火解毒,可助牛黄以安神。诸药配伍,共奏清热解毒,开窍安神之效。

按　语　本方以壮热、谵语、神昏、面赤唇干、舌红苔黄、脉数为辨证要点。现代常用于治疗流行性脑脊髓膜炎,流行性乙型脑炎,中毒性肺炎,尿毒症昏迷,肝昏迷,原发性高血压,热性病高热引起的神识不清,烦躁不安;又可用于治疗脑溢血等病症。如见热毒重,用蒲公英、板蓝根、金银花、连翘、山栀等或与黄连解毒汤煎汤送服;痰热盛者,用鲜竹沥、贝母、全瓜蒌、制半夏、天竺黄、胆南星等煎汤送服;心火盛者,用莲子心、淡竹叶、灯心草、黄连等或黄连泻心汤煎汤送服。

　　本品属苦寒之剂,应中病即止;孕妇慎用。

　　现代药理研究证实,本方具有显著的镇静、镇惊、解热作用,还能提高小鼠耐高温、耐缺氧能力。

同名方

1.《太平惠民和剂局方》牛黄清心丸　由白芍药、麦门冬、黄芩、当归、防风、白术、柴胡、桔梗、川芎、茯苓、杏仁、神曲、炒蒲黄、人参、羚羊角、麝香、冰片、肉桂、炒大豆卷、炒阿胶、白蔹、炮姜、牛黄、犀角、雄黄、山药、甘草、金箔、大枣组成。功能清心开窍,祛风补虚。主治诸风缓纵不遂,语言謇涩,心神恍惚,怔忡健忘,头目眩冒,胸中烦郁,痰涎壅塞,精神昏愦,及心气不足,惊悸悲忧,虚烦少眠,喜怒无时,或发狂癫,神情烦乱。

2.《疡医大全》牛黄清心丸 由胆南星、防风、黄连、雄黄、五倍子、元参、天竺黄、桔梗、茯苓、茯神、当归、犀角、荆芥、冰片、珍珠、麝香、牛黄、轻粉、甘草组成。功能清热解毒,化痰散结。主治锁喉毒,肿塞疼痛,妨碍饮食。

附 方

牛黄清心片(《上海市药品标准》) 即本方去黄芩加全蝎组成。功能清心开窍,熄风镇惊。主治热盛神昏抽搐,小儿惊厥等症。

四 清心牛黄丸

方 源 《证治准绳》

组 成 牛黄6克 胆南星30克 黄连30克 当归身15克 甘草15克 朱砂15克

用 法 共研极细末,汤浸蒸饼为丸,如绿豆大,金箔为衣。每服1.5克,小儿酌减。临睡时唾津咽下,或生姜汤、薄荷汤、人参汤下,量虚实调服。

功 效 清心开窍,豁痰定惊。

主 治 卒中神昏不语,痰塞语謇,口角流涎,烦热气急,或舌纵不收,口眼㖞斜,手足痿软,舌红苔黄腻,脉滑数等。

方 解 方中以牛黄清热解毒,化痰开窍为主;辅以黄连清心解毒,胆南星化痰定惊;佐以朱砂、金箔镇惊安神;甘草调和诸药,为使药。诸药合用,共奏清心开窍,豁痰定惊之功。

按 语 本方以卒中神昏、痰塞语謇、口角流涎、烦热气急、舌纵不收、口眼㖞斜、舌红、苔黄腻、脉滑数为辨证要点。现代常用于脑血栓形成,脑溢血,中风后遗症,癫痫,脑震荡或脑外伤后引起的精失常,精神分裂症,乙型脑炎后遗症,小儿痰热惊厥等病症。若伴喉中痰鸣漉漉者,可加鲜竹沥冲服。

凡阳气虚弱、寒湿内阻所引起的神昏痰阻、言语不清等证,则不宜应用本品。

五 牛黄定志丸

方　源　《杂病源流犀烛》

组　成　朱砂60克　半夏60克　雄黄30克　天麻30克　甘草30克　乌梢蛇肉30克　琥珀22克　牛黄15克　冰片15克　全蝎15克　僵蚕15克　附子15克　牛膝15克　天南星15克　麝香7.5克

用　法　上药研为细末,炼蜜为丸,如芡实大。每服1丸,用人参3克、薄荷1.5克煎汤嚼下。小儿酌减。

功　效　化痰定惊,开窍安神。

主　治　中风昏冒,神志不宁,心神恍惚,惊悸不安,失眠健忘,烦躁多梦,头晕目眩,惊风抽搐,痰涎壅阻,卒然昏倒,不省人事,头痛,风湿痛,眩晕,口眼㖞斜,狂言乱语,哭笑无常等。

方　解　方中牛黄、麝香、冰片清心开窍;半夏、天南星、僵蚕、全蝎、天麻、乌梢蛇、附子化痰熄风;朱砂、琥珀定惊安神;雄黄解毒辟秽;甘草解毒,调和诸药。

按　语　本方以中风、神志昏愦、精神恍惚、惊悸不宁、惊风抽搐、痰涎壅阻、卒然昏倒、口眼㖞斜、精神错乱等为辨证要点。现代主要用于治疗中风,惊悸,惊风,脑动脉硬化引起的精神障碍,精神病,神经衰弱,癫痫,面神经麻痹,头痛,眩晕,昏厥及婴儿手足搐搦症等。如见抽搐动风明显者,可用钩藤煎汤送服;

烦躁不安明显者,用灯心草煎汤送服;痰涎壅盛明显者,用鲜竹沥送服;脑动脉硬化引起的精神障碍,可用丹参、当归、山楂、生地、玉竹、川芎等煎汤送服;失眠者,可用柏子仁、茯苓、远志、红枣、淮小麦等煎汤送服。

邪热内盛,阴虚动风等症及孕妇忌用。

六 牛黄清宫丹

方　源　《中国中药成药处方集》

组　成　银花20.2克　麦冬10.2克　黄芩10.2克　莲子心10.2克　花粉10.2克　甘草10.2克　大黄10.2克　生栀子10.2克　犀角10.2克　生地6克　连翘6克　广郁金6克　玄参4.2克　朱砂8.1克　麝香0.1克　牛黄0.1克　冰片2.1克　雄黄11.1克

用　法　上药研细和匀,炼蜜为丸,每丸重2.1克,蜡皮封固。每服1丸,温开水送服。小儿酌减。

功　效　清热解毒养阴,凉血定惊开窍。

主　治　邪热外侵,发热咽痛,舌赤唇干,大便秘结,小便黄赤,谵语狂言,神志昏迷,烦躁不安,头痛项强,牙关紧闭,四肢抽搐,皮肤紫斑,眩晕气促,惊悸不宁及中暑中恶等。

方　解　方中银花、连翘、黄芩、大黄、栀子、花粉、甘草、莲子心清热泻火解毒,犀角、生地、玄参、郁金清心凉血解毒,麝香、牛黄、冰片、朱砂清热开窍安神,雄黄解毒辟秽。诸药合用,共奏清热泻火,凉血解毒,芳香开窍之功。

按　语　本方以高热伤津、咽痛口干、大便干结、小便黄赤、神昏谵语、不省人事、烦躁不安、手足抽搐、体肤紫斑、舌红或绛等为辨证要点。现代常用于治疗化脓性脑膜炎,各种脑炎,中暑,中毒性痢疾,急性咽炎,各种败血症,猩红热,急、慢性白血病,斑疹伤寒,系统性红斑狼疮,恶性淋巴瘤,恶性组织细胞增生症,传染性单核细胞增生症,细菌性心内膜炎,流行性出血热等病症。

外感表证、发热头痛,湿热留恋气分的发热胸闷、口苦、苔黄腻,不宜使用本方。孕妇忌用。

七 牛黄卫生丹

方 源 《全国中药成药处方集》

组 成 牛黄1.5克 冰片1.5克 黄连60克 黄芩60克 山栀60克 犀角60克 麦冬60克 广郁金30克 薄荷30克 防风30克 木通30克 麝香30克

用 法 上药研极细末,炼蜜为丸。每服3克,温开水送下。小儿酌减。

功 效 清心定惊,解毒开窍。

主 治 感受四时不正之气,斑疹痘疹,发热恶寒,呕吐恶心,胸膈满闷,邪热内闭,谵语神昏,不省人事,烦躁不安,身热紫斑,四肢搐搦,牙关紧闭,头痛项强,头目眩晕,咽喉肿痛,疹毒内闭,舌质红或绛。

方 解 方用犀角、牛黄、山栀、黄连、黄芩、木通、麦冬清心解毒定惊,麝香、郁金、冰片开窍辟秽;薄荷、防风透邪外出。诸药合用,共奏清心解毒,开窍醒神之功。

按 语 本方以发热头痛、谵语神昏、不省人事、烦躁不安、身热紫斑、四肢搐搦、舌红或绛等为辨证要点。现代常用于治疗流行性乙型脑炎,流行性脑脊髓膜炎,流行性感冒,伤寒,副伤寒,中毒性菌痢,中暑,各种败血症,急性或亚急性细菌性心内膜炎等病症。

凡表证发热、头痛身痛者,不宜用本方;阴血耗伤、虚风内动及痰浊上蒙、神志昏乱之证,非本品所宜。孕妇忌用。

八 抱龙丸

方　源　《小儿药证直诀》

组　成　天竺黄 30 克　雄黄 3 克　朱砂 15 克　麝香 15 克　胆南星 120 克

用　法　研为细末,煮甘草水和药为丸,每丸 1.5 克。温开水化服,一岁以下,每丸分 2 次服,五岁 1~2 丸,成人 3~5 丸。

功　效　清热化痰,开窍安神。

主　治　小儿急惊,痰热内壅,身热昏睡,发惊发厥,四肢抽搐,喉中痰鸣,舌红,苔黄腻,脉滑数等症。

方　解　方中胆南星、天竺黄清热涤痰,熄风解痉;朱砂镇惊安神;雄黄解毒祛痰;麝香芳香开窍。诸药合用,有清热涤痰,镇痉开窍之功。

按　语　本方以小儿急惊风、身热昏睡、四肢抽搐、喉中痰鸣、舌红、苔黄腻、脉滑数为辨证要点。现代可用于治疗小儿发热惊厥,流行性乙型脑炎,中毒性肺炎,癫痫等病症。《太平惠民和剂局方》原名小抱龙丸,主治伤风瘟疫,身热昏睡,气粗喘满,痰实壅嗽,及惊风潮搐,蛊毒,中暑等症。

本品为急救之用,宜中病即止,不可久用。

同名方

1.《太平惠民和剂局方》抱龙丸　由雄黄、白石英、犀角、麝香、朱砂、藿香、胆南星、牛黄、阿胶、金箔、银箔组成。功能化痰开窍,镇惊安神。主治风痰壅实,头目昏眩,胸膈烦闷,心神不宁,恍惚惊悸;中暑烦渴,阳毒狂躁。

2. 《丹溪心法附余》抱龙丸 由琥珀、人参、天竺黄、檀香、白茯苓、炙甘草、枳实、辰砂、白山药、牛胆南星、金箔组成。功能祛风化痰,镇心解热。主治婴孩诸惊,四时瘟疫邪热,以致烦躁不宁,痰嗽气急,疮疹欲出发搐。

九 牛黄抱龙丸

方 源 《明医杂著》

组 成 天竺黄30克 牛黄3克 雄黄3克 朱砂15克 麝香15克 胆南星120克

用 法 上药研末,炼蜜为丸,每丸重1.5克。周岁以内每服半丸,1~2岁每服1丸,3岁以上小儿每服2丸,温开水送下。

功 效 镇惊熄风,化痰开窍。

主 治 小儿急惊,手足抽搐,痰迷心窍,口噤神昏,谵言狂语,痰涎壅阻,喘促不安,身热气粗,舌红苔黄浊,脉弦滑数。

方 解 方中胆南星、天竺黄清热涤痰,熄风解痉;牛黄清热解毒,化痰开窍;朱砂镇惊安神,雄黄解毒祛痰;麝香芳香开窍。诸药合用,有镇惊熄风,化痰开窍之功。

按 语 本方以小儿惊风、四肢抽搐、神志昏迷、口噤项强、谵言狂语、痰鸣气促、身热、舌红苔黄浊、脉弦滑数为辨证要点。现代常用于小儿手足抽搐症,脑膜炎,流行性乙型脑炎,癫痫等病症。风热外袭之证明显者,用薄荷煎汤化服本品;身热烦躁明显者,用灯心煎汤化服本品;四肢抽搐明显者,用钩藤煎汤化服本品。

脾胃虚寒之慢惊风,不宜用本方。

同名方

《医学入门》牛黄抱龙丸　由胆南星、雄黄、人参、茯苓、朱砂、僵蚕、钩藤、天竺黄、牛黄、麝香、甘草、金箔组成。功能清热化痰熄风,开窍安神。主治小儿急慢惊风,痰涎壅盛,手足搐搦,神志不清,肢体拘挛,气促脉细等。

附　方

牛黄惊风片(《上海市药品标准》)　即本方加琥珀、全蝎、茯苓、僵蚕组成。熄风安神作用较本方强,主治小儿急惊,四肢抽搐,颈项强直,牙关紧闭,痰喘气促,身热神昏。

十　琥珀抱龙丸

方　源　《幼科发挥》

组　成　琥珀45克　天竺黄45克　檀香45克　人参45克　茯苓45克　枳实30克　枳壳30克　胆南星30克　山药30克　朱砂15克　甘草90克

用　法　上药共研为细末,腊雪水(如无,取新汲水或长流水)为丸,芡实大,约重1.5克,阴干,金箔为衣,每服1丸,薄荷煎汤送下。

功　效　清热化痰,镇惊安神。

主　治　小儿惊风,瘟疫邪热,烦躁不宁,痰嗽气急,及痘疹欲出发搐。

方　解　之中琥珀定惊安神,朱砂镇心安神,为主药。辅以天竺黄、胆南星清热化痰,熄风定惊;檀香、枳实、枳壳调理气机,使气畅痰消,痰热不致内生;人参、茯苓、山药补气宁心;甘草调和诸药。诸药合用,共奏清热化痰,镇惊安神之功。

按 语 本方以小儿惊风、身热面赤、神昏烦躁、痰鸣气促、舌红苔黄浊、脉弦滑数为辨证要点。现代常用于治疗小儿高热惊厥、流行性乙型脑炎、流行性脑脊髓膜炎等。

脾肾阳虚之慢惊风,忌用本方。

同名方

1. 《证治准绳》琥珀抱龙丸 由天竺黄、牛黄、雄黄、朱砂、麝香、胆南星、琥珀、僵蚕、茯苓、钩藤、甘草组成。功能清热化痰,镇惊安神,熄风开窍。主治内热痰盛,惊风抽搐,项强口噤,神昏。

2. 《全国中药成药处方集》琥珀抱龙丸 由牛黄、琥珀、雄黄、赤茯苓、胆南星、全蝎、朱砂、天竺黄、麝香、僵蚕组成。功能镇惊熄风,清热化痰。主治内热痰盛,惊风抽搐,咳喘气粗,神昏不醒。

附 方

琥珀惊风片(《上海市药品标准》) 由麝香、冰片、钩藤、朱砂、川贝、天竺黄、琥珀、防风、胆南星、全蝎、僵蚕、天麻、甘草、白附子组成。功能镇惊熄风开窍,化痰清热安神。主治小儿惊风,四肢抽搐,项强口噤,痰涎壅盛,神志昏迷,烦躁不安,身热面赤等。

十一 紫雪

方 源 《外台秘要》

组 成 石膏 1500 克 寒水石 1500 克 滑石 1500 克 玄参 500 克 升麻 500 克 犀角屑 150 克 羚羊角屑 150 克 青木香 150 克 沉香 150 克 炙甘草 240 克 丁香 30 克 朴硝 5000 克 硝石 96 克 磁石 1500 克 麝香 1.5 克 朱砂 90 克 黄金 3100 克

用 法 散剂。每服 1.5~3 克,日服 1~2 次,开水送服。

功 效 清热开窍,镇痉安神。

主 治 温热病,热邪内陷心包。高热烦躁,神昏谵语,痉厥,口渴唇焦,尿赤便闭,舌赤无苔,脉弦数;以及小儿热盛惊厥。

方解 方中石膏、寒水石、滑石甘寒清热;玄参、升麻、甘草清热解毒,玄参并能养阴生津,甘草兼能和胃安中;犀角清心解毒;麝香、青木香、丁香、沉香行气开窍。以上清热与开窍二组药物,是方中的主要部分。其中清热药选用甘寒清热之品,而不用苦寒清热,以避免苦寒伤津,对热盛津伤的惊厥之证,寓有深意。羚羊角清肝熄风以解惊厥;朱砂、磁石重镇安神,加强除烦之效。更用朴硝、硝石泄热散结,釜底抽薪;黄金镇心安神解毒。诸药合用,共奏清热开窍,熄风镇痉之效。

按语 本方以高热、神昏、谵语、抽搐、口渴唇焦、脉弦数为辨证要点。现代常用于治疗流行性乙型脑炎,流行性脑脊髓膜炎,病毒性脑膜脑炎,猩红热,斑疹伤寒,中毒性菌痢,急性白血病高热,麻疹,小儿高热惊厥,尿毒症昏迷等;还可用于治疗精神分裂症,急性扁桃体炎,肺结核咯血,癫痫及过敏性哮喘等。如见尿毒症昏迷,用大黄、六月雪、黑大豆、茯苓等煎汤送服;中毒性菌痢,用白头翁汤煎汤送服;精神分裂症,用石菖蒲、远志、胆南星、丹参等煎汤送服;流行性乙型脑炎,用清瘟败毒饮等煎汤送服。

孕妇忌用。

同名方

1.《千金翼方》紫雪　即本方去滑石组成。功能、主治与本方相同。
2.《本事方》紫雪丹　即本方去黄金、犀角、沉香组成。功能、主治与本方相同。
3.《温病条辨》紫雪丹　即本方去黄金组成。功能、主治与本方相同。

附方

①紫雪散(《医宗金鉴》)　由犀角、羚羊角、石膏、寒水石、升麻、玄

参、甘草、沉香、木香、朴硝、朱砂、冰片、金箔组成。功能清热解毒。主治咽喉肿痛等症。

②红雪(《太平圣惠方》) 由川朴硝、羚羊角屑、川升麻、黄芩、枳壳、赤芍药、人参、淡竹叶、甘草、木香、槟榔、葛根、大青、桑白皮、蓝叶、木通、栀子、朱砂、苏枋、麝香组成。功能清热解毒,开窍安神,解热破积。主治伤寒狂躁,温瘴脚气,湿热黄疸,头昏目昏,鼻口生疮,喉痹重舌,肠痈。

③碧雪(《太平惠民和剂局方》) 由芒硝、青黛、石膏、寒水石、朴硝、硝石、甘草、马牙硝组成。功能清热泻火解毒。主治一切积热,咽喉肿痛,口舌生疮,心中烦躁,以及天行时疫发狂昏愦等症。

④碧雪散(《丹台玉案》) 由芒硝、青黛、石膏、寒水石、甘草、马牙硝、牛黄组成。主治与上方同。

⑤新雪丹(《方剂学》) 由磁石、石膏、牛黄、穿心莲、珍珠层粉、寒水石、硝石、山栀子、龙脑、竹叶卷心、升麻、沉香组成。功能清热解毒。主治温邪热毒所致的高热、咽喉肿痛、喉嗽等症。

十二 至宝丹(又名局方至宝丹)

方　源　《太平惠民和剂局方》

组　成　生乌犀屑30克　朱砂30克　雄黄30克　生玳瑁屑30克　琥珀30克　麝香7.5克　龙脑7.5克　金箔50片　银箔50片　牛黄15克　安息香45克

用　法　将生犀、玳瑁为细末,入余药研匀,将安息香膏重汤煮,凝成后,入诸药中和搜成剂,盛不津器中,并旋圆如梧桐子大,用人参汤化下2～5丸。小儿每2岁服2丸,人参汤化下。

功　效　清热开窍,化浊解毒。

主　治　中暑、中风及温病痰热内闭，神昏谵语，身热烦躁，痰盛气粗，舌红苔黄垢腻，脉滑数，以及小儿惊厥属于痰热内闭者。

方　解　本方所治诸证，皆为邪热亢盛，痰浊蒙闭心包所致。方中麝香、冰片、安息香芳香开窍，辟秽化浊，三者相配，开窍之力尤为显著。犀角、牛黄、玳瑁清热解毒，其中牛黄又能化痰镇惊。以上芳香开窍与清热解毒药，为方中的主要组成部分。朱砂、琥珀镇心安神，雄黄豁痰解毒，为辅助药。金箔、银箔与朱砂、琥珀同用，意在加强重镇安神之效。

按　语　本方以高热烦躁、神昏不语或谵语、痰盛气粗、舌红苔黄垢腻、脉滑数为辨证要点。现代常用于治疗流行性乙型脑炎，流行性脑脊髓膜炎，中暑，脑血管意外，肝昏迷，癫痫，慢性肾炎尿毒症等属于痰迷心窍者。卒中昏迷，若见汗出肢冷等症，为内闭外脱之候，须与参附龙牡汤同用，开窍与固脱并治；若痰热重者，可另用天竺黄、南星、竹茹、瓜蒌、黄芩、桑白皮等药煎服；如果用于热病神昏，还须配合清热解毒的方剂。

　　本方芳香辛燥之品较多，虽善于开窍，但有耗阴劫液之弊，故神昏谵语由于阳盛阴虚所致者，不宜使用。孕妇慎服。

同名方

1.《医学启源》至宝丹　即本方加人参、南星组成。功能、主治与本方基本相同。

2.《卫生宝鉴》至宝丹　即本方加人参、南星、龙齿组成。功能、主治与本方基本相同。

3.《温病条辨》至宝丹　即本方去雄黄、冰片、金箔、银箔组成。镇惊之力稍逊于本方。主治与本方基本相同。

附 方

① 急痧至宝丹(《良方玉腋》) 由蟾酥、西黄、茅术、丁香、朱砂、木香、雄黄、沉香、麝香组成。功能芳香辟秽解毒。主治霍乱吐泻,腹痛昏愦及一切痧气、暑气、瘴气、途行触秽、中暑热、绞肠痧等。

② 局方至宝散(《中国药典》) 即本方去犀角、金箔、银箔,加水牛角浓缩粉。功能、主治与本方基本相同。

③ 牛黄至宝丹(《全国中成药处方集》) 即本方去安息香,加人参、天竺黄、南星组成。清热之力稍逊于本方。主治与本方相同。

十三 小儿回春丹

方 源 《敬修堂药说》

组 成 川贝母 37.5 克 陈皮 37.5 克 木香 37.5 克 白豆蔻 37.5 克 枳壳 37.5 克 法半夏 37.5 克 沉香 37.5 克 天竹黄 37.5 克 僵蚕 37.5 克 全蝎 37.5 克 檀香 37.5 克 牛黄 12 克 麝香 12 克 胆南星 60 克 钩藤 240 克 大黄 60 克 天麻 37.5 克 甘草 26 克 朱砂适量

用 法 上为小丸,每丸重 0.09 克,口服,周岁以下,每次 1 丸;1~2 岁,每次 2 丸,每日 2~3 次。

功 效 开窍定惊,清热化痰。

主 治 小儿急惊,痰热蒙蔽。发热烦躁,神昏惊厥,或反胃呕吐,夜啼吐乳,痰嗽哮喘,腹痛泄泻。

方 解 方中牛黄清热解毒,豁痰开窍,熄风定惊;麝香芳香开窍;川贝母、天竹黄、胆南星、法半夏清热化痰。上述六药相配,则清热开窍豁痰之力更强。钩藤、天麻、全蝎、僵蚕熄风镇痉,朱砂重镇安神,并助牛黄以清心定惊。更用大黄清热泻火,去积导滞,使痰热从肠腑而解;枳壳、木香、陈皮、沉香、白豆蔻、檀香调理气机,使气畅痰消,痰热不致内生;甘草调和诸药。以上诸药合用,共成开窍定惊,清热化痰之剂。

按 语 本方以高热烦躁、神志昏迷、抽风惊厥、痰壅气促为辨证要点。现代常用于治疗小儿发热惊风,呼吸道感染,流行性脑脊髓膜炎,婴儿手足搐搦症,流行性乙型脑炎,中毒性菌痢,破伤风,以及顽固性头痛,三叉神经痛,面神经麻痹等。

脾肾虚寒所致之慢惊风,则非本方所宜。

同名方

1．《苏州市中药成方配本》小儿回春丹　由西牛黄、麝香、胡黄连、天竺黄、青礞石、制半夏、黄连、胆南星、川贝母、朱砂、九节菖蒲、珍珠粉、钩藤、薄荷组成。功能清热化痰,开窍安神。主治小儿急惊风,痰热蒙蔽,神昏发热,烦躁气喘等。

2．《上海市中药成药制剂规范》小儿回春丹　由牛黄、麝香、冰片、朱砂、羌活、僵蚕、天麻、防风、雄黄、全蝎、制白附子、蛇含石、甘草、钩藤、天竺黄、川贝母、胆南星组成。功能与主治与上方同。

3．《全国中药成药处方集》小儿回春丹　由橘红、胆南星、防风、竹叶、桑叶、金银花、连翘、羌活、茯苓、僵蚕、甘草、麻黄、薄荷、蝉蜕、赤芍药、川贝母、牛蒡子、西河柳、杏仁、牛黄、冰片、麝香、朱砂组成。功能清热透表,化毒豁痰。主治小儿毒热过盛,隐疹不出,发热咳嗽,烦躁口渴。

附 方

小儿牛黄散(《全国中药成药处方集》)　由大黄、浙贝母、黄连、天花粉、赤芍药、甘草、金银花、连翘、炒牵牛子、制乳香、制没药、雄黄、冰片、牛黄、麝香、珍珠组成。功能清热解毒,化痰镇惊。主治肺热痰黄,咽喉肿痛,口疮牙疳,头面生疮,皮肤溃烂,周身发热。

十四　菖蒲郁金汤

方　源　《温病全书》

组　成　石菖蒲9克　炒栀子9克　鲜竹叶9克　牡丹皮9克　郁金6克　连翘6克　灯心6克　木通4.5克　竹沥(冲)15克　玉枢丹(冲)1.5克

用　法　水煎服。

功　效　清营透热,开窍辟秽。

主　治　伏邪风温,辛凉发汗后,表邪虽解,暂时热退身凉,而胸腹之热不除,继则灼热自汗,烦躁不寐,神识时昏时清,夜多谵语,四肢厥冷,舌质绛,脉细数等。

方　解　本方以石菖蒲、郁金、玉枢丹开窍辟秽;丹皮清血分之热,连翘、栀子、灯心、竹叶清气分之热,同用有透营转气之功;竹沥清热化痰,以助菖蒲、郁金化痰开窍之力。

按　语　本方以发表之后、胸腹之热不除、身体灼热汗出、烦躁不安、夜寐不宁、神志昏蒙、谵语、舌红绛、脉细数为辨证要点。现代常用于治疗流行性乙型脑炎,流行性脑脊髓膜炎,流行性感冒,风湿热,夏季发热,中暑等病症。若见胸闷、纳呆、苔腻等夹湿者,可加苡仁、六一散、蔻仁、佩兰等;若烦躁不安、神昏谵语等热扰神明者,加天竺黄、龙胆草、莲子心、远志等;若胸腹灼热、四肢厥冷等热厥者,加黄芩、黄连、黄柏、柴胡等。

凡表证未解,头痛,鼻塞,骨节酸痛,脉浮,以及暑病兼寒者忌用本方。

附　方

菖蒲郁金注射液(《实用中医内科学》)　由菖蒲、郁金等量组成。

功能开窍。主治神昏。

十五　飞龙夺命丹

方　源　《青囊秘传》

组　成　犀黄6克　辰砂60克　麻黄12克　人中黄24克　麝香9克　腰黄30克　月石9克　青黛15克　珍珠9克　蟾酥4.5克　明矾1.5克　银硝4.5克　冰片12克　牙皂9克　灯草炭30克　真金箔300张

用　法　上药研极细末,每服0.3克,温开水送下。

功　效　清热解毒,通关开窍。

主　治　痧胀腹痛,霍乱转筋,厥冷脉伏,神昏;温暑瘴疫,头晕痞胀,瞀乱昏狂,或卒倒舌强,遗溺不语,身热瘈疭,宛如中风;或时症逆传,神迷狂谵;小儿惊痫,角弓反张,牙关紧闭等症。

方　解　方中犀黄、冰片、麝香清热开窍,月石、青黛、人中黄、灯心清热泻火解毒,腰黄、蟾酥解毒辟秽,麻黄、牙皂、明矾通关开窍,辰砂、银硝、金箔镇惊安神。诸药合用,共奏清热解毒,通关开窍之功。

按　语　本方以温暑瘴疫、头晕痞胀、瞀乱昏狂,或痧胀腹痛、霍乱转筋、厥冷、脉伏、神昏,或小儿惊痫、角弓反张、牙关紧闭为辨证要点。现代可用于治疗中暑,霍乱,急性肠胃炎,小儿高热抽搐等病症。

孕妇禁用。

十六　小惊丸

方　源　《世医得效方》

组　　成　郁金15克　黄连15克　牙硝15克　木香15克　藿香15克　龙胆草15克　全蝎6克　雄黄　朱砂　麝香　金箔　银箔适量

用　　法　为细末,煮糊为丸,雄黄、朱砂、麝香、金箔、银箔为衣,金、银、薄荷汤送下。

功　　效　清热解毒,镇惊开窍。

主　　治　小儿惊痫心热,恍惚惊悸,四肢抽搐,潮热昏迷,乍热乍醒等症。

方　　解　方中朱砂、金箔、银箔镇惊安神;黄连、龙胆草清热泻火;牙硝、雄黄解毒;郁金、麝香开窍;木香、藿香芳香化湿;全蝎熄风止痉。诸药合用,有清热解毒,熄风止痉,镇惊开窍之功。

加　　减　若惊热重用麻仁、蝉蜕、防风煎汤送下;白痢用干姜、罂粟壳煎汤送下;赤痢用甘草、乌梅煎汤送下;潮热用桃枝、柳枝煎汤送下;惊悸用薄荷、灯心煎汤送下;呕吐用藿香煎汤送下;泄泻用木瓜、陈仓米煎汤送下;夜啼用灯心、薄荷、灶心土煎汤送下;精神不爽用冬瓜子煎汤送下;天钓、气钓、盘肠钓用钩藤煎汤送下;咳嗽用乌梅、桑白皮煎汤送下;吐不止用丁香或黄荆叶煎汤送下。

按　　语　本方以小儿惊痫心热、恍惚惊悸、四肢抽搐、发热昏迷、舌红、苔黄为辨证要点。现代可用于治疗小儿发热发惊厥,流行性乙型脑炎,癫痫等病症。

附　　方

大惊丸(《太平惠民和剂局方》)　蛇黄、青礞石、蝦蟆灰、雄黄、朱砂、铁粉组成。功能清热化痰,镇惊安神。主治小儿惊风诸痫,壮热昏愦,神志恍惚,痰涎壅塞,或发搐搦,目睛直视。

十七 行军散(又名诸葛行军散、武侯行军散)

方　源　《霍乱论》

组　成　西牛黄3克　麝香3克　珍珠3克　冰片3克　硼砂3克　雄黄24克　硝石0.9克　飞金20片

用　法　各研极细粉,再合研匀,瓷瓶密收,以蜡封之。每服0.3~0.9克,日服2~3次,凉开水调下。也可搐鼻用。

功　效　开窍,辟秽,解毒。

主　治　暑月痧胀。吐泻腹痛,烦闷欲绝,头目昏晕,不省人事。并治口疮咽痛。点目去风热障翳;搐鼻可避时疫之气。

方　解　暑月痧胀,是因感受秽浊之气所致。方中麝香、冰片芳香开窍,行气辟秽,并善于止痛,针对吐泻腹痛,窍闭神昏而设,是为君药。牛黄清心解毒,用为臣药。硝石泻热破结;硼砂清热解毒;雄黄辟秽解毒;珍珠、飞金重镇安神;以上共为佐药。从本方组成分析,亦属清热开窍为主,配伍辟秽,解毒、安神,以加强清热开窍的功效。

按　语　本方以暑月痧胀、霍乱吐泻、腹痛胀闷、恶心呕吐、头目昏晕、不省人事、烦躁不安为辨证要点。现代常用于治疗中暑,急性胃肠炎,各种昏厥等病症。

本方辛香走窜,孕妇慎用。

十八　人马平安散

方　源　《清太医院配方》

组　成　雄黄36克　硼砂36克　火硝36克　朱砂125克　冰片9克　麝香3克　牛黄3克

用　　法　上药共研细末。内服,每服 0.5～1 克,温开水送服;外用,取药粉少许,吸入鼻中,取嚏开窍。

功　　效　解毒辟秽,开窍安神。

主　　治　夏日痧胀,呕吐泄泻,昏晕不适,胸闷脑胀;山岚瘴气,头胀头痛眼花,腹痛脘胀;伤暑泛恶,烦躁不安,神识昏蒙,不省人事,四肢厥冷等。

方　　解　方中雄黄、硼砂、火硝解毒辟秽,泻热攻积;麝香、冰片、朱砂芳香辟浊,开窍安神;牛黄清心解毒,豁痰开窍。

按　　语　本方以霍乱痧胀、呕吐泄泻、头昏目眩、胸闷泛恶、烦躁不安、神志迷蒙、卒然昏倒、不省人事、肢体厥冷为辨证要点。现代常用于治疗中暑,昏厥,急性肠炎,急性胃炎,急性胃肠炎,急性食物中毒等。

　　本品主要作为急救之用,病情缓解后,可根据辨证,另用其他方药治疗。孕妇忌用。

同名方

　　人马平安散(《全国中药成药处方集》)　即本方去硝石、牛黄,加蟾酥组成。功效、主治略同。

十九　八宝红灵丹(原名绛雪)

方　　源　《霍乱论》

组　　成　当门子9克　朱砂30克　牙硝30克　雄黄18克　硼砂18克　青礞石12克　冰片9克　金箔50张

用　　法　上药共研细末。每服0.3克,温开水送服;或用少许外敷患处。

功　　效　祛暑开窍,解毒辟瘟。

主　治　霍乱痧胀,肢厥脉伏,转筋昏晕,瘴疠时疫,暑毒下痢等证;外治喉痹,牙舌诸病,烫火,金刃诸伤。

方　解　方中朱砂、金箔镇惊安神,清热解毒;冰片清热开窍醒神;礞石下气消痰,镇惊;雄黄解毒、消痰、定惊;硼砂清热、解毒、化痰;硝石破坚散积,通利泻下,使暑湿、霍乱、时疫毒痢之邪随大便而出。诸药合用,共奏清热解毒,镇惊开窍之功。

按　语　本方以中暑昏厥、中恶神迷、呕恶胸闷、腹痛泄泻为辨证要点。现代常用于治疗中暑,单纯性消化不良,小儿泄泻,中毒性消化不良,急性胃肠炎,急性胃炎,病毒性肠炎,中风痰厥等;还可用于治疗单纯性晕厥,脑源性晕厥等病症。

老年体虚者慎用;孕妇忌用。

同名方

《玉历汇录良方》八宝红灵丹　即本方去当门子组成。功能清热解毒,镇惊开窍。主治受暑中恶,霍乱痧胀,时疫毒痢,头胀胸闷,腹痛吐泻,甚则肢冷、脉伏而神昏。

二十　麝香救疫散

方　源　《全国中药成药处方集》

组　成　麝香0.6克　冰片0.6克　牛黄0.6克　朱砂6克　牙皂4.5克　藿香4.5克　半夏3克　薄荷3克　陈皮3克　贯众3克　防风3克　枯矾3克　白芷3克　甘草3克　茅术1.5克

用　法　上药共研细末。每服3克,温开水送服。

功　效　清暑辟浊,开窍醒神。

主　治　暑湿霍乱,上吐下泻,湿热内阻,腹痛转筋,流行时疫,水土不服,伤暑中恶,头晕目眩,卒然昏倒,不省人事,牙关紧闭,时有谵语,脘腹闷胀,泛泛欲呕以及痰厥等。

方　解　方中麝香、冰片芳香开窍,行气辟秽;牛黄清热解毒,开窍醒神;皆为君药。藿香、白芷、薄荷、苍术芳香化浊,辟秽和中;牙皂祛痰开窍;共为臣药。半夏、陈皮燥湿和胃,降逆止呕;贯众清热解毒;朱砂镇惊安神;甘草缓急和中;俱为佐药。诸药合用,共奏清暑辟秽,开窍醒神之功。

按　语　本方以夏日痧证、暑湿吐泻、腹痛转筋、突然昏倒、不省人事、牙关紧闭、苔腻为辨证要点。现代可用于治疗中暑,急性胃肠炎,急性肠炎,各种昏厥,伤寒及副伤寒等病症。

阴血不足、舌红少苔、神昏烦躁者,慎用;凡热毒炽盛、邪入心包之神昏惊厥者及孕妇忌用。

第二节　温通开窍方

一　苏合香丸

方　源　《太平惠民和剂局方》

组　成　白术 60 克　青木香 60 克　乌犀屑 60 克　香附子 60 克　朱砂 60 克　诃黎勒 60 克　白檀香 60 克　安息香 60 克　沉香 60 克　麝香 60 克　丁香 60 克　荜拨 60 克　龙脑 30 克　苏合香油 30 克　薰陆香 30 克

用　法　为细末,入研药匀,用安息香膏并炼白蜜和剂,每丸重 3 克。每服 1 丸,温开水送下。

功　效　芳香开窍,行气止痛。

主　治　中风、中气或感受时行瘴疠之气。突然昏倒,牙关紧闭,不省人事。或中寒气闭,心腹猝痛,甚则昏厥。或痰壅气阻,突然昏倒。

方　解　本方主治诸证,多因寒邪或痰浊,气郁阻闭,蒙蔽神明所致,属于寒闭之症。方中用苏合香、麝香、冰片、安息香等芳香开窍药为君;配伍青木香、白檀香、沉香、乳香、丁香、香附为臣,以行气解郁,散寒化浊,并能解除脏腑气血之郁滞;佐以荜拨,配合上述十种香药,增强散寒、止痛、开郁的作用;并取犀角解毒,朱砂镇心安神;白术补气健脾,燥湿化浊;煨诃子收涩敛气,与诸香药配伍,可以补气收敛,防止辛香太过,耗散正气。总之,本方配伍特点是以芳香开窍药为主,配伍大量辛香行气之品,是治疗寒闭的常用代表方剂。同时本方具有显著的行气止痛功效,因此又是治疗心腹疼痛属于气滞的主要方剂。

按　语　本方以卒然昏倒、不省人事、牙关紧闭、面白唇青、痰涎壅盛、四肢不温、舌苔白滑、脉弦紧或沉迟有力为辨证要点。现代常用于治疗冠心病心绞痛,心肌梗死,食物中毒,乙型脑炎,脑震荡,脑血管意外,尿毒症,肝昏迷,一氧化碳中毒,精神失常,昏厥,胆道蛔虫症,小儿喘息症,巅顶头痛,血卟啉病,过敏性鼻炎等病症。如伴有血气虚者,可用党参、黄芪、当归、白芍、炙甘草等煎汤送服;伴有脾虚痰湿者,可用白术、茯苓、陈皮、半夏、党参、瓜蒌等煎汤送服;伴气阴不足者,可用麦冬、生地、五味子、沙参、黄精等煎汤送服。

　　本方只宜于寒闭实证,若脱证、热闭证均非本方所宜;本方辛窜走泄,有损胎气,孕妇忌用。

二　冠心苏合丸

方　源　《中华人民共和国药典》1997年版

组　成　苏合香 50 克　冰片 105 克　制乳香 105 克　檀香 210 克　青木香 210 克

用　法　以上五味,除苏合香、冰片外,其余三味粉碎成细粉;将冰片研细,与上述粉末配研,过筛,混匀。另取炼蜜适量微温后,加入苏合香,搅匀,再与上述粉末混匀,制成 1000 丸。含服或嚼碎后咽服,1 次 1 丸,1 日 1～3 次。亦可临睡前或发病时服用。

功　效　芳香开窍,行气止痛。

主　治　心绞痛。胸闷,憋气,属于痰浊气滞者。

方　解　本方由苏合香丸衍化而来,方中苏合香辛温芳香,开窍辟秽,开郁祛浊,有良好的止痛之功,为主药;冰片开窍止痛,乳香活血散瘀而止痛,檀香、青木香行气止痛,共为辅佐药。诸药合用,有芳香开窍,行气止痛之功。

按　语　本方以心胸疼痛、胸闷憋气、舌质暗紫、苔腻为辨证要点。现代常用于治疗冠心病心绞痛,心肌梗死,风心瓣膜病、心肌炎等引起的心绞痛,以及胃痛,胃肠功能紊乱、银屑病等病症。临证时,可根据病情选用其他药物煎汤送服,如气滞血瘀,可用丹参、桂枝、川芎、郁金、益母草、延胡等温通活血;胸阳不振,加瓜蒌、薤白、桂枝、半夏、丹参等宽胸温通化痰。

现代药理研究证实,本品能升高实验小鼠由心肌缺血而下降的冠状动脉窦血流量,使其恢复正常或部分恢复,能显著地减慢心率,并减少心肌耗氧量,能延长小鼠耐缺氧时间;有扩张冠脉动脉,增加冠脉血流量,改善冠脉循环的作用,从而改善心肌血液供应。

脱证、热闭及孕妇忌用。

附　方

①苏冰滴丸(《上海市药品标准》)　即本品去乳香、檀香、青木香,加聚乙二醇制成的滴丸。功效、主治与本方大致相同。

②宽胸丸(《中华名医方剂大全》)　由荜拨、高良姜、延胡索、檀香、细辛、冰片组成。功能温中散寒,芳香开窍,理气止痛。主治冠心病、心绞痛。

三　麝香保心丸

方　源　《上海中成药临床实用手册》

组　成　人参提取物27%　麝香6%　蟾酥4%　苏合香脂8%　冰片19%　牛黄12%　肉桂24%

用　法　上药制成丸剂,每丸22.5毫克。每服2粒,日服3次,或发作时用药,温开水送服或含服。

功　效　开窍辟秽,活血止痛。

主　治　心区绞痛,憋气胸闷,或卒然昏倒,不省人事,痰浊气厥,中恶暴厥等症。

方　解　方中麝香温通开窍,活血止痛;蟾酥、苏合香开窍醒神,辟秽止痛;冰片、牛黄助麝香以开窍;人参大补元气,肉桂温阳散寒。诸药合用,共奏开窍辟秽,活血止痛之效。

按　语　本方以胸部闷痛、心区绞痛,或见心胸隐痛不适为辨证要点。现代常用于治疗冠心病引起的各种心绞痛,心肌梗死,心肌缺血引起的胸闷胸痛等病症。本方为治疗心痛、胸痹诸症急救良药,待病情缓解后,应结合辨证,遣方用药,巩固疗效。如痰浊重者,可用瓜蒌、南星、半夏、薤白、桂枝等煎汤送服;血瘀明显者,用丹参、川芎、赤芍、红花、郁金等煎汤送服;气阴亏虚者,用党参、黄芪、麦冬、生地、炙甘草、五味子等煎汤送服。

孕妇忌用。

现代药理研究证实,本方可使伴有泵功能失代偿的心绞痛患者的左室收缩功能增加,使缺血性左心室后壁节段活动异常明显改善。动物实验证明,本品能缓解小鼠冠脉痉挛,增加冠脉血流量,减少心肌耗氧,提高机体和心肌对缺氧的耐受性。

四 紫金锭(又名玉枢丹)

方　源　《片玉心书》

组　成　山慈姑90克　红大戟45克　千金子霜30克　五倍子90克　麝香9克　雄黄30克　朱砂30克

用　法　为末,糯米糊作锭子,每锭1.5克,内服每次0.6~1.5克,开水磨服;外用醋磨,调敷患处。

功　效　化痰开窍,辟秽解毒,消肿止痛。

主　治　感受秽恶痰浊之毒。脘腹胀闷疼痛,呕吐泄泻,小儿痰厥,疔疮疖肿,中暑,食物中毒,药物中毒,头痛牙痛,跌打损伤,烫火伤,蛇犬虫伤。

方　解　本方主治病证的范围较为广泛,其病机由于感受秽恶痰浊之邪,气机闭塞,升降失常,以致脘腹胀闷疼痛,吐泻兼作。方中麝香芳香开窍,行气止痛;山慈姑清热消肿;雄黄辟秽解毒;千金子霜、红大戟逐痰消肿;朱砂重镇安神;五倍子涩肠止泻。总之,内服能开窍化痰,辟秽解毒,并有缓下降逆作用,可用治呕恶、吐泻之证;外敷疔疮疖肿,有消肿散结之效。

按　语　本方以脘腹胀闷疼痛、呕吐泄泻、甚或昏厥为辨证要点。现代常用于治疗急性肠胃炎,急性淋巴结炎,疖肿,蜂窝组织炎,急性乳腺炎,痈肿,急性淋巴管炎,丹毒,肠胃型流行性感冒等;还可用于流行性脑脊髓膜炎,流行性出血热,痢疾,药源性静脉炎,流行性腮腺炎,无名肿毒,接触性皮炎,食道癌梗阻,慢性咽喉炎等病症。若为菌痢,可加银花、连翘、黄连、木香、白芍等;若为湿毒疮,可加用土茯苓、银花、黄柏、连翘、白鲜皮等;若为慢性咽喉炎,可加用生地、玄参、蝉蜕、麦冬、知母等。

麝香有走窜之性,孕妇慎用。方中千金子、红大戟有毒,小儿用量宜减。

现代药理研究证实,本品具有明显的抑制和杀伤实验白血病小鼠白血病细胞的作用,具有缓解、减轻白血病细胞对肝脾浸润,明显延长白血病小鼠生存期的作用。

同名方

《百一选方》玉枢丹　即本方去雄黄、朱砂组成。功效、主治与本方同。

五　通关散

方　源　《丹溪心法附余》

组　成　猪牙皂角　细辛　各等分

用　法　研极细末,和匀,吹少许入鼻中取嚏。

功　效　通关开窍。

主　治　中恶、客忤及痰厥,猝然口噤气塞,人事不省,牙关紧闭,痰涎壅盛,属闭证、实证者。

方　解　猝倒无知,病情危急,根据"急则治其标"的原则,当先使其苏醒,然后再按病情辨证施治。故本方以搐鼻取嚏,通关开窍,作为一种应急措施。方中皂角涤痰开窍,细辛辛温宣散,合而成方,体现通关开窍法则。本方之所以采用"搐鼻取嚏",

是因为肺主一身之气,肺气闭塞,则诸窍皆闭而昏不知人,得嚏则肺气宣通,气机畅利而人事可醒。若痰涎壅盛者,当加白矾增强祛痰之力。

按　语　本方以突然昏倒、口噤气塞、人事不省、面色苍白、牙关紧闭、痰涎壅盛为辨证要点。现代常用于治疗多种因素所致的昏厥,癔症等病症。使用本方时,可配合针刺人中、合谷二穴,使其速醒。

本方只适宜昏厥属闭证者,脱证忌用。癫痫、脑血管破裂、颅脑外伤等所致的昏厥亦不适用;本品为治标之剂,供急救使用,只可暂用,中病即止,醒后必须辨证求因,以治其本;使用时以取嚏为度,用量不宜过多,以防吸入气管。孕妇慎用。

同名方

1. 《太平惠民和剂局方》通关散　由川芎、细辛、甘草、川乌、龙脑、白芷、薄荷叶组成。功能祛风通窍。主治中风伤寒,发热恶风,头痛目眩,鼻塞声重,肩背拘急,身体酸重,肌肉瞤动,牙关紧闭,及久新头风。

2. 《医宗金鉴》通关散　由南星、皂角、细辛、薄荷、生半夏组成。功能、主治与本方相同。

3. 《伤科补要》通关散　由皂角、白芷、细辛、冰片、麝香、蟾酥组成。功能通关开窍。主治跌打损伤,牙关紧闭。

4. 《喉症全科紫珍集》通关散　由牙皂、川芎组成。功能通关开窍。主治一切喉风,口噤不开,痰涎壅塞,厥逆不知人事。

5. 《婴童百问》通关散　由南星、麝香、猪牙皂角、赤蜈蚣、僵蚕组成。功能化痰开窍。主治小儿惊风,痰壅中脘,手足搐搦,关窍不通。

6. 《中药制剂手册》通关散　由细辛、皂角、麝香、薄荷组成。功能通关开窍。主治中风痰厥,昏迷不省,牙关紧闭,两手紧握。

7.《中华人民共和国药典》通关散　由猪牙皂角、鹅不食草、细辛组成。功能通关开窍。主治突然气闭昏厥，牙关紧闭，不省人事。

附　方

①搐鼻散(《医学心悟》)　由细辛、皂角、生半夏组成。功能通关豁痰开窍。主治中风证或诸喉证，牙关紧闭，不省人事。

②救急稀涎散(《圣济总录》)　由皂荚、白矾组成。功能开关催吐。主治卒中风，昏昏若醉，心神瞀闷，四肢不收，或倒仆不省，或口角㖞斜，微有涎出；亦治喉痹。

六　卫生防疫宝丹

方　源　《医学衷中参西录》

组　成　冰片6克　朱砂90克　细辛45克　薄荷冰12克　白芷30克　甘草300克

用　法　为细末，水泛为丸，梧桐子大，朱砂为衣，治霍乱每服6克，预防疫疠传染，含化0.3克

功　效　辟秽解毒。

主　治　霍乱吐泻转筋，下痢腹痛，各种痧证，以及头痛牙痛，气郁，痰郁，食郁，呃逆，呕恶等。

方　解　本方重用甘草解毒；冰片、薄荷冰芳香开窍醒脑；细辛、白芷辟秽定痛；朱砂安神。

按　语　本方以吐泻转筋腹痛、或头痛、风湿痹痛等为辨证要点。现代可用于治疗急性肠炎，血管神经性头痛，胃痛等病症。

本方不宜用于高热实证。因本方朱砂含量较多，不宜过量服用和持久服用，以免汞中毒。

七 十香丸

方 源 《圣济总录》

组 成 丁香15克 苏合香15克 檀香15克 沉香15克 木香15克 香附15克 白术15克 高良姜15克 安息香15克 麝香15克 熏陆香15克 朱砂15克 冰片30克 荜拨30克 诃子皮30克 犀角屑30克 姜厚朴30克

用 法 上药共研细末,炼蜜为丸,梧桐子大。每服5丸,日服3~4次,温酒送服。

功 效 温通开窍,理气止痛。

主 治 中恶,霍乱不识人,脘腹胀痛,心口闷痛,泛泛欲呕,不思饮食,两胁胀痛,嗳气不舒,胸痛,呕吐,泄泻,呃逆及卒然昏倒,不省人事等。

方 解 本方为温通行气,芳香开窍之方。方中集丁香、苏合香、檀香、沉香、木香、香附、麝香、安息香、熏陆香、冰片十种香药于一炉,重在芳香辟秽,开窍醒神;高良姜、荜拨、姜厚朴温中散寒,行气止痛,以加强温通开窍之力;犀角屑解毒,朱砂安神;白术补气扶正;诃子皮收敛正气,以防耗散太过。诸药合用,共奏芳香开窍,温通散寒,行气止痛之功。

按 语 本方以伤暑中恶、霍乱不识人、脘腹疼痛、心口闷痛、胸腹诸痛、呕恶不舒、嗳气呃逆及卒然昏倒、不省人事为辨证要点。现代可用于治疗暑病夹瘀,暑病兼寒,急性胃肠炎,昏厥,冠心病心绞痛等。暑病兼瘀者,可用藿香、通草、省草头、大腹皮、紫苏、连翘等煎汤送服;暑病兼寒者,可用香薷、藿香、白芷、厚朴、苍术、淡豆豉煎汤送服;呕恶、嗳气、呃逆明显者,可用生姜、竹茹煎汤送服。

痰热内盛所致的神昏窍闭,阴虚所致的胸胁、脘腹诸痛以及孕妇忌用。

八 十香返魂丹

方　源　《春脚集》

组　成　公丁香60克　木香60克　沉香60克　藿香60克　苏合香60克　降香60克　乳香60克　香附60克　诃子肉60克　僵蚕60克　天麻60克　郁金60克　瓜蒌仁60克　礞石60克　莲子心60克　檀香60克　朱砂60克　琥珀60克　牛黄30克　安息香30克　麝香30克　甘草120克　冰片15克　金箔300张

用　法　上药研末和匀,炼蜜为丸,每丸重3克。每服1丸,日服1~2次,温开水送服。

功　效　开窍镇惊,化痰安神。

主　治　中风痰厥,卒然昏倒,牙关紧闭,不省人事,痰涎壅盛,口眼㖞斜,暑湿胸痞,感触秽恶,吐泻不得,脘腹满闷,心胸作痛,头晕泛恶,四肢厥冷,烦躁不安;以及痰迷心窍,狂言乱语,哭笑无常,精神恍惚,昏厥等。

方　解　本方为主治风痰窍闭之方。方中苏合香、牛黄、安息香、麝香、冰片、公丁香、木香、沉香、香附、降香、檀香、藿香、乳香芳香辟秽,开窍醒神,行气止痛,其中苏合香、牛黄、安息香、麝香、冰片芳香开窍辟秽,公丁香、木香、沉香、香附、降香、檀香、藿香、乳香行气活血,化浊逐寒止痛;瓜蒌仁、礞石、郁金化痰开窍;天麻、僵蚕熄风化痰;莲子心、朱砂、金箔、琥珀镇心安神;诃子肉收敛正气;甘草调和诸药。

按　语　本方以风痰壅阻、突然昏倒、不省人事、牙关紧闭、痰涎壅塞、口眼㖞斜、神志昏迷、心胸痛闷、烦躁不宁、狂言乱语或精神恍惚为辨证要点。现代常用于治疗脑血管意外,中暑,各种昏厥,冠心病心绞痛,胃脘痛,腹痛,胸胁痛,精神疾病等病症。如见脉虚体弱者,可用人参煎汤送服;躁狂不宁者,用灯心草、莲子心煎汤送服;肢体抽搐者,用钩藤煎汤送服;呕恶不适者,用生姜煎汤送服;暑湿无汗者,用香薷煎汤送服;痰涎壅盛者,用鲜竹沥送服。

孕妇忌用。

九 痧气蟾酥丸(又名痧药蟾酥丸)

方　源　《丸散膏丹全集》

组　成　麝香9克　蟾酥27克　公丁香18克　大黄180克　炙甘草132克　雄黄108克　朱砂108克　麻黄108克　天麻108克　茅术90克

用　法　上药共研细末,糯米粥浆和丸,如莱菔子大,朱砂为衣。每服7丸,日服2～3次,用温开水送服;亦可研粉吹入鼻中取嚏。

功　效　祛暑辟秽,解毒开窍。

主　治　中暑受寒,痧胀腹痛;贪凉饮冷,头痛胸闷;进食不慎,霍乱吐泄;感触秽恶,脘痛绞肠,四肢厥冷,牙关紧闭,卒然昏倒,不省人事;山岚瘴毒,头昏目眩,恶心呕吐,郁闷烦乱;以及毒虫咬伤等。

方　解　本方为主治中暑触秽,霍乱痧胀之方。方中麝香、丁香芳香开窍;大黄、雄黄、蟾酥解毒辟秽;茅术化湿和中;麻黄发表祛邪;天麻熄风止痉;朱砂安神。诸药合用,共奏祛暑辟秽,解毒开窍之功。

按　语　本方以暑日吐泻、痧证腹痛、胸闷气促、头痛目眩,或感触秽恶、脘痛绞肠、卒然昏倒、不省人事、四肢厥冷、牙关紧闭、恶心呕吐、郁闷烦躁为辨证要点。现代常用于治疗中暑、痧证吐泻、急性肠炎、昏厥等病症。

孕妇忌用。

同名方

《刮痧疗法》痧药蟾酥丸　由蟾酥、朱砂、雄黄、茅术、丁香、牙皂、麝香组成。功能芳香逐秽。主治痧胀病,心胸胀闷,腹胀,烦躁不安等。

第 10 章

理气方

第一节　行气方

一　越鞠丸（又名芎术丸）

方　源　《丹溪心法》

组　成　苍术　香附　川芎　神曲　栀子　各等分

用　法　研末,水丸如绿豆大,每服 6~9 克,温开水送服。亦可作汤剂,水煎服,用量按原方比例酌情增减。

功　效　行气解郁。

主　治　气郁所致胸膈痞闷,脘腹胀痛,嗳腐吞酸,恶心呕吐,饮食不消等症。

方　解　本方为治疗气郁乃至血、痰、火、湿、食诸郁轻症之常用方。方中香附行气解郁,以治气郁,为主药。川芎活血祛瘀,以治血瘀;栀子清热泻火,以治火郁;苍术燥湿运脾,以治湿郁;

神曲消食导滞,以治食郁;均为辅药。气郁则湿聚痰生,若气机流畅,五郁得解,则痰郁随之而解,故方中不另加药。

按　语　本方以胸膈痞闷、脘腹胀痛为辨证要点。现代常用于治疗溃疡病、慢性肝炎、胃肠神经官能症、肋间神经痛、痛经、乳腺病、更年期综合征、盆腔炎、小儿消化不良等。如见气郁为主,加木香、槟榔、枳壳;血郁为主,加桃仁、红花;湿郁为主,加茯苓、泽泻、白芷;火郁为主,加黄芩、黄连、青黛;痰郁为主,加半夏、陈皮、瓜蒌、胆南星;食郁为主,加山楂、麦芽;若挟寒者,加干姜、吴茱萸;治痛经,加郁金、佛手。

本方所致诸郁都属实证,若为虚证郁滞,不宜单独使用。

现代药理研究证实,本方具有镇静、镇痛、健胃、促消化的作用。

附　方

①六郁汤(《医学入门》)　即本方去神曲,加陈皮、半夏、赤茯苓、砂仁、甘草、生姜组成。功能行气解郁,燥湿化痰。主治气郁、痰郁、湿郁。

②越鞠保和丸(《古今医鉴》)　即本方加陈皮、半夏、茯苓、枳实、黄连、当归、连翘、木香、炒莱菔子、山楂、白术组成。功能扶脾开郁,行气消食,清热化痰。主治气、血、痰、火、湿、食、诸郁,胸膈痞闷,或脘腹胀痛,饮食不化,嗳气呕吐,食疟下痢等症。

二　金铃子散

方　源　《素问病机气宜保命集》

组　成　金铃子30克　玄胡30克

用　法　研细末,每服9克,酒或开水送下。亦可作汤剂,水煎服,用量按原方比例酌定。

功　效　行气疏肝,活血止痛。

主　治　肝郁有热,心腹胁肋疼痛、时发时止,口苦,舌红苔黄,脉弦数。

方　解　方中金铃子疏肝气,泻肝火,为君药。玄胡行气活血,为臣使药。二药相配,气行血畅,疼痛自止,为气郁血滞而致诸痛的常用基本方剂。

按　语　本方以脘腹胁肋疼痛、口苦、舌红苔黄、脉弦数为辨证要点。现代常用于治疗胃及十二指肠溃疡、慢性胃炎、慢性肝炎、胆囊炎、肋间神经痛、痛经、疝气痛等。如治痛经,加香附、益母草、丹参、红花;治疝气痛,加橘核、柚核;偏寒者,加吴茱萸、小茴香;吞酸嘈杂者,加瓦楞子、乌贼骨、白蔻仁;偏热者,加白芍、黄芩;脾虚者,与四君子汤合方;夹湿者,与平胃散并用;食滞者,与保和丸并用;恶心呕吐者,与左金丸或旋覆代赭汤配合。

脘腹诸痛属于寒者,本方不宜。

现代药理研究证实,本方具有镇静、健胃、兴奋肠道平滑肌、促进肠道积气排出的作用。

同名方

1.《世医得效方》金铃子散　由金铃子、茴香组成。功能行气止痛。主治膀胱疝气、闭塞下元、大小便不通、疼痛不可忍者。
2.《济生方》金铃子散　由金铃子、巴豆(炒黄)组成。功能行气止痛。主治七疝,寒注下焦,小腹引外肾疼痛,大便多闭。

附　方

①金铃丸(《普济本事方》)　即本方去玄胡,加茴香、马蔺花、菟丝子、海蛤粉、补骨脂、海带、木香、丁香组成。功能行气止痛。主治膀胱肿硬,牵引作痛,小肠疝气,阴囊湿肿。

②金铃散(《证治准绳》) 即本方去玄胡,加三棱、莪术、青皮、陈皮、赤茯苓、茴香、木香、炙甘草、槟榔、枳壳、钩藤组成。功能行气活血止痛。主治疝气腹痛,治愈而复发者。

三 半夏厚朴汤

方　源 《金匮要略》

组　成 半夏12克 厚朴9克 茯苓12克 生姜9克 苏叶6克

用　法 水煎服。

功　效 行气散结,降逆化痰。

主　治 梅核气,咽中如有物阻,咳吐不出,吞咽不下,胸胁满闷,或咳或呕等。

方　解 方中半夏化痰散结,降逆和胃,为君药。厚朴下气除满,助半夏以散结降逆;茯苓甘淡渗湿,助半夏以化痰,共为臣药。生姜辛温散结,和胃止呕;苏叶芳香行气,理肺舒肝,共为佐使药。诸药合用,共奏行气散结,降逆化痰之功。

按　语 本方以咽中如有物阻、胸闷、苔白腻、脉弦滑为辨证要点。现代常用于治疗癔症、胃肠神经官能症、食管痉挛、慢性咽炎、急慢性支气管炎、妊娠呕吐、风寒咳嗽、寒湿泄泻等。如气机郁滞甚者,加柴胡、郁金、香附、青皮;如见舌质微红、口干、减半夏、厚朴剂量,加生地、玄参、麦冬;理气解郁加绿萼梅、代代花等。

本方药物多苦温辛燥,气郁化火、阴津受伤者不宜。

附　方

①四七汤(《太平惠民和剂局方》) 即本方加大枣组成。功能行气

散结,降逆化痰。主治梅核气,痰湿不甚者。

②四七汤(《仁斋直指方》) 即本方加香附、甘草、琥珀组成。功能行气散结,利尿通淋。主治妇女小便不利,甚者阴户疼痛。

③紫苏散(《太平圣惠方》) 即本方加枳壳、柴胡、槟榔、桂心组成。功能行气散结,降逆化痰。主治气郁不舒、胸膈烦闷,痰壅不下食。

四 橘核丸

方　源 《济生方》

组　成 橘核30克　海藻30克　昆布30克　川楝子30克　桃仁30克　厚朴15克　木通15克　枳实15克　延胡索15克　肉桂15克　木香15克　海带30克

用　法 研为细末,酒糊为小丸,每日服1~2次,每次9克,空腹温酒或淡盐汤送下。亦可用饮片水煎服,用量按原方比例酌定。

功　效 行气止痛,软坚散结。

主　治 寒湿疝气,睾丸肿胀偏坠,或坚硬如石,或痛引脐腹。

方　解 方中橘核行气散结,专治疝痛者,为君药。川楝子、木香助橘核行气止痛;桃仁、延胡索活血散结,延胡索并善行气止痛;以上共为臣药。君臣相配,散厥阴肝经气血之郁滞。肉桂温肾暖肝而散寒;木通通利血脉而除湿;厚朴下气燥湿;枳实行气破坚;海藻、昆布、海带软坚散结;共为佐使药。各药合用,可直达厥阴肝经,以行气血,散寒湿,消肿胀,故可用于治寒湿疝气,睾丸肿胀之证。

加　减 虚寒甚者,加炮川乌;坚胀久不消者,加硇砂,醋煮,旋入。

按语 本方以阴囊持续肿胀偏坠,痛引脐腹为辨证要点。现代常用于治疗疝气、睾丸炎、副睾炎、睾丸鞘膜积液、睾丸肿瘤、输精管结扎处出现痛性结节、腹壁淋巴结炎、甲状腺功能亢进症、结核球等。如见瘀痛较甚,加三棱、莪术;阴寒甚者,重用肉桂、木香,或加小茴香、吴茱萸;热甚加黄芩、黄柏、龙胆草;见阴囊红肿湿痒,去肉桂,加土茯苓、车前子、泽泻;阴囊湿肿,加苍术、茵陈;睾丸肿硬,加荔枝核、黄皮核、生蒲黄。

同名方

1. 《医学心悟》橘核丸 由橘核、川楝子、山楂、香附、荔枝核、小茴香、神曲组成。功能行气止痛。主治癥瘕、痃癖。
2. 《医学心悟》橘核丸 由橘核、小茴香、川楝子、桃仁、香附、山楂、木香、红花、神曲组成。功能行气止痛。主治七疝。
3. 《血证论》橘核丸 由橘核、吴茱萸、香附、川楝子、山楂、荔枝核、小茴香组成。功能行气止痛。主治小腹疝痛结气等症。

附方

茴香橘核丸(《全国中药成药处方集》) 即本方加茴香组成。功能软坚消肿,理气止痛。主治小肠疝气,睾丸肿胀,偏有大小,或坚硬,或痛引脐腹。

五 天台乌药散

方源 《医学发明》

组成 天台乌药12克 木香6克 小茴香6克 青皮6克 高良姜9克 槟榔9克 川楝子12克 巴豆70粒

用法 巴豆与川楝子同炒黑,去巴豆,水煎,冲入适量黄酒服。

功效 行气疏肝,散寒止痛。

主　治　寒凝气滞,小肠疝气,少腹引控睾丸而痛,偏坠肿胀。

方　解　方中乌药行气疏肝,散寒止痛,为君药。配入木香、小茴香、青皮、高良姜一派辛温芳香之品,行气散结,祛寒除湿,以加强行气疏肝,散寒止痛之功,共为臣药。更以槟榔直达下焦,行气化滞而破坚;以苦寒之川楝子与辛热之巴豆同炒,去巴豆而用川楝子,既可减川楝子之寒,又能增强其行气散结之功,共为佐使药。诸药合用,使寒凝得散,气滞得疏,肝络和调,则疝痛自愈。

按　语　本方以少腹痛引睾丸、苔白脉迟为辨证要点。现代常用于治疗腹股沟斜疝、慢性副睾炎、睾丸炎、带下病、脘腹痛、虫积痛、痛经等。如寒邪较甚,加吴茱萸、肉桂;气滞较甚,加橘核、荔枝核;气虚,加党参、黄芪;中气下陷,加升麻、柴胡;肾阳亏虚,加附子、干姜。

本方辛散温通力强,实热证者慎用。方中巴豆不宜直接投入方中使用,以免引起腹泻,甚至引起中毒。

六　暖肝煎

方　源　《景岳全书》

组　成　当归9克　枸杞子9克　小茴香6克　肉桂3克　乌药6克　沉香3克　茯苓6克　生姜3片

用　法　水煎服。

功　效　暖肝温肾,行气止痛。

主　治　肝肾阴寒,小腹疼痛,疝气等。

方　解　方中当归、枸杞子温补肝肾,为主药。肉桂、小茴香温肾散寒;乌药、沉香行气止痛;共为辅药。茯苓渗湿健脾;生姜散寒和胃,共为佐使药。诸药合用,以温补肝肾治其本,行气逐寒治其标,使下元得温,气滞得散,则少腹疼痛,疝气诸症可愈。

加　减　如寒甚者加吴茱萸、干姜,再甚者加附子。

按　语　本方以少腹冷痛、遇寒更剧、手足麻木、苔白脉迟为辨证要点。现代常用于治疗疝气、睾丸炎、鞘膜积水、痛经、胃炎、胃及十二指肠溃疡、肋间神经痛、硬皮病等。如见寒甚,加吴茱萸、干姜或附子;体肾虚,加仙灵脾、补骨脂、巴戟天;伴气虚,加黄芪、人参;痛甚,加延胡索、川楝子。

本方多辛温香燥之品,如因湿热下注,阴囊红肿热痛者,不可误用。

七　厚朴温中汤

方　源　《内外伤辨惑论》

组　成　厚朴 30 克　陈皮 30 克　甘草 15 克　茯苓 15 克　草豆蔻仁 15 克　木香 15 克　干姜 2 克

用　法　按原方比例酌定用量,加姜三片,水煎服。

功　效　温中行气,燥湿除满。

主　治　脾胃伤于寒湿,脘腹胀满或疼痛,不思饮食,四肢倦怠。

方　解　方中厚朴行气消胀,燥湿除满,为君药。草豆蔻温中除寒,燥湿除痰,为臣药。陈皮、木香行气宽中;干姜、生姜温暖脾胃以散寒;茯苓、甘草渗湿健脾以和中;共为佐使药。诸药合用,共奏温中行气,燥湿除满之功。

按　语　本方以脘腹胀满或疼痛、不思饮食、四肢倦怠、苔白腻为辨证要点。现代常用于治疗慢性胃炎、慢性肠炎、慢性肝炎、早期肝硬化、胃及十二指肠溃疡病等。如见气虚,加党参、黄芪;腹胀甚,加砂仁、枳壳;腹痛甚,加玄胡索、香附;纳差,加山楂、神曲等。

同名方

《医学传灯》厚朴温中汤 由厚朴、杏仁、半夏、枳壳、桔梗、炮姜、甘草、藿香、香薷、陈皮组成。功能行气宽中化湿。主治夏月中暑、口食生冷,停滞饮食,脉沉细缓者。

八 良附丸

方 源 《良方集腋》

组 成 高良姜 香附 各等分

用 法 上二味为细末,作散剂或水丸,每日1~2次,每次6克,开水送下。亦可水煎服,用量按原方比例酌情增减。

功 效 行气疏肝,祛寒止痛。

主 治 肝气或客寒犯胃,脘痛呕吐,或连胸胁胀痛,痛经等。

方 解 方中高良姜温胃散寒,香附疏肝行气;原方以米汤与姜汁和食盐为丸者,取其兼以和胃之意。气行寒散,胃气调和,其痛自止。

按 语 本方以脘痛呕吐、或连胸胁胀痛、苔白脉弦为辨证要点。现代常用于治疗急慢性胃炎、溃疡病、胆囊炎、肝炎、盆腔炎、痛经等。如寒凝甚者,高良姜可倍于香附;气滞重者,香附可倍于高良姜;胁痛加青皮、枳壳;胃脘痛加干姜、木香;痛经加当归、川芎;瘀滞甚,加延胡索、川楝子、九香虫;气虚,加党参、白术等。

肝胃有郁火或胃阴亏竭,舌质红绛者,不宜应用。

现代药理研究证实,本方具有兴奋消化功能、畅盛胃肠血液循环、健胃、驱除消化道积气、镇痛等多种作用。

同名方

《全国中药成药处方集》良附丸 由高良姜、当归、沉香、木香、青皮、干姜、制香附组成。功能温中理气止痛。主治胸膈满痛,得嗳便轻,呕吐清水。

附 方

胃气痛片(《上海市药品标准》) 即本方加乌药、青皮、木香、郁金、肉桂、公丁香、大茴香、乳香、没药、白芍、五灵脂组成。功能温中行气,活血止痛。主治胃寒疼痛,心胸郁闷,呕吐酸水者。

九　木香顺气丸(又名木香顺气散)

方　源　《证治准绳》

组　成　木香30克　枳壳30克　陈皮30克　香附30克　槟榔30克　苍术30克　砂仁30克　厚朴30克　青皮30克　甘草15克

用　法　上药研末,为丸,每服9克,温开水送下,日服2次;亦可作汤剂,水煎服,用量按原方比例酌情增减。

功　效　理气化湿,消食除胀。

主　治　气滞不舒,胸膈痞满,两胁胀痛,饮食无味及停食积聚等,苔薄白腻,脉弦细。

方　解　方中木香、枳壳、槟榔、香附、青皮行气化滞,调中止痛,为主药;苍术、厚朴、陈皮、砂仁燥湿运脾,行气和胃,为辅药;甘草和胃调中,调和诸药,为佐使药。全方行气化滞与燥湿运脾并施,则胸闷脘胀可除。

按　语　本方以胸闷脘胀、苔腻为辨证要点。现代常用于治疗胃肠神经官能症、消化不良、不完全性肠梗阻、慢性肝炎、早期肝硬化、腹部手术后肠麻痹、肠胀气等。

同名方

《杂病源流犀烛》木香顺气散　由陈皮、青皮、乌药、香附、半夏、枳壳、厚朴、木香、砂仁、肉桂、干姜、炙甘草、生姜组成。功能行气温中化湿。用于气厥醒后的调理。

附　方

木香顺气汤（《医学发明》）　即本方去枳壳、香附、槟榔、砂仁、甘草,加益智仁、茯苓、泽泻、干姜、半夏、吴萸、当归、升麻、柴胡、草豆蔻组成。功能理气畅中,和胃化湿。主治浊气在上,胸膈痞闷,腹胁胀满。

十　匀气散(又名木香调气散,木香匀气散)

方　源　《太平惠民和剂局方》

组　成　丁香 60 克　檀香 60 克　木香 60 克　白豆蔻 60 克　藿香叶 240 克　甘草 240 克　砂仁 120 克

用　法　上药共研细末,每服 6～9 克,日服 2～3 次。亦可作汤剂水煎服,用量按原方比例酌情增减。

功　效　行气消胀,温中降逆。

主　治　脾胃气滞不匀,胸膈痞闷,脘腹胀痛;不思饮食,恶心呕吐,噎塞不顺,苔薄白腻,脉弦等。

方　解　方中木香、丁香、檀香温中散寒、行气止痛,为主药。藿香、砂仁、白豆蔻芳香悦脾、行气降逆,为辅药。甘草兼为佐使药。全方集芳香行气降逆之品于一方,共奏行气消胀,温中止呕之功,使气得匀行,胃得和降。

按　语　本方以脘腹胀痛、恶心呕吐、苔薄白腻、脉弦为辨证要点。现代常用于治疗胃肠神经官能症、胃及十二指肠溃疡,急慢性胃炎、小儿消化不良等。如见饮食停滞,加麦芽、槟榔;脾胃虚弱,加党参、黄芪;兼外感风寒,加葱白、防风;暑热夹湿者,加黄连、黄芩;脾肾阳虚者,加附子、干姜。

同名方

1. 《医宗金鉴》匀气散　由陈皮、桔梗、炮姜、砂仁、炙甘草、木香组成。功能行气健脾,温中散寒。主治婴儿之母过食寒冷,胎受其气,生后不乳,面色青白,四肢欠温,唇舌色淡,腹痛而曲背啼哭,脉细迟。
2. 《医学入门》匀气散　由人参、茯苓、白术、青皮、陈皮、白芷、乌药、甘草、木香组成。功能行气健脾。主治小儿气滞,痘出不快,及肉腠厚密身痛。

十一　排气饮

方　源　《景岳全书》

组　成　陈皮6克　藿香6克　枳壳6克　香附6克　乌药6克　厚朴3克　泽泻3克　木香2克

用　法　水煎服。

功　效　理气消胀。

主　治　气逆食滞,胀满疼痛,苔薄腻,脉弦。

方　解　方中陈皮、枳壳、香附、乌药、木香行气宽肠消胀,为主药;藿香、厚朴、泽泻芳香化湿、利湿,为辅药。共用以达理气消胀之效。

加　减　如食滞,加山楂、麦芽;寒滞,加干姜、吴萸、肉桂;气逆甚者,加白芥子、沉香、青皮、槟榔;呕而兼痛者,加半夏、丁香;痛在小腹者,加小茴香;兼疝者,加煨荔枝核。

按　语　本方以脘腹胀满、得嗳气或矢气则舒为辨证要点。现代常用于治疗外科消化道手术后腹胀、妇产科盆腔手术后腹胀、肠胀气、肠梗阻等。如见苔白、脉迟者,加高良姜、肉桂等;胸闷、呕恶、苔腻者,加制半夏、苍术等;便结者,加大黄、芒硝等;伴疼痛者,加川楝子、元胡索等。

本方中芳香辛燥药较多,易伤津耗气,应适可而止,勿使过剂,尤其年老体弱、孕妇或素有崩漏、吐衄者慎用。

十二　快气汤

方　源　《太平惠民和剂局方》

组　成　砂仁 250 克　香附 1000 克　甘草 125 克

用　法　上药共研细末,每服 3 克,盐汤点下。亦可用饮片作汤剂,水煎服,用量按原方比例酌情增减。

功　效　理气畅中,和胃降逆。

主　治　一切气疾,心腹胀满,胸膈噎塞,嗳气吞酸,胃中痰逆呕吐,及宿酒不解,不思饮食等症。

方　解　方中香附行气宽中,砂仁温中行气化湿,和胃降逆,共为主药;甘草兼为佐使。三药相配,共奏理气畅中,和胃降逆之效。

按　语　本方以脘腹饱胀或伴呕吐、嗳气吞酸为辨证要点。现代常用于治疗急慢性胃炎、胃肠功能紊乱、溃疡病、消化不良等。如胃痛甚,加元胡索、白芍、八月札;胃胀甚,加路路通、木香、枳壳;恶心呕吐,加生姜,竹茹;泛酸者,加乌贼骨、浙贝母;消化不良,加神曲、谷芽;胃纳差者,加厚朴、紫苏、藿香;便溏者,加木香,焦山楂。

附　方

快气散(《丹溪心法》)　即本方加生姜组成。功能理气畅中,和胃降逆。主治同本方。

十三　十香丸

方　源　《常用中成药》

组　成　降香30克　乳香90克　木香60克　乌药30克　檀香30克　香附30克　沉香60克　藿香45克　甘草30克　丁香15克

用　法　上药共研细末,蜜丸,每粒6克,每服1丸,日服2次,开水化开服用。

功　效　行气止痛。

主　治　气滞郁结,脘腹胀痛。

方　解　方中木香、乌药、檀香、香附行气止痛,为主药。乳香、降香活血止痛,为辅药。丁香温中降逆;沉香行气止痛,兼能降逆调中;藿香化湿和中,醒脾;共为佐药。甘草调中止痛,调和诸药,为使药。全方行气活血止痛,脘胀腹痛可消。

按　语　本方以脘腹胀痛、苔白脉弦为辨证要点。现代常用于治疗急慢性胃炎、急慢性肠炎、消化不良、肝炎、胆囊炎、胆石症、肠粘连、腹膜炎、胸腹挫伤所致的脘腹胀痛等病症。

同名方

1.《景岳全书》十香丸　由木香、沉香、泽泻、乌药、陈皮、丁香、小茴香、香附、煨荔枝核、皂角组成。功能行气止痛。主治气滞、寒凝诸痛。

2.《圣济总录》十香丸 由丁香、苏合香、檀香、沉香、木香、香附、白术、高良姜、安息香、麝香、熏陆香、朱砂、冰片、炒荜拨、诃子皮、犀角屑、姜厚朴组成。功能芳香开窍。主治中恶,霍乱不识人,心腹胀痛,不思饮食。

附　方

十香止痛丸(《天津市中成药规范》)　即本方去藿香、甘草,加延胡索、香橼、厚朴、五灵脂、熟大黄、生蒲黄、零陵香、排草香、砂仁、高良姜组成。功能舒气解郁,止痛散寒。主治气滞胃寒,两胁胀满,胃脘刺痛,肚腹隐痛。

十四　乌药汤

方　源　《兰室秘藏》

组　成　乌药9克　香附6克　当归6克　木香4.5克　甘草3克

用　法　水煎服。

功　效　行气调经止痛。

主　治　气机郁滞,血行不畅,胸腹胀痛,经前或经期少腹胀痛,胸胁乳房胀痛,月经后期,量少色黯红,或有血块,精神抑郁,苔白脉弦涩。

方　解　方中乌药理气行滞为君;香附疏肝理气,木香行脾胃滞气为臣;当归养血活血调经为佐;甘草调和诸药为使。全方共奏行气调经止痛之效。

按　语　本方以小腹、胸胁、乳房胀痛,苔白脉弦涩为辨证要点。现代常用于治疗痛经、月经不调、经前期综合征、慢性盆腔炎、乳腺增生、慢性肝炎、慢性胃炎等。如兼血瘀者,可合失笑散;兼寒凝者,加吴茱萸、小茴香;兼寒湿者,加桂枝、苡仁;兼血虚者,合四物汤,去地黄,加鸡血藤;兼肾虚者,加川断、淮牛膝;气郁化火,见经血量多色红,心烦者,加丹皮、栀子;胁痛甚者,加柴胡、郁金;小腹痛甚者,加玄胡索。

附 方

加味乌药汤(《济阴纲目》) 即本方去当归,加延胡索、砂仁组成。功能行气化瘀止痛。主治经行腹痛。

十五 天仙藤散

方　源　《校注妇人良方》

组　成　天仙藤 12 克　香附 6 克　陈皮 6 克　甘草 6 克　乌药 6 克　木瓜 6 克　苏叶 6 克　生姜 6 克

用　法　水煎服。

功　效　行气利水。

主　治　妊娠浮肿,行步艰难,胸闷胁胀,食少,苔薄腻,脉弦滑。

方　解　方中天仙藤行气活血,祛风化湿,为主药;香附、乌药疏肝行气,为辅药;苏叶宣肺气,陈皮理脾气,木瓜醒脾和胃,以行气除湿,共为佐药;生姜辛散水气,炙甘草调和诸药,为使药。共奏行气利水,化湿消肿之功。

按　语　本方以妊娠肿胀、胸胁满闷、饮食减少、苔薄腻、脉弦滑为辨证要点。现代常用本方治疗妊娠水肿、羊水过多等。如见肿胀较甚,加茯苓、泽泻、猪苓;气虚,加白术、黄芪;胸胁满闷甚,改苏叶为苏梗。

十六　通气散

方　源　《医林改错》

组　成　柴胡 30 克　香附 30 克　川芎 15 克

用　法　上药共研细末,每服 9 克,开水送服,早晚各服 1 次;亦可用饮片作汤剂,水煎服,用量按原方比例酌情增减。

功　效　疏肝活血,开郁通窍。

主　治　耳聋,不闻雷声。

方　解　方中柴胡、香附疏肝理气,为主药;川芎活血开郁,为辅药;两者相配,达疏肝活血,开郁通窍之效。

按　语　本方以耳聋突然发作、为时不久,或胸胁疼痛为辨证要点。现代常用本方治疗神经性耳聋、药源性耳聋、慢性肝炎、肋软骨炎、头痛等。如头痛甚,加葛根、白芷;血瘀甚,加全蝎、地鳖虫。

同名方

1. 《奇效良方》通气散　方(1)由茴香、木香、全蝎、延胡索、陈皮、石菖蒲、羌活、僵蚕、川芎、蝉蜕、穿山甲、甘草组成。功能祛风行气。主治耳聋气闭不通。方(2)由穿山甲、蝼蛄、麝香组成,以葱涎和药末纳入耳中。功能活血通窍。主治久聋。方(3)由郁李仁、芍药、人参、大黄、山茱萸、官桂、槟榔、牡丹皮、木香、细辛、炙甘草组成。功能活血行气,温经散寒。主治聤耳。
2. 《证治准绳》通气散　由玄参、皂角、川芎、细辛、藜芦、草乌、羊踯躅花组成。功能活血利咽。主治时毒焮肿,咽喉不利。

十七　三层茴香丸

方　源　《景岳全书》

组　成　茴香 30 克　沙参 30 克　川楝子 30 克　木香 30 克

用　法　共为细末,米糊为小丸如绿豆大,每服 20～30 丸,日服 3 次,空腹温酒或盐汤送服。亦可作汤剂水煎服,用量按原方比例酌定。

功　效　温肾祛寒,行气疏肝,消疝止痛。

主　治　寒疝,脐腹疼痛,睾丸偏大,阴囊肿胀重坠,有妨行步,或外肾冷硬如石,日以渐大,苔白,脉沉弦。

方　解　方中茴香辛温芳香,疏肝理气,温肾祛寒止痛,为主药;川楝子、木香疏肝行气止痛,为辅药;沙参养阴清热,为反佐药,以制主药的辛燥之性;全方共奏散寒理气止痛之效。

加　减　小病一料可安;病深者,一料服尽,便可用第二料。第二料,如前方加荜拨 30 克、槟榔 15 克。上六味共重 165 克,依前糊丸,服如前。若未愈,再服第三料。第三料,如前方加白茯苓 120 克,附子 15～30 克。上八味共重 300 克,糊丸,服如前,渐加至 30～40 丸。

按　语　本方以阴囊肿胀重坠、睾丸偏大、脐腹疼痛为辨证要点。现代常用于治疗疝气、慢性睾丸炎、睾丸肿瘤、胃脘痛等。如见寒湿甚,加吴茱萸、肉桂;疼痛较甚,加蒲黄、五灵脂;湿重者,加苍术、茯苓、土茯苓。

附　方

①茴香丸(《疡医大全》)　由白术、茯苓、炒大茴香、吴茱萸、荔枝核、山楂核、橘核、生姜、枳实组成。功能行气止痛。主治疝气。

②茴香丸(《杂病源流犀烛》) 由胡芦巴、茴香、巴戟天、川乌、川楝子、吴茱萸组成。功能温经散寒止痛。主治小腹冷癖,有形如卵,上下走痛不可忍。

十八 导气汤

方　源　《沈氏尊生书》

组　成　川楝子12克　木香9克　小茴香6克　吴茱萸3克

用　法　水煎服。

功　效　行气疏肝,散寒止痛。

主　治　寒疝疼痛,苔薄白,脉弦。

方　解　方中川楝子苦寒,入肝理气,并导热外泄,为主药;木香、小茴香疏肝理气止痛;小茴香与吴茱萸辛温,散寒除湿,共为辅药。本方寒温并用,药简力缓,疏肝行气,散寒止痛力较弱。

按　语　本方以少腹痛胀、苔白脉迟为辨证要点。现代常用于治疗腹股沟斜疝、慢性睾丸炎、副睾炎、鞘膜积液、跌打损伤、胃痛、痛经等。如气虚甚,加党参、黄芪;阴寒内盛,加肉桂、附片;疼痛甚,加乌药、玄胡;血分不足,加当归、白芍;气滞甚,加木瓜、槟榔。

同名方

《素问病机气宜保命集》导气汤　由芍药、当归、大黄、黄芩、黄连、木香、槟榔组成。功能清热解毒,调和气血。主治下痢脓血,里急后重,日夜无度。

十九 备金散

方　源　《沈氏尊生书》

组　成　香附120克　当归尾36克　五灵脂30克

用　法　水煎服。

功　效　理气化瘀。

主　治　肝气郁结,瘀血阻滞所致崩漏不止,或经行腹痛,及产后恶露不净。

方　解　方中香附疏肝行气,当归养血和血,取其尾者,功擅行瘀活血。五灵脂入肝经血分,通利血脉,散瘀止痛。三味相合,使郁结得开,瘀血得化。

按　语　本方以月经血色紫黯、血块夹杂、小腹胀痛、刺痛为辨证要点。现代常用于治疗月经不调、崩漏、盆腔炎、产后恶露不净、胃脘痛等。如见瘀血停滞,月经后期量少者,合四物汤以养血和血;腹痛者,加蒲黄、延胡索、乌药;经血过多、恶露不净者,加益母草、茜草、莲房炭。

二十　抑气异香四神散

方　源　《证治准绳》

组　成　香附240克　乌药120克　炙甘草30克

用　法　上药为粗末,每服15克,加生姜三片,枣一枚,或用青葱三根同煎;亦可用饮片作汤剂,水煎服,各药用量酌减。

功　效　调气和阳。

主　治　妇人、室女血气不调,以及胎前、产后气血失和诸症。

方　解　方中香附味辛能散,微苦能降,微甘能和,乃血中之气药,主一切气,利三焦,解六郁;乌药辛温香窜,上入肺,中入脾,下通肾与膀胱,可疏胸腹邪逆之气;炙甘草益气和中;姜、枣同用温中健脾,鼓舞气血生化;青葱通阳以和脉。全方调气和阳通脉,故可用于一切血气病。

加　减　气血不顺,心胸痞满,加紫苏叶;惊忧闷气,喜怒伤神,心腹满痛,面目浮肿及一切气疾,加石菖蒲;血脉不调,反胃呕吐,脾胃感冷,以老姜一块,烧令黑,切作5片,入盐少许同煎;血积、血晕、血闷、血癥、血刺,煎熟加好醋少许,呷服;经血行时,被风雨,或惊扰相并,因而不时腹痛紧张,腰腿疼痛,加茴香一撮;血气不顺,喘满气急,面目浮肿,及怀胎近月逼胸,加生姜、紫苏叶;吐血、咯红、喉中腥气,加黄桑叶,花桑尤佳;血滴气秘,大便不通,加枳壳、或青皮;经络感热,经水沸溢,血脉妄行,加生地黄;败血攻冲脾胃,血噎咳逆,加生姜、柿蒂;血气昏闷,心腹刺痛,加高良姜、赤芍药,水酒各半煎;妊娠伤食,胸膈不快,噫气食臭,心腹紧痛,加南木香或缩砂仁;产后寒气入腹,硬紧,脐下刺痛,加吴茱萸;产后用力太过,子宫脱下,先服此散,再以樗树根,同葱白、花椒煎汤熏洗。

按　语　本方以肝郁气滞所致月经不调、胸腹、胁胀、少腹胀痛、苔白脉弦为辨证要点。现代常用本方治疗月经不调、痛经、经前期综合征、乳腺增生、慢性盆腔炎、妊娠腹痛、不孕症等。如见血虚,合四物汤;见血滞,加川芎、当归;气虚,合四君子汤;气郁化热,去葱、姜,加丹皮、丹参;脾运不健,加橘皮、木香。

二十一　宽中八宝散

方　源　《赤水玄珠》

组　成　木香5克　当归尾5克　槟榔5克　萝卜子5克　紫苏子5克　砂仁5克　沉香3克　牙皂3克

用　法　共为末,每服3～6克,黄酒调下;亦可用饮片作汤剂,水煎服。

功　效　行气活血,祛痰泄浊。

主　治　痰凝气滞,脘腹胀满痞塞者。

方　解　方中紫苏子宣肺降气于上焦,砂仁、萝卜子醒脾化湿于中焦;沉香、槟榔行气破结于下焦,木香疏理三焦气机,行气导滞,为主辅药。当归尾活血行瘀,对气滞日久者,配伍活血之品,可增强行气效果;牙皂配合紫苏子、萝卜子有祛痰泄浊之功;为臣佐药。全方合用,达行气消胀,祛痰泄浊之功。

按　语　本方以脘腹胀满、舌淡苔腻、脉濡缓为辨证要点。现代常用于治疗急慢性胃炎、胃溃疡、慢性肝炎、胆囊炎等。如见疼痛,加玄胡索、五灵脂;纳差,加山楂、炒谷芽、炒麦芽;伴呕恶,加姜半夏、陈皮;气滞甚,加青皮、枳壳等。

附　方
①草豆蔻饮(《太平圣惠方》)　即由草豆蔻、缩砂仁、木香、萝卜子、槟榔、丁香、桃仁、青橘皮、白术、桂心、木瓜、枳壳组成。功能行气消胀。主治气机壅滞,卒胀不能食。
②三脘痞气丸(《卫生宝鉴》)　即由沉香、槟榔、缩砂、木香、大腹皮、青皮、陈皮、白蔻仁、三棱、半夏组成。功能行气宽中。主治三焦痞滞,气不升降,水饮停积,不得流行,胁下虚满,或时刺痛。
③枳壳散(《普济本事方》)　由枳壳、三棱、莪术、陈皮、益智仁、槟榔、干姜、厚朴、甘草、青皮、肉豆蔻、木香组成。功能行气消积。主治五种积,三焦痞塞、胸膈满闷、呕吐痰涎、口苦吞酸。

二十二　通乳散结汤

方　源　《中医妇科治疗学》

组　成　全瓜蒌1个　青皮9克　丝瓜络9克　橘络6克　通

草6克　橘叶3张　郁金9克　刺蒺藜12克　蒲公英15克

用　　法　水煎服。

功　　效　疏肝清热,通络散结。

主　　治　肝郁气滞,乳汁停滞不畅,以致乳房硬满胀痛,甚至红肿,时有恶寒发热,舌淡苔白,脉弦数者。

方　　解　方中青皮、橘叶、橘络、郁金疏肝气,解郁结,通经络,散结滞。刺蒺藜疏肝散结,丝瓜络行血通络,治乳汁不通。通草下气通乳,蒲公英、全瓜蒌清热散结,解毒消肿。全方共达疏肝解郁,通络散结之效。

按　　语　本方以乳汁停滞不畅、乳房硬满胀痛、甚至红肿、舌淡苔白脉弦数为辨证要点。现代常用于治疗急性乳腺炎、慢性乳腺囊性增生、肋间神经痛等。如见乳房胀痛甚,加乳香、没药、当归、赤芍;恶寒发热甚者,加银花、连翘、黄芩;肿块明显者,加炮山甲、牡蛎、夏枯草。

附　　方

①软坚散结汤(《中医治法与方剂》)　即由柴胡、枳壳、青皮、赤芍、川芎、红花、甲珠、通草、浙贝、牡蛎、夏枯草、瓜蒌壳、天葵子、蚤休、连翘、甘草组成。功能软坚散结。主治内分泌紊乱,慢性乳腺囊性增生,乳中坚硬如石。

②通经活络方(《中医治法与方剂》)　即本方去橘叶、郁金、刺蒺藜、蒲公英,加生香附、扁豆、当归组成。功能疏肝通络。主治肝气郁结,产后乳汁不行,乳房胀痛,胁肋胀满,有时两胁作痛,舌淡苔白,脉沉而涩者。

③攻消和解软坚汤(《中医治法与方剂》)　即由炮山甲、当归、赤芍、青皮、陈皮、乳香、没药、连翘、僵蚕、瓜蒌、天花粉、牡蛎、夏枯草、银花、蒲公英、生甘草、橘叶组成。功能清热疏肝,通络散结。

主治乳核。

④治乳痈验方(《中医治法与方剂》) 即由瓜蒌、贝母、银花、当归、乳香、没药、甘草、蒲公英、皂刺、青皮、漏芦、红藤、葱白组成。功能通乳散结。主治乳痈初起未成脓者。

二十三 枳实薤白桂枝汤

方　源　《金匮要略》

组　成　枳实12克　厚朴12克　薤白9克　桂枝6克　瓜蒌12克

用　法　水煎服。

功　效　通阳散结,祛痰下气。

主　治　胸痹,胸满而痛,甚或胸痛彻背,喘息咳唾,短气,气从胁下上抢心,舌苔白腻,脉沉弦或紧。

方　解　方中枳实下气破结,消痞除满;薤白辛温通阳,宽胸散结;桂枝通阳散寒,降逆平冲;三药相配,通阳散结之力颇强。再配以瓜蒌涤痰散结;厚朴下气除满;则祛痰下气,散结除满之力益彰。诸药合用,使胸阳振,痰浊除,阴寒消,气机宣畅,则胸痹而气逆上冲诸证可除。

按　语　本方以胸闷如窒、胸痛、短气、舌苔白腻、脉沉弦或紧为辨证要点。现代常用于治疗冠心病心绞痛、肋间神经病、非化脓性肋软骨炎等。如见胸部刺痛、舌紫暗者,加丹参、檀香、川芎、当归、桃仁等;心痛彻背,加乌头、附子、赤石脂等;心悸盗汗,加麦冬、五味子、太子参等。

现代药理研究证实,本方具有扩张冠状动脉、增加冠状动脉血流量,增加抗缺氧等作用。

附方

①瓜蒌薤白白酒汤(《金匮要略》)　即本方去枳实、厚朴、桂枝,加白酒组成。功能通阳散结,行气祛痰。主治胸痹,胸部满痛,甚至胸痛彻背,喘息咳唾,短气,舌苔白腻,脉沉弦或紧。

②瓜蒌薤白半夏汤(《金匮要略》)　即本方去枳实、厚朴、桂枝,加白酒、半夏组成。功能通阳散结,祛痰宽胸。主治胸痹而痰浊较甚,胸中满背彻痛,不能安卧者。

二十四　木香流气饮

方源　《太平惠民和剂局方》

组成　半夏60克　陈皮1000克　厚朴500克　青皮500克　甘草500克　香附500克　苏叶500克　人参120克　赤茯苓120克　木瓜120克　石菖蒲120克　白术120克　白芷120克　麦门冬120克　草果仁180克　肉桂180克　莪术180克　大腹皮180克　丁香皮180克　槟榔180克　木香180克　藿香180克　木通250克

用法　上药共研粗末,每服12克,加生姜3片,大枣2枚,水煎服。

功效　行气调中,健脾化痰。

主治　诸气痞滞,胸膈胀满,呕吐少食,腹胁刺痛,痰嗽喘急,面目浮肿,忧思太过,怔忡郁结,聚结胀痛。

方解　方中人参、茯苓、白术、甘草健脾益气,和中调胃;木香、厚朴、青皮、香附、苏叶、大腹皮、丁香皮、槟榔、藿香理气宽中;半夏、陈皮、木瓜、石菖蒲、草果化痰散结利湿;莪术活血化瘀;肉桂温中散寒,木通利湿;生姜、大枣调和脾胃。全方合用,达行气调中,健脾化痰之效。

按　语　本方以胸腹胀满、呕吐泛恶、面目浮肿为辨证要点。现代常用于治疗慢性胃炎、胃窦炎、十二指肠溃疡、慢性肝炎、精神抑郁症、特发性水肿、噎膈、淋证等。

同名方

《外科正宗》木香流气饮　由川芎、当归、紫苏、桔梗、青皮、陈皮、乌药、黄芪、枳实、茯苓、防风、半夏、白芍、甘草、大腹皮、木香、槟榔、泽泻、枳壳、生姜、大枣组成。功能行气化瘀止痛。主治流注瘰疬。

附　方

①廿四味流气饮(《太平惠民和剂局方》)　即本方去藿香、菖蒲,加沉香、枳壳、大黄组成。功效、主治与本方同。

②流气饮子(《全生指迷方》)　由紫苏、青皮、当归、芍药、乌药、茯苓、桔梗、半夏、黄芪、枳实、防风、甘草、橘皮、木香、川芎、槟榔、生姜、大枣组成。功能理气和血,化湿畅中。主治气攻肩背胁肋,走注疼痛,及痞胀喘满,浮肿脚气。

③十全流气饮(《外科正宗》)　由陈皮、赤茯苓、乌药、川芎、当归、白芍、香附、青皮、甘草、木香、生姜、大枣组成。功能疏肝理脾,散结消肿。主治肝郁伤脾,气结积聚、瘿瘤。

④增损流气饮(《张氏医通》)　由半夏、赤茯苓、陈皮、甘草、木香、苏叶、香附、槟榔、大腹皮、枳壳、桔梗、人参、肉桂、厚朴、生姜、大枣组成。功能利气散满,利湿消肿。主治气滞郁结,胸脘痞满,面目浮肿,小便不利。

第二节 降气方

一 四磨汤(又名四磨饮)

方　源　《济生方》

组　成　人参3克　槟榔9克　沉香3克　天台乌药9克

用　法　水煎服。

功　效　行气降逆,宽胸散结。

主　治　七情所伤,肝气郁结,胸膈烦闷,上气喘急,心下痞满,不思饮食。

方　解　方中乌药行气疏肝以解郁;沉香顺气降逆以平喘;槟榔行气化滞以除满。互相配合,顺气破结,可使烦闷解,逆气平,痞满亦除。然而气为人身之宝,破气之品每易耗损正气,故又用人参益气扶正,使郁结之气散而正气不伤,诸证平而无遗患。

按　语　本方以情志失调、肝气上逆、胸膈痞塞不通为辨证要点。现代常用于治疗哮喘、胎粪性肠梗阻、呃逆、胃痛、梅核气、外科消化道手术后腹胀、妇产科盆腔手术后腹胀等。

虚喘而不能饮食者,忌用。

附　方

①五磨饮子(《医便》)　即本方去人参,加枳实、木香组成。功能行气降逆。主治大怒暴厥,或七情郁结等致心腹胀痛,或走注攻

痛。

②六磨汤(《世医得效方》) 即本方去人参,加枳壳、木香、大黄组成。功能顺气行滞,通腑开闭。主治气滞便秘。

二 旋覆代赭汤

方　源 《伤寒论》

组　成 旋覆花9克　人参6克　生姜10克　代赭石9克　甘草6克　半夏9克　大枣4枚

用　法 水煎服。

功　效 降逆化痰,益气和胃。

主　治 胃气虚弱,痰浊内阻,心下痞硬、噫气不除,恶心呕吐,苔薄白腻,脉弦滑。

方　解 方中旋覆花性温而能下气消痰涎,降逆以除噫,故为君药。代赭石体重而沉降,善镇冲逆,但味苦气寒,故用小量为臣药。生姜温胃化痰,散寒止呕;半夏祛痰散结,降逆和胃,并为佐药,助君臣药以平噫气而消痞硬;人参益气补虚,炙甘草温益中气,扶助已伤之中气,亦为佐药。大枣养胃补脾,为佐使药。诸药配合,共成降逆化痰,益气和胃之剂,使痰涎得消,逆气得平,中虚得复,则心下痞硬除而噫气自止。

按　语 本方以嗳气、呃逆、呕恶为辨证要点。现代常用于治疗噫气、慢性胃炎、消化性溃疡并发幽门痉挛或不完全性梗阻、神经性呃逆或呕吐、梅尼埃综合征、食管癌手术后并发症、腹部手术后并发症、支气管炎、哮喘、不寐、妊娠恶阻、耳源性眩晕等。如见胃虚不甚,可去人参、甘草、大枣之甘壅;痰多加茯苓、陈皮以化痰;胃寒甚者,可改生姜为干姜,加丁香、柿蒂以温胃降逆;心下痞硬甚者,加砂仁以下气和胃;治眩晕,加牡蛎、草决明、钩藤。

现代药理研究证实,本方具有健胃止呕,保护胃肠黏膜、镇咳祛痰、缓解支气管痉挛、促进血细胞新生、增加血红蛋白等多种作用。

附 方

增减旋覆代赭汤(《重订通俗伤寒论》) 即本方去人参、生姜、甘草、大枣,加吴茱萸、黄连、香附、陈皮、沉香、竹茹、枇杷叶组成。功能降逆化痰止呕。主治痰涎壅甚,心下痞硬,呕吐不止,胁下胀痛,气逆不降等症。

三 橘皮竹茹汤

方 源 《金匮要略》

组 成 橘皮12克 竹茹12克 大枣5克 生姜9克 甘草6克 人参3克

用 法 水煎服。

功 效 降逆止呕,益气清热。

主 治 胃虚有热,气逆不降,呃逆或干呕。

方 解 方中橘皮行气和胃以止呃;竹茹清热安胃以止呃,并用大量,共为君药。人参补气扶正,与橘皮合用,行中有补;生姜和胃止呕,与竹茹合用,清中有温,共为臣药。甘草、大枣助人参以益气和胃,并调药性,是为佐使药。诸药合用,补胃虚,清胃热,降胃逆,且补而不滞,清而不寒,对于胃虚有热之呃逆,干呕,最为适合。

按 语 本方以呃逆、干呕、苔薄黄为辨证要点。现代常用于治疗慢性胃炎、膈肌痉挛、胃下垂呕吐较甚者、胃癌、妊娠恶阻、幽门不完全性梗阻呕吐、腹部手术后呃逆不止等。如见胃气不虚,可去人参、甘草、大枣;痰多者,加半夏、茯苓;胃阴不足而见舌红少苔者,加麦冬、石斛;呕哕不止者,加枇杷叶;呃逆不止者,加柿蒂。

凡由实热或虚寒所致呃逆、干呕者,非本方所宜。

同名方

1. 《济生方》橘皮竹茹汤 由赤茯苓、橘皮、枇杷叶、麦门冬、竹茹、半夏、人参、炙甘草、生姜组成。功能和胃清热、降逆止呕。主治胃热多渴,呕哕不食。
2. 《证治准绳》橘皮竹茹汤 由橘皮、竹茹、甘草、半夏、人参、生姜、大枣组成。功能益气清热降逆止呕。主治哕逆。
3. 《医学心悟》橘皮竹茹汤 由陈皮、竹茹、半夏、人参、甘草组成。功能益气清热,降逆止呕。主治火气上冲致呕哕。
4. 《医宗金鉴》橘皮竹茹汤 由橘红、竹茹、生姜、柿蒂、人参、黄连组成。功能清热降逆止呕。主治胃火上冲致呃逆,身热烦渴,口干唇焦。
5. 《寿世保元》橘皮竹茹汤 由陈皮、人参、炙甘草、竹茹、柿蒂、丁香、生姜、大枣组成。功能益气清热止呃。

附 方

新制橘皮竹茹汤(《温病条辨》) 即本方去人参、甘草、大枣,加柿蒂组成。功能和胃降逆、清热止呃。主治胃热呃逆,胃气不虚者。

四 丁香柿蒂汤

方 源 《症因脉治》

组 成 丁香6克 柿蒂9克 人参3克 生姜6克

用　法　水煎服。

功　效　温中益气,降逆止呃。

主　治　胃气虚寒,呃逆不已,胸痞脉迟者。

方　解　方中丁香温胃散寒,下气止呃;柿蒂性温而苦涩,专止呃逆,二药相配,为治疗胃寒呃逆之要药。配伍人参益气补虚,生姜温胃降逆,诸药相得,能使胃寒去,逆气平,胃虚复,则呃逆自止,胸痞亦除。

按　语　本方以呃逆、苔白脉沉迟为辨证要点。现代常用于治疗膈肌痉挛、神经性呃逆、神经性呕吐、妊娠呕吐、胆汁返流性胃炎、肿瘤化疗后消化道反应、腹部手术后呃逆呕吐等。如见呃逆甚者,加刀豆子以止呃逆;兼有气滞痰凝者,加半夏、陈皮、沉香;寒重者,去生姜,加干姜或高良姜;中气不虚,去人参。

现代药理研究证实,本方具有促进胃液分泌、增强胃肠蠕动、止呃逆、祛痰、加强血液循环、促使红细胞及血红蛋白增加等多种功能。

同名方

1.《校注妇人良方》丁香柿蒂汤　由丁香、柿蒂组成。功能降逆止呕。主治咳逆。
2.《医宗金鉴》丁香柿蒂汤　由丁香、柿蒂、人参、高良姜组成。功能温中益气,降逆止呕。主治胃寒呃逆。

附　方

①柿蒂汤(《济生方》)　即本方去人参组成。功能温中散寒,降逆止呃。主治胸满呃逆不止,属寒呃而正气未虚者。

②柿钱散(《洁古家珍》)　即本方去生姜组成。功能温中益气,降逆止呃。主治呃逆,属胃气偏虚而寒不甚者。

③丁香柿蒂散(《卫生宝鉴》)　即本方去人参、生姜,加青皮、陈皮

组成。功能行气降逆、化痰止呃。主治诸种呃噫,呕吐痰涎。

五 小半夏汤

方　源　《金匮要略》

组　成　半夏9克　生姜3片

用　法　水煎服。

功　效　祛痰和胃,降逆止呕。

主　治　痰饮呕吐,反不渴,以及呕吐谷不得下,苔白腻,脉弦滑。

方　解　方中半夏化湿除痰,和胃降逆,为君药。生姜既制约半夏毒性,又增强温中和胃止呕作用,为臣药。两药相配,达化痰和胃止呕作用。

按　语　本方以胸脘痞闷、呕恶、苔白不渴为辨证要点。现代常用本方治疗胃神经官能症、梅尼埃综合征、不完全性幽门梗阻、胃肠炎、病毒性心肌炎、食物中毒、妊娠恶阻等。如见脾胃虚寒,加附子、干姜、丁香、吴萸;胃火上逆,加山栀、黄芩、竹茹;饮食停滞,加山楂、神曲;胃阴不足,加沙参、麦冬、石斛、芦根、枇杷叶;治妊娠恶阻,加苏叶、白术、黄芩、竹茹;痰湿较甚,加陈皮、茯苓等。

附　方

①小半夏加茯苓汤(《金匮要略》)　即本方加茯苓组成。功能和胃降逆,化饮止呕。主治痰饮上逆呕吐,胸脘痞闷,眩晕心悸等。

②半夏干姜散(《金匮要略》)　即本方去生姜易干姜组成。功能降逆化痰,温胃散寒。主治干呕吐逆,或呕吐清涎。

③生姜半夏汤(《金匮要略》)　即本方生姜改用生姜汁组成。功能

降逆化痰,开胸散结。主治胸中似喘非喘,似呕非呕,似呃非呃,烦闷不舒。

④大半夏汤(《金匮要略》) 即本方去生姜加人参、蜂蜜组成。功能补胃气,降逆气,止呕吐。主治胃气虚弱,反胃呕吐,精神疲乏,大便干结。

⑤干姜半夏人参丸(《金匮要略》) 即本方去生姜,加干姜、人参组成。功能温中补虚,降逆止呕。主治妊娠及脾胃虚寒之呕吐。

六 乌沉汤

方　源 《太平惠民和剂局方》

组　成 乌药 300 克　沉香 150 克　人参 90 克　甘草 135 克

用　法 上药共研细末,每服 6～9 克,日服 3 次,饭前空腹时温开水送服。亦可用饮片作汤剂水煎服,用量按各药常规剂量酌情增减。

功　效 行气散寒,温中补虚。

主　治 中虚寒滞,胸腹胀痛,绵绵不休,喜暖喜按,甚则呕吐;或寒疝腹痛,或经行腹痛,神疲乏力,舌淡苔白,脉沉迟。

方　解 方中乌药行气消胀,温散脾寒,沉香温中降逆,理气止痛,共为君药。人参补气调中,为臣佐药。甘草既可和胃调中,又可调和诸药,为使药。全方共奏行气滞,散阴寒,补中虚之功。

按　语 本方以脘腹胀痛、喜暖喜按、恶心呕吐、舌淡苔白为辨证要点。现代常用于治疗胃、十二指肠溃疡、慢性胃炎、胃神经官能症、胎粪性肠梗阻、痛经等。如见痰涎壅盛,加半夏、陈皮;气虚,加黄芪、白术;气滞甚,加香附、厚朴;阳虚,加肉桂、干姜;腹痛甚,加元胡、川楝子。

附 方

①小乌沉汤(《太平惠民和剂局方》) 由本方去沉香、人参加香附组成。功能行气止痛,散寒调中。主治脘腹胀痛,或寒疝腹痛,或经行腹痛。

②乌沉散(《瘴疟指南》) 即本方去沉香、人参,加香附组成。功能行气止痛。主治瘴疟,心腹刺痛。

七 丁沉透膈汤(又名十八味丁沉透膈汤)

方 源 《太平惠民和剂局方》

组 成 丁香45克 沉香23克 白术60克 香附30克 人参30克 砂仁30克 麦蘖15克 肉豆蔻15克 白豆蔻15克 木香15克 青皮15克 甘草45克 半夏8克 藿香23克 厚朴23克 神曲8克 草果8克 陈皮23克

用 法 上药共研粗末,每服12~15克,加生姜、大枣水煎服,日服2次。亦可用饮片作汤剂,各药用量按常规剂量酌情增减。

功 效 降逆和中,健脾燥湿。

主 治 中虚气滞湿阻之反胃,食后脘腹胀满,朝食暮吐,暮食朝吐,吐出宿食不化,吐后即觉舒服,全身乏力,肢体困重,舌淡苔白腻,脉濡弱。

方 解 方中丁香、沉香、半夏、藿香理气降逆,温中散寒,为主药。厚朴、砂仁、草果、白豆蔻、肉豆蔻化湿行气;香附、木香、青皮、陈皮行气散满,共为佐药。人参、白术、炙甘草、大枣健脾和中;神曲、麦蘖、生姜消食和胃,共为佐药。甘草调和诸药,兼为使药。全方共奏行气、降逆、燥湿、补脾、和胃之功。

按　语　本方以恶心呕吐、食后脘腹胀满、吐后即觉舒服、全身乏力、肢体困重、舌淡苔白腻、脉濡弱为辨证要点。现代常用于治疗幽门痉挛或梗阻、神经性呕吐、胃及十二指肠溃疡、急慢性胃炎、胃十二指肠憩室、胃神经官能症、胃部肿瘤等。

本方药多苦温香燥，易伤津耗气，对久吐伤津、气阴两虚者，不宜单独使用。

附　方

丁沉透膈丸（《全国中药成药处方集》）　即本方加茯苓组成。功效、主治与本方同。

八　茱萸丸

方　源　《苏沈良方》

组　成　吴茱萸 3 克　胡椒 15 克　人参 15 克　当归 15 克　甘草 10 克　半夏 30 克　白矾 15 克

用　法　姜汁为丸，如梧桐子大，每服 7 丸；桑、柳条各 30 茎，银器内煎汤吞下，日 3 次。

功　效　温中补虚，祛痰降逆。

主　治　翻胃日久，饮食之物，至晚吐出，仍不消化，膈上有痰涎，时时呕吐，吐清水无时，腹中痛楚，大便滑泄或秘结。

方　解　方中吴茱萸、胡椒温运中阳，治中焦之寒；人参、甘草、当归益气补血，治中焦之虚；半夏、白矾燥湿祛痰，吴萸、半夏降逆下气，共呈温中补虚，祛痰降逆功效。

按　语　本方以呕吐清水痰涎、腹痛、大便滑泄或秘结为辨证要点。现代常用本方治疗慢性胃炎、消化性溃疡、幽门痉挛或不完全性梗阻、神经性呕吐、腹部手术后并发症等。如见胃虚不甚,去人参、当归;胃脘痛,加良姜、香附等。

附　方

温中止呃汤(《太平圣惠方》)　即由胡椒、麝香组成。功能温胃止呃。主治寒气攻胃,呃噫。

九　降逆止呃汤

方　源　《中医治法与方剂》

组　成　代赭石24克　旋覆花12克　橘皮15克　竹茹12克　丁香9克　柿蒂9克　太子参12克　甘草9克　天冬9克　麦冬9克　枇杷叶9克

用　法　水煎服。

功　效　降逆止呃。

主　治　寒热错杂,胃气上逆,呃逆,其声低怯,下肢欠温,口干舌红,苔薄脉细。

方　解　方中旋复花、代赭石降逆止呕;橘皮、竹茹清热止呕,降逆止呃;丁香、柿蒂温中止呃,三组药合用,具有强大的降逆止呃功效。天冬、麦冬养阴,太子参、甘草益气,枇杷叶清热止呕。全方合用,达益气养阴,降逆止呃之效。

按　语　本方以呃逆声低、下肢欠温、口干舌红、苔薄脉细为辨证要点。现代常用于治疗慢性胃炎、膈肌痉挛、妊娠恶阻、幽门不完全性梗阻呕吐、腹部手术后呃逆不止等。若见阴虚甚,加白芍、生地;胃火上逆,加黄芩、山栀;治妊娠呕吐,加苏叶、白术;痰湿较甚,去天冬、麦冬,加半夏、茯苓。

十　加味苏叶黄连汤

方　源　《中医治法与方剂》

组　成　黄连2克　苏叶3克　半夏9克　茯苓9克　竹茹9克　枇杷叶9克　柿蒂9克

用　法　水煎,频频冷服。

功　效　清热降逆。

主　治　肺胃不和,呕吐,稍偏热者。

方　解　方用黄连以清胃热,苏叶宣通肺胃,加渗湿的茯苓,开宣肺气的枇杷叶,协助黄连、苏叶调理肺胃之不和;半夏祛痰降逆,竹茹清热止呕,柿蒂降气止呃,三味专止呕逆。全方合用,对因痰、因热、因气引起的胃气上逆呕吐,都有较好的疗效。

按　语　本方以呕吐呃逆、舌红苔黄为辨证要点。现代常用于治疗慢性胃炎、消化道溃疡、膈肌痉挛、胃神经官能症、神经性呕吐、妊娠恶阻、幽门痉挛或不完全性梗阻等。如见胃阴虚,加天冬、麦冬、石斛;痰湿内盛,去黄连,加陈皮、干姜;胃寒,去黄连,加吴茱萸、胡椒等。

附　方

苏叶黄连汤(《温热经纬》)　由苏叶、黄连组成。功能清热止呕。主治湿热证,呕恶不止,昼夜不瘥欲死者。

十一　芩连橘茹汤

方　源　《中医治法与方剂》

组　成　黄芩9克　黄连3克　焦栀9克　竹茹12克　陈皮12克　半夏9克　吴茱萸3克　石斛12克　白芍12克

用　法　水煎,频服。

功　效　清热疏肝,调中降逆。

主　治　妊娠呕吐,头晕目眩,苔黄,脉滑数。

方　解　方中黄芩、黄连、栀子清泄肝胆,白芍柔肝平肝,吴茱萸疏达肝气,诸药合用,使肝气柔顺,不致横逆犯胃。吴茱萸性虽辛热,但配在大队清热药中,则辛热之性去而调气降逆的作用依然存在,此即去性取用之义。半夏、陈皮、竹茹调中降逆,和胃止呕;石斛养胃生津、防止半夏、吴茱萸辛热伤阴,使其有利无弊。全方合用,达清热疏肝,调中降逆之效。

按　语　本方以妊娠呕吐、头晕目眩、苔黄、脉滑数为辨证要点。现代常用于治疗妊娠剧吐、神经性呕吐、放化疗后副反应、慢性胃炎等。如脾湿内盛,舌苔厚腻者,去石斛,加茯苓、白豆蔻、砂仁。

第 11 章

活血方

第一节 活血行瘀方

一 桃核承气汤(又名桃仁承气汤)

方　源　《伤寒论》

组　成　桃仁 12 克　大黄 12 克　桂枝 6 克　炙甘草 6 克　芒硝 6 克

用　法　水煎服。

功　效　破血下瘀。

主　治　下焦蓄血,少腹急结,小便自利,谵语烦渴,至夜发热,甚则其人如狂;血瘀经闭,痛经,跌仆伤痛,脉沉实或涩。

方　解　方中桃仁破血祛瘀,大黄下瘀泄热,二药合用,瘀热并泄,共为君药。桂枝通行血脉,助桃仁破血祛瘀;芒硝泻热软坚,助大黄下泻瘀热,共为臣药。炙甘草益气和中,并缓诸药峻烈之性，使祛瘀而不伤正，为佐使药。五味配合，共奏破血下瘀之功，服后"微利"，使蓄血去，瘀热清，诸证自平。

按　语　本方以少腹急结、脉沉实或涩为辨证要点。现代常用于治疗痛经、闭经、月经不调、宫外孕、急性盆腔炎、产后恶露不下、肠炎、肠梗阻、痢疾、肝炎、咽炎、肾盂肾炎、泌尿系结石、高血压、动脉硬化症、血小板减少性紫癜、精神分裂症、糖尿病、跌打损伤、牙痛头痛、血热吐衄等。如见大便稀者，去芒硝；少腹拘急明显者，加重桂枝用量，或加乌药；小便不畅者，加泽泻、车前子；鼻衄或吐血紫黑，加生地、白茅根；产后恶露不下者，加蒲黄、五灵脂；由瘀血所致痛经、闭经，加当归、红花；兼有气滞，加香附、乌药、青皮；治痢疾，加黄芩、黄连、木香；治精神病，加红花。

表证未解者，当先解表，而后再用本方。孕妇忌用。

现代药理研究证实，本方加黄芪、生地、玄参、麦冬有降血脂、降血糖、预防动脉硬化的作用。

同名方

1. 《温疫论》桃仁承气汤　由大黄、芒硝、桃仁、当归、芍药、丹皮组成。功能破血下瘀，凉血清热。主治瘀血内留，夜热为甚者。
2. 《幼幼集成》桃仁承气汤　由桃仁、大黄、红花、甘草、桂枝组成。功能破血下瘀。主治妇女经闭日久，正值痘临。
3. 《重订通俗伤寒论》桃仁承气汤　由桃仁、五灵脂、蒲黄、生地、大黄、芒硝、甘草、犀角组成。功能泻下瘀热。主治下焦瘀热，热结血室，谵语如狂，小腹串痛，带下如注，腰痛如折。
4. 《校注妇人良方》桃仁承气汤　由桃仁、大黄、甘草、肉桂、生姜组成。功能泻下瘀热。主治瘀血小腹急痛，大便不利，或谵语发狂，遍身发黄，小便自利；或血结胸中，手不敢近腹。

二 抵当汤(制丸,名抵当丸)

方　源　《伤寒论》

组　成　水蛭5克　虻虫5克　大黄9克　桃仁9克

用　法　水煎服。

功　效　破血逐瘀。

主　治　下焦蓄血,少腹硬满疼痛,小便自利,大便色黑,喜忘发狂,脉沉结;妇人经闭,少腹硬满拒按。

方　解　方中水蛭、虻虫破血逐瘀,桃仁活血化瘀,共为主药;配以大黄清热通腑,兼能活血祛瘀,四药合用,共奏破血逐瘀之效。

按　语　本方以少腹硬满疼痛、大便秘结、舌暗红苔黄腻为辨证要点。现代常用本方治疗妇女瘀滞闭经、痛经、盆腔炎、子宫内膜异位症、死胎引产、产后静脉炎、前列腺炎、乳糜尿、睾丸炎、阴茎血肿、嵌顿疝、泌尿系结石、痔疮、肠梗阻、脑血栓、血小板增多症等。如见瘀滞严重,疼痛剧烈,加乳香、没药、延胡索;阴虚内热,加天冬、玄参、沙参;阳虚,加桂枝、干姜、附子;气滞,加香附、川芎;治阴茎血肿,加牛膝。

本方为破血逐瘀重剂,非瘀阻实证慎用;年老体虚者慎用;孕妇忌用。

现代药理研究证实,本方有降低血脂,降低血液黏度,改善甲皱微循环,增强血液流通性,调整生殖内分泌等作用。

附　方

代抵当丸(《证治准绳》)　即由大黄、芒硝、当归、生地、穿山甲、肉桂组成。功能活血祛瘀。主治蓄血腹痛、瘀滞经闭、痛经。

三 下瘀血汤

方　源　《金匮要略》

组　成　大黄9克　桃仁9克　䗪虫9克

用　法　上药研末,炼蜜和为4丸,以酒200毫升,煎1丸顿服。亦可作汤剂煎服,用量按原方比例酌情增减。

功　效　破血下瘀。

主　治　产妇瘀滞腹痛,或瘀血阻滞所致月经不调。

方　解　方中桃仁活血化瘀,䗪虫破血行瘀,共为主药;配合大黄行瘀泻热通便。三药合用,共奏破血下瘀之效。

按　语　本方以血瘀内结而致经水不利、腹痛为辨证要点。现代常用本方治疗痛经、宫外孕、胎盘残留、盆腔炎、子宫内膜增生症、感染性精神病等。如见气虚,加党参、黄芪;血虚加当归、阿胶;兼热,加栀子、丹皮;气滞,加枳实、青皮、香附;腹痛伴有包块,加乳香、没药;腰酸,加川断、桑寄生;治宫外孕,加川牛膝、蜈蚣;治胎物残留,加川牛膝、红花。

本方破血下瘀之力峻猛,体弱者慎用;孕妇忌用。

四 桃红四物汤

方　源　《医宗金鉴》

组　成　熟地黄15克　川芎8克　白芍10克　当归12克　桃仁6克　红花4克

用　法　水煎服。

功　效　养血活血,调经止痛。

主　治　妇女月经不调,闭经,痛经,经前腹痛,经行不畅而有血块,色紫暗;血瘀引起的月经过多、淋漓不净,产后恶露不净。

方　解　本方由四物汤加桃仁、红花而成。方中当归、熟地养血活血,为主药;川芎活血行滞,白芍敛阴养血、桃仁、红花破血行瘀,祛瘀生新,共为辅药。瘀血行则经水得以流通,而腹胀腹痛自消,全方共奏养血、活血、调经止痛之效。

按　语　本方以瘀血阻滞、腹胀腹痛、皮肤瘀斑、舌紫脉涩为辨证要点。现代常用本方治疗闭经、痛经、月经不调、不孕症、子宫内膜异位症、盆腔炎性肿块、先兆流产、中期妊娠引产、产后恶露不净、头痛、颅内血肿、三叉神经痛、心肌炎、肝硬化腹水、肺源性心脏病、萎缩性胃炎、视网膜炎、前列腺增生、泌尿系结石、银屑病等。如见气虚,加党参、黄芪;热盛,加银花、蒲公英;血热,加丹皮、紫草;肝风内动,加全蝎、天麻、蜈蚣;血虚,加阿胶、首乌;气滞,加香附、川楝子。

无瘀血证者忌用;体质虚弱者慎用。

现代药理研究证实,本方具有舒张血管,降低血管阻力,加快微循环流速,调节血液黏度、降脂、抗炎、抗肉芽肿生成,增加小鼠耐缺氧、耐疲劳等多种作用。

附　方

①清热调血汤(《古今医鉴》)　即本方加黄连、香附、莪术、延胡索、丹皮组成。功能清热除湿,化瘀止痛。主治湿热下注,经前小腹疼痛,带下黄稠,经行小腹疼痛加剧,经色黯红有块。

②解毒活血汤(《医林改错》)　即本方去川芎加连翘、葛根、柴胡、枳壳、甘草组成。功能清热解毒,凉血化瘀。主治产后感染邪毒,寒战高热、小腹疼痛拒按,恶露色紫有臭气,烦躁口渴等。

五 血府逐瘀汤

方　源　《医林改错》

组　成　桃仁 12 克　红花 9 克　当归 9 克　生地黄 9 克　川芎 5 克　赤芍 6 克　牛膝 9 克　桔梗 5 克　柴胡 3 克　枳壳 6 克　甘草 3 克

用　法　水煎服。

功　效　活血祛瘀，行气止痛。

主　治　胸中血瘀，血行不畅，胸痛、头痛日久不愈，痛如针刺而有定处；或呃逆日久不止，或饮水即呛，干呕，或内热瞀闷，或心悸怔忡，或夜不能睡，或夜寐不安，或急躁善怒，或入暮潮热，或舌质黯红、舌边有瘀斑，或舌面有瘀点，唇暗或两目暗黑，脉涩或弦紧。

方　解　本方用以治疗"胸中血府血瘀"所致诸证，由桃红四物汤合四逆散加桔梗、牛膝而成。方中桃红四物汤活血化瘀而养血，四逆散行气和血而舒肝，桔梗开肺气，载药上行，合枳壳则升降上焦之气而宽胸，尤以牛膝通利血脉，引血下行，互相配合，使血活气行，瘀化热消而肝郁亦解，诸证自愈。

按　语　本方以胸胁瘀滞刺痛，经闭痛经、舌质黯红、舌有瘀点瘀斑、脉涩或弦紧为辨证要点。只要抓住其中一二个主症便可应用，不必诸症悉俱。现代常用于治疗冠心病心绞痛、风湿性心脏病、脑血栓、脑梗死、血管神经性头痛、颅脑损伤后遗症、胸部挫伤、肋软骨炎、神经官能症、失眠、自汗、盗汗、乳腺炎、乳腺增生、痛经、宫外孕等。如见气虚，加党参、黄芪；虚寒，加附子、肉桂；阴血不足，加阿胶；头痛、痹痛，加全蝎、蜈蚣；胸痹心痛，加瓜蒌、薤白；心悸怔忡，加龙骨、牡蛎；痛经，加香附、元胡；

肝脾肿大,加丹参、郁金、青皮、鳖甲等。

本方祛瘀药物较多,非确有瘀血之证,不宜使用;孕妇忌用。

现代药理研究证实,本方制成的静脉注射剂在试管内无缩短凝血酶原时间和酶凝固时间的作用,但有抑制家兔血小板凝集作用,有促进血小板解聚和复活肝脏清除能力的作用。

附 方

变通血府逐瘀汤(《岳美中老中医治疗老年病的经验》) 即本方去生地、赤芍、甘草,加桂心、瓜蒌、薤白组成。功能活血祛瘀,行气止痛。主治老年人胸痹心痛。

六 通窍活血汤

方 源 《医林改错》

组 成 赤芍3克 川芎3克 桃仁9克 红花9克 老葱3克 红枣5克 麝香0.15克

用 法 加黄酒适量,水煎服。

功 效 活血通窍。

主 治 瘀阻头面的头痛昏晕,或耳聋年久,或头发脱落,面色青紫,或酒渣鼻,或白癜风;妇女干血痨,小儿疳积而见肌肉消瘦、腹大青筋、潮热等。

方 解 本方用于治疗瘀阻头面诸症,方中麝香、老葱芳香通窍为主药;赤芍、桃仁、红花、川芎活血祛瘀为辅药;活血药中配以通窍之品的通窜作用,其祛瘀之力更强。佐以红枣益气养血,调和诸药;黄酒为使,温通经脉,全方共奏通窍活血之功。

按　语　本方以头面部官窍疼痛、皮肤瘀黯或紫色为辨证要点。现代常用本方治疗脑震荡、脑外伤后遗症、卒中、癫痫、头痛、乙脑后遗症、急性结膜炎、血栓闭塞性脉管炎、视网膜中央动脉阻塞、脱发、白癜风等。如见痰湿内阻,加半夏、川贝、天竺黄;项强,加葛根;言语不利,加石菖蒲、远志;瘀血明显,加当归、三七;心悸失眠,加远志、酸枣仁;眩晕,加胡桃肉、枸杞子;肝阳上亢,加羚羊角、生石决明;便秘,加大黄;血热妄行,神志昏糊,加紫雪丹;晕厥者,加至宝丹;阴虚,加生地、玄参。

孕妇忌服。

现代药理研究证实,本方能扩张血管,改善微循环,降低血管阻力,提高组织耐缺氧能力,增强皮肤免疫功能。

七　膈下逐瘀汤

方　源　《医林改错》

组　成　五灵脂9克　当归9克　川芎6克　桃仁9克　丹皮6克　乌药6克　延胡索3克　甘草9克　香附3克　红花9克　枳壳5克　赤芍6克

用　法　水煎服。

功　效　活血祛瘀,行气止痛。

主　治　瘀在膈下,形成积块;或小儿痞块;或肚腹疼痛,痛处不移;或卧则腹坠似有物者。

方　解　本方用于治疗瘀血积于膈下所致各种病证。方中桃仁、红花、当归、川芎、赤芍、丹皮活血化瘀为主药;配以乌药、香附、枳壳、五灵脂、延胡索行气止痛为辅药,气行则血行,则瘀消痛止;佐以甘草调和诸药,缓急止痛,全方共奏活血祛瘀,行气止痛之效。

按语 本方以膈下积块、肚腹疼痛、痛处不移、咽干口燥、肌肤甲错、舌紫暗、脉涩为辨证要点。现代常用于治疗各种腹痛、胃痛、肝炎、肝脾肿大、腹泻、结肠炎、呃逆、胸膜粘连、副睾结核、神经官能症、慢性盆腔炎、不孕症等。如见瘀重痛剧,加乳香、没药、全蝎、蜈蚣;刺痛,加三棱、莪术;兼寒,加桂枝、干姜;湿热内阻,加茵陈、泽泻、苡仁。

虚证慎用,孕妇忌用。

现代药理研究证实,本方能改善血液循环,促进炎症病灶的消退,以及增生性病变的软化和吸收;并有提高机体免疫功能的作用。

八 少腹逐瘀汤

方 源 《医林改错》

组 成 小茴香1.5克 干姜3克 延胡索3克 当归9克 川芎3克 官桂3克 赤芍6克 蒲黄9克 五灵脂6克

用 法 水煎服。

功 效 活血祛瘀,温经止痛。

主 治 少腹瘀血积块疼痛或不痛,或痛而无积块,或少腹胀满;或经期腰酸少腹胀,或月经一月见三五次,连接不断,断而又来,其色或紫或黑,或有瘀块,或崩漏兼少腹疼痛等症。

方 解 本方用于治疗瘀血积于少腹所致各种病证。方中当归、川芎、赤芍活血化瘀为主药。配以小茴香、干姜、官桂温经散寒,通达下焦;蒲黄、五灵脂、延胡索化瘀止痛;共为辅药。气血兼顾,温通兼行,全方共奏活血祛瘀,温经止痛之效。

按语 本方以少腹瘀血积块,或有疼痛,经血或紫或黑,或有瘀块为辨证要点。现代常用于治疗痛经、崩漏、不孕症、慢性盆腔炎、子宫内膜异位症、卵巢囊肿、子宫肌瘤、阳痿、血精、阴茎内缩、精液不液化、男性不育症、肠粘连、肠套叠等。如见少腹胀甚,加木香、青皮、莪术;少腹疼痛拒按,加三棱、姜黄;虚寒较重,增加小茴、干姜、官桂用量,加附子;治崩漏,加三七、茜草;带下清稀,加山药、车前子。

症见实热伤阴、阴虚血燥者,忌用。

现代药理研究证实,本方能调节肠蠕动,促进肠道气体排出;具有抑制红细胞和血小板聚集功能,溶解血栓,降低血液黏度,改善血液循环及血液的理化性质,增强细胞吞噬功能,促进炎症病灶的消退及增生性病变的软化和吸收;具有明显的镇静、解痉、止痛功效。

九 身痛逐瘀汤

方　源　《医林改错》

组　成　秦艽3克　川芎6克　桃仁9克　红花9克　甘草6克　羌活3克　没药6克　当归9克　五灵脂6克　香附3克　牛膝9克　地龙6克

用　法　水煎服。

功　效　行气活血,祛瘀通络,通痹止痛。

主　治　气血痹阻经络所致的肩痛、臂痛、腰痛、腿痛,或周身疼痛,经久不愈,舌紫暗,或有瘀斑,脉弦涩。

方　解　本方用于治疗瘀血痹阻经脉所致的各种病证。方中桃仁、红花、当归、川芎活血祛瘀为主药;秦艽、羌活、地龙通络宣痹,香附、没药、五灵脂、牛膝行气活血止痛,共为辅药;牛膝通利血脉,引血下行;秦艽、羌活祛风通络,通达全身;甘草调和诸药。互相配合,共奏活血祛瘀,通络止痛之功。

按　语　本方以肢体或周身痹痛、日久不愈、舌紫暗或有瘀斑为辨证要点。现代常用于治疗坐骨神经痛、腰扭伤、脑外伤后遗症、面神经麻痹、三叉神经痛、末梢神经炎、雷诺症、丘脑综合征、泌尿系结石等。如见气虚,加党参、黄芪;微热,加柴胡、黄柏;肩臂痛,加天仙藤、威灵仙;腰腿痛,加川续断、杜仲、桑寄生;痛剧,加全蝎或蜈蚣;兼寒,去秦艽,加制川乌;治结石,加萹草、石苇;坐骨神经痛,去五灵脂,加伸筋草;面神经麻痹,去牛膝、五灵脂、甘草,加白附子、僵蚕、鸡血藤、全蝎。

孕妇忌用。

十　会厌逐瘀汤

方　源　《医林改错》

组　成　桃仁15克　红花15克　当归6克　柴胡3克　枳壳6克　桔梗6克　甘草6克　生地12克　玄参3克　赤芍6克

用　法　水煎服。

功　效　行气活血,解毒利咽。

主　治　小儿痘发五六天后,饮水即呛者。

方　解　本方用于治疗瘀结咽部诸证,由桃红四物汤合四逆散加减而成。方中桃仁、红花、当归、赤芍活血祛瘀,为方中主要组成部分;柴胡疏肝解郁、升达清阳,桔梗、枳壳开胸行气,使气行则血行;生地、玄参凉血清热,解毒利咽;甘草调和诸药,配桔梗清利咽喉,为方中次要组成部分。本方活血化瘀而不伤血,舒肝解郁而不耗气,全方共奏行气活血,解毒利咽之效。

按　语　本方以气血凝滞、会厌功能失调为辨证要点。现代常用本方治疗咽喉炎、声带炎、声带小结、声带黏膜下出血、舌下肿块、咽部息肉、血管瘤、梅核气、音哑等。如伴风热表证,加银花、桑叶、连翘、蝉蜕;咽干口燥,加沙参、麦冬;痰瘀结块,加牡蛎、海藻、浙贝;治急性咽炎,加黄芩、蒲公英;治慢性咽炎,加胖大海;声带小结,加沙参、牛蒡子。

凡属阴虚及邪热之咽喉疾病,慎用。

十一 脱花煎

方 源 《景岳全书》

组 成 当归20克 肉桂3克 川芎6克 牛膝6克 车前子6克 红花3克

用 法 水煎服。

功 效 活血行滞,催生下胎。

主 治 久产不下,胎死不动。

方 解 方中当归、川芎、红花、牛膝活血祛瘀,川芎能行血中之气,牛膝引血下行,共为主药;配以肉桂温通血脉,车前子甘寒滑利以下胎,合而用之,瘀血通而死胎下,全方共奏活血行滞,催生下胎之效。

加 减 若胎死腹中,或坚滞不下者,加朴硝;气虚困剧者,加人参;阴虚者,加熟地黄。

按 语 本方以久产不下、胎死腹中、阴道流血、舌紫黯脉沉涩为辨证要点。现代常用于治疗难产、死胎不下、胎盘残留、慢性盆腔炎等。如久产不下伴气郁,加枳壳、大腹皮、白芷;胎死腹中,加急性子;阴道流血多者,加血余炭、炒蒲黄、茜草;死胎不下,加芒硝、麝香。

孕妇忌服,月经过多者慎用。

附　方

①加味催生芎归汤(《中医治法与方剂》)　即本方去肉桂、牛膝、车前子、红花,加益母草组成。功能活血行滞。主治胎久不下,腰腹胀痛剧烈,舌红略黯,脉沉实。

②催生饮(《中医治法与方剂》)　即本方去肉桂、牛膝、车前子、红花,加大腹皮、枳壳、白芷组成。功能活血行气。主治久产不下,精神抑郁,胸闷脘胀,时时嗳气,腹胀痛,苔薄白微腻、脉沉弦。

十二　补阳还五汤

方　源　《医林改错》

组　成　黄芪120克　当归尾6克　赤芍6克　地龙3克　川芎3克　红花3克　桃仁3克

用　法　水煎服。

功　效　补气,活血,通络。

主　治　卒中后遗证,半身不遂,口眼㖞斜,语言蹇涩,口角流涎,下肢痿废,小便频数或遗尿不禁,苔白,脉缓。

方　解　方中重用生黄芪,大补脾胃之元气,使气旺以促血行,祛瘀而不伤正,并助诸药之力,为君药。配以当归尾活血,有祛瘀而不伤好血之妙,是为臣药。川芎、赤芍、桃仁、红花助归尾活血祛瘀;地龙通经活络,均为佐使药。诸药合用,使气旺血行,瘀祛络通,诸证自可渐愈。

按　语　本方以半身不遂、气虚血瘀、舌淡苔白、脉缓无力为辨证要点。现代常用本方治疗脑血管病、脑动脉硬化症、面神经麻痹、小儿麻痹后遗症、脑震荡后遗症、坐骨神经痛、神经炎、冠心病、急性心肌梗塞、风湿性心脏病、肾病综合征、肝硬化、糖尿病、肺气肿、头痛、失眠、多寐、无脉症、雷诺病、阳痿、前列腺肥大、乳房肿块、痛经、产后发热、不孕症、眼、耳鼻喉科疾病等。如见口眼㖞斜，加蜈蚣、全蝎、白附子；言语不利，加石菖蒲、郁金、远志；口角流涎，加橘红、石菖蒲；半身不遂，日久不复，加穿山甲、地鳖虫、水蛭；痰浊盛，加竹沥、天竺黄、天南星；高血压头痛，加菊花、石决明、珍珠母；血脂偏高，加山楂、麦芽；心烦失眠，加酸枣仁、夜交藤；肢体痿软，加虎骨、熟地；肌肉萎缩，加鹿角胶、阿胶。

现代药理研究证实，本方具有扩张血管，解除平滑肌痉挛，降低血液黏度，抗血栓、降压、降脂、强心、抗炎，提高免疫功能，促进损伤神经元修复等多种作用。

十三　桃红饮

方　源　《类证治裁》

组　成　桃仁9克　红花9克　当归尾9克　川芎9克　威灵仙9克

用　法　水煎服。

功　效　活血祛瘀，祛风利痹。

主　治　痹证日久，瘀血阻滞所致肢节疼痛。

方　解　方中桃仁、红花、归尾、川芎活血祛瘀，为主药；威灵仙祛风除痹，为辅药。本方活血为主，血行风自灭，痛自止，全方共奏活血祛瘀，祛风利痹之效。

按　语　本方以痹证瘀阻、肢节疼痛为辨证要点。现代常用于治疗坐骨神经痛、颈椎病、类风湿关节炎、痛风、食管癌、扁平疣等。如见气虚，加党参、黄芪；腰痛，加桑寄生、狗脊；寒甚，加附子、制川乌、制草乌；筋络不利，加伸筋草、海风藤；痛风，加防己、木瓜。

孕妇忌用，血热者慎用。

第二节　活血止痛方

一　失笑散

方　源　《太平惠民和剂局方》

组　成　五灵脂　蒲黄　各等分

用　法　共为细末，每服6克，用黄酒或醋冲服。亦可作汤剂水煎服，用量酌定。

功　效　活血祛瘀，散结止痛。

主　治　瘀血停滞，心腹剧痛，或产后恶露不行，或月经不调，少腹急痛。

方　解　方中五灵脂、蒲黄相须为用，通利血脉，祛瘀止痛。用醋或黄酒冲服，取其活血脉，行药力，化瘀血，以加强活血止痛作用。本方药性平和，合用以奏祛瘀止痛、推陈致新之力。

按　语　本方以瘀血积滞作痛、舌质黯红有瘀点、脉涩为辨证要点。现代常用本方治疗冠心病心绞痛、上消化道出血、十二指肠壅滞症、子宫肌瘤、崩漏、痛经、产后腹痛、子宫内膜异位症、脱发、耳聋、血尿等。如见气滞，加香附、郁金，或合金铃子散；兼寒可加当归、艾叶；血瘀明显，加当归、川芎、桃仁、红花；痛甚，加乳香、没药；治上消化道出血，加三七、白及、大黄；治胸痹心痛,加党参、黄芪。

胃气虚弱者慎用,孕妇忌服。

现代药理研究证实,本方具有镇静、降压、耐缺氧作用,具有对抗垂体后叶素引起的急性心肌缺血作用。

同名方

1. 《疡医大全》失笑散　由荜拨、细辛、冰片组成。功能温经止痛。主治牙齿疼痛等病症。
2. 《洁古家珍》失笑散　(外用)由荆芥、朴硝、萝卜、葱组成。功能祛风消肿,主治外肾肿胀等症。

附方

①手拈散(《奇效良方》)　即本方去蒲黄,加延胡索、草果、没药组成。功能活血祛瘀,行气止痛。主治气血凝滞,脘腹疼痛。

②手拈散(《医学心悟》)　即本方去蒲黄,加延胡索、香附、没药组成。功能理气活血,消瘀止痛。主治心脾气痛,瘀积心痛。

③香桂琥珀失笑散(北京中医学院学报 1987,(3):47)　即本方加沉香、琥珀、肉桂、延胡索组成。功能散寒行气,化瘀止痛。主治痛经。

④加味失笑散(《中医治法与方剂》)　即本方加玄胡、丹皮、桃仁、香附、台乌组成。功能行气活血止痛。主治痛经,血瘀气滞,经前或经期腹痛拒按,痛时如刺,经色红而量少,有血块,排出则痛减。

二　丹参饮

方　源　《时方歌括》

组　成　丹参 30 克　檀香 5 克　砂仁 5 克

用　法　水煎服。

功　效　活血祛瘀，行气止痛。

主　治　血瘀气滞，心胃诸痛。

方　解　方中重用丹参活血祛瘀，为君药；檀香、砂仁行气宽中而止痛，为佐使药。三药合用，使气血通畅，则疼痛自止。

按　语　本方以胸闷痛、心悸气短、舌暗或有瘀斑、脉沉弦或结代为辨证要点。现代常用于治疗冠心病心绞痛、病态窦房结综合征、肝炎、胃炎、胆囊炎、静脉炎、脑外伤后综合征、甲状腺瘤、脑卒中、神经性皮炎、婴儿湿疹、肋间神经痛、痛经等。如见气虚，加党参、黄芪、白术；气滞甚者，加枳实、瓜蒌、厚朴；痰湿甚者，加苍术、半夏、茯苓；寒甚者，加桂枝、附子、薤白；热甚者，加丹皮、赤芍、黄连；瘀血甚者，加蒲黄、五灵脂、川芎；治胆囊炎，加香附、郁金、茵陈；治脑外伤头痛，加红花、三七、骨碎补；治痛经，加蒲黄。

本方适用气滞血瘀体实者，虚证者慎用。

现代药理研究证实，本方能扩张冠状动脉，增加冠状动脉血流量，改善心肌收缩力，增强心肌抗低压缺氧的能力；降低血脂、对实验性动脉粥样硬化病变有明显减轻作用；降低炎症时毛细血管的通透性，减少炎症渗出，改善局部血液循环，促进炎症吸收。

附　方

①丹参汤（《证治准绳》）　由丹参、蛇床子、苦参、白矾组成。功能清热燥湿止痒。主治风癣瘙痒。外用洗浴。

②丹参散（《证治准绳》）　由丹参、人参、苦参、雷丸、牛膝、防风、炮白附子、白花蛇、甘草组成。功能祛风活血止痒。主治风瘙皮肤赤，瘾疹瘙痒，搔破生疮。

三 活络效灵丹

方　源　《医学衷中参西录》

组　成　当归15克　丹参15克　生明乳香15克　生明没药15克

用　法　水煎服。

功　效　活血祛瘀，通络止痛。

主　治　气血凝滞，心腹疼痛，腿痛臂痛，跌打瘀肿，内外疮疡，癥瘕积聚。

方　解　方中当归活血养血；丹参助当归以加强活血祛瘀之力；乳香、没药活血祛瘀，行气止痛。诸药合用，使气行血行，瘀去络通，则疼痛自止。

加　减　腿痛加牛膝；臂痛加连翘；妇女瘀血腹疼，加生桃仁、生五灵脂；疮红肿属阳者，加金银花、知母、连翘；白硬属阴者，加肉桂、鹿角胶或鹿角霜；疮破后生肌不速者，加生黄芪、知母、甘草；脏腑内痛，加三七、牛蒡子。

按　语　本方以瘀肿疼痛、或有癥块、舌质暗为辨证要点。现代常用本方治疗宫外孕、子宫肌瘤、闭经、经行吐衄、冠心病心绞痛、跌打损伤、坐骨神经痛、脑血栓、脑震荡后遗症、血栓闭塞性脉管炎、乳腺炎等。如见瘀块明显，加三棱、莪术、赤芍、桃仁；腿痛，加牛膝、威灵仙；臂痛，加片姜黄、独活；疮疡红肿，加银花、连翘、蒲公英；疮疡属阴者，加肉桂、鹿角霜；外伤瘀痛，加三七。

体虚者慎用，孕妇忌用。

现代药理研究证实，本方具有抗菌消炎、镇痛、抗凝血功能;可增加血流量,改善微循环,促进吞噬细胞清除抗原,达到抑制免疫反应的目的。

附 方

①宫外孕Ⅰ号方(《山西医学院附属一院中西医结合治疗小组经验方》) 由丹参、赤芍、桃仁组成。功能活血祛瘀,消癥止痛。主治宫外孕已破损不稳定型。

②宫外孕Ⅱ号方(《山西医学院附属一院中西医结合治疗小组经验方》) 由丹参、赤芍、桃仁、三棱、莪术组成。功能活血祛瘀,消癥散结。主治宫外孕已破损包块型。

③加减活络效灵丹(《江苏中医杂志》,1985,(9):24) 即本方去当归,加赤芍、桃仁、花蕊石、槐花组成。功能活血祛瘀,凉血止血。主治宫外孕已破损型。

④活络祛寒汤(《医学衷中参西录》) 即本方加黄芪、桂枝、生白芍、生姜组成。功能活血止痛,温经散寒。主治经络受寒,四肢发搐。

四 趁痛丸

方 源 《朱氏集验方》

组 成 麝香3克 没药12克 五灵脂15克 川乌1个 赤芍药15克

用 法 上药共研细末,酒糊为丸,每服1~3克,空腹温酒或温开水送服。亦可用饮片作汤剂,水煎服。

功 效 活血散瘀,蠲痹止痛。

主 治 腰背疼痛。

方 解 方中麝香芳香走窜,利脉络,透筋骨;五灵脂、没药、赤芍活血散瘀,助其止痛之力;川乌除痹止痛。诸药合用,使瘀血散、痹阻通,共奏化瘀止痛之功。

按　语　本方以痹痛较剧、痛有定处为辨证要点。现代常用于治疗腰椎骨质增生、颈椎综合征、胸部闭合性创伤、氟骨症等。治骨质增生,加炙马钱子、三七;治胸部闭合性创伤,加肉桂、丁香;治氟骨症,去麝香,加麻黄、白芥子、乳香、地鳖虫、全蝎。

妇女月经期慎用,孕妇忌用。

附　方

①趁痛散(《校注妇人良方》)　由牛膝、炙甘草、薤白、当归、桂心、白术、黄芪、独活、生姜组成。功能祛风散寒,活血止痛。主治产后骨节疼痛,发热头重,四肢不举。

②趁痛散(《丹溪心法》)　由没药、乳香、桃仁、红花、当归、羌活、地龙、牛膝、甘草、五灵脂、香附组成。功能活血止痛。主治历节痹痛。

五　延胡索汤

方　源　《济生方》

组　成　当归15克　延胡索15克　蒲黄15克　赤芍15克　官桂15克　姜黄15克　乳香9克　没药9克　木香9克　炙甘草7克

用　法　上药共为粗末,每服12克,加生姜7片,水煎去渣,食前服。亦可用饮片,作汤剂,水煎服。

功　效　活血祛瘀,行气止痛。

主　治　妇女气滞血瘀,脘腹作痛,或连腰胁或引背膂,上下攻刺,甚作搐搦,月经不调等。

方　解　方中当归、赤芍、蒲黄活血祛瘀;延胡索、姜黄、乳香、没药活血止痛;木香行气止痛;官桂温中散寒。全方共奏活血祛瘀,行气止痛之功。

按　语　本方以心腹诸痛,经候不调,或痛连背膂,上下攻刺,甚则搐搦,为辨证要点。现代常用于治疗月经不调、痛经、胆囊炎、肝炎、胃脘痛等。如见瘀血明显,加桃仁、红花;经候不调、伴小腹空坠者,加党参、黄芪;瘀久化热、恶露臭秽者,加蚤休、蒲公英。

孕妇及气血虚弱者,慎用。

附　方

① 延胡索散(《济阴纲目》)　即本方去姜黄、木香、甘草组成。功能理气活血,调经止痛。主治妇人气滞血瘀,脘腹胀痛,或经行腹痛。

② 延胡索散(《校注妇人良方》)　由当归、桂心、延胡索组成。功能温经活血,行气止痛。主治血寒痛经。

③ 延胡索散(《证治准绳》)　由延胡索、当归、琥珀、炒蒲黄、赤芍药、桂心、红蓝花组成。功能活血止痛。主治产后腹痛。

六　当归拈痛汤(又名拈痛汤)

方　源　《兰室秘藏》

组　成　当归9克　白术4.5克　人参6克　苦参6克　升麻6克　葛根6克　苍术6克　防风9克　知母9克　泽泻9克　黄芩9克　猪苓9克　炙甘草15克　茵陈15克　羌活15克

用　法　上药共研粗末,每服30克,水煎服;亦可按各药常规剂量,用饮片,水煎服。

功　效　活血通络,清热利湿。

主　治　湿热为病,肩背沉重,胸膈不利,肢节疼痛。

方　解　方中当归活血行血,血行湿行,血行风消,为主药;羌活、防风、升麻、葛根解表散风,苍术、白术、苦参、人参健脾燥湿,泽泻、猪苓、茵陈利湿,共为辅药;知母、黄芩清热;甘草调和诸药。全方共奏活血通络,清热利湿之功。

按　语　本方以四肢关节烦痛、肩背沉重或一身烦痛,或脚气肿痛,或舌有瘀点等湿热血瘀证,为辨证要点。现代常用于治疗风湿性关节炎、类风湿性关节炎、肩周围关节炎、坐骨神经痛、末梢神经炎、荨麻疹、湿痹、热痹、湿疹、疮毒、痛经、带下、产后恶露不绝等。如痛甚,加乳香、没药、蜈蚣;热甚,去防风、白术,加石膏、生地、银花;湿甚,加萆薢、苡仁、五加皮;治痛经,加蒲黄、五灵脂。

附　方

①拈痛丸(《鸡峰普济方》)　由五灵脂、木香、当归、高良姜、莪术组成。功能温经活血止痛。主治九种心痛。

②九气拈痛丸(《中药制剂手册》)　由香附、五灵脂、延胡索、莪术、郁金、橘皮、槟榔、高良姜、甘草、木香组成。功能理气止痛。主治沾寒气郁滞,胃脘疼痛,两肋胀痛。

七　复方丹参片

方　源　《上海中成药临床实用手册》

组　成　丹参　三七　冰片

用　法　上药制成片剂,每服3片,日服3次。

功　效　活血化瘀,开窍止痛。

主　治　胸痹,胸憋闷,心痛。

方　解　方中丹参活血化瘀,三七既能活血化瘀,又能止痛,冰片开窍醒神。全方共奏活血化瘀,开窍止痛之效。

按　语　本方以胸闷疼痛、憋气作闷、舌暗红、脉涩或结代为辨证要点。现代常用于治疗冠心病、心绞痛、心肌梗死、高血压、高血脂、头痛、癫痫、神经衰弱、巩膜炎、痤疮、耳聋、痛经、麻风病等。

现代药理研究证实,本品能扩张外周血管,增加毛细血管通透性,增加血流速度;降低血小板表面活性、减少血小板粘附和聚集、减缓血栓形成速度;抗炎、抗雄性激素样作用。

八　复方丹参注射液

方　源　《上海市药品标准》

组　成　丹参　降香

用　法　上药制成注射剂,每支 2 毫升,每毫升相当于丹参、降香生药各 1 克。肌肉注射,每次 1 支,每日 1～2 次;静脉注射,加入低分子右旋糖酐或葡萄糖内滴注,每日 10～30 毫升。

功　效　活血化瘀,理气宽胸。

主　治　胸痹,心痛。

方　解　方中丹参活血祛瘀,降香芳香行散,使气分之郁结开,血分之瘀滞散,则胸中之阳气宣达,血脉通畅,胸痹心痛可缓。

按　语　本方以胸闷、气短、心痛、舌暗或隐青、脉弦涩或沉缓为辨证要点。现代常用本方治疗冠心病、心肌梗死、心肌炎、脑溢血、脑梗死、高黏血症、弥漫性血管内凝血、流行性乙型脑炎、流行性出血热、神经炎、肝炎、肺气肿、百日咳、肾病综合征、急慢性肾炎、皮肌炎、脉管炎、肩关节周围炎、银屑病、视网膜炎、鼻炎、卒聋、咽炎、农药中毒、子宫内膜异位症、慢性附件炎、胎儿宫内发育迟缓等。

有出血病史、严重贫血患者、孕妇忌用;月经过多者慎用。

现代药理研究证实,本品具有增加冠状动脉流量,增强心肌对缺氧耐受力,促进心肌梗死区提早愈合与再生等作用;具有改善微循环、抗凝、抗病毒、抑制血小板聚集、激活纤溶、改善代谢、调节免疫等功能;有改善肾内微循环,增加肾血流量等作用。

九 复方当归注射液

方　源　《上海市药品标准》

组　成　当归　川芎　红花

用　法　上药各等分,制成注射剂,穴位或肌肉注射,每次2～4毫升,每日或隔日1次。

功　效　活血止痛。

主　治　各种急、慢性肌肉劳损,关节疼痛,外伤截瘫,小儿痿证等。

方　解　方中当归养血和血,川芎、红花活血化瘀,全方合用,共奏活血化瘀止痛之效。

按　语　本方以瘀血阻滞所致的疼痛、肿胀为辨证要点。现代常用于治疗各种急、慢性劳损、关节疼痛、外伤截瘫、筋膜炎、小儿麻痹后遗症、大脑发育不全、收肌管综合征、肛裂、不孕症等。

现代药理研究证实,本品能改善微循环障碍,增加肺毛细血管血流灌注,增强肺的换气功能,减轻机体缺氧。

十 当归芍药散

方　源　《金匮要略》

组　成　当归 90 克　芍药 500 克　茯苓 120 克　白术 120 克　泽泻 250 克　川芎 250 克

用　法　上药共为细末,每服 3 克,酒调送下,日服 3 次。亦可用饮片作汤剂水煎服,各药用量按原方比例酌情增减。

功　效　和血止痛。

主　治　妊娠腹中绵绵作痛。

方　解　方中当归、川芎养血活血,芍药泻肝木、安脾土,白术、茯苓、泽泻健脾化湿,全方有补有泻,共奏和血止痛之功。

按　语　本方以胸胁、少腹胀满疼痛或绵绵作痛,或有急痛反复发作,纳差浮肿、白带多、舌暗苔腻脉细弦为辨证要点。现代常用于治疗痛经、子宫肌瘤、卵巢囊肿、附件炎、更年期综合征、不孕症、妊娠高血压综合征、胎位不正、胎萎不长、妊娠腹痛、功能失调性子宫出血、妊娠癫痫、羊水过多、习惯性流产、妊娠黄疸、眩晕、高血压、冠心病、肝炎、肾炎、痢疾、慢性阑尾炎、输尿管结石、前列腺肥大、咽炎、鼻炎、肛裂等。如见先兆流产者,重用芍药,加菟丝子、川断;腰酸者,加牛膝、川断、杜仲;腹胀纳差者,加木香、陈皮;气虚加党参、黄芪;治癫痫,加石菖蒲、琥珀、胆南星。

现代药理研究证实,本方具有调整垂体-卵巢内分泌激素平衡的作用,降低子宫平滑肌张力,抑制子宫收缩;对血球压积、全血比黏度有双相调节作用,有改善微循环,调整植物神经系统功能的作用。

附　方

①加味当归芍药散(《中医治法与方剂》)　即本方加续断、菟丝子组成。功能活血补肾转胎。主治胎位异常。

②保产无忧散(《傅青主女科》)　即由当归、川芎、白芍、生黄芪、厚朴、羌活、菟丝子、川贝母、枳壳、荆芥穗、艾叶、生姜组成。功能养血活血、行气安胎。主治胎位异常。

第三节　活血消癥方

一　桂枝茯苓丸

方　源　《金匮要略》

组　成　桂枝9克　茯苓9克　丹皮9克　桃仁9克　芍药9克

用　法　研末,炼蜜为丸,每日服3～5克;亦可作汤剂,水煎服,用量按原方比例酌定。

功　效　活血化瘀,缓消癥块。

主　治　瘀血留结胞宫,妊娠胎动不安,漏下不止,血色紫黑晦暗,腹痛拒按等。

方　解　方中桂枝温通血脉;茯苓渗利下行而益心脾之气,既有助于行瘀血,亦有利于安胎元,共为君药。宿有癥块,郁久多能化热,故又配伍丹皮、赤芍合桃仁以化瘀血,并能清瘀热,共为臣佐药。丸以白蜜,亦取其有缓和诸祛瘀药力,起到缓消的作用,以之为使。诸药合用,共奏活血化瘀,缓消癥块之效。

按 语 本方以腹部刺痛拒按或触及包块、下血紫暗有块、舌紫暗有瘀、脉沉涩为辨证要点。现代常用于治疗经期综合征、崩漏、子宫肌瘤、卵巢囊肿、盆腔炎、不孕症、习惯性流产、宫外孕、子宫内膜异位症、产后尿潴留、产后恶露不绝、放节育环后腹痛、肝炎、结肠炎、慢性肾炎、心脏病、胶原性疾病、血栓性疾病、泌尿系结石、前列腺肥大、肠梗阻、阑尾炎、鼻窦炎、痤疮、面部色素沉着、风疹块、白内障、中心性视网膜炎等。如见气滞血瘀,加香附、玄胡、青皮、当归、益母草;疼痛剧烈,加蒲黄、五灵脂、乳香、没药;包块坚硬,加三棱、莪术、穿山甲、鳖甲煎丸、大黄䗪虫丸等;阳虚,加附子;肾虚,加枸杞、川断、寄生;治结石,合失笑散,加王不留行、金钱草。

体虚者、孕妇慎用。

现代药理研究证实,本方具有镇痛、抑菌消炎、降血脂、抑制血黏度上升等作用。

附 方

催生汤(《济阴纲目》) 组成与本方同,改为汤剂。功能催生下胎。主治产妇临产,见腹痛腰痛而胞浆已下时。

二 大黄䗪虫丸

方 源 《金匮要略》

组 成 大黄 300 克　黄芩 60 克　甘草 90 克　桃仁 60 克　杏仁 60 克　芍药 120 克　干地黄 300 克　干漆 30 克　虻虫 60 克　水蛭 60 克　蛴螬 60 克　䗪虫 30 克

用 法 共为细末,炼蜜为丸,重 3 克,每服 1 丸,温开水送服。亦可作汤剂水煎服,用量按原方比例酌减。

功 效 祛瘀生新。

主 治 五劳虚极,形体羸瘦,腹满不能饮食,肌肤甲错,两目黯黑等症。

方 解 方中大黄逐瘀攻下,并能凉血清热;䗪虫攻下积血,共为君药。桃仁、干漆、蛴螬、水蛭、虻虫助君药以活血通络,攻逐瘀血,共为臣药。黄芩配大黄以清瘀热;杏仁配桃仁以润燥结,且能破血降气,与活血攻下药配伍则有利于祛瘀血;干地黄、芍药养血滋阴,共为佐药。甘草和中补虚,调和诸药,以缓和诸破血药过于峻猛伤正;酒服以行药势,是为使药。诸药合用,祛瘀血,清瘀热,滋阴血,润燥结。

按 语 本方以肌肤甲错、形体羸瘦、两目黯黑、面色萎黄、舌有瘀斑为辨证要点。现代常用于治疗肝炎、肝硬化、慢性粒细胞性白血病、肺癌、再生障碍性贫血、血小板减少性紫癜、脑血栓形成、真性红细胞增多症、慢性肾小球肾炎、长期低热、高血压、高脂血症、精神失常、胆囊炎、失眠头痛、闭经、子宫内膜结核、卵巢囊肿、子宫肌瘤、乳腺增生症、类风湿性关节炎、周围血管病变。治肝硬化,合乌鸡白凤丸;治肝癌,配阿魏膏外用。

体虚无积者慎用,孕妇忌服。

现代药理研究证实,本方具有抗菌消炎、降脂护肝、降低血液黏度、溶解血栓、改善肢体末梢循环、防治肠粘连等作用。

三 鳖甲煎丸(又名人参鳖甲煎丸)

方 源 《金匮要略》

组 成 鳖甲90克 乌扇22.5克 黄芩22.5克 鼠妇22.5克 干姜22.5克 大黄22.5克 桂枝22.5克 石苇22.5克 厚朴22.5克 瞿麦22.5克 紫葳22.5克 阿胶22.5克 柴胡45克 蜣螂45克 芍药37克 牡丹37克 䗪虫37克 蜂巢30克 赤

硝 90 克　桃仁 15 克　人参 7.5 克　半夏 7.5 克　葶苈 7.5 克

用　　法　取灶下灰 3 斤,黄酒 10 斤,浸灰内滤过取汁,煎鳖甲成胶状,其余 22 味共为细末,将鳖甲胶放入炼蜜中和匀为小丸,每服 3 克,每日 3 次。

功　　效　行气活血,祛湿化痰,软坚消癥。

主　　治　疟疾日久不愈,胁下痞硬成块,结成疟母。以及癥积结于胁下,推之不移,腹中疼痛,肌肉消瘦,饮食减少,时有寒热,女子月经闭止等。

方　　解　方中鳖甲煎(即清酒经灶下灰滤过,煮鳖甲烂如胶漆)为君药,取鳖甲入肝软坚化癥,灶下灰消癥祛积,清酒活血通经,三者混为一体,共奏活血化瘀,软坚消癥之效。复以赤硝、大黄、䗪虫、蜣螂、鼠妇攻逐之品,以助破血消症之力。柴胡、黄芩、白芍和少阳而条肝气;厚朴、乌扇(射干)、葶苈子、半夏行郁气而消痰癖;干姜、桂枝温中,与黄芩相伍,辛开苦降而调解寒热;人参、阿胶补气养血而扶正气;桃仁、牡丹、紫葳、蜂巢活血化瘀而去干血;瞿麦、石苇利水祛湿。综合诸药,乃攻补兼施,寒温并用之剂,对疟母内结,癥瘕积聚,有攻邪不伤正、气畅血行,癥积内消之功。

按　　语　本方以腹部癥积、按之坚硬或不痛为辨证要点。现代常用于治疗肝硬化、肝脾肿大、原发性肝癌、腹腔肿瘤等。

体虚者慎用,孕妇忌用。

四　桃仁煎

方　　源　《妇人良方大全》

组　　成　桃仁 36 克　大黄 36 克　朴硝 36 克　虻虫 18 克

用　法　共为细末,醋炼为丸,梧桐子大,以温酒吞服 5 丸。亦可作汤剂,水煎服,用量按原方比例酌情增减。

功　效　通经下血,逐瘀破癥。

主　治　经闭不通,脐腹胀满,小便不通,痛不可忍者。

方　解　方中桃仁、䗪虫破血消癥为主,配以大黄、朴硝下泻瘀血,四药合用,共奏通经下血、逐瘀破癥之效。

按　语　本方以闭经,或下腹有包块,腹痛拒按、舌暗苔黄脉涩为辨证要点。现代常用于治疗闭经、子宫肌瘤、卵巢囊肿、急性盆腔炎、肝硬化、腹水、腹腔肿瘤等。如见气滞,加香附、木香;寒凝,加小茴香、吴茱萸;疼痛剧烈,加蒲黄、五灵脂;包块坚硬,加鳖甲煎丸、三棱、莪术等。

本方攻逐力猛,体弱者慎用。

五　杜壬破癥丸

方　源　《续名医类案》

组　成　没药 18 克　牛膝 18 克　干漆 18 克　当归 18 克　硇砂 0.4 克　木香 0.4 克　红娘子 0.4 克　红花 0.4 克　丹皮 0.4 克　朱砂 0.4 克　海马 1 只　斑蝥 14 个　水蛭 0.4 克

用　法　共为细末,以酒、醋各 500 毫升,慢火熬为膏。每天取一皂子大,仍以酒醋化服。

功　效　逐瘀破癥。

主　治　妇人小腹肿块,疼痛日久,形枯肉削。

方　解　方中干漆、硇砂、红娘子、斑蝥诸品有毒,但能直抵癥积之所而破血;木香顺气,水蛭活血逐水、没药、红花、丹皮、牛膝活血化瘀而止痛；当归养血活血，海马为血肉之品补肾壮阳，朱砂宁心。全方以攻为主，寓攻于补，共奏破血消癥之效。

按　语　本方以腹中肿块、痛有定处、舌有瘀斑、脉沉涩为辨证要点。现代常用于治疗子宫肌瘤、卵巢囊肿、腹部肿瘤等。体弱及孕妇慎用。

六　柔肝丸

方　源　《杨志一医论医案集》

组　成　当归15克　丹参15克　赤芍10克　桃仁10克　郁金10克　五灵脂10克　莪术10克　水蛭7克　穿山甲7克　鳖甲15克　桂枝5克　大黄5克　甘遂末1克

用　法　除甘遂末外，余药研细末，炼蜜为丸，如梧桐子大。每日3次，每次7克，间服甘遂末，每次1克，空腹服。

功　效　消瘀软坚，柔肝行水。

主　治　上腹痞块，大腹膨胀，面色苍黄，肌肉消瘦，腹壁光亮绷急，赤筋赤络满布；右胁胀痛，食后更甚，五心烦热不得眠，下肢微肿，便溏溲赤。

方　解　方中当归、丹参、赤芍、桃仁、莪术、桂枝活血化瘀为主药；配以郁金、五灵脂行气止痛，穿山甲、鳖甲、水蛭化瘀、软坚散结，共为辅药；大黄、甘遂泻下逐水。全方不仅能养血柔肝，而且能活血化瘀、逐水通便，水血兼治。共奏消瘀软坚、柔肝行水之效。

按　语　本方以上腹痞块、大腹膨胀、腹壁光亮绷急为辨证要点。现代常用于治疗肝脾肿大、腹水患者。

七　化癥回生丹

方　源　《温病条辨》

组　成　大黄 250 克　桃仁 90 克　水蛭 60 克　虻虫 60 克　人参 180 克　鳖甲胶 500 克　益母膏 250 克　熟地 120 克　白芍 120 克　当归尾 120 克　苏木 90 克　公丁香 90 克　杏仁 90 克　麝香 60 克　阿魏 60 克　干漆 60 克　川芎 60 克　两头尖 60 克　三棱 60 克　乳香 60 克　没药 60 克　姜黄 60 克　肉桂 60 克　川椒炭 60 克　藏红花 60 克　五灵脂 60 克　降香 60 克　香附 60 克　吴茱萸 60 克　延胡索 60 克　小茴香炭 90 克　良姜 60 克　艾叶炭 60 克　苏子霜 30 克　蒲黄炭 60 克

用　法　上药共研细末，用鳖甲胶、益母草膏和匀，炼蜜为丸，每丸 4.5 克。每服 1 丸，空腹温开水或黄酒送下。

功　效　活血祛瘀，消癥散结。

主　治　腹部结块，妇女经闭，跌仆损伤，瘀滞疼痛等。

方　解　方中大黄逐瘀攻下，并能凉血清热；桃仁、杏仁、水蛭、虻虫、益母膏、当归尾、阿魏、干漆、川芎、两头尖、三棱、乳香、没药、鳖甲、姜黄、红花、蒲黄活血祛瘀、软坚散结，为主药；苏木、丁香、肉桂、川椒、五灵脂、降香、香附、吴茱萸、延胡索、小茴香、良姜、艾叶、苏子霜温经散寒、行气止痛，为辅药；人参、熟地、当归、白芍益气养血，为佐使药；全方寒温并用，攻补兼施，达活血祛瘀，消癥散结之效。

按　语　本方以局部结块、按之觉硬、或有青紫瘀血、肿痛不已、舌有瘀斑为辨证要点。现代常用于治疗子宫肌瘤、卵巢囊肿、乳腺增生症、月经不调、产后腹痛、盆腔炎性包块等。如见气血两虚，可用八珍汤送服；治子宫肌瘤，合并夏枯草膏、芎芍丸等。

孕妇忌服。

第四节　活血调经方

一　温经汤（又称大温经汤）

方　源　《金匮要略》

组　成　吴茱萸9克　当归9克　芍药6克　川芎6克　人参6克　桂枝6克　阿胶9克　牡丹皮6克　生姜6克　甘草6克　半夏6克　麦冬9克

用　法　水煎服。

功　效　温经散寒，祛瘀养血。

主　治　冲任虚寒，瘀血阻滞，漏下不止，月经不调，或前或后，或逾期不止，或一月再行，或经停不至，而见傍晚发热，手心烦热，唇口干燥，少腹里急，腹满；妇人久不受孕等。

方　解　方中吴茱萸、桂枝温经散寒，通利血脉，为君药。当归、川芎、芍药活血祛瘀，养血调经；丹皮祛瘀通经，并退虚热，共为臣药。阿胶、麦冬养阴润燥而清虚热，阿胶还能止血；人参、甘草益气健脾，以资生血之源，并达统血之用；冲任二脉均与足阳明胃经相通，半夏能通降胃气而散结，有助于祛瘀调经；生姜温胃气以助生化，共为佐药。甘草又能调和诸药，兼为使药。诸药合奏温经通脉，养血祛瘀之效，则瘀血去，新血生，虚热消，月经调而病自解。

按　语　本方以月经不调、少腹冷感、舌质黯、或有瘀点、脉涩为辨证要点。现代常用于治疗不孕症、功能失调性子宫出血、闭经、痛经、月经后期、子宫发育不良、卵巢囊肿、阴道炎、带下、先兆流产、疝气、遗尿症、新生儿硬肿症、男性不育等。如见气虚,加黄芪,重用人参;血虚,加首乌、熟地;经少痛经,加桃仁、红花、益母草;腰酸,加杜仲、牛膝、川断;白带多,加煅龙牡、乌贼骨、山药;气滞,加乌药、香附;寒甚,去丹皮、麦冬,加小茴香、艾叶。

血热者慎用。

现代药理研究证实,本方有调节性激素、促进新陈代谢、改善末梢循环、促进子宫发育、对子宫有兴奋和抑制的双向调节作用。

同名方

1. 《圣济总录》温经汤　由炮附子、杜仲、牛膝、炮姜、肉桂、川断、补骨脂组成。功能温经散寒、补益肝肾。主治肾虚内寒所致的腹胀、腰痛等症。
2. 《校注妇人良方》温经汤　由当归、川芎、芍药、肉桂、莪术、丹皮、人参、牛膝、炙甘草组成。功能补气养血、活血温经。主治血海虚寒、血气凝滞所致的月经不调,脐腹作痛等症。

二　生化汤

方　源　《傅青主女科》

组　成　全当归25克　川芎9克　桃仁6克　干姜2克　炙甘草2克

用　法　水煎服,或酌加黄酒同煎。

功　效　活血化瘀,温经止痛。

主　治　产后血虚受寒,恶露不行,小腹冷痛。

方　解　方中重用当归补血活血,化瘀生新,为君药。川芎活血行气;桃仁活血祛瘀,均为臣药。炮姜入血散寒,温经止痛;黄酒温通血脉,以助药力;共为佐药。炙甘草调和诸药,为使药。合用有养血化瘀,温经止痛之效,使恶露行,小腹冷痛亦愈。

加　减　因寒凉食物,结块痛甚者,加肉桂;如血块未消,不可加参、芪,用之则痛不止。

按　语　本方以妇女产后恶露不行、腹痛、舌淡为辨证要点。现代常用于治疗产后子宫复旧不良、宫缩痛、胎盘残留、胎死腹中、产后高热、产后黄疸、产后腹胀、产后泄泻、产后缺乳、产后脱发、产后头痛、人流后阴道出血、子宫肌瘤、子宫肥大症、阳痿、不育、冻疮、神经炎等。如见恶露已行、腹微痛,可去桃仁;瘀血明显,加蒲黄、五灵脂、益母草;小腹冷痛,加肉桂、附子;气虚,加黄芪、党参;烦渴,加麦冬;痰湿内阻,加陈皮、竹沥;便秘,加麻仁、杏仁、肉苁蓉;多汗、不眠,加茯神、枣仁、黄芪;烦热,加地骨皮、丹皮;夹食,加山楂、神曲;感受风邪,加荆芥、防风;治人流后阴道出血,加丹参、茺蔚子;治子宫肌瘤,加三棱、莪术。

血热而有瘀滞者忌用。

现代药理研究证实,本方有促进产后乳汁分泌,调节子宫收缩,减少宫缩腹痛,防止产褥感染的作用。

同名方

1.《景岳全书》生化汤　由本方加熟地、大枣组成。功能活血化瘀,温经止痛。主治产后恶露不行,小腹疼痛等。

2.《良方集腋》生化汤　由本方去桃仁,加泽兰、山楂炭、黑荆芥、香附、玄胡、红花组成。功能活血化瘀,温经止痛。主治产后恶露不通。

3.《医学心悟》生化汤　由本方去甘草,加益母草组成。功能活血化瘀,祛瘀生新。主治产后恶露不行,小腹冷痛。

附　方

①加参生化汤(《傅青主女科》)　即本方加人参、大枣。功能益气活血,温经化瘀。主治产后一二日间,血块未消,而气血虚脱,或晕或厥,甚则汗出如珠,口气渐冷、烦渴喘急者。

②安神生化汤(《傅青主女科》)　即本方加人参、柏子仁、益智仁、茯神、陈皮、大枣。功能益气活血,养血安神。主治产后块痛未止,妄言妄见。

③木香生化汤(《傅青主女科》)　即本方去桃仁、炙甘草,加陈皮、木香。功能行气活血,化瘀止痛。主治产后怒气逆,胸膈不利。

④健脾利水生化汤(《傅青主女科》)　即本方去桃仁,加茯苓、橘皮、人参、肉豆蔻、白术、泽泻组成。功能健脾温中,活血利水。主治产后血块已除,泄泻不止。

⑤养正通幽汤(《傅青主女科》)　即本方去干姜,加麻子仁、肉苁蓉。功能活血止痛,润肠通便。主治产后大便秘结。

⑥生血止崩汤(《傅青主女科》)　即本方加荆芥、乌梅、蒲黄、大枣。功能化瘀止血。主治产后血崩。

三　艾附暖宫丸

方　源　《仁斋直指方论》

组　成　香附180克　艾叶90克　当归90克　黄芪90克　吴茱萸90克　川芎90克　白芍90克　地黄30克　肉桂15克　续断45克

用　法　研末,醋糊为丸,梧桐子大,每服6～9克,日服2次。亦可作汤剂,水煎服,用量按原方比例酌情增减。

功　效　温经暖宫,养血活血。

主　治　子宫虚寒不孕,月经不调,经行腹痛,腰脊酸冷,带下稀薄,面色萎黄,四肢疼痛,倦怠无力等。

方　解　方中艾叶理气活血,散寒逐湿,暖宫止痛;香附疏肝解郁,行气止痛,共为主药。吴茱萸、肉桂温经散寒;当归养血活血,川芎活血行瘀、理气搜风,共为辅药。地黄、白芍养血敛阴,以制诸药辛烈走窜之性;黄芪补气,配伍当归有助于生血;续断补肝肾、续筋骨,共为佐使药。全方共奏温经暖宫,养血活血之效。

按　语　本方以经行腹痛,遇寒加剧或带下清稀为辨证要点。现代常用本方治疗不孕症、痛经、崩漏、习惯性流产、带下病、输卵管囊肿、泄泻、腹痛、尿频等。改作汤剂,如见寒重,加附子、细辛;气滞,加郁金、青皮、橘核;肾阳不足者,加补骨脂、仙灵脾;气血不足者,加党参、首乌、鸡血藤;血瘀明显者,去熟地,加丹参、红花、益母草;痰湿重者,加制半夏、陈皮;崩中漏下者,加陈棕炭、炮姜炭;虚寒带下湿盛者,加苍术、苡仁;虚寒带下湿不盛者,加芡实、桑螵蛸。

血热妄行者忌用,舌红口干者慎用。

现代药理研究证实,本方具有抗菌、镇痛,抑制子宫平滑肌收缩,降低肠管紧张性和拮抗乙酰胆碱的作用。

附　方

艾煎丸(《和剂局方》)　即本方去香附、黄芪、肉桂、续断,加人参、菖蒲组成。功能温经止痛。主治虚寒痛经。

四　四制香附丸

方　源　《景岳全书》

组　成　香附 500 克　熟地 120 克　白芍 120 克　当归 120 克　川芎 120 克　陈皮 90 克　白术 90 克　甘草 30 克　黄柏 30 克　泽兰 90 克

用　法　上药研末,酒糊为丸,每服 6 克,日服 2～3 次。亦可改作汤剂,水煎服,用量按原方比例酌情增减。

功　效　养血行瘀,顺气调经。

主　治　妇女气血阻滞,月经不调,经期腹痛等。

方　解　方中香附舒肝理气;当归、川芎、白芍、熟地养血活血,共为主药。泽兰活血祛瘀,为辅药。白术、陈皮、甘草健脾化湿,以滋化源;黄柏清热利湿,共为佐药。甘草兼为使药,诸药合用,共奏养血行瘀,顺气调经之效。

按　语　本方以女子月经不调、腹胀腹痛、乳房作胀结块,或胸胁胀痛、舌暗脉弦为辨证要点。现代常用于治疗月经不调、痛经、经前期紧张综合征、乳腺增生症、胁痛、带下病等。如胁胀腹痛明显,加青皮、郁金、柴胡、枳实;瘀血明显,加三棱、莪术、丹参、三七;癥块坚硬,加鸡内金、浙贝母、牡蛎、穿山甲、人参鳖甲煎丸;热证明显,加黄芩、黄连、红藤、败酱草、白花蛇舌草;寒证明显,加桂枝、干姜;气虚,加党参、黄芪、山药;疼痛剧烈,加乳香、没药、失笑散。

同名方

《济阴纲目》四制香附丸　将香附分成四等分,分别以酒、盐水、童便、醋浸 3 日,焙干为末,醋糊为丸。功能理气止痛,舒肝调经。主治肝气郁滞所致的月经不调、痛经、乳胀等。

附　方

七制香附丸(《集验良方》)　由本方去黄柏、泽兰、甘草,加砂仁、黄芩组成。功能舒郁和肝,调经养血。主治阴虚肝热,气血凝滞之胸满腹痛、倦怠食少、经期不准、赤白带下、烦躁头晕等。

五 涌泉散

方　源　《卫生宝鉴》

组　成　穿山甲　王不留行　瞿麦　麦门冬　龙骨

用　法　上药各等分,共研细末,每服3克,热酒调下,并食猪蹄羹少许。亦可改作汤剂,水煎服,用量按原方比例酌定。

功　效　活血下乳。

主　治　产后乳汁缺少。

方　解　方中穿山甲、王不留行活血通经,通下乳汁,共为主药。麦冬养阴滋液,瞿麦活血通经下乳,共为辅药。龙骨潜阳安神,为佐使药。全方合用,共奏活血下乳之效。

按　语　本方以产后乳汁不下或稀少,兼有津少口渴,乳胀胸闷为辨证要点。现代常用于治疗乳汁不下或乳汁稀少。如见气血不足,加党参、黄芪、当归;阴虚津少,加天花粉、牛乳;乳房掀肿微热,加蒲公英、全瓜蒌、夏枯草;乳胀甚,加丝瓜络、路路通;需加强通下乳汁,加漏芦、木通等。

同名方

《增补万病回春》涌泉散　由穿山甲、当归、王不留行、天花粉、甘草组成,猪蹄煎汤或热酒送服。功能活血下乳。主治产后乳汁不通。

附　方

①下乳涌泉散(《清太医院配方》)　即本方去麦冬、瞿麦、龙骨,加当归、白芍、川芎、生地黄、柴胡、青皮、花粉、漏芦、木通、桔梗、通

草、白芷、甘草组成。功能疏肝解郁,通络下乳。主治产后乳汁不行。

②下乳涌泉散(《北京市中药成方选集》) 即本方去瞿麦、麦冬、龙骨,加当归、川芎组成。功能活血通乳。主治乳汁不下。

六　桃仁散

方　源　《千金要方》

组　成　桃仁12克　䗪虫9克　桂心15克　茯苓15克　牛膝30克　代赭石30克　薏苡仁30克　大黄120克

用　法　上药共研细末,每服2克,每日3次,用温酒调下。亦可作汤剂,水煎服,用量按原方比例酌情增减。

功　效　活血化瘀,通经止痛。

主　治　妇女经期绕脐痛,上冲心胸,往来寒热等。

方　解　方中桃仁、䗪虫破血祛瘀,大黄下泻瘀热,三药合用,瘀热并泻,共为君药。牛膝活血祛瘀,桂心温经散寒止痛,助其活血止痛之力,共为臣药。茯苓、苡仁健脾利湿,代赭石降逆止血,共为佐使药。全方合用,共奏活血化瘀,通经止痛之效。

按　语　本方以经来腹痛、量少有块或癥瘕结块、脉涩舌暗,为辨证要点。现代常用于治疗痛经、闭经、子宫肌瘤、卵巢囊肿、盆腔炎性包块、不孕症、产后腹痛、产后恶露不下、产后小便不通、跌打损伤、慢性肾炎、肝脾肿大、前列腺肥大等。如见寒证明显,去大黄,加重桂心用量;虚证明显,去䗪虫,加黄芪、当归;气滞,加香附、郁金、柴胡;疼痛剧烈,加乳香、没药、失笑散全蝎、蜈蚣;肿块明显,加穿山甲、刘寄奴、浙贝、鸡内金;腰酸痛,加川断、杜仲、狗脊;湿热带下,加蒲公英、红藤、败酱草。

　　体虚者慎用,孕妇忌用。

同名方

1. 《太平圣惠方》桃仁散　由桃仁、生地、莪术、槟榔、当归、桂心、牛膝、丹皮组成。功能活血调经，理气止痛。主治产后恶露不下，脐腹气滞，时攻胁肋疼痛。
2. 《普济方》桃仁散　由桃仁、三棱、鳖甲、诃子皮、白术、当归、赤芍、陈皮组成。功能活血消癥。主治妇人癥瘕，心腹胀满。
3. 《证治准绳》桃仁散　由桃仁、红花、当归、牛膝组成。功能活血逐瘀。主治女子瘀血阻滞，血闭不通，五心烦闷等症。

七　益母草膏（又名益母膏、还魂丹）

方　源　《惠直堂经验方》

组　成　益母草

用　法　取上药若干，熬制成膏，每服15～30克，日服2次，开水调服。

功　效　活血祛瘀调经。

主　治　月经不调，胎产诸疾。

方　解　方中单味益母草，具有活血祛瘀生新，调经止痛之效；且兼有利尿消肿、清热解毒之用，熬制成膏，达瘀散痛止之效。

按　语　本方以妇女经行不畅、血块紫黯兼有腹痛，或产后恶露不净、小腹疼痛为辨证要点。现代常用于治疗闭经、痛经、难产、产后腹痛、产后恶露不净、急慢性肾炎、泌尿系结石、慢性前列腺炎、中心性视网膜炎、原发性高血压、冠心病、缺血性卒中、肝硬化腹水、急性血栓性深静脉炎等。

现代药理研究证实，益母草水溶液能兴奋动物子宫、抑制真菌生长；能扩张外周血管、增加外周、冠状动脉和心肌血流量,改善微循环,降低血管阻力,减慢心率,防止心肌梗死的发生;有降低血浆纤维蛋白原,延长凝血酶原时间,抗衡血小板活性增加,抗体外血栓形成等作用。

附 方

①益母丸(《集验良方》) 由益母草、当归、川芎、赤芍、木香组成。功能活血调经,祛瘀止痛。主治月经不调,经行腹痛,产后瘀滞腹痛。

②四物益母丸(《全国中成药处方集》) 由益母草膏、熟地、白芍、川芎、当归组成。功能补血调经,祛瘀生新。主治月经不调,经闭不行,经来腹痛,产后恶露淋漓,小腹疼痛。

③益母胜金丹(《医学心悟》) 由益母草、茺蔚子、当归、熟地、白芍、川芎、丹参、白术、香附组成。功能活血调经。主治月经不调,月经或前或后,闭经,经行不畅。

八 妇科调经片

方 源 《上海市药品标准》

组 成 香附50克 当归18克 川芎2克 生白芍1.5克 赤芍1.5克 熟地6克 白术3克 延胡索4克 红枣10克 甘草1.5克

用 法 上药共研细末,制成片剂,每服4片,日服3次。亦可作汤剂,水煎服,用量按原方比例酌情增减。

功 效 养血调经。

主 治 月经不调,经期腹痛。

方 解 方中当归、川芎、赤芍、白芍、熟地养血活血调经,为主药。香附、延胡索疏肝理气止痛,为辅药。白术、红枣、甘草健脾益气生血为佐药,甘草兼为使药。全方共奏养血调经之效。

按　语　本方以经行腹痛、经量少、经色黯黑有血块、舌暗红有瘀点为辨证要点。现代常用于治疗痛经、闭经、月经后期、月经过少等。如见气虚,加党参、黄芪;肾虚,加川断、补骨脂、杜仲;血瘀,加蒲黄、五灵脂。

九　通瘀煎

方　源　《景岳全书》

组　成　当归尾9克　山楂9克　香附9克　红花6克　乌药9克　青皮9克　泽泻9克　木香9克

用　法　水煎服。

功　效　活血理气,祛瘀调经。

主　治　气滞血瘀所致的月经不畅,腹痛拒按,产后瘀血腹痛等。

方　解　方中当归尾、红花活血祛瘀通经,为主药。山楂活血散瘀,香附、乌药、青皮、木香行气止痛,共为辅药。泽泻利水渗湿,为佐使药。全方理气重于活血,共奏活血理气、祛瘀调经之效。

按　语　本方以腹胀、腹痛拒按、得嗳气矢气则痛缓,舌紫暗脉弦紧为辨证要点。现代常用于治疗痛经、产后腹痛、经期昏厥、胃窦炎、十二指肠壅滞症、胃神经官能症、深部静脉炎等。如见气滞重者,加枳实、厚朴、大腹皮;血瘀重者,加三棱、莪术、川芎;热证明显者,加黄芩、黄连、丹皮、栀子;寒证明显者,加桂枝、干姜;气虚者,加党参、黄芪;血虚者,加熟地、阿胶;疼痛明显者,加蒲黄、五灵脂、乳香、没药。

十 女金丹(又名胜金丸,不换金丹)

方　源　《韩氏医通》

组　成　藁本30克　当归30克　白芍30克　人参30克　白薇30克　川芎30克　牡丹皮30克　桂心30克　白芷30克　白术30克　茯苓30克　延胡索30克　甘草30克　赤石脂30克　没药30克　香附450克

用　法　前13味酒浸3日,烘干,与余药共为末,炼蜜为丸,每服6克,日服2次。亦可用饮片作汤剂,水煎服,用量按原方比例酌减。

功　效　养血祛瘀,理气止痛,调经暖宫。

主　治　妇人子宫虚寒不孕,带浊白崩;胎死腹中,气满烦闷,脐腹作痛;月水不通;卒中口噤;痢疾消渴;产后伤寒虚烦;半身不遂,下虚无力等。

方　解　方中人参、白术、茯苓、甘草益气养血;当归、白芍、川芎、丹皮、没药养血活血,化瘀;藁本、桂心、白芷温经散寒暖宫;延胡索、香附行气止痛;白薇清虚热;赤石脂收敛固涩止血。全方合用,达养血祛瘀,调经止痛之效。

按　语　本方以胞宫虚寒所致的月经不调、痛经为辨证要点。现代常用于治疗痛经、月经不调、不孕症、慢性盆腔炎、产后恶露不绝等。

由血热或湿热内蕴所致的各种月经病,不宜应用本方。

附　方

胜金丹(《全国中药成药处方集》)　即本方加熟地组成。功能益气养血,调经止痛。主治妇人虚弱,腰腿酸软,月经不调,子宫虚寒,气滞血瘀,癥瘕腹痛,崩漏带下,经行愆期,色淡或紫。

十一 坤顺丹(又名八宝坤顺丹)

方　源　《集验良方》

组　成　益母草(带子)90克　木香7.5克　紫苏(茎、子)7.5克　阿胶珠7.5克　琥珀7.5克　砂仁4.5克　甘草4.5克　香附15克　茯苓15克　乌药15克　炒白术15克　白芍15克　当归15克　川芎15克　生地黄15克　黄芩15克　熟地黄15克　橘红15克　人参6克　川牛膝6克　沉香1.5克

用　法　研为细末,炼蜜为丸,每服7.5克,日服2次;亦可用饮片作汤剂,水煎服,用量按原方比例酌减。

功　效　补气养血,舒郁调经。

主　治　妇人胎前产后诸疾,经行腹痛,子宫虚寒,腰酸带下,胸满腹胀,倦怠食少等。

方　解　方中人参、白术、茯苓、甘草健脾益气;当归、白芍、川芎、生熟地、阿胶、益母草养血活血;木香、砂仁、紫苏、乌药、香附、橘红、沉香行气舒郁止痛;琥珀、川牛膝活血化瘀。全方合用,达益气养血,行气调经之效。

加　减　喘嗽,杏仁、桑白皮煎汤送下;呕吐,淡姜汤送下;气喘,苏子煎汤送下;咳嗽,款冬花、贝母煎汤送下;泄泻,米汤送下;不思饮食,身体羸瘦,手足厥冷,骨节酸软,开水送下;遍身虚肿,赤小豆煎汤送下;两胁疼痛,艾叶煎汤送下;气血虚衰、月经不调,当归、地黄煎汤送下;赤白痢疾,连翘煎汤送下;大便秘结,陈皮煎汤送下;小便不利,木通、灯心煎汤送下;赤白带下,阿胶、艾叶煎汤送下;月经闭止,桃仁、红花、当归尾煎汤送下;行经时身疼腰痛,防风、羌活煎汤送下;胎动下血,阿胶汤送下;胎前脐

腹刺痛,胎动不安,下血不止,糯米煎汤送下;横逆难产,葵子煎汤送下;胞衣不下,及产后恶血不尽,脐腹刺痛,童便煎汤送下;产后不能饮食,山楂、麦芽煎汤送下;产后便秘,郁李仁煎汤送下;产后恶血上冲、心胸疼闷、结瘀血块、脐腹刺痛、发寒热,薄荷、紫苏煎汤合童便、陈酒送下;产后卒中,牙关紧闭,半身不遂,失音不语,童便、酒送下;产后血崩漏下,糯米煎汤或荆芥、蒲黄煎汤送下;产后血晕,不省人事,当归煎汤合童便送下。

按　语　本方以妇女胎前产后诸病、兼见疲乏无力、头目眩晕、面色萎黄、脉细弱为辨证要点。现代常用于治疗月经不调、痛经、带下病、胎动不安、产后恶露不绝、闭经等。

十二　生化通经汤

方　源　《中医妇科治疗学》

组　成　丹参12克　牛膝9克　桃仁6克　红花3克　泽兰12克　当归尾9克　香附9克

用　法　水煎服。

功　效　活血祛瘀通经。

主　治　瘀血内阻,月经愆期,时前时后,时多时少,色紫有块,小腹拒按,口燥不欲饮水,舌暗红或有紫色斑点,脉沉弦有力。

方　解　方中丹参、牛膝、归尾、桃仁、红花、泽兰均为活血祛瘀药,集六药于一方,祛瘀力量颇强;佐以调气疏肝的香附,则郁结解而疏泄正常,瘀血祛而经水自利。

按　语　本方以月经愆期、经色血紫有块、小腹疼痛拒按、舌暗红或有紫色斑点、脉沉弦有力为辨证要点。现代常用于治疗血瘀经闭、月经不调、产后恶露不绝等。如见少腹痛甚,加乳香、没药;寒凝胞宫,加桂枝、吴萸、小茴;瘀热内阻,加丹皮、赤芍、黄芩等。

第五节 活血理伤方

一 复元活血汤

方　源　《医学发明》

组　成　柴胡15克　瓜蒌根9克　当归9克　红花6克　甘草6克　穿山甲6克　大黄30克　桃仁9克

用　法　水煎服。

功　效　活血祛瘀,疏肝通络。

主　治　跌打损伤,瘀血留于胁下,痛不可忍。

方　解　方中重用大黄荡涤留瘀败血;柴胡疏肝理气;两药合用,以攻散胁下之瘀滞,共为君药。当归、桃仁、红花活血祛瘀,消肿止痛,共为臣药。穿山甲破瘀通络;瓜蒌根既能入血分助诸药而消瘀散结,又能清热润燥,正合血气郁久化热化燥之治,共为佐药。甘草缓急止痛,调和诸药,是为使药。各药合用,使瘀祛新生,气行络通,则胁痛自平。

按　语　本方以跌打损伤、胸腹部刺痛、固定性痛、疼痛拒按、舌瘀紫脉涩或弦紧、结代为辨证要点。现代常用于治疗软组织挫伤、骨折、腹膜血肿、眼部外伤、胸部挫伤、脑震荡、肾炎、肾功能不全、肺不张、肋软骨炎等。如见气滞症状明显,加香附、川芎、郁金、青皮；疼痛剧烈，加蒲黄、五灵脂、三棱、莪术、乳香、没药，或加蜈蚣、全蝎、地鳖虫等。

虚证患者慎用，孕妇忌用。

附　方

复方通气汤（《中西医结合治疗骨与关节损伤》）　由穿山甲、青皮、茴香、浙贝母、漏芦、白芷、陈皮、木香、甘草组成。功能行气止痛。主治损伤气滞作痛。

二　七厘散

方　源　《良方集腋》

组　成　血竭30克　麝香0.4克　冰片0.4克　乳香5克　没药5克　红花5克　朱砂4克　儿茶7.5克

用　法　共研极细末，密闭贮存备用，每服0.22～1.5克，黄酒或温开水送服。外用适量，以酒调敷伤处。

功　效　活血散瘀，止痛止血。

主　治　跌打损伤，筋断骨折之瘀血肿痛，或刀伤出血。并治一切无名肿毒，烧伤烫伤等。

方　解　方中主以血竭祛瘀止痛，并能收敛止血；辅以红花活血祛瘀，乳香、没药祛瘀行气，并配伍气味辛香、走窜通络之麝香、冰片，助诸活血祛瘀药以活血通络，散瘀止痛；儿茶味涩性凉，收敛、清热，助血竭以止血、生肌；跌仆受惊，每致气乱心慌，所谓"惊则气乱"，故用朱砂安神定惊。诸药合用，既可祛瘀行气，消肿止痛，又可收敛清热，生肌止血，是外敷、内服的常用伤科方剂。

按　语　本方以外伤出血、伤处皮肤青红紫斑、焮肿刺痛、活动受限,或筋断骨折、疼痛剧烈、舌紫暗脉涩或弦,为辨证要点。现代常用本方治疗跌打损伤、骨折、刀伤出血、外伤软组织肿痛、烫伤、烧伤、慢性风湿性关节炎、腱鞘囊肿、血尿、带状疱疹、痔疮、褥疮、小儿秋季腹泻、心肌炎、冠心病、慢性肝炎、乳汁不下等。

本品香窜走泄、行气祛瘀,不宜多服久服;又能耗气堕胎,孕妇忌服。

附　方

①八厘散(《医宗金鉴》)　即本方去冰片、朱砂、儿茶,加半两钱、苏木、自然铜、番木鳖、丁香组成。功能活血行气,接骨疗伤。主治跌打损伤,骨折瘀血作痛。

②夺命散(《中医治法与方剂》)　即由血竭、没药组成。功能活血祛瘀。主治产后下血不多之眩晕昏冒。

三　柴胡细辛汤

方　源　《中医伤科学讲义》

组　成　柴胡 10 克　当归 10 克　细辛 5 克　薄荷 5 克　地鳖虫 10 克　丹参 10 克　制半夏 10 克　川芎 5 克　泽兰 10 克　黄连 3 克

用　法　水煎服。

功　效　祛瘀止痛,和胃止呕。

主　治　脑震荡或脑挫伤,头痛头晕,恶心呕吐等。

方　解　方中柴胡舒肝理气,细辛温经止痛,二药合用,行气止痛,共为主药。当归、川芎、泽兰、地鳖虫活血祛瘀,瘀行则痛止,共为辅药。制半夏降逆和胃止呕;黄连、薄荷清热凉血,共为佐药。全方共奏祛瘀止痛,和胃止呕之效。

按　语　本方以脑部外伤后头痛、头昏呕吐、或胸胁少腹胀痛、灼痛,口苦,舌暗红苔黄腻脉弦涩为辨证要点。现代常用本方治疗脑外伤后遗症、脑震荡、胃炎、慢性肝炎、胆囊炎、闭经、痛经等。如见疼痛剧烈,加乳香、没药、元胡、蜈蚣、全蝎;呕吐甚,加旋复花、代赭石、枳实;头昏头痛,加白芷、荆芥、藁本;治肝炎,加茵陈、香附、黄芩;治胆囊炎,加金钱草、茵陈;治胆结石,加金钱草、海金砂、鸡内金;痛经,加香附、元胡、蒲黄、五灵脂;闭经,加瓜蒌、石斛、益母草。

虚证、寒证忌用,孕妇忌用。

四　云南白药

方　源　《常用中成药》

组　成　此方涉及保密,不为外人所知。

用　法　制成胶囊,每次2粒,每日2次;制成散剂,治毒疮初起,以酒调涂患处。另附"保险子",较重之跌打损伤,黄酒送服1粒,病情轻者及一般情况下不必服用。

功　效　活血止血,祛瘀止痛,散肿疗伤。

主　治　各种内外出血,跌打损伤疼痛,红肿毒疮,月经过多,产后瘀血等。

方　解　方中止血药与活血药同用,行中有止,止中有行,止血而不留瘀,为其配伍特点。

按　语　本方以跌打损伤后瘀血肿痛以及出血为辨证要点。现代常用于治疗跌打损伤及各种出血、冻伤、坐骨神经痛、痔疮、乳头炎、宫颈炎、乳腺增生、月经过多、肋软骨炎、胃肠道炎症、出血性脑血管疾病、荨麻疹、褥疮、肺结核、产后弥漫性血管内凝血、过敏性紫癜、新生儿头皮血肿、婴儿脐炎、小儿脱肛、久治不愈溃疡等。

孕妇禁用,皮肤出血破损的开放性创伤不能外敷。外用偶可引起过敏性休克,需掌握用药剂量,最多不得超过0.5克。

现代药理研究证实,本品能缩短出血时间和凝血时间,增加心肌血流量,改善心肌微循环,增加心肌供氧,提高机体对缺氧的耐受力。

五 三七伤药片

方　源　《常用中成药》

组　成　三七　雪上一枝蒿　红花　冰片　草乌　骨碎补　赤芍　扦扦活

用　法　上药制成片剂,每服3片,日服3次。

功　效　活血祛瘀止痛止血。

主　治　扭伤,挫伤,关节痹痛等。

方　解　方中三七活血祛瘀,消肿止痛,为主药。红花、赤芍、扦扦活活血舒筋止痛;雪上一枝蒿、草乌散寒止痛,共为辅药。骨碎补活血止血续骨;冰片可清热止痛。全方寒温并用,止血不留瘀,共奏活血祛瘀,止痛止血之效。

按　语　本方以跌打损伤所致的瘀血肿痛,关节不利为辨证要点。现代常用于治疗各种急、慢性扭挫伤,肩周围关节炎等。可配合外敷三色敷药或双柏散,疼痛减轻后再作理筋手法。

现代药理研究证实,本品具有显著的镇痛、抗炎、止血作用。

六　治伤消瘀丸

方　源　《常用中成药》

组　成　马钱子(炒炙)300克　地鳖虫(炒)300克　制乳香300克　制没药300克　自然铜(煅、飞)300克　干姜200克　麻黄300克　制香附200克　蒲黄200克　红花200克　桃仁150克　赤芍150克　泽兰150克　五灵脂150克

用　法　上药共研细末,制成丸剂,每丸如梧桐子大。每服6～12粒,日服2～3次,开水送服。

功　效　消瘀退肿。

主　治　骨骼与关节损伤,瘀肿疼痛。

方　解　方中马钱子通络散结,消肿止痛;麻黄、干姜为辛温之品,以宣通气血,共为主药。制乳香、制没药、红花、桃仁、泽兰、赤芍活血化瘀,消瘀散肿;香附、蒲黄、五灵脂行气活血止痛;自然铜、地鳖虫散瘀止痛,接筋续骨,共为辅药。全方温通并行,气行则血行,而瘀散肿消。

按　语　本方以骨骼与关节损伤、瘀血肿胀疼痛为辨证要点。现代常用本方治疗骨折初期、软组织损伤等病症。

孕妇忌服。

七　伤科七味片

方　源　《常用中成药》

组　成　延胡索干浸膏　红花　生大黄　丁香　马钱子粉　血竭　三七

用　法　上药制成片剂,每服2～3片,日服2～3次。

功　效　祛瘀消肿,活血止痛。

主　治　跌打损伤,骨折血瘀疼痛等。

方　解　方中马钱子通络散结,消肿止痛;延胡索、红花活血止痛,共为主药。血竭活血散瘀止痛;三七化瘀活血定痛;大黄泻下瘀血,共为辅药。丁香温中散寒,有助于气血通畅,为佐药。全方共奏祛瘀活血,消肿止痛之效。

按　语　本方以跌打损伤所致的瘀血肿痛为辨证要点。现代常用于治疗急性软组织损伤、骨折等。可配合外敷五黄散或三色敷药,以及推拿、针灸等。

阴虚火旺、血热妄行者慎用;孕妇忌用。

八　伤痛宁片

方　源　《常用中成药》

组　成　白芷 500 克　制乳香 310 克　制没药 31 克　制香附 310 克　山奈 310 克　细辛 64 克　延胡索 64 克　甘松 31 克

用　法　上药共研细末,制成片剂。每服 5 片,伤重者加倍,日服 2 次,开水送服。

功　效　散瘀止痛。

主　治　跌仆损伤,闪腰挫气。

方　解　方中乳香、没药活血止痛消肿,为主药。香附、延胡索行气活血止痛,为辅药。白芷、山奈、细辛、甘松辛温行散,化瘀止痛,为佐使药。全方温通并行,达散瘀止痛之效。

按　语　本方以跌打损伤后,局部瘀滞肿胀疼痛为辨证要点。现代常用本方治疗跌打损伤、腰部扭挫伤、梨状肌综合征、骨折等。

孕妇忌服。

九　舒筋活血片

方　源　《常用中成药》

组　成　制狗脊15克　桑寄生15克　自然铜15克　泽兰10克　红花5克　五加皮10克　伸筋草10克　络石藤10克　制香附10克　鸡血藤15克

用　法　上药制成片剂，每服5片，日服3次，开水送服。

功　效　舒筋通络，活血散瘀。

主　治　筋骨疼痛，肢体拘挛，腰背酸痛，跌仆损伤等。

方　解　方中自然铜、泽兰、红花活血祛瘀，为主药。五加皮、伸筋草、络石藤、鸡血藤祛风湿、强筋骨，为辅药。狗脊、桑寄生补肝肾、强筋骨；香附行气止痛，共为佐药，助其舒筋通络、活血散瘀之功。

按　语　本方以跌打损伤所致之筋骨酸痛、肢体拘挛、腰背酸痛为辨证要点。现代常用于治疗跌打损伤、腰部劳损、伤筋、痹证等。急性期疼痛明显，可配用宝珍膏、伤湿止痛膏外贴；痹证热重者，配合桂枝白虎汤；痹证寒重者，配合薏苡仁汤；腰部劳损寒湿偏胜者，合用羌活胜湿汤；体质虚弱年老者，合健步虎潜丸；骨质增生者，合骨质增生丸、骨刺丸。

附　方

舒筋活血汤（《伤科补要》）　即由当归、红花、牛膝、续断、五加皮、杜仲、青皮、枳壳、荆芥、防风、羌活、独活组成。功能舒筋活络。主治伤后瘀血凝滞，筋膜粘连，局部出现筋肉挛缩强直、屈伸不利等证。

十一 一盘珠汤

方　源　《中西医结合治疗骨与关节损伤》

组　成　续断15克　生地黄12克　川芎12克　泽兰12克　当归12克　赤芍药12克　苏木12克　乌药12克　木香6克　红花6克　桃仁6克　大黄6克　甘草6克　制乳香9克　制没药9克

用　法　水煎服。

功　效　活血散瘀止痛。

主　治　跌打损伤。

方　解　方中生地、川芎、当归、赤芍养血活血；桃仁、红花、泽兰、大黄活血化瘀；乳香、没药化瘀止痛；苏木、乌药、木香行气止痛；续断行血脉，续筋骨；甘草调和诸药。全方合用，可行气祛瘀，消肿止痛。

按　语　本方以跌打损伤、胸腹部刺痛、伤处瘀血肿胀疼痛为辨证要点。现代常用本方治疗软组织挫伤、骨折、关节扭挫伤等。如见气滞症状明显，加香附、郁金；疼痛剧烈，加蒲黄、五灵脂；外伤后出血甚者，加三七粉、蒲黄；伴气虚，加黄芪、党参；腰部挫伤，加杜仲、寄生。

孕妇忌用。

十一 弃杖膏

方　源　《中西医结合治疗骨与关节损伤》

组　成　大黄60克　当归尾120克　姜黄120克　紫荆皮120

克　细辛60克　生川乌60克　皂角60克　肉桂60克　透骨草60克　丁香60克　白芷60克　红花60克

用　法　研为细末,以蜂蜜或凡士林调成软膏,外敷伤处,每3至5天换药1次。

功　效　行瘀活血。

主　治　各种损伤,作肿作痛;骨关节损伤初期之瘀血凝滞等症。

方　解　方中大黄、当归尾、姜黄、红花破血祛瘀;细辛、川乌、肉桂、白芷、透骨草温经散寒,通络止痛;丁香温中降逆;皂角刺消肿散结;紫荆皮活血化瘀。全方合用,达温经散寒,活血化瘀消肿之效。

按　语　本方以跌打损伤、关节疼痛、伤处青紫红肿为辨证要点。现代常用本方治疗软组织损伤、慢性关节炎、骨折、坐骨神经痛、冻伤等。

皮肤破溃处慎用,孕妇禁用。

十二　跌打丸

方　源　《全国中成药处方集》

组　成　当归30克　川芎30克　乳香60克　没药30克　血竭30克　土鳖30克　自然铜30克　麻黄60克

用　法　共研末,蜜丸,每丸重3克,每次服1~2丸;亦可用饮片作汤剂,水煎服,用量按原方比例酌减。

功　效　和营止痛。

主　治　跌打损伤,或扭挫之后,肿胀疼痛,痛有定处。

方　解　方中当归、川芎、乳香、没药、血竭、土鳖虫行血祛瘀,并借麻黄升发毛窍腠理的作用,引导活血药达于肌表,更好发挥活血消肿定痛效力。自然铜接骨疗伤,对骨折者,尤不可少。

按　语　本方以跌打损伤、肿胀疼痛为辨证要点。现代常用本方治疗急性软组织损伤、骨折等。如瘀痛较甚,加马钱子、麝香以镇痛消肿。

孕妇忌用。

十三　接骨丸

方　源　《中医治法与方剂》

组　成　丁香30克　木香30克　血竭30克　儿茶30克　熟大黄30克　红花30克　当归60克　莲肉60克　茯苓60克　白芍60克　丹皮15克　甘草9克　自然铜30克　土鳖30克

用　法　共研细末,炼蜜为丸,每日2~3次,每服3克。

功　效　接骨续筋。

主　治　筋骨损伤后,肿痛减轻,筋骨已为手法理顺或接正者。

方　解　方中血竭、大黄、红花、丹皮、土鳖活血行瘀,儿茶止血生肌,使瘀血行则肿痛消;配行气的丁香、木香,有气行则血行之意。自然铜有"消瘀血、续筋骨"作用,配入本方以接骨理损;再配补气的莲肉、茯苓、甘草,补血的当归、白芍,使气血得补,有助于筋骨的恢复。全方共达接骨续筋之效。

按　语　本方以筋骨损伤后,经过正骨手法,筋骨已为手法理顺或接正,但筋骨仍未修复为辨证要点。现代常用本方做筋骨损伤后的恢复期治疗。

附 方

正骨紫金丹(《医宗金鉴》) 即本方去自然铜、土鳖组成。功能接骨续筋。主治筋骨损伤。

十四 活血酒

方 源 《中医治法与方剂》

组 成 乳香9克 没药9克 血竭6克 川芎9克 当归9克 紫荆皮9克 安桂9克 独活9克 羌活9克 白芷3克 制川乌3克 制草乌3克 虎骨9克 木瓜9克 贝母9克 自然铜9克 续断9克 南木香9克 厚朴9克 生香附9克 炒小茴9克 甲珠6克 麝香1.5克

用 法 上药共研细末,药末15克配酒1斤,浸泡7~10天以上,内服;散剂适量,开水调成糊剂外敷患处。

功 效 活血行气,祛风活络。

主 治 伤后加感风湿,损伤筋骨关节隐隐作痛,或酸软痛,遇雨加重,得热则减。

方 解 方中乳香、没药、血竭、川芎、当归、紫荆皮、安桂有活血行瘀,消肿定痛之功,配接骨续筋的自然铜、续断,可消除损伤。木香、厚朴、香附、小茴均为行气药,再配通络的麝香、甲珠,有气行则血行的作用。独活、羌活、白芷、川乌、草乌、虎骨、木瓜,均为祛风除湿之品,再配化痰的贝母,目的在于治疗风湿。方中活血药得行气通络之品,则活血消肿力量更强;祛风除湿药得活血药相助,亦可增强效力,共达活血行气,祛风活络之效。

按 语 本方以伤后加感风湿,损伤筋骨关节隐痛、酸痛、遇雨加重、得热则减为辨证要点。现代常用于治疗筋骨损伤后慢性伤痛、腰腿痛、风寒湿性关节痛、骨关节炎、中风后遗症等。

川乌、草乌有剧毒,不能多用,久用。

十五　夺命丹

方　源　《伤科补要》

组　成　当归尾 90 克　桃仁 90 克　血竭 15 克　地鳖虫 75 克　儿茶 15 克　乳香 30 克　没药 30 克　红花 15 克　自然铜 60 克　大黄 90 克　朱砂 15 克　骨碎补 30 克　麝香 1.5 克

用　法　上药共研细末,黄明胶烊化为丸,朱砂为衣。每服 3 克,日服 2 次。亦可去麝香、朱砂、儿茶,改用饮片作汤剂,水煎服,各药用量按原方比例酌减。

功　效　活血理伤,祛瘀止痛。

主　治　跌打损伤,脏腑蓄瘀。

方　解　方中归尾、桃仁、血竭、地鳖虫、乳香、没药、红花、儿茶、大黄活血破瘀,行气止痛;自然铜、骨碎补接筋续骨、理伤;麝香开窍、消肿止痛;朱砂清热解毒、安神,且作丸衣,有防腐作用。全方共达活血理伤、祛瘀止痛之效。

按　语　本方以筋断骨折、窍闭神昏为辨证要点。现代常用本方治疗跌打损伤、外伤性头痛、颅内血肿、脑震荡昏迷、骨折等。如作汤剂,外伤日久、气虚,加党参、黄芪;血虚,加地黄、鸡血藤;腰部伤痛,加川断、杜仲、桑寄生;下肢伤痛,加牛膝、木瓜、伸筋草;肩关节伤痛,加片姜黄等。

孕妇及体虚者慎用。

同名方

1. 《太平惠民和剂局方》夺命丹　由吴茱萸、酒、醋、童便、泽泻组成。功能温经止痛。主治小肠疝气,偏坠搐疼,脐下撮痛,闷乱,以及外肾肿硬,阴间湿痒,抓之成疮等。
2. 《东医宝鉴》夺命丹　由砒石、白矾、白附子、天南星、半夏组成。功能温肺化痰平喘。主治哮喘。
3. 《医宗金鉴》夺命丹　由轻粉、麝香、砒石、枯矾、朱砂、血竭、雄黄、干蟾酥、乳香、没药、煅寒水石、铜绿、蜗牛组成。功能活血化瘀,消肿软坚。主治七情内伤,荣卫不和,发为阴阳二气疽,发于脊背之旁,乍肿乍消,时软时硬,寒热往来等。

十六　除风益损汤

方　源　《原机启微》

组　成　熟地黄6克　当归6克　白芍6克　川芎6克　藁本4.5克　前胡4.5克　防风4.5克

用　法　水煎服。

功　效　养血祛风,活血通络。

主　治　目为物伤,血虚头痛。

方　解　方中熟地、当归、白芍、川芎养血活血;防风、藁本、前胡祛风通络。配合成方,共奏养血祛风,活血通络之功。

加　减　伤甚者,加大黄以泻其败血;眵多泪多,羞涩赤肿者,加黄芩。

按　语　本方以眼外伤、瘀血内停及头痛、眩晕为辨证要点。现代常用本方治疗角膜炎、睑缘炎、眼外伤、眼科术后、荨麻疹、血管神经性头痛、神经性皮炎、经期感冒、经前头痛、外阴白斑等。如见眼外伤后出血甚者,加服三七片;瘀血重者,加重川芎用量,或加赤芍;流泪较多、羞明怕光、眼睑赤肿重者,重用防风、藁本。

第12章

止血方

第一节 凉血止血方

一 十灰散(制丸,名十灰丸)

方　源　《十药神书》

组　成　大蓟　小蓟　荷叶　侧柏叶　茅根　茜根　山栀　大黄　牡丹皮　棕榈皮各等分

用　法　各药烧灰存性,为末,藕汁或萝卜汁磨京墨适量,调服9克。亦可作汤剂水煎服,用量按原方比例酌定。

功　效　凉血止血。

主　治　血热妄行,呕血,吐血,咯血,嗽血。

方　解　方中大蓟、小蓟、荷叶、茜根、侧柏叶、白茅根凉血止血,棕榈皮收涩止血;栀子清热泻火,大黄导热下行,折其上逆之势,使气火降而血止;并用丹皮配大黄凉血祛瘀,使凉血止血而不留瘀;本方烧炭存性用,可以加强收涩止血作用;用藕汁或萝卜汁磨京墨调服,亦在增强清热凉血止血之功。综观全方,以凉血止血为主,兼有清降、祛瘀作用。

按　语　本方以咯血、吐血、呕血、嗽血、出血鲜红、舌质红脉数为辨证要点。现代常用于治疗肺结核咯血、上消化道出血、眼球外伤性前房出血、鼻衄等。如见血热较盛、便血,加槐花、地榆;尿血,加生地、滑石;咳嗽,加百部、紫菀、款冬花、枇杷叶;气虚,加太子参、黄芪;阴虚,加生地、百合、沙参、玉竹;肺热,加桑白皮、地骨皮。

虚寒性出血不宜用。

现代药理研究证实,本方具有缩短出血和凝血时间,收缩血管,促进血液凝固,而达到止血作用。

同名方

1. 《济阴纲目》十灰散　由锦片、木贼、棕榈、柏叶、艾叶、干漆、鲫鱼鳞、鲤鱼鳞、血余、当归组成。功能止血。主治下血不止。
2. 《医学心悟》十灰散　由大蓟、小蓟、茅根、茜根、老丝瓜、山栀、蒲黄、荷叶、大黄、乱发组成。功能凉血止血,祛瘀生新。主治吐血、咳血等。

附　方

十灰丸(《济生方》)由绵灰、黄绢灰、艾叶灰、马尾灰、藕节灰、莲蓬灰、油发灰、赤松皮灰、棕榈灰、蒲黄灰组成。功能凉血化瘀止血。主治崩中下血不止。

二　四生丸

方　源　《妇人良方》

组　成　生荷叶9克　生艾叶9克　生柏叶12克　生地黄15克

用　法　原方用法,将上述4药各等分捣烂为丸,每服1丸,约30克,水煎服。现多用鲜药捣汁凉服或燉温服;亦可用饮片,作汤剂,水煎服。

功　效　凉血止血。

主　治　血热妄行,吐血,衄血,血色鲜红,口干咽燥,舌红或绛,脉弦数。

方　解　方中侧柏叶凉血止血,为君药。生地黄清热凉血,助君药加强止血之效,并能养阴生津,以兼顾伤阴之象,为臣药。生荷叶、生艾叶既能止血,又能散瘀滞,使止血而不留瘀,共为佐使药。方中侧柏叶、荷叶、地黄生用,清热凉血止血之力增强,生艾叶温而不热,且有止血、和血作用,诸药相配,共起凉血止血作用。

按　语　本方以吐血、衄血、出血鲜红、舌红或绛为辨证要点。现代常用于治疗上消化道出血、肺结核咯血、支气管扩张咯血、血小板减少性紫癜、崩漏、产后恶露不净等。如见胃热炽盛,加大黄;瘀滞出血,加丹皮、茜草、三七、赤芍;为增强凉血止血之力,可加鲜藕节、鲜茅根、鲜旱莲草、鲜小蓟等。

证属虚寒者忌用,本方只可暂用,中病即止。

同名方

1.《妇人良方》四生丸(2)　由炒僵蚕、地龙、白附子、五灵脂、草乌组成。功能祛风通络,温经化痰。主治浑身麻痹等症。

2.《太平惠民和剂局方》四生丸　由五灵脂、骨碎补、川乌、当归组成。功能祛风通络。主治口眼㖞斜,半身不遂等症。

3.《儒门事亲》四生丸　由牵牛子、大黄、朴硝、皂角(蜜炙)组成。功能清热通腑。主治实热便秘等症。

三 咳血方

方　源　《丹溪心法》

组　成　青黛6克　瓜蒌仁9克　海石粉9克　诃子6克　黑山栀9克

用　法　上药共研细末,炼蜜、姜汁为丸,每用1丸(5克),口中噙化。亦可用饮片,作汤剂,水煎服。

功　效　清火化痰,敛肺止咳。

主　治　肝火犯肺,咳嗽痰稠带血,咯吐不爽,或心烦易怒,胸胁刺痛,颊赤,便秘,舌红苔黄,脉弦数。

方　解　方中青黛、栀子清肝泻火凉血,共为君药。瓜蒌仁、海石清热降火、润燥化痰,为臣药。诃子清敛降肺而止咳化痰,为佐使药。诸药合用,共奏清肝宁肺之功,使火不犯肺,肺气肃降有权,痰化咳止,血亦自止。

加　减　咳甚者加杏仁,后以八物汤加减调理。

按　语　本方以咳嗽连及胸胁疼痛、心烦易怒、咳痰稠带血、舌红苔薄黄、脉弦数为辨证要点。现代常用于治疗支气管扩张、肺结核等呼吸系统病症所致咯血。如兼有风热表证,加桑叶、菊花;阴虚肺热,加沙参、百合;燥热伤津,加天冬、麦冬、玄参;肺热痰多,加知母、川贝母;气逆呛咳,加苏子、杏仁等。

四 小蓟饮子

方　源　《济生方》

组　成　生地黄30克　小蓟15克　滑石15克　木通9克　蒲黄9克　藕节9克　淡竹叶9克　当归6克　山栀子9克　炙甘

草6克

用　　法　水煎服。

功　　效　凉血止血,利水通淋。

主　　治　下焦瘀热,而致血淋,尿中带血,小便频数,赤涩热痛,或尿血,而见舌红脉数等。

方　　解　方中小蓟凉血止血,为君药。藕节、蒲黄助君药凉血止血,并能消瘀,可使血止而不留瘀;滑石清热利水通淋;木通、淡竹叶、栀子清泄心、肺、三焦之火热从下而去,共为臣药。因热出血,且多伤阴,故用生地养阴清热,凉血止血;当归养血和血而性温,亦有防方中诸药寒凉太过之意,为佐药。甘草和中调和诸药,是为使药。

按　　语　本方以小便频数赤涩热痛、尿中带血、舌红脉数为辨证要点。现代常用本方治疗泌尿系统感染、泌尿系结石、急性肾小球肾炎、血精、血尿、蛋白尿等。如见血多痛甚者,可加三七粉、琥珀粉;尿道结石、疼痛难忍者,加金钱草、海金沙、鸡内金;腰腹酸痛者,加芍药、甘草;尿路感染者,加白茅根;治蛋白尿,加荷蒂。

五　三鲜饮

方　　源　《医学衷中参西录》

组　　成　鲜茅根120克　鲜藕节120克　鲜小蓟根60克

用　　法　水煎服。

功　　效　凉血止血。

主　　治　虚劳证,痰中带血,兼有虚热等。

方　　解　方中茅根、小蓟凉血止血,兼有利尿通淋作用,为君药。藕节凉血止血,兼有消瘀作用,使止血而不留瘀,为臣药。三药鲜用,其效更佳,相辅相使,共达凉血止血之效。

加　减　若大便溏泻,茅根宜减半,再用生山药细末30克,调入药汁中,作茶汤服。

按　语　本方以出血鲜红、量多有块、舌红脉数为辨证要点。现代常用于治疗肺结核、支气管扩张、上消化道出血、肠炎、过敏性紫癜、鼻衄、功能失调性子宫出血、子宫肌瘤等。如见感染者,加败酱草、蒲公英、白花蛇舌草、黄芩、黄连等;出血量多不止者,加三七粉、大黄、蒲黄;腹胀痛,加香附、玄胡索、川楝子;腹痛剧烈,加乳香、没药、失笑散;出血日久气血不足者,加党参、黄芪、生地、熟地、阿胶;瘀血严重者,加蒲黄、丹皮、赤芍。

附　方

二鲜饮(《医学衷中参西录》)　即本方去鲜小蓟根组成。功能凉血止血。主治虚劳证,痰中带血。

六　槐花散

方　源　《本事方》

组　成　槐花12克　柏叶12克　荆芥穗6克　枳壳6克

用　法　水煎服。

功　效　清肠止血,疏风下气。

主　治　肠内脏毒下血,便前出血,或便后出血,或粪中带血,以及痔疮出血,血色鲜红或晦暗。

方　解　方中槐花专清大肠湿热,凉血止血,为君药。侧柏叶助槐花凉血止血;荆芥穗炒用,疏风并入血分而止血,共为臣药。枳壳下气宽肠,为佐使药。诸药合用,既能凉血止血,又能清肠疏风,风热湿毒既清,便血自止。

按　语　本方以便血、血色鲜红或晦暗、舌红脉数为辨证要点。现代常用本方治疗痔疮出血、肛裂等。热甚者,加苦参、黄芩、山栀、青黛;出血多者,加地榆、乌贼骨等。

本方药性寒凉,不宜久服。便血日久,见有气虚或阴虚者不宜用。

同名方

1. 《洁古家珍》槐花散　由青皮、槐花、荆芥穗组成。功能清肠止血。主治血痢久不止,腹中不痛,不里急后重。
2. 《丹溪心法》槐花散　由苍术、厚朴、陈皮、当归、枳壳、槐花、甘草、乌梅组成。功能宽肠下气止血。主治肠胃有湿,胀满下血。
3. 《兰室秘藏》槐花散　由川芎、槐花、青皮、荆芥穗、熟地黄、白术、当归、升麻组成。功能清肠止血。主治肠澼下血,湿毒下血。

附　方

槐角丸(《太平惠民和剂局方》)由槐角、防风、地榆、当归、黄芩、枳壳组成,功能清肠止血,疏风利气。主治肠风下血,痔疮,脱肛属风热邪毒或湿热者。

七　地榆散

方　源　《太平圣惠方》

组　成　地榆 30 克　黄芪 30 克　枳壳 30 克　槟榔 30 克　黄芩 30 克　赤芍 30 克　当归 30 克

用　法　上药共研为散,每用 12 克,水煎服。亦可用饮片作汤剂,水煎服,用量按原方比例酌情增减。

功　效　清热理气,行瘀止血。

主　治　痔疮肿痛，下血不止等。

方　解　方中地榆凉血止血，为主药。黄芩清热燥湿止血；枳壳、槟榔宽肠顺气，为辅药。赤芍清热凉血，祛瘀止痛，当归助赤芍祛瘀之功；黄芪可托毒生肌，与当归相配，生肌敛疮之功增强，为佐使药。全方合用起清热理气，行瘀止血之功，疮肿消而出血止。

按　语　本方以痔血、便血，口苦、舌红绛、苔黄腻、脉滑数为辨证要点。现代常用于治疗细菌性痢疾、急性坏死性肠炎、上消化道出血、血小板减少性紫癜、崩漏、咯血、烫伤、中暑、湿疹、宫颈糜烂等。如见腹胀甚者，加厚朴、大腹皮、木香；大便稀溏者，加马齿苋、地锦草、山药；便血严重者，加血余炭、云南白药；高热烦躁、舌红绛者，加至宝丹、安宫牛黄丸；气阴两虚者，加生地、麦冬、人参。

本方苦寒较甚，中病即止，不宜久用；阴虚者慎用。

同名方

1. 《太平圣惠方》地榆散方(2)　由地榆、白芍药、艾叶、小蓟根、阿胶、炙甘草组成。功能补血止血。主治吐血不止。

2. 《太平圣惠方》地榆散方(3)　由地榆根、白蔹、附子、当归、白芷、川芎、芍药组成。功能治伤止血。主治金疮出血等。

3. 《仁斋直指方论》地榆散　由地榆、黄芪、枳壳、槟榔、川芎、黄芩、赤芍、槐花、羌活、白蔹、蜂房、炙甘草组成。功能清热理气，舒痔消肿。主治痔疮肿痛。

4. 《外台秘要》地榆散　由地榆根、白蔹、附子、当归、白芷、川芎、芍药组成。功能治伤止血。主治金疮出血等。

5. 《卫生宝鉴》地榆散　由地榆、蒴藋、荆芥、苦参、蛇床子组成。功能清热化湿，消肿止痒。主治肛门痒痛或肿等症。

6. 《传信适用方》地榆散　由地榆、罂粟壳、陈皮、藿香、黄连、炙甘草、苍术组成。功能清热燥湿止痢。主治五色痢,里急后重,痛不可忍者。

八　脏连丸(原名猪脏丸)

方　源　《证治准绳》

组　成　黄连(研末)240克　猪大肠40厘米

用　法　将黄连末灌入大肠内,两端扎紧,用酒1250毫升煮干,捣烂为丸,如梧桐子大,每服6~9克,空腹温酒送下。

功　效　清热凉血,化痔止血。

主　治　大便下血,日久不止,痔疮下血,肛门坠痛等。

方　解　方中黄连清热燥湿,泻火解毒,治肠胃湿热所致便血;猪大肠补肠。一补一泻,起清热凉血、化痔止血作用。

按　语　本方以痔疮、大便出血、舌红苔黄脉数为辨证要点。现代常用本方治疗痔疮、慢性结肠炎等。如见气虚者,加补中益气丸;血虚者,加四物汤;阴虚者,加二至丸;阳虚者,加右归丸;脾虚者,加参苓白术散;肾虚者,加六味地黄丸。

本方苦寒,脾胃虚寒者慎用。

同名方

《中药制剂手册》脏连丸　由黄芩、黄连、赤芍、当归、阿胶、荆芥、槐花、地榆、地黄、槐角、猪大肠组成。功能凉血止血,清热化痔。主治脏毒下血、日久不止、肛门坠痛、痔疮焮肿等。

九　清肠汤

方　源　《寿世保元》

组　成　当归3克　生地黄3克　炒栀子3克　黄连3克　芍

药 3 克　黄柏 3 克　瞿麦 3 克　赤茯苓 3 克　木通 3 克　萹蓄 3 克　知母 3 克　甘草 1.5 克　麦冬 3 克　灯心 1.5 克　乌梅 3 克

用　法　水煎服。

功　效　清热通淋，凉血止血。

主　治　尿血、血淋等。

方　解　方中萹蓄、瞿麦、木通、赤茯苓、灯心清热利尿通淋，为主药。栀子、黄连、黄柏、知母清热泻火；生地、芍药、麦冬滋阴凉血；当归、乌梅养阴生津，共为辅药。甘草调和诸药。全方清利之中寓以养阴，凉血之中寓以止血，共奏清热通淋、凉血止血作用。

加　减　溺血茎中痛，加滑石、枳壳，去芍药、茯苓。

按　语　本方以下焦湿热、瘀结而致尿频、尿急、尿痛、尿血为辨证要点。现代常用本方治疗急、慢性尿路感染、肾盂肾炎、乳糜尿、口疮等。如见尿道剧痛，加琥珀粉、海金沙；少腹急痛，加桃仁、石韦；尿血不止，加白茅根、小蓟；腰痛，加杜仲、川断、桑寄生；浮肿，加车前子、泽泻；兼蛋白尿，加益母草、芡实、鹿含草、六月雪；脓细胞多，加紫花地丁、蒲公英、红藤。

虚寒性出血忌用本方。

十　崩证极验方

方　源　《女科辑要》

组　成　生地 15 克　白芍 9 克　黄芩 9 克　黄连 6 克　丹皮 9 克　焦山栀 9 克　莲须 9 克　地榆 12 克　牡蛎 30 克　甘草 9 克

用　法　水煎服。

功　效　清热止血。

主　治　妇女血崩，量多色红，口燥唇焦等。

方　解　方中黄芩、黄连、山栀清热泻火，为主药。生地、丹皮清热凉血止血；白芍配生地滋阴养血，共为辅药。地榆凉血止血；莲须、牡蛎收敛止血，为佐药。甘草调和诸药，为使药。全方共奏清热止血作用。

按　语　本方以经血量多色红、质黏稠、舌红苔黄脉数为辨证要点。现代常用本方治疗功能失调性子宫出血、子宫内膜异位症、子宫肌瘤、子宫内膜炎、子宫肌炎、急性盆腔炎、原发性血小板减少性紫癜、过敏性紫癜、上消化道出血、痔疮出血等。如见血热明显，加蒲公英、红藤、败酱草、薏苡仁；出血量多，加蒲黄、大黄炭、茜草；血块多，加三七、云南白药；疼痛明显，加乳香、没药、延胡索、失笑散；气虚，加人参益气摄血。

虚证慎用，孕妇忌用。

现代药理研究证实，本方具有提高子宫肌张力，促进子宫内膜剥脱，以利子宫内膜排出、减少局部充血、缩短血液凝固时间，使血量减少，以达到止血目的，并具有较强消炎镇痛作用。

十一　清热固经汤

方　源　《简明中医妇科学》

组　成　生地 15 克　地骨皮 10 克　炙龟版 15 克　生牡蛎 15 克　阿胶 15 克　焦栀子 10 克　地榆 10 克　黄芩 10 克　藕节 15 克　棕榈炭 10 克　甘草 6 克

用　法　水煎服。

功　效　清热凉血，止血调经。

主　治　血热崩漏，阴道出血量多，或淋漓日久不净，色深红质稠,口渴烦热,苔黄。

方　解　方中黄芩、栀子、地榆、藕节清热凉血止血,为主药。生地、地骨皮滋阴清热,使热去而不伤阴;龟版、牡蛎育阴敛血;阿胶养血止血;棕榈炭收涩止血,共为辅药。甘草调和诸药,兼为佐使药。全方寓滋阴敛血于清热凉血之中,使热除血止。

按　语　本方以经血非时忽然大下,或淋漓日久不净,色深红质稠,口渴烦热,苔黄或黄腻,脉洪数为辨证要点。现代常用本方治疗功能性子宫出血、子宫肌瘤、月经不调、产后出血、崩漏、咯血等。如见肝火盛,加柴胡、夏枯草;经血夹瘀块,加益母草、茜草;少腹痛、苔黄腻,加蚕沙、黄柏;见神疲懒言等气虚症者,加沙参、黄芪;口渴者,加麦冬、花粉。

十二　清经散

方　源　《傅青主女科》

组　成　牡丹皮9克　地骨皮15克　白芍9克　熟地9克　青蒿6克　茯苓3克　黄柏1.5克

用　法　水煎服。

功　效　清热凉血。

主　治　肾中水火两旺,月经先期量多,色深红或紫,质黏稠,舌红苔黄脉数。

方　解　方中牡丹皮、黄柏、青蒿清热泻火,为君药。生地、地骨皮清热凉血,为臣药。白芍柔肝和阴,茯苓行水泄热为佐药。全方虽属清热泻火之剂,但有养阴凉血之品,使热去而阴不伤,血安而经自调。

按　语　本方以经来先期、量多,色深红或紫,质黏稠,舌红苔黄脉数为辨证要点。现代常用于治疗月经先期,倒经、月经过多、经行浮肿、经行下利等。如见经行腹痛,加香附、乌药;经行量多有块,加生炒蒲黄、茜草;血热甚,加知母、炒地榆、炒槐花等。

十三 保阴煎

方 源 《景岳全书》

组 成 生地6克 熟地6克 黄芩4.5克 黄柏4.5克 芍药6克 山药4.5克 续断4.5克 甘草3克

用 法 水煎服。

功 效 凉血滋阴,清热止血。

主 治 阴虚内热,带下淋浊,色赤带血,血崩便血,月经先期,脉滑。

方 解 方中熟地、白芍养血敛阴;生地清热凉血,养阴生津;黄芩、黄柏清热泻火,直折热邪;地榆、槐花凉血止血;续断固肾止血,甘草调和诸药。全方共奏滋阴凉血止血之效。

按 语 本方以五心烦热、带下淋浊、经来量多、舌红脉数为辨证要点。现代常用于治疗月经先期、功能性子宫出血、子宫颈炎、更年期综合征、先兆流产、习惯性流产、不孕症、阴挺等。如见肝火盛而动血者,加焦山栀、丹皮;夜热甚者,加秦艽、地骨皮;肺热汗多者,加麦冬、乌梅;伴气虚,加党参、黄芪;腹痛有血块,加延胡索、泽兰、茺蔚子;治胎动不安,加寄生、杜仲、菟丝子;治阴挺,加黄芪、升麻等。

附 方

①先期汤《证治准绳》 由生地、当归、白芍、黄柏、知母、黄芩、黄连、川芎、阿胶、艾叶、香附、炙甘草组成。功能凉血固经。主治

月经先期、色鲜量多,或经行血多如崩。

②清热止血汤(《妇产科学》) 由鲜生地、当归炭、生白芍、丹皮、槐花、旱莲草、仙鹤草、炒蒲黄、大黄炭组成。功能凉血祛瘀。主治妇女瘀热内盛,崩漏色褐,小腹疼痛等。

十四 清热止崩汤

方　源　《中医妇科治疗学》

组　成　煅龟版15克　白芍30克　生地24克　丹皮9克　栀子9克　炒黄芩15克　黄柏9克　椿根白皮30克　侧柏叶炭30克　地榆24克

用　法　水煎服。

功　效　清热止血。

主　治　肝经血热,迫血妄行,血崩,色红量多,口燥唇焦,苔黄脉数。

方　解　方中栀子、黄芩、黄柏清肝热,生地、丹皮凉肝血,热清则血自宁。地榆、侧柏叶炭、椿根白皮凉血止血;煅龟版、白芍滋阴养血,平肝固冲。全方合用,滋阴凉血,清热止血。

按　语　本方以肝经血热、血崩、色红量多、口燥唇焦、苔黄脉数为辨证要点。现代常用本方治疗月经先期、月经量多、崩漏、功能性子宫出血、子宫肌瘤、子宫内膜炎、放环后出血等。见肝肾阴虚,加女贞子、旱莲草;肝火盛,加柴胡、夏枯草。

附　方

小品生地黄汤(《中医治法与方剂》) 即由生地、侧柏叶、黄芩、阿胶、甘草组成。功能养阴清热。主治阴虚血热,经血暴下,色鲜红,两颧发赤,头目眩晕,口干心烦,手心热,舌红无苔,脉细数。

第二节 温阳止血方

一 黄土汤

方　源　《金匮要略》

组　成　灶心黄土 30 克　干地黄 9 克　白术 9 克　附子 9 克　阿胶 9 克　黄芩 9 克　甘草 9 克

用　法　先将灶心黄土水煎取汤,再煎余药,阿胶烊化,冲服。

功　效　温阳健脾,养血止血。

主　治　脾阳不足,中焦虚寒,大便下血,或吐血、衄血;妇人崩漏,血色暗淡,四肢不温,面色萎黄,舌淡苔白,脉沉细无力者。

方　解　方中灶心黄土温中止血,为君药。配以白术、附子温脾阳而补中气,助君药以复统摄之权,为臣药。干地黄、阿胶滋阴养血,并能止血;苦寒之黄芩与甘寒滋润之干地黄、阿胶共同制约术、附过于温燥之性,干地黄、阿胶得术、附又不虑其滋腻呆滞,共为佐药。甘草调药和中为使药。诸药配合,寒热并用,标本兼治,刚柔相济,温阳而不伤阴,滋阴而不碍阳。

按　语　本方以脾气虚寒、不能统血所致出血、血色暗淡、四肢不温、面色萎黄、舌淡苔白脉沉细无力为辨证要点。现代常用于治疗上消化道出血、食管静脉曲张出血、鼻衄、内痔便血、崩漏、先兆流产、血小板减少性紫癜、溃疡性结肠炎、尿血、自汗、遗尿等。如见舌苔黄厚者,去附子、加黄连;形寒怯冷者,去黄芩,加干姜;气虚者,加党参;心悸者,加桂元肉、枣仁;胃纳差者,阿胶用蛤粉炒;出血量多者,加三七、白及等。

凡血热妄行、血色鲜红者忌用。

现代药理研究证实,本方可提高血红蛋白、红细胞、血小板计数,并有缩短凝血酶元时间的作用。

同名方

1. 《备急千金要方》黄土汤　由黄土、白术、干姜、甘草、阿胶、黄芩组成。功能温中止血。主治卒中吐血、衄血等。
2. 《外台秘要》黄土汤　由黄土、黄芩、当归、芍药、川芎、炙甘草、生地、桂心、竹茹组成。功能清热和血、止血。主治鼻衄、吐血等。

二　柏叶汤

方　源　《金匮要略》

组　成　侧柏叶15克　干姜6克　艾叶6克

用　法　水煎服。

功　效　温经止血。

主　治　吐血不止,面色萎黄,舌淡,脉虚无力者。

方　解　方中侧柏叶凉血止血,艾叶温经止血,共为主药。干姜温中散寒,与艾叶相配,增加其温经止血之功,配侧柏叶,可制约其寒凉之性。三药合用,共奏温经止血之功。

按　语　本方以出血不止、伴面色萎黄、舌淡脉虚无力为辨证要点。现代常用于治疗慢性支气管炎、支气管扩张、肺结核等引起的咯血;溃疡病、肝硬化引起的呕血;溃疡病、慢性结肠炎引起的便血;痔疮出血;月经过多等。如见神疲乏力、气短等加党参、黄芪、白术；头晕目眩、面色苍白加当归、白芍、阿胶；呕血、咯血、便血量多者，加三七、阿胶、仙鹤草、旱莲草；胸部闷痛者，加旋复花、瓜蒌皮、枳壳；胃脘痛剧烈者，加香附、陈皮、元胡；胁痛剧烈者，加柴胡、青皮、郁金；腹痛者，加木香、乌药；痔疮胀痛剧烈者，加生地、丹皮、赤芍。

阴虚内热、实火血热引起的出血证不宜使用。

同名方

1. 《寿世保元》柏叶汤　由侧柏叶、当归、生地、黄连、枳壳、槐花、地榆、荆芥、川芎、甘草、乌梅、生姜组成。功能凉血祛风止血。主治肠风下血。
2. 《杂病源流犀烛》柏叶汤　由川芎、槐花、侧柏叶、干姜、艾叶组成。功能温经止血。主治吐血及痔疮下血。

附方

侧柏散（《淡潦方》）　即本方去干姜、艾叶，加人参组成。功能益气摄血。主治吐血，下血，血如泉涌，口鼻皆流。

三　如圣散

方　源　《证治准绳》

组　成　棕榈炭 30 克　乌梅 30 克　黑姜 45 克

用　法　研末为丸，每服 8 克，乌梅汤送下。亦可按各药常规剂量，水煎服。

功　效　散寒固冲，止血疗崩。

主　治　冲任虚寒，崩漏下血，淋漓不断，血色淡而无血块者。

方　解　方中干姜温能守中，炒黑则能止血；棕榈性涩，涩以止血；乌梅味酸，酸能收敛止血。三药共奏温中散寒，止血固冲之效。

按语 本方以崩漏下血、淋漓不断、血色淡而无血块为辨证要点。现代常用本方治疗功能性子宫出血、月经不调、崩漏、产后出血、子宫肌瘤等。如见气虚,加党参、黄芪;腰骶酸痛,加补骨脂、续断;出血量多,加煅龙骨、煅牡蛎。

同名方

1. 《卫生宝鉴》如圣散　由麻黄、芒硝、麝香、樟脑组成。功能通窍醒脑。主治头风、偏头痛。
2. 《仙传外科集验方》如圣散　由雄黄、生藜芦、白矾、皂角、蝎尾组成。功能涌吐痰涎,开窍醒脑。主治缠喉风,渐入咽塞,水谷不下,牙关紧急,不省人事。

四　温经摄血汤

方源　《中医妇科治疗学》

组成　红参10克　白术10克　炮姜10克　炙甘草3克　吴茱萸3克　焦艾10克

用法　水煎服。

功效　温经摄血。

主治　脾阳虚弱,暴崩或漏下,色淡清稀如水,少腹胀痛,觉有冷感,喜热熨,食少便溏,舌淡苔白,脉虚迟。

方解　方中红参、白术、炮姜、甘草温中补虚,益气摄血为主,炮姜、焦艾温经止血为辅,共呈温经摄血功效。佐少量吴茱萸以条达肝气,使肝气不舒,疏泄复其常度,则出血自止。

按语　本方以暴崩或漏下、色淡清稀如水、少腹胀痛喜热熨、舌淡苔白脉虚迟为辨证要点。现代常用于治疗子宫内膜增殖症、子宫肌瘤、崩漏、月经量多等。如血多,加乌贼骨、煅龙牡;漏下者加玄胡炭、蒲黄炭等;气虚甚,加黄芪、山药。

五 岳美中崩漏验方

方　源　山东中医杂志　1981,(创刊号):9

组　成　熟地炭 15 克　当归 15 克　白芍炭 15 克　川芎 6 克　附子炭 6 克　炮姜炭 6 克　肉桂 5 克

用　法　水煎服。

功　效　扶阳摄气,固阴止血。

主　治　经漏。

方　解　方中肉桂、附子炭益火扶阳;炮姜炭温经散寒,为君药。熟地炭、川芎、当归、白芍炭养血益阴,为臣药。方中四味用炭,取其性而有固阴止血之效。全方既有四物汤之济阴,复有桂、附、姜之益阳,取阴阳互生、互济之意,共奏扶阳摄气,固阴止血之效。

按　语　本方以经漏下血日久不愈、色淡质稀、四肢不温、面色萎黄、舌淡苔白脉沉细无力为辨证要点。现代常用本方治疗月经不调、功能性子宫出血、子宫肌瘤等。如见气虚,加党参、黄芪;淋漓日久色暗,加茜草、益母草、蒲黄。

第三节　养血益气止血方

一　胶艾汤(又名芎归胶艾汤)

方　源　《金匮要略》

组　成　川芎6克　阿胶6克　艾叶9克　甘草6克　当归9克　芍药12克　干地黄12克

用　法　水煎去渣,或加酒适量,入阿胶烊化,温服。

功　效　补血止血,调经安胎。

主　治　妇人冲任虚损,崩中漏下,月经过多,淋漓不止,或半产后下血不绝,或妊娠下血,腹中疼痛者。

方　解　方中阿胶补血止血;艾叶温经止血;二药又为调经安胎、治崩止漏的要药,共为君药。干地黄、当归、白芍、川芎补血调经,并能活血调血,以防出血日久留瘀,共为臣佐药。甘草调和诸药,配阿胶则善于止血,配白芍能缓急止痛,加入清酒助药力运行,亦防出血日久留瘀之意。共为使药。诸药合用,以补血止血为主,兼以调经安胎,为治疗血虚崩漏及安胎的常用方剂。

按　语　本方以月经过多、妊娠下血、产后下血不止、舌淡苔白脉细为辨证要点。现代常用于治疗月经过多,产后恶露不净、功能性子宫出血、先兆流产、习惯性流产、宫外孕、取环后出血、溃疡病合并出血、出血性紫癜、跌打损伤、流行性出血热等。如见寒重者,加丁香、吴茱萸、鹿角胶、肉桂;气虚者,加黄芪、党参、人参;肾虚不能固胎,加菟丝子、续断、杜仲、桑寄生;出血多,加荆芥炭、姜炭、血余炭、煅龙骨、煅牡蛎;血寒不甚兼热者,用干地黄或鲜地黄;出血多、气欲脱者,加用独参汤或参附汤。

凡阴虚血热、热证及气滞血瘀之实证,禁用。

同名方

1. 《千金要方》胶艾汤　由阿胶、艾叶、干姜、芍药组成。功能养血止血。主治跌打损伤吐血、妇人崩伤、产后下血不止等。
2. 《千金翼方》胶艾汤　由阿胶、艾叶、芍药、干地黄、当归、川芎、干姜、甘草组成。功能温经养血止血。主治跌伤吐血、妇人产后下血、崩漏等。
3. 《外台秘要》引《小品方》胶艾汤　由阿胶、艾叶组成。功能安胎止痛。主治妊娠损动母体,出血腹痛。
4. 《医方考》胶艾汤　由熟地、艾叶、当归、川芎、炙甘草、阿胶、黄芪组成。功能益气养血安胎止血。主治漏胎不安者。
5. 《仙授理伤续断秘方》胶艾汤　由干地黄、阿胶、川芎、艾叶组成。功能补血调经,活血通络。主治妇女经脉不通。

二　苎根汤

方　源　《外台秘要》引《小品方》

组　成　苎麻根 15 克　干地黄 15 克　当归 9 克　芍药 9 克　阿胶 9 克　炙甘草 9 克

用　法　水煎服。

功　效　养血安胎止漏。

主　治　劳损胎动下坠,小腹痛,阴道出血,腹痛腰酸等。

方　解　方中苎麻根凉血止血,清热安胎,为主药。当归、芍药、阿胶、干地黄滋阴养血安胎,阿胶兼有止血作用,共为辅药。

炙甘草调和诸药,配白芍缓急止痛;配阿胶则善于止血,为佐使药。全方共奏养血止血安胎之效。

按　语　本方以劳损胎动、漏红不止、舌淡脉细弱为辨证要点。现代常用本方治疗先兆流产、习惯性流产、妊娠腹痛、血小板减少性紫癜等。如见食少泛恶,加白术、砂仁;肾虚腰痛,加菟丝子、杜仲;血虚,加党参、黄芪;血虚,加枸杞子、首乌;阴虚,加麦冬、女贞子、旱莲草;情志不调,加合欢花、砂仁、苏梗;阴道出血多,加仙鹤草、侧柏炭;血小板减少,加花生衣、水牛角。

脾胃虚弱、大便溏薄者慎用。

附　方

苎根饮子(《太平圣惠方》)　即本方去干地黄,加黄芩组成。功能安胎止漏。主治妊娠二三月胎动。

三　安冲汤

方　源　《医学衷中参西录》

组　成　白术18克　生黄芪18克　生龙骨18克　生牡蛎18克　生地18克　生杭芍18克　海螵蛸12克　茜草9克　川续断12克

用　法　水煎服。

功　效　益气健脾,安冲摄血。

主　治　脾气虚弱,冲脉不固,妇女月经过多,经行时久,过期不止或不时漏下等。

方　解　方中白术、生黄芪健脾益气固冲,为主药。生地、生杭芍、川续断滋阴补肝肾,为辅药。生龙骨、生牡蛎、海螵蛸收敛固涩止血;茜草化瘀止血,使止血而不留瘀,共为佐药。全方合用,共奏益气健脾,安冲摄血之效。

按　语　本方以经血过多,色淡质稀、舌淡脉细弱为辨证要点。现代常用本方治疗功能性子宫出血、产后出血过多等。如见肢软乏力、面色㿠白等气虚证,加人参、升麻、炙甘草;经来量多、色鲜红或深红、质黏稠、舌红等血热证,加黄芩、黄柏、地榆、槐花;肾阴虚,加山药、女贞子、旱莲草;肾阳虚,加附子、肉桂、枸杞子。

经色紫黑、有血块,或伴小腹疼痛拒按等血瘀证者,不宜应用。

附　方

安老汤(《傅青主女科》)　由白术、黄芪、人参、熟地黄、当归、山茱萸、阿胶、荆芥穗炭、甘草、木耳炭、香附组成。功能益气养血止血。主治老年妇女月经已绝,忽而经水复行,或下紫血块,或下血淋漓。

四　二稔汤

方　源　《罗元恺妇科经验拾贝》

组　成　山稔根 30~45 克　地稔根 30 克　首乌 30 克　川续断 15 克　赤石脂 15 克　党参 18~30 克　熟地 18~24 克　白术 15~24 克　棕榈炭 15 克　炙甘草 9 克

用　法　水煎服。

功　效　补气摄血。

主　治　功能性子宫出血较多者。

方　解　党参、白术补中益气、摄血固冲,为君药。首乌、熟地、山稔根养血滋阴止血,为臣药。赤石脂、棕榈炭收敛止血;地稔根活血止血;川续断调补肝肾,共为佐药。甘草调药和中,兼为使药。全方共奏补气摄血之效。

按　语　本方以经血非时而下量多,色淡质稀、气短乏力、脉沉细无力为辨证要点。现代常用于治疗功能性子宫出血、月经量多、子宫肌瘤、先兆流产等。如见少许血块,加益母草、茜草;腹痛,加蒲黄、五灵脂;气虚,加黄芪;血色鲜红,加旱莲草、紫草;血色淡红,加艾叶;血量较多者,加五倍子、阿胶、血余炭等。

五　陈伯英暴崩汤

方　源　新中医　1974,(6):27

组　成　党参30克　炙黄芪30克　煅龙骨30克　煅牡蛎30克　白术15克　茯苓15克　芡实15克　棕榈炭9克　血余炭9克　蒲黄炭9克　藕节炭9克

用　法　水煎服。

功　效　补气摄血,收涩止血。

主　治　暴崩。

方　解　方中党参、黄芪、白术、茯苓补脾益气摄血止崩,为主药。煅龙骨、煅牡蛎、芡实、棕榈炭、血余炭收敛止血,为臣药;且煅龙骨、煅牡蛎兼有潜阳作用,以防血崩阳脱。蒲黄炭化瘀止血,使血止而不留瘀;藕节炭凉血止血,且能制诸药过于温燥之性,共为佐药。全方共达益气摄血,而血止之效。

按　语　本方以经血非时暴崩而下量多、色红有血块、神疲乏力、气短懒言为辨证要点。现代常用本方治疗崩漏、月经量多、产后恶露不净等。如见腹痛,加五灵脂、生蒲黄;血块多,加茜草、益母草;血虚,加首乌、阿胶;腰膝酸软,加川断、补骨脂;出血日久,加地榆、贯众、椿根白皮。

第四节 化瘀止血方

一 逐瘀止崩汤

方　源　《安徽中医验方选集》

组　成　当归6克　丹参6克　五灵脂6克　丹皮炭6克　川芎6克　炒艾叶6克　没药6克　阿胶6克　三七3克　乌贼骨12克　龙骨18克　牡蛎18克

用　法　水煎服。

功　效　活血祛瘀,养血止崩。

主　治　崩漏,月经量多,色紫暗,有血块,小腹疼痛,血块排出后疼痛减轻,舌质紫黯,或有瘀点,脉沉涩。

方　解　方中当归、丹参、川芎、没药、五灵脂活血化瘀,为主药。丹皮炭凉血止血;炒艾叶温经止血;三七化瘀止血,使血止而不留瘀;阿胶养血止血;乌贼骨、龙骨、牡蛎收敛止血,共为辅药。全方既活血,又止血,瘀去则血止,共奏活血祛瘀,养血止崩之效。

按　语　本方以月经量多色紫暗、有血块、块下则痛减、舌紫黯或有瘀点、脉沉涩为辨证要点。现代常用于治疗功能性子宫出血、月经不调等。如出血日久,加地榆、紫草;腹痛,加香附、郁金;寒凝血瘀,加小茴、乌药、吴萸;热灼血瘀者,去艾叶,加栀子、黄芩;气虚血瘀,加党参、黄芪。

附　方

四乌鲗-蒸茹丸(《黄帝内经素问》)　由乌贼骨、茜草、雀卵组成。功能化瘀止血,益精补血。主治妇女月经不调、崩漏等。

二　化血丹

方　源　《医学衷中参西录》

组　成　煅花蕊石9克　三七6克　血余炭3克

用　法　共研细末,分2次冲服;亦可作汤剂水煎服。

功　效　化瘀止血。

主　治　咯血,吐血,衄血,二便下血。

方　解　方中三七性味甘微苦温,能化瘀止血,煅花蕊石性味酸涩,涩敛止血,兼能化瘀;血余炭性味苦平,亦能止血散瘀。三味药均为化瘀止血之品,化瘀以止血,止血不留瘀,以达止血目的。

按　语　本方以出血量多或少、色暗有块、舌紫暗、脉涩为辨证要点。现代常用本方治疗肺结核、支气管扩张、胃粘膜脱垂、胃及十二指肠溃疡、肾炎、肾结核、肾结石、子宫肌瘤、功能失调性子宫出血等症所致的各种出血症。如见气滞血瘀者,加香附、郁金、陈皮、枳实;寒凝血瘀者,加桂枝、干姜、肉桂;热灼血瘀者,加黄芩、山栀、丹皮、黄连;痰聚瘀阻者,加苍术、半夏、南星;气虚血瘀者,加党参、黄芪、白术;瘀重痛甚者,加乳香、没药、三棱、莪术;虚热者,加生地、天冬、麦冬。

三　逐瘀止血汤

方　源　《傅青主女科》

组　成　生地30克　大黄9克　赤芍9克　丹皮3克　归尾15克　枳壳15克　桃仁9克　龟版9克

用　法　水煎服。

功　效　化瘀止血。

主　治　闪跌血崩，唾血、呕血。

方　解　方中生地、归尾、赤芍养血和血，桃仁、大黄、丹皮活血祛瘀，枳壳行气散结，龟版养阴止血。全方有活血祛瘀，养阴止血的作用。

按　语　本方以出血量多、色紫暗有块、舌质紫有瘀点、脉涩为辨证要点。现代常用本方治疗崩漏、经间期出血、跌打损伤、骨折、唾血、呕血。如见腹痛，加蒲黄、五灵脂；呕血，加白及、乌贼骨；血瘀甚、加三棱、莪术。

四　花蕊石散

方　源　《十药神书》

组　成　花蕊石(煅)

用　法　上药研为细末，每服3~6克，日服2~3次。

功　效　化瘀止血。

主　治　咯血、呕血、便血。

方　解　方用花蕊石一味，其性味酸涩，涩敛止血，兼能化瘀，对各种出血兼有瘀滞之证适宜。

按　语　本方以出血量少或量多、血色紫暗有块、疼痛固定不移、舌暗脉涩为辨证要点。现代常用本方治疗肺结核、支气管扩张等所致咯血、胃及十二指肠溃疡、胃黏膜脱垂、肝硬化门脉高压等所致的上消化道出血、子宫肌瘤、子宫内膜异位症、功能失调性子宫出血等所致的月经过多。血瘀甚,加三七、茜草、蒲黄炭;出血多,加血余炭、贯众炭;气血虚者,加党参、黄芪、阿胶;血寒者,加炮姜、吴萸、艾叶;血热者,加黄连、黄芩、丹皮、赤芍、败酱草;虚热者,加女贞子、旱莲草、生地炭。

同名方

《伤科汇纂》花蕊石散　由花蕊石、石硫黄组成。功能化瘀止血。主治金疮刀伤,跌仆创伤,患处瘀血者。

五　蒲灰散

方　源　《金匮要略》

组　成　蒲黄 12 克　滑石 6 克

用　法　上药共研粗末,每服 3 克,日服 3 次;亦可用饮片作汤剂水煎服。

功　效　化瘀泄热,通淋止血。

主　治　小便不利,茎中疼痛,皮水等。

方　解　方中蒲黄止血而行血化瘀,使血止而不留瘀;滑石利水通淋,清热利湿。两药合用,下泄瘀热,通淋止血。

按　语　本方以小便不利、茎中疼痛为辨证要点。现代常用于治疗泌尿系统感染、尿路结石、尿潴留、前列腺肥大、血精、淋证、黄疸性肝炎等。如见气虚,加黄芪、党参;湿热偏重,加大黄、萹蓄、瞿麦、车前草;血淋涩痛,加冬葵子、生地;阴虚,加生地、山茱萸、黄精;治尿潴留,加琥珀、泽泻、瞿麦、萹蓄等。

脾肾虚亏者慎用。

第13章

消导方

一 保和丸

方　源　《丹溪心法》

组　成　神曲60克　山楂180克　茯苓90克　半夏90克　陈皮30克　连翘30克　莱菔子30克

用　法　为末,水泛为丸,每服6～9克,温开水或麦芽汤送下。亦可改作汤剂水煎服,用量按原方比例酌减。

功　效　消食和胃。

主　治　一切食积停滞。胸脘痞满,腹胀时痛,嗳腐吞酸,厌食呕恶,或大便泄泻,舌苔厚腻,脉滑。

方　解　本方为治疗食积之通用方。方中山楂消一切饮食积滞,尤善消肉食油腻之积滞,重用为主药;神曲、莱菔子均可消积导滞,合主药以增强消食之功,用为辅药;其中神曲长于化酒食陈腐之积,莱菔子消食下气,尤能消麦面痰气之积。佐以陈皮行气,半夏消痰,茯苓利湿;食积易于化热,故又用连翘清热散结;麦芽汤送下,其消食之力更佳。诸药合用,使食滞得消,胃气得和,则诸症自消。

按　语　本方以胸脘痞满、嗳腐吞酸、厌食呕恶、苔厚腻、脉滑为辨证要点。现代常用于治疗消化不良、小儿疳积,小儿腹泻,慢性胃炎;也用于治疗小儿咳嗽,胆道感染,神经性呕吐,胃柿石,幽门不完全性梗阻,小儿荨麻疹等病症。若见腹胀重者,可加枳实、厚朴以行气消胀;化热明显者,可加黄芩、黄连以清热泻火;大便秘结者,可加大黄、槟榔以下气通便;兼脾虚者,加白术以健脾;伴虫积者,加乌梅、槟榔以安蛔杀虫;呕吐者,加砂仁、竹茹以和胃止呕;食欲不振者,加鸡内金、炒谷芽、炒麦芽以加强消食之力。

同名方

1. 《医级》保和丸　由本方加麦芽组成。功能、主治与本方相同。
2. 《古今医鉴》保和丸　由本方加白术、香附、厚朴、枳实、黄连、黄芩、麦芽、姜汁组成。功能清热理气,消食和胃。主治食积停滞兼有湿热者。
3. 《杂病源流犀烛》保和丸　由山楂肉、姜半夏、黄连、陈皮、神曲、麦芽组成。功能消食和胃。主治食积痞闷。

附　方

①小保和丸(《医方集解》)　由本方去半夏、连翘、莱菔子,加白术、白芍组成。功能健脾消食。主治食积停滞,脘腹痞满,恶食嗳腐等症。

②佐脾丸(《杂病源流犀烛》)　由本方去茯苓、神曲,加赤茯苓组成。功能与本方基本相同。主治食不消化成积痞闷。

③保和汤(《医学心悟》)　由麦芽、山楂、莱菔子、厚朴、香附、甘草、连翘、陈皮组成。功能消食和胃。主治伤于饮食,心痛,心胸胀闷,手不可按,或吞酸嗳腐,脉紧滑。

二 大安丸

方　源　《丹溪心法》

组　成　山楂 60 克　白术 60 克　炒神曲 30 克　半夏 30 克　茯苓 30 克　陈皮 15 克　莱菔子 15 克　连翘 15 克

用　法　为末,粥糊为丸,每服 6～9 克,温开水送下。

功　效　健脾消食。

主　治　脾虚食滞,腹胀食少,大便稀溏等症。

方　解　本方为主治脾胃虚弱,食积内停之方,由保和丸加白术组成。方中白术补脾益气,重用为主药;保和丸消食和胃。

按　语　本方以食少纳呆、多食则腹胀不适、大便稀溏、舌淡、苔厚腻为辨证要点。现代用于治疗慢性胃炎,消化不良等病症。

同名方

《杂病源流犀烛》大安丸　由本方去莱菔子,加麦芽、苏子、黄连组成。功能健脾消食,清热化痰。主治新咳有食滞者。

三 消谷丸

方　源　《杂病源流犀烛》

组　成　神曲 180 克　炒乌梅肉 120 克　炮姜 120 克　麦芽 90 克

用　法　为细末,炼蜜为丸,每服 6 克,米饮送下,日 3 次。

功　效　消食健脾。

主　治　脾胃虚弱,不能消化水谷,胸膈痞闷,腹胁膨胀,日久不愈,食减嗜卧,口无味者。

方 解 方中神曲消食调中,健脾和胃,重用为主药。炮姜温中暖胃,散寒止泻;乌梅味酸,生津开胃,又有止泻之功;麦芽开胃消食,为辅佐之品。诸药合用,有消食健脾,温中止泻之功。乌梅有安蛔之功,与苦温之炮姜相配,则有安蛔止痛的作用。

按 语 本方以胸膈痞闷、腹胁膨胀、或腹痛泄泻、食减嗜卧、口无味为辨证要点。现代可用于治疗慢性胃炎,慢性肠炎,蛔虫病等病症。

食滞积热之证,非本方所宜。

四 葛花解醒汤

方 源 《兰室秘藏》

组 成 木香1.5克 橘皮4.5克 人参4.5克 茯苓4.5克 猪苓4.5克 神曲6克 泽泻6克 干姜6克 白术6克 青皮9克 白豆蔻15克 葛花15克 砂仁15克

用 法 上为末,每服9克。白汤调下,取微汗。

功 效 健脾理气,化湿醒酒。

主 治 饮酒太过,呕吐痰逆,心神烦乱,胸膈痞塞,手足战摇,饮食减少,小便不利。

方 解 方中葛花解酒积,止烦渴;人参、白术益气健脾,木香、砂仁、橘皮、白豆蔻、青皮、干姜理气化湿,醒脾和胃;猪苓、泽泻利水渗湿。诸药合用,有健脾理气,化湿和胃,醒酒解醒之功。

按 语 本方以饮酒太过、心神烦乱、胸膈痞塞、饮食减少、小便不利为辨证要点。现代常用于治疗醉酒。兼食积者,加山楂、莱菔子、麦芽;脘腹胀甚者,加枳实、厚朴、大腹皮;湿热明显者,加黄连、茵陈。

五　家秘养脾消积丸

方　源　《幼科发挥》

组　成　白术30克　陈皮30克　苍术15克　厚朴15克　枳壳15克　半夏15克　青皮15克　神曲15克　麦芽15克　山楂15克　炙甘草9克

用　法　为细末,蒸饼为丸,黍米大,每服6克,米饮送下。

功　效　养脾消积。

主　治　小儿伤食成积,日渐羸瘦,不思乳食。

方　解　方中白术、炙甘草益气健脾;陈皮、苍术、厚朴、枳壳、半夏、青皮理气和胃,化湿消积;神曲、麦芽、山楂消食积。诸药合用,有健脾理气,和胃消积之功。

按　语　本方以小儿不思乳食,日渐羸瘦为辨证要点。现代可用于治疗小儿消化不良,小儿营养不良等病症。本方以行气消积为主,补脾之力稍显不足,可加党参、茯苓、山药等。

附　方

家秘消滞汤(《证因脉治》)　由陈皮、茯苓、半夏、甘草、莱菔子、枳实、山楂、麦芽组成。功能消食和胃。主治食积呕吐,胸前满闷,嗳气作痛,痛则呕吐,得食愈痛,按之亦痛。

六　酒积丸

方　源　《杂病源流犀烛》

组　成　黄连30克　乌梅肉30克　半夏曲21克　枳实15克　砂仁15克　杏仁9克　巴豆霜3克

用　　法　为细末,蒸饼为丸,每服9克。

功　　效　清热理气,消积导滞。

主　　治　饮酒受伤成积,面黄黑,腹䐜胀,时呕痰水。

方　　解　本方为主治酒食蕴热成积之方。方中黄连清热燥湿,乌梅生津止渴,半夏曲、枳实、砂仁、杏仁理气化湿,消积和胃,巴豆霜攻逐积滞。

按　　语　本方以饮酒过度、面色黄黑、腹胀不适、时呕痰水、大便不爽、口渴、苔厚腻、脉滑为辨证要点。现代可用于治疗过量或长期饮酒所致的胃肠疾病、脂肪肝等病症。

　　方中巴豆毒性较大,不可过量或长期服用。药后勿食生冷、油腻及不易消化之品。感冒、发疹、泄泻及脾胃虚弱者忌用。

七　消食丸

方　　源　《婴童百问》

组　　成　砂仁15克　陈皮15克　三棱15克　莪术15克　神曲15克　炒麦芽15克　香附30克　炒枳壳30克　槟榔30克　乌梅30克　丁香3克

用　　法　为细末,面糊为丸,绿豆大,每服3克,紫苏煎汤送下。

功　　效　理气消食。

主　　治　治小儿乳食不消。

方　　解　方中陈皮、三棱、莪术、香附、炒枳壳、槟榔理气消胀;砂仁、丁香行气化湿,芳香醒脾;神曲、炒麦芽消食和胃;乌梅涩肠止泻。

按语 本方以乳食不节、腹胀不适、厌食呕恶、大便酸臭为辨证要点。现代可用于治疗幼儿消化不良等病症。

本方重在理气消食,脾虚者当慎用。

同名方

1. 《太平惠民和剂局方》消食丸　由乌梅、干姜、麦芽、神曲组成。功能消食和胃。主治脾胃俱虚,不能消化水谷,胸膈痞闷,腹胁时胀,食减嗜卧,口苦无味,虚羸少气。

2. 《类证治裁》消食丸　由山楂、神曲、麦芽、莱菔子、青皮、陈皮、香附、阿魏组成。功能消食化积,行气消癖。主治脾胃先弱,饮食失调,生冷不化,日渐成块,发为食癖;及食滞胁下胀痛者。

八　保赤万应散

方　源　《全国中药成药处方集》

组　成　天南星30克　朱砂15克　六神曲15克　巴豆霜3克

用　法　上药研为细末。每服0.1克,日服1～2次,温开水送服。

功　效　消食化积,祛痰定惊。

主　治　小儿食积,脘腹胀痛,或痰多抽搐。

方　解　方用天南星、朱砂豁痰定惊,配以六神曲消食,巴豆霜攻积导滞。四药合用,功能消食滞,攻里积,祛风痰,定惊痫。

按语　本方以食滞、脘腹胀痛,或痰多抽搐为辨证要点。现代常用于治疗小儿食积,腹泻,癫痫等病症。

方中巴豆毒性较大,用于小儿病症时必须注意不可过量。药后勿食生冷、油腻及不易消化之品。感冒、发疹、泄泻者忌用。

九　小儿四症丸

方　源　《全国中药成药处方集》

组　成　木香6克　苏叶45克　陈皮30克　厚朴30克　藿香30克　白术30克　茯苓30克　麦芽30克　苍术30克　天花粉22.5克　泽泻22.5克　山楂22.5克　猪苓22.5克　半夏22.5克　神曲22.5克　白芷15克　桔梗15克　滑石15克　砂仁15克　琥珀15克

用　法　上药研为细末,炼蜜为丸,朱砂为衣。每服3克,日服2次,温开水送服。

功　效　健脾消食,理气化湿。

主　治　小儿停食积滞,消化不良,脘腹胀痛,呕吐泄泻,小便不利;或中暑中寒,身热头痛,腹痛腹泻,烦躁不宁等。

方　解　本方主要用于治疗食积湿滞,或受寒伤食,运化失健所致的消化不良,呕吐泄泻,脘腹痞满之证。方中苏叶、藿香、白芷发散风寒,麦芽、神曲、山楂消化食积,陈皮、木香、砂仁理气除胀,苍术、白术、茯苓健脾除湿止泻,更佐以泽泻、滑石、猪苓利小便而实大便。诸药合用,使外邪除,食积消,气机利,运化复,四者兼顾。

按　语　本方以饮食不消、呕吐泄泻、脘腹痞满,或兼身热头痛、苔白腻为辨证要点。现代用于治疗小儿消化不良,胃肠型感冒,急性胃肠炎等病症。

食积气滞化热者,或湿热下利腹痛者,非本方所宜。

十 枳术丸

方　源　《脾胃论》

组　成　枳实30克　白术60克

用　法　为极细末,荷叶裹烧饭为丸,如梧桐子大,每服6~9克,白开水送下。

功　效　健脾消痞。

主　治　脾虚气滞,饮食停聚,脘腹痞满,不思饮食。

方　解　方中白术苦温健脾化湿,以助运化,为主药;辅以枳实下气化滞,消痞除满。更以荷叶升发胃气,既能助白术以健脾,又能佐枳实以调气,正合"脾宜升则健,胃宜降则和"之理。三药合用,健脾消痞,气调胃和,诸症自除。

按　语　本方以胸脘痞满、不思饮食为辨证要点。现代常用于治疗消化不良,慢性胃炎,胃下垂等病症。脾虚体弱者,可加党参、茯苓以增强补气健脾之力;食积较重者,可加山楂、麦芽、神曲以助消食化积之功。

附　方

①枳术汤(《金匮要略》)　组成与本方相同,枳实用量倍于白术。功能行气消痞。主治心下坚,大如盘,边如旋盘,水饮所作。

②木香枳术丸(《内外伤辨惑论》)　由本方加木香组成。功能健脾理气。主治气滞食积。

③三黄枳术丸(《内外伤辨惑论》)　由本方加黄芩、黄连、大黄、神曲、陈皮组成。功能消痞清热。主治伤于肉食面食辛辣味厚之物,脘腹填塞闷乱,心膈不快。

④橘皮枳术丸(《杂病源流犀烛》)　由本方加陈皮组成。功能健脾

理气消痞。主治胸痞。

⑤半夏枳术丸(《脾胃论》) 由本方加半夏组成。功能健脾降逆消痞。主治冷食内伤,痞满呕恶。

⑥木香干姜枳术丸(《脾胃论》) 由本方加木香、干姜组成。功能理气散寒,健脾消痞。主治胃寒气滞,食后胀满痛。

⑦曲蘖枳术丸(《医学正传》) 由本方加神曲、麦蘖组成。功能健脾消食。主治饮食太过,心腹满闷不快。

⑧三补枳术丸(《古今医鉴》) 由白术、陈皮、枳实、黄柏、黄连、黄芩、茯苓、炒神曲、山楂肉、香附、贝母、炒麦芽、炙甘草、砂仁、连翘、桔梗组成。功能化痰清热,健脾补胃,消食顺气。主治伤食。

⑨橘半枳术丸(《医学入门》) 由本方加半夏、橘皮组成。功能健脾化痰,理气消痞。主治饮食伤脾,停积痰饮,心胸痞闷。

⑩平补枳术丸(《医学入门》) 由白术、白芍药、陈皮、枳实、黄连、人参、木香组成。功能理气健脾,清热消痞。主治痞满。

⑪香砂枳术丸(《摄生秘剖》) 由本方加砂仁、木香组成。功能健脾行气。主治脾虚食积气滞证,宿食不消,胸脘痞闷。

⑫芍药枳术丸(《景岳全书》) 由本方加赤芍药、陈皮组成。功能健脾理气消痞。主治食积痞满及小儿腹大胀满,时常疼痛,脾胃不和等证。

⑬加减枳术汤(《证因脉治》) 由白术、枳实、人参、陈皮、甘草、砂仁、茯苓组成。功能理气健脾。主治脾虚腹胀,饮食难消者。

⑭七味枳术汤(《重订通俗伤寒论》) 由枳实、炒白术、神曲、炒麦芽、茯苓、赤小豆、车前子组成。功能理气化痰,健脾利湿。主治湿痰挟气阻滞胸腹而致的痰胀,腹胀轻减而喘肿未除者。

十一 枳实消痞丸(又名失笑丸)

方 源 《兰室秘藏》

组　成　干姜3克　炙甘草6克　麦芽曲6克　白茯苓6克　白术6克　半夏曲9克　人参9克　厚朴12克　枳实15克　黄连15克

用　法　为细末,汤浸蒸饼为丸,每服6～9克,空腹时用温开水送下。亦可作汤剂水煎服。

功　效　消痞除满,健脾和胃。

主　治　脾虚气滞,寒热互结。心下痞满,不欲饮食,体弱倦怠,或胸腹痞胀,食少不化,大便不畅,苔腻,脉滑。

方　解　方中枳实下气消痞,以此为名,故为主药。辅以厚朴消胀除满,半夏和胃消痞,且能燥湿化痰,与枳实合用,则行气理滞,降逆消痞之功更著;黄连苦寒,干姜辛热,辛苦并用,散降结合,故能调寒热,解痞结;麦芽曲善消食积;人参、白术、茯苓、炙甘草补益脾土,俾气足脾运而升降复常,共为辅佐药。炙甘草又能调和诸药,兼为使药。诸药合用,有消有补,有寒有热,使攻不伤正,补不碍满,共奏消痞除满,健脾和胃之功。

按　语　本方以心下痞满,不欲饮食,体弱倦怠,苔腻,脉滑为辨证要点。现代可用于治疗急、慢性胃炎,消化不良,臌胀,胁痛,胸痹等病症。

若脾胃虚甚者,不宜使用。

附　方

黄连消痞丸(《兰室秘藏》)　黄连、黄芩、枳实、半夏、陈皮、猪苓、干姜、茯苓、白术、炙甘草、泽泻、姜黄组成。功能清热理气,化痰消痞。主治心下痞满,壅滞不散,烦热喘促不安。

十二　枳实导滞丸

方　源　《内外伤辨惑论》

组　成　大黄 30 克　枳实 15 克　神曲 15 克　茯苓 9 克　黄连 9 克　白术 9 克　泽泻 6 克　黄芩 9 克

用　法　研为细末，汤浸蒸饼为丸，每服 6～9 克，温开水送下；亦可作汤剂水煎服，用量按原方比例酌情增减。

功　效　消积导滞，清利湿热。

主　治　湿热食积，内阻肠胃，胸脘痞闷，下痢泄泻，或腹痛后重，或大便秘结，小便短赤，舌红，苔黄腻，脉沉实。

方　解　方中枳实行气散结，导滞消痞，大黄荡涤实积，两药合用，破气积，泻湿热，为主药。黄连、黄芩苦寒清热燥湿，茯苓、泽泻导湿于下，合用则能使湿热从小便而出；白术健脾燥湿，使攻积而不伤正；神曲消食和胃，共为辅佐药。诸药相伍，积去食消，湿化热清，则诸症自除。

按　语　本方以胸脘痞闷、下痢腹痛、小便短赤、舌红苔黄腻、脉沉实为辨证要点。现代可用于治疗消化不良，急性胃肠炎，急性菌痢等病症。

凡泻痢而无积滞者，不可妄投。

附　方

①枳实导滞汤（《重订通俗伤寒论》）　由枳实、生大黄、槟榔、厚朴、连翘、黄连、神曲、紫草、山楂肉、木通、生甘草组成。功能清热导滞，解毒透疹。主治伤寒兼湿，湿竭化燥，内夹食滞，症见斑疹不能速透，大便秘结者。

②木香导滞丸（《松崖医径》）　即本方加木香、槟榔组成。功能行气导滞，清热利湿。主治伤湿热之物，不得消化，痞满闷乱不安者。

十三 木香槟榔丸

方　源　《儒门事亲》

组　成　木香 30 克　槟榔 30 克　青皮 30 克　陈皮 30 克　莪术 30 克　黄连 30 克　黄柏 90 克　大黄 90 克　香附子 120 克　牵牛 120 克

用　法　上药为末，水丸，每次服 6～9 克，每日 2～3 次，温开水下；亦可作汤剂水煎服，用量按原方比例酌减。

功　效　行气导滞，泄热通便。

主　治　积滞内停，湿蕴生热，脘腹痞满胀痛，大便秘结，以及赤白痢疾，里急后重，舌苔黄腻，脉沉实。

方　解　方中木香、槟榔善行肠胃之气而导滞，故为主药。大黄泄热通便；牵牛下气导滞；香附、陈皮、青皮调理脾胃之气而化积；莪术破血中之气，行血顺气以止痛；黄连、黄柏清热燥湿，坚肠止痢；俱为辅佐药。诸药合用，能通利气机，导下积滞，则诸症自除。

按　语　本方以脘腹痞满胀痛、大便秘结或下利赤白、舌苔黄腻、脉实为辨证要点。现代可用于治疗消化不良，急性肠炎，急性菌痢等病症。湿热痢疾者，去陈皮、莪术、牵牛，加白头翁、白芍以清热治痢。

本方行气攻积之力较强，宜于形气俱实者。虚人误用，易伤正气。

同名方

1.《太平惠民和剂局方》木香槟榔丸　由郁李仁、皂角、半夏曲、槟榔、枳壳、木香、杏仁、青皮组成。功能理气化痰，消积导滞。主治痰食停积,三焦气滞,脘腹痞满,大便秘结。

2. 《医方集解》木香槟榔丸　由本方加枳壳、三棱、芒硝组成。功能行气导滞,攻下积热。主治胸腹积滞,痞满结痛,二便不通,或泄泻下痢,里急后重,食疟实积。

3. 《类证治裁》木香槟榔丸　由木香、槟榔、白术、枳实、陈皮、香附、神曲组成。功能消食导积。主治食滞,脾气不得运于四肢而成痿。

十四　三棱消积丸

方　源　《脾胃论》

组　成　丁香9克　益智仁9克　巴豆15克　茴香15克　陈皮15克　青皮15克　炮三棱21克　炮莪术21克　炒神曲21克

用　法　为细末,醋糊为丸,梧桐子大,每服3~6克,食前温姜汤送下。

功　效　温中行气,攻积导滞。

主　治　伤生冷硬物,不能消化,心腹满闷。

方　解　方中炮三棱、炮莪术、青皮、陈皮行气消积;丁香、茴香、益智仁芳香行气,温中散寒;炒神曲消食和胃;巴豆攻逐冷积。

按　语　本方以过食生冷、心腹胀满或疼痛、食入则胀痛加重、得温则舒、脉沉实或沉紧为辨证要点。现代可用于治疗消化不良,胃肠痉挛等病症。

脾虚食滞者,禁用本方。

附　方

①三棱煎丸(《太平惠民和剂局方》)　由杏仁、硇砂、神曲、麦芽、青

皮、干漆、莱菔子、三棱组成。功能顺气宽中,消积滞,化痰饮。主治中脘气痞,心腹坚胀,胁下紧硬,胸中痞塞,喘满短气,噫气不通,呕吐痰逆,饮食不下,大便不调,或泄或秘。

②三棱煎(《三因极一病证方论》) 由三棱、莪术、青皮、半夏、麦芽组成。功能行气破积,化痰消食。主治妇人癥瘕血瘕,食积痰滞。

③三棱丸(《证治准绳》) 由煨三棱、木香、炒神曲、陈皮、半夏、丁香、官桂组成。功能温中行气,和胃消积。主治小儿停积,腹胁胀满,干哕恶心,不思饮食。

④三棱散(《太平惠民和剂局方》) 由煨三棱、煨莪术、益智仁、青皮、白茯苓、炙甘草组成。功能宽胸利膈,消食和胃。主治酒食所伤,胸膈不快,腹胁胀满,呕吐酸水,翻胃腹疼,及食积气块,攻刺腹胁,不思饮食,日渐羸瘦。

⑤三棱散(《证治准绳》) 由人参、炮三棱、香附、青皮、益智仁、陈皮、炒枳壳、炒神曲、谷芽、大黄、紫苏、甘草组成。功能消积导滞,益气补虚。主治停滞疳积,发热泻痢酸馊,水谷不化。

⑥三棱化积丸(《古今医鉴》) 由三棱、山楂、大黄、槟榔、莪术、木香、青皮、陈皮、香附、枳实、厚朴、缩砂、神曲、麦芽、南星、半夏、莱菔子、黄连、桃仁、干漆、甘草组成。功能理气活血,消积导滞。主治诸般积聚。

十五 秘方化滞丸

方　源 《丹溪心法》

组　成 三棱 14.4 克　莪术 14.4 克　半夏曲 7.5 克　木香 7.5 克　丁香 7.5 克　青皮 7.5 克　陈皮 7.5 克　黄连 7.5 克　巴豆肉 18 克　乌梅肉 15 克

用　法 上药为末,和丸黍米大,每服 3 克。欲通利则以热汤下，欲磨积则以陈皮汤下，欲止泄则饮冷水。

功 效 理气化痰，磨积导滞。

主 治 久坚沉痼，暴积乍留，腹中有块，或积或散，胀痛不适，大便不通，或大便泻下不爽，脉沉实。

方 解 方中三棱、莪术破气消积；木香、丁香、青皮行气止痛，助三棱、莪术以破积；陈皮、半夏曲化痰和胃；黄连以清积滞之郁热；巴豆攻逐积滞；乌梅涩肠止泻，又可防巴豆之攻下太过。诸药合用，能使久坚沉痼，磨之自消；暴积乍留，导之立去。夺造化，有通塞之功；调阴阳，有补泻之妙。

按 语 本方以腹中积聚、胀痛不适、大便不通、或大便泻下不爽、脉沉实为辨证要点。现代可用于治疗胃肠痉挛，胃肠功能紊乱，肠粘连，消化不良等病症。

方中巴豆毒性较大，不可过量长期服用。药后勿食生冷、油腻及不易消化之品。感冒、发疹、泄泻、脾胃虚弱者忌用。孕妇勿服。

附 方

①化滞调中汤（《证治准绳》） 由白术、人参、茯苓、陈皮、厚朴、山楂、半夏、神曲、麦芽、砂仁、生姜组成。功能补脾益气，消食和胃。主治积滞胀满。若胀甚或面食伤，加炒莱菔子。

②化滞汤（《医学衷中参西录》） 由白芍药、当归、炒莱菔子、山楂、甘草、生姜组成。功能调血和营，消食化积。主治痢疾初起，痢下赤白，腹痛，里急后重。

十六 健脾丸

方 源 《证治准绳》

组 成 白术75克 木香22.5克 黄连22.5克 甘草22.5克

白茯苓 60 克　人参 45 克　神曲 30 克　陈皮 30 克　砂仁 30 克
麦芽 30 克　山楂 30 克　山药 30 克　肉豆蔻 30 克

用　　法　共为细末,蒸饼为丸,每服 6～9 克,开水送下。亦可作汤剂水煎服,用量按原方比例酌减。

功　　效　补脾益胃,理气运滞。

主　　治　脾虚积滞,饮食不化,食少难消,脘腹痞闷,大便溏薄,苔腻微黄,脉虚弱。

方　　解　本方为主治脾虚食滞之方。方中人参、白术、茯苓、山药、甘草补益脾胃以资运化;山楂、神曲、麦芽消食化滞;木香、砂仁、陈皮理气和胃醒脾;肉豆蔻温中涩肠;黄连燥湿清热。诸药合用,补脾益胃,理气运滞,兼能清化湿热。方中健脾药居多,且食积消则脾自健,故名"健脾"。

按　　语　本方以脘腹痞胀、食少难消、大便溏薄、苔腻脉虚为辨证要点。现代常用于治疗消化不良,胃下垂,腹泻等病症。若无热象,去黄连;脾胃虚寒者,可加干姜、附片以温中散寒;气虚甚者,加黄芪以补气;气滞甚者,加枳壳以行气。

同名方

《医方集解》健脾丸　由本方去木香、黄连、甘草、茯苓、砂仁、山药、肉豆蔻、加枳实组成。功能、主治与本方基本相同。

附　　方

①小儿健脾丸(《中药制剂手册》)　由人参、炙甘草、砂仁、黄连、桔梗、法半夏、神曲、炒麦芽、炒山楂、炒扁豆、橘皮、山药、莲子、白术、茯苓组成。功能和胃化滞,理气健脾。主治脾胃虚弱,饮食不化,腹痛胀满,呕吐久泻,面黄肌瘦,身体倦怠。

②大健脾丸(《景岳全书》)　由人参、陈皮、茯苓、枳实、青皮、半夏曲、山楂、白术、炒白豆蔻、木香、炒谷芽、黄连组成。功能健脾养

胃,利湿消食。主治脾虚气亏,饮食不化,胸膈痞满,面黄肌瘦。

十七 启脾散

方　源　《成方便读》

组　成　人参 90 克　白术 90 克　莲子肉 90 克　山楂炭 60 克　五谷虫炭 60 克　陈皮 30 克　砂仁 30 克

用　法　上药研末。每服 6 克,温开水送服。

功　效　健脾消积。

主　治　小儿因病致虚,食少形羸,将成疳疾,或禀赋素亏,脾胃虚弱,常易生病者。

方　解　方中人参、白术、莲子肉补气健脾,山楂炭、五谷虫炭消食化积,砂仁、陈皮理气醒脾。诸药合用,有消补兼施,健脾消积之功。

按　语　本方以食少形羸为辨证要点。现代常用于治疗小儿疳证,厌食,消化不良等病症。若积食内停者,加莱菔子、鸡内金、炒麦芽以消食;有积热者,加胡黄连;大便干结者,加大黄;气滞者,去人参,加木香、枳实。

附　方

①启脾丸(《景岳全书》)　由人参、白术、陈皮、青皮、炒神曲、炒麦芽、砂仁、厚朴、干姜、炙甘草组成。功能健脾和胃。主治脾胃不和,中满痞塞,心腹膨胀,肠鸣泄泻,不思饮食。

②启脾丸(《医学入门》)　由人参、白术、茯苓、山药、莲子肉、陈皮、泽泻、山楂、甘草组成。功能健脾消积。主治脾积,五更泻。

第 14 章

祛湿方

第一节 燥湿和胃方

一 平胃散

方　源　《太平惠民和剂局方》

组　成　苍术2500克　厚朴1560克　陈皮1560克　甘草900克

用　法　共为末,每服6~9克,生姜、大枣煮水调下。亦可作汤剂水煎服,用量按原方比例酌减。

功　效　燥湿运脾,行气和胃。

主　治　湿困脾胃,运化失常,症见脘腹胀满,口淡食少,呕吐恶心,嗳气吞酸,倦怠嗜卧,身重酸楚,大便溏薄,舌苔白腻而厚,脉缓。

方　解　方中苍术苦温辛燥,除湿运脾为君药。厚朴苦温,行气消胀,助苍术以运脾;陈皮理气和胃,芳香化浊,二者为臣药。

姜、枣调和脾胃,以助健运;甘草调和诸药。诸药合用,使湿滞得化,脾运正常,诸症自除。

按 语 本方以脘腹胀满,口淡食少,倦怠体重,大便稀溏,苔白厚腻为辨证要点。现代常用于治疗消化不良、慢性胃炎,溃疡性结肠炎等,并可引产。如有表证,加藿香、佩兰或苏叶;呕吐痰多加半夏;小便少,加赤茯苓;腹满痛加木香;食滞者加山楂、神曲、麦芽;若咽干口燥,唇舌红而糜烂,苔黄腻者,加黄芩、黄连、石膏;兼脾胃虚寒,便溏腹冷,畏寒喜热者,加干姜、肉豆蔻。

本方为邪实而胃不甚虚者设,若脾土不足,及老弱阴虚之人,皆非所宜也。又本方苦辛温燥,孕妇不宜使用。

同名方

《三因极一病证方论》平胃散 由厚朴、射干、升麻、茯苓、白芍、枳壳、大黄、炙甘草组成。功能行气消胀,清热导滞。主治胃热口干,呕哕烦闷,二便秘涩。

附 方

①对金饮子(《太平惠民和剂局方》) 即本方去大枣,加重陈皮用量而成。功能辟秽化浊。主治温疫、伤寒、五劳七伤、酒食停滞、疟疾、痢疾等。

②加减平胃散(《素问病机气宜保命集》) 即本方苍术易白术,加槟榔、木香、桃仁、黄连、人参、阿胶、茯苓组成。功能燥湿清热,益气补血。主治血痢。

③香砂平胃散(《增补万病回春》 即本方加砂仁、香附、山楂、神曲、麦芽、枳壳、白芍组成。功能化湿健脾,行气消食。主治伤食或湿阻,脘腹胀痛,恶食吐酸。

④参苓平胃散(《张氏医通》) 即本方去大枣,加人参、茯苓组成。功能健脾燥湿,行气和胃。主治脾虚饮食不化,大便不实。

⑤香连平胃散(《张氏医通》)　即本方去大枣,加黄连、木香组成。功能清热燥湿,行气和胃。主治食积发热,腹痛作泻。

⑥防葛平胃散(《症因脉治》)　即本方去姜、枣,加防风、葛根组成。功能散风清胃,燥湿运脾。主治风气呕吐,头额疼痛,面赤面热。

⑦枳桔平胃散(《症因脉治》)　即本方去姜、枣,加枳壳、桔梗组成。功能燥湿运脾,理气宽胸。主治气结腹胀,胸前饱闷。

⑧香苏平胃散(《症因脉治》)　即本方去姜、枣,加藿香、紫苏组成。功能解表化湿,和胃止呕。主治湿气呕吐,身热脉浮者。

⑨神术平胃散(《症因脉治》)　即本方去姜、枣,加防风、石膏、知母组成。功能清热化湿,行气和胃。主治外感湿热,胃脘作痛。

⑩栀连平胃散(《症因脉治》)　即本方去姜、枣,加栀子、黄连组成。功能清热燥湿,行气和胃。主治暑气呕吐;或脾热痿软,肌肉不仁,身重不能转侧,纵缓不能举动。

⑪芩连平胃汤(《医宗金鉴》)　即本方去大枣,加黄芩、黄连组成。功能清热燥湿。主治燕窝疮,疮生于下颏,初起小者如粟,大者如豆,色红,热痒微痛,破渗黄水,形似黄水疮,浸淫成片;湿热中阻,脘腹痞满,或有下利,舌苔黄腻。

⑫加味平胃散(《医宗金鉴》)　即本方去大枣,加大腹皮、莱菔子、山楂、麦芽、神曲组成。功能消食化滞,理气和胃。主治小儿饮食过度,积滞内停,腹胀,大便不通。

⑬醉香玉屑(《古今医案按》)　即本方去姜、枣,加砂壳、丁香、鸡内金组成。功能燥湿运脾,温中消食。主治多食生冷,脾阳受伤,寒湿积滞,泄泻下痢。

⑭去恶平胃散(《医醇剩义》)　即本方去甘草、姜、枣,加当归、川芎、桃仁、砂仁、炮姜、木香、降香、山楂炭、苏木组成。功能活血化瘀,理气和胃。主治新产之后,恶露上冲于胃,胸脘痞满,时时作哕。

⑮温中平胃散(《医醇剩义》)　即本方去甘草、姜、枣,加炮姜、木

香、砂仁、枳壳、青皮、炒谷芽、炒神曲、陈香橼皮组成。功能温中燥湿，行气消食。主治胃胀，腹满胃脘痛，鼻闻焦臭，妨于食，大便难。

⑯香砂养胃丸（《上海市药品标准》） 即本方苍术易白术，加木香、香附、砂仁、茯苓、枳实、藿香、半夏、豆蔻组成。功能化湿和胃，理气健脾。主治湿阻气滞，胃脘胀满疼痛之证。

⑰楂曲平胃散（《方剂学》） 即本方加山楂、六曲组成。功能燥湿健脾消食。主治湿困脾胃兼食滞不化，嗳腐吞酸，脘腹胀满，舌苔腻者。

二 藿香正气散

方　源 《太平惠民和剂局方》

组　成 大腹皮 30 克　白芷 30 克　紫苏 30 克　茯苓 30 克　藿香 90 克　白术 60 克　法夏曲 60 克　陈皮 60 克　厚朴 60 克　苦桔梗 60 克　甘草 75 克

用　法 为散，每服 6～9 克，生姜、大枣煎水调下。亦可作汤剂水煎服，用量按原方比例酌减。

功　效 解表化湿，理气和中。

主　治 外感风寒，内伤湿滞。症见恶寒发热，头痛，胸腹胀闷，恶心呕吐，食欲不振，肠鸣泄泻，口淡口甜，舌苔白腻等。

方　解 方中藿香芳香化湿，和胃止呕，兼解表邪，故为君药，并以名方。紫苏、白芷、桔梗辛温解表；厚朴、大腹皮理气化湿，宽胸除满；半夏、陈皮燥湿行气，降逆和胃；白术、茯苓健脾利湿，均为臣药。甘草、姜、枣调和脾胃，均为佐使药。诸药合用，使风寒散，湿浊化，脾胃和，则寒热呕泻诸症自解。若感触山岚瘴气，以及水土不服者，亦可以此化浊辟秽，快气和中而一并治之。

按　语　本方以恶寒发热,胸腹胀闷,上吐下泻,舌苔白腻为辨证要点。现代常用于治疗胃肠型感冒、急性胃肠炎、胃及十二指肠溃疡、慢性结肠炎、妊娠恶阻等。如见恶寒无汗,表邪偏重者,可加荆芥、防风;如见食滞,胸闷腹胀,可去甘草、大枣之腻滞,加六曲、鸡内金以消导积滞;如湿邪较重而见苔厚垢腻,可以苍术代白术。

本方辛香温燥,病情偏热及阴虚者忌用。

现代药理研究证实,本方有抑制离体肠管收缩,抑制胃肠推动功能和体外抑菌作用。

附　方

①藿香正气丸(《常用中成药》)　即本方加红枣、生姜、制成丸剂。其功效、主治与本方相同。

②藿香正气片(《常用中成药》)　即本方去白术、白芷、大腹皮、桔梗,加苍术、木香、生姜,制成片剂。其功效、主治与本方相同。

③藿香正气水(《常用中成药》)　即本方去桔梗,制成酊剂。功效、主治与本方相同。

④不换金正气散(《太平惠民和剂局方》)　即本方去紫苏、白术、茯苓、大腹皮、加苍术组成。功能化湿解表,和中止呕。主治湿浊内停,兼有外感之证。

⑤一加减正气散(《温病条辨》)　即本方去紫苏、白术、半夏、桔梗、甘草,加茵陈、杏仁、神曲、麦芽组成。功能理气、化湿、消滞。主治三焦湿郁,脘腹胀满,或兼食滞,或发黄疸等症。

⑥二加减正气散(《温病条辨》方)　即本方去紫苏、白术、大腹皮、半夏、桔梗、甘草,加木防己、大豆黄卷、通草、薏苡仁组成。功能渗利湿浊。主治湿阻脘闷、身痛、便溏等症。

⑦三加减正气散(《温病条辨》方)　即本方去紫苏、大腹皮、白术、

半夏、桔梗、甘草,加滑石、杏仁组成。功能清利湿热。主治湿困化热,脘腹胀满,苔黄,尿赤等症。

⑧四加减正气散(《温病条辨》方) 即本方去紫苏、白术、大腹皮、半夏、桔梗、甘草,加草果、山楂、神曲组成。功能有化湿消食。主治湿阻,食滞,脘腹胀闷等症。

⑨五加减正气散(《温病条辨》方) 即本方去紫苏、白术、半夏、桔梗、甘草,加苍术、谷芽组成。功能温化寒湿。主治寒湿中阻,脘闷、便溏等症。

三 六和汤

方 源 《太平惠民和剂局方》

组 成 人参6克 白术9克 赤茯苓9克 藿香9克 杏仁9克 扁豆9克 半夏9克 厚朴6克 砂仁6克 炙甘草3克 木瓜4.5克

用 法 加姜、枣适量,水煎服。

功 效 和中祛暑。

主 治 外感暑湿、内伤生冷,寒热头痛,胸膈满闷,脘腹胀痛,恶心呕吐,肠鸣腹泻,舌苔白腻。

方 解 本方用人参、白术、茯苓、甘草补气健脾;藿香、砂仁化浊醒脾;半夏、厚朴、杏仁辛开苦降,燥湿运脾;扁豆健脾祛暑,木瓜除湿而抑肝木。诸药合用,健脾除湿,升清降浊,共奏和中祛暑之效。

按 语 本方以寒热头痛,脘腹痞满,恶心呕吐,苔白厚腻为辨证要点。现代常用于治疗胃肠型感冒,急性胃肠炎,慢性结肠炎,夏季感冒等。运用时,若外感暑湿重者,加香薷、佩兰;若感寒邪则加苏叶;湿热重者,加苡仁、滑石、车前草、黄连。

本方属辛燥芳香之剂,阴虚津少者忌用。

四　山精丸

方　源　《杂病源流犀烛》

组　成　苍术1000克　黑桑椹1000克　枸杞子500克　地骨皮500克

用　法　先将桑椹取汁浸苍术晒干,后再浸再晒,依法9次,后与余药为末,炼蜜为丸,如梧桐子大。每服100丸,温开水送下。亦可作汤剂水煎服,各药用量按常规剂量酌定。

功　效　燥湿健脾,化痰和阴。

主　治　湿痰内阻,身重而软,倦怠困弱者。

方　解　方以苍术燥湿健脾,湿去脾运,则痰生无源。但苍术辛燥有余,恐伤阴变生它证,故配以甘寒之地骨皮,伍以和阴补元之桑椹子、枸杞子,制苍术温燥之弊。全方温而不燥,去湿而不伤阴。

按　语　本方以胸闷咳嗽,痰多,身重倦怠,脉滑苔白腻为辨证要点。现代常用于治疗慢性支气管炎、肺气肿、支气管扩张以及肺炎恢复期见有上述症状者。

五　辟瘟丹

方　源　《寿世保元》

组　成　茅术500克　台乌药250克　黄连250克　羌活250克　白术250克　川芎125克　草乌125克　细辛125克　紫草125克　独活125克　防风125克　甘草125克　藁本125克　白芷125克　香附125克　荆芥125克　天麻125克　官桂125克　甘

松 125 克　干姜 125 克　山柰 125 克　麻黄 125 克　牙皂 125 克　麝香 125 克　芍药 125 克

用　法　共为细末,红枣肉为丸。每服 6～9 克,日服 2 次。

功　效　化湿辟浊,降逆止泻。

主　治　湿浊中阻,或中暑发痧,恶寒发热,恶心胸闷,腹痛吐泻,神志不清。

方　解　方以羌活、防风、独活、荆芥、细辛、藁本、白芷、天麻、麻黄等祛风散寒;以茅术、白术、官桂、干姜、甘松等温中燥湿;麝香、牙皂辟秽开窍。合而成方,共奏发散、辟秽、燥湿、和中之功。

按　语　本方以吐泻腹痛、舌苔浊腻为辨证要点。现代常用于治疗急性菌痢,急性肠炎,病毒性腹泻。也用于治疗中暑等病症。

第二节　清热祛湿方

一　茵陈蒿汤

方　源　《伤寒论》

组　成　茵陈蒿 18 克　栀子 9 克　大黄 6 克

用　法　水煎服。

功　效　清热利湿退黄。

主　治　湿热黄疸。一身面目俱黄,黄色鲜明,发热,头汗出,身无汗,口中渴,腹微满,小便短赤,舌苔黄腻,脉滑数或沉实者。

方　解　本方为治湿热黄疸之主方。方中重用茵陈为君药,以其善能清热利湿退黄,为黄疸之主药。臣以栀子清热降火,通利三焦,引湿热自小便而出。佐以大黄泻热逐瘀,通利大便,导瘀热由大便而下。三药合用,能泻肝胆,利三焦,通腑浊,使湿从二便分消,黄疸诸症自愈。《伤寒论》用治瘀热发黄,《金匮要略》用治谷疸,其病因皆缘于湿热交蒸,热不得外越,湿热熏蒸肝胆,致胆液外泄肌肤而致,故证同治亦同。

按　语　本方以一身面目俱黄,黄色鲜明,小便黄赤,脘痞腹胀,苔黄腻等为辨证要点。现代常用于治疗急性传染性肝炎、胆囊炎、胆石症、钩端螺旋体病引起的黄疸属于湿热证型者。若寒热头痛者,加柴胡、黄芩;大便秘结,腹胀痛,加枳实、木香;胁肋胀痛,加川楝子、郁金、延胡索;呕吐恶心,加黄连、白芍、半夏;热重者,加龙胆草、丹皮、金银花;小便不利者,加木通、滑石、金钱草;黄疸较甚者,加田基黄、鸡骨草。

本方药性寒凉,寒湿黄疸(阴黄)证,不宜使用。又方中大黄,用作攻下者,宜后下;作行瘀热者,宜共煎。

现代药理研究证实,本方具有明显的收缩胆囊和利胆作用,可使血清胆汁酸、胆脂质含量改变,减轻肝细胞的肿胀、气球样变、脂肪变性和坏死。可使肝细胞内蓄积的糖元颗粒与核糖核酸含量有所恢复,血清谷丙转氨酶活力显著下降。

同名方

《证治准绳》茵陈蒿汤　由茵陈、栀子、大黄、芒硝、木通、寒水石组成。功能清热退黄。主治小儿发黄,身黄如橘色,或有发热,大便干结。

附 方

①茵陈四逆汤(《玉机微义》) 即本方去栀子、大黄,加附子、甘草、干姜组成。功能温阳退黄。主治阴黄色晦,手足逆冷,脉沉微细者。

②茵陈四苓汤(《济生方》) 即本方去栀子、大黄,加白术、猪苓、赤茯苓、泽泻组成。功能清热利水。主治黄疸,小便深黄,大便溏薄。

③茵陈术附汤(《医学心悟》) 即本方去栀子、大黄,加炙甘草、附子、干姜、肉桂、白术而成。功能温阳化湿。主治寒湿阻滞,身目熏黄,身冷不渴,小便自利,脉沉细。

二 栀子柏皮汤

方 源 《伤寒论》

组 成 肥栀子 15 克 甘草 3 克 黄柏 6 克

用 法 水煎服。

功 效 清泄湿热。

主 治 阳黄热重于湿证。身黄,发热,心中懊恼,口渴,舌红苔黄。

方 解 方以苦寒之栀子清泄三焦而通调水道,使湿热从小便而出。黄柏苦寒,善清脏腑结热,且能泄湿退黄。甘草甘平和中,防栀、柏苦寒伤胃。三药相合,以清泄里热为主,兼以祛湿。

按 语 本方以发热不退,全身发黄,口渴,里无结滞为辨证要点。现代常用于治疗急性黄疸型肝炎、重症肝炎、胆囊炎、胰腺炎等。应用时,若加茵陈则疗效更佳。若大便秘结,加枳实、虎杖、生大黄。若小便短赤,加金钱草、泽泻、滑石、车前草。若热重者,加龙胆草、赤芍。

三 三仁汤

方　源　《温病条辨》

组　成　杏仁 12 克　飞滑石 18 克　白通草 6 克　白蔻仁 6 克　竹叶 6 克　厚朴 6 克　生薏苡仁 18 克　半夏 10 克

用　法　水煎服。

功　效　宣畅气机,清利湿热。

主　治　湿温初起,邪在气分,湿重于热,或暑温夹湿,头痛身重,面色淡黄,胸闷不饥,午后身热,舌白不渴,脉濡。

方　解　方中以杏仁宣利上焦肺气,盖肺主一身之气,气化则湿亦化;白蔻仁芳香化湿,行气宽中,畅中焦之脾气;薏苡仁甘淡性寒,利湿清热而健脾。滑石、通草、竹叶甘寒淡渗,以助清利湿热之功;半夏、厚朴辛苦性温,行气化湿,散结除痞,既助行气化湿之力,又使寒凉不碍湿。诸药相合,宣上畅中渗下,使湿热之邪从三焦分消,暑解热清,则诸证自解。

按　语　本方以头痛恶寒,身重疼痛,胸闷不饥,苔白不渴为辨证要点。现代常用于治疗肾盂肾炎、肠伤寒、胃肠炎等,还用于治疗急性高山反应。若湿温初起,卫分症状较著者,可加藿香、香薷;若寒热往来者,可加青蒿、草果。痹证、淋证、水肿等属湿热者,均可加减用之。

阴亏津少,或阴虚发热者,禁用;湿温病热重于湿者,慎用。

同名方

《医学入门》三仁汤　由薏苡仁、冬瓜仁、桃仁、牡丹皮组成。功能化瘀排脓消痈。主治胃痛、肠痈、腹痛烦闷不安,或胀满不食。

附 方

藿朴夏苓汤(《医原》) 由本方去滑石、通草、竹叶,加藿香、茯苓、猪苓、泽泻、淡豆豉组成。功能解表化湿。主治湿温初起,身热恶寒,肢体倦怠,胸闷口腻,舌苔薄白,脉濡缓。

四 甘露消毒丹(又名普济解毒丹)

方 源 《温热经纬》

组 成 飞滑石450克 绵茵陈330克 淡黄芩300克 石菖蒲180克 川贝母150克 木通150克 藿香120克 射干120克 连翘120克 薄荷120克 白豆蔻120克

用 法 共为末,每用10~15克,温开水冲服,或用神曲制成糊丸,每服6~9克,日2~3次。亦可作汤剂水煎服,用量按原方比例酌减。

功 效 利湿化浊,清热解毒。

主 治 湿温时疫,邪在气分,湿热并重,症见身热困重,胸闷腹胀,无汗而烦,或有汗而热不退,尿赤便秘,或泻而不畅,有热臭气,或咽颐肿,舌苔黄腻或厚腻。并主水土不服。

方 解 方中重用飞滑石、绵茵陈、淡黄芩三药为君,其中飞滑石清热利湿而解暑;绵茵陈清热利湿而退黄;淡黄芩清热燥湿,泻火解毒,三药相伍,清热利湿,两擅其长。以石菖蒲、藿香、白豆蔻、木通为臣,石菖蒲、藿香辟秽和中,宣湿浊之壅滞;白豆蔻芳香悦脾,令气畅而湿行;木通清利湿热,导湿热从小便而去。热毒上壅,咽颐肿痛,故佐以连翘、射干、贝母、薄荷解毒利咽,散结消肿。诸药相合,重在清热利湿,兼事芳化行气,解毒利咽,使湿邪得去,毒热得清,气机调畅,诸证自除。

按　语　本方以身热肢酸,口渴尿赤,或咽痛身黄,舌苔白腻或微黄等症为辨证要点。现代常用于治疗肠伤寒、黄疸型传染性肝炎、胆囊炎、钩端螺旋体病等湿热并重者。若黄疸明显者,宜加栀子、大黄;咽颐肿甚者,可加山豆根、板蓝根;低热不退者,加青蒿、胡黄连、地骨皮;湿重胸闷纳呆甚者,加厚朴、莱菔子、生薏仁。

五　连朴饮

方　源　《霍乱论》

组　成　制厚朴6克　川连3克　石菖蒲3克　制半夏3克　香豉9克　焦栀子9克　芦根60克

用　法　水煎服。

功　效　清热化湿,理气和中。

主　治　湿热霍乱。上吐下泻,胸脘痞闷,心烦躁扰,小便短赤,舌苔黄腻,脉滑数。

方　解　方以味甘性寒之芦根清热止呕,和胃除烦。又以黄连清热燥湿,厚朴理气祛湿,菖蒲芳香化湿,半夏和胃燥湿,四者合用,可使湿去热清,气机调和。佐以栀子、豆豉清宣胸脘郁热,而除烦闷。诸药配伍,具有辛开苦泄,升清降浊之特点,使湿热一除,脾胃即和,则吐泻立止。

按　语　本方以吐泻烦闷,小便短赤,舌苔黄腻,脉滑数为辨证要点。现代常用于治疗急性胃肠炎、肠伤寒、副伤寒等属湿热并重者。若腹泻较著,宜加扁豆、薏苡仁。

六　蚕矢汤

方　源　《霍乱论》

组　成　晚蚕沙 15 克　生苡仁 12 克　大豆黄卷 12 克　陈木瓜 9 克　川连 9 克　制半夏 3 克　黄芩 3 克　通草 3 克　焦山栀 4.5 克　陈吴萸 1 克

用　法　水煎取汁,徐徐饮服。

功　效　清热利湿,升清降浊。

主　治　湿热内蕴,霍乱吐泻,腹痛转筋,口渴烦躁,舌苔黄厚而干,脉濡数。

方　解　方以蚕沙、木瓜化湿和中,并除霍乱转筋;配以黄芩、黄连、栀子清热燥湿,半夏、吴萸降逆止呕,大豆黄卷化湿而升清,苡仁利湿降浊而舒筋,通草导湿热下行。诸药合用,湿除热清,清升浊降,使转筋得止,吐泻得愈。

按　语　本方以吐泻,腹痛,转筋,口渴烦躁,舌苔黄厚而干为辨证要点。现代常用于治疗急性胃肠炎、肾炎等。若腹痛,脉沉而细者,可加芍药;热深者,加石膏、知母。

七　黄芩滑石汤

方　源　《温病条辨》

组　成　黄芩 9 克　滑石 9 克　茯苓皮 9 克　大腹皮 6 克　白蔻仁 3 克(后下)　通草 3 克　猪苓 9 克

用　法　水煎服。

功　效　清热利湿。

主　治　湿温发热身痛,汗出热解,继而复热,渴不多饮,或竟不渴,苔淡黄而滑,脉缓。

方　解　方以黄芩清泄湿热;合以茯苓皮、猪苓、滑石、通草清热利湿；白蔻仁、大腹皮理气化湿。诸药合用，共奏清热利湿之功。

按　语　本方以湿温发热，渴不多饮或不渴，舌苔淡黄而滑为辨证要点。现代常用于治疗泌尿系感染，急性肾功能衰竭。如兼烦躁不安，可加黄连、木通；兼暑湿，加鲜藿香、鲜佩兰；寒热反复或朝凉暮热，加青蒿、白薇。

八　八正散

方　源　《太平惠民和剂局方》

组　成　车前子 500 克　瞿麦 500 克　萹蓄 500 克　滑石 500 克　山栀子仁 500 克　甘草 500 克　大黄 500 克　木通 500 克

用　法　上为散，每服 6 克，入灯心水煎，去滓，温服，食后，临卧。亦可水煎服，用量按原方比例酌减。

功　效　清热泻火，利水通淋。

主　治　湿热淋证。尿频尿急，溺时涩痛，淋沥不畅，尿色浑赤，甚则癃闭不通，小腹急满，口燥咽干，舌红苔黄腻，脉象数实。

方　解　方中木通、车前、瞿麦、萹蓄、滑石均为清热除湿，利水通淋之品，既可去湿热以除病因，又可改善淋涩之症；栀子清泄三焦湿热，亦可助木通、车前等以利水；大黄荡涤秽浊，破结滞，泻火解毒直挫病邪；甘草调和诸药，并可缓急止痛。诸药合用，令热退火清，尿利淋通，则诸症自除。

按　语　本方以小便淋沥涩痛，尿道灼热，小腹胀满，口燥咽干，舌苔黄腻为辨证要点。现代常用于治疗膀胱炎、尿道炎、泌尿系结石、急性肾盂肾炎或肾炎等属于湿热证型者。如身热脉数便秘,制大黄应改为生大黄,并加金银花、蒲公英。如出现血尿加小蓟、旱莲草、白茅根。如有结石加金钱草、海金沙、石韦、鸡内金。如小腹胀急加台乌药、川楝子。

本方为苦寒通利之剂,对淋证日久,体质虚弱者,以及孕妇,均不宜使用。

实验研究证实,本方能抑制尿道致病性大肠杆菌的菌毛表达和对尿道上皮细胞的粘附。

附 方

①木通散(《医宗金鉴》) 即本方加黄芩、赤苓组成。功效、主治与本方相同。

②石韦散(《外台秘要》引《集验方》) 即本方去萹蓄、栀子、甘草、大黄、木通,加石韦、冬葵子组成。功能清热利水,排石通淋。主治热淋,石淋,小便频数,淋沥涩痛,或尿中夹有砂石。

九 五淋散

方 源 《太平惠民和剂局方》

组 成 赤茯苓18克 当归15克 生甘草15克 赤芍药60克 栀子60克

用 法 共研细末,每次用6克,水煎服。

功 效 清热凉血,利水通淋。

主 治 湿热血淋,尿如豆汁,溺时涩痛,或溲如砂石,脐腹急痛。

方 解 方以赤茯苓、栀子清热利湿,赤芍药、当归凉血和血,甘草解毒和中。诸药合用,共奏清热凉血,利水通淋之效。

按 语 本方以小便涩痛,尿如豆汁,面色萎黄,舌淡脉细为辨证要点。现代常用于治疗膀胱炎、尿道炎、前列腺炎、泌尿系统结石、肾炎、肾盂肾炎等病症。若血尿较明显，加白茅根、小蓟；热象较明显，加金银花、紫花地丁、车前草；腹胀便秘者，加枳实、大黄；小腹坠胀者，加川楝子、乌药；结石盘踞日久者，加金钱草、海金沙、石韦；血虚较明显，加白芍、阿胶。

同名方

《太平惠民和剂局方》五淋散 由本方去当归，加木通、滑石、淡竹叶、茵陈组成。功能清热利湿通淋。主治热淋、血淋。

十　如圣散

方　源　《奇效良方》

组　成　马蔺花 15 克　麦门冬 15 克　白茅根 15 克　车前子 15 克　甜葶苈子 15 克　苦葶苈子 15 克　檀香 15 克　连翘 15 克

用　法　共为细末，每服 12 克，水煎服。

功　效　清热解毒、通淋利水。

主　治　砂淋，小便滴沥，或有灼热感。

方　解　方以马蔺花清热解毒、利尿止血；葶苈子、车前子泻肺利水；白茅根清热利尿；麦门冬滋阴清热，使利不伤阴；连翘清热散结；檀香行气，气行则水行。合为清热解毒，通淋利水之剂。

按　语　本方以小便坠胀，尿中夹有砂石，甚或尿痛、尿血为辨证要点。现代常用于治疗泌尿系结石、尿路感染等病症。若尿痛明显者加穿山甲、忍冬藤；尿急者加萹蓄、木通。此外方中可酌加海金沙、金钱草、冬葵子等排石通淋之品。

T 同名方

1. 《太平圣惠方》如圣散　由鹿茸、厚朴、黄连组成。功能和中止泻。主治小儿洞泄,下痢不瘥,乳食全少。
2. 《太平惠民和剂局方》如圣散　由蛇床子、黄连、胡粉、水银组成。功能清热解毒疗疮。外用主治肺脏风毒,攻发皮肤,血气凝涩,变生疮疥,瘙痒皮起作痂,浸淫不瘥。
3. 《博济方》如圣散　由蛇蜕、谷精草、黑附子、石决明、蝉蜕、淀粉组成。功能清热、明目、退翳。主治小儿久泻,眼生翳膜。
4. 《丹溪心法》如圣散　由棕榈、乌梅肉、炮姜组成。功能暖宫止崩。主治妇人血崩。

十一　通关丸（又名滋肾丸、滋肾通关丸）

F 方　　源　《兰室秘藏》

Z 组　　成　黄柏30克　知母30克　肉桂1.5克

Y 用　　法　共研细末,水或蜜炼为丸。每服6克,日服2次,开水送下。

G 功　　效　清热化气,通利小便。

Z 主　　治　湿热蕴结膀胱,癃闭不通,小腹胀满,或尿道涩痛。

F 方　　解　方以黄柏、知母清利下焦湿热,反佐以肉桂温阳化气。合则可使小便通,湿热去。

A 按　　语　本方以小便癃闭不通,口不渴,或见尿道涩痛为辨证要点。现代常用于治疗前列腺炎、前列腺肥大所致的尿闭不通,排尿功能紊乱等病症。若湿热壅滞,气机不通者,可加香附、川楝子;兼瘀阻者,加穿山甲;小便黄赤者,加淡竹叶、车前子。

十二　大分清饮

方　源　《景岳全书》

组　成　茯苓9克　泽泻9克　木通9克　猪苓3克　栀子3克　枳壳3克　车前子3克

用　法　水煎服。

功　效　清热利水通淋。

主　治　积热夹湿闭结于里，小水不利，或溺血，或湿热下利，黄疸，或邪热蓄血腹痛。

方　解　方用木通、车前子、泽泻、茯苓、猪苓清热利水通淋为主，配栀子清热泻火；枳壳行气以助水道通利。合则共奏通淋、泻火、行气之效。

按　语　本方以小便不利，淋沥涩痛，或溺血、腰腹疼痛、舌苔黄腻为辨证要点。现代常用于治疗泌尿系感染，急性黄疸肝炎。如内热盛者，加黄芩、黄柏、龙胆草之属；大便坚硬、腹满者，加大黄；黄疸、小水不利、热盛者，加茵陈；邪热蓄血腹痛者，加红花、青皮。

十三　滑石黄柏散

方　源　《中医方剂手册》

组　成　滑石30克　甘草5克　黄柏9克　海金沙10克

用　法　共研末，早晚服用，每服6~9克。

功　效　清热通淋。

主　治　小便涩痛，尿黄尿频。

方　解　方以黄柏清热解毒燥湿；滑石、海金沙通淋利水，使邪有出路；甘草调和诸药，共奏清热通淋之功。

按　语　本方以小便频数短赤、淋痛不畅、烦躁口渴，甚则恶寒发热、舌红苔黄为辨证要点。临床可用于治疗输尿管结石、银屑病等。如见小便带血，加金钱草、大蓟、小蓟；尿道灼痛，口渴烦躁，加黄连、木通；大便秘结，加生大黄。

十四　琥珀散

方　源　《太平圣惠方》

组　成　琥珀30克　石韦30克　滑石30克　冬葵子30克　瞿麦30克　当归15克　赤芍药15克　木香15克

用　法　共研细末，每服6克，葱白汤调下。

功　效　利水通淋，活血行气。

主　治　小便淋痛、灼热，脐腹疼痛。

方　解　方以琥珀、石韦、滑石、冬葵子、瞿麦等清热利水通淋；配当归、赤芍活血，木香行气止痛。如此配伍，则气畅血行，热去湿利。

按　语　本方以小便淋沥，脐腹急痛为辨证要点。现代常用于治疗膀胱炎、泌尿系统结石。如小腹坠胀者，加川楝子、乌药；尿血较甚，加小蓟、白茅根、三七；兼肾虚不足，加菟丝子、旱莲草、补骨脂、生地等。

十五　化阴煎

方　源　《景岳全书》

组　成　生地黄6克　熟地黄6克　牛膝6克　猪苓6克　泽

泻6克　黄柏6克　知母6克　绿豆9克　龙胆草4.5克　车前子3克

用　法　加食盐少许,水煎服。

功　效　清热养阴,利水通淋。

主　治　阴虚火旺,小便癃闭,或小便淋浊疼痛。

方　解　方以猪苓、泽泻、车前子、牛膝利水通淋,配以生地、熟地滋养肾阴;知母、黄柏清泻虚火。诸药合用,泻中寓补,养中有泻。

按　语　本方以小便癃闭,或小便淋痛、手足心热,舌质光红,脉细数为辨证要点。现代常用于治疗前列腺肥大,急、慢性肾盂肾炎。临床如见腰酸痛,加菟丝子、杜仲、巴戟天;蛋白尿者,可加芡实、三七、阿胶;四肢浮肿,可加苡仁、防己、冬瓜皮;小腹胀痛,加川楝子、乌药、香附。

十六　二妙散

方　源　《丹溪心法》

组　成　黄柏　苍术　各等分

用　法　散剂,每服3~9克,白开水或生姜汤送下。亦可作汤剂,水煎服,用量根据病情酌定。

功　效　清热燥湿。

主　治　湿热下注证。筋骨疼痛,或两足痿软,或足膝红肿疼痛,或湿热带下,下部湿疮,小便短赤,舌苔黄腻。

方　解　方以黄柏为君,取其寒以胜热,苦以燥湿,且善祛下焦之湿热。湿自脾来,故臣以苍术燥湿健脾,使湿邪去而不再生。

二药合用,标本兼顾,使湿去热清,诸症自除。

按　语　本方以下肢痿软无力或足膝红肿热痛,或湿热带下,或下部湿疹,小便短黄,舌苔黄腻为辨证要点。现代常用于治疗风湿热、阴道炎、阴囊湿疹、重症肌无力、痛风、坐骨神经痛等属于湿热下注者。若湿热痿症,可加豨莶草、木瓜、五加皮等;若湿热脚气,宜加薏苡仁、木瓜、槟榔;若下部湿疮,可加龙胆草、赤小豆、土茯苓;若湿热带下,酌加芡实、樗根白皮、赤茯苓。

同名方

《六科准绳》二妙散　由当归、熟地组成。功能养肝摄泪。主治目昏下泪。

附　方

①三妙丸(《医学正传》)　即本方加川牛膝组成。功能清热燥湿。主治湿热下注,两脚麻木,或如火烙之热。

②三妙散(《医宗金鉴》)　即本方加槟榔组成。功能清热燥湿止痒。主治脐中出水及湿癣。

③四妙丸(《成方便读》)　即本方加苡仁、怀牛膝组成。功能清热利湿。主治湿热下注,两足痿弱麻木,肿痛不已。

④加味二妙丸(《古今医鉴》)　即本方加川牛膝、当归尾、防己、萆薢、龟版组成。功能清热利湿,活血通络。主治肢体困重,痿弱无力,或微肿麻木。

十七　香连丸(原名大香连丸)

方　源　《太平惠民和剂局方》

组　成　黄连100克(用吴茱萸50克同炒令赤,去吴茱萸不用)　木香22克

用　法　醋糊为丸,梧桐子大,每服20丸,米饮吞下。

功　效　清热燥湿,行气化滞。

主　治　湿热痢疾,脓血相兼,腹痛,里急后重。

方　解　方以黄连苦寒,清热燥湿,而解肠中热毒,治湿热成痢之本,其与吴茱萸同炒,乃取吴茱萸辛热开郁之力,使气机条达,郁结得开,并制黄连苦寒,使其清热燥湿而无凉遏之弊。湿热痢疾为湿热壅滞肠中,与气血瘀滞相搏而成,故配木香行气导滞,使气行血活,积滞得下,则里急后重自解。综合全方,共奏清热燥湿,行气化滞之功。

按　语　本方以痢下脓血相兼,腹痛,里急后重,苔黄略腻为辨证要点。现代常用于治疗细菌性痢疾、阿米巴痢疾、急性肠炎、过敏性肠炎等属湿热为患者。若湿热较重者,加黄芩;血痢加丹皮、赤芍、地榆;腹痛甚者加芍药。

由寒湿所致的泻痢,舌苔白滑,脉迟而缓者,不宜使用本方。

现代药理研究证实,本方对痢疾杆菌,尤其对志贺氏痢疾杆菌具有较强的抗菌作用。

十八　胆道排石汤

方　源　《中西医结合治疗急腹症》

组　成　金钱草30克　茵陈15克　郁金15克　枳实9克　木香9克　生大黄6~9克

用　法　水煎服。

功　效　清热利湿,行气止痛,利胆排石。

主　治　胆石症。

方　解　方中重用金钱草清利湿热,利肝胆而排石,为君药;臣以茵陈加强清利湿热、利胆之功,使湿热从小便而去。胆石症病关少阳与阳明,故既以郁金活血行气解郁,利胆止痛退黄,又以大黄、枳实、木香通滞消积、荡涤胃肠,使湿热从大便而解,共为佐使药。综合全方,奏清利湿热,行气止痛,利胆排石之功。

按　语　本方以肋下疼痛,或恶寒发热,面色黄染,大便灰白为辨证要点。常用于治疗胆石症、肝内胆管结石、泌尿系结石、急性黄疸肝炎。若大便溏薄者,去大黄,加茯苓;疼痛剧烈者,加炒川楝子、延胡索。

药理研究证实,本方能使狗胆道括约肌松弛,胆汁分泌增加,并对金黄色葡萄球菌、伤寒、副伤寒甲、乙、丙、变形及产气等杆菌有抑制作用。

十九　中满分消丸

方　源　《兰室秘藏》

组　成　白术3克　人参3克　炙甘草3克　猪苓3克　姜黄3克　茯苓6克　干姜6克　砂仁6克　泽泻9克　橘皮9克　炒知母12克　炒黄芩36克　炒黄连15克　半夏15克　炒枳实15克　姜厚朴30克

用　法　上药共研为末,汤浸蒸饼为丸,如梧桐子大。每服6～9克,日服2次,空腹时服。亦可改作汤剂水煎服,各药用量按常规剂量酌定。

功　效　清热利湿,消胀散满,健脾和胃。

主　治　中满热胀,鼓胀,气胀,水胀。

方　解　方中黄芩、黄连清热化湿;半夏、陈皮理气燥湿;茯苓、猪苓、泽泻淡渗利湿;知母苦寒清热;干姜、半夏辛开散结;枳实、厚朴消胀散满;砂仁化湿醒脾,行气宽中;人参、白术、炙甘草益气健脾和胃。诸药合用,共奏清热利湿,消胀散满,健脾和胃之功。

按　语　本方以腹部膨胀、口苦、渴不欲饮、小便短赤、舌苔黄腻、脉弦数为辨证要点。现代常用于治疗肝硬化腹水等。如热重发黄者,去干姜、人参,加茵陈蒿;小便赤涩不利者,加陈葫芦、滑石、蟋蟀粉;腹胀甚、大便不通,加大黄、牵牛子。

第三节　利水渗湿方

一　五苓散

方　源　《伤寒论》

组　成　猪苓9克　泽泻15克　白术9克　茯苓9克　桂枝6克

用　法　捣为散,以白饮和服6克,日3服,多饮暖水,汗出愈,如法将息。现代多作汤剂水煎服。

功　效　利水渗湿,温阳化气。

主　治　水湿停蓄证。头痛发热,烦渴欲饮,水入即吐,小便不利,舌苔白腻或白厚,脉浮。或为水肿、泄泻、痰饮、眩晕、脐下动悸者。

方　解　方中重用泽泻为君,取其甘淡性寒,直达肾与膀胱,利水渗湿。臣以茯苓、猪苓之淡渗,增强利水渗湿之力。佐以白术健脾而运化水湿,转输津液,使水精四布,而不直驱于下。又佐以桂枝,一药二用,既外解太阳之表,又内助膀胱气化。《素问·灵兰秘典论》说:"膀胱者,州都之官,津液藏焉,气化则能出矣。"桂枝能入膀胱温阳化气,故可助利小便之功。若欲其解表,又当服后多饮暖水取汗,以水热之气,助人体之阳气,以资发汗,使表邪从汗而解。五药合用,利水渗湿,化气解表,使水行气化,表邪得解,脾气健运,则蓄水留饮诸证自除。

按　语　本方以小便不利,渴欲饮水,小腹胀满,苔白为辨证要点。现代常用于治疗肾炎、肝硬化所引起的水肿,以及急性肠炎、尿潴留、脑积水、脑水肿、耳源性眩晕等属水湿内盛者。若水肿兼有表证者,可与越婢汤合用;水湿壅盛者,可与五皮散合用;泄泻偏于热者,须去桂枝,加车前子、黄连、黄芩。

湿热者忌用。

现代药理研究证实,本方对健康人、正常小鼠和家兔均无利尿作用,但当有代谢障碍时,给予五苓散后利尿作用显著,并能促进局限性水肿的吸收。五苓散可以缓解由于渗透压上升而尿量减少的状况,能改善全身状况、恢复机体对细菌的抵抗力。

附　方

①春泽汤(《证治准绳》)　即本方加党参组成。功能温阳益气,利水除饮。主治中气不足,小便不利。亦治咳而遗尿。

②元戎五苓散(《医方集解》)　即本方加羌活组成。功能祛风除湿,温阳利尿。主治寒湿身痛,小便不利。

③节菴导赤散(《成方切用》)　即本方加甘草、滑石、栀子,人食盐、灯草煎。功能清热利水。主治热结膀胱,便秘而渴。

二　四苓散

方　源　《明医指掌》

组　成　白术9克　茯苓9克　猪苓9克　泽泻9克

用　　法　水煎服。

功　　效　渗湿利水。

主　　治　内伤饮食有湿,小便赤少,大便溏泄。

方　　解　方以白术健脾以扶正治本,合以茯苓、猪苓、泽泻利水渗湿以祛邪治标。

按　　语　本方以小便短少、大便溏泄,兼有疲乏无力、舌苔白腻为辨证要点。现代常用于治疗肾炎、尿潴留、心源性水肿、湿疹、天疱疹、疮疡。又可治疗眩晕、视网膜病变。如见疲乏无力较为明显,加党参、生苡仁;便溏日久,加山药、扁豆;兼有寒邪、口淡溲清,加附子、桂枝;湿热下注,尿少而赤,便溏腥臭,舌苔黄腻,加车前子、滑石,或加黄柏、黄芩。

三　胃苓汤(又名对金饮子)

方　　源　《丹溪心法》

组　　成　五苓散3克　平胃散3克

用　　法　上合和,姜枣汤,空腹服。

功　　效　祛湿和胃,行气利水。

主　　治　夏秋之间,脾胃伤冷,水谷不分,泄泻不止,以及水肿,腹胀,小便不利者。

方　　解　方以平胃散运脾燥湿,合五苓散利水渗湿,标本兼顾。

按　　语　本方以脘腹胀痛,泄泻,小便短少,舌苔白腻为辨证要点。现代常用于治疗急、慢性肾炎,急、慢性肠炎。如脘腹胀满较甚,加枳壳、砂仁;不思饮食,加山楂、神曲;恶心呕吐,加半夏、生姜;神疲乏力,加党参、薏苡仁。

本方性偏温燥,且利水力强,易耗伤阴血,血虚阴亏者慎用。

附　方

除湿胃苓汤(《医宗金鉴》)　即本方加滑石、木通、防风、山栀组成。功能清热燥湿,理气和中。主治缠腰火丹属湿热者。

四　茵陈五苓散

方　源　《金匮要略》

组　成　茵陈蒿末10克　五苓散5克

用　法　每服6~9克,日3次,饭前冲服。

功　效　清热利湿退黄。

主　治　湿热黄疸,小便不利,偏于湿重者。

方　解　方中茵陈苦寒清热,利湿退黄;五苓散淡渗化气利水。合则共奏利湿热,退黄疸之功。

按　语　本方以黄疸,兼有小便不利,胸脘痞满,口淡不渴,舌苔厚腻为辨证要点。现代常用于治疗传染性肝炎、心源性黄疸、小儿胆汁瘀积综合征等病症。若黄疸重者,可加重茵陈用量,并加赤芍、秦艽;热重者,加升麻、寒水石;兼气滞者,可加陈皮、大腹皮。

五　猪苓汤

方　源　《伤寒论》

组　成　猪苓9克　茯苓9克　泽泻9克　阿胶9克　滑石9克

用　法　水煎服。

功　　效　利水清热养阴。

主　　治　水热互结证。小便不利,发热,口渴欲饮,或心烦不寐,或兼有咳嗽、呕恶、下利等,舌红苔白或微黄,脉细数者。血淋,小便涩痛,点滴难出,小腹满痛者。

方　　解　方中以猪苓为君,取其入膀胱、肾经,淡渗利水。臣以泽泻、茯苓之甘淡,以助猪苓利水渗湿之力。佐以滑石之甘寒,利水而清热;阿胶之甘咸,润燥而滋阴。诸药合方,利水渗湿与清热养阴并进,利水而不伤阴,滋阴而不敛邪,使水湿去,邪热清,阴津复,诸症自解。

按　　语　本方以小便不利,发热,渴欲饮水,小腹胀满为辨证要点。现代常用于治疗泌尿系感染、肾炎或肝硬化腹水属于阴虚小便不利者。若治热淋,加瞿麦、萹蓄、车前草;尿中带血者,加大蓟、小蓟、白茅根;兼心烦失眠者,加琥珀、栀子。

若邪热炽盛,汗出过多,而见口渴尿少,小便不利者,此为热邪伤津所致,当以清热保津为主,非本方所宜。

六　五皮散

方　　源　《华氏中藏经》

组　　成　桑白皮9克　陈橘皮9克　生姜皮9克　大腹皮9克　茯苓皮9克

用　　法　共为粗末,每服9克,水煎去滓,不计时候温服。现代多作汤剂水煎服。

功　　效　利水消肿,理气健脾。

主　　治　脾虚湿盛,皮水。一身悉肿,肢体沉重,心腹胀满,上气喘急,小便不利,以及妊娠水肿等,苔白腻,脉沉缓。

方　解　方以茯苓皮为君,取其甘淡渗利,行水消肿。臣以大腹皮下气行水,消胀除满;陈橘皮理气和胃,醒脾化湿。佐以桑白皮肃降肺气,以通调水道而利水消肿;生姜皮和脾降肺,行水消肿而除胀满。五药合用,使三焦通畅,水道通调,故诸症可愈。

按　语　本方以一身悉肿,脘腹胀满,上气喘急,小便不利,苔白腻为辨证要点。现代常用于治疗肾炎水肿、心源性水肿、妊娠水肿等属脾虚湿盛者。如外感风寒,腰以上肿者,加紫苏叶、荆芥、防风、秦艽;湿热下甚,腰以下肿,加赤小豆、赤茯苓、防己;水湿较甚者,与五苓散同用;寒湿内盛,形寒畏冷者,加干姜、肉桂。

同名方

《太平惠民和剂局方》五皮散　由本方去桑白皮、陈皮,加五加皮、地骨皮组成。功能利水消胀,健脾除湿。主治脾气郁滞,风湿客搏,头面虚肿,四肢肿满,心腹胀膨,上气喘促,食少倦怠。

附　方

①五皮饮(《麻疹活人全书》)　由本方去桑白皮,加五加皮组成。功能利水消肿,通络止痛。主治水肿而身痛。

②七皮散(《济生方》)　由本方去桑白皮,加地骨皮、青皮、甘草皮组成。其功能、主治与本方基本相同,而行气之力较强。

七　导水茯苓汤(又名茯苓导水汤)

方　源　《奇效良方》

组　成　赤茯苓90克　麦冬90克　泽泻90克　白术90克　桑白皮30克　大腹皮20克　紫苏30克　槟榔30克　陈皮20克　木瓜30克　木香20克　砂仁20克　灯心草20克

用　　法　为粗末,每服 15 克,水煎,空腹服。

功　　效　健脾渗湿,利水消肿。

主　　治　水肿,喘满倚息,不得平卧,饮食不下,小便秘涩。

方　　解　方以赤茯苓、泽泻利水消肿,配大腹皮、木香、槟榔等行气,以助水行。白术健脾化湿,治病之本。全方水气并行,标本兼顾,对脾虚气滞,水湿停留之证尤为适宜。

按　　语　本方以浮肿,小便短少,胸腹胀满,饮食不下,不能平卧为辨证要点。现代常用于治疗急、慢性肾炎,肝硬化腹水,慢性右心功能不全性水肿。若病重者,可加重用药量;气虚者,加黄芪、党参;慢性右心功能不全者,加熟附子、干姜;慢性肾功能不全者,加苡仁、生大黄、熟附子、干姜等。

同名方

《普济方》导水茯苓汤,即本方去桑白皮组成。功效、主治与本方同。

八　白术散(又名全生白术散)

方　　源　《全生指迷方》

组　　成　白术 30 克　橘皮 15 克　大腹皮 15 克　茯苓 15 克　生姜 15 克

用　　法　共研细末,每服 6 克,米饮送下。亦可作汤剂水煎服,各药用量酌减。

功　　效　健脾利水消肿。

主　　治　妇女妊娠期脾虚浮肿。

方　　解　方中重用白术健脾安胎,合以茯苓、大腹皮利水消肿;

橘皮燥湿健脾；生姜温胃并散水气。配伍成方，共奏健脾利水消肿之效。

按　语　本方以妊娠期下肢肿胀，或食少体乏为辨证要点。现代常用于治疗妇女妊娠期水肿，也用于治疗羊水过多。若水肿较甚，加泽泻、生苡仁；胎动不安者，加南瓜蒂；胃脘胀满、食欲不振者，加苏叶、砂仁；腰酸者，加杜仲、桑寄生。

九　防己黄芪汤

方　源　《金匮要略》

组　成　防己12克　黄芪15克　甘草6克　白术9克

用　法　加生姜、大枣水煎服。

功　效　益气祛风，健脾利水。

主　治　卫表不固，风水或风湿。汗出恶风，身重浮肿，小便不利，舌淡苔白，脉浮；湿痹肢体重着麻木，脉濡细。

方　解　方以防己祛风行水；黄芪益气固表，且能行水消肿。两者配伍，祛风不伤表，固表不留邪，且能行水气，而共为君药。臣以白术补气健脾祛湿，与黄芪为伍则益气固表之力增，与防己相配则祛湿行水之功倍。使以甘草，培土和中，调和药性。煎加姜、枣为佐，解表行水，调和营卫。诸药相合，共奏益气祛风，健脾利水之效，使风邪得除，表气得固，脾气健旺，水湿运化，于是风水、风湿之表虚证，悉得痊愈。

按　语　本方以水肿，汗出恶风，小便不利，苔白脉浮为辨证要点。现代常用于治疗慢性肾小球肾炎、心脏性水肿、风湿性关节炎等属表虚湿盛者。若兼腹痛者，宜加白芍；喘者，宜加麻黄；水湿偏盛，腰膝肿者，宜加茯苓、泽泻；冲气上逆者，宜加桂枝;下有陈寒者,加细辛。

服用本方,当"温令微汗";水肿实证者慎用。

实验研究证实,本方提取物中生物活性成分可抑制巨噬细胞对抗原的摄入,从而影响抗原信息的处理和免疫记忆细胞的产生,并能抑制抗原结合细胞增生和促进体内糖皮质激素离解,以增强其效用,抑制炎症介质的释放;并能在兴奋垂体-肾上腺皮质轴的同时,显著增强T细胞的免疫监督作用。本方提取物具有明显使类风湿因子转阴作用,提示该提取物可能具有封闭异常免疫球蛋白的基因表达作用。

附　方

①加味防己黄芪汤(《医经会元》)　即本方加独活、薏苡仁、苍术组成。功能益气健脾,祛风除湿。主治风湿,关节重着疼痛。

②防己茯苓汤(《金匮要略》)　即本方去白术,加桂枝、茯苓而成。功能益气通阳利水。主治皮水,见四肢肿,水气在皮肤中,四肢聂聂动者。

十　廓清饮

方　源　《景岳全书》

组　成　枳壳6克　厚朴4.5克　大腹皮3~6克　白芥子1.5~2.1克　萝卜子(生捣)3克　茯苓6~9克　泽泻6~9克　陈皮3克

用　法　水煎服。

功　效　行气消肿,化湿利水。

主　治　三焦壅滞,胸膈肿胀,气道不清,小水不利,通身肿胀,或肚腹单胀者。

方　解　方以枳壳、厚朴、大腹皮疏理三焦气机,使气行水行;

茯苓、泽泻行水利湿,使水行气畅,配白芥子、萝卜子消湿除胀;陈皮理气燥湿,加强全方行气消肿,化湿利水之功。

按 语 本方以肿胀、小便不利、胸闷气胀为辨证要点。现代常用于治疗慢性肾炎、慢性肾功能不全、肝硬化腹水等。如内热多,小便赤涩者,加山栀、木通;小腹胀满、大便不通者,加生大黄;气滞胸腹疼痛者,加乌药、香附;身黄、小便不利,加茵陈。

十一 千金鲤鱼汤(原名鲤鱼汤)

方 源 《千金要方》

组 成 鲤鱼1尾(约重1千克) 白术150克 茯苓120克 芍药90克 当归90克 生姜90克

用 法 共研细末,先煮鲤鱼至熟,澄清取汁,煎药,分5次饮服。

功 效 健脾利水,养血安胎。

主 治 妊娠水肿。

方 解 方以鲤鱼益脾利水消肿为君药。臣以茯苓、白术健脾利水。当归、白芍养血和血以固胎;生姜辛散水气,并去鱼腥;共为佐使药。

按 语 本方以妊娠水肿,下肢肿胀为辨证要点。现代常用于治疗妊娠水肿,以及羊水过多者。

同名方

1.《千金要方》方(2) 鲤鱼汤 由鲤鱼、桂心、干姜、葱白、豆豉组成。功能健脾温阳,固表止汗。主治妇人体虚,漏汗不止或盗汗。

2.《外台秘要》引《古今录验》鲤鱼汤 由鲤鱼、人参、茯苓、泽漆、泽泻、杏仁、甘草组成。功能健脾利湿,宣肺利水。主治水肿之脾虚气壅者,通身手足面目肿。

3.《太平圣惠方》鲤鱼汤　由鲤鱼、赤茯苓、泽泻、泽漆、桑白皮、紫苏、杏仁组成。功能健脾宣肺,降逆消肿。主治水肿之脾虚气逆者,身面浮肿,小便涩,上气喘息。

第四节　温化水湿方

一　苓桂术甘汤(又名茯苓桂枝白术甘草汤)

方　源　《金匮要略》

组　成　茯苓12克　桂枝9克　白术6克　炙甘草6克

用　法　水煎服。

功　效　温化痰饮,健脾利湿。

主　治　中阳不足之痰饮病,胸胁支满,目眩心悸,或短气而咳,舌苔白滑,脉弦滑。

方　解　方中以茯苓为君,健脾渗湿,祛痰化饮。以桂枝为臣,温阳化气,既可温阳以化饮,又能化气以利水,且兼平冲降逆;与茯苓相伍,一利一温,对于水饮滞留而偏寒者,实有温化渗利之妙用。湿源于脾,脾虚则生湿,故佐以白术健脾燥湿,助脾运化,俾脾阳健旺,水湿自除。使以甘草益气和中,共收饮去脾和,湿不复聚之功。药虽四味,配伍严谨,温而不热,利而不峻,确为痰饮之和剂。《金匮要略》以之治中阳不足,饮停心下之胸胁支满,目眩短气,以及心下痞坚等。《伤寒论》以之治伤寒误用吐下,损伤中阳,水气上逆之心下逆满,气上冲胸,头眩短气,身为振振摇。证虽不一,病机相同,故均以一方治之。

按语 本方以胸胁支满、目眩心悸、舌苔白滑、脉弦滑为辨证要点。现代常用于治疗慢性支气管炎、支气管哮喘、冠心病、风湿性心脏病、心力衰竭、高血压、慢性胃炎、胃及十二指肠溃疡、幽门梗阻、慢性肾炎、内耳眩晕病、睾丸鞘膜积液等。若呕吐痰水,加半夏、陈皮;眩冒、小便不利,加泽泻、猪苓;脘部冷痛、吐涎沫,加干姜、吴茱萸;心下胀满,加枳实;脾气虚甚,加党参;哮喘,加苏子、麻黄、杏仁。

附方

①茯苓桂枝甘草大枣汤(《伤寒论》) 即本方去白术,加大枣组成。功能温通心阳,化气行水。主治伤寒汗后,脐下动悸,欲作奔豚。

②茯苓甘草汤(《伤寒论》) 即本方去白术,加生姜组成。功能温中化饮,通阳利水。主治伤寒汗出不渴,或厥而心下悸。

二 真武汤

方源 《伤寒论》

组成 茯苓9克 芍药6克 白术6克 生姜9克 炮附子9克

用法 水煎服。

功效 温阳化气行水。

主治 脾肾阳虚,水气内停证。小便不利,四肢沉重疼痛,恶寒腹痛,下利,或肢体浮肿,舌淡,苔白滑,脉沉;或太阳病发汗后,汗出不解,仍发热,心下悸,头眩,身𥆧动,振振欲擗地者。

方解 方中以大辛大热之附子为君药,温肾助阳,以化气行水;兼暖脾土,以温运水湿。臣以茯苓、白术健脾利湿,淡渗利水,使水气从小便而去。佐以生姜之温散,既助附子温阳祛寒,又伍茯苓、白术散水湿;其用白芍者,乃一药三用,一者利小便以行水气,二者柔肝以止腹痛,三者敛阴舒筋以止筋惕肉瞤。诸药配伍,温脾肾,利水湿,共奏温阳利水之效。

加　减　若咳者,加五味子、细辛、干姜;若小便利者,去茯苓;若下利者,去芍药,加干姜;若呕者,去附子,加重生姜用量。

按　语　本方以浮肿,小便不利,苔白,口不渴为辨证要点。现代常用于治疗慢性肾小球肾炎、心源性水肿、甲状腺功能低下、慢性支气管炎、慢性肠炎、肠结核、梅尼埃综合征等属脾肾阳虚,水湿内盛者。

现代药理研究证实,本方具有强心利尿,促进胃肠吸收,排除体内残余物质的作用。

三　实脾散(又名实脾饮)

方　源　《重订严氏济生方》

组　成　厚朴6克　白术6克　木瓜6克　木香6克　草果仁6克　大腹子6克　附子6克　白茯苓6克　炮干姜6克　炙甘草3克

用　法　加生姜、大枣,水煎服。

功　效　温阳健脾,行气利水。

主　治　阳虚水肿证。肢体浮肿,半身以下更甚,胸腹胀闷,口不渴,畏寒肢冷,食少身重,尿少便溏,舌淡苔腻,脉沉迟。

方　解　方以附子、干姜为君,附子善温肾阳,助气化以行水;干姜偏温脾阳,助运化以制水,两者合用,温肾暖脾,扶阳抑阴。

臣以茯苓、白术健脾渗湿，使水湿从小便而利。木瓜芳香醒脾而化湿；厚朴、木瓜、大腹子（槟榔）、草果行气导滞，化湿行水，使气行则湿化，气顺则胀消，俱为佐药。使以甘草、生姜、大枣，调和诸药，益脾和中。诸药合用，共奏温肾暖脾，行气利水之效。因其功著脾土，故有实脾之名。

按　语　本方以肢体浮肿，腰以下更甚，胸腹胀满，舌淡苔腻，脉沉迟为辨证要点。现代常用于治疗慢性肾小球肾炎、心源性水肿、肝硬化腹水等属阳虚者。若水湿壅盛者，宜重用茯苓，并加猪苓、泽泻、车前子；大便溏泻者，以大腹皮易大腹子；大便秘者，可加牵牛；正气虚甚者，加党参、黄芪。

同名方

1. 《本事方》实脾散　由附子、炮姜、甘草、大腹皮、木瓜、草果组成。功能温阳利水消肿。主治脾阳不足，周身浮肿。
2. 《证治准绳》实脾散　由人参、茯苓、白术、陈皮、砂仁、香附、青皮、丁香、麦芽、神曲、石莲、山药、高良姜、冬瓜仁、薏苡仁、扁豆、肉豆蔻、陈米、甘草组成。功能健脾止泻。主治小儿脾胃虚冷，乳食不进，吐泻不止。

四　甘草干姜茯苓白术汤（又名肾著汤）

方　源　《金匮要略》

组　成　甘草6克　白术6克　干姜12克　茯苓12克

用　法　水煎服。

功　效　祛寒除湿。

主　治　肾著病。身重，腰以下冷痛，腰重如带五千钱，饮食如故，口不渴，小便自利，舌淡苔白，脉沉迟或沉缓。

方　解　方以干姜为君,取其辛热之性,温中祛寒。以茯苓为臣,淡渗利湿。两者相伍,一热一利,热以胜寒,利以渗湿,寒去湿消,则标本得除。佐以白术健脾燥湿,以助除湿之力。使以甘草调诸药而和脾胃。诸药配伍,共奏祛寒除湿之效,寒湿尽去,则冷重自愈。

按　语　本方以腰重冷痛,苔白不渴,脉沉迟或沉缓为辨证要点。现代常用于治疗风湿性关节炎、坐骨神经痛等属寒湿者。本方在运用时,可酌加苡米、淫羊藿等药。

五　萆薢分清饮

方　源　《丹溪心法》

组　成　益智仁9克　川萆薢9克　石菖蒲9克　乌药9克(一方加茯苓、甘草梢)

用　法　上锉,每服15克,入煎,入盐0.5克,食前服。亦可作汤剂水煎服。

功　效　温肾利湿,分清化浊。

主　治　下焦虚寒,湿浊下注,膏淋白浊。小便频数,混浊不清,白如米泔,稠如膏糊,舌淡苔白,脉沉。

方　解　方以萆薢利湿化浊,为君药。臣以菖蒲化浊除湿,并祛膀胱虚寒,以助萆薢分清化浊之力。佐以益智仁温肾阳,缩小便,止遗浊尿频;乌药温肾寒,暖膀胱,治小便频数。以食盐为使,取其咸以入肾,引药直达下焦。原书方后云:"一方加茯苓、甘草",可增强利湿分清之功。综合全方,共奏温暖下元,利湿化浊之效。

按　语　本方以小便频数混浊,口不渴,舌淡苔白,脉沉为辨证要点。现代常用于治疗乳糜尿,慢性前列腺炎属下焦虚寒者。对妇女寒湿带下亦可选用,并酌加熟附子、肉桂、菟丝子、苍术、茯苓等药。若小便涩痛者,加车前仁、栀子;小腹胀痛者,加小茴、桃仁;小便色如米泔,无痛胀者,加芡实、覆盆子。

本方药性偏温,膀胱湿热壅盛的白浊、膏淋不宜使用。

同名方

《医学心悟》萆薢分清饮　由川萆薢、黄柏、石菖蒲、茯苓、白术、莲子心、丹参、车前子组成。功能清热利湿,分清化浊。主治湿热白浊,小便混浊,尿有余沥,舌苔黄腻等。

六　木瓜茱萸汤

方　源　《世医得效方》

组　成　木瓜 60 克　槟榔 60 克　吴茱萸(炒)30 克

用　法　共为粗末,每用 12 克,水煎服。

功　效　温散寒湿,行气消胀。

主　治　脚气肿胀,上冲入腹,困闷,腹胀,喘急。

方　解　方以木瓜化湿,合以吴茱萸散寒,槟榔行气。三药均为治脚气要药,合于一方,使寒湿除而肿胀得消。

按　语　本方以两脚肿胀,兼有困闷,甚至见有气喘为辨证要点。现代常用于治疗风湿性关节炎,急、慢性胃肠炎,肝硬化及破伤风等病证。如脚部肿胀较甚,加赤小豆、生苡仁;腹胀较甚,加厚朴、枳壳、大腹皮;困闷不适者,加苏叶、陈皮;湿热内蕴、舌苔黄腻,或小便短赤者加黄柏、苍术;寒湿较甚,或上冲出现心悸者,加附子、肉桂。

附方

木瓜丸(《太平圣惠方》) 即本方去吴茱萸,加人参、陈皮、桂心、丁香组成。功能温化寒湿,健脾益气。主治湿脚气,上攻心胸,痰逆壅闷。

七 纯阳正气丸(又名暑湿正气丸)

方　源　《古今医方集成》

组　成　藿香30克　陈皮30克　茅术30克　姜半夏30克　丁香30克　官桂30克　白术30克　青木香30克　白茯苓30克

用　法　共研细末,用花椒15克煎汤泛丸,红灵丹12克为衣。每服1.5克,小儿减半,温开水送服。

功　效　温化寒湿,暖中止泻。

主　治　寒湿中阻,腹痛泄泻,或有恶寒发热,舌苔白腻。

方　解　本方中以丁香、官桂温中散寒;茅术、陈皮、藿香燥化湿邪;白术、茯苓健脾止泻。诸药配伍应用,共奏温化寒湿,暖脾止泻之功。

按　语　本方以泄泻清稀、色黄或青、舌苔白腻为辨证要点。现代常用于治疗急性痢疾、肠炎、婴幼儿腹泻属寒湿证者。若脾虚甚者,加山药、党参;兼食滞者,加鸡内金、神曲。

湿热泄泻者非本方所宜。

第五节 祛风胜湿方

一 羌活胜湿汤

方　源　《内外伤辨惑论》

组　成　羌活6克　独活6克　藁本3克　防风3克　炙甘草3克　川芎3克　蔓荆子2克

用　法　水煎服。

功　效　祛风胜湿。

主　治　风湿在表,肩背痛不可回顾,头痛身重,或腰脊疼痛,难以转侧,苔白脉浮。

方　解　方中以羌活、独活为君,羌活入太阳经,能祛上部风湿,独活善祛下部风湿,二者相合,能散周身风湿,舒利关节而通痹。以防风、藁本为臣,祛太阳经风湿,且止头痛。佐以川芎活血,祛风止痛;蔓荆子祛风止痛。使以甘草调和诸药。全方合用,共成祛风胜湿之功。

按　语　本方以头痛身痛、难以转侧、苔白脉浮为辨证要点。现代常用本方治疗感冒、风湿性关节炎、神经性头痛、过敏性紫癜、急性角膜炎、角膜实质炎等。如见身重而以腰部沉重较著者,加防己、附子、制川乌;关节热痛者,加防己、苍术、桂枝、石膏;项强,加葛根、桂枝;感冒,加苏叶、藿香;咽痛,加桔梗、大青叶、板蓝根。

同名方

1. 《证治汇补》羌活胜湿汤　由炙甘草、人参、黄芪、生甘草、升麻、柴胡、生黄芩、炒黄芩、川芎、细辛、蔓荆子、藁本、防风、独活、薄荷组成。功能益气除湿，清利头目。主治湿胜自汗。

2. 《症因脉治》羌活胜湿汤　由本方去蔓荆子组成。功效、主治与本方同。

3. 《张氏医通》羌活胜湿汤　由羌活、白术、川芎、桔梗、枳壳、荆芥、柴胡、前胡、黄芩、白芷、防风、细辛、薄荷、甘草组成。功能疏风散热。主治目疾，一切风热表证。

4. 《沈氏尊生书》羌活胜湿汤　由羌活、防风、苍术、甘草、黄连、黄檗、泽泻、猪苓组成。功能疏风清热燥湿。主治湿热痹痛。

附方

①大羌活汤（《此事难知》）　即本方去蔓荆子、藁本，加防己、细辛、知母、黄芩、黄连、苍术、白术、地黄组成。功能祛风除湿，兼清里热。主治风湿袭表，兼有里热，见头痛身痛，发热，口苦而干，烦渴，舌苔黄腻者。

②八味大发散（《眼科奇书》）　即本方去独活、甘草，加麻黄、细辛、白芷组成。功能祛风除湿，解表散寒。主治外感风寒湿邪，白睛红赤肿痛，涕泪交作，头痛身痛，苔白脉浮者。

③羌活胜风汤（《原机启微》）　即本方去藁本、蔓荆子，加白术、黄芩、枳壳、白芷、前胡、桔梗、薄荷、荆芥、柴胡组成。功能疏风清热除湿。主治眵多眵瞙，紧涩羞明，赤脉贯睛，头痛鼻塞，肿胀涕泪，脑巅沉重，眉骨酸痛，外翳如云雾、丝缕、秤星、螺盖。

二　蠲痹汤

方　源　《百一选方》

组　成　羌活9克　姜黄9克　当归9克　炙黄芪9克　赤芍9

克　防风9克　炙甘草3克

用　法　加姜3克,水煎服。

功　效　益气和营,祛风胜湿。

主　治　营卫两虚,风湿痹痛,肩项臂痛,手足麻木。

方　解　方中黄芪、甘草益气;防风、羌活疏风除湿;当归、赤芍和营活血;姜黄理血中之气滞,祛除寒湿;生姜为引,和营卫,达腠理。全方共奏益气和营,祛风胜湿之效。

按　语　本方以营卫两虚、风湿痹痛、项背痛、肩痛、臂痛肢麻、苔白脉迟为辨证要点。现代常用于治疗风湿性关节炎、肩臂痛、腰腿痛、肩周炎等。如见气血不足,加党参、白芍;肝肾两虚,加桑寄生、牛膝、杜仲;痹证风胜、痛处游走不定者,加荆芥、白芷;寒胜、疼痛剧烈、关节不可屈伸者,加细辛、附子,或川乌、草乌;湿胜、关节肢体重着、肌肤麻木者,加苍术、防己、薏苡仁;邪从热化、关节红肿,加石膏、知母、桂枝、防己;痛在上肢,加桑枝、威灵仙;痛在下肢,加牛膝、川断。

同名方

1. 《医学心悟》蠲痹汤　由羌活、秦艽、独活、桑枝、当归、川芎、炙甘草、桂心、海风藤、乳香、木香组成。功能祛风除湿,散寒通络。主治风寒湿痹。
2. 《杂病源流犀烛》蠲痹汤　由本方去防风,加薄荷、桂枝组成。功效、主治与本方同。

附　方

除湿蠲痹汤(《类证治裁》)　由苍术、白术、茯苓、羌活、泽泻、陈皮、甘草、姜汁、竹沥组成。功能健脾利湿,通痹止通。主治着痹,身重酸痛,痛有定处。

三 独活寄生汤（制丸，名独活寄生丸）

方　源　《备急千金要方》

组　成　独活9克　寄生6克　杜仲6克　牛膝6克　细辛6克　秦艽6克　茯苓6克　肉桂心6克　防风6克　川芎6克　人参6克　甘草6克　当归6克　芍药6克　干地黄6克

用　法　水煎服。

功　效　祛风湿，止痹痛，益肝肾，补气血。

主　治　痹证日久，肝肾两亏，气血不足，腰膝疼痛，肢节屈伸不利，或麻木不仁，畏寒喜温，心悸气短，舌淡苔白，脉象细弱。

方　解　方中独活为君药，取其理伏风，善祛下焦与筋骨间之风寒湿邪。伍以细辛发散阴经风寒，搜剔筋骨风湿而止痛；防风祛风邪在胜湿；秦艽除风湿而舒筋；寄生、杜仲、牛膝祛风湿兼补肝肾；当归、川芎、地黄、白芍养血又兼活血；人参、茯苓补气健脾；桂心温通血脉，甘草调和诸药。综合全方，祛邪扶正，标本兼顾，可使血气足而风湿除，肝肾强而痹痛愈。

按　语　本方以腰膝酸软、肢体麻木、疼痛为辨证要点。现代常用于治疗坐骨神经痛、腰背或四肢的慢性劳损、关节痛、骨关节炎、类风湿性关节炎、强直性脊柱炎、腰椎骨质增生、脊髓灰质炎、颞颌关节紊乱综合征、下肢象皮肿、输精管结扎术后的痛性结节等。如见肢体麻木者，加天麻、白附子；关节肿胀者，加防己、车前子；疼痛甚者，加延胡索、制川乌、乳香、没药、地龙、红花、白花蛇；病程日久者，加丹参；寒邪偏重者，加附子；湿邪偏重者，加防己；正虚不甚者，减地黄、人参等。

附 方

①独活寄生丹(《沈氏尊生书》) 即本方干地黄改熟地黄,去桂心、川芎,加生姜组成。功效、主治与本方同。

②三痹汤(《妇人良方》) 即本方去桑寄生,加黄芪、续断、生姜组成。功能益气养血,祛风胜湿。主治血气凝滞,手足拘挛,风痹等。

四 五痹汤

方 源 《太平惠民和剂局方》

组 成 片姜黄 30 克 炙甘草 15 克 羌活 30 克 白术 30 克 防己 30 克

用 法 上药共为粗末,每用 12 克,加生姜 10 片,水煎服。

功 效 祛风除湿,通络止痛。

主 治 风寒湿痹,经络不利,肢节疼痛,麻痹不仁。

方 解 方中羌活祛风除湿;姜黄散风寒,行气血,通经止痛;防己祛风湿止痛;白术健脾除湿;生姜辛散寒湿;甘草调和诸药。全方合用,共达祛风除湿,通络止痛之效。

按 语 本方以筋骨酸痛,尤以上肢肩臂为甚、举动不利为辨证要点。现代常用于治疗风湿性关节炎、肩周炎等。如见腰骶痛,加杜仲、桑寄生;腰腿痛,加牛膝、川断、威灵仙;肩背痛,加桑枝、防风等。

同名方

《医宗必读》五痹汤 由人参、茯苓、当归、白芍、川芎、白术、细辛、五味子、生姜、甘草组成。功能益气养血。主治五脏痹,肺痹烦满,喘而呕;心痹烦恐,心下鼓暴,上气而喘,口干善噫;肝痹夜卧则惊,多饮,小便数;肾痹促弯不能直;脾痹四肢懈惰,发咳呕汁。

附 方

舒筋汤(《证治准绳》) 即本方去防己,加当归、赤芍、海桐皮组成。功能祛除风湿,活血止痛。主治肩臂痹痛。

五 附子汤

方 源 《伤寒论》

组 成 附子9克 茯苓9克 人参6克 白术12克 芍药9克

用 法 水煎服。

功 效 温阳散寒,化湿利痹。

主 治 寒湿内侵,身体骨节疼痛,恶寒肢冷,舌苔白滑,脉沉微无力。

方 解 方中附子温阳散寒、化湿止痛为主;重用白术化湿利痹,复以芍药缓急止痛为辅;人参、茯苓扶正益元气,健脾利湿为佐;全方共达温阳散寒,化湿利痹之功。

按 语 本方以寒湿痹痛、畏寒肢冷、苔白脉迟为辨证要点。现代常用于治疗慢性风湿性关节炎、水肿、羊水过多等。如风湿甚,加羌活、独活、威灵仙、豨莶草等;痹痛日久、血行留滞,加乳香、没药;寒湿较甚,加桂枝、制川乌、制草乌;痰湿入络,加天南星、白附子等。

同名方

《备急千金要方》附子汤 即本方加桂心、甘草组成。功能温阳散寒,化湿利痹。主治湿痹缓风,体痛如折,肉如锥刺刀割。

六 白术附子汤(又名桂枝附子去桂加白术汤)

方　源　《金匮要略》

组　成　附子9克　白术12克　生姜9克　炙甘草6克　大枣12枚

用　法　水煎服。

功　效　散寒化湿,祛风通络。

主　治　风湿相搏,身体疼烦,不能自转侧,不呕不渴,大便硬,小便自利。

方　解　方中附子、生姜辛温散寒,温经复阳;白术化湿祛风;甘草、生姜、大枣调和营卫。全方合用,达散寒化湿,祛风通络之效。

按　语　本方以身体烦疼、不能自转侧、不呕不渴为辨证要点。现代常用本方治疗风湿性关节炎、类风湿性关节炎、风湿痹痛等。如见风胜者,加羌活、独活;寒甚者,加制川乌、制草乌;伴发热者,加石膏、知母、忍冬藤;体虚者,加党参、黄芪、熟地;久病入络者,加红花、地龙、赤芍;疼痛剧烈者,加威灵仙、蜈蚣、全蝎。

同名方

《医学发明》白术附子汤　由白术、附子、苍术、陈皮、厚朴、半夏、茯苓、泽泻、猪苓、肉桂、生姜组成。功能健脾化湿,祛寒利水。主治寒中,中满腹胀,作泄,作清涕,或多溺,足下痛,骨乏力,喜睡,两丸冷,时隐痛等。

附　方

①桂枝附子汤(《伤寒论》)　即本方去白术,加桂枝组成。功能祛

风除湿,温经散寒。主治伤寒八九日,风湿相搏,身体疼烦,不能自转侧,不呕不渴,脉浮虚而涩者。

②甘草附子汤(《伤寒论》) 即本方去生姜、大枣,加桂枝组成。功能温阳散寒,祛湿止痛。主治风湿相搏,骨节烦疼,掣痛不得屈伸,近之则痛剧,汗出短气,小便不利,恶风不欲去衣,或身微肿者。

七 乌头汤

方　源　《金匮要略》

组　成　麻黄9克　黄芪9克　芍药9克　炙甘草6克　川乌9克

用　法　水煎取汁,纳蜜中,再煎服。

功　效　温经散寒,舒筋止痛。

主　治　寒湿痹痛,痛有定处,遇寒则甚,肢节挛缩,不可屈伸,舌苔薄白,脉象弦紧等。

方　解　方中川乌祛寒逐湿;麻黄通阳行痹;芍药、甘草开痹而通血脉,使阴阳宣通,气血畅行;黄芪益气固卫,且防麻黄发散太过;白蜜甘缓药力,使寒湿之邪微微汗解且减低川乌毒性。诸药合用,共成温经散寒,舒筋止痛之功。

按　语　本方以关节疼痛有定处、筋脉拘急、苔白脉弦紧为辨证要点。现代常用于治疗风湿性关节炎、类风湿性关节炎、坐骨神经痛、椎管狭窄症、偏头痛、三叉神经痛、胆绞痛、肾绞痛、阳痿、遗尿、癃闭、小儿风湿舞蹈病、变应性亚败血症等。治风寒湿痹,加白术、干姜、桂枝、乌梢蛇;治类风湿关节炎,加党参、桂枝、炙蜈蚣、炙全蝎;治偏头痛,加白芷、细辛、蔓荆子、全蝎、川芎;治下肢痛,加牛膝、红花、蜈蚣;治胆绞痛,加桂枝、半夏、木香、生姜、大枣等。

川乌头有毒,用量宜由小量开始,逐步增加,如由 3～5 克增至 15 克,且应久煎,则较为安全。应用时配伍蜂蜜、甘草,既可止痛,又可制约毒性。

现代药理研究证实,本方具有抗炎、延缓肉芽组织增生、促肾上腺皮质激素分泌等作用。

同名方

《备急千金要方》乌头汤　由乌头、细辛、蜀椒、芍药、甘草、秦艽、附子、桂心、干姜、茯苓、防风、当归、独活、大枣组成。功能祛风除湿,散寒止痛。主治风冷脚痹疼痛,挛缩不可屈伸。

附　方

① 乌头煎(《金匮要略》)　由乌头、蜂蜜组成。功能散寒止痛。主治寒疝,绕脐腹痛,发则白汗出,手足厥冷,脉沉紧。
② 乌头桂枝汤(《金匮要略》)　即由乌头、桂枝、芍药、甘草、生姜、大枣组成。功能祛寒止痛,调和营卫。主治寒疝腹中痛,逆冷,手足不仁,身疼痛。

八　防风汤

方　源　《宣明论方》

组　成　防风 30 克　甘草 30 克　当归 30 克　赤茯苓 30 克　杏仁 30 克　桂枝 30 克　黄芩 9 克　秦艽 9 克　葛根 9 克　麻黄 15 克

用　法　上药研末,每用 15 克,加大枣 3 枚,生姜 5 片,水煎服。

功　效　祛风通络,散寒除湿。

主　治　行痹,肢体关节疼痛,游走不定,关节屈伸不利,或见恶寒发热,苔薄白或腻,脉浮。

方　解　方中防风、秦艽祛风散寒,舒筋通络,为主药;麻黄、桂枝、葛根解表散寒,温经通阳,为辅药;当归活血利痹,杏仁宣肺降气,赤茯苓健脾利湿,黄芩苦寒,以制约诸辛温药温燥之性,使无伤阴之弊,共为佐药;甘草为使,调和诸药。全方共达祛风通络,散寒除湿之效。

按　语　本方以关节痹痛、游走不定,或有恶寒发热为辨证要点。现代常用于治疗风湿性关节炎、类风湿性关节炎、肩关节周围炎等。如痹痛游走周身,加威灵仙、防己、络石藤、桑枝;发于上肢,加羌活、姜黄;发于下肢,加独活、牛膝;恶寒发热,身有汗出者,去麻黄,加芍药。

同名方

1.《备急千金要方》防风汤　由防风、川芎、白芷、牛膝、狗脊、萆薢、白术、羌活、葛根、附子、杏仁、麻黄、生姜、石膏、薏苡仁、桂心组成。功能补益肝肾,通利经络。主治偏风。

2.《千金方》防风汤　由防风、秦艽、麻黄、独活、芍药、当归、人参、甘草、远志、防己、黄芩、升麻、石膏、生姜、半夏组成。功能祛风通络。主治虚风发热,肢节不随,脚弱无力。

3.《太平惠民和剂局方》防风汤　由防风、秦艽、麻黄、独活、半夏、升麻、防己、白术、石膏、黄芩、芍药、甘草、当归、远志、人参、生姜、麝香组成。功能益气血,祛风。主治风虚发热,项背拘急,肢节不随,及脚气缓弱。

4.《本事方》防风汤　由防风、川芎、桂枝、独活、麦门冬、石斛、熟地黄、杜仲、丹参组成。功能祛风养血。主治中风内虚,语蹇脚弱。

九　追风丸

方　源　《全国中药成药处方集》

组　成　胆南星30克　防风100克　制川乌50克　当归100克　制白附子25克　石膏50克　川芎100克　制草乌50克　白芍100克　白芷50克　炙僵蚕100克　桂枝40克　雄黄粉25克　天麻100克　制半夏75克　荆芥100克　地龙50克　甘草25克　橘络7.5克

用　法　上药共研细末,炼蜜为丸,每丸重9克,每服1丸,日服2次,温开水送下。

功　效　祛风散寒,舒筋活血,豁痰通络。

主　治　肩臂或腰背疼痛,筋骨软弱,手足麻木,舌淡,苔薄白,脉细紧滑。

方　解　方中川乌、草乌、桂枝、防风、荆芥、白芷祛风散寒,温经通络;天麻祛风湿,止痹痛;南星、白附子、僵蚕、半夏、地龙、橘络豁痰通络,以利气血流通;雄黄杀虫解毒,止痹痛,当归、川芎、白芍养血活血;石膏清热为反佐,以制诸药温燥之性;甘草调和诸药。全方合用,达祛风散寒,舒筋活血,豁痰通络之效。

按　语　本以肩臂或腰背筋骨疼痛、筋骨软弱、手足麻木、病情经久、或经年复发、难以彻底治愈为辨证要点。现代常用于治疗颈背痛、腰腿痛、风湿性关节炎、类风湿性关节炎等。

本方辛燥温散,阴虚火旺者及孕妇忌用。药后病情好转,当配合补益之品,以达扶正祛邪之目的。

同名方

《杂病源流犀烛》追风丸　由何首乌、苦参、苍术、荆芥穗、皂角组成。功能燥湿祛风。主治白癜风。

十 薏苡仁汤

方　源　《类证治裁》

组　成　薏苡仁　当归　川芎　生姜　桂枝　羌活　独活　防风　白术　草乌　川乌　麻黄

用　法　水煎服。原书未著用量,可按常规剂量应用。

功　效　祛风除湿,散寒通络。

主　治　湿痹,关节疼痛重着,痛有定处,手足沉重,或有麻木不仁,舌苔白腻,脉象濡缓等。

方　解　方中苡仁、白术除湿利痹,当主药;羌活、独活、防风、桂枝祛风除湿,川乌、草乌、麻黄、生姜温燥寒湿,共为辅药;当归、川芎活血通络止痛,为佐药。全方共达祛风除湿,散寒通络之效。

按　语　本方以湿痹疼痛、痛有定处、重着麻木、舌苔白腻为辨证要点。现代常用本方治疗风湿性关节炎、类风湿性关节炎、腰椎间盘突出症等。如见湿邪明显,加防己、萆薢以祛湿利痹;治腰椎间盘突出症,加细辛、狗脊、牛膝等。

局部红肿、舌苔黄腻,甚则发热者,忌服。

同名方

1.《张氏医通》薏苡仁汤　由薏苡仁、芍药、当归、麻黄、桂枝、苍术、炙甘草、生姜组成。功能除湿利痹。主治中风湿痹,关节烦痛。

2.《证治准绳》薏苡仁汤　由薏苡仁、瓜蒌仁、牡丹皮、桃仁组成。功能化瘀消痈。主治肠痈,腹中疼痛,烦躁不安,或满不食,小便涩滞等症。

附方

薏苡仁散(《普济本事方》) 即本方去生姜、桂枝、草乌,加干姜、炙甘草、官桂、茵芋、人参组成。功能祛风除湿,活血止痛。主治风湿痹痛,周身酸痛,四肢不利,或趾甲肿痛,屈伸不利。

十一 乳香定痛丸

方 源 《古今医鉴》

组 成 苍术60克 川芎30克 当归30克 川乌30克 丁香15克 乳香9克 没药9克

用 法 上药研细末,枣肉为丸,如梧桐子大。每服6克,日服2次。亦可用饮片作汤剂水煎服,用量按原方比例酌减。

功 效 祛除寒湿,活血止痛。

主 治 寒湿痹阻,关节疼痛,屈伸不利。

方 解 方中乳香活血伸筋,没药散血化瘀,当归、川芎活血化瘀,共用达活血定痛之效;苍术祛风除湿,川乌祛风湿,散寒止痛,丁香辛温散寒;全方合用,达散寒祛湿,活血止痛之功。

按 语 本方以关节痹痛、刺痛为主,遇寒加剧、苔白腻、舌质黯或有瘀斑或瘀点为辨证要点。现代常用本方治疗风湿性关节炎、类风湿性关节炎、坐骨神经痛等。如见湿重苔腻,加白术、茯苓;遇寒痛剧,加附子、桂枝;疼痛较甚,加全蝎、蜈蚣;痛在肩臂,加羌活、姜黄;痛在膝部,加牛膝、独活。

阴虚者忌用,孕妇忌用。

附方

①乳香定痛散(《张氏医通》) 由乳香、没药、川芎、生地黄、牡丹

皮、赤芍药、白芷、甘草组成。功能活血止痛。主治跌仆伤筋。

②乳香散(《太平圣惠方》) 即本方加木香、吴茱萸、桂心、硇砂组成。功能散寒理气止痛。主治心腹痹痛。

③乳香寻痛丸(《奇效良方》) 由乳香、没药、川乌、五灵脂、白胶香、地龙、干姜、半夏、五加皮、赤小豆组成。功能活血通络。主治卒中瘫痪,半身不遂,口眼㖞斜。

④乳香趁痛散(《仁斋直指方》) 由乳香、没药、川乌、当归、虎骨、龟版、血竭、赤芍药、防风、自然铜、白附子、肉桂、白芷、苍耳子、骨碎补、牛膝、天麻、槟榔、五加皮、羌活组成。功能活血祛瘀,消肿止痛。主治跌仆伤痛。

十二　鸡鸣散

方　源　《证治准绳》

组　成　槟榔15克　陈皮9克　木瓜9克　吴萸3克　紫苏叶3克　桔梗5克　生姜(连皮)5克

用　法　水煎,两次相和,凌晨空腹冷服。

功　效　行气降浊,宣化寒湿。

主　治　湿脚气,足胫肿重无力,麻木冷痛,恶寒发热,或挛急上冲,甚至胸闷泛恶;风湿流注,脚足痛不可忍,筋脉浮肿。

方　解　方中槟榔为君,质重下达,行气逐湿。木瓜舒筋活络,并能化湿,陈皮健脾燥湿,更能理气,共为臣药。佐以紫苏叶、桔梗宣通气机,外散表邪,内开郁结;吴茱萸、生姜温化寒湿,降逆止呕。诸药合用,祛湿化浊,宣通以散邪,温散寒湿,行气开壅。

按　语　本方以脚气初起、足胫肿重、麻木冷痛、甚或挛急上冲为辨证要点。现代常用于治疗脚气病、丝虫病所致象皮肿、膝关节疼痛、湿毒、流火、水肿、亚急性肾炎等。如见风湿偏胜，兼有恶寒发热者，加防风、桂枝、苍术；寒湿偏胜，形寒苔腻者，加附子、肉桂；脚气冲心、心悸胸闷者，去紫苏、橘皮、桔梗，加沉香、半夏、黑锡丹。

同名方

1. 《三因极一病证方论》鸡鸣散　由大黄、杏仁、酒组成。功能活血化瘀。主治跌打损伤，血瘀凝积，气绝欲死，并久积瘀血，烦躁疼痛者。
2. 《伤科补要》鸡鸣散　由当归尾、桃仁、大黄组成。功能活血化瘀。主治胸腹蓄血。
3. 《古方选注》鸡鸣散　由牛蒡子、荆芥、雄鸡血组成。功能发散透达。主治痘发四五日，毒壅不宣。

十三　宣痹汤

方　源　《温病条辨》

组　成　防己15克　生苡仁15克　滑石15克　蚕沙9克　连翘9克　山栀9克　赤小豆皮9克　半夏19克　杏仁15克

用　法　水煎服。

功　效　清热利湿，宣痹止痛。

主　治　湿热痹证，骨节疼痛，局部灼热红肿，或兼有发热恶寒，小便短赤，舌苔黄腻。

方　解　方中防己清热利湿，通络止痛，为君药；辅以滑石、生苡仁甘寒淡渗，以助清热利湿之力，杏仁宣肺利气，使之气化则湿亦化，为臣药；佐以蚕沙、半夏、赤小豆除湿化浊，连翘、栀子清泄郁热。诸药合用，使湿祛热清，经络宣通，而寒热除，痹痛止，诸症自愈。

按　语　本方以骨节疼痛、局部红肿、或有发热、小便短赤、舌苔黄腻为辨证要点。现代常用于治疗风湿性关节炎、肠粘连、下肢结节病、湿热下注之脚膝肿痛等。如疼痛较甚,加姜黄、海桐皮、桑枝、虎杖、徐长卿;湿热下注、脚膝疼痛,合二妙散(黄柏、苍术)同用;湿浊甚,加藿香、佩兰。

同名方

《温病条辨》宣痹汤　另方由枇杷叶、郁金、豆豉、射干、通草组成。功能宣肺开郁。主治太阴湿温,气分痹郁而哕者。

十四　大防风汤

方　源　《太平惠民和剂局方》

组　成　川芎45克　附子45克　熟地60克　白术60克　防风60克　白芍药60克　黄芪60克　杜仲60克　羌活30克　人参30克　甘草30克　牛膝30克　当归60克

用　法　上药研粗末,每服15克,加生姜7片,大枣1枚,水煎服。亦可用饮片作汤剂水煎服,用量按原方比例酌减。

功　效　补气血,益肝肾,祛风湿。

主　治　痢后脚痛瘫弱,不能步履;鹤膝风,两膝肿大而痛,拘挛蹉卧,不能屈伸;附骨疽等病症。

方　解　方中防风、附子、羌活祛风胜湿,散寒止痛;熟地、川芎、白芍、当归、白术、黄芪、人参、甘草补益气血;杜仲、牛膝补益肝肾,祛邪扶正,强筋壮骨;生姜、大枣调和营卫。全方共达补气血,益肝肾,祛风湿之效。

按　语　本方以痹痛日久,气血亏损,腰膝乏力为辨证要点。现代常用于治疗风湿性关节炎、类风湿关节炎等。

同名方

《千金要方》大防风汤　由防风、麻黄、当归、白术、甘草、黄芩、干地黄、山茱萸、茯苓、附子组成。功能疏风祛邪,除湿止痛。主治发热无汗,肢节烦痛。

十五　风湿骨痛药

方　源　《上海市药品标准》

组　成　老鹳草600克　丁公藤300克　桑枝150克　豨莶草150克

用　法　加水浓煎取汁,加白酒适量。每次服15～30毫升,日服3次。

功　效　祛风湿,通经络。

主　治　风湿性关节炎,筋骨疼痛,腰膝酸痛,四肢麻木等。

方　解　方中豨莶草、桑枝、老鹳草、丁公藤均为祛风湿通经络之品,合用效力更强,对风湿痹痛尤效。

按　语　本方以风湿筋骨疼痛、腰膝酸痛、四肢麻木为辨证要点。现代常用于治疗风湿性关节炎、类风湿关节炎、肩关节周围炎等。

附　方

①豨桐丸(《集验良方拔萃》)　由豨莶草、臭梧桐叶组成。功能祛风湿,利筋骨。主治风湿痹痛,腰膝酸软,步履不健。

②豨莶丸(《济生方》)　由豨莶草组成。功能祛风湿,通经络。主治中风,口眼㖞斜,时吐涎沫,语言蹇涩,手足缓弱;及风湿痹痛。

③桑枝虎杖汤(《中医方剂临床手册》)　由桑枝、虎杖根、金雀根、臭梧桐根、红枣组成。功能祛风除湿,通络止痛。主治风湿或劳

损,关节肌肉痹痛,手脚麻木,动作不利。

④风湿灵片(《中药制剂手册》) 由老鹳草、制川乌、制草乌、防风、续断、牛膝、桂枝、威灵仙、防己组成。功能祛风散寒,温经通络。主治风寒湿痹,关节酸痛,手足麻木等。

⑤风湿宁(《古今名方》) 由制川乌、制草乌、羌活、独活、当归、川牛膝、木瓜、川芎、蜈蚣、马钱子粉、麻黄、桂枝、制乳香、制没药、制附子组成。功能祛风燥湿,理气活血,舒筋止痛。主治风湿性关节炎及类风湿性关节炎。

⑥伤湿止痛膏(《古今名方》) 由生川乌、生草乌、乳香、没药、马钱子、丁香、肉桂、荆芥、防风、老鹳草、五加皮、落得打、骨碎补、白芷、山柰、干姜、薄荷脑、冰片、芸香膏、水杨酸甲酯、颠茄流浸膏、合成樟脑、松香、凡士林组成。功能祛风镇痛,舒筋活血。主治风湿疼痛,关节酸痛,肩背腰痛,跌打损伤等。

十六 桂枝芍药知母汤

方　源 《金匮要略》

组　成 桂枝9克　芍药9克　知母9克　麻黄9克　生姜3克　白术9克　甘草6克　防风9克　附子9克

用　法 水煎服。

功　效 通阳行痹,祛风逐湿。

主　治 风寒湿痹,邪有化热之象,肢节疼痛,身体羸弱,脚肿如脱,头眩短气,温温欲吐,舌偏红苔白,脉濡数。

方　解 方中桂枝、麻黄祛风通阳,附子温经散寒止痛;白术、防风祛风除湿,知母、芍药养阴清热;生姜、甘草和胃调中,全方共达通阳行痹,祛风逐湿之效。

按　语 本方以风寒湿痹、关节疼痛肿胀灼热为辨证要点。

现代常用于治疗风湿性关节炎、类风湿性关节炎、关节痛、坐骨神经痛、腰腿痛、麻疹并发肺炎、气管炎、肺源性心脏病伴心力衰竭、深部组织炎等。如见风偏胜者,加秦艽、独活;寒偏胜者,加苡仁、车前子、泽泻;关节疼痛灼热,加忍冬藤、海桐皮、桑枝;湿热下注者,加防己、萆薢、海桐皮;胸胁满闷者,加柴胡、黄芩;口渴欲饮者,加石斛、天花粉。

十七 四斤丸(又名虎骨四斤丸)

方 源 《太平惠民和剂局方》

组 成 木瓜 500 克 牛膝 500 克 天麻 500 克 苁蓉 500 克 附子 60 克 虎骨 60 克

用 法 将木瓜、牛膝、天麻、苁蓉用酒 5 升,浸 3~10 日,取出焙干;再入附子、虎骨;上药共为细末,用浸药酒打面糊为丸。每服 3~6 克,日服 2~3 次,温开水或盐汤送服。

功 效 补肝肾,祛风湿。

主 治 肝肾两虚,或风湿日久,腰膝酸痛,脚弱少力,步行艰难,筋脉拘挛等症。

方 解 方中虎骨、牛膝、木瓜补益肝肾、祛风通络、强筋健骨;附子逐寒湿、利痹止痛;天麻祛风湿,通经络;肉苁蓉益肾填髓。全方合用,达补肝肾,祛风湿之效。

按 语 本方以腰膝酸痛、步履无力、筋脉拘急为辨证要点。现代常用本方治疗风湿性关节炎、类风湿性关节炎等。

丸剂效缓,需较长时间持续服用。筋骨痿软、步履少力属湿热者,不宜应用。

附 方

①加味四斤丸(《奇效良方》)　即本方去附子,加川乌、乳香、莪术组成。功能补肝肾,祛风湿。主治肝肾俱虚,精血不足,足膝酸疼,步履不随,及受风寒湿邪,以致肺气疼痛者。

②大四斤丸(《仁斋直指方论》)　即本方加当归、麝香、乳香、没药、五灵脂组成。功能强壮筋骨,调和气血,疏经通络。主治风寒湿痹,血气阻滞,筋骨缓弱,四肢酸痛。

十八　史国公药酒(又名史国公浸酒方)

方 源　《证治准绳》

组 成　当归60克　虎胫骨60克　羌活60克　炙鳖甲60克　萆薢60克　防风60克　秦艽60克　川牛膝60克　松节60克　蚕沙60克　枸杞子150克　干茄根240克

用 法　上药装入绢袋,用酒5千克浸没,10日后取饮,每次10～15毫升,或随量饮用,每日2次。

功 效　祛风除湿,活血强筋。

主 治　风湿阻络,血不养筋,筋骨疼痛,腰腿酸楚,俯仰屈伸不利以及卒中后舌强语謇,四肢麻木,手足不遂,骨节酸痛,瘫痪痿痹。

方 解　方中羌活、防风、秦艽、松节、茄根祛风除湿,通络止痛;萆薢、蚕沙亦可祛风除湿,利湿浊;当归、牛膝、枸杞、鳖甲滋阴养血荣筋,虎骨壮筋健骨,全方共达祛风除湿,活血强筋之效。

按 语　本方以筋骨酸痛伴筋脉拘挛、肢体不利为辨证要点。现代常用本方治疗腰腿痛、风寒湿性关节痛、骨关节炎、卒中后遗症等。

阴虚有热者忌用。

同名方

《成方切用》史国公药酒　由本方加杜仲、白术、苍耳子组成。功能祛风除湿,活血强筋。主治卒中语言謇涩,手足拘挛,半身不遂,痿痹不仁。

附　方

①冯了性药酒(《上海市药品标准》)　由丁公藤、麻黄、桂枝、白芷、威灵仙、青蒿子、羌活、独活、小茴香、防己、五加皮、当归、川芎、山栀组成。功能祛风除湿,通络止痛。主治风湿骨痛,四肢麻木及劳损腰背疼痛,骨节酸软。

②木瓜酒(《上海市药品标准》)　由红花、千年健、川芎、桑寄生、秦艽、牛膝、羌活、独活、陈皮、五加皮、当归、木瓜、玉竹、生山栀组成。功能祛风活血,通经止痛。主治风湿痹痛,筋脉拘挛,四肢麻木,腰膝酸痛等。

③虎骨木瓜酒(《胡庆余堂丸散膏丹全集》)　由虎胫骨、川芎、天麻、川牛膝、当归、甘松、川断、红花、桑寄生、玉竹、山栀、木瓜、桑椹子组成。功能祛风散寒,活血定痛。主治筋骨拘挛,四肢麻木,筋骨酸痛,腰膝酸软。

④雪莲药酒(《古今名方》)　由雪莲花、木瓜、桑寄生、党参、芡实、杜仲、当归、黄芪、独活、秦艽、巴戟天、补骨脂、黄柏、香附、五味子、鹿茸组成。功能祛风除湿,养血生精,补肾强身。主治风寒湿痹,肾虚腰痛,倦怠无力,目暗耳鸣,月经不调。

⑤金刚活血酒(《古今名方》)　由金刚莲、甘草、当归、五加皮、川芎、紫草、三棱、莪术、苏木、枳壳、青皮、见血清、红毛藤根、桂枝、大血藤、白酒组成。功能通经活络,祛风止痛。主治扭、挫伤和风湿痛患者。

⑥痛风验方(《蒲辅周医疗经验》) 由三角风、八角风、九节茶、鸡血藤、白通草、黑马草、花椒根、白酒组成。功能祛风止痛。主治关节疼痛。

十九 回生再造丸(又名人参回生再造丸)

方　源　《丸散膏丹集成》

组　成　安息香120克　蕲蛇120克　当归60克　川芎60克　川黄连60克　羌活60克　防风60克　玄参60克　藿香60克　白芷60克　茯苓60克　麻黄60克　天麻60克　川草薢60克　姜黄60克　甘草60克　肉桂60克　白蔻仁60克　何首乌60克　琥珀60克　黄芪60克　大黄60克　草豆蔻60克　雄鼠粪60克　熟地黄60克　穿山甲60克　全蝎75克　威灵仙75克　葛根75克　桑寄生75克　细辛30克　赤芍30克　乌药30克　青皮30克　炒白术30克　僵蚕30克　乳香30克　没药30克　辰砂30克　骨碎补30克　香附30克　天竺黄30克　附子30克　龟版30克　沉香30克　丁香30克　胆南星30克　红花24克　犀角24克　厚朴15克　地龙15克　松香15克　木香12克　冰片7.5克　牛黄7.5克　血竭2.4克　虎胫骨1对　人参60克

用　法　上药共研细末,炼蜜和匀为丸,每丸重3克,金箔为衣,每服1丸,生姜汤送服。

功　效　祛风除痰,活血祛瘀,通利经络。

主　治　卒中,半身不遂,口眼㖞斜,手足拘挛,筋骨疼痛,步履艰难等。

方　解　方中蕲蛇、羌活、防风、白芷、松香、麻黄、天麻、草薢、肉桂、威灵仙、细辛、附子祛风湿,通经络;全蝎、僵蚕、胆南星、地龙、天竺黄祛风痰,止疼痛;人参、当归、川芎、玄参、茯苓、白术、何首乌、黄芪、熟地、桑寄生、甘草、赤芍、骨碎补、龟版、虎胫骨益气血,补肝肾,强筋骨;姜黄、琥珀、大黄、穿山甲、乌药、青皮、乳香、没药、香附、沉香、丁香、红花、厚朴、木香、血竭行气活血祛瘀;安息香、藿香、冰片、牛黄、犀角清热凉血,开窍醒神;白蔻仁健脾开胃;黄连苦寒以制诸药辛燥之性。全方合用,达祛风痰,祛瘀血,通经络之效。

按 语 本方以半身不遂、关节酸痛、日久不治而见疲乏无力,脚膝痿弱为辨证要点。现代常用本方治疗卒中后遗症、风湿性关节炎、类风湿性关节炎等。

附 方

①人参再造丸(《北京市中药成方选集》) 即本方去安息香、琥珀、雄鼠粪、胆南星、红花、厚朴、木香,加党参、白附子、菊花、山羊血、麝香组成。功能祛风痰,行瘀血,通经络。主治卒中中痰,口眼㖞斜,言语不清,手足拘挛,左瘫右痪,半身不遂。

②参桂再造丸(《上海中成药临床应用手册》) 由红参、肉桂、甘草、熟地黄、麻黄、大黄、防风、姜黄、独活、乌梢蛇、白芷、玄参、青皮、苍术、乳香、香附、桑寄生、冰片、厚朴、苦参、仙鹤草、没药、毛姜、乌药、草豆蔻、赤芍、蚕蛹、萆薢、丹参、葛根、穿山甲、关白附、红花、威灵仙、狗脊、巴戟天、地龙、鸡血藤组成。功效、主治与本方基本相同。

二十 舒筋保安散

方 源 《三因极一病证方论》

组 成 虎骨30克 萆薢30克 五灵脂30克 牛膝30克 续断30克 白僵蚕30克 松节30克 白芍30克 乌药30克 天麻30克 威灵仙30克 黄芪30克 当归30克 防风30克 木

瓜 150 克

用　法　用酒 5 千克,浸上药,封扎紧,14 日后,取药焙干,捣为细末。每服 6 克,用浸药酒调下,酒尽,用米汤调下。亦可用饮片作汤剂水煎服,用量按原方比例酌减。

功　效　益气血,壮筋骨,祛风湿,通经络。

主　治　风湿搏结,气血不足,筋脉拘挛,骨节酸痛,腿脚无力,身体不遂,舌淡脉细。

方　解　方中虎骨、木瓜强筋健骨;萆薢、牛膝、松节、天麻、威灵仙、防风祛风湿,通经络;黄芪、当归、续断、白芍、牛膝益气血,补肝肾,强筋骨;五灵脂、白僵蚕、乌药行气活血止痛,全方共达益气血,壮筋骨,祛风湿,通经络之效。

按　语　本方以筋脉拘挛、骨节酸痛、病程较长为辨证要点。现代常用于治疗老年骨关节炎、风寒湿性关节痛、伤筋骨折后期、腰背部劳损、卒中后遗症等。

二十一　天麻丸(又名易老天麻丸)

方　源　《仁斋直指方论》

组　成　天麻 180 克　牛膝 180 克　萆薢 180 克　玄参 180 克　杜仲 210 克　炮附子 30 克　羌活 420 克　当归 300 克　生地黄 500 克　独活 150 克

用　法　研末,炼蜜为丸,梧桐子大;每服 9 克,每日 2 次。

功　效　祛风除湿,活血通络。

主　治　风湿痹痛,经络不利,手脚麻木,步履艰难等。

方　解　方中羌活、独活、天麻、萆薢祛风除湿,散寒通络;

附子温阳散寒,通络止痛;当归、生地、玄参养血活血;牛膝、杜仲补肝肾,强筋骨,祛风湿。全方合用,达祛风除湿,活血通络之效。

按 语 本方以风湿痹痛、经络不利、手脚麻木、步履艰难为辨证要点。现代常用于治疗风湿性关节炎、类风湿性关节炎、卒中后遗症等。

同名方

1.《圣济总录》天麻丸 由天麻、独活、炮附子、麻黄、肉桂、乌蛇肉、人参、防风、细辛、当归、白术、羚羊角、薏苡仁、全蝎、牛膝、川芎、茯神、天南星、白僵蚕、牛黄、冰片、麝香、朱砂组成。功能祛除风痰,活血通络。主治脾脏中风,身体急惰,四肢缓弱,恶风头痛,舌本强直,言语謇涩,皮肤脚膝麻痹。

2.《卫生宝鉴》天麻丸 由天麻、生川乌、生草乌、雄黄组成。功能镇惊止痉止痛。主治破伤风。

3.《证治准绳》天麻丸 由天麻、朱砂、防风、羌活、僵蚕、全蝎、白附子、五灵脂、白丁香、牛黄组成。功能镇惊熄风。主治产后卒中,恍惚语涩,四肢不遂。

第15章

化痰方

第一节 燥湿化痰方

一 二陈汤

方　源　《太平惠民和剂局方》

组　成　半夏9克　橘红9克　白茯苓9克　炙甘草5克　生姜3克　乌梅1个

用　法　水煎服。

功　效　燥湿化痰,理气和中。

主　治　湿痰咳嗽,痰多色白易咳,胸膈痞闷,恶心呕吐,肢体困倦,或头眩心悸,舌苔白润,脉滑。

方　解　本方为治湿痰之主方。方中以半夏为君,取其辛温性燥,最善燥湿化痰,且可降逆和胃而止呕。以橘红为臣,理气燥湿,使气顺而痰消。佐以茯苓健脾渗湿,俾湿去脾旺,痰无由生;生姜降逆化饮,既可制半夏之毒,且能助半夏、橘红行气消痰;复用少许乌梅收敛肺气,与半夏相伍,有散有收,相反相成,使祛痰而不伤正。使以甘草调和诸药,兼可润肺和中。药仅四味,配伍严谨,共奏燥湿化痰,理气和中之效。方中半夏、橘红以陈久者良,故以"二陈"名之。

按　语　本方以咳嗽痰多色白、苔白润脉滑为辨证要点。现代常用于治疗支气管炎、肺炎、哮喘、胃炎、胃溃疡、呕吐、慢性胆囊炎、迁延性肝炎、卒中失语、失眠、多寐、痛经、不孕、小儿流涎等。如风痰加南星、白附子、皂角、竹沥;寒痰加半夏、姜汁;火痰加石膏、青黛;湿痰加苍术、白术;燥痰加瓜蒌、杏仁;食痰加山楂、麦芽、神曲;老痰加枳实、海浮石、芒硝;气痰加香附、枳壳;胁痰在皮里膜外加白芥子;四肢痰加竹沥。

同名方

《增补万病回春》二陈汤　即本方加白术、苍术、砂仁、炒山药、车前子、木通、厚朴、灯草组成。功能健脾利湿止泻。主治痰泻。

附　方

①顺气消食化痰丸(《瑞竹堂经验方》)　由制半夏、橘红、胆南星、青皮、莱菔子、炒苏子、炒山楂、炒麦芽、炒六曲、葛根、杏仁、制香附、姜汁组成。功能化痰,顺气,消食。主治咳嗽痰多,胸膈痞闷,纳谷减退者。

②加味二陈汤(《丹溪心法》)　即本方去乌梅,加砂仁、丁香组成。功能化痰理气,降逆止呕。主治停痰结气而呕。

③开郁二陈汤(《万氏女科》)　即本方去乌梅,加苍术、香附、川芎、青皮、莪术、槟榔、木香组成。功能行气解郁,燥湿化痰。主治肝郁气滞,痰湿内阻的经闭。

④清郁二陈汤(《万病回春》)　即本方去乌梅,加苍术、川芎、香附、神曲、白芍、枳壳、黄连、栀子组成。功能清热化痰,理气和胃。

主治膈有痰热,吞酸嘈杂,脉数而洪。

⑤六安煎(《景岳全书》) 即本方去乌梅,加杏仁、白芥子组成。功能燥湿化痰,降气平喘。主治风寒咳嗽,及非风初感,痰滞气逆等症。

⑥二术二陈汤(《张氏医通》) 即本方加白术、苍术组成。功能燥湿化痰,理气健脾。主治脾虚痰盛不运。

⑦二母二陈汤(《症因脉治》) 即本方去生姜、乌梅,加知母、贝母组成。功能清热润燥,化痰止咳。主治燥咳发热唇焦,烦渴引饮,喘咳短息,时作时止,吐咳难出。

⑧二陈平胃散(《症因脉治》) 即本方去生姜、乌梅,加苍术、厚朴组成。功能燥湿运脾,化痰止咳。主治食积咳嗽,脉沉滑,胸闷;及偏渗小便不利,泄泻不止,水谷不分,腹中漉漉有声,胃有痰饮者。

⑨二陈四七汤(《症因脉治》) 即本方去生姜、乌梅,加苏梗、厚朴组成。功能理气化痰。主治气结痰凝,腹痛,痛应背心。

⑩黄连二陈汤(《医宗金鉴》) 即本方去乌梅,加黄连组成。功能清热化痰,和胃止呕。主治小儿胎前受热,面黄赤,手足温,口吐黄涎酸黏者。

⑪化坚二陈丸(《医宗金鉴》) 即本方去生姜、乌梅,加僵蚕、黄连、荷叶组成。功能化痰散结。主治眼胞及周身痰核。

⑫桔梗二陈汤(《杂病源流犀烛》) 即本方去生姜、乌梅,加桔梗、枳壳、焦栀子、黄芩、黄连组成。功能化痰清火。主治火喘,乍进乍退,食则减,已则发。

⑬和胃二陈煎(《类证治裁》) 即本方去生姜、乌梅,加炮姜、砂仁、大枣组成。功能温中和胃,燥湿化痰。主治伤饮恶饮,伤食恶食,呕而腹满,胃寒生痰,及气滞嗳气者。

⑭芩连二陈汤(《重订通俗伤寒论》) 由黄芩、竹茹、半夏、陈皮、枳实、赤茯苓、碧玉散、黄连、生姜汁、淡竹沥组成。功能清肝和胃,

蠲痰泄饮。主治发热有汗不解,肝胃不和,痰涎壅滞,或呕黏涎,或呕酸汁,或吐苦水,或饥不欲食,食即胃脘不舒,甚则胀痛,或嘈杂心烦。

⑮香砂二陈汤(《重订通俗伤寒论》) 即本方去生姜、乌梅,加檀香、砂仁组成。功能温中和胃化饮。主治胃有停饮,或伤冷食,胸痞脘痛,呕吐黄水。

⑯麻菊二陈汤(《重订通俗伤寒论》) 由天麻、菊花、钩藤、茯神木、荆芥、川芎、姜半夏、陈皮、清炙草组成。功能熄风化痰。主治痰晕,风痰上扰,头昏目眩,见物飞动,猝然晕倒者。

⑰苏杏二陈汤(《中医治法与方剂》) 即本方加苏叶、杏仁组成。功能燥湿化痰,疏风解表。主治痰湿咳嗽兼风寒表证者。

⑱麻杏二陈汤(《中医治法与方剂》) 即本方加麻黄、杏仁组成。功能宣肺平喘,燥湿化痰。主治外感风寒,内有湿痰,伤风伤冷,咳喘痰多,胸闷气促。

二 导痰汤

方　源 《妇人良方》

组　成 半夏6克　南星3克　枳实3克　茯苓3克　橘红3克　甘草2克　生姜3克

用　法 水煎服。

功　效 燥湿祛痰,行气开郁。

主　治 痰涎壅盛,胸膈痞塞,或咳嗽恶心,饮食少思,以及肝风挟痰,呕不能食,头痛眩晕,甚或痰厥者。

方　解 方中南星燥湿化痰、祛风散结,枳实下气行痰,共为君药;半夏功专燥湿祛痰,橘红下气消痰,均为臣药,辅助君药加强豁痰顺气之力;茯苓渗湿,甘草和中,为佐使药。全方共奏燥湿化痰,行气开郁之功。气顺则痰自下降,晕厥可除,痞胀得消。

按　语　本方以痰涎壅盛、胸膈痞塞、咳嗽恶心、或头痛眩晕、苔白润、脉滑为辨证要点。现代常用于治疗慢性支气管炎、胃炎、咽喉肿瘤、甲状腺机能亢进症等。如痰气壅盛,加苏子、白芥子;咳嗽痰黄,加黄芩、竹茹、瓜蒌仁;头痛眩晕,加天麻、川芎、白术。

同名方

《脉因症治》导痰汤　由川芎、香附、陈皮、苏叶、干姜组成。功能理气散寒止痛。主治气郁寒痛证。

附　方

①涤痰汤(《济生方》)　即本方加人参、石菖蒲、竹茹、红枣组成。功能涤痰开窍。主治卒中痰迷心窍,舌强不能言。

②顺气豁痰汤(《赤水玄珠》)　即本方去南星、枳实,加枳壳、瓜蒌、贝母、黄连、桔梗、香附组成。功能顺气豁痰。主治痰气滞于心包络之舌痹或麻。

③芎辛导痰汤(《证治准绳》)　即本方加川芎、细辛组成。功能祛风止痛,燥湿化痰。主治痰厥头痛。

④清热导痰汤(《寿世保元》)　即本方加人参、黄芩、白术、瓜蒌仁、桔梗、黄连、竹沥、姜汁组成。功能清热化痰开窍。主治痰迷心窍,憎寒壮热,头痛昏沉迷闷,上气喘息,口出涎沫;兼治卒中痰厥、气厥不省人事。

⑤十味导痰汤(《张氏医通》)　即本方加羌活、天麻、蝎尾、乌梅、雄黄组成。功能祛风止痛,燥湿化痰。主治痰湿上盛,头目不清。

⑥祛风导痰汤(《张氏医通》)　即本方加羌活、防风、姜汁、竹沥、白术、乌梅组成。功能祛风化痰。主治类中风,筋脉颤掉。

⑦平胃导痰汤(《症因脉治》)　即本方去枳实、生姜,加枳壳、苍术、

厚朴组成。功能燥湿化痰,行气和胃。主治痰饮胃脘痛,痛而呕恶,吐出痰涎稍减者。

⑧清心涤痰汤(《医宗金鉴》) 即本方加竹茹、麦冬、枣仁、人参、菖蒲、川黄连组成。功能清心涤痰,补气养阴。主治小儿急惊风后,脾虚气弱,痰多有热。

⑨顺气导痰汤(《类证治裁》) 即本方南星易胆南星,加木香、香附组成。功能理气化痰。主治痰痞,痰结胸满,及痰气郁结之癫证。

⑩苍附导痰丸(《叶天士女科全书》) 由苍术、香附、枳壳、陈皮、茯苓、胆南星、甘草、姜汁、神曲组成。功能行气导痰。主治妇女体质肥胖,痰涎壅盛,血滞而月经不行。

⑪苍莎导痰丸(《万氏妇科》) 由香附、苍术、陈皮、茯苓、枳壳、制半夏、天南星、炙甘草、生姜汁组成。功能行气导痰。主治月经量少,经闭不孕,形体肥胖,痰多乏力。

⑫蠲饮六神汤(《女科撮要》) 由半夏曲、橘红、茯神、胆星、旋复花、石菖蒲组成。功能涤痰开窍。主治产后痰迷神昏,谵语如狂,恶露仍通,甚至半身不遂,口眼㖞斜。

三 茯苓丸(又名指迷茯苓丸)

方　源 《百一选方》

组　成 半夏60克　茯苓30克　枳壳15克　风化朴硝7.5克

用　法 上药共研为末,生姜自然汁煮糊为丸,如梧桐子大。每服6克,生姜汤下。也可改作汤剂水煎服,各药用量按常规剂量酌定。

功　效 燥湿行气,软坚消痰。

主　治 痰停中脘,两臂疼痛,或四肢浮肿,或咳嗽痰多,胸脘满闷,或产后发喘,舌苔白腻,脉弦滑。

方　解　方中以半夏燥湿化痰为君。以茯苓健脾渗湿为臣,既消已成之痰,又绝生痰之路。佐以枳壳理气宽中,俾痰随气行。风化朴硝软坚润下,使结癖停痰易消。用姜汁糊为丸者,非但取其制半夏之毒,而用其化痰散饮。诸药合用,则燥湿涤痰之力较强,对于痰停中脘者,用此方消痰润下,确有推陈涤垢之效。

按　语　本方以痰停中脘引起的臂痛不举、或四肢浮肿、或痰多胸闷、苔白腻、脉弦滑为辨证要点。现代常用于治疗支气管炎、胃炎、卒中后遗症、梅尼埃综合征、神经官能症、失眠等。如两臂疼痛,加姜黄;四肢浮肿,加泽泻、白术、猪苓;咳嗽痰多,加旋复花、杏仁、前胡;脘闷呕恶,加橘皮、竹茹;头重眩晕,加天麻、白术。

同名方

1. 《备急千金要方》茯苓丸　由茯苓、人参、炒桂心、干姜、半夏、橘皮、白术、葛根、甘草、枳实组成。功能健脾化痰。主治妊娠恶阻,心中烦闷,头眩重,闻食则呕逆,吐闷颠倒,四肢无力。
2. 《普济本事方》茯苓丸　由朱砂、菖蒲、人参、远志、茯神、茯苓、铁粉、半夏曲、胆南星、生姜组成。功能化痰定惊,补气安神。主治风痰,惊悸头眩。

四　半贝丸

方　源　《格言联璧》

组　成　川贝母180克　法半夏120克

用　法　上药共研为末,生姜煎汁泛丸。每服6克,日服2次。也可作汤剂,水煎服,用量按原方比例酌减。

功　效　燥湿化痰止咳。

主　治　咳嗽多痰。

方　解　方中川贝母化痰止咳,佐以半夏燥湿化痰,生姜温肺化痰止咳。诸药合用,共奏燥湿化痰止咳之效。

按　语　本方以咳嗽多痰为辨证要点。现代常用于治疗支气管炎、淋巴结炎、癫痫等。如咳嗽痰多色黄者,加黄芩、知母、瓜蒌;痰多色白如泡沫者,加陈皮、茯苓;咳喘剧者,加葶苈子、苏子、杏仁;久咳不止者,加百部、款冬花、紫菀。

同名方

《重订通俗伤寒论》半贝丸　由生半夏、生川贝、姜汁组成。功能截疟。主治疟疾。

附　方

①半瓜丸(《医学入门》)　即本方加瓜蒌仁、桔梗、枳壳、知母组成。功能化痰止嗽。主治痰嗽。

②半杏丸(《仙拈集》)　由半夏、杏仁、姜汁组成。功能化痰止嗽。主治小儿咳嗽。

五　香附旋覆花汤

方　源　《温病条辨》

组　成　生香附9克　旋覆花9克　苏子霜9克　广陈皮6克　半夏10克　茯苓9克　薏仁15克

用　法　水煎服。

功　效　燥湿化痰,理气和络。

主　治　伏暑湿温,饮停胁下,胁痛,或咳或不咳,无寒,但潮热,或竟寒热如疟状。

方　解　方中香附、旋覆花善通肝络,而逐胁下之饮。苏子降肺气,化痰饮。陈皮、半夏燥湿化痰。茯苓、薏仁健脾渗湿,俾湿去脾旺,痰无由生。香附、陈皮调理气机,使气顺痰消。诸药合用,共奏燥湿化痰,理气和络之效。

加　减　腹满者,加厚朴;痛甚者,加降香末。

按　语　本方以胸胁疼痛、胸闷、咳嗽、潮热、或寒热如疟状、脉弦为辨证要点。现代常用于治疗悬饮、胸膜炎等。如痰气郁阻,胸闷苔腻,加瓜蒌、枳壳;久痛入络,胸胁刺痛,加当归须、赤芍、桃仁、红花、乳香、没药;水饮不净,加通草、路路通、冬瓜皮。

第二节　清热化痰方

一　清气化痰丸

方　源　《医方考》

组　成　瓜蒌仁 30 克　陈皮 30 克　黄芩 30 克　杏仁 30 克　枳实 30 克　茯苓 30 克　胆南星 45 克　制半夏 45 克

用　法　上药共研细末,姜汁为丸,每服 6 克,温开水送下。亦可作汤剂水煎服,用量按原方比例酌减。

功　效　清热化痰,理气止咳。

主　治　痰热内结,咳嗽痰黄,稠厚胶黏,咳之不爽,甚则气急呕恶,胸膈痞满,小便短赤,舌质红,苔黄腻,脉滑数。

方　解　方中以胆南星为君,取其味苦性凉,清热化痰,治实痰实火之壅闭。以黄芩、瓜蒌仁为臣,降肺火,化热痰,以助胆南星之力;治痰当须理气,故又以枳实、陈皮下气开痞,消痰散结。脾为生痰之源,肺为贮痰之器,故佐以茯苓健脾渗湿,杏仁宣利肺气,半夏燥湿化痰。诸药相合,共奏清热化痰,理气止咳之效。热清火降,气顺痰消,则诸证自解。

按　语　本方以痰稠色黄、苔黄腻、脉滑数为辨证要点。现代常用于治疗支气管炎、肺炎、支气管扩张、肺脓肿、肺气肿等。如肺热壅盛,加石膏、知母;热结便燥,加大黄;咳吐脓痰,加芦根、鱼腥草、败酱草、冬瓜仁。

同名方

1. 《丹溪心法附余》清气化痰丸　由半夏、陈皮、茯苓、薄荷、荆芥穗、黄芩、连翘、炒栀子、桔梗、炙甘草、姜汁组成。功能清头目,凉膈,化痰利气。主治胸膈痞满,头目昏眩。
2. 《古今医鉴》清气化痰丸　由天南星、半夏、白矾、牙皂、生姜、青皮、陈皮、枳实、白术、干葛、茯苓、苏子、莱菔子、瓜蒌仁、黄连、黄芩、海粉、香附、神曲、麦芽、山楂、竹沥组成。功能化痰清热。主治一切痰饮咳嗽,头晕目眩,胸膈痞闷,食积酒积,呕吐恶心。
3. 《杂病源流犀烛》清气化痰丸　由半夏、天南星、白矾、皂角、干姜、莱菔子、橘红、青皮、杏仁、葛根、山楂、神曲、麦芽、香附组成。功能化痰理气,消食散结。主治郁气凝聚成块痰。

附　方

①化痰丸(《王节斋方》)　即本方去杏仁、枳实、茯苓、胆南星、半夏,加海蛤粉、天冬、芒硝、香附、桔梗、连翘、青黛组成。功能清热化痰。主治热郁痰壅,胸膈郁闷,痰稠色黄,不易咳出。

②清金降火汤(《古今医鉴》)　由陈皮、杏仁、茯苓、半夏、桔梗、贝母、前胡、瓜蒌仁、黄芩、枳壳、石膏、炙甘草、生姜组成。功能清

肺泻火,止咳化痰。主治肺胃郁火,咳嗽痰黄,面赤,脉数。

③清金化痰汤(《杂病广要》) 由黄芩、栀子、桔梗、麦门冬、贝母、橘红、茯苓、桑皮、知母、瓜蒌仁、甘草组成。功能清肺化痰。主治咳嗽,咳痰黄稠腥臭,或带血丝,面赤,鼻出热气,咽喉干痛,舌苔黄腻,脉象濡数。

④清肺化痰丸(《实用中医学》) 由天竺黄、陈皮、半夏、胆星、黄连、生石膏、冰片组成。功能清热止嗽化痰。主治发热烦躁,咳嗽痰黄,呼吸气粗者。

二 小陷胸汤

方　源　《伤寒论》

组　成　黄连6克　半夏12克　瓜蒌实30克

用　法　水煎服。

功　效　清热化痰,宽胸散结。

主　治　痰热互结,胸脘痞闷,按之则痛,或咳痰黄稠,舌苔黄腻,脉滑数。

方　解　方中以瓜蒌实为君,清热化痰,通胸膈之痹;以黄连为臣,泻热降火,除心下之痞;以半夏降逆消痞,除心下之结,与黄连合用,一辛一苦,辛开苦降,得瓜蒌实,则清热涤痰,其散结开痞之功益著。药仅三味,配伍精当,诚乃治痰热互结,胸脘痞痛之良剂。

按　语　本方以胸脘痞闷、按之则痛、苔黄腻、脉滑数为辨证要点。现代常用于治疗支气管炎、肺炎、结核性渗出性胸膜炎、冠心病心绞痛、心肌梗死、肺原性心脏病、食管炎、胃炎、胃与十二指肠溃疡、胃神经官能症、黄疸型肝炎、胆道蛔虫症、胆囊炎、胆石症、慢性胰腺炎、肋间神经痛等。如胀满痛甚,加枳实、郁金;痛引两胁,加柴胡、黄芩;恶心呕吐,加竹茹、生姜;痰稠胶固,加胆南星、贝母;心中懊侬,加栀子、豆豉。

现代药理研究证实,本方具有抗菌消炎、利胆、健胃止呕、扩张冠状动脉、降低血脂等作用。

附 方

①小陷胸加枳实汤(《温病条辨》) 即本方加枳实组成。功能清热化痰,降气开结。主治阳明暑湿,水结在胸,面赤身热头晕,不恶寒,但恶热,渴欲凉饮,饮不解渴,得水则呕,按之胸下痛,小便短,大便闭,苔黄滑,脉洪滑。

②陷胸承气汤(《伤寒温疫条辨》) 即本方加僵蚕、蝉蜕、黄芩、黄柏、栀子、枳实、厚朴、大黄、芒硝组成。功能清热泻火,化痰通便。主治温病三焦火热,胸膈痞满而痛,大便不通,谵语狂乱不识人者。

③陷胸承气汤(《重订通俗伤寒论》) 即本方加枳实、生川军、风化硝组成。功能清热泻火,化痰通便。主治痰热蕴结,腑气不通,发热,胸膈痞满而痛,甚则神昏谵语,腹胀便闭,苔黄腻,脉沉滑者。

三 温胆汤

方 源 《三因极一病证方论》

组 成 半夏6克 竹茹6克 枳实6克 陈皮9克 炙甘草3克 茯苓5克 生姜3片 大枣5枚

用 法 水煎服。

功 效 理气化痰,清胆和胃。

主 治 胆胃不和,痰热内扰。虚烦不眠,或呕吐呃逆,以及惊悸不宁,癫痫等证。

方　解　方中以半夏为君,降逆和胃,燥湿化痰;以竹茹为臣,清热化痰,止呕除烦;枳实行气消痰,使痰随气下;佐以陈皮理气燥湿,茯苓健脾渗湿,俾湿去痰消;使以姜、枣、甘草益脾和胃而协调诸药。综合全方,共奏理气化痰,清胆和胃之效。对于痰热内扰之惊悸癫痫,服之可使热清痰消,惊平痫定。对于胆热胃逆之虚烦、呕吐,服之则胆清胃和,烦除呕止。

按　语　本方以虚烦不眠、苔腻脉滑为辨证要点。现代常用于治疗癫狂、神经官能症、失眠、癫痫、头痛、内耳眩晕症、卒中、冠心病、原发性高血压、胃炎、十二指肠溃疡、支气管炎、百日咳、尿毒症、更年期综合征、妊娠恶阻、小儿惊风等。若痰热重者,加黄连;胸闷抑郁,加郁金、青皮;失眠,加枣仁、合欢皮、夜交藤;癫狂,加胆南星、远志、天竺黄、菖蒲、郁金;癫痫,加胆南星、菖蒲、郁金、白矾;眩晕,加天麻、钩藤;心悸,加龙骨、牡蛎;胸痹,加瓜蒌、薤白、郁金;呕吐,加黄连、苏叶。

同名方

1.《备急千金要方》温胆汤　即本方去茯苓、大枣组成。功能化痰和胃,清热除烦。主治大病后虚烦不得眠。

2.《世医得效方》温胆汤　即本方加人参组成。功能补气清热除烦,化痰和胃。主治大病后虚烦不得眠,及惊悸自汗,遇事易惊。

3.《婴童百问》温胆汤　即本方陈皮易橘红,加酸枣仁组成。功能化痰和胃,安神定志。主治心悸烦躁不得眠。

附　方

①十味温胆汤(《证治准绳》)　即本方去竹茹,加人参、熟地、五味子、枣仁、远志组成。功能化痰宁心。主治心胆虚怯,触事易惊,四肢浮肿,饮食无味,心悸烦闷,坐卧不安。

②加味温胆汤(《医宗金鉴》)　即本方加黄芩、黄连、麦冬、芦根组

成。功能清热生津,降逆止呕。主治妊娠恶阻,胃中有热,呕吐,心中烦热愦闷,喜饮凉浆者。

③清热化痰汤(《医宗金鉴》) 由人参、白术、茯苓、甘草、橘红、半夏、麦冬、黄芩、黄连、石菖蒲、枳实、竹茹、南星、木香组成。功能清热化痰开窍。主治中风痰热,神气不清,舌强难言,或手足麻木无力,筋挛不收,头眩足软,神思恍惚,言语失常。

④清心温胆汤(《杂病源流犀烛》) 即本方去大枣,加黄连、白术、菖蒲、香附、当归、白芍、麦冬、川芎、远志、人参组成。功能涤痰补虚。主治心脏虚损,气血不足而致的癫证。

⑤黄连温胆汤(《六因条辨》) 即本方去大枣,加黄连组成。功能清热化痰和中。主治痰热内扰,失眠,眩晕,心烦,口苦,舌苔黄腻。

四 滚痰丸(又名礞石滚痰丸)

方　源　《丹溪心法附余》

组　成　大黄240克　黄芩240克　礞石30克　沉香15克

用　法　上为细末,水泛为丸,每服5～9克,每日1～2次,温开水送下。

功　效　泻火逐痰。

主　治　实热老痰,发为癫狂惊悸,或怔忡昏迷,或咳喘痰稠,或胸脘痞闷,或眩晕耳鸣,或绕项结核,或口眼蠕动,或不寐,或梦寐奇怪之状,或骨节卒痛难以名状,或噎息烦闷,大便秘结,舌苔黄厚,脉滑数有力。

方　解　方中以硝煅礞石为君,取其燥悍重坠之性,善能攻逐陈积伏匿之老痰;以大黄之苦寒,荡涤实热,开痰火下行之路为臣;佐以黄芩苦寒泻火,善清上焦气分之热;复以沉香速降下气,亦为治痰必先顺气之理。四药相合,下行攻逐之力较猛,为攻坠实热老痰之峻剂。

按　语　本方以实热老痰所致诸证,见有便秘、舌红苔黄厚、脉滑数有力为辨证要点。现代常用于治疗癫狂、癫痫、眩晕、喘息、胸痹、臌胀、夜游症、癔症、瘰疬、小儿急惊风等。

本方药力较猛,非实热老痰,以及虚人、孕妇等,均应慎用,以免损伤正气。

附　方

①苏葶滚痰丸(《医宗金鉴》)　即本方加苏子、葶苈子组成。功能降气平喘,泻火逐痰。主治小儿食积生痰,气促痰壅,咳嗽频作,便秘者。

②清心滚痰丸(《杂病源流犀烛》)　即本方加犀角、皂角、朱砂、麝香组成。功能清心开窍,泻火逐痰。主治痰火郁结而致的癫狂。

五　竹沥达痰丸(又名竹沥运痰丸)

方　源　《杂病源流犀烛》

组　成　姜半夏60克　陈皮60克　白术60克　大黄60克　茯苓60克　黄芩60克　炙甘草45克　人参45克　青礞石30克　沉香15克

用　法　上药共研细末,竹沥、姜汁和丸。每服3～6克,日服2次。亦可作汤剂水煎服,用量按原方比例酌减。

功　效　泻火逐痰,健脾燥湿。

主　治　痰涎凝聚成积,结在胸膈,吐咳不出,咽喉至胃脘狭窄如线,疼痛,目眩头旋,腹中累累有块;咳喘痰稠,大便秘结,舌苔黄腻而厚;痰热蕴结,神志昏迷,癫狂惊痫。

方　解　方中竹沥清热化痰,为主药;礞石、大黄、黄芩、沉香相配,即滚痰丸,能泻火逐痰;半夏、陈皮、茯苓、炙甘草、生姜汁共用,是取法二陈汤,以燥湿化痰,理气和中;人参、白术、茯苓、炙甘草相伍,即四君子汤,意在益气健脾除湿,俾脾旺湿去,痰无由生。诸药配伍,共奏泻火逐痰,健脾燥湿之功。

按　语　本方以胸脘痞闷、目眩头旋、咳喘痰稠、舌苔黄腻为辨证要点。现代常用于治疗慢性支气管炎、癫狂等。

本方药力较猛,虚人、孕妇慎用。

六　蛇胆川贝散

方　源　《中华人民共和国药典》

组　成　蛇胆汁100克　川贝母600克

用　法　上2味,川贝母粉碎为细末,与蛇胆汁混匀,干燥,再粉碎过筛。每服0.3~0.6克,1日2~3次。

功　效　清热润肺,止咳化痰。

主　治　肺热咳嗽,痰多。

方　解　方中蛇胆汁清肺化痰,川贝母清热润肺,化痰止咳。二药合用,共奏清肺化痰止咳之功。

按　语　本方以肺热咳嗽、痰多色黄为辨证要点。常用于治疗感冒咳嗽、支气管炎、肺炎等。

附　方

蛇胆陈皮末(《方剂学》)　由蛇胆汁、陈皮组成。功能顺气化痰,祛风健胃。主治风寒咳嗽,痰多呕逆。

第三节 润燥化痰方

一 贝母瓜蒌散

方　源　《医学心悟》

组　成　贝母5克　瓜蒌3克　天花粉2.5克　茯苓2.5克　橘红2.5克　桔梗2.5克

用　法　水煎服。

功　效　润肺清热，理气化痰。

主　治　肺燥有痰，咳痰不爽，涩而难出，咽喉干燥等。

方　解　方中以贝母为君，取其清热润肺，化痰止咳，开痰气之郁结。以瓜蒌为臣，清热润燥，理气涤痰，通胸膈之痹塞。天花粉清热化痰，且可生津润燥；茯苓健脾利湿，以杜生痰之源；橘红理气化痰，使气顺痰消；桔梗宣利肺气，俾肺金宣降有权。如此组方，则肺燥得润而痰自化，清肃有权而咳逆自止。

按　语　本方以咳嗽痰稠、涩而难出为辨证要点。现代常用于治疗感冒、支气管炎、肺炎、肺结核等。若咽干喉痛，加麦冬、玄参；喉中作痒，加前胡、牛蒡子；声音嘶哑，痰中带血，去橘红，加沙参、阿胶；潮热，加青蒿、白薇、地骨皮；盗汗，加浮小麦、糯稻根。

同名方

1.《医门法律》贝母瓜蒌散　由贝母、瓜蒌、南星、荆芥、防风、羌活、黄柏、黄芩、黄连、白术、陈皮、半夏、薄荷、炙甘草、威灵仙、天花粉、生姜组成。功能清热化痰，祛风通络。主治肥人卒中，口眼㖞斜,手足麻木。

2.《医学心悟》贝母瓜蒌散 有2方,方(2)由贝母、瓜蒌仁、胆南星、黄芩、橘红、黄连、甘草、黑山栀组成。功能清热泻火,化痰熄风。主治肺火痰热壅盛,咳嗽痰黄,苔黄脉数;痰火上壅的类中风证。

附 方

①润肺饮(《医宗必读》) 由贝母、天花粉、桔梗、甘草、麦门冬、橘红、茯苓、知母、生地黄、生姜组成。功能润肺化痰。主治肺燥痰涩难出。

②润肺降气汤(《医醇剩义》) 由沙参、瓜蒌仁、桑白皮、苏子、郁金、合欢花、杏仁、旋复花、橘红、生姜组成。功能润肺降气化痰。主治肺受燥凉,咳而微喘,气郁不下。

③虚火咳嗽方(《不居集》) 由麦门冬、生地黄、紫菀、茯苓、知母、牛膝、车前子组成。功能润肺清热,化痰止咳。主治元气亏损,三焦之火炎上,刑克肺金而咳嗽。

④橘红丸(《方剂学》) 即本方去花粉,加杏仁、麦冬、生石膏、陈皮、生地、紫菀、法半夏、苏子、甘草、款冬花组成。功能清热润肺,化痰止咳。主治肺热咳嗽,痰多气促,胸中满闷,口舌干燥。

二 二母散

方 源 《医方考》

组 成 知母9克 贝母9克

用 法 上药为细末,每服3~6克。亦可作汤剂,水煎服。

功 效 清热化痰,润肺止咳。

主 治 肺热燥咳,痰稠难出,或咳嗽痰多黄稠者。

方 解 方中贝母清热润肺,化痰止咳;配以知母清肺泻火,滋阴润燥。二药配伍,共奏清热化痰,润肺止咳之功。

按　语　本方以肺热燥咳、痰稠难出、或咳嗽痰多黄稠为辨证要点。现代常用于治疗支气管炎、肺炎、肺结核等。如肺热盛,加生石膏、黄芩;痰多,加杏仁、桑白皮;阴伤,加麦冬、天冬。

同名方

1. 《世医得效方》二母散　即本方加茯苓、人参、桃仁、杏仁组成。功能活血降逆,止咳平喘。主治产后恶露上攻,流入肺经,咳嗽痰喘,或觉腹痛者。
2. 《景岳全书》二母散　即本方加干生姜组成。功效与本方同。主治肺热咳嗽,及疹后嗽甚者。

附　方

①二母汤(《济生方》)　即本方加杏仁、甜葶苈、半夏、秦艽、橘红、炙甘草、生姜组成。功能清热化痰,泻肺平喘。主治肺劳实热,面目苦肿,咳嗽喘急,烦热颊赤,骨节疼痛,乍寒乍热。

②二母宁嗽汤(《古今医鉴》)　即本方加黄芩、栀子、生石膏、桑白皮、茯苓、瓜蒌仁、陈皮、枳实、五味子、生甘草、生姜组成。功能清热化痰,顺气止咳。主治痰热壅肺,咳嗽吐痰,咽干口燥,胸满气促,久嗽不止者。

③二冬二母汤(《症因脉治》)　即本方加麦冬、天门冬组成。功能养阴润肺,化痰止咳。主治内伤燥痰,咳嗽喘逆,时咳时止,痰不能出,连嗽不已,脉两尺沉数;或肺热身肿,燥咳烦满,脉右寸洪数者。

④二母二陈汤(《症因脉治》)　即本方加半夏、茯苓、陈皮、甘草组成。功能润燥化痰止咳。主治燥咳发热,喘咳短息,时作时止,咳痰难出。

⑤二母石膏汤(《症因脉治》)　即本方加石膏组成。功能清热润燥,化痰止咳。主治外感燥痰,身热烦渴,咳喘痰少,吐咳难出,

脉洪数。

⑥芩连二母丸(《医宗金鉴》) 即本方加黄芩、黄连、当归、白芍、羚羊角、生地、熟地、蒲黄、地骨皮、川芎、生甘草、侧柏叶组成,面糊为丸,灯心煎汤送下。功能清心凉血,化瘀散结。主治心火妄动,逼血沸腾,复被外邪所搏,致生血瘿、血瘤。

⑦澄清饮(《杂病源流犀烛》) 即本方加蚌粉、天南星、半夏、白矾、生姜组成。功能清热肃肺,化痰软坚。主治湿痰在胃,上干于肺痰嗽,嗽动便有痰声,痰出即嗽止,其脉浮滑,兼胸膈满,痰涎多,或兼寒热交作,面浮如盘。

三 温润辛金法

方　源　《时病论》

组　成　炙紫菀9克　百部6克　松子仁9克　款冬花9克　叭哒杏仁9克　炙陈皮6克　冰糖15克

用　法　水煎服。

功　效　温肺润燥,化痰止咳。

主　治　干咳无痰,即有痰亦清稀而少,喉间干痒,咳甚则胸胁引疼,舌苔白薄而少津,脉沉而劲。

方　解　方中紫菀、款冬花温而且润,能宣畅肺气,止咳化痰。百部润肺止咳,暴咳久咳咸宜。松子仁润肺燥,杏仁利肺气。陈皮蜜制,去其燥性,以理气化痰,气顺则痰消。以冰糖为引,取其润肺止嗽。全方皆为温润之品,肺得温润,则咳逆自然渐止。

按　语　本方以干咳无痰、喉痒胁疼为辨证要点。现代常用于治疗支气管炎等。如胸胁痛者,加旋复花、橘络。

第四节 温化寒痰方

一 苓甘五味姜辛汤

方　源　《金匮要略》

组　成　茯苓12克　甘草6克　干姜9克　细辛6克　五味子6克

用　法　水煎服。

功　效　温肺化饮。

主　治　寒饮内蓄,咳嗽痰多,清稀色白,胸膈不快,舌苔白滑,脉弦滑等。

方　解　方中以干姜为君,取其辛热之性,既温肺散寒以化饮,又温运脾阳以祛湿。细辛为臣,以之辛散,温肺散寒,助干姜散其凝聚之饮;以茯苓之甘淡,健脾渗湿,一则化既聚之痰,二则杜生痰之源。佐以五味子敛肺气而止咳,与细辛相伍,一散一收,散不伤正,收不留邪。使以甘草和中,调和诸药。综观全方,开合相济,温散并行,使寒邪得去,痰饮得消。药虽五味,配伍严谨,实为温肺化饮之良剂。

按　语　本方以咳嗽痰多清稀、胸满、苔白滑、脉弦滑为辨证要点。现代常用于治疗慢性支气管炎、支气管哮喘、肺气肿等。若痰多欲呕者,加半夏;咳甚者,加杏仁、紫菀、款冬花;冲气上逆者,加桂枝;气滞脘胀者,加陈皮、砂仁;脾虚食少者,加党参、白术。

附 方

杏仁煎(《备急千金要方》) 由杏仁、五味子、款冬花、紫菀、甘草、干姜、桂心、麻黄、胶饴、白蜜组成。功能温肺散寒,化痰止咳。主治肺寒咳嗽,遇冷即发,痰多稀白,吐咳不爽,舌淡苔白,脉沉缓。

二 泽泻汤

方 源 《金匮要略》

组 成 泽泻15克 白术6克

用 法 水煎服。

功 效 健脾利水除饮。

主 治 水停心下,清阳不升,浊阴上冒,头目昏眩。

方 解 方中泽泻利水除饮,白术补脾制水。二药相伍,共奏健脾利水除饮之功。饮去则升降复常,眩冒自止。

按 语 本方以头目昏眩、恶心欲呕、苔白滑、脉弦滑为辨证要点。现代常用于治疗梅尼埃综合征、眩晕症、原发性高血压、高脂血症、水肿、化脓性中耳炎、中耳积液等。如眩晕甚者,加天麻、钩藤;恶心呕吐,加竹茹、姜半夏;耳鸣,加石菖蒲、磁石;口苦,加黄芩、栀子。

同名方

1. 《外台秘要》泽泻汤 有2方,方(1)由泽泻、半夏、人参、地骨皮、石膏、柴胡、茯苓、生姜、桂心、炙甘草、竹叶、莲心组成。功能清热利湿,理气和中。主治上焦热,饮食入胃,其气未定,汗出,面、背、身中皆热。方(2)即本方加茯苓、煅牡蛎、生姜组成。功能利湿敛汗。主治虚烦多汗。

2. 《圣济总录》泽泻汤　选录 2 方,方(1)由泽泻、黄芩、白鲜皮、茵陈、阿胶、炙甘草组成。功能清热利湿退黄。主治酒黄,病人五脏积热,面赤,妄言妄语,昏沉错乱,目中黄色。方(2)由泽泻、黄芪、干姜、炙甘草、桂、芍药、煅牡蛎组成。功能调和营卫,利湿固精。主治虚损大劳,惊恐失措,茎中痛,小便白浊,或赤,或如豆汁,或有遗沥。

附　方

①泽术麋衔散(《黄帝内经素问》)　即本方加麋衔组成。功能渗湿泄热,健脾止汗。主治酒风,身热解堕,汗出如浴,恶风少气。

②泽泻散(《太平圣惠方》)　即本方加黄芪、桂心、煅牡蛎组成。功能健脾益气,固表止汗。主治虚劳盗汗。

③泽泻散(《圣济总录》)　由泽泻、龙骨、桑螵蛸、狗脊、车前子组成。功能益肾利水,固精止浊。主治虚损伤肾,小便白浊。

三　三子养亲汤

方　源　《韩氏医通》

组　成　白芥子 6 克　苏子 9 克　莱菔子 9 克

用　法　水煎服。

功　效　降气快膈,化痰消食。

主　治　痰壅气滞,咳嗽喘逆,痰多胸痞,食少难消,舌苔白腻,脉滑。

方　解　方中白芥子温肺利气,快膈消痰;苏子降气行痰,止咳平喘;莱菔子消食导滞,行气祛痰。三药均能行气,皆属治痰理气之常用药,合而用之,可使气顺痰消,食积得化,咳喘得平。临床应用时,观其何证居多,则以何药为君,其效尤佳。

加 减 若大便素实者,临服加熟蜜少许;冬寒,加生姜3片。

按 语 本方以咳嗽喘逆、痰多食少、苔白腻、脉滑为辨证要点。现代常用于治疗支气管炎、支气管哮喘、肺气肿、自发性气胸、胸腔积液、扁平疣等。如痰多而稀者,加干姜、细辛;胸闷气促、痰多不利者,加杏仁、厚朴;若有表邪,加前胡、苏叶。

现代药理研究证实,本方具有镇咳、平喘、祛痰作用,对金黄色葡萄球菌、白色葡萄球菌、乙型链球菌、绿脓杆菌、白喉杆菌等有明显的抑制作用。

同名方

《症因脉治》三子养亲汤 由山楂核、莱菔子、白芥子组成。功能消食化痰,利气宣导。主治食痰积滞。

附 方

①痰饮丸(《古今名方》) 即本方加苍术、白术、肉桂、附片、甘草组成。功能温肺散寒,理气化痰。主治慢性咳嗽,气促,痰多稀薄,受寒易犯病。可用于老年慢性支气管炎。

②定吼丸(《丁甘仁家传珍方选》) 由本方加南沙参、豆豉、杏仁、橘红、半夏、白桑皮、象贝、瓜蒌皮组成。功能化痰降气。主治哮喘。

第五节 治风化痰方

一 半夏白术天麻汤

方 源 《医学心悟》

组　成　半夏9克　天麻6克　茯苓6克　橘红6克　白术15克　甘草4克　生姜1片　大枣2枚

用　法　水煎服。

功　效　燥湿化痰,平肝熄风。

主　治　风痰上扰,眩晕头痛,胸闷呕恶,舌苔白腻,脉弦滑。

方　解　方中以半夏燥湿化痰,降逆止呕;以天麻化痰熄风,而止头眩。二者合用,为治风痰眩晕头痛之要药,李杲云:"足太阴痰厥头痛,非半夏不能疗,眼黑头旋,风虚内作,非天麻不能除",故本方以此二味为君药。以白术为臣,健脾燥湿,与半夏、天麻配伍,祛湿化痰,止眩之功益佳。佐以茯苓健脾渗湿,与白术相合,尤能治痰之本;橘红理气化痰;姜枣调和脾胃。使以甘草和中而调药性。诸药相伍,使风熄痰消,眩晕自愈。

按　语　本方以眩晕头痛、胸闷呕恶、舌苔白腻、脉弦滑为辨证要点。现代常用于治疗梅尼埃综合征、偏头痛、原发性高血压、冠心病、脑血栓形成等。若眩晕较甚,加僵蚕、胆南星;呕吐频作,加代赭石、竹茹;耳鸣重听,加葱白、郁金、菖蒲;脘闷不食,加白蔻仁、砂仁;气虚,加党参、黄芪。

同名方

1.《脾胃论》半夏白术天麻汤　由黄柏、干姜、天麻、苍术、茯苓、黄芪、泽泻、人参、白术、炒神曲、半夏、麦芽、橘皮组成。功能健脾化饮,定风止晕。主治痰厥头痛,咳痰稠黏,头眩烦闷,恶心吐逆,身重肢冷,不得安卧,舌苔白腻,脉滑。

2.《古今医鉴》半夏白术天麻汤　由半夏、白术、天麻、生姜组成。功能健脾化痰,平肝熄风。主治脾胃气虚,痰涎内停,虚风上扰,以致头旋眼黑,恶心烦闷,气促上喘,心神不安,目不敢开,头痛如裂,身重如山,四肢厥冷,不能安睡。

3. 《医学心悟》半夏白术天麻汤 有2方,方(2)由本方减少白术用量,加蔓荆子组成。功效与本方略同。主治痰厥头痛,胸膈多痰,动则眩晕者。

附 方

①驱风化痰汤(《寿世保元》) 即本方去大枣,加党参、当归、白芍、川芎、桔梗、远志、黄芩、枳实、胆南星、瓜蒌仁、制白附子、白僵蚕、黄连组成。功能驱风泻火,化痰利窍。主治癫证,以及五痫眩晕,时作时止,痰涎壅盛,心神昏乱,头脑不清。

②偏右头痛方(《古欢室医学篇》) 由姜半夏、陈皮、茯苓、生甘草、白芷、川芎、制川乌、枸杞、生姜汁组成。功能燥湿化痰,祛风止痛。主治痰浊头痛,头晕且胀,时时恶心,呕吐痰涎,胸脘满闷,舌苔白腻,脉滑。

二 三生饮

方 源 《太平惠民和剂局方》

组 成 生南星30克 木香0.3克 生川乌15克 生附子15克

用 法 上药为粗末。每服10克,加生姜15片,水煎半小时,去滓温服。

功 效 祛风化痰,散寒通络。

主 治 卒中,昏不知人,口眼㖞斜,半身不遂,咽喉作声,痰气上壅,舌苔白滑,脉沉伏。

方 解 方用南星祛风化痰,附子、川乌温阳散寒,祛风通络,三味药皆为生用,取其力峻而行速;木香理气,使气顺则痰行;生姜既能散寒,又能制约生南星、生附子、生川乌之毒性。诸药合用,共奏祛风化痰,散寒通络之效。

按　语　本方以卒中神昏、口眼㖞斜、半身不遂、痰壅咽喉、苔白滑、脉沉伏为辨证要点。现代常用于治疗脑血栓形成、癫痫等。如半身不遂,合用补阳还五汤;口眼㖞斜,加白附子、全蝎、僵蚕;语言蹇涩,加郁金、菖蒲、远志。

本方药性温燥,卒中痰火内闭及阴虚阳亢者忌用。方中生南星、生川乌、生附子均为有毒之品,必须注意用法用量,煎煮时间要长。如作汤剂,宜改用制南星、制川乌、制附子,以减轻毒副作用。

附　方

①青州白丸子(《太平惠民和剂局方》)　由生半夏、生川乌、生天南星、生白附子组成。现用生姜汁和水泛丸。功能祛风化痰止痉。主治风痰壅盛,呕吐涎沫,半身不遂,口眼㖞斜,手足瘫痪,头风头痛,及小儿惊风等。

②大醒风汤(《太平惠民和剂局方》)　由生南星、生防风、生独活、生附子、炒全蝎、生甘草、生姜组成。功能祛风化痰,通络止痉。主治卒中痰厥,手足搐搦,半身不遂,以及历节痛风,筋脉挛急等。

③星附散(《普济本事方》)　由制南星、半夏、附子、炮白附子、制川乌、僵蚕、没药、人参、茯苓组成。功能祛风化痰,温经散寒。主治卒中能言,口不㖞斜,手足萎废不举,四肢不温,舌苔白腻,脉虚浮而数。

④星香散(《易简方》)　由南星、木香、生姜组成。功能祛风化痰理气。主治卒中痰盛,突然昏迷,牙关紧闭,喉中痰声漉漉,体肥不渴,舌苔白腻,脉弦滑。

⑤三生丸(《重订严氏济生方》)　由半夏、白附子、天南星、生姜汁组成。功能祛风化痰。主治痰厥头痛。

三 定痫丸

方　源　《医学心悟》

组　成　明天麻 30 克　川贝母 30 克　胆南星 15 克　半夏 30 克　陈皮 21 克　茯苓 30 克　茯神 30 克　丹参 60 克　麦冬 60 克　石菖蒲 15 克　远志 21 克　全蝎 15 克　僵蚕 15 克　真琥珀 15 克　辰砂 9 克

用　法　上药共为细末,用甘草 120 克熬膏,加竹沥 100 毫升、姜汁 50 毫升,和匀调药为小丸,每服 6 克,早晚各 1 次,温开水送下。

功　效　涤痰熄风。

主　治　肝风痰热所致的痫证,忽然发作,眩仆倒地,不省高下,甚则瘈疭抽掣,目斜口歪,痰涎直流,叫喊作声。亦可用于癫狂。

方　解　方中以竹沥善能清热滑痰,镇惊利窍,"治痰迷大热,风痉癫狂"。配姜汁,用其温开以助化痰利窍。以胆星功专清火化痰,镇惊定痫,"主治一切中风、风痫、惊风"。以半夏、陈皮、贝母、茯苓、麦冬祛痰降逆,兼防伤阴。丹参、菖蒲开瘀利窍。全蝎、僵蚕、天麻化痰熄风止痉,辰砂、琥珀、远志、茯神镇惊宁神,以助解痉定痫之功。甘草和调诸药,共奏豁痰宣窍,熄风定痫之效。

按　语　本方以痫证发作、突然跌倒、神志不清、抽搐吐涎、或伴尖叫、苔黄腻、脉弦滑为辨证要点。现代常用于治疗癫痫。若久病频发者,可加人参。

附 方

①定痫丹(《医宗金鉴》)　由人参、当归、白芍、茯神、枣仁、远志、琥珀、天竺黄、白术、橘红、半夏、天麻、钩藤、炙甘草组成。功能化痰熄风,镇惊安神,益气养血。主治小儿阴痫发作之后。

②镇心定痫汤(《杂病证治新义》)　由菖蒲、黄连、远志、胆南星、半夏、天竺黄、钩藤、僵蚕、龙齿组成。水煎,化服磁朱丸。功能涤痰熄风,镇心定痫。主治诸痫。

③镇痫片(《上海市药品标准》)　由红参、郁金、珍珠母、牛黄、朱砂、茯苓、枣仁、胆星、石菖蒲、远志、麦冬、莲子心、甘草组成。功能祛痰开窍。主治癫痫痰多,神志昏迷,四肢抽搐者。

④痫症镇心丹(《上海市中药成药制剂规范》)　由犀角、胆南星、枣仁、茯苓、麦冬、黄连、朱砂、珍珠、石菖蒲、远志、牛黄、甘草组成。功能祛痰开窍,清心安神。主治癫痫痰多,神志昏迷,四肢抽搐者。

四　白金丸(又名矾郁丸、白玉化痰丸、癫痫白金丸)

方　源　《医方考》

组　成　白矾 90 克　郁金 210 克

用　法　上药共研细末,糊丸如梧桐子大。每服 3～6 克,日服 2 次,饭后服用。

功　效　祛痰开窍,行气解郁。

主　治　痰阻心窍而致的癫痫发狂,烦躁不安,神志不清,及喉风、乳蛾。

方　解　方中白矾清热消痰,郁金行气解郁,清心祛痰。合而用之,有豁痰开窍,行气解郁之功。

按 语 本方以癫狂痫证见痰多、舌苔腻、脉弦滑为辨证要点。现代常用于治疗癫痫、癫狂、喉痹、咽喉炎、扁桃体炎、白喉、梅核气等。如治癫痫,加胆南星、半夏、天麻、全蝎、僵蚕、蜈蚣;癫证,加半夏、胆南星、陈皮、木香、香附、菖蒲;狂证,加生铁落、胆南星、贝母、远志、钩藤、茯神。

同名方

1.《医方集解》白金丸　白矾、郁金用量与本方同,用薄荷汤糊丸。主治癫狂失心。

2.《外科全生集·新增马氏试验秘方》白金丸　白矾、郁金各等分,用皂角汁为丸。功能祛痰散结。主治喉风、乳蛾。

附 方

医痫丸(《古今名方》)　由半夏、猪牙皂角、僵蚕、南星、白矾、乌蛇、白附子、朱砂、全蝎、雄黄、麝香、蜈蚣组成。功能祛除风痰,熄风定惊。主治癫痫昏迷,痰涎壅盛,四肢抽搐。

五　千金散

方　源　《寿世保元》

组　成　全蝎0.9克　僵蚕0.9克　朱砂1.2克　天麻1.2克　冰片0.6克　牛黄0.18克　胆南星0.9克　甘草0.9克　黄连1.2克

用　法　上药共研细末。每服0.15～0.21克,薄荷、灯心、金银花煎汤,不拘时调下。

功　效　清热化痰,熄风定惊。

主　治　小儿痰喘,急惊风。

方　解　方中全蝎、僵蚕、天麻平肝熄风;牛黄清心开窍,豁痰定惊；胆南星清热化痰，熄风止痉；黄连清心泻火，冰片清热开窍，朱砂镇心安神，甘草调和诸药。合而用之，共奏清热化痰，熄风定惊之功。

按　语　本方以痰多气喘、烦躁神昏、发热抽搐为辨证要点。现代常用于治疗急惊风、流行性脑脊髓膜炎、乙型脑炎、癫痫等。

脾肾阳虚之慢惊风忌用。

附　方

猴枣散(《全国中药成药处方集》)　由猴枣、羚羊粉、煅青礞石、沉香、硼砂、天竺黄、川贝母、麝香组成。功能清热化痰，开窍镇惊。主治中风痰厥，喘促昏仆，语言謇涩，癫狂惊痫，及小儿急惊，壮热神昏，喘咳痰盛，四肢抽搐等症。

第六节　化痰截疟方

一　截疟七宝饮

方　源　《杨氏家藏方》

组　成　常山9克　厚朴9克　青皮9克　陈皮9克　炙甘草6克　槟榔9克　草果仁9克

用　法　水煎，煮沸后加黄酒1匙。于疟疾发作前2小时服用。

功　效　燥湿祛痰截疟。

主　治　疟疾数发不止，体壮痰湿盛，舌苔白腻，脉弦滑浮大。

方　解　方中常山截疟祛痰,其抗疟作用已为临床和药理研究证实,故用为主药;草果、槟榔行气燥湿除痰,均能治"瘴疠寒疟",为辅药;厚朴、青皮、陈皮行气理脾,燥湿除痰,为佐药;炙甘草和中,为使药。全方合用,共奏截疟化湿祛痰之功。

按　语　本方以疟疾数发不止、苔白腻、脉弦滑为辨证要点。现代常用于治疗各型疟疾。如加入青蒿或与小柴胡汤合方加减,则可明显提高疗效,减轻副作用。若恶寒重,加桂枝;呕吐,加半夏、生姜。

本方辛燥行气的药物居多,对中气虚弱或内有郁火者均不宜用。

现代药理研究证实,本方中的各药均不减弱常山的抗疟效果,而本方对鸽的致吐作用则比单味常山小3～4倍。减去厚朴等,并不增加其致吐程度,减去槟榔则致吐强度与单味常山相同,若用常山和槟榔两药,致吐作用与七宝饮相似,说明槟榔是本方中抗常山呕吐副作用的主要药物。

附　方

①截疟丸(《瘴疟指南》)　由常山、乌梅、槟榔、甘草、姜汁组成。功能截疟除痰。主治瘴疟,不问寒热,或一日一发,二日一发,三日一发。

②疟疾丸(《古今名方》)　由槟榔、黄芩、龟版、常山、青皮、法半夏、草果组成。功能清热化痰截疟。主治疟疾。

二　常山饮

方　源　《医方集解》

组　成　常山9克　草果9克　槟榔9克　知母9克　贝母9克　乌梅9克　生姜3片　大枣3枚

用　法　水煎,煮沸后入陈酒1匙。于疟疾发作前2～3小时服。

功　效　祛痰截疟。

主　治　疟疾发作较久不止,发热较高,口渴舌干。

方　解　方中常山、草果、槟榔祛痰截疟,知母清热生津,贝母清火化痰。乌梅生津和胃,以减轻常山致吐的副作用。生姜、大枣调和营卫。诸药合用,共奏祛痰截疟,清热生津之效。

按　语　本方以疟疾久发不已、发热较高、口渴舌干为辨证要点。现代常用于治疗疟疾。

同名方

1.《太平惠民和剂局方》常山饮　由常山、知母、草果、炙甘草、高良姜、乌梅肉、生姜、大枣组成。功能清热散结,祛痰截疟。主治疟疾发作,久而不止,热较高,口苦舌干,口渴引饮者。

2.《类证治裁》常山饮　由常山、草果、槟榔、知母、贝母、山甲片、乌梅组成。功能祛痰截疟。主治疟疾发作无时者。

附　方

①截疟常山饮(《丹溪心法》)　方(1)即本方去贝母、生姜、大枣,加炮山甲、炙甘草组成。方(2)由柴胡、草果、常山、知母、贝母、槟榔组成。二方功效、主治与本方略同。

②常山白虎汤(《章次公医案》)　由常山、草果、桂枝、石膏、知母、生甘草、粳米、雄黄组成。功能清热生津,祛痰抗疟。主治疟疾。

③疟疾通治方(《赵锡武医疗经验》)　由柴胡、常山、厚朴、甘草、当归、葛根、苍术、草果、生姜、生石膏、麻黄、知母、大枣组成。功能清热截疟。主治疟疾。

三 清脾汤(又名清脾饮)

方　源　《妇人良方》

组　成　青皮9克　厚朴9克　白术9克　草果仁9克　柴胡9克　茯苓9克　半夏9克　黄芩9克　炙甘草9克　生姜5片

用　法　水煎服。

功　效　清热燥湿,化痰截疟。

主　治　疟疾,热多寒少,或但热不寒,膈满能食,口苦舌干,心烦渴饮,小便黄赤,大便秘结,舌苔黄腻,脉弦数。

方　解　方中柴胡、黄芩和解少阳,清泄肝热;草果燥湿除痰截疟;半夏、厚朴燥湿化痰;白术、茯苓健脾燥湿;青皮疏肝破滞;炙甘草、生姜益气和中。诸药合用,共奏清热燥湿,化痰截疟之功。

按　语　本方以疟疾热多寒少、或但热不寒、苔黄腻、脉弦数为辨证要点。现代常用于治疗疟疾、胃肠炎等。如大渴,加麦冬、知母;疟不止,加常山、乌梅。

同名方

《三因极一病证方论》清脾汤　有2方,方(1)由厚朴、乌梅、半夏、青皮、高良姜、草果、炙甘草、生姜、大枣组成。功能温脾化痰截疟。主治胃疟,发作有时,先觉伸欠,乃作寒慄,中外皆寒,腰背俱痛,寒战既已,内外皆热,头痛如破,渴欲饮冷,或痰聚胸中,烦满欲呕,或先热后寒,先寒后热,寒多热少,或寒少热多,或寒热相半,或但热不寒,但寒不热,或隔日一发,或一日一发,或三日、五日一发;并治胸膈痞闷,心腹胀满,噫醋吞酸等症。方(2)由茯苓、橘皮、草果、白术、人参、桂心、白芷、炙甘草、川芎、半夏、生姜、紫苏叶组成。

主治脾湿热病,足寒胫热,腹胀满,烦扰不得卧,舌本强,体重面黄,头痛,右胁满痛偏胀,口唇干裂,寒热如疟。

附 方

① 疟疾神效方(《仁术便览》) 由常山、厚朴、半夏、茯苓、草果、槟榔、陈皮、甘草、生姜组成。功能祛痰截疟。主治疟疾。

② 不二饮(《证治汇补》) 由柴胡、黄芩、常山、知母、芍药、槟榔、青皮、甘草组成。功能和解表里,祛邪截疟。主治疟在阳分,三四发后,人壮可截者。

③ 柴胡截疟饮(《医宗金鉴》) 由柴胡、黄芩、人参、甘草、半夏、常山、乌梅、槟榔、桃仁、生姜、大枣组成。功能祛邪截疟,和解表里。主治疟疾。

四　四兽饮

方　源 《景岳全书》

组　成 人参 10 克　白术 10 克　茯苓 10 克　炙甘草 5 克　陈皮 10 克　半夏 10 克　草果 10 克　乌梅 10 克　大枣 3 枚　生姜 5 片

用　法 水煎服。

功　效 健脾燥湿,化痰截疟。

主　治 疟疾。

方　解 方用二陈汤燥湿化痰,理气和中;草果燥湿化痰截疟;人参、白术补气健脾。诸药合用,共奏健脾燥湿,化痰截疟之功。

按　语 本方以气虚久疟留连不愈,痰多呕恶,体倦乏力,舌苔白腻为辨证要点。现代常用于治疗疟疾。

疟疾热盛,体质壮实者不宜应用。

附　方

驱疟饮(《景岳全书》)　即本方去生姜,加青皮、厚朴、苍术、槟榔、良姜组成。功能健脾燥湿,祛痰截疟。主治诸疟久疟不愈者。

五　清瘴汤

方　源　《中医内科学》

组　成　青蒿9克　柴胡9克　茯苓9克　知母9克　陈皮9克　半夏9克　黄芩9克　黄连3克　枳实9克　常山9克　竹茹9克　益元散9克

用　法　水煎服。

功　效　解毒除瘴,清热化痰。

主　治　瘴疟,热甚寒微,或壮热不寒,头痛,肢体烦疼,面红目赤,胸闷呕吐,烦渴饮冷,大便秘结,小便热赤,甚至神昏谵语,舌质红绛,苔黄腻或垢黑,脉洪数或弦数。

方　解　方中黄芩、黄连、知母清热解毒;青蒿、常山截疟除瘴;柴胡、黄芩和解表里,导邪外出;竹茹、枳实、半夏、陈皮、茯苓清胆和胃,理气化痰;益元散清热利湿安神。诸药合用,共奏解毒除瘴,清热化痰之功。

按　语　本方以瘴疟热甚寒微、胸闷呕吐、烦渴饮冷、尿赤便秘、舌红绛、苔黄腻为辨证要点。常用于治疗瘴疟、温疟等。如壮热不寒者,加石膏;热盛津伤,口渴心烦,舌红少津者,加生地、玄参、石斛、玉竹;神昏谵语者,加用紫雪丹或至宝丹。

第七节　化痰散结方

一　消瘰丸（又名消疬丸）

方　源　《医学心悟》

组　成　玄参120克　牡蛎(煅,醋研)120克　贝母120克

用　法　上药共研细末,炼蜜为丸,如梧桐子大。每服9克,日服2次。亦可作汤剂水煎服,用量按原方比例酌减。

功　效　清热化痰,软坚散结。

主　治　瘰疬、痰核,症见咽干、舌红、脉弦滑者。

方　解　本方所治瘰疬,由于肝肾阴亏,肝火郁结,灼津为痰,痰火凝聚而成。方中贝母消痰散结,牡蛎软坚散结,玄参滋阴降火。三药均能散结消肿,药性均属寒凉,合用可使热清痰化,瘰疬自消。

按　语　本方以瘰疬、痰核伴咽干口燥、舌红、脉弦滑为辨证要点。现代常用于治疗颈淋巴结结核、甲状腺机能亢进、甲状腺炎、急性淋巴结炎等。若肿块大而坚硬,重用牡蛎,加昆布、海藻、夏枯草；痰火盛者,重用贝母,加瓜蒌、蛤粉；阴虚火旺者,重用玄参,加知母、丹皮；兼肝郁气滞者,加柴胡、香附、青皮。

同名方

《医学衷中参西录》消瘰丸　由煅牡蛎、生黄芪、三棱、莪术、血竭、乳香、没药、龙胆草、玄参、浙贝母组成。功能化痰行瘀,软坚散结。主治瘰疬。

附　方

化坚丸(《中医方剂临床手册》)　由牡蛎、浙贝母、海蛤壳、海藻、昆布、夏枯草、当归、川芎、桂枝、藿香、白芷、山慈姑、细辛组成。功能化坚散结。主治瘿瘤瘰疬。

二　内消瘰疬丸

方　源　《疡医大全》

组　成　夏枯草240克　玄参150克　青盐150克　海藻30克　川贝母30克　薄荷叶30克　天花粉30克　海蛤粉30克　白蔹30克　连翘30克　熟大黄30克　生甘草30克　生地黄30克　桔梗30克　枳壳30克　当归30克　硝石30克

用　法　上药共研细末，酒糊为丸，如梧桐子大。每服6～9克，日服2次，温开水送服。

功　效　软坚散结，化痰消瘿。

主　治　痰凝气滞而致的瘰疬痰核，颈项瘿瘤，皮色不变，或肿或痛。

方　解　方中海藻、夏枯草、贝母、海蛤粉化痰软坚散结，配以桔梗化痰，枳壳理气，大黄、当归活血行瘀，连翘、白蔹、天花粉、生甘草清热解毒，大黄、硝石清热泻火，玄参、生地清热养阴，青盐咸以软坚，薄荷辛散解郁。诸药合用，共奏化痰软坚散结消瘿之功。

按　语　本方以瘰疬、痰核、瘿瘤皮色不变，或肿或痛，或伴低热为辨证要点。现代常用于治疗颈淋巴结结核、单纯性甲状腺肿、甲状腺腺瘤、甲状腺囊肿、乳腺增生病等。

附 方

① 海菜丸(《医宗金鉴》) 由海藻菜、白僵蚕、白梅肉组成。功能化痰软坚散结。主治风痰瘰疬,绕项而生,无寒热者。

② 夏枯草膏(《医宗金鉴》) 由夏枯草、玄参、昆布、浙贝母、桔梗、甘草、当归、白芍、川芎、红花、香附、陈皮、乌药、僵蚕、蜂蜜组成。功能化痰活血,软坚散结。主治瘰疬、瘿瘤、痰核等。

③ 昆花汤(《洞天奥旨》) 由夏枯草、浙贝母、山慈姑、玄参、连翘、牛蒡子、橘红、银花、海藻、川芎、当归、香附、白芷、昆布、甘草组成。功能清热化痰,软坚散结。主治痰气郁结化火而成瘰疬。

三 海藻玉壶汤

方 源 《外科正宗》

组 成 海藻3克 贝母3克 陈皮3克 昆布3克 青皮3克 川芎3克 当归3克 连翘3克 半夏3克 甘草节3克 独活3克 海带1.5克

用 法 水煎服。

功 效 化痰行气,消瘿散结。

主 治 瘿瘤初起,或肿或硬,或赤或不赤,但未破者。

方 解 方中海藻、昆布、海带化痰软坚,消瘿散结,为主药;配以半夏、贝母化痰散结;青皮、陈皮疏肝理气;川芎、当归辛散活血;独活宣通经络;连翘清热解毒,消肿散结;甘草调和诸药。综合成方,具有化痰行气,消瘿散结之功。

按 语 本方以瘿瘤初期未溃为辨证要点。现代常用于治疗单纯性甲状腺肿、甲状腺机能亢进症、甲状腺腺瘤、甲状腺炎、乳腺增生病等。如肿块坚硬,加黄药子、三棱、莪术、露蜂房、山甲片;胸闷不舒,加郁金、香附;烦热舌红苔黄脉数,加夏枯草、丹皮、玄参;脉数心悸易汗,加茯神、酸枣仁、熟地;纳差便溏,加白术、茯苓、怀山药。

附 方

①海藻散坚丸(《校注妇人良方》) 由海藻、昆布、小麦、柴胡、龙胆草组成。功能疏肝解郁,化痰散结。主治肝经瘿瘤。

②海藻溃坚丸(《杂病源流犀烛》) 由海藻、昆布、龙胆草、海蛤粉、通草、贝母、松萝茶、枯矾、半夏、神曲组成。功能化痰散结。主治瘰疬、马刀疮,坚硬形瘦,潮热不食,及瘿气等。

③清上消郁汤(《证治准绳》) 由昆布、玄明粉、陈皮、半夏、黄连、海藻、莪术、川芎、香附、青黛、白芥子、薄荷组成。功能清上解郁,化痰软坚。主治痰火气血郁结而成瘿瘤,寸脉弦而滑。

四 四海舒郁丸

方 源 《疡医大全》

组 成 青木香15克 陈皮9克 海蛤粉9克 海带60克 海藻60克 昆布60克 海螵蛸60克

用 法 上药共研细末,为丸。每服9克,日服3次,温开水送服。亦可作汤剂水煎服,用量按原方配伍比例酌情增减。

功 效 理气舒郁,化痰消瘿。

主 治 瘿瘤、瘰疬。

方 解 本方主要用于治疗肝气郁滞,痰气凝结所致之气瘿。方中青木香、陈皮疏肝理气;昆布、海带、海藻、海螵蛸、海蛤粉化痰软坚,消瘿散结。合用共奏理气舒郁,化痰消瘿之功。

按 语 本方以瘿瘤颈前肿大、皮色不变、按之柔软、胸闷、喜太息、脉弦为辨证要点。现代常用于治疗单纯性甲状腺肿、甲状腺肿瘤、甲状腺结节、乳腺增生病等。为了增强化痰消瘿作用,可加黄药子。若胸闷胁痛,加柴胡、郁金、香附;咽颈不适,加桔梗、牛蒡子、木蝴蝶、射干。

附 方

①消瘿五海饮(《古今医鉴》) 由海带、海藻、昆布、海蛤粉、乌贼骨、木香、三棱、莪术、桔梗、细辛、香附、猪胰子组成。功能化痰消瘿,理气破瘀。主治瘿瘤,瘰疬。

②消瘿散(《证治准绳》) 由海藻、海带、昆布、海马、煅海蛤、煅石燕、乌贼骨组成。功能化痰软坚,散结消瘿。主治瘿气。

③藻药散(《证治准绳》) 由海藻、黄药子组成。功能化痰消瘿。主治气瘿。

④消瘿汤(《寿世保元》) 由海藻、龙胆草、海蛤粉、通草、昆布、枯白矾、松萝、半夏、麦曲、白芷组成。功能化痰消瘿。主治瘿瘤,痈疽,便毒,恶疮,久漏不愈者。

⑤消瘿顺气散(《北京市中药成方选集》) 由生地、浙贝母、蛤粉、海藻、昆布、浮海石、海带组成。功能平肝顺气,化瘀消瘿。主治瘿瘤瘰疬,结核坚硬,经久不消者。

第 16 章

止咳平喘方

第一节 宣肺止咳平喘方

一 三拗汤

方　源　《太平惠民和剂局方》

组　成　麻黄9克　杏仁9克　甘草9克

用　法　上药研为粗末。每服15克,加生姜5片,水煎服。现多作汤剂。

功　效　宣肺散寒,止咳平喘。

主　治　感冒风邪,鼻塞身重,语音不出,或伤风伤冷,头痛目眩,四肢拘倦,咳嗽痰多,胸满气短。

方　解　方中麻黄辛温散寒,宣肺平喘;杏仁降气止咳定喘;甘草既可祛痰止咳,又能缓和药性。三药合用,共成宣肺散寒,止咳平喘之方。

按 语 本方以感冒风邪、咳嗽气喘、痰多胸闷、舌苔白腻为辨证要点。现代常用于治疗感冒、支气管炎、肺炎、哮喘等。本方为止咳平喘的基础方,可随证加减。如肺寒甚者,加细辛、干姜;肺热者,加石膏、桑皮、黄芩;痰多者,加陈皮、半夏;气逆者,加苏子、白芥子、莱菔子;咳甚者,加紫菀、百部、款冬花。

附 方

①麻黄五味子汤(《外台秘要》) 即本方加五味子、半夏、干姜、细辛、桂心组成。功能散寒化饮,止咳平喘。主治咳嗽。

②麻黄杏仁饮(《医学入门》) 即本方加桔梗、前胡、黄芩、陈皮、半夏、细辛、防风、生姜组成。功能解表宣肺,化痰止咳。主治太阳病,发热恶寒,头痛无汗,咳嗽,脉浮紧。

③五拗汤(《古今图书集成医部全录》) 即本方加荆芥穗、桔梗组成。功能与本方略同。主治感寒咳嗽,肺气喘急。

④通宣理肺丸(《全国中药成药处方集》) 即本方加紫苏叶、橘皮、前胡、黄芩、桔梗、枳壳、茯苓、制半夏组成。功能宣肺解表,化痰止咳。主治风寒咳嗽,痰多气急,头痛鼻塞。

二 华盖散

方 源 《太平惠民和剂局方》

组 成 麻黄 30 克 炙桑白皮 30 克 紫苏子 30 克 杏仁 30 克 赤茯苓 30 克 陈皮 30 克 炙甘草 15 克

用 法 上药研为粗末。每服 6 克,水煎服。亦可改作汤剂水煎服,用量按原方比例酌减。

功 效 宣肺化痰,止咳平喘。

主 治 肺感风寒,咳嗽上气,痰气不利,呀呷有声,胸膈烦满,项背拘急,声重鼻塞,头昏目眩。

方　解　方中麻黄宣肺化痰,解表发汗为君;杏仁、苏子降气消痰,宣肺止咳为臣;陈皮理气燥湿,桑白皮泻肺利水,赤茯苓渗湿行水,三味行气祛水以消痰为佐;炙甘草调和诸药为使。共成宣肺化痰,止咳平喘之功。

按　语　本方以素体多痰、复感风寒、咳嗽气喘、喉中痰鸣、胸膈烦满、鼻塞声重、苔白腻、脉浮紧为辨证要点。现代常用于治疗上呼吸道感染、支气管炎等。如咳痰不畅,加前胡、桔梗、白前;喉中痰鸣,加射干、款冬花、紫菀;鼻塞头痛,加苍耳子、白芷、藁本。

同名方

1. 《博济方》华盖散　由桑白皮、神曲、桔梗、人参、百合、炙甘草、杏仁组成。功能宣肺化痰平喘,益气润肺和中。主治气喘咳嗽。

2. 《圣济总录》华盖散　由赤茯苓、甜葶苈、桑根白皮、大黄组成。功能清肺泻热,下气消痰。主治肺痈,气喘咳嗽,胸膈满闷,口干烦热及吐血。

3. 《三因极一病证方论》华盖散　由甜葶苈、苦葶苈、茯苓、人参、细辛、干姜、桔梗、杏仁、紫菀、款冬花、炙甘草、陈皮、羊肺组成。功能补肺益气,化痰止咳。主治脏气不足,痰饮内停,咳唾脓血,渐成肺痿,憎寒发热,羸瘦困顿,皮肤甲错,将成劳瘵。

附　方

加味华盖散(《医宗金鉴》)　即本方加前胡、桔梗组成。功能解表宣肺,祛痰止咳。主治风寒咳嗽,频唾痰涎,喷嚏流涕,鼻塞声重。

三　定喘汤

方　源　(《摄生众妙方》)

组 成 白果9克 麻黄9克 苏子6克 甘草3克 款冬花9克 杏仁9克 桑白皮9克 黄芩4.5克 半夏9克

用 法 水煎服。

功 效 宣肺降气,祛痰平喘。

主 治 风寒外束,痰热内蕴,痰多气急,痰稠色黄,哮喘咳嗽,或有恶寒发热,舌苔黄腻,脉滑数。

方 解 方中麻黄宣肺散邪以平喘,白果敛肺定喘而祛痰,共为君药。一散一收,既可加强平喘之功,又可防麻黄耗散肺气。苏子、杏仁、半夏、款冬花降气平喘,止咳祛痰,共为臣药。桑白皮、黄芩清泄肺热,止咳平喘,共为佐药。甘草调和诸药,是为使药。诸药合用,使肺气得宣,痰热得清,风寒得解,则喘咳痰多诸证自除。

按 语 本方以哮喘咳嗽、痰多气急、痰稠色黄、苔黄腻、脉滑数为辨证要点。现代常用于治疗急、慢性支气管炎,支气管哮喘,慢性肺原性心脏病等。如痰稠咳吐不利,加瓜蒌、胆南星;胸闷较甚,加枳壳、厚朴;肺热重,加生石膏、鱼腥草;肺气壅实,痰鸣息涌不得卧,加葶苈子、广地龙。

新感风寒,虽恶寒发热,无汗而喘,但内无痰热者,本方不宜使用。方中白果有小毒,不宜过服和久服。

同名方

1. 《校注妇人良方》定喘汤 由半夏曲、阿胶、甘草、罂粟壳、五味子、桑白皮、麻黄、人参、生姜、乌梅组成。功能化痰定喘,益气养阴。主治痰喘胸满,坐卧不安,声重鼻塞头昏。

2. 《沈氏尊生书》定喘汤 由紫菀、五味子、橘红、炙甘草、苏子、桑皮、苏叶、杏仁、半夏、枳壳、生姜组成。甚者加葶苈子、厚朴、陈皮、前胡。功能化痰平喘。主治痰喘。

附 方

①麻黄定喘汤(《张氏医通》) 即本方加厚朴组成。功能宣肺平喘,清热化痰。主治寒包热邪,哮喘痰嗽,遇冷即发。

②麻黄定喘汤(《症因脉治》) 由麻黄、杏仁、枳壳、桔梗、苏子、橘红、甘草组成。功能宣肺散寒,降气平喘。主治风寒喘逆,肺受寒邪而未化热者。

四 桔梗汤(又名甘桔汤)

方 源 《伤寒论》

组 成 桔梗10克 甘草6克

用 法 水煎服。

功 效 宣肺祛痰,清热利咽。

主 治 咳嗽有痰,咽喉肿痛;肺痈,咳而胸满,振寒脉数,咽干不渴,时出浊唾腥臭,久久吐脓如米粥者。

方 解 方中桔梗宣肺祛痰利咽,且能排脓;甘草清热解毒。二药相配,有宣肺祛痰,清热利咽,排脓解毒之功。

按 语 本方以咳嗽痰多、咽喉肿痛为辨证要点。现代常用于治疗咽喉炎、扁桃体炎、肺炎、肺脓疡、食道炎等。若恶寒发热,加银花、连翘;咽痛音哑,加薄荷、牛蒡子、蝉蜕;咽痛较剧,加山豆根、射干、马勃;咳痰黄稠,加桑白皮、黄芩、贝母;肺痈,加芦根、薏苡仁、冬瓜子、鱼腥草。

同名方

1.《太平惠民和剂局方》桔梗汤 由桔梗、姜半夏、陈皮、枳实、生姜组成。功能除痰下气,消痞散满。主治胸胁胀满,寒热呕哕,心下痞坚,短气烦闷,痰逆恶心,饮食不下。

2. 《济生方》桔梗汤　即本方加贝母、当归、瓜蒌仁、枳壳、薏苡仁、炙桑白皮、防己、杏仁、百合、黄芪、生姜组成。功能清热化痰,解毒排脓,补气养血。主治肺痈,心胸气壅,咳嗽脓血,心神烦闷,咽干多渴,两脚肿满,小便赤黄,大便多涩。
3. 《杂病源流犀烛》桔梗汤　由桔梗、香附、栀子、黄芩、前胡、贝母、知母组成。功能清肺化痰止咳。主治火郁于肺,咳嗽有声无痰者。

附　方

① 桔梗杏仁煎(《景岳全书》)　即本方加杏仁、阿胶、银花、麦冬、百合、夏枯草、连翘、贝母、枳壳、红藤组成。功能清热化痰,解毒排脓,养肺滋阴。主治咳嗽吐脓,痰中带血,或胸膈隐痛,将成肺痈。

② 加味甘桔汤(《景岳全书》)　即本方加牛蒡子、射干、防风、玄参组成。功能祛风宣肺,清热解毒。主治风热上侵,咽喉肿痛。

③ 加味甘桔汤(《医学心悟》)　即本方加川贝母、百部、白前、橘红、茯苓、旋复花组成。功能宣肺化痰,降气平喘。主治表寒束其内热,致发哮证,呀呷不已,喘息有音声。

④ 加味甘桔汤(《重订通俗伤寒论》)　即本方加苏梗、紫菀、白前、橘红、香附、旋复花组成。功能润燥化痰,宣肺利咽。主治燥痰粘结喉头,咳逆无痰,喉间如食炙窝,咯之不出,咽之不下者。

⑤ 加味桔梗汤(《医学心悟》)　即本方加白及、橘红、甜葶苈、贝母、苡仁、金银花组成。功能清肺化痰,排脓去壅。主治肺痈,咳嗽吐脓血,咳引胸中痛。

五　止嗽散

方　源　《医学心悟》

组　成　桔梗1000克　荆芥1000克　紫菀1000克　百部1000

克　白前1000克　甘草375克　陈皮500克

用　法　上药共研细末。每服6克,温开水或姜汤送下。亦可做汤剂,用量按原方比例酌减。

功　效　止咳化痰,疏表宣肺。

主　治　风邪犯肺,咳嗽咽痒,或微有恶寒发热,舌苔薄白等。

方　解　方中紫菀、白前、百部止咳化痰,治咳嗽不分久新,皆可取效;以桔梗、陈皮宣降肺气,止咳消痰;荆芥祛风解表,甘草调和诸药,二者与桔梗配合,更能清利咽喉。诸药合用,温润和平,不寒不热,既无攻击过当之虞,大有启门驱贼之势。是以客邪易散,肺气安宁。运用得宜,可治诸般咳嗽。

加　减　风寒初起,头痛鼻塞,发热恶寒而咳嗽者,加防风、苏叶、生姜;暑气伤肺,口渴烦心溺赤者,加黄连、黄芩、花粉;湿气生痰,痰涎稠粘者,加半夏、茯苓、桑白皮、生姜、大枣;燥气焚金,干咳无痰者,加瓜蒌、贝母、知母、柏子仁。

按　语　本方以咳嗽咽痒、微有恶风发热、舌苔薄白为辨证要点。现代常用于治疗外感咳嗽、支气管炎、肺炎、百日咳等。如风热咳嗽,加桑叶、牛蒡子、芦根、黄芩;痰多稠黄,加川贝母、桑白皮、知母;咳嗽较频,加杏仁、象贝母、款冬花。

同名方

1. 《儒门事亲》止嗽散　由半夏、枯白矾、生姜组成。功能化痰止咳。主治咳嗽痰多。
2. 《医学心悟》止嗽散　有2方,方(2)即本方去荆芥组成。功效、主治基本与本方同。

六　金沸草散

方　源　《类证活人书》

组　成　前胡90克　荆芥120克　姜半夏30克　赤芍药60克　细辛30克　炙甘草30克　旋复花90克

用　法　上药研为细末。每服6克,加生姜5片、大枣1枚,水煎服。亦可改作汤剂,各药用量按原方比例酌减。

功　效　发散风寒,降气化痰止咳。

主　治　外感风寒,恶寒发热,头痛鼻塞,咳嗽痰多,咳痰清稀,气急胸闷,舌苔白腻,脉浮。

方　解　方用旋复花、前胡降气化痰;荆芥、细辛、生姜发散风寒;半夏燥湿化痰,并助细辛、生姜以温肺止咳;甘草、大枣甘缓和中;赤芍散瘀和营,性凉泄热,以防辛散之品温燥太过。诸药合用,共成散寒、降气、化痰止咳之剂,以治外感风寒,气逆咳嗽痰多者。

按　语　本方以恶寒发热、咳嗽痰多、咳痰清稀、舌苔白腻为辨证要点。现代常用于治疗感冒咳嗽、支气管炎、肺炎等。如鼻塞头痛,加苍耳子、川芎;胸闷,加枳壳、桔梗;痰多,加杏仁、陈皮、白前;咳嗽较重,加紫菀、款冬花、杏仁。

同名方

《太平惠民和剂局方》金沸草散　即本方去细辛,加麻黄组成。功能、主治与本方略同。

七　宁嗽化痰汤

方　源　《证治准绳》

组　成　桔梗9克　枳壳9克　半夏9克　陈皮9克　前胡9克　葛根9克　茯苓9克　桑白皮6克　麻黄3克　紫苏9克　杏仁9克　甘草6克　生姜3片

用　　法　水煎服。

功　　效　宣肺散寒，化痰止咳。

主　　治　感冒风寒，咳嗽鼻塞。

方　　解　方中麻黄、紫苏、葛根、生姜宣肺散寒；杏仁、桔梗、前胡、桑白皮宣肺降气，化痰止咳；半夏、茯苓祛湿化痰；枳壳、陈皮理气宽胸；甘草调和诸药。配伍成方，有宣肺散寒，化痰止咳之功。

按　　语　本方以感冒风寒、咳嗽痰稀色白、鼻塞、舌苔薄白、脉浮为辨证要点。现代常用于治疗风寒咳嗽、支气管炎等。

附　　方

①宁嗽汤（《仁斋直指》）　即本方去前胡、葛根、麻黄，加细辛、五味子、砂仁、乌梅组成。功能宣肺顺气，化痰止嗽。主治诸嗽。

②宁嗽汤（《杂病源流犀烛》）　即本方去麻黄，加大枣组成。功效与本方略同。主治外感风寒而致的咳嗽。

第二节　清肺止咳平喘方

一　葶苈大枣泻肺汤（又名葶苈大枣汤、葶苈泻肺汤）

方　　源　《金匮要略》

组　　成　葶苈子15克　大枣12枚

用　　法　水煎服。

功　　效　泻肺行水，下气平喘。

主　治　痰涎壅盛,咳喘胸满,不能平卧,或面目浮肿,小便短少。

方　解　方中葶苈子泻肺行水,消痰平喘;佐以大枣安中护正,缓和药力,使葶苈子泻肺而不伤正。

按　语　本方以痰涎壅盛、咳喘胸闷不得卧、或浮肿尿少为辨证要点。现代常用于治疗百日咳、支气管哮喘、肺痈、肺炎、支气管扩张、渗出性胸膜炎、特发性液气胸、肺原性心脏病、风湿性心脏病合并心衰等。如咳痰黄稠,加贝母、桑白皮、黄芩、桔梗;喘息不能平卧,加白芥子、苏子、莱菔子、杏仁;肺心病喘促浮肿,加黄芪、附子。

附　方

①葶苈丸(《小儿药证直诀》)　由葶苈子、黑牵牛子、汉防己、杏仁、枣肉组成。功能宣肺平喘利水。主治小儿乳食冲肺,咳嗽痰喘,面赤。

②葶苈薏苡泻肺汤(《张氏医通》)　由桔梗、甘草节、薏苡、贝母、橘红、黄芪、金银花、白及、葶苈子、生姜组成。功能泻肺排脓,清热解毒。主治肺痈,唾脓血。

③葶苈清肺饮(《症因脉治》)　由葶苈子、桑白皮、地骨皮、甘草、大腹皮、马兜铃组成。功能泻肺行水,清热平喘。主治水饮射肺,面浮喘逆,不得卧者。

④苏葶定喘丸(《医宗金鉴》)　由苦葶苈子、苏子、大枣肉组成。功能泻肺行水,降气平喘。主治饮停上焦,喘满不得卧,面身水肿,小便不利者。

二　桑白皮汤

方　源　《景岳全书》

组　　成　桑白皮9克　半夏9克　苏子9克　杏仁9克　贝母9克　山栀9克　黄芩9克　黄连3克　生姜3片

用　　法　水煎服。

功　　效　清泻肺热,降气化痰。

主　　治　肺热痰盛,喘咳痰多。

方　　解　方中桑白皮清肺化痰,降气平喘,为主药;佐以黄芩、黄连、栀子清泻肺热;贝母、杏仁、苏子、半夏降气化痰,止咳平喘。诸药合用,共奏清泻肺热,降气化痰之功。

按　　语　本方以喘咳、痰多粘稠色黄、舌苔黄、脉滑数为辨证要点。现代常用于治疗支气管炎、支气管哮喘等。如热甚者,加石膏、知母;痰多粘稠,加海蛤粉;口渴咽干,加天花粉;喘不能卧,痰涌便秘,加葶苈子、大黄、风化硝;痰有腥味,加鱼腥草、冬瓜子、苡仁、芦根。

同名方

　　《审视瑶函》桑白皮汤　由桑白皮、泽泻、玄参、甘草、麦门冬、黄芩、旋复花、菊花、地骨皮、桔梗、茯苓组成。功能清肺利湿。主治肺脾湿热熏蒸,两目涩痛昏矇。

附　方

①清咽宁肺汤(《证治准绳》)　由桔梗、山栀、黄芩、桑白皮、甘草、前胡、知母、贝母组成。功能清热利咽,止咳化痰。主治肺热咳嗽,咽痛声哑。

②小儿止嗽金丹(《全国中药成药处方集》)　由玄参、麦门冬、杏仁、胆南星、焦槟榔、桔梗、竹茹、桑白皮、川贝母、天花粉、瓜蒌仁、甘草、苏子、知母、苏叶组成。功能清热润肺,化痰止嗽。主治伤风发烧,咳吐黄痰,口干舌燥,腹满便秘,久嗽痰盛。

三　五虎汤

方　源　《增补万病回春》

组　成　麻黄 9 克　杏仁 9 克　石膏 15 克　甘草 3 克　细茶 1 撮

用　法　上药研为粗末,加桑白皮 3 克、生姜 3 片、葱白 3 茎,水煎服。亦可改作汤剂水煎服。

功　效　清热宣肺,止咳平喘。

主　治　外感风寒,内有郁热,喘急痰黄。

方　解　方用麻杏甘石汤宣肺清热,平喘止咳;桑白皮清泄肺热,降气平喘;生姜、葱白宣散发表。诸药合用,共奏清热宣肺,止咳平喘之功。

加　减　如有痰,加陈皮、半夏、茯苓。

按　语　本方以恶寒发热、喘急咳嗽、痰多色黄、脉浮滑数为辨证要点。现代常用于治疗上呼吸道感染、支气管炎、肺炎等。如恶寒甚者,加荆芥、防风、紫苏;痰多色黄,加瓜蒌皮、贝母、葶苈子。

同名方

1. 《仁斋直指》五虎汤　由麻黄、杏仁、甘草、细茶、石膏组成。功效、主治与本方略同。

2. 《景岳全书》五虎汤　由麻黄、杏仁、石膏、甘草、细茶、生姜组成。功效、主治与本方略同。

3. 《证治汇补》五虎汤　由麻黄、杏仁、石膏、甘草、桑白皮、细辛、生姜组成。功能解表清肺,平喘止咳。主治哮喘痰盛。

附　方

① 五虎二陈汤(《古今医鉴》)　即本方去桑白皮,加橘皮、半夏、茯苓、人参、木香、沉香、蜂蜜组成。功能宣肺化痰,降气平喘。主治哮吼,喘急痰盛。

② 止嗽化痰定喘丸(《实用中医学》)　由麻黄、生石膏、白前、莱菔子、胆星、杏仁、黄芩、苏子、葶苈子、红枣、生甘草组成。功能清热化痰,宣肺定喘。主治发热咳嗽,痰鸣气喘,痰黄而稠,口渴烦躁,舌红苔黄,脉滑而数。

四　黛蛤散(制丸,名青蛤丸)

方　源　《卫生鸿宝》

组　成　青黛9克　煅蛤粉9克

用　法　上药共研细末,每服3克。或布袋包煎,每次9克。丸剂,每服6克,睡前噙化。

功　效　清肝泻火,化痰止咳。

主　治　肝火犯肺,头晕耳鸣,咳痰带血,咽喉不利,胸胁作痛。

方　解　方中青黛清泄肝火,佐以蛤粉清肺化痰。二药配伍,有泻肝火,清肺热,化痰止咳之功。

按　语　本方以上气咳逆、痰粘难咳、胸胁胀痛、舌苔薄黄、脉弦数为辨证要点。现代常用于治疗支气管炎、支气管扩张、百日咳等。治疗肝火犯肺之咳嗽、咯血,常与泻白散合用,还可酌加山栀、丹皮清肝泻火,苏子、竹茹、枇杷叶化痰降气;胸闷气逆,加枳壳、旋复花;胸痛,加郁金、丝瓜络;痰粘难咳,加海浮石、贝母;火郁伤津,咽燥口干,咳嗽日久不减,加沙参、麦冬、天花粉、诃子。

附　方

①青黛海石丸(《症因脉治》)　由青黛、海浮石、瓜蒌仁、川贝母组成。功能清肺化痰止咳。主治肺经咳嗽，肺有热痰者。

②丹青饮(《医醇剩义》)　由代赭石、石斛、沙苑蒺藜、白蒺藜、杏仁、麦冬(青黛拌)、菊花、贝母、沙参、桑叶、橘红、旋复花组成。功能平肝降逆，化痰止咳。主治肝咳，痰少胁痛，易怒头眩。

③鹭鸶涎丸(《全国中药成药处方集》)　即本方加细辛、杏仁、焦栀子、生石膏、天花粉、牛蒡子、鹭鸶涎、甘草、麻黄、射干组成。功能宣肺清热，止咳平喘。主治小儿百日咳。

④鹭鸶咯丸(《北京市中药成方选集》)　即本方加杏仁、牛蒡子、生石膏、栀子、天花粉、紫苏子、甘草、瓜蒌皮、麻黄、射干、白芥子、细辛、龙延香、麝香组成。功能清宣肺热，止咳化痰。主治小儿百日咳，咳嗽不已，连作数十声，甚则呛血、音哑、面目浮肿，经久不愈。

五　清膈煎

方　源　《景岳全书》

组　成　陈皮5克　贝母9克　胆南星6克　海浮石6克　白芥子2克　木通6克

用　法　水煎服。

功　效　清热化痰止咳。

主　治　痰因火动，气壅喘满，内热烦渴。

方　解　方中贝母清肺化痰止咳，胆南星、海浮石清化热痰，白芥子祛痰利气，陈皮燥湿化痰，木通清热利水。诸药合用，共奏清热化痰止咳之功。

加 减 如火盛痰不降者,加童便;渴甚者,加天花粉;热及下焦,小便不利者,加栀子;热在上焦,头面红赤,渴喜冷者,加生石膏;痰火上壅而小水不利者,加泽泻;痰火闭结,大便不通而兼胀满者,加大黄或朴硝。

按 语 本方以咳痰黄稠、胸闷气喘、口渴烦热为辨证要点。现代常用于治疗急、慢性支气管炎等。如身热烦渴,加石膏、知母;痰多色黄,加桑白皮、黄芩、葶苈子;痰稠难咳,加瓜蒌仁、桔梗;喘促气急,加麻黄、杏仁、石膏。

附 方

①栀连清肺饮(《症因脉治》) 由栀子、黄连、桔梗、甘草、杏仁、天花粉、黄芩、薄荷组成。功能清肺化痰止咳。主治伤热咳嗽,咽喉干痛,面赤潮热。

②清火止咳汤(《杂病源流犀烛》) 由枳壳、杏仁、黄芩、石膏、栀子、瓜蒌霜、桔梗、桑白皮、知母、贝母、前胡、甘草、生姜组成。功能清肺化痰止咳。主治新咳由火热而致者。

③清宣金脏法(《时病论》) 由牛蒡子、桔梗、川贝母、杏仁、马兜铃、瓜蒌皮、桑叶、蜜炙枇杷叶组成。功能清热宣肺,化痰止咳。主治热烁肺金,咳逆胸闷,身体发热。

六 清肺汤

方 源 《医宗金鉴》

组 成 麦冬9克 天冬9克 知母9克 贝母9克 甘草6克 橘红9克 黄芩9克 桑皮9克

用 法 水煎服。

功 效 清肺润燥,化痰止咳。

主　治　肺热咳嗽，咳痰不爽，舌苔黄腻。

方　解　方中贝母清肺化痰止咳，为主药；辅以知母清泻肺热，滋阴润燥；桑白皮、黄芩清泄肺热，化痰止咳；橘红宣降肺气，止咳化痰；麦冬、天冬养阴清肺；甘草调和诸药。诸药合用，有清肺润燥，化痰止咳之效。

加　减　若痰燥而难出，加瓜蒌子；痰多，加半夏；气喘，加杏仁；胸膈气不快，加枳壳、桔梗；咳久则宜敛，加五味子。

按　语　本方以咳嗽痰黄、咳痰不爽、舌苔黄脉腻辨证要点。现代常用于治疗支气管炎、上呼吸道感染等。

同名方

1.《三因极一病证方论》清肺汤　由薏苡仁、防己、杏仁、冬瓜仁、鸡子白皮、苇叶组成。功能清肺化痰。主治肺实热、肺壅，汗出若露，上气，喘逆，咳嗽，咽中塞，如呕状，短气客热，或唾脓血。

2.《增补万病回春》清肺汤　由黄芩、栀子、枳实、桑白皮、杏仁、陈皮、茯苓、苏子、麦门冬、贝母、沉香、朱砂、竹沥组成。功能清肺化痰，降气平喘。主治火喘。

3.《张氏医通》清肺汤　由桔梗、甘草、麦门冬、款冬花、杏仁、贝母、牛蒡子组成。功能清肺化痰止咳。主治痘疹肺热，喘嗽吐痰。

4.《杂病源流犀烛》清肺汤　由赤茯苓、陈皮、当归、生地、赤芍、天门冬、麦门冬、栀子、黄芩、紫菀、桑白皮、阿胶珠、甘草、大枣组成。功能清肺化痰，滋阴养血。主治咳嗽痰多，痰中带血。

附方

①清肺解毒汤（《杂病源流犀烛》）　由黄芩、陈皮、麦门冬、贝母、赤茯苓、黄连、炙桑白皮、甘草、蒲公英、大黄组成。功能清肺解毒，化痰止咳。主治疹出忽收，余毒入肺，胸胀喘急，咳嗽闷乱，狂言

谵语,手足动摇。

②清金保肺汤(《医醇賸义》) 由天门冬、麦门冬、南沙参、北沙参、玉竹、杏仁、瓜蒌皮、海蛤粉、石斛、贝母、茜草根、茯苓、梨、藕组成。功能清肺润燥,化痰止咳。主治肺受燥热,发热咳嗽,甚则喘而失血。

③清肺泄热饮(《六因条辨》) 由沙参、天花粉、地骨皮、知母、甜杏仁、玉竹、玄参、甘草、连翘、枇杷叶、西瓜翠衣组成。功能清肺泄热。主治秋燥发热,汗出,咳痰不爽,鼻衄口干。

④宁嗽丸(《饲鹤亭集方》) 由南沙参、桑叶、杏仁、茯苓、川贝、姜夏、前胡、薄荷、苏子、橘红、米仁、炙草、石斛、生谷芽组成。功能疏风清热,化痰止咳。主治风热咳嗽,痰多色黄,口干咽燥者。

七 贝母饮

方 源 《圣济总录》

组 成 贝母45克 百合45克 紫菀30克 桑白皮30克 桔梗30克 麦门冬45克 大黄22.5克 炙甘草15克

用 法 上药共研为末。每服9克,水煎服。亦可改作汤剂水煎服,各药用量按原方比例酌减。

功 效 清肺泻热,化痰止咳。

主 治 肺脏有热,咽喉及口干,咳嗽气促痰壅。

方 解 方中贝母、桑皮清泄肺热,化痰止咳;桔梗、紫菀开宣肺气,祛痰止咳;麦冬、百合养阴清肺;大黄泻热通便;炙甘草甘平和中,协和诸药。八味配伍,共成清肺泻热,化痰止咳之剂。

按 语 本方以咳嗽痰黄、口干咽燥、大便秘结为辨证要点。现代常用于治疗支气管炎等。如身热烦渴,加石膏、知母;痰多色黄,加瓜蒌皮、黄芩、葶苈子;咳甚者,加款冬花、百部、杏仁;

无便秘者,可去大黄。

附　方

①贝母煎(《外台秘要》)　由贝母、紫菀、五味子、百部、杏仁、炙甘草、地黄汁、生麦门冬汁、白蜜、好酥、生姜汁组成。功能化痰润肺止咳。主治暴热咳嗽。

②贝母散(《太平圣惠方》)　由贝母、百合、杏仁、炙甘草、赤茯苓、麻黄、石膏、人参、柴胡、生姜组成。功能清热化痰,宣肺平喘。主治伤寒汗出而喘促,烦热头痛者。

③贝母丸(《太平圣惠方》)　由贝母、桔梗、炙甘草、紫菀、杏仁组成。功能宣肺止咳,化痰平喘。主治伤寒后暴嗽喘急,欲成肺痿劳嗽。

④贝母汤(《御药院方》)　由贝母、桑白皮、五味子、炙甘草、款冬花、知母、杏仁、生姜组成。功能化痰止咳。主治暴发咳嗽,多日不愈。

⑤前胡散(《证治准绳》)　由前胡、桑白皮、贝母、麦门冬、炙甘草、杏仁、生姜组成。功能清肺化痰止咳。主治咳嗽涕唾稠粘,心胸不利,时有烦热。

⑥小儿珍贝散(《常用中成药》)　由珍珠、川贝母、人工牛黄、合成竺黄、胆南星、沉香、硼砂、冰片组成。功能清热化痰止咳。主治痰热咳喘。

八　芩部丹

方　源　《方剂学》

组　成　黄芩9克　百部18克　丹参9克

用　法　水煎服。

功　效　清热润肺,活血抗痨。

主　治　肺痨,潮热,咳嗽。

方　解　方中百部抗痨润肺止咳,为治肺痨咳嗽之要药;黄芩清肺泄热,辅助百部以祛邪;丹参活血化瘀。三药合用,共奏清热润肺,化瘀生新,杀虫抗痨之效。

按　语　本方以潮热咳嗽为辨证要点。现代常用于治疗肺结核、肺炎、慢性支气管炎等。如肺阴虚,加沙参、麦冬、玉竹、百合;潮热,加银柴胡、地骨皮、青蒿;痰中带血,加白及、仙鹤草、藕节、蛤粉炒阿胶;咳嗽痰粘或色黄量多,加桑白皮、马兜铃、鱼腥草;盗汗,加乌梅、煅龙骨、煅牡蛎、瘪桃干、浮小麦。

第三节　温肺止咳平喘方

一　射干麻黄汤

方　源　《金匮要略》

组　成　射干9克　麻黄9克　生姜9克　细辛3克　紫菀9克　款冬花9克　五味子3克　半夏9克　大枣3枚

用　法　水煎服。

功　效　温肺化饮,止咳平喘。

主　治　寒饮郁肺,咳而上气,喉中如水鸡声。

方　解　方中射干消痰开结,麻黄宣肺平喘,并为主药;佐以细辛、生姜散寒行水;半夏降逆化饮;紫菀、款冬花温润除痰,下气止咳;五味子收敛肺气,与麻、辛、姜、夏诸辛散之品同用,使散中有收,不致耗散正气;大枣安中,调和诸药,使邪去而正不伤。诸药相配,共奏温肺化饮,止咳平喘之功。

按　语　本方以咳嗽气喘、喉中痰鸣、痰多清稀、舌苔白滑、脉弦紧为辨证要点。现代常用于治疗哮喘、慢性支气管炎、肺炎等。如喘逆不得卧,加葶苈子、苏子;痰多,加杏仁、桔梗、白前、橘皮;肾虚,加菟丝子、狗脊、补骨脂、胡桃肉、紫河车。

附　方

①射干汤(《备急千金要方》)　由射干、半夏、桂心、麻黄、紫菀、甘草、生姜、大枣、蜜组成。功能温肺化痰,止咳平喘。主治小儿咳逆,喘息如水鸡声。

②射干丸(《圣济总录》)　由射干、半夏、炮姜、款冬花、炙皂荚、陈皮、百部、五味子、细辛、贝母、白茯苓、郁李仁组成。功能温肺散寒,化痰止咳。主治久患呷嗽,咳而喉中多痰,结于喉间,喉中呀呷有声,发即偃卧不得。

二　厚朴麻黄汤

方　源　《金匮要略》

组　成　厚朴9克　麻黄9克　石膏9克　杏仁10克　半夏10克　干姜6克　细辛3克　小麦30克　五味子6克

用　法　水煎服。

功　效　散饮降逆,止咳平喘。

主　治　咳喘痰多,胸满烦躁,咽喉不利,痰声漉漉,舌苔滑,脉浮或弦滑。

方　解　方中厚朴、麻黄、杏仁宣肺利气,降逆平喘;细辛、干姜、半夏温肺化饮止咳;石膏清热除烦;五味子收敛肺气;小麦养正安中。诸药合用,共奏散饮降逆,止咳平喘之功。

按语 本方以咳喘痰多、喉中痰鸣、胸满烦躁、脉浮苔滑为辨证要点。现代常用于治疗慢性支气管炎、支气管哮喘、肺气肿等。如腹满便秘,加大黄。

附方

厚朴汤(《备急千金要方》) 由厚朴、麻黄、桂心、黄芩、石膏、大戟、橘皮、枳实、甘草、秦艽、杏仁、茯苓、细辛、半夏、生姜、大枣组成。功能宣肺化饮,降逆平喘。主治肺劳风虚冷,痰澼水气,昼夜不得卧,头不得近枕,上气胸满,喘息气绝。

三 苏子降气汤

方源 《太平惠民和剂局方》

组成 苏子75克 半夏75克 当归45克 炙甘草60克 前胡30克 厚朴30克 肉桂45克(一方有陈皮45克)

用法 上药共研粗末。每服6克,加生姜2片,大枣1枚,苏叶5片,水煎服。亦可改作汤剂水煎服,各药用量按原方比例酌减。

功效 降气平喘,祛痰止咳。

主治 上实下虚的痰涎壅盛,喘咳短气,胸膈满闷;或腰痛脚弱,肢体倦怠;或肢体浮肿,舌苔白滑或白腻。

方解 方中苏子降气祛痰,止咳平喘,为君药。半夏、厚朴、前胡祛痰,止咳平喘,共为臣药。君臣相配,以治上实之有余。肉桂温肾祛寒,纳气平喘;当归既养血补肝,同肉桂以温补下虚,又能治咳逆上气;略加生姜、苏叶以散寒宣肺,共为佐药。甘草、大枣和中调药,是为使药。诸药合用,上下兼顾而以上为主,使气降痰消,则喘咳自平。

按语 本方以喘咳痰多、气短胸闷、动则喘甚、舌苔白滑或白腻为辨证要点。现代常用于治疗慢性支气管炎、支气管哮喘、肺气肿、肺原性心脏病等。如痰涎较甚,咳喘气逆,不能平卧者,加沉香;兼有风寒表证,去肉桂、当归,加麻黄、杏仁;肾阳虚弱,形寒肢冷,脉沉弱无力,加沉香、白果、杏仁、五味子;久病者,加服金匮肾气丸、胡桃肉。

凡肺肾两虚而无邪的喘咳,以及肺热痰喘之证,均不宜使用本方。

同名方

1. 《丹溪心法》苏子降气汤 即本方去苏叶,加陈皮组成。功效与本方略同,其燥湿祛痰之力增强。主治虚阳上攻,气不升降,上盛下虚,痰涎壅盛,头目腰痛,大便风秘,冷热气泻,肢体浮肿。
2. 《证治准绳》苏子降气汤 即本方去肉桂、大枣、苏叶,加陈皮、沉香组成。功效与本方略同,其温肾之力减弱,燥湿祛痰、纳气平喘之力增强。主治虚阳上攻,气不升降,上盛下虚,痰涎壅盛,胸膈噎塞。

附方

痰郁汤(《杂病源流犀烛》) 由苏子、半夏、前胡、炙甘草、当归、陈皮、沉香、瓜蒌仁、胆南星、枳实、香附、海浮石组成。功能化痰解郁,止咳平喘。主治痰郁,动则喘满或嗽,寸脉沉而滑。如虚者加黄芪,寒冷者加肉桂。

四　冷哮丸

方源 《张氏医通》

组成 麻黄30克　川乌30克　细辛30克　蜀椒30克　白矾

30 克　皂角 30 克　半夏曲 30 克　胆南星 30 克　杏仁 30 克　甘草 30 克　紫菀 60 克　款冬花 60 克

用　法　上药共研细末,姜汁调神曲末打糊为丸。每服 6 克,日服 2 次。

功　效　温肺散寒,祛痰平喘。

主　治　寒痰内结,哮喘咳嗽时作,感寒即发,胸膈痞满,不能平卧。

方　解　方中麻黄、细辛、杏仁温肺散寒,降气平喘;蜀椒温肺散寒治咳嗽;川乌祛寒;皂角、白矾、半夏、胆南星祛痰化饮;紫菀、款冬花化痰止咳;甘草调和诸药。诸药合用,共奏温肺散寒,祛痰平喘之效。

按　语　本方以寒痰喘嗽、胸膈痞满、不能平卧、舌苔白腻、脉紧为辨证要点。现代常用于治疗支气管哮喘、慢性支气管炎等。

本方不可久用,以免耗伤正气。体弱、孕妇以及痰热壅肺者禁用。

附　方

紫金丹(《普济本事方》)　由砒石、豆豉组成。功能逐寒劫痰,止咳定喘。主治多年肺气喘急,咳嗽晨夕不得眠。砒石为大毒之品,切勿过量,以知为度。孕妇忌服。

五　温肺汤

方　源　《太平惠民和剂局方》

组　成　白芍药 180 克　五味子 90 克　炮干姜 90 克　肉桂 90 克　半夏 90 克　陈皮 90 克　甘草 90 克　细辛 60 克　杏仁 90 克

用　　法　上药研为粗末。每服10克,水煎服。亦可作汤剂水煎服,各药用量按原方比例酌减。

功　　效　温肺化饮,止咳平喘。

主　　治　肺虚久客寒饮,发则喘咳,不能坐卧,呕吐痰沫,不思饮食。

方　　解　方中细辛、干姜温肺化饮;半夏、陈皮燥湿化痰,蠲饮降浊;杏仁止咳平喘;肉桂温肾祛寒,纳气平喘;白芍敛阴和营,五味子敛肺止咳,与细辛、干姜、半夏同用,使散中有收,不致耗伤肺之气阴;甘草调和诸药。九味配伍,共成温肺化饮,止咳平喘之剂。

按　　语　本方以气喘咳嗽、痰白清稀而有泡沫、舌苔白滑为辨证要点。现代常用于治疗慢性支气管炎等。如兼风寒表证,去肉桂,加桂枝、麻黄;喘咳痰多,加苏子、莱菔子、白芥子。

同名方

《重订严氏济生方》温肺汤　由人参、钟乳粉、半夏、桂心、橘红、炮姜、木香、炙甘草、生姜组成。功能温肺益气,化痰平喘。主治肺劳虚寒,心腹冷气,胸胁逆满,气从胸达背痛,饮食即吐,虚乏不足;虚寒哮嗽,呕逆便溏,脉细。

附　方

①温肺散(《圣济总录》)　由细辛、炙甘草、炮姜、五味子、茯苓组成。功能温肺化饮。主治肺中寒,咳唾浊沫。

②参苏温肺汤(《医学发明》)　由人参、紫苏叶、半夏、茯苓、甘草、肉桂、五味子、木香、陈皮、白术、桑白皮、生姜组成。功能温肺散寒,化痰止咳。主治形寒饮冷,伤肺喘嗽,心烦胸闷。如冬寒,加麻黄。

③家秘温肺汤(《症因脉治》)　由款冬花、生姜、陈皮、百部、苏子、

桔梗组成。功能温肺化痰,止咳平喘。主治肺寒喘咳气逆,时吐痰涎,右胁痛引缺盆,甚则喘息倚肩,不得平卧,寸脉沉迟者。

④温肺桂枝汤(《医醇剩义》) 由桂枝、沉香、当归、茯苓、桑皮、苏子、橘红、半夏、瓜蒌实、姜汁组成。功能温肺降气。主治肺胀,虚满而喘咳。

⑤咳嗽散(《揣摩有得集》) 由白术、茯苓、法半夏、杏仁、当归、炙甘草、炙枇杷叶、橘红、煨姜组成。功能健脾温肺,止咳化痰。主治小儿脾寒肺虚,精神短少,口舌不燥,动则嗽重,静则嗽轻。若冬天去枇杷叶,加冬虫草。

六 麻黄散

方　源 《太平惠民和剂局方》

组　成 麻黄 300 克　款冬花 150 克　诃子皮 150 克　甘草 150 克　肉桂 180 克　杏仁 90 克

用　法 上药共研细末。每服 6 克,加茶叶 3 克,水煎服。亦可改作汤剂水煎服,各药用量按常规剂量。

功　效 温肺散寒,止咳平喘。

主　治 咳嗽喘急,痰涎壅塞,坐卧不安,心胁疼胀;兼治伤风咳嗽,膈上不快。

方　解 方中麻黄宣肺散寒,止咳平喘,为主药;佐以杏仁苦温降气,止咳定喘;款冬花温润化痰,下气止咳;诃子敛肺降逆,与麻黄相配,散中有收,不致耗伤肺气;肉桂温肾祛寒,纳气平喘;甘草祛痰止咳,调和诸药。配伍成方,具有温肺散寒,止咳平喘之功。

按　语 本方以咳嗽喘急、痰涎壅塞、痰稀色白、舌苔白滑为辨证要点。现代常用于治疗哮喘、支气管炎等。

同名方

1. 《太平圣惠方》麻黄散　由麻黄、杏仁、麦门冬、诃子、细辛、桂心、炙甘草、紫苏子、生姜、大枣组成。功能温肺散寒,降气平喘。主治气极,肺虚,上气喘急。
2. 《鸡峰普济方》麻黄散　由麻黄、前胡、紫苏子、火麻仁、桑白皮、杏仁、麦门冬、甘草组成。功能宣肺清热,止咳平喘。主治热病咳嗽不止,心胸烦闷,上气喘促。
3. 《证治准绳》麻黄散　由麻黄、陈皮、前胡、半夏、人参、白术、枳壳、贝母、甘草、葱白、生姜、大枣组成。功能益气解表,化痰止咳。主治妊娠外伤风冷,痰逆咳嗽不食。

七　皂荚丸

方　源　《金匮要略》

组　成　皂荚240克

用　法　上药研为细末,炼蜜为丸。以枣膏和汤服3克,日服2次。

功　效　祛痰止咳。

主　治　咳逆上气,时时吐浊痰,但坐不得卧,舌苔白,脉滑。

方　解　皂荚辛温,能宣壅导滞,利窍祛痰,痰去则咳喘自止。因其药力峻猛,故炼蜜为丸,枣膏调服,以缓和峻烈之性,并兼顾脾胃,使痰除而正不伤。

按　语　本方以痰浊壅肺、咳嗽气喘、频吐浊痰、重者不能平卧为辨证要点。现代常用于治疗慢性支气管炎、支气管哮喘、肺原性心脏病等。

　　本方服用剂量不宜过大,以免引起呕吐、腹泻。中病即止。

孕妇、气虚阴亏及有咯血倾向者均不宜服。

同名方

1. 《太平圣惠方》皂荚丸　共有 10 方,兹录 2 方。方(1)由皂荚、百合、杏仁、贝母、炙甘草组成。功能化痰止咳。主治伤寒气壅咳嗽,咽喉胸膈不利,气急。方(2)由皂荚、旋复花、枳壳、防风、半夏组成。功能理气化痰。主治风痰,心胸满闷,头目不利。
2. 《医宗金鉴》皂荚丸　由皂荚、蛇蜕、蝉蜕、白术、龙胆草、玄精石、当归、白菊花、川芎、人参、茯苓、木贼、连翘、赤芍药、猪蹄、刺猬皮、穿山甲、谷精草组成。功能清肝明目。主治沉翳,疼痛昼轻夜重,及内外障膜,翳嫩不宜针拨者。

附　方

桂枝去芍药加皂荚汤(《备急千金要方》)　由桂枝、生姜、甘草、大枣、皂荚组成。功能散寒温肺,涤痰平喘。主治肺痿吐涎沫。

第四节　补肺止咳平喘方

一　人参蛤蚧散

方　源　《卫生宝鉴》

组　成　蛤蚧 1 对　杏仁 150 克　炙甘草 150 克　知母 60 克　桑白皮 60 克　人参 60 克　茯苓 60 克　贝母 60 克

用　法　上药共研为末,每服 3～6 克,日服 2 次。亦可改作汤剂,蛤蚧研末吞服,各药用量按常规剂量。

功　效　补肺清热,化痰定喘。

主　治　咳久气喘,痰稠色黄,或咳吐脓血,胸中烦热,身体日渐羸瘦,或面目浮肿,脉浮虚,或日久成肺痿。

方　解　方中蛤蚧、人参补肺肾,定喘嗽;知母、桑白皮清泄肺热;杏仁、贝母化痰止咳;茯苓、炙甘草健脾和中。诸药合用,共奏补肺气,清肺热,定喘嗽之功。

按　语　本方以肺肾气虚兼有肺热之喘咳、痰稠色黄、脉浮虚为辨证要点。现代常用于治疗慢性支气管炎、支气管哮喘、肺原性心脏病等。如痰中带血,加侧柏叶、仙鹤草、白及;肺气虚,加黄芪;肺阴虚,加阿胶、麦冬;久病肾亏,加胡桃肉、紫河车、冬虫夏草。

因外感引起的咳嗽气喘,不宜应用。

同名方

《普济方》人参蛤蚧散　由人参、蛤蚧组成。功能补肺益气,定喘止嗽。主治肺肾气虚,气喘咳嗽。

附　方

①蛤蚧散(《三因极一病证方论》)　由炙蛤蚧、炼钟乳、款冬花、肉桂、白矾、炙甘草组成。功能温肺化痰,止咳定喘。主治元气虚寒,上气咳嗽,年久不愈者。

②人参胡桃汤(《济生方》)　由人参、胡桃肉、生姜组成。功能补肺肾,定喘逆。主治肺肾两虚,咳嗽气喘者。

③蛤蚧救喘丹(《辨证录》)　由人参、熟地、麦冬、肉桂、苏子、蛤蚧、半夏组成。功能补气救脱,降逆平喘。主治产后气喘,气血将脱者。

④定喘散(《汤头歌诀详解》)　由红参、蛤蚧、北沙参、五味子、麦冬、化橘红、紫河车组成。功能益气养阴,敛肺定喘。主治虚性气喘。

二 补肺汤

方　源　《永类钤方》

组　成　人参9克　黄芪24克　熟地24克　五味子6克　紫菀9克　桑白皮9克

用　法　水煎服。

功　效　补肺益气，止咳平喘。

主　治　肺虚咳喘，短气自汗，声音低弱，舌淡，脉象虚弱。

方　解　方中人参、黄芪补肺益气；五味子收敛肺气，熟地滋肾填精；桑白皮、紫菀降气平喘，化痰止咳。诸药合用，共奏补肺益气，止咳平喘之功。

按　语　本方以肺虚久咳、喘促短气、气怯声低、舌淡脉弱为辨证要点。现代常用于治疗慢性支气管炎、肺气肿等。若寒痰内盛，加钟乳石、苏子、款冬花；肺阴虚甚，加沙参、玉竹、百合；潮热盗汗，加鳖甲、地骨皮、秦艽；自汗较多，加牡蛎、麻黄根。

同名方

1.《备急千金要方》补肺汤　方(1)由苏子、桑白皮、半夏、紫菀、人参、甘草、五味子、杏仁、射干、款冬花、麻黄、干姜、桂心、细辛组成。功能补肺气，散寒化饮，止咳平喘。主治肺气不足，咳逆上气，咳嗽喘息不能卧，吐沫唾血，不能饮食。方(2)由五味子、苏子、钟乳石、白石英、竹叶、陈皮、款冬花、桂心、茯苓、桑白皮、紫菀、粳米、生姜、杏仁、大枣、麦冬组成。功能补肺益气，降逆止咳。主治肺气不足，咳逆气短，寒从背起，声低口干。

2.《千金翼方》补肺汤　由五味子、麦冬、干姜、石英、紫菀、款冬花、人参、竹叶、钟乳石粉、桑白皮、桂心、大枣组成。功能补肺养阴,化痰止咳。主治肺气不足,气逆胸满,干呕心烦,喜怒无常。

3. 《三因极一症证方论》补肺汤 由款冬花、桂心、桑白皮、人参、紫菀、白石英、五味子、钟乳粉、麦门冬、生姜、大枣、粳米组成。功能补肺养阴,化痰止咳。主治肺脏虚寒,咳嗽上气,咽中闷塞,寒从背起,口中如含冰雪,语无音声,舌本干燥,吐沫唾血,不能饮食。

附　方

① 人参定喘汤(《太平惠民和剂局方》) 由人参、麻黄、炙甘草、阿胶、半夏曲、桑白皮、五味子、罂粟壳、生姜组成。功能补肺养阴,止咳定喘。主治新久咳嗽,上喘气急,喉中涎声,胸满气逆,坐卧不安,饮食不下,及肺感寒邪,咳嗽声重,语声不出,鼻塞头昏;又治小儿久病,肺气喘急,喉中涎声,胸膈不利,呕吐痰沫。

② 款冬花膏(《传信适用方》) 由人参、白术、款冬花、炙甘草、炮姜、钟乳粉组成。功能温肺益气,化痰止咳。主治肺虚久嗽。

③ 平喘固本汤(《中医内科学》) 由党参、五味子、冬虫夏草、胡桃肉、沉香、灵磁石、坎脐、苏子、款冬花、法半夏、橘红组成。功能补肺纳肾,降气化痰。主治肺肾气虚,喘咳有痰者。

三　紫菀汤

方　源　《医方集解》

组　成　紫菀6克　阿胶6克　知母6克　贝母6克　人参3克　桔梗6克　甘草3克　五味子3克　茯苓6克(一方加莲肉)

用　法　水煎服。

功　效　养阴清热,化痰止咳。

主　治　肺虚久咳,痰中带血,口干咽燥及肺痿等。

方　解　方中紫菀、贝母、桔梗化痰止咳；阿胶养阴润肺；人参、茯苓补益肺气，培土生金；知母、贝母清热化痰，润肺止咳；五味子滋肾敛肺；甘草调和诸药。九味配伍，共奏养阴清热，化痰止咳之效。

按　语　本方以劳热久嗽、痰中带血为辨证要点。现代常用于治疗支气管炎、肺结核等。若口干咽燥，加沙参、麦冬、生地；咳甚，加款冬花、百部、马兜铃；痰多，加桑白皮、瓜蒌皮；咯血，加侧柏叶、仙鹤草。

同名方

1. 《外台秘要》紫菀汤　方(1)由紫菀、五味子、生姜、白石英、款冬花、桂心、人参、钟乳、麦门冬、桑根白皮、大枣、粳米组成。功能补气养阴，化痰止咳。主治肺气不足，咳嗽上气，咽喉闭塞，短气喘乏，连唾不已，寒从背起，口中如含霜雪，语无音声，剧者唾血腥臭，干呕心烦，耳闻风雨声，皮毛悴，面色白者。方(2)由紫菀、茯苓、炙甘草、槟榔、葶苈子组成。功能泻肺平喘。主治肺胀气急，咳嗽喘粗不得卧。

2. 《圣济总录》紫菀汤　由紫菀、桑根白皮、桔梗、续断、赤小豆、炙甘草、五味子、生地黄、竹茹组成。功能养阴清肺，化痰止咳。主治虚劳骨蒸咳嗽。

3. 《重订严氏济生方》紫菀汤　由紫菀、炮姜、黄芪、人参、五味子、钟乳粉、杏仁、炙甘草、生姜、大枣组成。功能温肺益气，化痰平喘。主治气虚极，皮毛焦，津液不通，四肢无力，或喘急短气。

4. 《医方集解》紫菀汤　有2方，另方由紫菀、天冬、桔梗、甘草、桑白皮、杏仁、竹茹、蜜组成。功能清热润肺止咳。主治子嗽。

附　方

①紫菀散(《太平圣惠方》)　由紫菀、贝母、款冬花组成。功能化痰止咳。主治小儿咳嗽。

②紫菀茸汤(《重订严氏济生方》) 由紫菀茸、经霜桑叶、款冬花、百合、杏仁、阿胶、贝母、蒲黄、半夏、犀角、炙甘草、人参、生姜组成。功能清肺补气,止咳化痰。主治饮食过度,或叫呼走气,或食煎煿,邪热伤肺,咳嗽咽痒痰多,唾血喘急,胸满胁痛,不得安卧。

③人参养肺汤(《证治准绳》) 由人参、阿胶、贝母、杏仁、桔梗、茯苓、桑白皮、枳实、甘草、柴胡、五味子、生姜、大枣组成。功能补气养阴,清热化痰。主治肺痿咳嗽有痰,午后发热声嘶者。

四 补肺阿胶散

(原名阿胶散,又名补肺散。汤剂,名补肺阿胶汤)

方　源　《小儿药证直诀》

组　成　阿胶45克　牛蒡子7.5克　炙甘草7.5克　马兜铃15克　杏仁6克　糯米30克

用　法　上药共研为末,每服3～6克,水煎服。现多作汤剂水煎服,阿胶加水炖化,分次调入药汁。

功　效　养阴补肺,止咳止血。

主　治　肺虚热盛,咳嗽气喘,咽喉干燥,咳痰不多或痰中带血,舌红少苔,脉浮细数。

方　解　本方重用阿胶,滋阴补肺,养血止血。牛蒡子以疏风热,利咽膈;马兜铃清肺热,化痰止嗽。更加苦温润降之杏仁为佐,从而肺气顺降,热邪疏散,喘咳、咽干自平。全方重点固然在于补肺,但本方用治本证,不仅在于滋阴,还须与培土生金并用,因而又加糯米、甘草以滋益脾阴,与阿胶协作,则补肺之力更大。脾肺得补,母子兼顾,共奏养阴补肺,宁嗽止血之效。

按　语　本方以咳喘痰少、咽喉干燥、舌红少苔、脉细数为辨证要点。现代常用于治疗肺结核、慢性支气管炎、支气管扩张等。如咳嗽痰多,加贝母、瓜蒌皮;痰中带血,加白及、仙鹤草、白茅根;火盛咳剧,加桑皮、枇杷叶;肺阴亏,加沙参、麦冬、玉竹;肺气虚,加黄芪、党参;肺肾两虚,加人参、蛤蚧。

凡肺虚无火、风寒咳嗽者忌用。

同名方

《太平圣惠方》补肺阿胶散　由阿胶、山药、人参、五味子、白术、麦门冬、炮姜、杏仁、桂心组成。功能温肺益气养阴止咳。主治肺脏气虚,胸中短气,咳嗽声微,四肢少力。

附　方

①阿胶散(《三因极一病证方论》)　由阿胶、马兜铃、五灵脂、桑白皮、炙甘草组成。功能养阴清肺止咳。主治虚人老人一切咳嗽。

②补肺散(《证治准绳》)　即本方去牛蒡子,加茯苓组成。功能养阴补肺,化痰止咳。主治久患咳嗽,肺虚气促,有痰恶心。

③薯蓣纳气汤(《医学衷中参西录》)　由生山药、熟地、山萸肉、柿霜饼、生杭芍、牛蒡子、苏子、炙甘草、生龙骨组成。功能滋肾补肝,养阴定喘。主治阴虚不纳气作喘逆。

五　金水六君煎

方　源　《景岳全书》

组　成　当归6克　熟地9~15克　陈皮4.5克　半夏6克　茯苓6克　炙甘草3克

用　法　上药加生姜3~7片,水煎服。

功　效　滋养肺肾,祛湿化痰。

主　治　肺肾阴虚,水泛为痰,咳嗽呕恶,喘逆多痰,痰带咸味。

方 解 方中当归、熟地滋养肺肾阴血,二陈汤燥湿化痰,合而为剂,则燥湿不致伤阴,滋阴而不助湿。二者协调,并能和胃健脾,运化水谷,输布精微,从而肺肾并调。主要用于治疗肺肾阴虚、湿痰咳喘之证。

加 减 如大便不实而多湿者,去当归,加山药;痰盛气滞,胸胁不快者,加白芥子;阴寒盛而嗽不愈者,加细辛;兼表邪寒热者,加柴胡。

按 语 本方以咳嗽呕恶、喘逆多痰、痰带咸味、咽干舌燥为辨证要点。现代常用于治疗支气管炎、肺炎、哮喘等。如咳喘甚者,加麻黄、杏仁;痰黄粘稠,加瓜蒌皮、桑白皮、贝母;表虚者,加黄芪、白术、防风。

六　白及枇杷丸

方 源 《证治准绳》

组 成 白及 30 克　枇杷叶 15 克　藕节 15 克　蛤粉炒阿胶 15 克　生地 30 克

用 法 上药研末,水泛为丸,每服 6 克,1 日 2～3 次。亦可改作汤剂,各药用量按常规剂量。

功 效 养阴清肺,止咳止血。

主 治 咳嗽咯血,口干咽燥,舌质红,脉细数。

方 解 方中白及、藕节收敛止血,长于治疗肺部出血;阿胶止血,滋阴润肺;生地养阴清热;枇杷叶清肺化痰,下气止咳。诸药配伍,共奏养阴清肺,止咳止血之功。

按 语 本方以阴虚肺热、咳嗽咯血、舌红、脉细数为辨证要点。现代常用于治疗支气管扩张、支气管炎、肺结核等。如肺阴虚较甚,加沙参、麦冬、百合;潮热颧红,加地骨皮、白薇;盗汗,加糯稻根、浮小麦;热邪较甚,加青黛、栀子、黄芩;咯血量多,加三七、侧柏叶、仙鹤草。

七 百花膏

方 源 《济生方》

组 成 款冬花 百合 各等分

用 法 上药研末,炼蜜为丸。每服6~9克,食后、临卧细嚼,姜汁咽下或噙化。

功 效 润肺止咳。

主 治 咳嗽喘急,痰中带血,口干咽燥。

方 解 方中百合清热养阴,润肺止咳;款冬花化痰止咳。二药合用,润肺止咳之力更强。又以善于润燥之蜂蜜为丸,相得益彰,获效更佳。

按 语 本方以肺阴不足、久咳咽干、痰中带血为辨证要点。现代常用于治疗肺结核、支气管炎、百日咳等。如咳甚,加紫菀、百部、杏仁;咯血,加白及、藕节、侧柏叶;潮热,加地骨皮、白薇、青蒿;盗汗,加浮小麦、糯稻根、五味子;肺阴虚,加北沙参、生地、麦冬。

附 方

①金水膏(《类证活人书》) 即本方加天门冬、紫菀、葳蕤、生地黄、麦门冬、白芍药、知母、山药、陈皮、川贝母、茜草组成。功能养阴润肺,化痰止咳,凉血止血。主治虚劳烦咳,肺痿痰红。

②百合散(《济生方》) 由百合、紫菀茸、贝母、白芍药、前胡、赤茯苓、桔梗、炙甘草、生姜组成。功能清热润肺,化痰止咳。主治妊

娠感受风热,咳嗽痰多,心胸满闷。

③百花丸(《北京市中药成方选集》) 由款冬花、炙五味子、紫菀、天花粉、牡丹皮、桔梗、橘皮、麦门冬、前胡、百合、玄参、沙参、薄荷、炒蒲黄、杏仁、柿霜、川贝母组成。功能清热润肺,宁嗽止喘。主治肺热虚火,咳嗽痰喘,口干声哑,痰中带血。

第五节　敛肺止咳方

一　九仙散

方　源　《卫生宝鉴》

组　成　人参30克　款冬花30克　桑白皮30克　桔梗30克　五味子30克　阿胶30克　乌梅30克　贝母15克　罂粟壳240克

用　法　上药共研为末,每服9克,日服2次。现多作汤剂水煎服,各药用量按原方酌减。

功　效　敛肺止咳,益气养阴。

主　治　久咳不已,肺虚气弱,咳甚则气喘自汗,脉虚数。

方　解　方中罂粟壳功专敛肺止咳;人参补气益肺,并为君药。阿胶养阴益肺;五味子、乌梅敛肺止咳,五味子并协助人参益肺气,并为臣药。款冬花、贝母止咳化痰,并能降气平喘;桑白皮止咳平喘,并能清肺;桔梗止咳化痰,并能载诸药上行入肺,皆为佐使药。诸药合用,既能敛肺止咳,又能补益气阴。主治久咳不愈,以致肺气耗散,肺阴亏损之证。

按　语　本方以久咳不已、咳甚则气喘自汗、脉虚数为辨证要点。现代常用于治疗慢性支气管炎、肺气肿、支气管哮喘、肺结核等。如咳甚,加紫菀、百部、杏仁;潮热,加地骨皮、银柴胡、知母;痰中带血,加白及、藕节、仙鹤草。

　　本方敛肺止咳之力较强,故凡虽久咳不止,但内多痰涎,或外有表邪者,切勿误用,以免留邪为患。

同名方

1. 《证治准绳》九仙散　由柴胡、苍术、赤芍药、荆芥、甘草、麻黄、川芎、薄荷、旋复花、生姜、葱组成。功能祛风清热,疏肝理气。主治诸般目疾,不拘岁月远近。
2. 《医宗金鉴》九仙散　由黄芩、荆芥、赤芍药、菊花、川芎、当归、甘草、白芷、木通组成。功能清降虚热。主治心经虚热。目眦赤脉,起于小眦者。

附　方

①人参清肺汤(《太平惠民和剂局方》)　由地骨皮、人参、阿胶、杏仁、桑白皮、知母、乌梅、炙甘草、罂粟壳、大枣组成。功能益气养阴清热。敛肺止咳。主治肺胃虚热,咳嗽喘急,胸膈噎塞,腹胁胀满,迫塞短气,喜欲饮冷,咽噫隐痛;及肺痿劳嗽,唾血腥臭,干呕烦热,声音不出,肌肉消瘦,倦怠减食。

②人参款花散(《卫生宝鉴》)　由人参、款冬花、知母、贝母、半夏、罂粟壳、乌梅组成。功能敛肺止咳,益气养阴。主治气喘咳嗽,日久不已者。

二　五味子汤

方　源　《证治准绳》

组　成　人参6克　五味子6克　麦冬9克　杏仁9克　陈皮9

克　生姜3片　大枣3枚

用　法　水煎服。

功　效　益气生津,敛肺止咳。

主　治　肺脏气阴两虚,久咳不止,少痰或无痰,喘促自汗,口舌干燥,脉虚而数。

方　解　方中人参、麦冬补气养阴;五味子敛肺止咳;杏仁宣肺,止咳平喘;陈皮理气化痰;生姜、大枣和胃调中。七味配伍,敛中有宣,补中有行,共奏益气生津,敛肺止咳化痰之功。

按　语　本方以久咳少痰、喘促自汗、口舌干燥、脉虚数为辨证要点。现代常用于治疗慢性支气管炎、支气管哮喘、肺气肿、肺结核、百日咳等。如久咳不止,加紫菀、款冬花、百部;痰中带血,加侧柏叶、白茅根、藕节;肺肾两虚,加蛤蚧、紫河车、胡桃肉。

外感咳嗽初起者,不宜应用本方。

同名方

1. 《备急千金要方》五味子汤　兹录2方,方(1)由五味子、当归、麻黄、干姜、桂心、人参、紫菀、甘草、细辛、款冬花、大黄组成。功能温肺益气,止咳平喘。主治小儿风冷入肺,上气气逆,面青,喘迫咳嗽,昼夜不息,食则吐而不下。方(2)由五味子、桔梗、紫菀、甘草、续断、地黄、桑白皮、竹茹、赤小豆组成。功能清肺养阴,化痰止咳。主治唾中有脓血,痛引胸胁。

2. 《外台秘要》五味子汤　由五味子、当归、芍药、白术、桂枝、炙甘草组成。功能温中散寒,缓急止痛。主治小儿夜啼不安,腹痛夜剧。

3. 《圣济总录》五味子汤　由五味子、半夏、炒苏子、麻黄、细辛、紫菀、黄芩、炙甘草、人参、桂枝、当归、生姜组成。功能温肺益气,止咳平喘。主治肺痹,上气咳喘。

4. 《杂病源流犀烛》五味子汤 由五味子、山茱萸、龙骨、牡蛎、何首乌、远志、五倍子、地骨皮组成。功能补肾敛汗。主治肾虚汗出。

附 方

①参诃饮(《魏氏家藏方》) 由诃子、白术、炙黄芪、白茯苓、人参、半夏曲、陈皮、五味子、炙甘草、款冬花、生姜、大枣组成。功能益气敛肺,化痰止咳。主治虚寒痰嗽。

②参粟汤(《古今图书集成医部全录》) 由人参、款冬花、罂粟壳、阿胶、乌梅组成。功能益气养阴,敛肺止咳。主治久嗽。

③人参紫菀汤(《古今图书集成医部全录》) 由人参、紫菀茸、桂枝、五味子、杏仁、甘草、缩砂仁、罂粟壳、生姜、乌梅组成。功能益气敛肺止咳。主治肺气不调,咳嗽喘急,久不愈者。

第 17 章

治风方

第一节 疏散外风方

一 大秦艽汤

方 源 《素问病机气宜保命集》

组 成 秦艽90克 甘草60克 川芎60克 当归60克 白芍60克 细辛15克 羌活30克 防风30克 黄芩30克 石膏60克 白芷30克 白术30克 生地30克 熟地30克 白茯苓30克 独活60克

用 法 上药研为粗末,每次30克,水煎去滓服。现多作汤剂水煎服,用量按原方比例酌减。

功 效 祛风清热,养血活血。

主 治 风邪初中经络,口眼㖞斜,舌强不能言语,手足不能运动,风邪散见,不拘一经者。

方　解　方中以秦艽为君,祛风而通行经络;羌活、独活、防风、白芷、细辛均为辛温之品,能祛风散邪,俱为臣药。言语和手足运动的障碍,与血虚不能养筋有关,且风药多燥,故配以当归、白芍、熟地养血柔筋,使祛风而不伤津;复用川芎和归、芍相协,使之活血通络,血和则风散而舌本柔矣。又气能生血,故用白术、茯苓益气健脾,以助生化之源。黄芩、石膏、生地凉血清热,是为风邪化热而设。以上俱为佐药。另以甘草调和诸药为使。合而成方,共奏祛风清热,养血活血之效。

加　减　如遇天阴,加生姜;心下痞,加枳实。

按　语　本方以风邪初中经络、口眼㖞斜、舌强语謇、手足不能运动为辨证要点。现代常用于治疗面神经麻痹、脑血管意外等。如无内热者,去石膏、黄芩;有风热表证者,去羌活、防风、当归,加桑叶、菊花、薄荷;呕逆痰盛,苔腻脉滑,去地黄,加半夏、南星、橘红;口眼㖞斜,加白附子、全蝎、僵蚕;手足麻木,肌肤不仁,加指迷茯苓丸;年老体衰者,加黄芪。

　　本方风药较多,辛燥太过,有耗伤阴血之弊,临床宜斟酌加减。

附　方

①疏风饮(《杂病源流犀烛》)　由人参、黄芪、当归、白芍、秦艽、升麻、防风、葛根、苏木、钩藤、红花组成。功能疏风通络,益气养血。主治卒中,血液耗损,无以养筋,筋脉拘急,口眼㖞斜者。

②疏风汤(《寿世保元》)　由当归、川芎、白茯苓、陈皮、半夏、乌药、香附、白芷、羌活、防风、麻黄、甘草、细辛、生姜组成。功能疏风散寒,舒经通络。主治风邪中府,多着四肢,手足拘急不仁,面色如土,恶风寒者。

二 小续命汤

方　源　《备急千金要方》

组　成　麻黄9克　防己9克　人参9克　黄芩9克　桂心9克　甘草9克　芍药9克　川芎9克　杏仁9克　附子6克　防风9克　生姜6克

用　法　水煎服。

功　效　祛风散寒，益气活血。

主　治　卒中，口眼㖞斜，筋脉拘急，半身不遂，舌强不能语，或神情闷乱；风湿痹痛。

方　解　本方以麻黄汤、桂枝汤加防风、防己祛风通络，以驱外来之风邪；附子、人参温阳益气，与祛风散寒药同用，有扶正祛邪之功；川芎上行头目，以祛巅顶之风，且能活血化瘀，取"血行风自灭"之意；黄芩苦寒，制诸药之温热，以为反佐。诸药合用，共奏祛风散寒，益气活血之功，主治外风入中经络之"真中风"。

按　语　本方以突然卒中、筋脉拘急、半身不遂、口眼㖞斜、语言蹇涩为辨证要点。现代常用于脑梗塞、历节病等。如筋脉拘急，重用芍药，加葛根；口眼㖞斜，加白附子、全蝎、僵蚕；半身不遂，加秦艽、羌活、独活。

凡肝风内动之"类中风"忌用本方。

同名方

1.《备急千金要方》小续命汤　除本方外，另有2方。方(1)即本方去杏仁，加白术组成。方(2)即本方去杏仁、附子、防风、生姜，加当归、白术组成。其功效、主治与本方大致相同。

2.《外台秘要》小续命汤　即本方去防己组成。功能、主治与本方同。

3. 《古今录验》小续命汤　即本方去杏仁,加白术组成。功能、主治与本方同。

附　方

①《古今录验》续命汤(《金匮要略》)　由麻黄、桂枝、当归、人参、石膏、干姜、甘草、川芎、杏仁组成。功能补气养血,疏风清热。主治中风痱,身体不能自收持,口不能言,冒昧不知痛处,或拘急不得转侧;并治但伏不得卧,咳逆上气,面目浮肿。

②西州续命汤(《备急千金要方》)　由麻黄、石膏、桂心、甘草、川芎、干姜、黄芩、当归、杏仁组成。功能祛风清热,活血通络。主治中风痱,身体不知自收,口不能言语,冒昧不识人,拘急背痛,不得转侧。

③续命风引汤(《备急千金要方》)　由麻黄、川芎、石膏、人参、防风、甘草、桂心、独活、防己、附子、当归、杏仁、陈姜组成。功能祛风通络,益气活血。主治卒中癫眩,不知人,狂言,舌肿。

三　侯氏黑散

方　源　《金匮要略》

组　成　菊花120克　白术30克　细辛9克　茯苓9克　牡蛎9克　桔梗24克　防风30克　人参9克　矾石9克　黄芩15克　当归9克　干姜9克　川芎9克　桂枝9克

用　法　上药共研为末。每服3克,日服1次,温酒调服。亦可改作汤剂水煎服,用量按原方比例酌情增减。

功　效　祛风化痰,益气和营。

主　治　风邪直中脏腑,邪在心脾,症见中风卒倒,四肢烦重,半身不遂,心中恶寒,胸闷短气。

方　解　方中防风、菊花、细辛、桂枝,祛风散邪;矾石、桔梗化痰降逆;白术、茯苓、人参、干姜补脾益气;当归、川芎养血活血;黄芩、牡蛎清热敛阴。诸药合用,共奏祛风化痰,益气和营之功。

按　语　本方以中风卒倒、四肢烦重、半身不遂、心中恶寒为辨证要点。现代常用于治疗脑血管意外、原发性高血压、高脂血症、眩晕、风寒湿痹、角膜云翳等。如无热象,去黄芩;风痰眩晕,加半夏、天麻。

现代药理研究证实,本方具有解除血管痉挛,扩张外周血管等作用。

四　川芎茶调散

方　源　《太平惠民和剂局方》

组　成　川芎 120 克　荆芥 120 克　白芷 60 克　羌活 60 克　甘草 60 克　细辛 30 克　防风 45 克　薄荷 240 克

用　法　上药共研细末。每服 6 克,日服 2 次,清茶调下。亦可水煎服,用量按原方比例酌减。

功　效　疏风止痛。

主　治　外感风邪头痛,偏正头痛或巅顶作痛,恶寒发热,目眩鼻塞,舌苔薄白,脉浮。

方　解　方中川芎、白芷、羌活疏风止痛,其中川芎长于止痛,善治少阳、厥阴经头痛(头顶痛或两侧头痛),羌活善治太阳经头痛(后头痛牵连项部),白芷善治阳明经头痛(前额部),均为君药。如头痛部位有所侧重,则用药亦相应进退。细辛散寒止痛,并长于治少阴经头痛;薄荷用量较重,能清利头目,搜风散热；荆芥、防风辛散上行,疏散上部风邪。上述各药,辅助君药,以增强疏风止痛之效,并能解表,均为臣药。甘草调和诸药,用时以清茶调下,取茶叶的苦寒性味,既可上清头目,又能制约风药的过于温燥与升散,使升中有降,为佐使药。

按 语 本方以偏正头痛、巅顶作痛、恶寒发热、目眩鼻塞、苔薄脉浮为辨证要点。现代常用于治疗偏头痛、血管神经性头痛、慢性鼻炎、鼻窦炎所致的头痛等。如风寒偏胜,去薄荷,加苏叶、生姜；风热头痛,去细辛、羌活,加菊花、僵蚕、钩藤；头痛经久不愈,加桃仁、红花、全蝎；慢性鼻炎、鼻窦炎引起的头痛,加辛夷、苍耳子。

同名方

《银海精微》川芎茶调散 即本方去白芷、细辛,加石决明、木贼、炒石膏、菊花组成。功能疏风清热。主治一切热泪,眼弦赤烂。

附 方

①川芎丸(《太平惠民和剂局方》) 由川芎、薄荷叶、细辛、防风、桔梗、甘草组成。功能消风壅,化痰涎,利咽膈,清头目。主治头痛眩晕,心悸烦热,颈项紧急,肩背拘急,肢体烦疼,皮肤瘙痒,脑目昏疼,鼻塞声重,面上游风,状如虫行。

②温脑散(《传信适用方》) 由川芎、天麻、炮川乌组成。共研细末,茶水送下。功能祛风散寒止痛。主治头风。

③愈风饼子(《儒门事亲》) 由炮川乌、川芎、甘菊花、白芷、防风、细辛、天麻、羌活、荆芥、薄荷、炙甘草组成。功能祛风止痛。主治雷头风,症见头上生赤肿结核,或如酸枣状。

④菊花茶调散(《银海精微》) 即本方加菊花、僵蚕、蝉蜕组成。功能疏散风热,清利头目。主治风热上攻,头晕目眩,及偏正头痛。若风热偏盛,去细辛、羌活,加蔓荆子、钩藤。

⑤菊花茶调散(《医方集解》) 即本方加菊花、僵蚕组成。功能疏

散风热,清利头目。主治风热上犯,头晕目眩,及偏正头痛。

⑥清眩丸(《中药制剂手册》) 由川芎、白芷、薄荷、荆芥穗、石膏组成。功能疏散风热,清利头目。主治风热上攻,头目眩晕,偏正头痛,鼻塞不通。

五 散偏汤

方 源 《辨证录》

组 成 白芍15克 川芎30克 郁李仁3克 柴胡3克 白芥子9克 香附6克 甘草3克 白芷1.5克

用 法 水煎服。

功 效 祛风止痛,疏肝解郁。

主 治 郁气不宣,又加风邪袭于少阳经,遂致半边头风,或痛在右,或痛在左,其痛时轻时重,遇顺境则痛轻,遇逆境则痛重,遇拂抑之事而更加风寒之天,则大痛而不能出户。

方 解 方中川芎祛风止痛,善治少阳、厥阴经头痛(头顶痛或两侧头痛),为主药。配以郁李仁、白芷助川芎散头风,止头痛;柴胡、香附疏肝解郁;白芥子以消痰;白芍、甘草酸甘化阴,缓急止痛。诸药合用,共奏祛风止痛,疏肝解郁之功。

按 语 本方以偏头痛、时轻时重、随情志变化而增减为辨证要点。现代常用于治疗血管性头痛。如肝火偏盛,加丹皮、栀子、黄芩;久痛入络,加桃仁、红花、丹参;便溏者,可去郁李仁。

附 方

①神圣散(《太平圣惠方》) 由麻黄、细辛、全蝎、藿香组成。共研细末,每服3克,用薄荷酒或荆芥煎汤调下。功能祛风散寒止痛。主治夹脑风,及洗头后伤风,头偏痛甚者。

②救脑汤(《辨证录》) 由辛夷、川芎、当归、细辛、蔓荆子组成。功能祛风止痛,养血活血。主治真头痛,头痛连脑,双目赤红,如破如裂。

六 清上蠲痛汤

方　源　《寿世保元》

组　成　当归3克　川芎3克　白芷3克　细辛0.3克　羌活3克　防风3克　菊花1.5克　蔓荆子1.5克　苍术3克　麦冬3克　独活3克　生甘草0.3克　黄芩4.5克

用　法　水煎服。

功　效　疏风散邪,清热止痛。

主　治　一切正偏头痛。

方　解　方中川芎祛风止痛,为治头痛之要药,配合当归养血活血,寓有"治风先治血,血行风自灭"之义。细辛、白芷、羌活、独活、防风、苍术疏风止痛;菊花、蔓荆子疏散风热,清利头目;黄芩清热泻火;麦冬养阴清热,以制风药之燥;甘草调和诸药。综合全方,具有疏风散邪,清热止痛之功,主治风热上扰之头痛。

按　语　本方以头痛、恶风、发热、舌苔薄黄、脉浮数为辨证要点。现代常用于治疗血管神经性头痛、三叉神经痛、上颌窦炎头痛等。

本方辛散药物较多,凡气虚、血虚、肝肾阴亏而肝阳上亢之头痛,均非所宜。

附　方

①祛风清上散(《证治准绳》) 由黄芩、白芷、羌活、防风、柴胡、川

芎、荆芥、甘草组成。功能祛风清热。主治风热上攻,眉棱骨痛。
②菊花散(《重订严氏济生方》) 由石膏、甘菊花、防风、旋覆花、枳壳、蔓荆子、炙甘草、羌活、生姜组成。功能疏风清热止痛。主治风热上攻,头痛不止,口干颊热。

七 清空膏

方　源　《兰室秘藏》

组　成　川芎15克　柴胡21克　炙甘草45克　黄连30克　防风30克　羌活30克　黄芩90克

用　法　上药研为细末。每服6克,入茶汁少许调如膏,临卧时用开水送下。亦可改作汤剂水煎服,用量按原方比例酌减。

功　效　疏风清热止痛。

主　治　偏正头痛,年久不愈;及风湿热上壅损目,脑痛不止者。

方　解　方中川芎、柴胡、防风、羌活、疏风止痛;黄连、黄芩清热泻火;炙甘草调和诸药。七味配伍,共奏疏风清热止痛之功。

按　语　本方以偏正头痛、面红目赤、舌红苔黄为辨证要点。现代常用于治疗血管性头痛、外感头痛等。如肝火偏盛,加丹皮、山栀、龙胆草;头痛较重,加天麻、钩藤、玄胡。

附　方
①清空散(《银海精微》) 即本方加栀子组成。功效与本方略同。主治偏正头痛及雷头风。
②川芎散(《兰室秘藏》) 即本方加藁本、升麻、生地黄、生甘草组成。功能疏风清热止痛。主治风热头痛。
③川芎散(《卫生宝鉴》) 方(1)由僵蚕、菊花、石膏、川芎组成。功

能疏风清热止痛。主治偏头痛。方(2)由川芎、细辛、羌活、槐花、石膏、香附、炙甘草、荆芥、薄荷、茵陈、防风、菊花组成。功能疏风清热止痛。主治头风、偏正头痛、昏眩。

④芎芷石膏汤(《医宗金鉴》) 由川芎、白芷、石膏、菊花、羌活、藁本组成。功能疏风清热止痛。主治头风风盛时发，日久不愈，令人目昏。如苦痛者，加细辛；风盛目昏，加防风、荆芥穗；热盛，加栀子、连翘、黄芩、薄荷、甘草；大便秘小便赤，加芒硝、大黄。

八 犀角升麻汤

方　源　《普济本事方》

组　成　犀角 30 克　升麻 30 克　防风 22 克　羌活 22 克　白芷 15 克　黄芩 15 克　川芎 15 克　白附子 15 克　炙甘草 7.5 克

用　法　上药研为粗末。每服 12 克，水煎服。1 日 3～4 次。亦可改作汤剂水煎服，用量按原方比例酌减。

功　效　疏风清热，凉血解毒。

主　治　风毒侵袭阳明，鼻额间痛，或麻痹不仁，或连口唇、颊车、发际皆痛，不可开口，左额与颊上常如绷急，手触之则痛者。

方　解　方中犀角、升麻清热凉血解毒；防风、羌活、白芷、白附子祛风止痛；川芎祛风活血通络止痛；黄芩清热泻火；炙甘草调和诸药。九味配伍，具有疏风清热，凉血解毒之效。

按　语　本方以鼻额间痛，连及口唇、发际等部位，舌红苔黄为辨证要点。现代常用于治疗三叉神经痛、血管神经性头痛等。方中犀角可用水牛角代替。如疼痛剧烈，加蜈蚣、全蝎、地龙、僵蚕；久痛入络，加桃仁、红花、赤芍。

附 方

①清热祛风汤(《常见病辨证治疗》) 由生石膏、葛根、地龙、知母、菊花、川芎、枳实、全蝎、白芷、细辛、甘草组成。功能清胃泄热，祛风通络。主治三叉神经痛(头风、面痛)证属阳明胃热，风邪侵络者。症见面颊上下颌部阵发性剧痛，口渴口臭，干呕纳少，或大便秘结，眼结膜充血，舌质红苔黄少津，脉象浮数。

②偏头风方(《赵锡武医疗经验》) 由生石膏、葛根、赤芍、钩藤、苍耳子、柴胡、蔓荆子、黄芩、荆芥穗、薄荷、甘草、全蝎、蜈蚣组成。功能祛风散火，镇痉止痛。主治偏头风(三叉神经痛)，其痛随触随发，作止如常。

九 牵正散

方 源 《杨氏家藏方》

组 成 白附子 僵蚕 全蝎 各等分

用 法 上药共研细末。每服3克，日服2次，热酒送服。也可改作汤剂水煎服，用量按原方酌情增减。

功 效 祛风化痰止痉。

主 治 中风，口眼㖞斜。

方 解 方中白附子辛散，祛风化痰，并长于治头面之风；僵蚕、全蝎均能祛风止痉，其中僵蚕并有化痰作用，全蝎善于通络。三药合用，力专效著。更用热酒调服，宣通血脉，并能引药入络，直达病所。

按 语 本方以口眼㖞斜为辨证要点。现代常用于治疗面神经麻痹、三叉神经痛、卒中后遗症等。可酌加蜈蚣、防风、天麻等祛风止痉药，以增强疗效。

方中白附子偏于温燥,适宜于风痰属寒性者。如气虚血瘀或肝风内动而引起的口角㖞斜,或半身不遂者,本方不宜使用。另外,白附子、全蝎为有毒之品,用量宜慎。

附 方

①温白丸(《证治准绳》) 即本方加天麻、天南星组成。功能祛风化痰止痉。主治小儿脾气虚困,泄泻瘦弱,冷痫洞利,及因吐泻或久病成慢惊瘛疭者。

②正容汤(《审视瑶函》) 由羌活、白附子、防风、秦艽、胆南星、白僵蚕、制半夏、木瓜、甘草、茯神木、生姜组成。功能祛风化痰,止痉通络。主治口眼㖞斜,仪容不正。

③不换金丹(《成方切用》) 由荆芥穗、炙甘草、防风、天麻、僵蚕、薄荷叶、羌活、川芎、白附子、乌头、蝎梢、藿香叶组成。炼蜜为丸内服,亦可以末外涂㖞处。功能祛风化痰,止痉通络。主治风寒外袭,痰气窒闭之中风口眼㖞斜。

十 止痉散

方 源 《方剂学》

组 成 蜈蚣 全蝎 各等分

用 法 上药共研细末。每服1~1.5克,日服2~4次,温开水送服。

功 效 祛风解痉,止痛。

主 治 痉厥,四肢抽搐,角弓反张,以及顽固性头痛、关节痛等症。

方 解 方用全蝎、蜈蚣搜风通络,解痉定痛。两药相须为用,其作用更强。既可镇痉熄风,又可祛风止痛,是本方特点。

按　语　本方以四肢抽搐、头痛、关节痛为辨证要点。现代常用于治疗破伤风、癫痫、三叉神经痛、以及流脑、乙脑引起的抽搐等。如热极动风,加生石膏、知母、钩藤、地龙;神志昏迷,加石菖蒲、广郁金;破伤风,合用玉真散;小儿脾虚慢惊,合用附子理中汤。

现代药理研究证实,本方具有镇静神经和弛缓神经挛急的作用。

附　方

撮风散(《证治准绳》)　由炙蜈蚣、钩藤、朱砂、僵蚕、蝎尾、麝香、竹沥汁组成。功能熄风除痰止痉。主治小儿口撮如囊,吮乳不得,舌强唇青,手足抽搐;近代也用于小儿破伤风有上述症状者。

十一　玉真散

方　源　《外科正宗》

组　成　南星　防风　白芷　天麻　羌活　白附子　各等分

用　法　上药共研细末。每服3～6克,日服2～3次,用热酒或童便调服;外用适量,敷患处,狂犬咬伤者,将伤处洗净外搽。亦可改作汤剂水煎服,各药用量按常规剂量酌定。

功　效　祛风化痰,解痉止痛。

主　治　破伤风,牙关紧急,口撮唇紧,身体强直,角弓反张,脉弦紧;狂犬咬伤。

方　解　方中白附子、天南星祛风化痰,解痉止痛;羌活、防风、白芷疏散经络中之风邪,驱邪外出;天麻熄风解痉;热酒与童便有通经络、行气血之功。合而用之,有祛风解痉和止痛之效。

按　语　本方以破伤风牙关紧急、四肢抽搐、角弓反张、脉弦紧为辨证要点。现代常用于治疗破伤风、面神经麻痹、狂犬病、跌打损伤等。治疗破伤风，可加全蝎、蜈蚣、白僵蚕；若作汤剂，可加红蓖麻根、蝉蜕、荆芥。

方中白附子、南星均生用，有毒性，因此不宜过量。本方药性偏于辛燥，津气耗伤者慎用。孕妇忌服。

现代药理研究证实，本方具有抗惊厥作用。

T 同名方

《普济本事方》玉真散　由天南星、防风组成。功能祛风化痰解痉。主治破伤风，及打扑损伤。

F 附　方

①蜈蚣星风散(《医宗金鉴》)　由蜈蚣、江鳔、天南星、防风组成。功能祛风化痰解痉。主治破伤风之邪在表，寒热拘急，口噤咬牙者。

②五虎追风散(《方剂学》)　由蝉蜕、制南星、天麻、全蝎、僵蚕组成，水煎服。另用朱砂1.5克，研细，以黄酒60毫升冲服。服后五心出汗即有效，但无论出汗与否，应于第2日再服，连服3日。功能祛风解痉，止痛。主治破伤风，牙关紧急，手足抽搐，角弓反张者。

③木萸散(《古今名方》)　由木瓜、吴茱萸、防风、全蝎、僵蚕、蝉蜕、天麻、胆星、藁本、桂枝、白蒺藜、朱砂、雄黄、猪胆汁组成。功能祛风解肌，镇痉解毒。主治破伤风，手足抽搐，角弓反张。

十二　小活络丹(原名活络丹)

F 方　源　《太平惠民和剂局方》

Z 组　成　制川乌180克　制草乌180克　地龙180克　制南星180克　乳香66克　没药66克

用　法　上药研为细末,酒面糊为丸,每丸重3克。每服1丸,日服2次,用陈酒或温开水送服。亦可改作汤剂水煎服,各药用量按常规剂量酌定。

功　效　祛风除湿,化痰通络,活血止痛。

主　治　风寒湿邪留滞经络之证,肢体筋脉挛痛,关节伸屈不利,疼痛游走不定;亦治卒中,手足不仁,日久不愈,经络中有湿痰死血,而见腰腿沉重,或腿臂间作痛。

方　解　方中川乌、草乌均为辛热之品,功能祛风除湿,温通经络,且具有较强的止痛作用,是为君药。天南星燥湿化痰,以除经络中之痰湿,亦有止痛之效,用为臣药。佐以乳香、没药行气活血,以化络中之瘀血,使气血流畅。地龙为入络之良品,功能通经活络,并加用陈酒以助药势,可引诸药直达病所,为使药。合而用之,则风寒湿邪与痰浊、瘀血均能祛除,使经络得通,诸证可愈。

按　语　本方以肢体筋脉挛痛、关节屈伸不利、疼痛游走不定,手足麻木不仁为辨证要点。现代常用于治疗风湿性关节炎、坐骨神经痛、卒中后遗症、肩周炎等。若偏于风盛者,合用大秦艽汤;偏于寒盛者,加桂枝、细辛;偏于湿盛者,加薏苡仁、苍术;偏于肝肾气血不足者,合用独活寄生汤。

本方药力颇峻,宜于体实气壮者,阴虚有热及孕妇慎用。

附　方

①大活络丹(《兰台轨范》)　由白花蛇、乌梢蛇、威灵仙、两头尖、草乌、天麻、全蝎、首乌、龟版、麻黄、贯众、炙甘草、羌活、官桂、藿香、乌药、黄连、熟地黄、大黄、木香、沉香、细辛、赤芍药、丁香、乳香、僵蚕、天南星、青皮、骨碎补、白豆蔻仁、安息香、黑附子、黄芩、茯苓、香附、玄参、白术、防风、葛根、虎胫骨、当归、血竭、炙地

龙、犀角、麝香、松脂、牛黄、冰片、人参、没药组成。为末,炼蜜为丸,桂圆核大,金箔为衣,陈酒送下。功能祛风扶正,活络止痛。主治卒中瘫痪,痿痹痰厥,拘挛疼痛,及痈疽流柱,跌打损伤,小儿惊痫,妇人经闭。

②大神效活络丹(《医宗金鉴》) 由白花蛇、乌梢蛇、麻黄、防风、炙甘草、官桂、草豆蔻、羌活、玄参、天麻、藿香、何首乌、白芷、川连、黄芪、熟地黄、大黄、细辛、赤芍药、朱砂、没药、乳香、僵蚕、天竺黄、龟版、丁香、虎胫骨、乌药、青皮、黑附子、白蔻仁、骨碎补、白茯苓、白术、当归、沉香、全蝎、葛根、威灵仙、血竭、犀角、麝香、地龙、松香、两头尖、川芎、牛黄、冰片组成。共为细末,炼蜜为丸,金箔为衣,温酒送下。功能宣畅气血,通利经络。主治风湿诸痹,口眼㖞斜,半身不遂,行步艰难,筋骨拘挛,手足疼痛,及打扑损伤。

③舒筋活络丸(《上海市药品标准》) 由羌活、防风、细辛、白芷、麻黄、肉桂、干姜、威灵仙、白术、蕲蛇肉、乌梢蛇肉、蚯蚓、豹骨、龟甲、香附、沉香、公丁香、白蔻仁、檀香、广藿香、乳香、没药、血竭、川芎、赤芍、当归、大黄、麝香、冰片、僵蚕、黄连、朱砂、牛黄、天竺黄、玄参、骨碎补、何首乌、熟地黄、茯苓、甘草、天麻组成。功能祛风活络。主治风寒湿痹,关节疼痛,筋骨经络不利者。

十三 消风散

方　源　《外科正宗》

组　成　当归3克　生地3克　防风3克　蝉蜕3克　知母3克　苦参3克　胡麻3克　荆芥3克　苍术3克　牛蒡子3克　石膏3克　甘草1.5克　木通1.5克

用　法　水煎服。

功　效　疏风养血,清热除湿。

主　治　风疹、湿疹,皮肤疹出色红,或遍身云片斑点,瘙痒,抓破后渗出津水,苔白或黄,脉浮数有力。

方　解　方中荆芥、防风、牛蒡子、蝉蜕疏风透表为君,以祛除在表之风邪。配伍苍术散风除湿,苦参清热燥湿,木通渗利湿热,更以石膏、知母清热泻火,俱为臣药。由于风邪浸淫血脉,损伤阴血,故配当归、生地、胡麻以养血活血,滋阴润燥,并寓有"治风先治血,血行风自灭"之意,是为佐药。生甘草清热解毒,调和诸药,为使药。诸药合用,共奏疏风养血,清热除湿之效。

按　语　本方以疹出色红、瘙痒、脉浮数为辨证要点。现代常用于治疗湿疹、皮肤瘙痒症、荨麻疹、接触性皮炎、脂溢性皮炎、光感性皮炎、神经性皮炎、药物性皮炎、银屑病等。如属风热甚者,加银花、连翘;湿热盛者,加地肤子、车前子;血分热甚者,加赤芍、紫草、丹皮。

服用本方时,不宜食辛辣、鱼腥、烟酒、浓茶等,以免影响疗效。

现代药理研究证实,本方具有免疫抑制作用。

同名方

1.《太平惠民和剂局方》消风散　由荆芥穗、甘草、川芎、羌活、僵蚕、防风、茯苓、蝉蜕、藿香叶、人参、姜厚朴、陈皮组成。功能祛风活血,理气化湿。主治风邪上攻,头目昏痛,项背拘急,肢体烦疼,肌肉蠕动,眩晕耳鸣,鼻塞多嚏,皮肤顽麻,瘙痒瘾疹。

2.《儒门事亲》消风散　由川芎、羌活、人参、白茯苓、僵蚕、蝉蜕、陈皮、厚朴组成。功能祛风化痰。主治风痰风厥,涎潮不利,半身不遂,失音不语,留饮飧泄,痰实呕逆,旋晕,口喎搐搦,僵仆目眩,小儿惊悸狂妄,胃脘当心而痛,上支两胁,咽膈不通,偏正头痛。

3.《重订严氏济生方》消风散　由煅石膏、甘菊花、防风、荆芥穗、羌活、羚羊角、川芎、大豆黄卷、当归、白芷、炙甘草、茶叶组成。功能清热平肝,养血消风。主治妊娠胎气有伤,肝脏毒热上攻,太阳穴痛,呕逆,背项拘急,头旋目晕,腮项肿核者。

4.《类证治裁》消风散 由苍术、麻黄、荆芥、白芷、甘草、陈皮、葱白、生姜组成。功能祛风散寒解表。主治伤风,咳而咽痛,鼻塞吐痰。

附 方

①四物消风饮(《医宗金鉴》) 由生地、当归、荆芥、防风、赤芍、川芎、白鲜皮、蝉蜕、薄荷、独活、柴胡、红枣肉组成。功能养血祛风。主治血虚风燥之皮肤瘙痒。

②荆防方(《赵炳南临床经验集》) 由荆芥、防风、僵蚕、紫背浮萍、生甘草、牛蒡子、丹皮、生地、黄芩、金银花、薄荷、蝉蜕组成。功能疏风清热,凉血解毒。主治痦瘤(急性荨麻疹)、血管神经性水肿。

③荆防汤(《中西医结合治疗常见皮肤病》) 由荆芥、防风、黄柏、苦参、黄芩、白鲜皮、生石膏、连翘、蝉蜕、甘草、升麻组成。功能祛风清热,利湿解毒。主治全身性丘疹样皮疹属于风热者,症见口干,怕热,热则痒重,心烦不安,舌苔黄,脉濡或浮滑。

第二节 平熄内风方

一 羚角钩藤汤

方 源 《通俗伤寒论》

组 成 羚羊角片(先煎)4.5克 霜桑叶6克 川贝12克 鲜

生地15克　钩藤(后下)9克　菊花9克　茯神木9克　生白芍9克　生甘草2.4克　淡竹茹(与羚羊角先煎代水)15克

用　法　水煎服。

功　效　凉肝熄风,增液舒筋。

主　治　肝经热盛,热极动风,高热不退,烦闷躁扰,手足抽搐,发为痉厥,甚则神昏,舌质绛而干,或舌焦起刺,脉弦而数;肝阳上亢,头痛,头晕,震颤。

方　解　方用羚羊角、钩藤为君,凉肝熄风,清热解痉;配合桑叶、菊花为臣,以加强熄风之效。风火相煽,最易耗阴灼液,故用白芍、生地养阴增液以柔肝舒筋,和羚羊角、钩藤等凉肝熄风药同用,有标本兼顾之义。邪热亢盛,每易灼津成痰,故用贝母、竹茹清热化痰;热扰心神,又以茯神木平肝、宁心安神,俱为佐药。生甘草调和诸药为使,与白芍相配,又能酸甘化阴,舒筋缓急。

按　语　本方以高热抽搐、舌绛而干、脉弦数为辨证要点。现代常用于治疗高热痉厥、乙型脑炎、原发性高血压、高血压脑病、妊娠子痫、产后惊风等。如见高热烦渴,加石膏、知母;腑实便秘,加大黄、芒硝;抽搐频繁,加全蝎、蜈蚣、僵蚕;邪热内闭,神志昏迷,合用紫雪丹、安宫牛黄丸;痰多昏睡,加菖蒲、郁金、天竺黄;高热不退,津伤较甚,加玄参、麦冬、石斛、阿胶;原发性高血压头昏目眩属阴虚阳亢者,加淮牛膝、白蒺藜。

若邪热久羁,耗伤真阴,以致虚风内动者,又非本方所宜。

附　方

①钩藤饮(《医宗金鉴》)　由钩藤、羚羊角、全蝎、人参、天麻、炙甘草组成。功能清热熄风,益气解痉。主治小儿天钓,牙关紧闭,手足抽搐,惊悸壮热,头目仰视兼见气虚者。

②镇风汤(《医学衷中参西录》) 由钩藤、羚羊角、龙胆草、青黛、清半夏、生赭石、茯神、僵蚕、薄荷叶、朱砂组成。功能清肝熄风。主治小儿急惊风,其风猝然而得,四肢搐搦,身挺颈痉,神昏面热,或目睛上窜,或痰涎上壅,或牙关紧闭,或热汗淋漓。

③清热熄风汤(《中医治法与方剂》) 由石膏、银花、连翘、莲心、竺黄、炒栀子、大青叶、钩藤、全蝎、蜈蚣、僵蚕、蝉蜕、地龙、菖蒲组成。功能清热解毒,熄风解痉。主治热盛动风,高热,昏迷,谵语,抽搐,舌质绛,脉弦数。

④熄风宣窍法(《医方囊秘》) 由羚角片、真滁菊、明天麻、钩藤、冬桑叶、蝎尾、陈胆星、橘络、法半夏、白茯苓、鲜石菖蒲根汁、淡竹沥组成。功能熄风宣窍,涤痰通络。主治卒中痰涎上壅,神志不清,口眼㖞斜,不能语言。

⑤平肝清脑汤(《中医临证撮要》) 由羚羊角粉、明天麻、嫩钩藤、白蒺藜、冬桑叶、天竺黄、京赤芍、鲜竹沥组成。功能平肝熄风,清脑开窍。主治产后发痉,新产之后,猝然抽风,神志不清,口眼抽动,牙关紧闭,两手紧握,舌苔薄腻或厚腻,脉象细紧或弦或滑。

⑥龙胆羚羊角汤(《中医妇科治疗学》) 由龙胆草、黄芩、干地黄、羚羊角、茯神、丹参、车前子组成。功能清热平肝,养血熄风。主治子痫,偏于风热。未发之前,头痛甚剧,面色发红,头昏眼花,脘腹疼痛,大便秘结,或有呕吐;病发后,抽搐神昏,舌质红,脉弦滑而数。

⑦羚羊镇痉汤(《温病刍言》) 由羚羊角粉、生石决明、生石膏、龙胆草、僵蚕、全蝎、钩藤组成。功能清热平肝,熄风镇痉。主治温病高热不退,热极动风而致颈项强直,四肢痉挛抽搐。

⑧疏风清热饮(《实用中医小儿科学》) 由清水豆卷、桑叶、连翘、炒栀子皮、薄荷、黄芩、僵蚕、钩藤、菊花组成。功能清热镇痉。主治急惊风高热期,壮热,面红唇赤,涕泪俱无,头部剧痛,惊悸

焦啼,脉洪数者。

二 天麻钩藤饮

方 源 《杂病证治新义》

组 成 天麻9克 钩藤(后下)12克 石决明(先煎)18克 山栀9克 黄芩9克 川牛膝12克 杜仲9克 益母草9克 桑寄生9克 夜交藤9克 朱茯神9克

用 法 水煎服。

功 效 平肝熄风,清热活血,补益肝肾。

主 治 肝阳上亢,肝风内动所致的头痛眩晕,耳鸣眼花,震颤,失眠,甚或半身不遂,舌质红,脉弦数。

方 解 方中天麻、钩藤、石决明均有平肝熄风之效,用以为君。山栀、黄芩清热泻火,使肝经之热不致偏亢,是为臣药。益母草活血利水;牛膝引血下行,配合杜仲、桑寄生能补益肝肾;夜交藤、朱茯神安神定志,俱为佐使药。

按 语 本方以头痛眩晕、耳鸣、震颤、舌红脉弦数为辨证要点。常用于治疗原发性高血压、高血压脑病、卒中、神经官能症、子痫等。如病重者,加羚羊角;头晕,加菊花、白蒺藜;失眠,加珍珠母、生龙齿;视物不清,加茺蔚子、草决明、夏枯草;手足发麻,加豨莶草、地龙;治疗子痫,去牛膝、益母草。

现代药理研究证实,本方具有降压和调节高级神经活动的作用。将本方制成200%煎剂给狗灌胃,当高血压狗的高级神经活动发生障碍时,本方可改善皮层的功能状态,出现阳性条件反射量增加,分化抑制加强;当正常狗皮层兴奋过程偏低时,本方能提高其兴奋过程,但其皮层功能状态正常时,则无明显影响;对高血压狗有降压作用,对正常狗的血压无明显影响。

附 方

①天麻钩藤汤(《小儿卫生总微论方》) 由钩藤、天麻、蝉蜕、防风、人参、麻黄、僵蚕、蝎尾、炙甘草、川芎、麝香组成。功能熄风解痉,补脾益气。主治小儿因吐利脾胃虚而生风,变成慢惊。

②钩藤汤(《妇人良方》) 由钩藤、当归、茯神、人参、桑寄生、桔梗组成。功能熄风安胎。主治妊娠子痫,手足抽掣,胎动腹痛者。

③摧肝丸(《证治准绳》) 由胆南星、钩藤、黄连、滑石、铁华粉、青黛、僵蚕、朱砂、天麻、甘草、竹沥、姜汁组成。功能清火平肝,消痰定颤。主治颤振。

④平肝潜阳汤(《常见病中医治疗研究》) 由生牡蛎、夏枯草、石决明、桑寄生、生地、生杜仲、黄芩、草决明、菊花、茺蔚子组成。功能平肝潜阳。主治肝阳上亢所致的头晕,头痛,心悸怔忡,失眠多梦,舌红,脉弦等症。常用于原发性高血压见有上述表现者。

三 羚羊角汤

方 源 《医醇剩义》

组 成 羚羊角6克 龟版24克 生地18克 白芍3克 丹皮4.5克 柴胡3克 薄荷3克 菊花6克 夏枯草4.5克 蝉蜕3克 大枣10枚 生石决明24克

用 法 水煎服。

功 效 清肝熄风,育阴潜阳。

主 治 肝阳上亢,头痛如劈,筋脉抽掣,痛连目珠。

方 解 方中羚羊角清肝熄风,为主药;配以菊花、夏枯草、蝉蜕清肝泄火,凉肝熄风;柴胡、薄荷疏解肝经郁热;龟版、白芍、生地、石决明育阴潜阳;丹皮清热凉血,活血散瘀。诸药合用,共奏清肝熄风,育阴潜阳之效。

【按　语】　本方以肝阳上亢、头痛如劈、痛连目珠、舌红脉弦数为辨证要点。现代常用于治疗原发性高血压、卒中、头痛等。如头痛剧烈，或有抽搐，加全蝎、蜈蚣、僵蚕；痰多，加竹沥、胆南星、川贝母；痰多昏睡者，加郁金、菖蒲。

【同名方】

1. 《圣济总录》羚羊角汤　由羚羊角、百合、川芎、木通、葛根、升麻、黄芩、石膏、龙齿、防风组成。功能解表清热，凉肝熄风。主治伤寒刚痉，浑身壮热，头疼口噤，筋脉拘急，心神躁闷。

2. 《直指小儿方论》羚羊角汤　由羚羊角、蝉蜕、黄芩、甘草、茯神、麦冬、柴胡、地骨皮、生姜、大枣组成。功能清肝熄风。主治诸惊壮热。

3. 《秘传眼科龙木论》羚羊角汤　由羚羊角、人参、玄参、地骨皮、羌活、车前子组成。功能清肝明目，益气养阴。主治青风内障，头旋脑痛，眼目涩痛，或因劳倦，渐加昏重。

【附　方】

①羚羊角散（《重订严氏济生方》）　由羚羊角、川独活、酸枣仁、五加皮、薏苡仁、防风、当归、川芎、茯神、杏仁、木香、炙甘草、生姜组成。功能熄风镇痉，养血通络。主治妊娠中风，背强口噤，角弓反张者。

②滋生青阳汤（《医醇賸义》）　由生地黄、白芍药、桑叶、薄荷、牡丹皮、麦门冬（青黛拌）、石斛、菊花、天麻、柴胡、石决明、磁石组成。功能滋阴潜阳，平肝熄风。主治肝风，头目眩晕，肢节摇颤，如登云雾，如坐舟中。

③羚角荷翘汤（《重订通俗伤寒论》）　由羚角片、苏薄荷、连翘、夏枯花、苦丁茶、焦栀皮、鲜荷叶边、鲜青菊叶组成。功能清热熄风。主治风热头风，头痛经久不愈，时作时止。

四 镇肝熄风汤

方　源　《医学衷中参西录》

组　成　怀牛膝30克　生赭石30克　生龙骨15克　生牡蛎15克　生龟版15克　生杭芍15克　玄参15克　天冬15克　川楝子6克　生麦芽6克　茵陈6克　甘草4.5克

用　法　水煎服。

功　效　镇肝熄风,滋阴潜阳。

主　治　肝肾阴亏,肝阳上亢,气血逆乱所致的头目眩晕,目胀耳鸣,脑部热痛,心中烦热,面色如醉,或时常噫气,或肢体渐觉不利,口角渐形歪斜;甚或眩晕颠仆,昏不知人,移时始醒;或醒后不能复原,精神短少,或肢体痿废,或成偏枯,脉弦长有力。

方　解　方中怀牛膝归肝肾之经,重用以引血下行,并有补益肝肾之效,为君药。代赭石和龙骨、牡蛎相配,降逆潜阳,镇熄肝风,是为臣药。龟版、玄参、天冬、白芍滋养阴液,以制阳亢;茵陈、川楝子、生麦芽三味,配合君药清泄肝阳之有余,条达肝气之郁滞,以有利于肝阳之平降镇潜;甘草调和诸药,与麦芽相配,并能和胃调中,防止金石类药物碍胃之弊,均为佐使药。诸药合用,成为镇肝熄风之良剂。

加　减　心中热甚者,加生石膏;痰多者,加胆星;尺脉重按虚者,加熟地黄、净萸肉;大便不实者,去龟版、赭石,加赤石脂。

按　语　本方以头目眩晕、面色如醉、脉弦长有力为辨证要点。现代常用于治疗脑血管意外、原发性高血压、嗜酪细胞瘤、月经前期紧张症等。如头痛目眩重者,加夏枯草、菊花;心中烦热,加栀子、黄芩;痰热较重,加胆星、竹沥、川贝母;血压过高,头痛较剧,眼觉胀痛者,加夏枯草、钩藤、石决明、苦丁茶、菊花;失眠多梦,加珍珠母、龙齿、夜交藤、茯神。

现代药理研究证实,本方加减(怀牛膝、生赭石、生龙骨、生牡蛎、生白芍、玄参、天冬、川楝子、青蒿、夏枯草、钩藤、何首乌、夜交藤)煎剂给麻醉猫小肠灌注后20分钟出现降压作用,最显著时平均降压5.8千帕,持续80~110分钟。每隔10~20分钟,重复给药,降压幅度无显著差异,说明无快速耐受性,无蓄积作用。兔静注普鲁卡因、去甲肾上腺素、苯海拉明,均不影响本方的降压幅度,但静注阿托品或切断两侧迷走神经后,本方的降压幅度显著减弱。将本方作小白鼠腹腔注射,有较强的镇静、抗惊厥作用。蛙在体心脏和离体心脏灌流实验表明,本方有直接抑制心肌作用,使心肌收缩力明显减弱。蛙血管的灌流实验表明本方对血管的直接扩张作用不明显。

附 方

① 潜阳熄风法(《临证指南医案》) 由熟地、龟版、生牡蛎、灵磁石、山萸肉、怀山药、白茯神、怀牛膝、五味子、青盐组成。功能滋肾益肝,潜阳熄风。主治肝肾不足,虚阳化风所致之头晕耳鸣,肉瞤肢麻等。

② 潜阳滋降法(《类中秘旨》) 由龟版、灵磁石、甘菊、阿胶、黑豆衣、女贞子、生地、熟地、蝉蜕组成。功能滋养肝肾,潜阳熄风。主治卒中初起,昏迷不省,热痰上壅,手足不遂,口眼歪斜。微见热,加石斛;小便多,加龙齿;大便不通,加麻仁。

③ 脑立清(《常用中成药》) 由磁石、代赭石、半夏、冰片、珍珠母、牛膝、薄荷脑、生熟酒曲组成。功能镇肝降逆。主治肝阳上亢引起的头胀头痛,失眠,健忘,烦躁口干者。孕妇忌服。

五 风引汤

方 源 《金匮要略》

组　成　大黄 56 克　干姜 56 克　龙骨 56 克　桂枝 42 克　甘草 28 克　牡蛎 28 克　寒水石 84 克　滑石 84 克　赤石脂 84 克　白石脂 84 克　紫石英 84 克　石膏 84 克

用　法　上药共研粗末,每服 6~9 克,用井花水煎服。亦可改作汤剂水煎服,各药用量按常规剂量酌定。

功　效　重镇潜阳,清热熄风。

主　治　肝阳亢盛,风火内动所致的头痛眩晕,肢体麻木,偏瘫或四肢瘫痪,面红目赤,便秘尿赤,舌红苔黄,脉弦数,以及癫痫,小儿惊风抽搐。

方　解　方用牡蛎、龙骨、石脂、石英重镇以潜肝阳之亢;石膏、寒水石、滑石咸寒以泻风化之火;妙在用大黄之苦寒泻下,使热盛风动得以平熄;反佐以干姜、桂枝之温,以制诸石之咸寒;甘草和中以调和诸药。诸药相配,具有重镇潜阳,清热熄风之效。

按　语　本方以头痛眩晕、瘫痪、癫痫、惊风抽搐、舌红苔黄、脉弦数为辨证要点。现代常用于治疗癫痫、卒中、短暂性脑缺血发作、原发性高血压、神经官能症等。若肝阳上亢而肝风内动,去桂枝、干姜,加石决明、灵磁石、地龙、钩藤;经络不通,肢体活动受限,言语不利,加当归、赤芍、川芎、鸡血藤;癫痫频发,加胆南星、僵蚕、全蝎。

同名方

1. 《备急千金要方》风引汤　由麻黄、石膏、独活、茯苓、吴茱萸、秦艽、细辛、桂心、人参、防风、川芎、附子、防己、甘草、干姜、白术、杏仁组成。功能祛风散寒,除湿通络。主治风毒脚气,两脚疼痹,肿或不仁,拘急屈不得行。

附 方

①镇惊丸(《直指小儿方》) 由紫石英、铁粉、远志、茯神、人参、琥珀、滑石、炮南星、蛇黄、龙齿、熊胆、轻粉组成,炼蜜为丸,朱砂为衣。功能镇惊宁神。主治小儿惊痫。

②镇惊丸(《医宗金鉴》) 由茯神、麦冬、辰砂、远志、石菖蒲、枣仁、牛黄、黄连、珍珠、胆星、钩藤、天竺黄、犀角、甘草组成。功能镇惊安神,清热熄风。主治小儿心、肝热盛,因受惊吓,神气溃乱,遂成痫证,发时吐舌急叫,面色乍红乍白,悚惕不安,如人将捕之状。

③镇惊丸(《中药成方配本》) 由琥珀、朱砂、青礞石、珠粉、天竺黄、胆星、白附子、天麻、全蝎、僵蚕、天花粉、寒水石、西牛黄、飞腰黄、麝香、生甘草组成,炼蜜为丸,金箔为衣。功能祛风痰,镇惊搐。主治小儿惊风痰喘搐搦。

六 建瓴汤

方 源 《医学衷中参西录》

组 成 生怀山药 30 克 怀牛膝 30 克 生赭石 24 克 生龙骨 18 克 生牡蛎 18 克 生地黄 18 克 生杭芍 12 克 柏子仁 12 克

用 法 水煎服。

功 效 镇肝熄风,滋阴安神。

主 治 肝阳上亢,头目眩晕,耳鸣耳胀,心悸健忘,烦躁不宁,失眠多梦,脉弦硬而长等。

方 解 方中怀牛膝引血下行,并能补益肝肾,为君药。代赭石与生龙骨、生牡蛎相配,降逆潜阳,镇肝熄风,是为臣药。生地黄、白芍、山药滋养阴液,以制阳亢;柏子仁滋养阴血,宁心安神,均为佐使药。诸药合用,共奏镇肝熄风,滋阴安神之效。

加　减　若大便不实者,去赭石,加建莲子;畏凉者,以熟地易生地;夹杂外感之热者,加生石膏。

按　语　本方以眩晕、耳鸣、心悸、烦躁、舌红、脉弦硬而长为辨证要点。现代常用于治疗原发性高血压、高血压脑病、神经衰弱等。如肝火偏盛,加大黄、丹皮、山栀;肝风内动,加地龙、钩藤、石决明;肝肾阴虚。加熟地、山萸肉、龟版;夹有瘀血,加桃仁、丹参、赤芍。

附　方

①养阴熄风法(《先醒斋医学广笔记》)　由桑叶、甘菊、黑芝麻、白蒺藜、生地　制首乌、天冬、女贞子、怀牛膝、柏子仁组成。功能养阴滋液,平肝熄风。主治卒中后半身不遂,筋脉拘挛,以及肝肾阴虚,血燥生风,手指麻木,腰酸足软等。

②滋肾熄风汤(《医醇剩义》)　由当归、菊花、熟地黄、菟丝子、枸杞子、巴戟天、豨莶草、天麻、独活、大枣、生姜组成。功能滋肾熄风。主治肾风,头目眩晕,心中悬悬,惊恐畏人,常蒙被而卧。

七　阿胶鸡子黄汤

方　源　《通俗伤寒论》

组　成　阿胶6克(烊冲)　生白芍9克　石决明15克　钩藤6克　大生地12克　炙甘草1.8克　生牡蛎12克　络石藤9克　茯神木12克　鸡子黄2个

用　法　水煎服。

功　效　滋阴养血,柔肝熄风。

主　治　邪热久羁,灼烁阴血,筋脉拘急,手足瘛疭,类似风动,或头目眩晕,舌绛苔少,脉细数者。

方　解　方中以阿胶、鸡子黄为君，滋阴血，熄风阳；生地、芍药、甘草为臣，酸甘化阴，柔肝熄风；然阴血虚者，肝阳偏亢，故以钩藤协石决明、牡蛎为佐，取其介类潜阳，合用以平熄肝木之亢；复用茯神木平肝安神，以加强其效；筋挛则络亦不舒，故用络石藤为使，配合白芍、甘草，以舒筋通络。合而用之，成为养血滋阴，柔肝熄风之剂。

按　语　本病以温热病后期，热伤阴血，虚风内动而致筋脉拘急、肢体抽搐、舌绛苔少、脉细数为辨证要点。现代常用于治疗流行性乙型脑炎、流行性脑脊髓膜炎等病后期出现的肢体抽搐、手足拘挛等。如见肢体抽搐，加生鳖甲、生龟版。

八　三甲复脉汤

方　源　《温病条辨》

组　成　炙甘草18克　干地黄18克　生白芍18克　麦冬15克　阿胶9克　麻仁9克　生牡蛎15克　生鳖甲24克　生龟版30克

用　法　水煎服。

功　效　滋阴复脉，潜阳熄风。

主　治　温病后期，热伤肝肾之阴，虚风内动，手指蠕动，痉厥，心中憺憺大动，甚则心中痛，舌干齿黑，脉细数；内伤杂病，阴虚阳亢，头晕目眩，耳鸣，心悸，脉促，舌光剥等。

方　解　方中阿胶滋阴养液以熄内风，为君药。地黄、麦冬、白芍滋阴柔肝；龟版、鳖甲、牡蛎滋阴潜阳以镇痉厥，均为臣药。炙甘草补心气以复脉，与白芍相配，酸甘化阴，以加强滋阴熄风之力；麻仁养阴润燥，均为佐使药。诸药合用，具有滋阴复脉，潜阳熄风之功。

按　语　本方以手足蠕动、抽搐、心悸、舌干、脉细数为辨证要点。现代常用于治疗流行性乙型脑炎、流行性脑脊髓膜炎等引起的肢体抽搐，原发性高血压，低血钙手足搐搦等。

邪热炽盛之痉厥、抽搐，不宜服用本方。

附　方

①一甲复脉汤(《温病条辨》)　即本方去麻仁、龟版、鳖甲组成。功能滋阴复脉。主治温病后期，热邪伤阴，大便溏薄，心悸，脉促，舌光滑干绛等。

②二甲复脉汤(《温病条辨》)　即本方去龟版组成。功能滋阴潜阳。主治温病热邪深入下焦，脉沉数，舌干齿黑，但觉手指蠕动，欲成痉厥者。

九　大定风珠

方　源　《温病条辨》

组　成　生白芍18克　阿胶9克　生龟版12克　干地黄18克　麻仁6克　五味子6克　生牡蛎12克　麦冬18克　炙甘草12克　鸡子黄2个　生鳖甲12克

用　法　水煎去滓，再入鸡子黄搅匀，温服。

功　效　滋阴熄风。

主　治　温病热邪久羁，热灼真阴，或因误用汗、下，重伤阴液，神倦瘛疭，脉气虚弱，舌绛苔少，有时时欲脱之势。

方　解　方中鸡子黄、阿胶滋阴养液以熄内风，为君药。地黄、麦冬、白芍滋阴柔肝；龟版、鳖甲滋阴潜阳，均为臣药。麻仁养阴润燥，牡蛎平肝潜阳；五味子、炙甘草酸甘化阴，以加强滋阴熄风之功，均为佐使药。合用具有滋阴养液，柔肝熄风之效。

加　减　喘者,加人参;自汗者,加龙骨、人参、小麦;悸者,加茯神、人参、小麦。

按　语　本方以真阴大亏,虚风内动,而见神倦瘛疭、脉气虚弱、舌绛苔少为辨证要点。现代常用于治疗流行性乙型脑炎、流行性脑脊髓膜炎、伤寒、震颤麻痹等。如有痰,加天竺黄、贝母;失语,加菖蒲、郁金;低热,加白薇、青蒿。

如阴液虽虚,而邪气犹盛者,则非本方所宜。

附　方

小定风珠(《温病条辨》)　由鸡子黄、阿胶、生龟版、童便、淡菜组成。功能滋阴熄风。主治温邪久羁下焦,烁肝液为厥,扰冲脉为哕,脉细弦。

十　地黄饮子

方　源　《黄帝素问宣明论方》

组　成　熟干地黄　巴戟天　山茱萸　石斛　肉苁蓉　附子　五味子　官桂　白茯苓　麦门冬　菖蒲　远志　各等分

用　法　上药共研细末,每服9克,加生姜、大枣、薄荷适量,水煎服。也可作汤剂水煎服,各药用量按常规剂量酌定。

功　效　滋肾阴,补肾阳,开窍化痰。

主　治　瘖痱证,舌强不能言,足废不能用,口干不欲饮,脉沉细弱。

方　解　方中熟地黄、山茱萸滋补肾阴;肉苁蓉、巴戟天温壮肾阳,为君药。而以附子、肉桂之辛热,协上药以温养真元,摄纳浮阳;麦冬、石斛、五味子滋阴敛液,使阴阳相配,均为臣药。菖蒲、远志、茯苓交通心肾,开窍化痰,是为佐药。少用姜、枣、薄荷为引,和其营卫,均为使药。综观全方,上下并治,标本兼顾,而以治下、治本为主。诸药合用,共成滋肾阴,补肾阳,开窍化痰之功。使水火相济,痰浊得除,则瘖痱可愈。

按语 本方以舌强不能言、足废不能行、形衰神疲、腰膝酸软、脉沉细弱为辨证要点。现代常用于治疗脑血管意外、脑动脉硬化症、小脑共济失调症、乙脑后遗症、帕金森病、脊髓空洞症、脊髓结核、高血压、神经衰弱等。如足废偏于肾阴虚而见骨节烦热者,加桑枝、地骨皮、鳖甲;偏于肾阳虚而见腰膝冷感者,加淫羊藿、仙茅;兼有气虚者,加党参、黄芪;夹有瘀血者,加丹参、牛膝、川芎、赤芍。若只见足废不用之症,可去菖蒲、远志、薄荷等宣通开窍之品;如纯属阴虚而痰火盛者,去温燥的肉桂、附子,加贝母、竹沥、胆星、天竺黄。

本方温而不燥,为其特长,然毕竟偏于温补,故肝阳偏亢之证,不宜使用。

同名方

1.《外台秘要》地黄饮子　由生地黄汁、芦根、生麦门冬、人参、白蜜、橘皮、生姜组成。功能清热和胃。主治心胃虚热,呕吐不能进食,食则烦闷。
2.《丹溪心法》地黄饮子　由炙甘草、人参、生地黄、熟地黄、黄芪、天门冬、麦门冬、泽泻、石斛、炙枇杷叶组成。功能滋阴清热。主治消渴咽干,面赤烦躁。

十一　解语汤

方源　《张氏医通》

组成　防风4.5克　天麻4.5克　炮附子4.5克　酸枣仁7.5克　羚羊角3克　官桂3克　羌活3克　炙甘草1.5克

用　法　水煎,加竹沥半杯、姜汁数匙,冲服。

功　效　平肝熄风,祛风通络。

主　治　卒中舌强不语,半身不遂。

方　解　方中羚羊角、天麻平肝熄风;酸枣仁养血以安心神;羌活、防风疏风通络;附子、肉桂温通心阳,竹沥、姜汁化痰和胃,甘草缓急和中。诸药合用,具有平肝熄风,祛风通络之功。

加　减　脉虚者,加人参。

按　语　本方以卒中舌强语蹇、脉弦滑为辨证要点。现代常用于治疗卒中失语。语言不利,加石菖蒲、远志、胆南星、天竺黄、僵蚕;半身不遂,加黄芪、川芎、地龙、川牛膝、桑枝;口眼㖞斜,加白附子、全蝎、僵蚕。

同名方

《证治准绳》解语汤　由羌活、防风、天麻、肉桂、川芎、天南星、陈皮、白芷、当归、人参、甘草、酸枣仁、羚羊角、竹沥(另一方有石菖蒲、远志)组成。功能平肝熄风,化痰通络。主治失音不语。

附　方

①神仙解语丹(《校注妇人良方》)　由炮白附子、菖蒲、远志(去心,甘草水煮)、天麻、全蝎、羌活、胆南星、木香组成。为细末,曲糊为丸,薄荷煎汤送下。功能祛风除痰,宣窍通络。主治心脾受风,言语蹇涩,涎唾溢盛。

②清神解语汤(《古今医鉴》)　由当归、川芎、白芍药、生地黄、远志、陈皮、麦门冬、石菖蒲、乌药、枳实、制南星、白茯苓、黄连、防风、羌活、半夏、甘草、生姜、竹茹、童便、姜汁、竹沥组成。功能清心豁痰,宣窍解语,祛风通络。主治卒中痰迷心窍,不能言。

十二　偏左头痛方

方　源　《古欢室医学篇》

组　成　石决明15克　天麻9克　桑叶6克　夏枯草12克　石斛9克　玉竹12克　山萸肉6克　枸杞子12克　炒白芍9克　当归9克　川芎3克　白蒺藜9克　蔓荆子9克

用　法　水煎服。

功　效　平肝熄风,清热养阴,和营止痛。

主　治　肝阳头痛,头晕作胀,心烦易怒,睡卧不安,或兼面红口干,苔薄黄或舌红少苔,脉弦或细数。

方　解　本方以石决明、天麻、桑叶、白蒺藜平肝潜阳熄风;辅以蔓荆子、夏枯草疏散风热,清肝明目;以石斛、玉竹、枸杞子、山萸肉滋养肝肾阴分;辅以白芍、当归、川芎养血柔肝,和营止痛。药分两组,一组治标,一组治本,标本兼顾,是谓良图。对于肝阴亏损、肝阳上亢所致之偏左头痛最为合适。

按　语　本方以头痛头晕、心烦易怒、苔薄黄或舌红少苔、脉弦或细数为辨证要点。现代常用于治疗偏头痛等。如心烦甚者,加莲心、黄连、朱茯神;失眠严重者,加炒枣仁、朱茯神、夜交藤;头痛较剧,兼见目赤口苦,胁痛,尿赤便秘,脉弦数者,加龙胆草、大黄。

附　方

①钩藤散(《普济本事方》)　由钩藤、陈皮、半夏、麦门冬、茯苓、茯神、人参、菊花、防风、炙甘草、生石膏、生姜组成。功能平肝疏风,益气化痰。主治肝厥头晕。

②头晕目黑方(《古欢室医学篇》)　由北沙参、玉竹、桑椹子、枸杞、

钩藤、石决明、山萸肉、黑豆衣、茯苓、炙甘草、玄参组成。功能平肝潜阳,滋补肝肾。主治肝肾阴亏,虚阳上亢所致之头晕头痛,眼花耳鸣,腰酸腿软。

第18章

治燥方

第一节 轻宣润燥方

一 杏苏散

方　源　《温病条辨》

组　成　苏叶6克　半夏6克　茯苓6克　前胡6克　苦桔梗6克　枳壳6克　甘草6克　生姜6克　橘皮6克　杏仁6克　大枣2枚

用　法　水煎服。

功　效　轻宣凉燥,宣肺化痰。

主　治　外感凉燥,头微痛,恶寒无汗,咳嗽痰稀,鼻塞嗌干,苔白,脉弦。

方　解　方中苏叶、前胡解表散邪,微发其汗;杏仁、桔梗宣肺达邪,利气止咳;半夏、茯苓祛湿化痰;枳壳、橘皮理气宽胸;生姜、大枣、甘草调营卫,和诸药。综合全方,发表宣肺而解凉燥,利气化痰而止咳嗽。

加　减　无汗,脉弦甚或紧者,加羌活,微透汗;汗后咳不止,去苏叶、羌活,加苏梗;兼泄泻腹满者,加苍术、厚朴;头痛兼眉棱骨痛者,加白芷;热甚,加黄芩,泄泻腹满者不用。

按　语　本方以发热恶寒无汗、咳嗽痰稀色白、苔白为辨证要点。现代常用于治疗支气管炎、肺炎、支气管扩张、肺气肿、风寒咳嗽等。如恶寒重,加葱白、淡豆豉;头痛甚,加防风、川芎;咳嗽痰多,或素有痰饮者,重用半夏、橘皮、茯苓,再加紫菀、冬花;痰不多,可去半夏、茯苓。

附　方

杏苏饮(《医宗金鉴》)　由杏仁、紫苏、前胡、桔梗、枳壳、桑皮、黄芩、甘草、麦冬、浙贝母、橘红组成。功能疏风解表,宣肺化痰。主治伤风,发热憎寒,头疼有汗,咳嗽喷嚏,鼻塞声重,脉浮缓。

二　桑杏汤

方　源　《温病条辨》

组　成　桑叶3克　杏仁4.5克　沙参6克　象贝3克　香豉3克　栀皮3克　梨皮3克

用　法　水煎服。

功　效　清宣温燥。

主　治　外感温燥,邪在肺卫,身不甚热,干咳无痰,咽干口渴,右脉数大。

方　解　方中桑叶、豆豉宣肺散邪;杏仁宣肺利气;沙参、贝母、梨皮润肺止咳;栀子清泄胸膈之热。诸药合用,共奏清宣温燥,润肺止咳之效。

按语 本方以身微热、干咳无痰、咽干口渴、舌红苔薄白而燥、脉浮数为辨证要点。现代常用于治疗上呼吸道感染、百日咳、肺结核咯血等。若咽喉干痛明显,加牛蒡子;鼻衄,加白茅根、侧柏叶;津伤较甚者,加麦冬、玉竹;热重者,加石膏、知母;咳痰黄稠,加马兜铃、瓜蒌皮;咯血,加白茅根、仙鹤草、白及。

本方证邪气轻浅,肺药亦宜轻清,故用药既取气味之轻,且煎煮时间亦不宜过长,原书方后注云:"轻药不得重用",即此义也。

附方

翘荷汤(《温病条辨》) 由薄荷、连翘、黑栀皮、生甘草、桔梗、绿豆皮组成。功能清上焦气分燥热。主治燥气化火,清窍不利,耳鸣目赤,龈胀咽痛等。

三 清燥救肺汤

方源 《医门法律》

组成 冬桑叶9克 石膏8克 人参2克 甘草3克 胡麻仁3克 阿胶3克 麦门冬4克 杏仁2克 枇杷叶3克

用法 水煎服。

功效 清燥润肺。

主治 温燥伤肺,头痛身热,干咳无痰,气逆而喘,咽喉干燥,鼻燥,胸满胁痛,心烦口渴,舌干无苔,脉虚大而数。

方解 方中以桑叶为君,清宣肺燥。以石膏、麦冬为臣,一则清肺经之热,二则润肺金之燥。如此配合,宣中有清,清中有润;石膏虽质重沉寒而量少,故不碍桑叶轻宣之性。余皆为佐药,杏仁、枇杷叶利肺气,使肺气肃降有权;阿胶、胡麻仁润肺养阴,使肺得濡润之性;人参、甘草益气和中,使土旺金生,肺气自旺。诸药相伍,燥邪得宣,气阴得复而奏清燥救肺之功,故以清燥救肺名之。

加　减　若痰多,加贝母、瓜蒌;血枯,加生地黄;热甚,加犀角、羚羊角,或加牛黄。

按　语　本方以身热头痛、干咳无痰、气逆而喘、咽干鼻燥、胸满心烦、舌干无苔、脉虚大而数为辨证要点。现代常用于治疗支气管炎、肺炎恢复期、喉痹、失音等。如身热较甚,加栀子;阴虚血热,加干地黄;津伤口渴,加天花粉、玉竹、沙参;胸闷,加枳壳、桔梗;咯血,加侧柏叶、仙鹤草。

同名方

《症因脉治》清燥救肺汤　即本方去胡麻仁,加桑白皮、知母、地骨皮组成。功效与本方略同。主治外感燥火伤肺,身发寒热,喘促气逆,咳嗽不止,咳痰带血,甚则引动胃气,呕吐痰涎,脉躁疾。

第二节　滋阴润燥方

一　养阴清肺汤

方　源　《重楼玉钥》

组　成　大生地6克　麦冬5克　生甘草2克　玄参5克　贝母3克　丹皮3克　薄荷2克　炒白芍3克

用　法　水煎服。

功效 养阴清肺。

主治 白喉,喉间起白如腐,不易拨去,咽喉肿痛,初起发热,或不发热,鼻干唇燥,或咳或不咳,呼吸有声,似喘非喘。

方解 方中以生地养肾阴;麦冬养肺阴;玄参清虚火而解毒;丹皮凉血而消肿;贝母润肺化痰;白芍敛阴泄热;少佐薄荷散邪利咽;甘草和药解毒。综合全方,滋养肺肾,消肿利咽,微散表邪。对肺肾阴虚,外感疫毒而患白喉者,确有良效。

加减 如质虚,加大熟地;热甚,加连翘,去白芍;燥甚,加天冬、茯苓。

按语 本方以发热、咽喉肿痛、咽部白膜不易拭去、脉数为辨证要点。现代常用于治疗白喉、扁桃体炎、咽喉炎、鼻咽癌等。若初起表证明显者,加桑叶、金银花、蝉蜕;热毒重者,加连翘、黄芩、土牛膝。

现代药理研究证实,本方对白喉杆菌有较强的抑菌和杀菌能力。在体外既能中和白喉杆菌的毒素,又能破坏其毒素的抗原性。

附方

抗白喉合剂(《方剂学》) 由连翘、黄芩、麦冬、生地黄、玄参组成。功能养阴清热解毒。主治白喉,症见发热咽痛,咽部有白膜,呼吸及吞咽困难,咳嗽声嘶,面唇青紫,脉数。

二 百合固金汤

方源 《医方集解》

组成 生地黄6克 熟地黄9克 麦冬5克 百合3克 炒白芍3克 当归3克 贝母3克 生甘草3克 玄参3克 桔梗

3克

用　法　水煎服。

功　效　养阴润肺,化痰止咳。

主　治　肺肾阴虚,咳痰带血,咽喉燥痛,手足心热,骨蒸盗汗,舌红少苔,脉细数。

方　解　方中以二地为君,滋阴补肾,生地黄又能凉血止血。以麦冬、百合、贝母为臣,润肺养阴,且能化痰止咳。佐以玄参滋阴凉血清虚火;当归养血润燥;白芍养血益阴;桔梗宣利肺气而止咳化痰。使以甘草调和诸药,与桔梗合用,更利咽喉。合而用之,可使阴液渐充,虚火自靖,肺肾得养,诸症自愈。

按　语　本方以咽喉燥痛、干咳气喘、舌红少苔、脉细数为辨证要点。现代常用于治疗肺结核、支气管炎、支气管扩张、肺炎、硅沉着病、肺癌等。若痰多,加瓜蒌、杏仁、桑白皮;咯血,加白茅根、仙鹤草、白及;气喘,加杏仁、苏子;热象显著,加黄芩、知母、鱼腥草;肺癌,加半枝莲、白花蛇舌草、三棱、莪术、牡蛎。

附　方

①百合知母汤(《金匮要略》)　由百合、知母组成。功能养阴清热,补虚润燥。主治百合病,心中烦热,坐卧不宁,神志恍惚,饮食失常,口苦而渴,小便短赤,脉微数。

②百合地黄汤(《金匮要略》)　由百合、生地黄汁组成。功能滋阴清热,养心安神。主治百合病,神志恍惚,沉默寡言,心悸失眠,如寒无寒,如热无热,时而欲食,时而恶食,口苦,小便赤,舌红少苔,脉微数。

③百合鸡子汤(《金匮要略》)　由百合、鸡子黄组成。功能滋阴养胃,降逆除烦。主治百合病,误吐之后,虚烦不安者。

三 麦门冬汤

方　源　《金匮要略》

组　成　麦门冬60克　半夏9克　人参6克　甘草4克　粳米6克　大枣3枚

用　法　水煎服。

功　效　滋养肺胃，降逆和中。

主　治　肺阴不足，咳逆上气，咳痰不爽，或咳吐涎沫，口干咽燥，手足心热，舌红少苔，脉虚数；胃阴不足，气逆呕吐，口渴咽干，舌红少苔，脉虚数。

方　解　方中重用麦门冬为君，以其甘寒之性，滋养肺胃之阴，且清虚火。以半夏为臣，意在降逆化痰，其性虽燥，但与大量麦门冬配伍，则燥性减而降逆之性存，独取其善降肺胃虚逆之气，且又使麦门冬滋而不腻。佐以人参补益中气，与麦门冬配伍，大有补气生津之功。复加粳米、大枣、甘草补脾益胃，使中气健运，则津液自能上输于肺，于是胃得其养，肺得其润，此亦"培土生金"之意。药仅六味，主从有序，润降相宜，既滋肺胃，又降逆气。对于虚热肺痿，咳唾涎沫者，是为正治之方；对于胃阴不足，气逆呕吐者，亦为惬当之剂。

按　语　本方以咳逆、呕吐、口干咽燥、舌红少苔、脉虚数为辨证要点。现代常用于治疗慢性支气管炎、支气管扩张、肺结核、硅沉着病、失音、消化性溃疡、慢性萎缩性胃炎、呕吐、神经官能症、倒经、妊娠恶阻等。如津伤过甚，则半夏宜轻用，加沙参、玉竹、石斛、天花粉；火盛，加竹茹、竹叶、知母；潮热，加银柴胡、地骨皮；呕吐频作，加陈皮、竹茹、枇杷叶；胃脘灼痛、便秘，加石斛、白芍、糯稻根。

同名方

1. 《备急千金要方》麦门冬汤　由麦门冬、人参、甘草、黄芩、干地黄、阿胶、生姜、大枣组成。功能养阴清热，益气安胎。主治妊娠六月胎动不安，寒热往来，腹内胀满，身体肿，惊怖，忽有所下，腹痛如欲产，手足烦疼。

2. 《外台秘要》麦门冬汤　由麦门冬、竹茹、茅根、生姜、人参、炙甘草组成。功能养阴清热，和中降逆。主治烦热呕逆不下食，食则吐者。

3. 《圣济总录》麦门冬汤　由麦门冬、黄连、冬瓜组成。功能养阴清热。主治消渴，日夜饮水不止，饮下小便即利。

4. 《重订严氏济生方》麦门冬汤　由麦门冬、橘皮、半夏、白茯苓、白术、人参、炙甘草、小麦、生姜、乌梅组成。功能健脾化湿，生津止渴。主治霍乱愈后，烦热不解，多渴，小便不利。

5. 《证治准绳》麦门冬汤　由麦门冬、秦皮、赤茯苓、玉竹、生大黄、升麻、竹叶、朴硝组成。功能清肝泻火。主治肝热上攻于目，赤肿痛痒。

附　方

①麦门冬散(《太平圣惠方》)　由麦门冬、半夏、陈皮、白茯苓、炙甘草、枇杷叶、人参、生姜、大枣组成。功能益气养阴，降逆止呕。主治反胃，呕哕吐食，烦热。

②麦门冬饮子(《宣明论方》)　由麦门冬、瓜蒌实、知母、炙甘草、生地黄、人参、葛根、茯神、竹叶组成。功能益气生津。主治膈消，胸满烦心，津液燥少，短气。

③加味麦门冬汤(《医学衷中参西录》)　即本方去粳米，加山药、白芍、丹参、桃仁组成。功能益气养阴，活血调经。主治妇女倒经。

四 琼玉膏

方　源　《洪氏集验方》

组　成　人参 750 克　生地黄 8000 克　白茯苓 1500 克　白蜜 5000 克

用　法　上药制成膏。每服 6～9 克,早晚各 1 次,米酒或温开水调下。

功　效　滋阴润肺,益气补脾。

主　治　肺阴亏损,虚劳干咳,咽燥咯血,肌肉消瘦,气短乏力等。

方　解　方中以生地黄滋阴壮水为君;白蜜养肺润燥为臣;二者合用,有金水相生之义,壮水制火之功。佐以人参、茯苓补脾益气,不仅培后天之本,且可使土旺金生;茯苓又能化痰,以消肺失输布所聚之痰。诸药相合,共奏滋阴润肺,益气补脾之效,使水盛则火制,土旺则金生,肺得濡润,治节有权,其咳自愈。

按　语　本方以虚劳干咳、口干咽燥、短力乏力为辨证要点。现代常用于治疗肺结核、肺气肿等。若肺阴虚甚,加沙参、玉竹、百合;咳嗽有痰,加川贝母、杏仁、款冬花。

　　现代药理研究证实,本方中的药物均有滋补强壮和延年益寿功能;三药复方研究证明,对老年人的免疫功能有调节作用。

同名方

1. 《臞仙活人心方》琼玉膏　即本方加沉香、琥珀组成,较本方增加了降气宁心之功。主治虚劳干咳。
2. 《张氏医通》琼玉膏　即本方去白蜜,加沉香、琥珀、冰糖组成。功能与上方略同。主治虚劳干咳,喉中血腥,胸中隐痛。

五 玉液汤

方　源　《医学衷中参西录》

组　成　生山药30克　生黄芪15克　知母18克　生鸡内金6克　葛根4.5克　五味子9克　天花粉9克

用　法　水煎服。

功　效　益气生津,润燥止渴。

主　治　消渴病,气不布津,肾虚胃燥,口渴引饮,小便频数量多,或小便混浊,困倦气短,脉虚细无力。

方　解　方用生山药补脾固肾以止便数,润肺生津而止口渴;以黄芪升阳益气,助脾气上升,复其散精达肺之职,《名医别录》亦言黄芪能止渴,二者共为君药。以知母、天花粉为臣,滋阴润燥而止渴。张锡纯说:"黄芪能大补肺气,以益肾水之上源,使气旺自能生水,而知母又能滋肺中津液,俾阴阳不至偏胜,而生水之功益普也。"佐以鸡内金助脾之运化,使水谷化生津液;葛根升脾中清阳,输津液以溉五脏;五味子敛阴生津,且能固肾涩精。诸药相伍,共奏补气生津,润燥止渴之效。

按　语　本方以口渴引饮、小便频数量多、困倦气短、脉虚细无力为辨证要点。现代常用于治疗糖尿病。如小便频数,加人参;服药后,渴止而小便仍数者,加山萸肉;并发疮疖者,加鱼腥草、野菊花;夜盲,加苍术、玄参;并发或兼有肺结核,加百部、冬虫夏草、女贞子。

同名方

1.《医学入门》玉液汤　由半夏、生姜、沉香组成。功能理气化痰降逆。主治七情气郁生痰,上逆头目眩晕,心嘈怔悸,眉棱骨痛。

附 方

①天花散(《仁斋直指方论》) 由天花粉、生地黄、葛根、麦门冬、五味子、甘草、粳米组成。功能养阴清热,生津止渴。主治消渴。

②滋脺饮(《医学衷中参西录》) 由生黄芪、生地、生怀山药、山萸肉、生猪胰子组成。功能养阴润燥,益气生津。主治消渴。

六 消渴方

方 源 《丹溪心法》

组 成 黄连末2克 天花粉末10克 人乳(或牛乳)80毫升 藕汁50毫升 生地汁30毫升 生姜汁3滴 蜂蜜10毫升

用 法 上药搅拌成膏,开水送服。

功 效 清热生津,滋阴润燥。

主 治 消渴,口渴引饮,多食易饥,舌红苔燥,脉细数。

方 解 方中天花粉清热润燥,生津解渴,为主药;佐以黄连清热泻火;生地汁、藕汁、人乳生津增液,滋阴润燥。诸药合用,共奏清热生津,滋阴润燥之功。

按 语 本方以口渴引饮、口干舌燥、多食易饥为辨证要点。现代常用于治疗糖尿病。可酌加葛根、麦冬、知母,以加强生津止渴之效。

附 方

①玉泉丸(《仁斋直指方论》) 由麦门冬、人参、茯苓、生黄芪、炙黄芪、乌梅肉、甘草、瓜蒌根、葛根组成。功能益气养阴,生津止渴。主治消渴口干。

②玉泉丸(《万病回春》) 即本方去姜汁,加葛根、知母、麦门冬、人

参、五味子、莲肉、乌梅肉、当归、甘草、牛乳汁、甘蔗汁、梨汁组成。功能清热养阴,益气生津。主治上消证,饮水多而食少。

③生地八物汤(《医学心悟》) 由生地、山药、知母、麦冬、黄芩、黄连、黄柏、丹皮、荷叶组成。功能清胃泻火,养阴增液。主治中消。

④莲花饮(《幼幼集成》) 由白莲须、葛根、茯苓、生地黄、黄连、天花粉、人参、五味子、知母、炙甘草、淡竹叶、灯心组成。功能养阴清热,益气生津。主治上消口渴,饮水不休。

七 地黄饮子

方 源 《易简方》

组 成 人参 生地黄 熟地黄 炙黄芪 天门冬 麦门冬 枳壳 石斛 枇杷叶 泽泻 炙甘草 各等分

用 法 上药研为细末,每服9克,水煎服。亦可改作汤剂水煎服,各药用量按常规剂量酌定。

功 效 养阴益气,润燥生津。

主 治 消渴,口燥咽干,口渴引饮,尿频量多,面红心烦,形瘦疲乏,脉虚大。

方 解 方中二冬、二地、石斛养阴润燥,生津止渴;人参、黄芪、炙甘草补益元气;枇杷叶清肺胃之热,枳壳、泽泻疏导两腑,使上僭之热下泄。综合成方,具有养阴益气,润燥生津之效,适用于消渴而见有气阴两虚之证者。

按 语 本方以口渴引饮、尿频量多、形瘦疲乏、脉虚大为辨证要点。现代常用于治疗糖尿病、肺结核、慢性咽喉炎等。如肺胃热炽,加生石膏、知母;尿多,加益智仁、桑螵蛸、五味子、覆盆子;疮痈,加银花、连翘、蒲公英。

附 方

①参苓饮子(《卫生宝鉴》) 由麦门冬、五味子、白芍药、熟地黄、黄芪、白茯苓、天门冬、人参、甘草、生姜、大枣、乌梅组成。功能益气养阴,生津增液。主治消渴,口干燥,不思饮食。

②生津养血汤(《古今医鉴》) 由当归、川芎、白芍、生地黄、知母、黄柏、麦门冬、石莲肉、天花粉、黄连、乌梅、薄荷、炙甘草组成。功能生津养血,清热止渴。主治上消火盛,烦渴引饮。

③白茯苓丸(《普济方》) 由白茯苓、覆盆子、黄连、瓜蒌根、萆薢、人参、熟地、玄参、石斛、蛇床子、鸡内金组成。功能养阴清热,益气生津。主治下消,口渴多饮,小便频数,尿浊,形体消瘦,腿脚乏力,倦怠等。

④乌龙汤(《医醇剩义》) 由元武版、生地、天冬、南沙参、蛤粉、女贞子、料豆、山药、茯苓、泽泻、车前、藕组成。功能滋阴固肾。主治下消,肾阴久亏,孤阳无依,不安其宅,饮一溲一,夹有浊淋,腿股枯瘦。

八 增液汤

方 源 《温病条辨》

组 成 玄参30克 麦冬24克 细生地24克

用 法 水煎服。

功 效 滋阴清热,润燥通便。

主 治 阳明温病,津液不足,大便秘结,口渴,舌干红,脉细稍数或沉而无力。

方 解 本方重用玄参养阴生津,润燥清热,为主药;麦冬滋液润燥,生地养阴清热,为辅助药。三药均属质润之品,合用有滋液清热,润燥通便之功。

按　语　本方以便秘、口渴、舌干红、脉细稍数为辨证要点。现代常用于治疗便秘、萎缩性胃炎、糖尿病、高血压、口腔溃疡、唇炎、鼻衄等。若胃阴不足，舌质光绛，口干唇燥，加沙参、玉竹、石斛；口渴较甚，加天花粉、石斛；大便燥结，加大黄、芒硝。

附　方

①清燥养荣汤（《温疫论》）　由知母、当归、天花粉、白芍、地黄汁、陈皮、甘草、灯心组成。功能清热生津，理气养血。主治津枯咽干，咽喉肿痛等。

②清燥汤（《温病条辨》）　即本方加知母、人中黄组成。功能养阴清热。主治阳明温病，下后无汗，脉不浮而数者。

③生津代茶饮（《慈禧太后医方选议》）　由青果、荸荠、金石斛、甘菊、竹茹、麦冬、桑叶、鲜芦根、黄梨、鲜藕组成。功能生津育阴润燥。主治温病热盛，灼伤肺胃阴津，口中燥渴，咳唾白沫，痰黏不爽者。

九　甘露饮

方　源　《太平惠民和剂局方》

组　成　枇杷叶　熟地黄　天门冬　炒枳壳　茵陈蒿　生地黄　麦门冬　石斛　炙甘草　黄芩　各等分

用　法　上药共研粗末，每服6克，水煎服。亦可改作汤剂水煎服，各药用量按常规剂量酌定。

功　效　养阴清热，行气利湿。

主　治　胃中客热，牙宣口气，齿龈肿烂，时出脓血，目赤肿痛，口舌生疮，咽喉肿痛，疮疹黄疸，肢体微肿，胸满气短，二便秘涩，或时身热。

方　解　方中生地、熟地、天冬、麦冬、石斛滋阴清润,黄芩、枇杷叶清泻胃中之热,枳壳调畅气机,茵陈蒿清利湿热。诸药合用,共奏养阴清热,行气利湿之功。主要用于治疗阴虚火炎之口腔疾病。

按　语　本方以牙龈肿痛、口舌生疮、舌红、脉细数为辨证要点。现代常用于治疗口腔溃疡、牙龈肿痛、咽炎、慢性扁桃体炎、糖尿病等。若热盛,加生石膏、黄连;渴甚,加知母;气虚,加人参。

附　方

①小甘露饮(《重订严氏济生方》)　由黄芩、升麻、茵陈、栀子仁、桔梗、生地黄、石斛、炙甘草、生姜组成。功能养阴清热利湿。主治脾劳实热,身体眼目悉黄,舌干,咽喉痛。

②滋阴甘露丸(《全国中药成药处方集》)　即本方加玄参组成。功能养阴清热解毒。主治虚火上炎,齿龈肿烂,吐血衄血,口舌生疮。

十　启膈散

方　源　《医学心悟》

组　成　沙参9克　丹参9克　茯苓3克　川贝母4.5克　郁金1.5克　砂仁壳1.2克　荷叶蒂2个　杵头糠1.5克

用　法　水煎服。

功　效　润燥解郁,化痰降逆。

主　治　噎膈,吞咽梗阻,胸膈痞闷、疼痛,呕吐食物及痰涎,或嗳气呃逆,舌质偏红,苔薄腻,脉弦滑。

方　解　方用沙参、川贝、茯苓润燥化痰以散结;丹参、郁金、砂仁壳行气化瘀以开郁；荷叶蒂、杵头糠化浊和胃以降逆。诸药合用，共奏润燥化痰，开郁降逆之功。

加减 虚者，加人参；若兼虫积，加胡黄连、芜荑，甚则用河间雄黄散吐之；兼血积，加桃仁、红花，或另以生韭汁饮之；兼痰积，加广橘红；兼食积，加莱菔子、麦芽、山楂。

按语 本方以吞咽困难、胸膈痞闷而痛、呕吐为辨证要点。现代常用于治疗食管癌、食管炎、食管贲门失弛缓症、膈肌痉挛、胃神经官能症等。如嗳气、呃逆，加旋复花、代赭石、沉香；口干津少，加天花粉、麦冬、芦根；津伤便秘，加生地、玄参、麦冬、白蜜；食管癌，加白花蛇舌草、半枝莲、急性子、山慈姑。

附方

增损启膈散（《古今名方》） 由川贝母、郁金、当归、桃仁、沙参、蜣螂虫、急性子、昆布、丹参、海藻、红花组成。功能化痰软坚，活血散瘀。主治食管癌中期证属痰瘀互结者，吞咽困难，甚则水饮难下，胸膈疼痛，泛吐黏痰，或吐下如赤豆汁，大便干结，形体消瘦，肌肤枯燥，舌红或青紫，脉细涩。

第19章

驱虫方

一 乌梅丸

方 源 《伤寒论》

组 成 乌梅 300 枚　细辛 180 克　干姜 300 克　当归 120 克　炮附子 180 克　蜀椒 120 克　桂枝 180 克　黄柏 180 克　黄连 500 克　人参 180 克

用 法 上药共为末混匀,乌梅用 50% 醋浸一宿,去核打烂蒸熟,和上药末,加蜜制丸,每服 9 克,日 1~3 次,空腹温开水送下。亦可水煎服,用量按原方比例酌减。

功 效 温脏安蛔。

主 治 蛔厥证。腹痛时作,心烦呕恶,得食即吐,常自吐蛔,手足厥冷;亦治久痢,久泻。

方 解 本方为寒热错杂蛔厥证而设。方中重用乌梅之酸以制蛔安其动扰;蜀椒、细辛性温味辛,温脏祛寒,兼能驱蛔;黄连、黄柏苦能下蛔清热。所谓"蛔得酸则静,得辛则伏,得苦则下。"姜、桂、附温脏以祛下寒,人参、当归补养气血,调和阴阳治四肢厥冷。诸药合用,寒热并用,邪正兼顾,以治寒热错杂而正气虚弱之蛔厥、久痢、久泻尤为适宜。

按 语 本方以腹痛时发时止,得食而呕又烦,或常自吐蛔为辨证要点。胃热肠寒,寒热错杂,蛔虫内扰是其病机关键。寒热错杂,久痢久泻,亦可用本方治之。但暴泻、湿热痢,则是应用本方的主要禁忌。现代常用于治疗胆囊炎、胆道蛔虫症、蛔虫性肠梗阻、血吸虫病、慢性结肠炎、细菌性痢疾等。对于消渴气上撞心而属上热下寒,气血已虚者,亦可用本方治疗。本方以安蛔为主,治疗胆道蛔虫,加入使君子、苦楝根皮、榧子等,则驱虫力更强。若患者无上热者,方中去黄连、黄柏;若无寒证,可去干姜、附子;体实者,可去党参、当归;并可加大黄以帮助泻下虫体。

现代药理研究证实:乌梅丸对蛔虫没有直接杀虫作用,其机理主要是通过以下三方面而实现的:(1)麻醉蛔虫而抑制蛔虫活动;(2)作用于肝脏,促进肝脏分泌胆汁;(3)使胆道口括约肌松弛扩张。此外,乌梅丸对多种致病菌有抑制作用。

附 方

连梅安蛔汤(《通俗伤寒论》) 由胡黄连、川椒、白雷丸、乌梅、生川柏、尖槟榔组成。功能清降肝胃之热而驱蛔,治疗肝胃热盛之蛔动证。

二 化虫丸

方 源 《太平惠民和剂局方》

组 成 鹤虱30克 槟榔30克 苦楝根皮30克 铅粉(炒)30克 枯矾8克

用　法　上药为末,面糊为小丸。每次6克,一岁儿服1.5克,每日1次,米汤送下。

功　效　杀肠中诸虫。

主　治　肠中诸虫,发作时腹中疼痛,痛剧时呕吐清水或吐蛔。

方　解　本方对肠内诸寄生虫,如蛔虫、蛲虫、绦虫、姜片虫等均有驱杀作用。虫寄肠中,故腹痛时作,影响脾胃,失于和降,则呕吐清水或吐蛔。方中鹤虱驱诸虫,苦楝根皮能杀蛔虫、蛲虫,槟榔能杀绦虫、姜片虫。其余枯矾、铅粉均有杀诸虫之效。诸驱虫药合用,则杀虫之力更强。

按　语　虫积腹中,肠道壅滞,升降失职,证见腹痛时发时止,痛时呕吐清水、蛔虫,而无寒热之象,是本方辨证之关键。方中铅粉杀虫之力最大,但毒性较大,宜慎用,且不宜久用,虫去即止。现代常用此方加减治疗各种肠道寄生虫病。临床如治蛔虫病常加乌梅、使君子;治蛲虫病常加使君子、百部;治绦虫病加南瓜子、石榴皮、二丑粉等。

附　方

①驱绦汤(《方剂学》)　由南瓜子肉、槟榔片组成。先将南瓜子肉略炒香,嚼烂吞服,隔1~2小时再服槟榔煎成的浓汁。如无腹泻,可加玄明粉开水冲服;如虫未驱尽,半月后可再服。功能驱除绦虫。主治绦虫病。小儿、老弱、孕妇慎用。

②驱蛔汤(《方剂学》)　由榧子肉、使君子、槟榔、乌梅、苦楝根皮组成。功能驱虫止痛。主治胆道蛔虫、肠道蛔虫、蛔虫性肠梗阻等。

三　布袋丸

方　源　《补要袖珍小儿方论》

组　成　夜明砂60克　芜荑60克　使君子60克　白茯苓15克　白术15克　人参15克　甘草15克　芦荟15克

用　法　诸药为细末,汤浸蒸饼和丸,如弹子大,每服一丸,以生绢袋盛之,须用精猪肉60克,同药一起煮,候肉熟烂,去袋将所煮肉并汁令小儿食之。

功　效　驱蛔消疳,补气健脾。

主　治　小儿虫疳。症见体热面黄、肢细腹大、发焦目暗等症。

方　解　本方是以驱虫药物为主,配合补气健脾之四君子汤而成。用使君子、芜荑、夜明砂驱虫消疳为主;配伍党参、白术、茯苓补中健脾为辅,复用芦荟驱虫泻下,使虫体从大便排出为佐;使以甘草,既能补中益气,又可调和诸药。全方合用,共奏驱虫补虚之效,使杀虫之功寓于补养脾气之中,则疳消而正不伤。

按　语　本方既能驱虫,又能健脾,主要用于蛔虫所致的疳积证,病属中土虚弱者,临床以面黄发焦、肢细腹大、怠倦乏力、舌淡脉弱为辨证要点。现代常用于治疗小儿肠道寄生虫及消化功能不良证。

附　方

肥儿丸(《太平惠民和剂局方》)　由六曲、黄连、肉豆蔻、使君子、麦芽、槟榔、木香组成。诸药为末,猪胆汁为丸,每丸重3克,每次一丸,开水送服,一岁小儿酌减。功效健脾清热,消积驱虫。主治小儿脾胃虚弱,虫积腹痛及消化不良、腹胀泄泻、发热口臭、面黄体弱等。

四 伐木丸（又名术矾丸）

方　源　《绛雪园古方选注》

组　成　苍术 600 克　黄酒曲 120 克　皂矾 300 克

用　法　上药共研为末，醋糊丸，如梧子大。每服 6～8 克，食后米汤送下，日服 2 次。

功　效　消积，燥湿，泻肝，驱虫。

主　治　黄肿病，面色萎黄，浮肿，心悸，气促，肢倦无力。

方　解　方以苍术苦温燥湿为君，用酒曲消积食为辅，加皂矾（经火煅后成枯矾）为佐，更能化湿泻肝而驱虫。三药合用，共奏消积，燥湿，泻肝，驱虫之效。

按　语　本方以面色萎黄、浮肿、心悸气促、肢倦无力、舌淡脉细为辨证要点。现代常用于治疗钩虫病引起的缺铁性贫血。若用本方后外证已消而虫积未除，可用布袋丸以扶正驱虫。李时珍常用本方合平胃散治疗黄肿病多效。

附　方

降矾丸（《重订广温热论》）　由皂矾、苍术、厚朴、陈皮、甘草、姜半夏、红枣肉组成。功能运脾化湿，补血，驱虫。主治脾胃不健，气滞湿蓄，萎黄浮肿，心悸气促，肢体懒懒，食积痞块，小便不利等。

第20章

涌吐方

一 瓜蒂散

方 源 《伤寒论》

组 成 瓜蒂1克 赤小豆1克

用 法 上药研细末和匀,每服1~3克,用淡豆豉9克煎汤送服。如欲急催吐,服药后可用洁净翎毛探喉取吐。

功 效 涌吐痰食。

主 治 痰涎宿食,壅滞胸脘,胸中痞硬,烦懊不安,气上冲咽喉不得息,或胸脘胀满等。

方 解 本方所治乃痰涎壅塞胸中,或宿食停于上脘之证。治宜因势利导,涌而吐之,使病邪从吐而解。方中用瓜蒂味苦性寒涌吐以催吐痰涎宿食,为主药;但其苦寒有毒,催吐力峻,易伤胃气,配以赤小豆、淡豆豉谷类之品,取谷气以保胃气,使快吐而不伤正;且淡豆豉轻清宣泄,兼能宣解胸中邪气,并助瓜蒂以涌吐,共为佐使药。三药合用,共成涌吐痰涎宿食之方剂。

按语 本方为涌吐法之代表方。主要用于痰涎宿食停积，症见胸中痞硬，填塞膈上，或胸腹胀满等。现代常用于治疗误食毒物或酒精中毒后，尚停留于胃脘，急须吐出毒物，以防进一步吸收，加深中毒的患者。宿食痰热者，加栀子以清热。本方之瓜蒂苦寒有毒，易伤正气，须用之得当。若宿食已经吐出，或已不在胸膈，或体虚者，均应禁用。

同名方

1. 《温病条辨》瓜蒂散　由上方去淡豆豉，加山栀子而成。主治太阴温病，痰涎壅盛，心烦不安，胸中痞塞欲吐等症。
2. 《外台秘要》延年秘录瓜蒂散　即上方去豆豉。功能涌吐痰食，主治急黄，心下坚硬，渴欲得水吃，气息喘粗，眼黄等症。

附方

① 三圣散《儒门事亲》　由防风、瓜蒂、藜芦组成。共为末，水煎徐徐服，以吐为度，不必尽剂。亦可鼻内灌之，吐出涎，口自开。功效涌吐风痰，主治卒中闭证所致的失音闷乱、口眼㖞斜，或不省人事、牙关紧闭及癫痫等。对于误食毒物，时间未久，神志尚清者，亦可使用。

② 急救稀涎散（《圣济总录》）　由猪牙皂角、白矾组成。研为细末，每服3～9克，温开水送下。功能开窍催吐。主治卒中闭证初起，痰涎壅盛于咽喉，不能言语，或不省人事、脉象滑实有力者。本方作用偏于开窍，涌吐之力较弱，只是微微令涎出，具有稀涎的作用。

二　盐汤探吐方

方源　《备急千金要方》

组成　食盐(炒)适量

用　法　用开水调匀,成饱和盐汤,每服二至三碗,服后用洁净翎毛或手指探喉助吐。

功　效　涌吐宿食。

主　治　宿食停滞不消或干霍乱,致脘腹胀痛不舒、欲吐不得吐、欲泻不得泻;亦治误食毒物,尚停留在胃中者。

方　解　方中以盐汤极咸之味,激起呕吐,以开通气机,并使宿食随吐而出,这样气机得以调畅,则塞者可通,胀痛可止。

按　语　本方药性平和,使用便利,效果亦好,为涌吐剂中之常用方。临床以宿食停滞不消致脘腹胀痛不舒、欲吐不得吐、欲泻不得泻为辨证要点。现代亦用于治疗食物中毒,毒物尚停留于胃中者。临床若饱食填胃而致的食厥、肝气郁极而致的气厥,有时亦可采用本方,以得吐则气机通利,厥逆自复。如服本方后不吐,可再进之,并以指探喉中,以助其吐,务得使吐乃住。

第 21 章

美容方

第一节 生发乌发方

一 生发膏

方　源　《备急千金要方》

组　成　草乌30克　莽草20克　石南20克　细辛20克　续断20克　皂荚20克　白术20克　辛夷20克　防风20克　白芷20克　竹叶12克　松叶12克　侧柏叶12克　猪脂800毫升

用　法　上药15味,取饮片,除猪脂外,共为极细末,猪脂微火加温溶化,入药末调匀即离火,俟冷膏成。取此涂抹头发,日1~2次。不得内服,注意避免入目。

功　效　祛风止痒。

主　治　治头风痒,白屑。

方　解　本方主治白屑风。此症分风湿型、风热型、湿热型诸种。此方主治风湿为患者。故以草乌为主药,辛热有毒,入肝、脾、肺经,善于搜风祛湿,止痛止痒。莽草,辛温有毒,祛风消肿,治疥癣秃疮。《本草经》"主治头风……疥疮,杀虫鱼。"《别录》治"头风痒。"石南辛苦性平,祛风通络,治风痹、风疹。《本草从新》谓:"石南叶祛风通利,是其所长。"再以细辛、辛夷、白芷、防风、川续断祛风散邪,燥湿止痒;皂荚涤垢去脂;泽兰、白术、竹叶分化去湿;松叶苦温,祛风燥湿,杀虫止痒,柏叶芳香去湿,诸药相合,共成祛风、燥湿、止痒之方。故对风湿型白屑风症有效。

按　语　本方以头部瘙痒,多白屑,且多油脂污垢,甚则头发稀疏脱落为辨证要点,临床用于脂溢性皮炎、脂溢性脱发之治疗。方中猪脂,仅为配制膏剂时的赋形剂,但白屑风症本身油污较多,故在临床上每将其减去,以石蜡代替。

附　方
发落生发方(《备急千金要方》)　由白芷、附子、防风、川芎、莽草、辛夷、细辛、黄芩、当归各 10 克,大黄 15g,蔓荆子 20g,川椒 10 克组成。上十二味,取饮片,打碎,以马膏 100 克,猪膏 600 克合诸药微火煮,待白芷色黄即成。先洗头,后用此膏涂擦头部。功效祛风清热,止痒生发。主治头风抓痒油脂多,白屑多。临床用于脂溢性脱发,脂溢性皮炎。

二　白秃疮方

方　源　《备急千金要方》

组　成　五味子 22 克　蛇床子 22 克　远志 22 克　菟丝子 38 克　苁蓉 15 克　松脂 15 克　雄黄 8 克　雌黄 8 克　白蜜 8 克　鸡屎白 4 克

用　法　上药 10 味,取饮片,将前 8 味分别为细末,以猪脂 240 毫升,微火溶化,依次入诸药搅匀,煎成膏。先以硫黄皂洗头,待干,即以此膏涂之,日 2~3 次,3 日后改为每日 1 次,换药时亦当洗净头。

功　效　杀虫止痒。

主　治　治白秃、发落生白痂,终年不瘥。

方　解　此为治疗白秃症的膏方。《诸病源候论》白秃候云:"白秃之候,头上白点斑剥,初似癣而上有白皮屑,久则生痂瘰成疮,……头发秃落,故谓之白秃也。"方中雄黄辛苦而温,有毒,燥湿祛风,杀虫解毒,善治疥癣秃疮。雌黄与雄黄性味功能相似。配伍蛇床子祛风燥湿,杀虫止痒,菟丝子内服可补肝肾,外用亦治癣疮。远志辛以解郁,故善治"一切痈疽,敷服皆效"。五味子外用亦可敛疮愈疡。其余有肉苁蓉滋润,配合白蜜,松脂,鸡屎白,猪脂合和成膏,故能杀虫解毒,止痒治癣,不仅白秃疮可用,即头疮赤秃(即黄癣)亦可应用,惟方中肉苁蓉、五味子、鸡屎白拟议减去,改用苦楝子,明矾似更得力。

按　语　以头皮部散发性灰白色脱屑痂状斑,圆形或不规则形。斑上毛发。干枯拆断,白秃瘙痒为辨证要点。即临床上头癣(白癣),黄癣均可用本方治疗。现代药理研究证实本方对各种皮肤真菌具有抑制作用。

三　乌须固本丸

方　源　《鲁府禁方》

组　成　何首乌 240 克(米泔水浸三宿,竹刀刮去粗皮,切片)　黑豆 1000 克(同首乌滚水浸一时,蒸熟,去豆)　黄精 120 克(用黑豆 1000 克同蒸熟,去豆,忌铁器)　生地黄(酒浸)60 克　熟地黄(酒浸)60 克天门冬(去心)60克　麦门冬(去心)60克　人参60克　浙术(去芦)60克　白茯苓(去皮)60克　甘枸杞60克　五加皮60克　巨胜子60克　柏子仁60克　松子仁60克　核桃仁60克

用　法　上为细末,炼蜜为丸如梧子大。每服七八十丸,加至百丸,空腹温酒下,盐汤亦可。忌葱、蒜、萝卜、豆腐、烧酒等物并房事。

功　效　生精填髓,养血补虚。

主　治　须发早白、脱发。

方　解　何首乌苦,甘涩、微温,能补肝肾,益精血,黑髭鬓,悦颜色。生地凉血生血、养阴生津。熟地滋阴补血,填精生髓,乌须黑发,配伍天冬、麦冬、黄精,加强养阴润燥乌须黑发之功。再佐茯苓、枸杞等补肾健脾,柏子仁、松子仁、核桃仁润燥润肤。全方共收生精填髓,养血补虚,生发乌发之功。

按　语　本方以头晕耳鸣,目眩发落或须发早白,腰膝酸软乏力,甚则阳事不举,脉细无力为辨证要点。肾精亏损,髓海空虚,血气不足是本方证的病机关键。现代常用本方治疗须发早白、脱发,甚则阳痿、早泄、性功能低下等。

第二节　治黄褐斑方

一　化斑汤

方　源　《中国中医秘方大全》

组　成　珍珠母20克　白僵蚕9克　白菊花9克　茵陈12克

夏枯草12克　六月雪12克　丝瓜络9克　赤芍9克　白芍9克　白茯苓12克　生甘草3克

用　法　水煎服。

功　效　平肝潜阳,兼清郁热,化瘀消斑。

主　治　黄褐斑。

方　解　珍珠母甘、咸寒入心、肝经,清肝除翳,收敛生肌,润肤悦面。白僵蚕辛、咸、平,入肝、肺、胃经。祛风解痉,化痰散结,散风邪,辟恶气,灭斑痕,通诸窍,润肤。菊花散风清热,平肝明目,滋阴解毒。茵陈清热退黄,夏枯草清肝火,散郁结,配伍赤、白芍等养血柔肝之品,全方合用共奏平肝潜阳、清热化瘀消斑之功。

加　减　素有胃痰或服后脘部不适者去白菊花,加炒白术9克或大枣6枚;热象较甚者加地骨皮12克;肝郁气滞明显者,加郁金9克或玫瑰花3朵。

按　语　本方以面颊部、前额、眉弓等处可见黄褐色色素沉着斑,或圆形、或条形、或黄蝴蝶形为辨证要点。另斑片亦可为暗褐色、深咖啡色样。现代用本方治疗黄褐斑。

二　消斑汤

方　源　《中国中医秘方大全》

组　成　炙黄芪18克　党参12克　当归15克　赤芍15克　炒白术12克　茯苓12克　川芎12克　生地12克　桃仁10克　红花10克　大枣10枚　甘草6克

用　法　水煎服。

功　效　理气健脾,活血祛瘀。

主　治　黄褐斑。

方　解　黄芪、党参、白术、茯苓为益气健脾之品；当归、川芎、赤芍、桃仁、红花等养血活血祛瘀消斑。全方取八珍汤益气养血方义加桃仁、红花活血祛瘀共奏理气健脾、活血消斑之功。

加　减　胸胁胀闷者，加郁金12克、元胡12克、柴胡9克、陈皮6克；形寒肢冷者，加附子6克、肉桂6克。

按　语　本方以面颊部、前额、眉弓等处可见黄褐色或暗褐色、深咖啡色样色素沉着斑，及脾虚挟湿临床表现如纳呆、便溏、困倦等为辨证要点。现代用于治疗黄褐斑兼有功能性消化不良等临床表现的患者。

三　菟丝祛斑汤

方　源　《中国中医秘方大全》

组　成　菟丝子15克　女贞子15克　旱莲草10克　何首乌12克　生地黄15克　熟地黄15克　白芍10克　当归10克　阿胶9克　枸杞子9克

用　法　水煎服。

功　效　滋阴养血。

主　治　黄褐斑。

方　解　菟丝子辛、甘、平，入肝、肾、经，补肾益精，养肝明目，驻颜乌须，为君药。配伍女贞子、旱莲草，滋补肝肾，以及生熟地、当归、白芍、阿胶、枸杞等滋阴养血。全方合用滋养肝肾，使精气充沛，精化血，血养肝，血脉旺盛，面部荣华。

加　减　合并贫血者，加党参15克、黄芪15克、鸡血藤30克、破故纸 9 克。

按　语　本方以面生黄褐斑,面色苍白无华及虚烦失眠等血虚症状为辨证要点。现代用本方治疗黄褐斑,兼有贫血症状者尤其适用。

第三节　治寻常痤疮方

一　凉血消疮饮

方　源　《中国中医秘方大全》

组　成　桑叶 10 克　丹皮 15 克　生地 15 克　生石膏 40 克　黄芩 15 克　菊花 15 克　甘草 10 克

用　法　水煎服。

功　效　清热凉血祛风。

主　治　寻常性痤疮。

方　解　桑叶苦、甘、寒,入肺、肝经,祛风清热,凉血明目。丹皮、辛、苦、微寒,归心、肝、肾经,清热凉血,活血化瘀。生地,甘、苦、寒,归心、肝、肾经,凉血生血,养阴生津。配伍生石膏、黄芩、菊花等清热泻火解毒之品,增强清热凉血祛风之功。诸药合用,共奏凉血清疮之效。

加　减　便秘者加大黄;皮疹色红加紫草;有结节囊肿者加皂角刺、莪术、灵磁石;有继发感染者加板蓝根、忍冬藤;血疹型加忍冬藤、紫草。

按　语　本方以青春期男女面部、胸部、背部等皮脂腺丰富的部位形成丘疹、粉刺、脓疮、结节或囊肿等损害为辨证要点。多伴有烦热口渴、烦躁易怒等症状。现代用于治疗青春期男女寻常性痤疮。

二　痤疮煎剂

方　源　《中国中医秘方大全》

组　成　银花30克　连翘12克　黄芩12克　川芎12克　当归12克　桔梗9克　牛膝9克　野菊花15克

用　法　水煎服。

功　效　清热解毒，泻火通便。

主　治　痤疮。

方　解　方中银花、黄芩清肺热，配以连翘、野菊花、牛膝泻火之力更强，加上当归润肠通便，全方共奏清热解毒，消毒散结之功。

加　减　便秘者首剂加大黄30克；头晕目痛者加龙胆草12克；胸胁痛者加柴胡9克；尿黄者加白茅根30克；气虚者加党参30克。

按　语　本方的辨证要点是：青年男女面部、胸部、背部等皮脂腺丰富的部位，皮肤损害多数为散在性的丘疹、脓疮，特别是黑头粉刺。现代常用本方治疗各型痤疮。

现代药理研究证实，本方具有广谱抗菌作用。这对消除痤疮的致病因子及治疗痤疮继发感染都有积极作用。

三 丹地汤

方　源　《中国中医秘方大全》

组　成　丹参30克　生地30克　甘草30克　土大黄30克　川军15克

用　法　水煎服。

功　效　凉血活血,通腑攻下。

主　治　寻常性痤疮。

方　解　丹参有凉血活血功能,生地、甘草有清热解毒,补肾阴的功能;土大黄性味苦寒,有清热解毒作用;川军有泻热通便、活血化瘀功能。全方共奏凉血活血,通腑攻下之功。

加　减　湿热型去川军加佩兰9克、藿香9克,苡仁30克,茯苓15克,热重加槐花9克、丹皮9克;痒甚加地肤子30克、白鲜皮30克、苦参9克;脓疮型加苦寒之品,如鱼腥草30克、大青叶15克、蚤休15克、蒲公英15克;疤痕型加马勃、当归、牡蛎、皂角刺、野菊花;血瘀加藁本6克、白芷6克、防风6克。

按　语　本方的辨证要点是:青春期男女面部、胸部、背部等皮脂腺丰富的部位,皮肤损害为散在性的丘疹、脓疮,特别是黑头粉刺,现代常用本方治疗痤疮。

现代医学认为痤疮与内分泌异常(如雄性激素水平增高)、细菌感染等有一定关系。现代药理研究证实,本方具有调整内分泌,抗雄性激素,抑菌的作用。治疗痤疮有较好疗效。

第四节 润肤美容剂

一 玉容散

方 源 《外科证治全书》

组 成 甘松15克 山柰15克 茅香15克 白僵蚕30克 白及30克 白蔹30克 白附子30克 天花粉30克 绿豆粉30克 防风9克 寒陵香9克 藁本9克 肥皂子荚核9克(去皮弦) 香白芷30克

用 法 上为细末,每日早晚蘸末搽面。

功 效 祛风除垢,消斑玉肌。

主 治 雀斑、面生(又名黧黑斑,黧黑黯黯)及面部一切斑点。并治酒刺、白屑风。

方 解 雀斑诸疮,由火郁孙络,复因风邪外搏,或水亏火滞所滞。外治应以疏散风邪,发散郁火,润肌消斑为法。方中白芷能"长肌肤,润泽颜色,可作面脂"。(《神农本草经》),"去面黯疵瘢"(《大明日体诸家本草》)以其"温散解托而使腠理之风急去,留结痈肿潜消"(《本草求真》)之功,故能行气散血,祛风除湿,润肤泽色;白附子"辛温善散,故能主面上病而行药势也。……治一切冷风气、面黯瘢疵"(《本草经疏》);白及能"除白癣疥虫,……面上黯疮,令人肌滑"(《药性本草》);白蔹用其清热散结之功配入面药尤能除黯黯面疮诸疾;白芷、白附子、白及、白蔹四药合用,共奏祛风、散结、润肌、消斑之效,故为主药。配以天花粉、绿豆粉清热散结；肥皂润肤合面；防风开发而能散为治风通用；僵蚕化痰散结，疏风止痒；藁本疏散外邪，更助白附子引药达面；寒陵香、茅香、甘松、山柰辛香行散，以助血行。诸药相配，使外搏之风邪得散，内郁之火得发，肌肤得以润养，则面垢得除，面刺得消，面斑得化，而有玉容之效，故名玉容散。

按　语　本方以面生斑点或斑片，面黯疵瘢，无自觉症状或微痒之辨证要点。临床应用本方外搽或外洗治疗雀斑、黄褐斑、痤疮以及脂溢性皮炎等与皮脂分泌有关的诸皮肤病及色素沉着等疾患。

同名方

1. 《医宗金鉴》之玉容散：用白牵牛、团粉、白蔹、白细辛、甘松、白鸽粪、白及、白莲蕊、白芷、白术、白僵蚕、白茯苓、荆芥、独活、羌活、白附子、鹰条白、白扁豆、防风、白丁香组成。共研为末，早晚洗面。功能祛风除垢，消斑玉肌。主治面部黑斑。

2. (古验方)玉容粉：由白芷、白附子、滑石、密陀僧、冰片、荷花瓣、绿豆粉组成。早晚洗面搽之。功能祛风除垢，消斑玉肌。主治雀斑、酒刺、肺风及面上一切斑点。

附　方

①玉盘散(《疡医大全》)　由白牵牛、甘松、香附、天花粉、藁本、白蔹、白及、白芷、白附子、宫粉、大黄、肥皂组成。功能消斑玉肌。主治雀斑、粉刺。

②消风玉容散(《医宗金鉴》)　由绿豆面、白菊花、白附子、白芷、食盐、冰片组成。共研细末，每日洗面。功能祛风止痒。主治面上风癣，初如痞瘟或渐成细疮，时作痛痒。

二　莹肌如玉散

方　源　《鲁府禁方》

组　成　楮实150克　肥白及30克　白升麻15克　甘松21克　白丁香15克　糯米2500克　连皮砂仁15克　三奈子15克　绿豆1000克　皂角1500克

用　法　上俱为末,入糯米、绿豆、皂角末,一处搅匀,早晚取末外搽。

功　效　莹肌洁肤。

主　治　皮肤粗糙。

方　解　白及能"除白癣疥片,……面上䵟疱,令人肌滑"(《药性本草》),丁香、甘松、三奈子辛香行散,以助血行;绿豆清热散洁;皂角润肤合面。诸药配伍共奏莹肌洁肤之功。

按　语　本方以皮肤粗糙,面暗无泽等为辨证要点。用于治疗皮肤粗糙,亦可用于日常保健护肤用品,久之使肌肤晶莹洁滑柔嫩。

三　澡洗方

方　源　《重订瑞竹堂经验方》

组　成　干荷叶1000克　藁本500克　零陵香500克　茅香500克　藿香500克　威灵仙500克　甘松250克　香白芷250克

用　法　上为咬咀,每用60克,生绢袋盛,用水二桶,熬数十沸,放稍热,放无风房内淋浴。避风,勿全风吹,光腻皮肤,去瘙痒。

功　效　祛风除湿止痒。

主　治　一切风痰、燥痒。

方　解　本方运用祛风除湿之品,配合零陵香、甘松、茅香辛香行散,以助血行,有"治风先治血"之妙,共奏疏散风寒湿外邪,宣通毛窍之功。

按　语　本方以肌肤瘙痒,起丘疹,苔白,脉浮紧为辨证要点。本方用于治疗皮肤瘙痒症,亦可作预防保健之用,久之光腻皮肤,润肤美容。

四　肥皂方

方　源　《鲁府禁方》

组　成　角子糯肥皂800克　真排草45克　绿升麻120克　白及15克　楮实子75克　白芷15克　砂仁(带壳)15克　糯米1000克(另研)　绿豆15克(另研)　天花粉15克　白丁香7.5克　杏仁45克(去皮,研如泥)　猪胰子5个(另研)　甘菊花15克　红枣肉(去皮核)45克　陵零香15克　大片脑9克　藿香9克　广木香90克　官粉45克　梅核21克　南桂花45克

用　法　上为末,加蜂蜜250克,金酒一盏,量末均调,捣为丸龙眼大。照常洗面,润开搽脸。久用斑滞自消,面如玉色。

功　效　润肌香肤,消斑祛痣。

主　治　粉刺、花斑、雀子斑,及面上黑黡,皮肤燥痒。

方　解　升麻甘辛、微苦、凉,祛皮肤风邪,解肌肉风热,除黯黵、粉刺,灭瘢痕。白及苦涩,清热祛风,除斑护肤;擅治"面上黯疮,令人肌滑",为美容要药。楮实滋肾助阳,补虚劳,健腰膝,强筋骨,清肝明目,益颜色。白芷祛风除湿,通窍行表,长肌肤,润泽、止痒。零陵香祛风寒,辟秽浊,润面香肤,去皱。配伍砂仁、藿香、木香等芳香之品行气化湿去浊。诸药合用共收润肌香肤,消斑祛痣之功效。

按　语　本方以面生粉刺、花斑、雀子斑、面上黑黡、皮肤燥痒

为辨证要点。本方具去垢润肌,驻颜,美容保健之效,人人皆可用之。

第五节 轻身减肥方

一 赤小豆粥

方　源 《本草纲目》

组　成 赤小豆60克　粳米60克

用　法 共煮粥,早、晚餐时,温热服食。

功　效 利水消肿,清热除湿,减肥祛胖。

主　治 湿热型肥胖病。

方　解 赤小豆性平味酸甜,入心与小肠经,能消热除湿,利水消肿。粳米健脾。

按　语 本粥是民间流传的饮食疗法,唐·孟诜在《食疗本草》上说它:"坚筋骨,抽人肉,久食瘦人。"本方以体形肥胖,身体困倦、口苦便秘、舌红苔黄脉数为辨证要点。现代常用本方作为食疗,治疗湿热型肥胖病。

二 黄精膏

方　源 《备急千金要方》

组　成 黄精9300克　干姜末110克　桂心末37克

用　法 将黄精去掉须毛,水洗干净,切片蒸熟,压出汁,再煎去上游水,得黄精药汁 1200 克,放入干姜末、桂心末,小火煎,待药色微黄便去火,置凉盛石器中,加粮酒 300 克调匀成膏,每日早晚饭前各服 1 次,每次 100 克。

功　效　降脂减肥,延年益寿。

主　治　阴精亏损型肥胖病,动脉硬化、高血脂症等。

方　解　黄精是百合科植物黄精的根茎,性平味甘,入脾肺心肾诸经,《名医别录》说它"补中益气,除风湿、安五脏,久服轻身延年"。

按　语　本方以体形肥胖、肺虚燥咳、肾虚精亏腰酸、足软、头晕,脾虚倦怠无力、舌淡苔白脉细为辨证要点,不必诸症悉俱。现代用于治疗肥胖症,动脉粥样硬化以及高血压、高血脂等症。脾虚有湿之人,不宜服用本方。

三　茯苓酥

方　源　《千金翼方》

组　成　茯苓 7000 克

用　法　将茯苓去皮,切成薄皮,晒干蒸之,令气溜散,用汤淋去苦味,待淋汁味甜即停止,再将茯苓片晒干,捣末。用粮酒盛入大瓮里,把茯苓末放入酒中,搅数百遍,密封(冬季 50 天,夏季 25 天),酥就浮在酒上,味道甘美。

功　效　健脾利湿,减肥健美,延年益寿。

主　治　脾虚湿盛型肥胖病。

方　解　白茯苓自古以来被历代医学家认为是保健药品,性平味甘淡,能渗湿利水,健脾益胃,宁心安神。

按　语　本方以体形肥胖,食少纳呆、便溏,身体困倦,舌淡苔白腻脉濡为辨证要点,现代用于治疗中老年人的脾虚湿盛型肥胖病,疗效较好。

同名方

《备急千金要方》茯苓酥方　由茯苓、松脂、天冬、牛酥、蜜组成。功能健脾燥湿。主治脾虚湿盛型肥胖病。

第22章

治疡方

第一节 治内疡方

一 苇茎汤

- **方　源**　《备急千金要方》
- **组　成**　苇茎30克　薏苡仁30克　冬瓜仁24克　桃仁9克
- **用　法**　水煎服。
- **功　效**　清肺化痰,逐瘀排脓。
- **主　治**　肺痈病。症见咳吐腥臭黄痰脓血、胸中隐隐作痛、咳时尤甚、舌红苔黄腻,脉滑数。
- **方　解**　本方为治肺痈之常用方。方中主以苇茎清肺泻热,为治肺痈要药;辅以冬瓜仁祛痰排脓;苡仁清热利湿;桃仁活血祛瘀,为佐使药。药虽四味,性味亦属平淡,但其清热化痰、逐瘀排脓之功,却很全面,对于肺痈将成,服之可使消散,已成脓者,服之可使脓排瘀去,痛自可愈。

按　语　本方以咳吐腥臭黄痰脓血,胸中隐痛,咳时明显,舌红黄苔腻,脉滑数为辨证要点。现代医学的急性支气管炎、肺炎、百日咳、肺脓疡等属肺热咳嗽者,多可用本方加减治疗。肺痈热毒盛,脓未成者,宜加银花、鱼腥草以增强清热解毒之力,促其消散;脓已成者,可加桔梗、甘草、贝母以增强化痰排脓之效。咳吐浊痰量多者,可加葶苈子以祛痰行水。

二　大黄牡丹汤

方　源　《金匮要略》

组　成　大黄 18 克　牡丹 9 克　桃仁 12 克　冬瓜子 30 克　芒硝 9 克

用　法　水煎服。

功　效　泻热破瘀,散结消肿。

主　治　肠痈初起,右少腹疼痛拒按,甚则局部有痞块,小便自调,时时发热,自汗出,复恶寒,或右足屈而不伸,脉滑数。

方　解　方用大黄泻肠间瘀热结聚,清热解毒,丹皮清热凉血,两者合用,苦辛通降下行,共泻瘀热,为主药。芒硝软坚散结,协大黄荡涤速下;桃仁性善破血,协主药活血散瘀,并能通便;冬瓜仁清湿热,排脓散结消痈,共为辅药。如此诸药合用,使湿热瘀结之毒迅速荡涤,痛随利减,痈肿得消,诸症自愈。

按　语　本方主治因湿热郁积肠内,血气凝聚,以致瘀热郁结不散之肠痈症。临床以少腹疼痛,或按之即痛,甚则局部有痞块为辨证要点。肠痈脓成未溃或脓未成者皆可用之。现代常用于治疗急性阑尾炎属湿热内蕴者。高热腹痛者,可加黄连以清热；如肠痈脓已成未溃或脓未成者，可选加清热解毒散瘀之品，如银花、蒲公英、白花蛇舌草、败酱草、赤芍等。如重型急性化脓性或坏疽性阑尾炎、阑尾炎合并腹膜炎伴中毒性休克或穿孔、婴儿急性阑尾炎、妊娠阑尾炎合并弥漫性腹膜炎、阑尾寄生虫病等，则均不宜使用本方治疗。老人、孕妇、体弱者，本方宜应慎用。近来亦有用本方治疗子宫附件炎、盆腔炎、输精管结扎术后感染等证属里热实证者。实验研究证实，该方可增强机体全身和局部网状内皮系统的防御能力。

附 方

薏苡附子败酱散（《金匮要略》） 由薏苡仁、附子、败酱草组成。功能排脓消肿，主治肠痈脓已成，身无热，肌肤甲错，腹皮急，按之濡，如肿状，脉数者。

第二节 治外疡方

一 仙方活命饮

方 源 《校注妇人良方》

组 成 白芷3克 贝母3克 防风3克 赤芍药3克 当归尾3克 甘草节3克 皂角刺(炒)3克 穿山甲(炙)3克 天花粉3克 乳香3克 没药3克 金银花9克 陈皮9克

用 法 水煎服，或水酒各半煎服。

功 效 清热解毒，消肿溃坚，活血止痛。

主 治 外疡。疮疡肿毒初起，红肿焮痛，或身热微恶寒，苔薄白或微黄，脉数有力。

方解 本方以银花清热解毒，消散疮肿为主药，辅以归尾、赤芍、乳香、没药活血散瘀以止痛，陈皮理气行滞以消肿，防风、白芷畅行营卫，疏风散结以消肿；贝母、天花粉清热排脓以散结，穿山甲、皂角刺解毒透络，以消肿溃坚，甘草清热解毒，共为佐使。合而用之，共奏清热解毒、消肿散结、活血止痛之效。脓未成者，服之可使消散；脓已成者，服之可使外溃。酒性善走，本方加酒煎服，既能活血，又能协诸药直达病所。

按语 本方以痈疡肿毒初起，热毒壅聚，气滞血瘀，红肿焮痛，苔薄白或黄，脉数有力为辨证要点。现代常用于治疗小儿多发性脓肿、蜂窝织炎、脓疱疮、疖痈、乳腺炎、化脓性扁桃体炎等。如化脓性扁桃腺体炎，可加大银花用量并加桔梗，含漱后咽下；治阑尾脓肿，则合用大黄牡丹汤；治乳腺炎加瓜蒌、香附等。

若有阴疽见症者不宜使用本方，脾胃虚弱，气血不足者本方应慎用。

现代药理研究证实，本方具有抗炎、解热、止痛等作用。

附方

真人活命饮（《医方集解》） 即本方去赤芍药组成，功效、主治与本方相同。

二 阳和汤

方源 《外科证治全生集》

组成 熟地30克 肉桂3克 麻黄2克 鹿角胶9克 白芥子6克 姜炭2克 生甘草3克

用法 水煎服。

功　效　温阳补血，散寒通滞。

主　治　一切阴疽、贴骨疽、流柱、鹤膝风等属于阴寒之证。症见局部漫肿无头，皮色不变，不热，舌淡苔白，口不渴，脉沉细或迟细。

方　解　本方具有温通和阳作用，主治一切阴疽。方中重用熟地，温补营血为主；鹿角胶性温，为血肉有情之品，生精补髓，养血助阳，强壮筋骨为辅；姜炭、肉桂破阴和阳，温经通脉；麻黄、白芥子通阳散滞而消痰结，合用能使血气宣通，且又使熟地、鹿角胶补而不腻，于是补养之用，寓有温通之义，均为佐药；甘草生用者，解脓毒而调诸药。全方组成，具有温阳补血，宣通血脉、散寒祛痰之功。用于阴疽之证，犹如离照当空，阴霾自散，可化阴凝而使阳和，故以"阳和"名之。

按　语　本方是治痈疽阴疽虚寒证之主方。临床以患处漫肿无头，酸痛无热，皮色不变，口中不渴，舌苔淡白，脉沉细为辨证要点。现代临床常用于治疗骨髓炎、骨膜炎、骨结核、肠系膜结核、淋巴结核、肺结核、血栓闭塞性脉管炎、慢性深部脓肿、风湿及类风湿性关节炎、冻疮、坐骨神经痛及脊柱增生等属阴证者。亦可辨证加减治疗慢性支气管炎、哮喘、痛经、慢性关节炎等证。如兼气虚不足者，可酌情加入补气之品，如党参、黄芪之类，则效果更佳。

临床对于痈疽属于阳证，或阴虚有热，或阴疽已破者，均不宜使用本方。

现代药理研究证实，本方具有抗炎、止痛、滋补强壮及促进血液循环，改善痈疽局部营养等作用。

附　方

①中和汤（《证治准绳》）　由人参、陈皮、黄芪、白术、当归、白芷、茯

苓、川芎、皂刺、乳香、没药、金银花、甘草组成。功能补气透托，和血消散。主治痈疡证属半阴半阳之间，似溃非溃，漫肿微痛，淡红，不热等元气不足之证。

②小金丹(《外科全生集》) 由白胶香、草乌、五灵脂、地龙、木鳖、乳香、没药、归身、麝香、墨炭组成。功能化痰祛湿，祛瘀通络。主治寒湿痰瘀，阻滞凝结，如流柱、痰核、瘰疬、乳岩、横痃、贴骨疽、蟮痈头等属阴证而体实不虚者。临床常将阳和汤与小金丹合方并进，或交替使用。

三 五味消毒饮

方 源 《医宗金鉴》

组 成 银花20克 野菊花15克 蒲公英15克 紫花地丁15克 紫背天葵子15克

用 法 水煎，加酒1～2匙和服。药渣捣烂可敷患部。

功 效 清热解毒，消散疔疮。

主 治 火毒结聚的痈疮疖肿，初起局部红肿热痛或发热恶寒；各种疔毒、疮形如粟，坚硬根深，状如铁钉，舌红苔黄，脉数。

方 解 方以银花两清气血热毒为主；紫花地丁、紫背天葵、蒲公英、野菊花均有清热解毒之功，配合使用，其清解之力尤强；并能凉血散结以消肿痛。加酒少量，是行血脉以助药效。

按 语 本方以痈疮疔毒红肿热痛、舌红苔黄脉数为辨证要点。现代常用于治疗疔疮、疖肿、蜂窝组织炎、急性乳腺炎、败血症、急性扁桃体炎、大叶性肺炎等。如热重者，加黄连、连翘、半枝莲；肿甚，加防风、蝉蜕；血热毒甚，加赤芍、丹皮、生地；便秘，加大黄；口渴，加天花粉；脓成不溃，加穿山甲、皂角刺；乳痈，加瓜蒌皮、贝母、丹皮。

现代药理研究证实,本方具有一定的广谱抗菌作用,能抑制绿脓杆菌、大肠杆菌生长,临床痰培养可使金黄色葡萄球菌、白色葡萄球菌、肺炎双球菌等转阴。

附 方

①消炎解毒丸(《古今医鉴》) 由蒲公英、金银花、连翘、防风、甘草组成。功能清热热毒。主治疮疡疖肿,乳痈肿痛。

②银花解毒汤(《疡科心得集》) 由金银花、地丁、犀角、赤苓、连翘、丹皮、川连、夏枯草组成。功能清热解毒,泻火凉血。主治湿热风火,痈疽疔毒。

③连翘金贝煎(《景岳全书》) 由连翘、金银花、土贝母、蒲公英、夏枯草、红藤组成。功能清热解毒,消散痈肿。主治阳证疮疡肿痛,乳痈初起。

④消毒圣神汤(《疡医大全》) 由金银花、天花粉、蒲公英、当归、甘草组成。功能清热解毒,活血消肿。主治痈肿疮毒。

四 四妙勇安汤

方 源 《验方新编》

组 成 金银花90克 玄参90克 当归30克 甘草15克

用 法 水煎服。

功 效 清热解毒,活血止痛。

主 治 脱疽。热毒炽盛,症见患肢黯红微肿灼热,溃烂腐臭,疼痛剧烈,或发热口渴,舌红脉数。

方 解 方中重用银花,清热解毒为主;玄参泻火解毒,当归活血散瘀,甘草配银花加强清热解毒作用。共收清热解毒,活血通脉之功,使毒解、血行、肿消痛止。本方组成具有量大力专,连续服用的特点(原书云:"一连十剂"),故用量少,时间短均难

见疗效。

按　语　本方以脱疽黯红微肿、灼热疼痛、或溃烂腐臭、舌红脉数为辨证要点。现代常用于治疗血栓闭塞性脉管炎、动脉栓塞性坏疽、下肢溃疡等。如痛剧者,加乳香、没药、全蝎、蜈蚣;烦热口渴,加丹皮、生地;瘀阻显著者,加桃仁、红花;患肢肿胀明显属湿热者,加防己、黄柏、薏苡仁、土茯苓。

凡虚寒及气血两虚的脱疽,皆非本方所宜。

现代药理研究证实,本方具有抗菌消炎,镇痛镇静,消肿退热,促进溃疡愈合等作用;能疏通及促进血液循环,使未闭塞的动脉及侧支循环变粗、增多,从而减轻症状,避免坏疽继续发展。

附　方

①神效托里散(《太平惠民和剂局方》)　由黄芪、忍冬叶、当归、炙甘草组成。酒煎服。功能补益气血,生肌,解毒。主治痈疽发背,肠痈乳痈,无名肿毒,焮红疼痛,憎寒壮热。凡属虚人,皆可适用。

②五神汤(《洞天奥旨》)　由茯苓、车前子、金银花、牛膝、紫花地丁组成。功能清热解毒,分利湿热。主治多骨痈、腿痈、委中毒、下肢丹毒等。

五　犀黄丸

方　源　《外科全生集》

组　成　犀黄15克　麝香75克　乳香500克　没药500克

用　法　以上四味,除牛黄、麝香外,另取黄米350克,蒸熟烘干,与乳香、没药粉碎成细粉;将牛黄、麝香研细,与上述粉末配研,过筛,混匀。用水泛丸,阴干,即得。每服6~9克,日服3

次,陈酒送下。

功　效　解毒消痈,化痰散结,活血祛瘀。

主　治　乳癌、横痃、瘰疬、痰核、流注、肺痈、小肠痈等。

方　解　本方主治诸症,多由火郁、痰瘀、热毒壅滞而成,一般多属阳证。方用犀黄清热解毒,化痰散结为主;麝香窜通消散,活血开壅为辅;佐乳香、没药活血祛瘀,消肿定痛;黄米饭调养胃气,以防碍胃。酒送服,是用其活血行血以加速药效。

按　语　本方以局部肿胀疼痛、舌红脉数为辨证要点。现代常用于治疗淋巴结炎、淋巴结结核、乳腺囊性增生、乳腺癌、多发性脓肿、骨髓炎等。

凡疮疡已溃,脓水淋漓,气血皆虚者须慎用。孕妇忌服。

现代药理研究证实,本方能抑制小鼠棱形细胞瘤和肉瘤180的生长,对耐药葡萄球菌有抗菌作用。

附　方

①醒消丸(《外科全生集》)　由乳香、没药、麝香、雄黄、黄米饭组成。陈酒送下,醉盖取汗。功能活血散结,解毒消痈。主治一切红肿痈毒。

②蟾酥丸(《外科正宗》)　由蟾酥、轻粉、枯矾、寒水石、铜绿、乳香、没药、胆矾、麝香、雄黄、蜗牛、朱砂组成。热酒送服,盖被取汗。功能解毒消肿,活血定痛。主治疔疮、发背、脑疽、乳痈、附骨、臀腿等疽,及一切恶疮。

③六神丸(《中药制剂手册》)　由麝香、牛黄、珍珠、冰片、蟾酥、雄黄组成。功能清热解毒,消肿止痛。主治烂喉丹痧、喉风、乳蛾、咽喉肿痛,及痈疽疮疖。

六　牛蒡解肌汤

方　源　《疡科心得集》

组　成　牛蒡子 10 克　薄荷 6 克　荆芥 6 克　连翘 10 克　山栀 10 克　丹皮 10 克　石斛 12 克　玄参 10 克　夏枯草 12 克

用　法　水煎服。

功　效　疏风清热,凉血消肿。

主　治　颈项痰毒,风热牙痛,头面风热,兼有表热证者;外痈局部焮红肿痛,寒轻热重,汗少口渴,小便黄,苔白或黄,脉浮数。

方　解　方用牛蒡子辛散头面风热为主;薄荷、荆芥发汗解表;连翘清热解毒,散结消痈。丹皮、山栀、夏枯草泻火凉血、散血。玄参泻火解毒,与石斛相伍,则有滋阴清热之功。

按　语　本方以头面痈肿痰毒、局部焮红肿痛、兼有风热表证为辨证要点。现代常用于治疗腮腺炎、头面部疖肿、牙痛等。如风热表证较重,加金银花、菊花;热毒炽盛,加黄连、野菊花、蒲公英、紫花地丁;属痰热者,加浙贝母、白僵蚕。

七　透脓散

方　源　《外科正宗》

组　成　生黄芪 12 克　当归 6 克　穿山甲 3 克　皂角刺 5 克　川芎 9 克

用　法　水煎服,临服入酒一杯亦可。

功　效　托毒溃脓。

主　治　痈疡肿痛,正虚不能托毒。内已成脓,外不易溃,漫肿无头。

方　解　方中用生黄芪,即所以益气托毒,辅以当归、川芎养血活血,穿山甲、皂角刺消散通透,软坚溃脓;用酒少许,增强行血活血作用。共具托毒溃脓之功。

按　语　本方以疮痈内已成脓、外不易溃、兼见气血不足为辨证要点。现代常用于治疗多种化脓性疾病、慢性溃疡等。如热毒炽盛,加金银花、野菊花、紫花地丁;气虚较重,加党参、白术;痈疽脓成,不易溃者,加白芷、金银花;溃后脓液清稀,流而不畅,加肉桂、鹿角胶。

同名方

《医学心悟》透脓散　即本方加白芷、牛蒡子、金银花组成。功能扶正祛邪,托毒溃脓。主治痈毒内已成脓,不穿破者。

附　方

①代刀散(《外科证治全生集》)　由皂角刺、黄芪、甘草、乳香组成。功能益气活血,托毒溃脓。主治疮疡脓毒已熟,尚未溃破。

②托里散(《医学入门》)　由人参、黄芪、白术、陈皮、当归、熟地黄、茯苓、芍药、甘草组成。功能补气养血,托疮生肌。主治疮疡气血不足,不能起发溃破,或溃后不敛。

③托里透脓汤(《医宗金鉴》)　由人参、白术、穿山甲、白芷、升麻、甘草节、当归、生黄芪、皂角刺、青皮组成。功能扶正祛邪,托里透脓。主治一切痈疽气血亏损,将溃之时,紫陷无脓,根脚散大者。

八　内补黄芪汤

方　源　《外科发挥》

组　成　黄芪 10 克　麦门冬 10 克　熟地黄 10 克　人参 10 克　茯苓 10 克　炙甘草 5 克　白芍药 5 克　远志 5 克　川芎 5 克　官桂 5 克　当归 5 克　生姜 3 片　大枣 1 枚

用　法　水煎服。

功　效　补益气血，养阴生肌。

主　治　痈疽溃后，气血皆虚。溃处作痛，倦怠懒言，神疲，寐少，自汗口干，间或发热经久不退，舌淡苔薄，脉细弱。

方　解　方用四君子汤去白术以补气健脾；四物汤养血补肝；黄芪、肉桂益气助阳，可收阳生阴长之效；麦冬养心除烦，护阴以配阳；远志宁心安神，用在本方的另一作用是"长肌肉……治一切痈疽"。诸药配合，共使气血充盛，促其腐祛肌生，疮口收敛。

按　语　本方以痈疽溃后、日久不敛、脓水清稀、倦怠懒言、自汗口干、舌淡、脉细弱为辨证要点。现代常用于治疗多种化脓性疮疡。如痛者，加乳香、没药以定痛；硬者，加穿山甲、皂角刺以消硬。

附　方

①托里黄芪汤（《济生方》）　即本方去熟地黄、白芍、川芎、生姜、大枣，加五味子组成。功能补益气血，托里生肌。主治疮疡溃后，脓多内虚。

②神功内托散（《外科正宗》）　由当归、白术、黄芪、人参、白芍药、茯苓、陈皮、川芎、附子、木香、炙甘草、穿山甲、煨姜、大枣组成。功能补气益血，温阳托毒。主治痈疽疮疡，久不腐溃，疮不高肿，身凉脉细者。

③托里解毒汤（《验方新编》）　由金银花、当归、生黄芪、天花粉、连翘、黄芩、赤芍药、大黄、牡蛎、生甘草、枳壳、皂角刺组成。功能托里解毒。主治红肿痈毒。痈疽已溃者，去皂角刺。

第 23 章

外用方

一 冰硼散

方　源　《外科正宗》

组　成　冰片1.5克　朱砂1.8克　玄明粉15克　硼砂15克

用　法　共研极细末,吹搽患处,甚者日搽五六次。

功　效　清热解毒,消肿止痛,祛腐生肌。

主　治　主治咽喉、口齿新久肿痛,及久嗽痰火咽哑作痛。

方　解　方中硼砂咸凉无毒,味甘,能清热散结,消肿杀虫,兼能除垢收湿为主药。玄明粉辛甘咸,性冷,无毒,清热散结,软坚消肿,尤为口内、眼目之疾常用药,为辅药。佐以冰片宣散郁热火毒,消散结肿,辛香走窜,通经透肉,能引药气入肉,并杀虫止痛;朱砂清火解毒,并去腐敛疮。诸药合用,凉而不遏,达解火毒,消肿痛,瘥疮疡之目的。

按　语　本方为治疗口腔粘膜炎性疾患的通用方,临床以热毒内蕴,毒火上炎,腐肉生疮,证见红肿、疼痛,或溃烂为辨证要点。现代常用于治疗急性扁桃体炎、急性咽炎、急性喉炎、牙周炎、牙龈脓肿、复发性口疮、口腔溃疡等病。如见肿痛热甚者加青黛、黄连;破溃疼痛者加儿茶、珍珠;疳蚀加煅人中白;出血加蒲黄炭;牛黄、胆矾、蟾酥、乳没之属亦可随症取用。

同名方

《外科证治全书》冰硼散　方中玄明粉、朱砂,以冰片、硼砂等分组成,重在清热散结,消肿止痛,主治舌上生核,强硬作痛,以及咽喉肿痛。

附　方

①珍珠散(《外科证治全书》)　药用雄精、川连、儿茶、人中白、冰片、薄荷叶、黄柏各末等分,珍珠研末剂量减半,功能清热解毒,收湿生肌。主治口糜、口疮、口菌、口疳、悬痈、牙宣、牙漏、牙疳、马牙、痰包、喉痈等证。

②神效吹喉散(《外科正宗》)　由薄荷、僵蚕、青黛、朴硝、白矾、火硝、黄连、硼砂、猪胆汁、冰片组成。主治缠喉风闭塞,及乳蛾、喉痹、重舌、木舌等症,能清热解毒,消肿散结,燥湿生肌。

③碧玉散(《外科正宗》)　由硼砂、胆矾、冰片共研细末而成。功能消肿散结。主治喉瘤。

④口疮神效方(《外科证治全书》)　吴茱萸为末,米醋调敷两足心。可引火归元,治小儿口疮。

二　清凉膏

方　源
《证治准绳》

组　成
栀子仁8克　黄连8克　白芷8克　生地黄6克　葱白10根

用　法
上药细锉,以清麻油半开于锅中煎上药,至生地焦黑去滓,入黄蜡15克,慢火熬,候蜡化倾于磁盆内,涂疮上。

功　效　清热解毒,润肌止痛。

主　治　治汤泼火伤。

方　解　方中生地味甘苦,性大寒,取其寒能胜热,苦能泻火解毒,甘能润肌生肌,为主药;辅以黄连、栀子清热燥湿,泻火解毒,使毒从外解,不使内入;白芷行气活血,止痛生肌;葱白辛散通气,可散火毒而消肿痛;且白芷、葱白取其性温而制生地、黄连、栀子之寒凝之性,以行药势。诸药相配,共奏清热解毒,止痛生肌之效,使火毒散解于肌肤而防其内攻为患,用后能使热清血凉,肌肤产生清凉感,故名清凉膏。

按　语　本方虽为汤泼火伤而设,而痈疽肿毒初起,焮热疼痛,亦可取其清热毒、消肿痛之功而用之。对火毒内攻,伤阴损阳,气血两虚,创口色淡,肿痛不甚,皮肉难长者,则不宜应用本方。现代主要用于治疗各种烧伤、烫伤。

临床观察及药理实验表明,本方有明显的抑菌、消炎、散热作用,能控制和预防创面感染,使炎症消退,分泌物减少,促使坏死组织早期脱落,有利于伤口的组织修复和愈合,并有收敛止痛作用,无毒性。

同名方

1.《证治准绳》清凉膏　除本方外,另方由生南星、薄荷叶各15克,荆芥、百药煎各10克组成,各研为末,和匀,井水调成膏,点眼角自然清凉,主治目赤肿痛。

2.《疡医大全》清凉膏　以面调成围圈围患处,次用葱根捣泥平铺疮上,以猪胆汁一枚,黄蜜适量和匀,挑胆汁于内,敷治痈、疽、发背、肿毒。

3.《医宗金鉴》之清凉膏　水泼开石灰末100克,加水200毫升,搅浑澄清,取清汁50毫升,加香油50毫升,以筷顺搅数百转,其稠粘如糊,用鸡翎蘸扫伤处。功能解毒止痛。主治烫火伤。

附 方

珍珠散(《外科正宗》) 由青缸花1.5克、珍珠3克、真轻粉30克组成。前2味入豆腐内煮数滚,研至极细无声方用。上3味共研细末入罐备用。功能止痛生肌。主治下疳皮损腐烂,痛极难忍;诸疮新肉已满,不能生成;汤泼火烧,皮损肉烂,疼痛不止。

三 如意金黄散

方 源 《外科正宗》

组 成 天花粉120克 黄柏90克 大黄90克 姜黄90克 白芷90克 厚朴24克 陈皮24克 甘草24克 苍术24克 天南星24克

用 法 以上各药,切片晒干,研细末,混匀,瓷器收贮备用,勿受潮。

功 效 清热除湿,散瘀化痰,消肿止痛。

主 治 痈疽发背,诸般疔肿,跌打损伤,湿痰流毒,大头时肿,漆疮火丹,风热天泡,肌肤赤肿,干湿脚气,妇女乳痈,小儿丹毒。

方 解 方中天花粉苦寒微酸,能清热解毒,消肿止痛,收束疮根,使疮内消,故为主药。辅以大黄、姜黄,一寒一热,破血瘀,消肿毒,行气通经而止痛;黄柏清湿热,消肿毒,收湿束疮;白芷祛风除湿,消肿止痛,收湿敛疮;且白芷善散气分之结,大黄破血分之瘀,二药相配,使气行血散,佐以陈皮、厚朴、苍术芳香行散,以助气行血活;天南星除痰散血而消散痈肿,助天花粉之清凉解毒而使肿毒内消;甘草调和诸药于寒热之间,并甘缓敛疮,泄火解毒。诸药相伍，使热毒得除，气滞得行，瘀血得散，痈肿可消。

加　减　如见大疮已成欲作脓者，用葱汤同蜜调敷；遇红赤肿痛发热未成脓者，及夏月火令时，俱用茶汤同蜜调敷。如漫肿无头，皮色不变，湿痰流毒，附骨痈疽，鹤膝风等，用葱酒煎调；如天泡火丹，赤游丹，黄水漆疮，恶血攻注等症，俱用大板蓝根叶捣汁调敷，加蜜亦可；汤泼火烧，皮肤破烂，用凡士林调膏外涂。

按　语　本方乃箍围药，是借药粉箍集围聚，收束疮毒，而达促其肿疡消散，成脓、破溃，截其余毒。药性偏于寒凉，适用于红、肿、热、痛之一切阳证。凡外疡不论初期，成脓溃后，肿势散漫不聚，而无集中之硬块者，皆可用之。但临用之际，应注意顺应天时，洞窥病势，察其寒热温凉而用之。用于疮疡初起时，宜敷满整个病变部；毒已结聚或溃后余肿未消，宜敷于患处四周；皮肤湿烂，疮口腐化已尽，应采用油膏。现代本方广泛用于外科感染如毛囊炎、急性蜂窝组织炎、急性淋巴结炎等，以及部分皮肤病如带状疱疹、丹毒等。亦可用于接触性皮炎、湿疹以及烧伤、烫伤、外伤肿痛等。

复方药理研究表明，本方具有明显的抗菌、抗病毒作用，能增加血管的收缩活动，降低毛细血管的通透性，减轻炎性渗出，而使感染局限、消退。

附　方

①阳毒内消散（《外科正宗》）　麝香、冰片各 6 克，白及、姜黄、南星、甲片、樟冰各 12 克，轻粉、胆矾各 9 克，铜绿 12 克，青黛 6 克。研极细末，掺膏药内敷贴。功能活血、止痛，消肿、化痰、解毒，适用于一切阳证肿疡。功专于消，多用于肿疡阳毒初起之证。

②抑阳散（《外科证治全书》）　又名红宝丹，药用天花粉 120 克，姜

黄、香白芷、赤芍各 30 克,生研细末,鸡子清调敷或醋调搽。功能清热解毒,活血消肿。主治痈肿阳证,焮热红肿疼痛。

四　阳和解凝膏

方　源　《外科正宗》

组　成　新鲜牛蒡全草 1500 克　活白凤仙梗 120 克　川附 60 克　桂枝 60 克　大黄 60 克　当归 60 克　肉桂 60 克　草乌 60 克　川乌 60 克　地龙 60 克　僵蚕 60 克　赤芍 60 克　白芷 60 克　白及 60 克　白蔹 60 克　川芎 120 克　续断 30 克　防风 30 克　荆芥 30 克　五灵脂 30 克　木香 30 克　香橼 30 克　陈皮 30 克　乳香末 60 克　没药末 60 克　麝香 30 克　苏合油 120 克

用　法　用菜油适量,先将牛蒡、白凤仙熬枯去渣,次日,除乳香、没药、苏合油、麝香外,余药俱陆续入锅煎枯,去渣滤净,称重,按每 500 克油,加炒透桃丹 120 克,熬至滴水成珠不粘指为度,掇下锅来,将乳香、没药、苏合油、麝香入膏搅和,半月后摊贴。

功　效　温经和阳,祛风散寒,调气活血,化痰通络。

主　治　一切阴疽溃烂、瘰疬、冻疮、湿痰、流注等证,并可贴背心截疟。

方　解　本方为肿疡阴证而设。方中牛蒡子全草、白凤仙梗,能通经活络,消肿散结,用量重为主药。配以川附、草乌、川乌、桂枝、肉桂,大辛大热,温阳散寒,以解寒凝之滞;大黄、川芎、赤芍、五灵脂、乳香、没药,活血散瘀以通络;地龙、僵蚕化痰以通络,与诸活血药相伍,使瘀血祛,凝痰散,则寒无所凝而易除;白及、白蔹取其散结止痛之功,且能收湿敛疮;白芷、防风、荆芥,温散解托腠理之风寒,以潜消留结之痈肿;续断强筋骨,通血脉,与当归养血之品合,乃有固本之意;木香、香橼、陈皮辛香行散,以助散寒活血之功;苏合油、麝香活血散结,开经络之壅遏以止痛,并引药气入内,透肌肉,消肿毒。诸药配伍有序,共奏温阳散寒,活血通络,化痰散结之功。阴破阳回,寒消痰化,故名阳和解凝膏。

按　语　本方为治肿疡、溃疡属阴证之通用方,寒湿痰浊,流注于经脉、肌肉,或附着于筋膜关节之间,凝聚不散,以患处漫肿无头,外形平塌,坚硬或绵软,皮色不变为辨证要点。现代常用本方治疗骨、关节结核、淋巴结结核及慢性淋巴结炎、乳房结核、多发性、转移性深部脓肿等初期未溃者,以及冻疮、甲状腺腺瘤、骨肉瘤等。

附　方

① 抑阴散(《外科证治全书》)　药用草乌60克,南星、独活、白芷、狼毒各30克,为细末,葱汁调涂患处。治阴疽漫肿不红,坚硬木痛或不痛,及筋挛骨痛,一切阴寒凝滞冷证。重在温散,并能蚀肉去腐。

② 阴毒内消散(《外科正宗》)　由麝香、轻粉、丁香、牙皂、樟冰、腰黄、良姜、肉桂、川乌、甲片、白胡椒、乳香、没药、阿魏组成。功能温经散寒,消坚化痰。主治一切阴证肿疡,漫肿无头,外形平塌而肿硬不甚者。

五　冲和膏

方　源　《证治准绳》

组　成　紫荆皮 150 克　独活 90 克　赤芍 60 克　白芷 30 克　石菖蒲 45 克

用　法　上药为细末,葱汤或热酒调敷。现代用凡士林 8/10,

冲和散 2/10,调均成膏外敷。

功效 行气疏风,活血消肿。

主治 阴阳不和,冷热不明之疮疡。

方解 方中紫荆皮破气逐血消肿,为主药,辅以赤芍活血,白芷行气散结,独活辛散行表宣毒兼除风湿之痹。更佐菖蒲宣气通窍以消坚肿。随证用酒、蜜、葱汤等调药为使。诸药合用,使气血和畅而收解毒、消肿、止痛之功。为敷贴平剂,故名冲和膏。

按语 本方临床适用于肿疡初起,寒热相凝之半阴半阳之证。现代常用于治疗慢性淋巴结炎,多发性、转移性肌肉深部脓肿,脂肪瘤,皮脂腺囊肿,骨髓炎等证。

现代药理研究表明:本方可扩张血管,增加血流量,提高毛细血管的通透性,通过增加局部血循环,能促进细胞增生及分化,促进组织软化吸收,并提高抗感染能力。

附方

①洪宝丹(《证治准绳》) 由天花粉、姜黄、白芷、赤芍组成。研末,用茶、酒、汤随证调敷。功能清热散结,行气活血。主治诸般热疮及金疮。用于阳证,为敷贴凉药。

②回阳玉龙膏(《证治准绳》) 由草乌、干姜各90克,赤芍、白芷、南星各30克,肉桂15克组成。研细末,热酒调敷,亦可掺于膏药内贴之。功能温经活血,散寒化痰。用于阴发背,冷流柱,鼓椎风,久损痛,冷痹冷痛肿无红赤疼痛者,足顽麻痹诸症。为敷贴热药,用于阴证。

六 红升丹

方源 《医宗金鉴》

组　成　水银 30 克　火硝 120 克　白矾 30 克　皂矾 18 克　朱砂 15 克　雄黄 15 克

用　法　先将硝矾同炒，再与余药同研，以不见水银星为度，入阳城罐中，上以铁盏盖严，用纸条密封，并以盐泥或煅石膏以水调封固，然后用炭后烧炼盛药之罐，先用底火煅一炷香（约 1 小时），再用半罐火煅一炷香，最后用平罐火再煅一炷香，大约三小时去火，煅时要频用冷水拂拭覆盖罐口之铁盏（作冷凝用）。俟冷开罐，其附着于铁盏下之红色结块，即红升丹。使用时，若疮口大者，可掺于疮口上；疮口小者，可粘附于药线上插入，亦可掺于膏药、油膏上盖贴。

功　效　提脓去腐，拔毒生肌，燥湿杀虫。

主　治　一切疮疡破溃之初，用之提脓拔毒；溃疡脓腐未净者，用之祛腐生新。并治顽癣。

方　解　本品是用炼丹方法炼制而成，故称为丹，炼制时"结胎"在下，丹结于上，其色鲜红，又称红升丹，其性味辛、热、燥，有大毒，治一切疮毒，溃后拔毒生肌，实为外科必备之品。

按　语　现代常用本品治疗体表化脓性感染、特异性感染的后期（脓肿切开或自行穿溃）以及慢性化脓性骨髓炎、化脓性关节炎、骨关节结核形成窦道长期不愈者。亦可用于部分细菌、真菌性皮肤病如脓疱疮、湿疹顽癣。红升丹药性太猛，临床使用时常加赋形药以调节用量，如以熟石膏配红升丹按 9∶1，8∶2，7∶3，5∶5 比例，分别名为九一丹、八二丹、七三丹、五五丹。阳证一般应用含红升丹浓度较低的九一丹、八二丹；阴证一般用含红升丹浓度较高的七二丹、五五丹。

升丹的主要成分为氧化汞，尚有二硫化砷，不纯品则呈黑、黄、青、白等杂色，均有杀菌作用，而尤以红升丹作用最强；煅石膏为无水硫酸钙,能从组织或炎症部位吸收水分,形成一层薄膜,从而减轻炎症,起保护炎症或溃疡面皮肤和黏膜的作用。

本品刺激性较强,对升丹过敏者,禁用;患在口、眼附近,乳头,脐中以及阴蠹、下疳等,宜慎用。

升丹如陈久者,则药性缓和而减少疼痛,但须磁瓶密贮,如受潮或被阳光照射均能变质,易引起炎症反应。本品剧毒,切禁入口。

七 白降丹

方　源　《医宗金鉴》

组　成　朱砂6克　雄黄6克　水银30克　硼砂15克　火硝45克　食盐45克　白矾45克　皂矾45克

用　法　先将应用药研细和匀,入阳城罐中,微火加热使药熔化,直至药物枯凝并牢牢附着罐底。另取一罐密合于前罐上,盐泥封固两罐合缝,将空罐坐于冷水盆中冷凝,另用铁板覆盖水盆上,使上下两罐由铁板隔开,并在铁板上置炭火烧炼结胎之罐,先文火,后武火,烧约三小时去火,待其冷定(最好放置一两天)揭开,在下罐中附着之白色结晶即是。

功　效　蚀肉去腐,提毒杀虫。

主　治　蚀疮头、代针溃脓;去腐肉、恶肉;点落瘿瘤、疣痣、瘜肉及去痔核;发泡散疮,并治疥癣。

方　解　本品系用炼丹方法炼治而成,辛、热,有大毒,功能去腐、蚀肉、提毒、杀虫。用之能使疮疡内蓄之脓毒得以早日排出,腐肉迅速排出;通过腐蚀组织的作用,能使外疡不正常组织如赘疣、息肉等腐蚀枯落,使突起之疮口胬肉平复。

按　语　本品性极燥烈,施用于溃疡创面后被创面渗出物溶解时,极易损害健康组织,使用时必须加赋形剂以调节剂量,减缓其燥烈之性,其用量一般以不超过全剂量 1/10 为宜,如溃疡内在腐肉余毒未净者,可加至 3/10。

本品有汞或砒,腐蚀力极大,慎用于头部、指、趾等肉薄近骨之处;对汞、砒过敏者应禁用。用时以不伤及健康组织为原则。

古谓降药须用陈久者,陈去火气后再施于创面则不痛。但必须磁瓶或棕色玻璃瓶收贮,防止受潮或光线照射而变质。本品剧毒,切禁入口。

据研究,在炼丹时火硝与矾类均为氧化剂,可使水银变为汞的氧化物,当有盐存在时,则生成汞的氯化物。究竟为氯化高汞还是氯化低汞,与配方中用盐量及炼制温度有关。当原料中有雄黄时,丹药中可能含极微量三氧化二砷即砒霜。朱砂(硫化汞)在炼丹过程中的作用与水银一样,最后生成氧化物或氯化物。因朱砂在炼丹条件下不会升华,所以丹药中找不到汞的硫化物。硼砂则无化学作用,可能仅系炼丹"坐胎"时起凝结作用。白降丹纯品主要成分为二氯化汞,不纯品常含有氧化汞及三氧化二砷等杂质。它有极强的杀菌防腐作用,能控制溃疡创面的感染;又有极强的腐蚀作用,能使组织坏死、液化,故插入瘘道能消除窦道壁管之坚韧组织而起扩创、引流作用,从而有利于坏死组织的排出,使炎性增生组织平复。肿疡酿脓成熟未溃者,敷于疮面,可起代刀排脓之效。

现代常用本品治疗慢性淋巴结炎、淋巴结核、骨关节结核、化脓性骨髓炎、皮脂腺囊肿、脂肪瘤等"阳虚痈肿"及"寒性脓肿"溃后坏死组织较多或形成窦道引流不畅者,待腐蚀目的已达到,即改用其他提脓祛腐生肌收口药。古有本方治厚皮之癣(神经性皮炎)者,但因其毒剧、腐蚀力峻,故现已少用。

· 901 ·

八 生肌玉红膏

方　源　《外科正宗》

组　成　白芷15克　甘草36克　归身60克　血竭12克　轻粉12克　白蜡60克　紫草6克　麻油500克

用　法　先用当归、甘草、紫草、白芷四味,入油内浸三日,大杓内慢火熬煎微枯色,细绢滤清,将油复入杓内,煎滚下整血竭化尽,次下白蜡,微火化之。用茶盅四枚,预顿水中,将膏分倾四茶盅内,候片刻,方下研极细轻粉,每盅3克,搅匀,候至一日取起。

功　效　活血祛腐,解毒镇痛,润肤生肌。

主　治　疮疡溃后脓水将尽,烫伤等新肉不生者。

方　解　方中当归身乃养血活血之品,用之可和血生肌,润肤止痛,为生肌敛疮之佳品,用量独重;血竭乃木之脂液,如人之膏血,为和血之圣药,二者均走血分,共为主药。盖气得温则行,血得温则生,故以白芷之辛温,润气以和血,且当归得白芷,养血之力增,白芷得当归,尤能润肤住痛;紫草清热解毒,收湿敛疮,助血竭以除腐生肌,共为辅药。轻粉化腐提毒,收湿敛疮;麻油润肌止痛;甘草甘平,脱腐生新;白蜡生肌缓痛,并作赋形剂,共为佐使。诸药合用,使余毒得解,腐肉得除,气血得和,肌肉得养,新肉自生,疮口自平。

按　语　溃疡腐肉已脱,脓血将尽,是应用本方的要点。脓毒未清,腐肉未尽时,不宜应用本方,用之过早,不仅无益,反增溃烂,延缓治愈,甚则引起迫毒内攻之变,即使勉强收口,仍可复溃。应用本方前,先用甘草汤或其他除腐药淋洗患部,洗后再用。

现代药理研究表明，本方有明显的杀菌、消炎、镇痛功效，能促进肉芽组织的生长，加速疮口的愈合。常用本方治疗各种慢性溃疡，如褥疮、静脉曲张性下肢溃疡、麻风性溃疡、损伤性溃疡、冻疮引起的溃疡等，如疮面肉芽红活，未见感染者，均可用之。

九　苦参汤

方　源　《疡科心得集》

组　成　苦参60克　蛇床子30克　白芷15克　金银花30克　菊花60克　黄柏15克　地肤子15克　大菖蒲15克

用　法　水煎去滓，加猪胆汁4～5枚，洗患处。

功　效　祛风除湿，杀虫止痒。

主　治　瘙痒性皮肤病。

方　解　方中苦参清热燥湿，祛风杀虫，菊花疏风散热以解在表之风热之邪，共为君药。蛇床子燥湿杀虫，金银花清热解毒，共为臣药。佐以白芷祛风除湿；黄柏、地肤子杀虫止痒；菖蒲亦能杀诸虫，治恶疮疥癣；更以猪胆汁行血凉血，除热熄风，善消热毒，又能杀虫。诸药合用，共奏祛风除湿，清热解毒，杀虫止痒之效。

按　语　本方可广泛用于风痒、湿痒、湿热痒、虫痒等一切瘙痒性皮肤病，如多种急、慢性皮炎及瘙痒性皮肤病。大疱性皮肤病及表皮剥脱松解病应慎用，或改变剂型。

现代药理研究证实，本方具有较强的抑菌作用，且抗菌谱较广，对病毒、细菌、真菌、滴虫均有抑制作用。

同名方

1. 《外科正宗》苦参汤　由苦参、大菖蒲、河水五瓢,同煎数滚,加猪胆汁4~5枚而成。主治痤痱疮作痒,抓之又疼,难以安睡。
2. 《千金翼方》苦参汤　由苦参、大黄、蛇床子、芍药、黄芩、黄柏、黄连、菝葜组成,主治小儿头面热疮。
3. 《备急千金要方》苦参汤　由苦参、地榆、黄连、王不留行、独活、艾叶、竹叶组成,水煎,洗患处。主治小儿疮疡。

附　方

① 洗诸痒疮方《外科大成》　以苦参250克,用河水煎后去滓,和猪胆汁4~5枚,淋洗之,主治疥疮。
② 洗药二参汤《外科大成》　丹参、苦参各180克,蛇床子(生)150克,水煎去滓熏洗,治痦瘟。
③ 参椒汤(《外科全生集》)　苦参60克,花椒9克,米泔水一升煎,候温洗治湿疥,脓疥。

十　二矾汤

方　源　《外科正宗》

组　成　白矾120克　皂矾120克　孩儿茶15克　侧柏叶240克

用　法　用水适量,同上药四味煎数滚,先用桐油搽抹患处,再以桐油蘸纸燃点着。以烟焰熏片时,方将前汤贮净桶内,用布盖好,将手伸入,以汤熏之,勿令泄气,待微热倾入盆内,蘸洗良久,一次可愈。七日忌下汤水。亦可用水煎后泡洗患处。

功　效　杀虫止痒。

主　治　鹅掌风,皮肤枯厚,破裂作痛。

方　解　方中白矾、皂矾,酸、涩,寒凉,能清热解毒,燥湿杀虫,兼可去腐；配以儿茶凉血清热，燥湿而解毒；侧柏叶清热凉血。四药合用，共奏清热燥湿，凉血解毒，杀虫止痒之功。

按　语　本方中白矾主要成分为硫酸钾铝。白矾及枯矾之粉末在培养皿内对羊毛样小孢子菌、红色毛癣菌、新型隐球菌、白色念珠菌等有抑真菌作用，能与蛋白质化合成难溶于水的蛋白化合物，故能松解角质；皂矾主含硫酸亚铁，药理与白矾相似；儿茶主含鞣酸，对金黄色葡萄球菌及绿脓杆菌等有抑菌作用，并能收敛；侧柏叶有消炎、抗菌、抗病毒之效。四药相配，抗菌之功尤强，并能松解角质，善去肥厚之皮损。

临床可用于慢性、亚急性皮损浸润肥厚者。用本方外洗后，须外涂软膏、霜剂等，以确保疗效。对急性皮炎忌用。

附　方
① 洗癣方《外科大成》　由苦参、藜芦、草乌、皮硝、槐枝组成。水煎去滓，再入雄黄末，雌黄末，先熏后洗。治疗皮肤癣疮，同具杀虫止痒之功，兼能凉血解毒，杀虫之功尤强。
② 矾石汤《金匮要略》　矾石 60 克，浆水适量，煎汁，浸泡。主治脚气冲心，可杀虫止痒。

十一　槿皮酒

方　源　《外科证治全书》

组　成　白槿皮 30 克　南星 30 克　槟榔 30 克　生木鳖 15 克　樟脑 15 克　斑蝥 30 个　蟾酥 9 克

用　法　上药各为粗末，共浸入滴花烧酒 500 毫升，听用。遇癣先用穿山甲刮破，以酒搽之，1 日 1 次，至愈乃止。现代以 75% 酒精 500 毫升，浸上药 7 日，滤净，涂患处。

功　效　活血润燥，杀虫治癣。

主 治 一切皮癣。

方 解 方中白槿皮甘平无毒,活血润燥,杀虫治癣,乃治癣要药,故为君药。南星性温能散血消肿,味辛苦而麻又能除风湿而止痛痒;槟榔助白槿皮以杀虫治癣,共为臣药。佐以生木鳖散血热,消结肿,治疥癣;樟脑除湿杀虫,并能止痛;蟾酥攻毒蚀癣,并止痛痒;斑蝥蚀癣杀虫。使以白酒通血脉,行药力,并除湿杀虫。诸药合用,能散血热,杀毒虫,蚀癣疮,止痛痒。故本方又名癣酒。

按 语 风湿热邪侵袭肌肤,郁久生虫,肌肤失养是本方的病机关键。皮癣初起如钱,渐渐增大,痒痛不一,搔之起白屑,日久则厚而且坚,搔之痹顽,不知痛痒是应用本方之主症。现代常用本方治疗真菌性皮肤病、神经性皮炎、银屑病以及瘙痒症等。现代药理研究证实,本方抗真菌作用明显,并具有发泡、消炎、局麻作用。

　　本方药物多为有毒之品,不可内服。本方制备之酊剂,如放置日久酒精挥发时,应调整药液浓度后再用,以免药内(斑蝥)毒素浓度过高易引起炎性反应。

附 方

顽癣必效方《外科正宗》 由川槿皮、轻粉、雄黄、百药煎、斑蝥、巴豆、大黄、海桐皮组成。共为极细末,用阴阳水调,抓损敷药,必待自落。本方与槿皮酒均能活血润燥,杀虫治癣,但本方功效尤胜,治多年顽癣,诸药熏擦搽洗不效者。

十二 熨风散

方 源 《疡科选粹》

组 成 羌活3克　防风3克　白芷3克　当归3克　细辛3克

芫花 3 克　白芍 3 克　吴茱萸 3 克　官桂 3 克

用　法　上药研细末,用赤皮葱连须 240 克,捣烂,同药末和匀,醋炒热,布包,热熨患处。

功　效　温经祛寒,散风止痛。

主　治　风寒湿痹,流痰、附骨疽等。

方　解　方中羌活祛风散寒,除湿止痛,配以防风祛风胜湿;白芷祛风散寒,消肿散结;当归、白芍养血和血以止痛,并有"治风先治血"之意;芫花苦泄攻通,辛温散结,有逐湿消痰,攻血散结之功;然寒湿闭阻,非温不能通,故配细辛、吴萸、官桂,通血脉,散寒凝。诸药合用,能温经散寒,祛风除湿,消痰散结。更以大葱通气行滞,醋炒热熨,直达病所,使风祛寒散湿除,痹通痛止,故名熨风散。

按　语　本方以风寒湿邪凝滞,痰浊瘀血痹阻,气血不畅而致肢体关节麻木、疼痛,遇寒则甚,得温痛减为辨证要点。适用于痹证、疮疡初期证属阴证者。热痹、疮疡初期红、肿、热痛证属阳证者禁用。现代常用于治疗风湿性关节炎、肩关节周围炎、腰肌劳损、骨质增生、骨关节结核初期等肌肉、关节、筋骨疼痛,皮色不变者。

现代药理研究证实,本方具有明显的扩张血管、促进血液循环作用,并有镇痛、消炎等功效。通过热熨,直接作用于病灶,能改善局部的血液循环,促进新陈代谢,并增加药物在局部的吸收,而发挥全身治疗效应。

附　方

①火龙膏(《疡医大全》)　以生姜汁、牛皮胶(烊化),入乳香、没药、麝香调匀,摊贴患处。主治风寒暑湿,毒袭经络,筋挛骨痛,或肢节烦痛,湿痰流注作痛,不能步行,以及鹤膝风、历节风疼痛。本

方温通血脉,活血止痛之功较熨风散胜,而祛风除湿,消肿散结之功则逊之。

②醒肌膏《外科大成》 广胶、硫黄、草乌、葱粉、姜粉煎成膏后再加蟾酥、麝香、乳香、没药和匀,炖于滚水内,涂纱布上贴之,并加热熨之。功能温经散寒,活血止痛。主治寒凝血瘀之关节痹痛症。

索 引

A

阿胶鸡子黄汤	(828)	安宫牛黄丸	(471)
阿胶散	(389)	安魂汤	(469)
阿胶散	(793)	安老汤	(629)
阿胶丸	(408)	安神补心汤	(462)
阿胶异功散	(244)	安神定志丸	(444)
艾附暖宫丸	(580)	安神生化汤	(580)
艾煎丸	(581)	安神镇惊丸	(437)
安冲汤	(628)	安胎和气饮	(287)

B

八宝红灵丹	(493)	八珍益母丸	(283)
八厘散	(593)	八正散	(667)
八味大发散	(695)	八柱散	(382)
八物定志丸	(443)	白带神方	(419)
八物汤	(268)	白茯苓丸	(849)
八珍糕	(283)	白虎承气汤	(137)
八珍汤	(282)	白虎化斑汤	(137)

白虎加苍术汤	(136)	斑龙丸	(340)
白虎加地黄汤	(137)	半贝丸	(725)
白虎加桂枝汤	(136)	半瓜丸	(726)
白虎加人参汤	(138)	半硫丸	(80)
白虎汤	(135)	半夏白术天麻汤	(742)
白及枇杷丸	(794)	半夏干姜散	(538)
白降丹	(900)	半夏厚朴汤	(510)
白金丸	(747)	半夏泻心汤	(127)
白术附子汤	(700)	半夏泻心汤去干姜甘草加	
白术散	(683)	枳实杏仁方	(128)
白术芍药汤	(125)	半夏泻心汤去人参干姜甘草	
白通加猪胆汁汤	(228)	大枣加枳实生姜方	(128)
白通汤	(228)	半夏枳术丸	(644)
白头翁加甘草阿胶汤	(191)	半杏丸	(726)
白头翁汤	(190)	保产无忧散	(570)
白秃疮方	(864)	保赤万应散	(641)
白薇散	(58)	保和汤	(636)
百合地黄汤	(842)	保和丸	(635)
百合固金汤	(841)	保阴煎	(619)
百合鸡子汤	(842)	保元汤	(244)
百合散	(795)	保真汤	(263)
百合知母汤	(842)	抱龙丸	(480)
百花膏	(795)	贝母瓜蒌散	(735)
百花丸	(796)	贝母煎	(778)
柏叶散	(409)	贝母散	(778)
柏叶汤	(622)	贝母汤	(778)
柏叶丸	(410)	贝母丸	(778)
柏子仁丸	(463)	贝母饮	(777)
柏子养心丸	(449)	备金散	(525)
败毒散	(47)	奔豚汤	(126)

崩证极验方	(616)	补肺汤	(789)
萆薢分清饮	(691)	补肝汤	(276)
辟瘟丹	(659)	补宫丸	(411)
碧雪	(485)	补脾丸	(382)
碧雪散	(485)	补肾固冲丸	(333)
碧玉散	(195)	补肾固精丸	(364)
碧玉散	(892)	补心丹	(447)
变通血府逐瘀汤	(551)	补心汤	(463)
表实六合汤	(55)	补阳还五汤	(557)
表虚六合汤	(56)	补阳涩精膏	(368)
鳖甲煎丸	(572)	补中益气汤	(247)
鳖甲青蒿饮	(199)	不二饮	(753)
鳖甲散	(201)	不换金丹	(812)
冰硼散	(891)	不换金正气散	(657)
补肺阿胶散	(792)	布袋丸	(856)
补肺散	(793)		

C

蚕矢汤	(665)	柴胡白虎汤	(137)
仓廪散	(48)	柴胡达原饮	(114)
苍耳散	(27)	柴胡葛根汤	(34)
苍附导痰丸	(724)	柴胡桂枝干姜汤	(110)
苍蘗樗皮丸	(422)	柴胡桂枝汤	(109)
苍莎导痰丸	(724)	柴胡加龙骨牡蛎汤	(111)
草豆蔻饮	(528)	柴胡加芒硝汤	(107)
侧柏樗皮丸	(421)	柴胡截疟饮	(753)
侧柏散	(623)	柴胡清肝散	(180)
柴葛桂枝汤	(34)	柴胡清肝汤	(180)
柴葛解肌汤	(33)	柴胡清肝饮	(179)

柴胡清骨散	(202)	赤小豆粥	(876)
柴胡疏肝散	(117)	冲和膏	(897)
柴胡细辛汤	(593)	抽薪饮	(144)
柴胡陷胸汤	(107)	樗皮丸	(422)
柴胡枳桔汤	(107)	除烦清心丸	(425)
柴平汤	(112)	除风益损汤	(604)
柴前梅连散	(201)	除湿蠲痹汤	(696)
柴苓承气汤	(63)	除湿胃苓汤	(680)
蟾酥丸	(887)	楮实子丸	(420)
菖蒲益智丸	(467)	搐鼻散	(502)
菖蒲郁金汤	(489)	川芎茶调散	(805)
菖蒲郁金注射液	(489)	川芎散	(809)
肠粘连缓解汤	(71)	川芎丸	(806)
常山白虎汤	(751)	春泽汤	(678)
常山饮	(750)	纯阳正气丸	(693)
辰砂远志丸	(431)	磁朱丸	(426)
沉香桂附丸	(225)	苁蓉河车丸	(338)
沉香温脾汤	(224)	苁蓉菟丝子丸	(335)
沉香温胃丸	(225)	葱白七味饮	(54)
陈伯英暴崩汤	(630)	葱豉安胎汤	(16)
趁痛散	(564)	葱豉荷米煎	(16)
趁痛丸	(563)	葱豉桔梗汤	(34)
承气合小陷胸汤	(64)	葱豉汤	(16)
承气养营汤	(104)	催生汤	(571)
澄清饮	(738)	催生饮	(557)
赤石脂散	(386)	摧肝丸	(822)
赤石脂丸	(387)	撮风散	(813)
赤石脂禹余粮汤	(387)	痤疮煎剂	(870)
赤丸	(217)		

D

达原饮	(113)	大羌活汤	(695)
大安丸	(637)	大秦艽汤	(801)
大半夏汤	(539)	大青龙汤	(3)
大补心丹	(447)	大清凉散	(158)
大补阴丸	(299)	大清胰汤	(109)
大补元煎	(292)	大神效活络丹	(816)
大柴胡汤	(107)	大生脉汤	(253)
大承气汤	(61)	大四斤丸	(713)
大定风珠	(830)	大桃花汤	(386)
大定心汤	(469)	大菟丝子丸	(377)
大断下丸	(398)	大陷胸汤	(68)
大防风汤	(709)	大陷胸丸	(69)
大分清饮	(671)	大醒风汤	(745)
大黄䗪虫丸	(571)	大营煎	(279)
大黄附子汤	(76)	大镇心散	(324)
大黄甘草汤	(70)	大镇心丸	(434)
大黄甘遂汤	(99)	代刀散	(889)
大黄牡丹汤	(880)	代抵当丸	(547)
大黄硝石汤	(71)	黛蛤散	(773)
大黄泻热汤	(72)	丹柏四逆散	(117)
大黄枳壳汤	(64)	丹参散	(561)
大活络丹	(815)	丹参汤	(561)
大建中汤	(213)	丹参饮	(560)
大健脾丸	(651)	丹地汤	(871)
大金花丸	(158)	丹青饮	(774)
大惊丸	(491)	丹砂茯神丸	(432)
大羌活汤	(18)	胆道排石汤	(675)

澹寮四神丸	(385)	跌打丸	(600)
当归补血汤	(269)	丁沉透膈汤	(540)
当归承气汤	(66)	丁沉透膈丸	(541)
当归二黄汤	(271)	丁附理中汤	(209)
当归黄芪汤	(270)	丁附汤	(209)
当归建中汤	(213)	丁桂散	(223)
当归六黄汤	(202)	丁蔻理中丸	(208)
当归龙荟丸	(176)	丁香柿蒂散	(537)
当归拈痛汤	(565)	丁香柿蒂汤	(536)
当归散	(274)	丁萸理中汤	(207)
当归芍药散	(569)	定喘散	(788)
当归生姜羊肉汤	(273)	定喘汤	(763)
当归四逆加吴茱萸生姜汤	(236)	定吼丸	(742)
当归四逆汤	(236)	定痫丹	(747)
当归汤	(219)	定痫丸	(746)
当归羊肉汤	(274)	定心汤	(468)
导赤承气汤	(66)	定心丸	(469)
导赤清心汤	(171)	定志丸	(441)
导赤散	(170)	都气丸	(296)
导气汤	(525)	豆附丸	(399)
导水茯苓汤	(682)	豆蔻固肠丸	(399)
导痰汤	(722)	豆蔻饮	(399)
导滞通幽汤	(91)	独参汤	(255)
涤痰汤	(723)	独活寄生丹	(698)
抵当汤	(547)	独活寄生汤	(697)
地骨养阴煎	(199)	杜壬破癖丸	(574)
地黄饮子	(831)	断痢散	(392)
地黄饮子	(848)	断下散	(398)
地榆散	(613)	断下丸	(397)
地榆丸	(389)	对金饮子	(654)

夺命丹	(603)	夺命散	(593)

E

耳聋丸	(175)	二姜丸	(219)
耳聋左磁丸	(297)	二妙散	(673)
二陈平胃散	(721)	二母二陈汤	(721)
二陈四七汤	(721)	二母二陈汤	(737)
二陈汤	(719)	二母宁嗽汤	(737)
二丹丸	(454)	二母散	(736)
二冬二母汤	(737)	二母石膏汤	(737)
二冬膏	(314)	二母汤	(737)
二冬汤	(314)	二稔汤	(629)
二矾汤	(904)	二神丸	(385)
二黄三白汤	(414)	二术二陈汤	(721)
二黄三白丸	(415)	二术煎	(124)
二加减正气散	(657)	二仙汤	(336)
二加龙骨牡蛎汤	(342)	二鲜饮	(612)
二甲复脉汤	(830)	二至丸	(308)

F

发落生发方	(864)	防己茯苓汤	(685)
伐木丸	(857)	防己黄芪汤	(684)
矾石汤	(905)	飞龙夺命丹	(490)
防风汤	(56)	肥儿丸	(856)
防风汤	(702)	肥皂方	(875)
防风通圣散	(35)	风湿骨痛药	(710)
防风泻白散	(182)	风湿灵片	(711)
防葛平胃散	(655)	风湿宁	(711)

风引汤	(825)	附子粳米汤	(216)
封髓丹	(355)	附子理中汤	(208)
冯了性药酒	(714)	附子理中丸	(208)
扶脾舒肝汤	(120)	附子汤	(699)
茯苓甘草汤	(688)	附子温中汤	(209)
茯苓桂枝甘草大枣汤	(688)	附子温中丸	(209)
茯苓四逆汤	(234)	附子泻心汤	(161)
茯苓酥	(877)	复方大柴胡汤	(109)
茯苓丸	(461)	复方大承气汤	(66)
茯苓丸	(724)	复方大陷胸汤	(69)
茯神散	(461)	复方丹参片	(566)
茯神汤	(459)	复方丹参注射液	(567)
茯神丸	(460)	复方当归注射液	(568)
茯神饮	(460)	复方金樱子糖浆	(364)
妇科调经片	(586)	复元活血汤	(591)
附桂理中丸	(209)	复元通气汤	(592)
附姜白通汤	(228)		

G

干姜半夏人参丸	(539)	甘遂半夏汤	(98)
干姜黄芩黄连人参汤	(131)	甘遂通结汤	(100)
甘草附子汤	(701)	感冒退热冲剂	(167)
甘草干姜茯苓白术汤	(690)	感应丸	(81)
甘草干姜汤	(216)	高良姜汤	(219)
甘草麻黄汤	(39)	膏淋汤	(378)
甘草泻心汤	(130)	葛根黄芩黄连汤	(189)
甘露消毒丹	(664)	葛根加半夏汤	(7)
甘露饮	(850)	葛根汤	(6)
甘麦大枣汤	(452)	葛花解酲汤	(638)

蛤蚧救喘丹	(788)	瓜蒌桂枝汤	(12)
蛤蚧散	(788)	瓜蒌薤白白酒汤	(531)
膈下逐瘀汤	(552)	瓜蒌薤白半夏汤	(531)
更衣丸	(73)	冠心苏合丸	(496)
攻消和解软坚汤	(529)	归脾汤	(271)
宫外孕Ⅰ号方	(563)	归芍地黄丸	(294)
宫外孕Ⅱ号方	(563)	归芍六君子汤	(241)
巩堤丸	(379)	归肾丸	(315)
钩藤散	(834)	归元散	(365)
钩藤汤	(822)	龟龄集	(344)
钩藤饮	(819)	龟龄集丹	(343)
古方长春益寿广嗣丹	(371)	龟鹿二仙胶	(306)
固本止崩汤	(287)	桂附地黄丸	(323)
固表敛汗汤	(352)	桂附丸	(217)
固肠散	(395)	桂苓甘露散	(196)
固肠汤	(396)	桂香散	(219)
固肠丸	(394)	桂枝柴胡各半汤加吴萸楝子	
固冲汤	(404)	茴香木香汤	(110)
固经丸	(405)	桂枝防风汤	(9)
固精丸	(353)	桂枝茯苓丸	(570)
固脬汤	(374)	桂枝附子汤	(700)
固脬丸	(373)	桂枝甘草龙骨牡蛎汤	(428)
固下丸	(385)	桂枝加大黄汤	(11)
固阴煎	(316)	桂枝加附子汤	(50)
固真散	(261)	桂枝加葛根汤	(9)
固真散	(370)	桂枝加厚朴杏子汤	(10)
固真汤	(260)	桂枝加黄芪汤	(49)
固真丸	(261)	桂枝加龙骨牡蛎汤	(341)
固真丸	(369)	桂枝加芍药汤	(11)
瓜蒂散	(859)	桂枝去芍药加附子汤	(9)

桂枝去芍药加蜀漆牡蛎龙骨救逆汤 （429）	桂枝汤 （7）
	桂枝桃仁汤 （9）
桂枝去芍药加皂荚汤 （787）	桂枝新加汤 （9）
桂枝人参汤 （206）	滚痰丸 （732）
桂枝芍药知母汤 （711）	

H

海菜丸	（757）	猴枣散	（749）
海藻溃坚丸	（758）	厚朴大黄汤	（70）
海藻散坚丸	（758）	厚朴麻黄汤	（780）
海藻玉壶汤	（757）	厚朴七物汤	（24）
蒿芩清胆汤	（112）	厚朴三物汤	（69）
诃黎勒散	（393）	厚朴汤	（781）
诃黎勒丸	（392）	厚朴温中汤	（514）
诃子散	（391）	胡椒理中丸	（207）
诃子四桂散	（392）	虎骨木瓜酒	（714）
诃子丸	（394）	虎潜丸	（300）
何人饮	（293）	琥珀抱龙丸	（482）
和胃二陈煎	（721）	琥珀定志丸	（445）
河车大造丸	（318）	琥珀多寐丸	（445）
黑归脾丸	（272）	琥珀惊风片	（483）
黑铅丹	（235）	琥珀散	（672）
黑锡丹	（234）	琥珀养心丹	（436）
黑锡丸	（235）	护胃承气汤	（104）
黑逍遥散	（120）	花蕊石散	（633）
红升丹	（898）	华盖散	（762）
红雪	（485）	滑石黄柏散	（671）
洪宝丹	（898）	化瘀回生丹	（576）
侯氏黑散	（804）	化斑汤	（153）

化斑汤	(866)	黄芪桂枝五物汤	(237)
化虫丸	(854)	黄芪建中汤	(213)
化毒清表汤	(43)	黄芪芍药桂枝苦酒汤	(50)
化肝煎	(122)	黄芪汤	(348)
化坚二陈丸	(721)	黄芪饮	(348)
化坚丸	(756)	黄芩滑石汤	(666)
化痰丸	(728)	黄芩散	(145)
化血丹	(632)	黄芩汤	(189)
化阴煎	(672)	黄芩泻白散	(182)
化滞调中汤	(650)	黄土汤	(621)
化滞汤	(650)	回生再造丸	(715)
槐花散	(612)	回阳返本汤	(233)
槐角丸	(613)	回阳救急汤	(230)
还少丹	(319)	回阳玉龙膏	(898)
缓肝理脾汤	(222)	茴香橘核丸	(512)
黄精膏	(876)	茴香丸	(524)
黄连阿胶汤	(450)	会厌逐瘀汤	(555)
黄连白芍汤	(129)	活络祛寒汤	(563)
黄连二陈汤	(721)	活络效灵丹	(562)
黄连解毒汤	(157)	活血酒	(602)
黄连六一汤	(179)	活血润燥生津汤	(92)
黄连散	(389)	活血润燥生津饮	(92)
黄连上清丸	(159)	活血润燥丸	(88)
黄连汤	(131)	火龙膏	(907)
黄连温胆汤	(732)	藿朴夏苓汤	(664)
黄连消痞丸	(645)	藿香正气片	(657)
黄连泻心汤	(161)	藿香正气散	(656)
黄龙汤	(102)	藿香正气水	(657)
黄芪鳖甲散	(200)	藿香正气丸	(657)
黄芪当归散	(259)		

J

鸡鸣散	(707)	加减葳蕤汤	(57)
鸡苏散	(195)	加减逍遥散	(122)
急救回阳汤	(231)	加减泻白散	(182)
急救稀涎散	(860)	加减泻心汤	(128)
急痧至宝丹	(487)	加减赞育丹	(329)
己椒苈黄丸	(96)	加减枳术汤	(644)
济川煎	(87)	加减竹叶石膏汤	(140)
济生肾气丸	(323)	加味白头翁汤	(191)
既济丹	(362)	加味苍耳散	(27)
既济固真丹	(370)	加味磁朱丸	(427)
既济丸	(363)	加味催生芎归汤	(557)
加参生化汤	(580)	加味当归芍药散	(570)
加减白头翁汤	(192)	加味导赤散	(171)
加减半夏泻心汤	(128)	加味定志丸	(442)
加减补心丹	(447)	加味二陈汤	(720)
加减补中益气汤	(248)	加味二妙丸	(674)
加减葱白香豉汤	(58)	加味防己黄芪汤	(685)
加减大建中汤	(215)	加味甘草泻心汤	(131)
加减复脉汤	(310)	加味甘桔汤	(766)
加减固本丸	(455)	加味甘麦大枣汤	(453)
加减活络效灵丹	(563)	加味葛根芩连汤	(190)
加减凉膈散	(163)	加味固阴煎	(317)
加减平胃散	(654)	加味归脾汤	(272)
加减桑螵蛸散	(375)	加味虎潜丸	(302)
加减肾气丸	(323)	加味华盖散	(763)
加减升麻葛根汤	(42)	加味建中汤	(213)
加减四君子汤	(240)	加味解毒汤	(158)

加味桔梗汤	(766)	降矾丸	(857)
加味理中汤	(207)	降逆止呃汤	(542)
加味麻黄汤	(3)	交泰丸	(455)
加味麻仁丸	(83)	胶艾汤	(626)
加味麻杏石甘汤	(33)	椒艾丸	(396)
加味麦门冬汤	(844)	接骨丸	(601)
加味平胃散	(655)	节菴导赤散	(678)
加味青娥丸	(340)	截疟常山饮	(751)
加味清宫汤	(149)	截疟七宝饮	(749)
加味清胃散	(186)	截疟丸	(750)
加味失笑散	(560)	解毒承气汤	(63)
加味四斤丸	(713)	解毒活血汤	(549)
加味苏叶黄连汤	(542)	解毒四物汤	(268)
加味温胆汤	(731)	解毒泻心汤	(161)
加味乌药汤	(522)	解肝煎	(123)
加味香苏散	(15)	解肌升麻汤	(40)
加味逍遥散	(121)	解肌汤	(39)
加味泻黄散	(184)	解怒补肝汤	(117)
加味泻心汤	(162)	解语汤	(832)
加味养心汤	(457)	解郁合欢汤	(122)
家韭子丸	(368)	金箔镇心丸	(435)
家秘温肺汤	(784)	金沸草散	(767)
家秘消滞汤	(639)	金刚活血酒	(714)
家秘养脾消积丸	(639)	金铃散	(510)
建瓴汤	(827)	金铃丸	(509)
健脾利水生化汤	(580)	金铃子散	(508)
健脾丸	(650)	金水膏	(795)
健脾养胃汤	(261)	金水六君煎	(793)
姜附四物汤	(267)	金锁固精丸	(352)
浆水散	(228)	金樱子煎	(364)

槿皮酒	(905)	救脱汤	(230)
经进萃仙丸	(358)	局方至宝散	(487)
荆防败毒散	(13)	桔梗二陈汤	(721)
荆防方	(818)	桔梗汤	(765)
荆防四物汤	(268)	桔梗杏仁煎	(766)
荆防汤	(818)	菊花茶调散	(806)
荆芩四物汤	(267)	菊花散	(809)
九气拈痛丸	(566)	橘半枳术丸	(644)
九味羌活汤	(17)	橘核丸	(511)
九味资生丸	(255)	橘红丸	(736)
九仙散	(796)	橘皮枳术丸	(643)
九转黄精丹	(281)	橘皮竹茹汤	(535)
韭菜子丸	(368)	举元煎	(250)
韭子散	(367)	聚精丸	(359)
韭子丸	(366)	濬川散	(95)
酒积丸	(639)	濬川丸	(95)
救急稀涎散	(502)	蠲痹汤	(695)
救脑汤	(808)	蠲饮六神汤	(724)
救逆汤	(311)		

K

开郁二陈汤	(720)	苦参汤	(903)
开郁种玉汤	(278)	快气散	(520)
抗白喉合剂	(841)	快气汤	(519)
咳嗽散	(785)	宽胸丸	(498)
咳血方	(610)	宽中八宝散	(527)
孔圣枕中丹	(458)	款冬花膏	(790)
控涎丹	(97)	坤顺丹	(589)
口疮神效方	(892)	昆花汤	(757)

廓清饮 (685)

L

来复汤	(230)	凉膈消毒饮	(163)
莱朴通结汤	(101)	凉血消疮饮	(869)
冷香汤	(225)	凉营清气汤	(152)
冷哮丸	(782)	两仪膏	(275)
理阴煎	(224)	苓甘五味姜辛汤	(739)
理中安蛔汤	(208)	苓桂术甘汤	(687)
理中化痰丸	(207)	苓术菟丝丸	(371)
理中加丁香汤	(207)	羚角钩藤汤	(818)
理中降痰汤	(207)	羚角荷翘汤	(823)
理中丸	(205)	羚角清营汤	(148)
立效散	(389)	羚翘解毒丸	(31)
利火汤	(416)	羚犀白虎汤	(137)
连附六一汤	(178)	羚羊角散	(823)
连理汤	(207)	羚羊角汤	(822)
连梅安蛔汤	(854)	羚羊镇痉汤	(820)
连朴饮	(665)	流脑合剂	(154)
连翘败毒散	(14)	流气饮子	(532)
连翘金贝煎	(885)	六安煎	(721)
连翘栀豉汤	(141)	六和汤	(658)
莲花饮	(848)	六君子汤	(240)
敛肠丸	(400)	六磨汤	(534)
敛汗汤	(350)	六神散	(265)
良附丸	(515)	六神汤	(266)
凉膈白虎汤	(163)	六神汤	(269)
凉膈连翘散	(163)	六神丸	(887)
凉膈散	(162)	六味地黄丸	(293)

六味回阳饮	(232)	龙齿散	(431)
六味香薷饮	(20)	龙齿汤	(431)
六味异功煎	(244)	龙齿丸	(431)
六物解肌汤	(40)	龙齿镇心丹	(439)
六一散	(194)	龙胆羚羊角汤	(820)
六郁汤	(508)	龙胆泻肝汤	(172)
六柱汤	(382)	龙脑丸	(177)
六子丸	(332)	鹿角胶丸	(343)
龙齿丹	(430)	鹭鸶咯丸	(774)
龙齿清魂散	(430)	鹭鸶涎丸	(774)
龙齿散	(341)		

M

麻黄定喘汤	(765)	麻仁滋脾丸	(83)
麻黄附子甘草汤	(52)	麻杏二陈汤	(722)
麻黄附子汤	(52)	麻子仁丸	(82)
麻黄附子细辛汤	(51)	麻子苏子粥	(91)
麻黄葛根汤	(7)	麦门冬散	(844)
麻黄根散	(351)	麦门冬汤	(843)
麻黄根汤	(351)	麦门冬饮子	(844)
麻黄加术汤	(3)	麦味地黄丸	(297)
麻黄散	(785)	没食子散	(403)
麻黄汤	(1)	没食子丸	(402)
麻黄五味子汤	(762)	秘传酸枣仁汤	(441)
麻黄杏仁甘草石膏汤	(31)	秘方化滞丸	(649)
麻黄杏仁汤	(3)	秘方养脏汤	(382)
麻黄杏仁薏苡甘草汤	(37)	秘精汤	(357)
麻黄杏仁饮	(762)	秘精丸	(356)
麻菊二陈汤	(722)	秘元煎	(361)

秘真丸	(358)	木通散	(668)
蜜煎导方	(88)	木香槟榔丸	(647)
妙香散	(453)	木香导滞丸	(646)
明目上清丸	(159)	木香干姜枳术丸	(644)
牡蛎散	(348)	木香诃黎勒丸	(394)
牡蛎散	(407)	木香流气饮	(531)
牡蛎丸	(406)	木香生化汤	(580)
木瓜酒	(714)	木香顺气汤	(517)
木瓜汤	(221)	木香顺气丸	(516)
木瓜丸	(693)	木香枳术丸	(643)
木瓜茱萸汤	(692)	木萸散	(814)

N

脑立清	(825)	牛黄膏	(472)
内补黄芪汤	(889)	牛黄金虎丹	(472)
内补鹿茸丸	(335)	牛黄惊风片	(482)
内补丸	(334)	牛黄清宫丹	(478)
内消瘰疬丸	(756)	牛黄清心片	(476)
拈痛丸	(566)	牛黄清心丸	(474)
廿四味流气饮	(532)	牛黄散	(473)
宁嗽化痰汤	(768)	牛黄上清丸	(159)
宁嗽汤	(769)	牛黄铁粉丹	(473)
宁嗽丸	(777)	牛黄卫生丹	(479)
宁志膏	(462)	牛黄镇惊丸	(473)
宁志丸	(461)	牛黄至宝丹	(487)
牛蒡解肌汤	(888)	牛癖散	(473)
牛黄抱龙丸	(481)	女金丹	(588)
牛黄承气汤	(473)	疟疾神效方	(753)
牛黄定志丸	(477)	疟疾通治方	(751)

疟疾丸	(750)		暖肝煎	(513)

P

排气饮	(518)		平喘固本汤	(790)
霹雳散	(220)		平肝潜阳汤	(822)
脾肾双补丸	(383)		平肝清脑汤	(820)
偏头风方	(811)		平胃导痰汤	(723)
偏右头痛方	(744)		平胃散	(653)
偏左头痛方	(834)		蒲灰散	(634)
螵蛸丸	(375)		普济消毒饮	(164)
平补镇心丹	(438)		普济消毒饮去升麻柴胡黄芩	
平补镇心丸	(439)		黄连方	(165)
平补枳术丸	(644)			

Q

七宝美髯丹	(307)		启膈散	(851)
七德丸	(224)		启脾散	(652)
七福饮	(448)		启脾丸	(652)
七厘散	(592)		千金保胎丸	(334)
七皮散	(682)		千金保孕丸	(333)
七味安神丸	(424)		千金当归汤	(274)
七味白术散	(250)		千金鲤鱼汤	(686)
七味地黄丸	(323)		千金散	(748)
七味枳术汤	(644)		千金止带丸	(418)
七制香附丸	(582)		牵正散	(811)
芪附汤	(262)		前胡散	(778)
杞菊地黄丸	(298)		潜阳熄风法	(825)
弃杖膏	(599)		潜阳滋降法	(825)

羌莠蒲薄汤	(45)	清肺泄热饮	(777)
羌活保元汤	(18)	清肝达郁汤	(120)
羌活胜风汤	(695)	清肝汤	(180)
羌活胜湿汤	(694)	清肝止淋汤	(416)
羌蓝汤	(44)	清膈煎	(774)
翘荷汤	(839)	清宫汤	(148)
芩部丹	(778)	清骨散	(201)
芩连二陈汤	(721)	清化汤	(159)
芩连二母丸	(738)	清火止咳汤	(775)
芩连橘茹汤	(543)	清解透表汤	(44)
芩连平胃汤	(655)	清金保肺汤	(777)
芩连四物汤	(267)	清金化痰汤	(729)
芩连消毒汤	(165)	清金降火汤	(728)
芩蘖樗皮丸	(422)	清经散	(618)
芩术樗皮丸	(422)	清空膏	(809)
秦艽鳖甲散	(200)	清空散	(809)
秦艽扶羸汤	(201)	清离固精丸	(354)
青黛海石丸	(774)	清凉涤暑法	(195)
青娥丸	(339)	清凉膏	(892)
青蒿鳖甲汤	(198)	清络饮	(193)
青州白丸子	(745)	清络饮加甘桔甜杏仁麦冬汤	(194)
清白散	(419)		
清肠汤	(615)	清络饮加杏仁薏仁滑石汤	(194)
清带汤	(415)	清宁丸	(71)
清胆利湿汤	(107)	清脾汤	(752)
清胆泻火汤	(175)	清气化痰丸	(727)
清胆行气汤	(107)	清热导痰汤	(723)
清肺化痰丸	(729)	清热调血汤	(549)
清肺解毒汤	(776)	清热固经汤	(617)
清肺汤	(775)	清热化痰汤	(732)

清热解毒汤	(162)	清宣金脏法	(775)
清热解郁汤	(179)	清眩丸	(807)
清热祛风汤	(811)	清咽白虎汤	(137)
清热熄风汤	(820)	清咽宁肺汤	(771)
清热泻脾散	(184)	清胰陷胸汤	(69)
清热止崩汤	(620)	清营汤	(147)
清热止带汤	(168)	清郁二陈汤	(720)
清热止血汤	(620)	清燥救肺汤	(839)
清上蠲痛汤	(808)	清燥汤	(850)
清上消郁汤	(758)	清燥养荣汤	(850)
清身饮冲剂	(204)	清瘴汤	(754)
清神解语汤	(833)	琼玉膏	(845)
清肾汤	(192)	曲蘖枳术丸	(644)
清暑益气汤	(197)	驱风化痰汤	(744)
清胃散	(184)	驱蛔承气汤	(63)
清胃汤	(186)	驱蛔承气汤Ⅱ号	(66)
清胃饮	(186)	驱蛔汤	(855)
清瘟败毒饮	(151)	驱疟饮	(754)
清心补血汤	(470)	驱绦汤	(855)
清心涤痰汤	(724)	祛风导痰汤	(723)
清心滚痰丸	(733)	祛风定志汤	(443)
清心莲子饮	(171)	祛风清上散	(808)
清心牛黄丸	(476)	祛风至宝丹	(37)
清心丸	(470)	去恶平胃散	(655)
清心温胆汤	(732)	全鹿丸	(342)

R

人参安神汤	(452)	人参定喘汤	(790)
人参赤石脂汤	(387)	人参蛤蚧散	(787)

人参固本丸	(265)	肉豆蔻散	(399)
人参胡桃汤	(788)	肉豆蔻汤	(399)
人参琥珀丸	(437)	肉豆蔻丸	(398)
人参黄芪散	(203)	如圣白虎汤	(138)
人参款花散	(797)	如圣散	(623)
人参鹿茸丸	(343)	如圣散	(669)
人参宁神汤	(452)	如意金黄散	(894)
人参清肺汤	(797)	乳香趁痛散	(707)
人参散	(452)	乳香定痛散	(706)
人参丸	(451)	乳香定痛丸	(706)
人参泻心汤	(128)	乳香散	(707)
人参养肺汤	(792)	乳香寻痛丸	(707)
人参养荣汤	(285)	软坚散结汤	(529)
人参再造丸	(716)	润肠片	(84)
人参竹叶石膏汤	(139)	润肠汤	(86)
人参紫菀汤	(799)	润肠丸	(85)
人马平安散	(492)	润肺降气汤	(736)
柔肝丸	(575)	润肺饮	(736)

S

三拗汤	(761)	三黄石膏汤	(143)
三痹汤	(698)	三黄四物汤	(161)
三补枳术丸	(644)	三黄汤	(73)
三才封髓丹	(354)	三黄栀子豉汤	(161)
三才丸	(258)	三黄枳术丸	(643)
三层茴香丸	(524)	三加减正气散	(657)
三花神佑丸	(95)	三甲复脉汤	(829)
三化汤	(64)	三棱化积丸	(649)
三黄凉膈散	(164)	三棱煎	(649)

索引

三棱煎丸	(648)	桑枝虎杖汤	(710)
三棱散	(649)	涩肠散	(395)
三棱丸	(649)	涩肠丸	(395)
三棱消积丸	(648)	痧气蟾酥丸	(505)
三妙散	(674)	沙参麦冬汤	(313)
三妙丸	(674)	山精丸	(659)
三七伤药片	(595)	伤科七味片	(596)
三仁汤	(663)	伤湿止痛膏	(711)
三仁丸	(85)	伤痛宁片	(597)
三生丸	(745)	上下两济丹	(456)
三生益元散	(195)	芍药甘草附子汤	(125)
三生饮	(744)	芍药甘草汤	(124)
三圣散	(860)	芍药四物解肌汤	(41)
三脘痞气丸	(528)	芍药汤	(187)
三物白散	(80)	芍药枳术丸	(644)
三物备急丸	(79)	少腹逐瘀汤	(553)
三物黄芩汤	(146)	蛇胆陈皮末	(734)
三鲜饮	(611)	蛇胆川贝散	(734)
三阳清解汤	(165)	射干麻黄汤	(779)
三一承气汤	(63)	射干汤	(780)
三子养亲汤	(741)	射干丸	(780)
散偏汤	(807)	麝香保心丸	(498)
桑白皮汤	(770)	麝香救疫散	(494)
桑丹泻白散	(182)	身痛逐瘀汤	(554)
桑丹泻白汤	(182)	深师龙骨汤	(429)
桑菊饮	(29)	深师朱雀汤	(94)
桑麻丸	(309)	神功内托散	(890)
桑螵蛸散	(374)	神解散	(159)
桑螵蛸丸	(375)	神圣散	(390)
桑杏汤	(838)	神圣散	(807)

神术平胃散	(655)	升陷汤	(251)
神术散	(22)	升阳补胃汤	(257)
神犀丹	(152)	升阳散火汤	(132)
神仙解语丹	(833)	升阳益胃汤	(257)
神效参香散	(382)	生地八物汤	(848)
神效吹喉散	(892)	生地黄汤	(104)
神效托里散	(886)	生发膏	(863)
肾气丸	(321)	生化汤	(578)
肾浊秘精丸	(357)	生化通经汤	(590)
参附龙牡汤	(230)	生肌玉红膏	(902)
参附汤	(229)	生姜半夏汤	(538)
参桂再造丸	(716)	生姜甘草汤	(216)
参诃饮	(799)	生姜泻心汤	(129)
参椒汤	(904)	生津代茶饮	(850)
参连丸	(382)	生津养血汤	(849)
参苓白术散	(245)	生脉补精汤	(253)
参苓平胃散	(654)	生脉散	(252)
参苓饮子	(849)	生铁落饮	(427)
参苏温肺汤	(49)	生血止崩汤	(407)
参苏温肺汤	(784)	生血止崩汤	(580)
参苏饮	(48)	胜金丹	(588)
参粟汤	(799)	圣愈汤	(268)
渗肠丸	(400)	失笑散	(559)
升降散	(165)	十补丸	(324)
升麻葛根汤	(40)	十滴水	(133)
升麻黄芪汤	(249)	十灰散	(607)
升麻黄芩汤	(41)	十灰丸	(608)
升麻解毒汤	(42)	十全大补汤	(284)
升麻顺气汤	(42)	十全流气饮	(532)
升麻芷葛汤	(42)	十神汤	(25)

十四味建中汤	(215)	舒筋活血汤	(598)
十四友丸	(458)	舒筋汤	(699)
十味导赤散	(171)	舒郁清肝汤	(120)
十味导赤汤	(171)	舒郁清肝饮	(120)
十味导痰汤	(723)	疏风利水汤	(45)
十味温胆汤	(731)	疏风清热饮	(820)
十味香薷饮	(19)	疏风汤	(802)
十香返魂丹	(504)	疏风饮	(802)
十香丸	(503)	疏肝解郁汤	(118)
十香丸	(520)	疏肝理脾汤	(126)
十香止痛丸	(521)	疏肝散	(118)
十枣汤	(93)	疏凿饮子	(95)
十枣丸	(94)	薯蓣纳气汤	(793)
石膏大青汤	(143)	薯蓣丸	(288)
石膏汤	(141)	术附汤	(263)
石膏泻白散	(182)	束带丸	(420)
石斛夜光丸	(304)	双解散	(36)
石氏犀地汤	(148)	双解通圣散	(37)
石韦散	(668)	水火既济丹	(363)
实肠散	(400)	水解散	(24)
实脾散	(689)	水陆二仙丹	(363)
史国公药酒	(713)	顺气导痰汤	(724)
柿蒂汤	(537)	顺气豁痰汤	(723)
柿钱散	(537)	顺气消食化痰丸	(720)
手拈散	(560)	四海舒郁丸	(758)
首乌延寿丹	(280)	四加减正气散	(658)
寿胎丸	(332)	四斤丸	(712)
舒筋保安散	(716)	四君子汤	(239)
舒筋活络丸	(816)	四苓散	(678)
舒筋活血片	(598)	四妙汤	(271)

调胃承气汤	(65)	通乳丹	(278)
调中益气汤	(261)	通乳散结汤	(528)
铁粉散	(428)	通乳汤	(279)
铁粉丸	(428)	通宣理肺丸	(762)
铁精丸	(428)	通幽汤	(90)
葶苈大枣泻肺汤	(769)	通瘀煎	(587)
葶苈清肺饮	(770)	豨桐丸	(710)
葶苈丸	(770)	痛风验方	(715)
葶苈薏苡泻肺汤	(770)	痛泻要方	(123)
通肝生乳汤	(279)	头晕目黑方	(834)
通关散	(500)	透脓散	(888)
通关丸	(670)	菟丝祛斑汤	(868)
通经活络方	(529)	菟丝子散	(377)
通脉四逆加猪胆汁汤	(228)	菟丝子丸	(375)
通脉四逆汤	(228)	托里黄芪汤	(890)
通脉四逆汤	(237)	托里解毒汤	(890)
通脉汤	(279)	托里散	(889)
通气散	(523)	托里透脓汤	(889)
通窍活血汤	(551)	脱花煎	(556)

W

完带汤	(412)	胃关煎	(223)
顽癣必效方	(906)	胃苓汤	(679)
万病黄精丸	(282)	胃气痛片	(516)
王荆公妙香散	(454)	温白丸	(812)
威喜丸	(379)	温肠丸	(401)
葳蕤汤	(58)	温胆汤	(730)
卫生防疫宝丹	(502)	温肺桂枝汤	(785)
苇茎汤	(879)	温肺散	(784)

四妙丸	(674)	四物益母丸	(586)
四妙勇安汤	(885)	四制香附丸	(581)
四磨汤	(533)	四柱散	(382)
四逆加人参汤	(228)	苏冰滴丸	(498)
四逆散	(116)	苏合香丸	(495)
四逆汤	(227)	苏羌达表汤	(23)
四七汤	(510)	苏葶定喘丸	(770)
四神丸	(383)	苏葶滚痰丸	(733)
四生丸	(608)	苏杏二陈汤	(722)
四兽饮	(753)	苏叶黄连汤	(543)
四味回阳饮	(232)	苏子降气汤	(781)
四味香薷饮	(20)	酸枣仁汤	(439)
四乌鲗一藘茹丸	(632)	酸枣仁丸	(441)
四物安神汤	(464)	缩泉丸	(372)
四物汤	(266)	锁阳固精丸	(354)
四物消风饮	(818)		

T

胎元饮	(291)	桃仁散	(584)
泰山磐石散	(286)	天花散	(847)
痰饮丸	(742)	天麻钩藤汤	(822)
痰郁汤	(782)	天麻钩藤饮	(821)
汤泡饮	(390)	天麻丸	(717)
桃核承气汤	(545)	天台乌药散	(512)
桃红四物汤	(548)	天王补心丹	(445)
桃红饮	(558)	天仙藤散	(522)
桃花汤	(385)	天镇心散	(434)
桃花丸	(386)	调肝汤	(314)
桃仁煎	(573)	调气养神汤	(467)

温肺汤	(783)	乌须固本丸	(865)
温经化气汤	(220)	乌药汤	(521)
温经摄血汤	(624)	无比薯蓣丸	(289)
温经汤	(577)	吴茱萸加附子汤	(211)
温脑散	(806)	吴茱萸散	(404)
温脾散	(209)	吴茱萸汤	(209)
温脾汤	(77)	吴茱萸丸	(403)
温润辛金法	(738)	蜈蚣星风散	(814)
温胃固肠丸	(396)	五拗汤	(762)
温胃饮	(224)	五倍子丸	(356)
温中补脾汤	(209)	五痹汤	(698)
温中化痰丸	(218)	五德丸	(385)
温中平胃散	(655)	五虎二陈汤	(773)
温中丸	(218)	五虎汤	(772)
温中止呃汤	(542)	五虎追风散	(814)
温中止吐汤	(217)	五积散	(21)
文蛤汤	(4)	五加减正气散	(658)
乌贝散	(125)	五淋散	(668)
乌沉散	(540)	五苓散	(677)
乌沉汤	(539)	五磨饮子	(533)
乌鸡白凤丸	(290)	五皮散	(681)
乌鸡煎丸	(291)	五皮饮	(682)
乌龙汤	(849)	五仁润肠丸	(85)
乌梅丸	(853)	五仁汤	(85)
乌芍散	(125)	五仁丸	(84)
乌头赤石脂丸	(217)	五神汤	(886)
乌头桂枝汤	(702)	五味消毒饮	(884)
乌头煎	(702)	五味子散	(385)
乌头汤	(701)	五味子汤	(797)
乌蝎六君子汤	(241)	五味子丸	(355)

五物香薷饮	(20)	五子丸	(331)
五蒸汤	(204)	五子衍宗丸	(330)
五汁安中饮	(312)	午时茶	(20)
五汁一枝煎	(312)	戊己丸	(178)
五汁饮	(311)		

X

西州续命汤	(804)	仙方活命饮	(881)
犀地清络饮	(151)	先期汤	(619)
犀地玄参汤	(148)	豨莶丸	(710)
犀黄丸	(886)	痫症镇心丹	(747)
犀角大青汤	(155)	陷胸承气汤	(730)
犀角地黄汤	(149)	陷胸承气汤	(74)
犀角解毒汤	(151)	香附旋覆花汤	(726)
犀角解毒饮	(151)	香桂琥珀失笑散	(560)
犀角散	(156)	香连平胃散	(655)
犀角升麻汤	(810)	香连丸	(674)
犀角丸	(153)	香薷散	(19)
犀角消毒丸	(150)	香砂二陈汤	(722)
犀角玄参汤	(155)	香砂理气汤	(207)
犀连承气汤	(64)	香砂理中汤	(207)
熄风宣窍法	(820)	香砂六君子汤	(242)
洗癣方	(905)	香砂平胃散	(654)
洗药二参汤	(904)	香砂养胃丸	(656)
洗诸痒疮方	(904)	香砂枳术丸	(644)
徙薪饮	(145)	香苏葱豉汤	(15)
下乳涌泉散	(584)	香苏平胃散	(655)
下瘀血汤	(548)	香苏散	(14)
夏枯草膏	(757)	香苏饮	(15)

逍遥散	(119)	小活络丹	(814)
消斑青黛饮	(154)	小蓟饮子	(610)
消斑汤	(867)	小建中汤	(211)
消毒圣神汤	(885)	小金丹	(884)
消风散	(816)	小惊丸	(490)
消风玉容散	(873)	小品生地黄汤	(620)
消谷丸	(637)	小青龙加石膏汤	(6)
消渴方	(847)	小青龙汤	(4)
消瘰丸	(755)	小清凉散	(159)
消食丸	(640)	小清胰汤	(109)
消炎解毒丸	(885)	小菟丝子丸	(377)
消瘿散	(759)	小乌沉汤	(540)
消瘿顺气散	(759)	小陷胸加枳实汤	(730)
消瘿汤	(759)	小陷胸汤	(729)
消瘿五海饮	(759)	小续命汤	(803)
硝菔通结汤	(67)	小营煎	(280)
小半夏加茯苓汤	(538)	小镇心散	(434)
小半夏汤	(538)	小镇心丸	(434)
小保和丸	(636)	小朱砂丸	(424)
小柴胡汤	(105)	泻白散	(181)
小承气汤	(63)	泻肝散	(176)
小定风珠	(831)	泻肝汤	(176)
小定心汤	(469)	泻黄散	(183)
小儿回春丹	(487)	泻青丸	(175)
小儿健脾丸	(651)	泻心导赤散	(171)
小儿牛黄散	(488)	泻心汤	(160)
小儿四症丸	(642)	心肾两交汤	(456)
小儿珍贝散	(778)	辛夷散	(28)
小儿止嗽金丹	(771)	辛夷丸	(28)
小甘露饮	(851)	新定吴茱萸汤	(211)

新加白虎汤	(137)	芎苏散	(17)
新加黄龙汤	(103)	芎苏饮	(49)
新雪丹	(485)	芎辛导痰汤	(723)
新制橘皮竹茹汤	(536)	芎芷石膏汤	(810)
星附散	(745)	虚火咳嗽方	(736)
星香散	(745)	续命风引汤	(804)
行军散	(492)	续命汤	(804)
醒肌膏	(908)	宣白承气汤	(67)
醒脑静注射液	(473)	宣痹汤	(708)
醒脾散	(222)	宣毒发表汤	(42)
醒脾汤	(222)	玄参升麻汤	(165)
醒脾饮	(222)	玄菟丹	(370)
醒消丸	(887)	旋覆代赭汤	(534)
杏仁煎	(740)	雪莲药酒	(714)
杏苏散	(837)	血府逐瘀汤	(550)
杏苏饮	(838)		

Y

延胡索散	(565)	养心丹	(457)
延胡索汤	(564)	养心汤	(456)
盐汤探吐方	(860)	养血安神汤	(465)
羊肉汤	(274)	养血清心汤	(465)
阳毒内消散	(895)	养阴清肺汤	(840)
阳和解凝膏	(896)	养阴熄风法	(828)
阳和汤	(882)	养脏汤	(382)
养精种玉汤	(277)	养脏丸	(382)
养命开心益智方	(467)	养正通幽汤	(580)
养神丸	(448)	养中煎	(224)
养胃汤	(313)	一贯煎	(303)

一加减正气散	(657)	茵陈术附汤	(662)
一甲复脉汤	(830)	茵陈四苓汤	(662)
一捻金	(75)	茵陈四逆汤	(662)
一盘珠汤	(599)	茵陈五苓散	(680)
医林四神丸	(385)	银花解毒汤	(885)
医痫丸	(748)	银黄片	(166)
异功散	(243)	银翘败毒散	(14)
抑扶煎	(224)	银翘红酱解毒汤	(168)
抑气异香四神散	(526)	银翘解毒片	(31)
抑阳散	(895)	银翘解毒丸	(31)
抑阴散	(897)	银翘散	(30)
易黄汤	(413)	银翘石斛汤	(294)
益黄散	(225)	银翘汤	(31)
益母草膏	(585)	银翘辛夷汤	(46)
益母胜金丹	(586)	罂粟壳汤	(390)
益母丸	(586)	莹肌如玉散	(873)
益气聪明汤	(258)	涌泉散	(583)
益气健脾汤	(226)	右归丸	(326)
益寿地仙丹	(344)	右归饮	(327)
益胃汤	(312)	余氏清心凉膈散	(164)
益血润肠丸	(89)	鱼鳔丸	(360)
益元散	(195)	禹功散	(100)
益元汤	(233)	禹余粮丸	(388)
薏苡附子败酱散	(881)	玉女煎	(186)
薏苡仁散	(706)	玉女煎去牛膝熟地加细生地	
薏苡仁汤	(705)	元参方	(187)
阴旦汤	(26)	玉盘散	(873)
阴毒内消散	(897)	玉屏风散	(347)
阴阳两救汤	(230)	玉泉丸	(847)
茵陈蒿汤	(660)	玉容散	(872)

玉锁丹	（360）	远志丸	（465）
玉液汤	（846）	远志饮子	（467）
玉真散	（813）	月华丸	（305）
玉真丸	（368）	岳美中崩漏验方	（625）
玉烛散	（103）	越婢加术汤	（39）
育肠汤	（401）	越婢汤	（38）
育肠丸	（401）	越鞠保和丸	（508）
愈带丸	（418）	越鞠丸	（507）
愈风饼子	（806）	云南白药	（594）
毓麟珠	（329）	匀气散	（517）
元戎五苓散	（678）	熨风散	（906）
远志汤	（466）		

Z

再造散	（52）	增损三黄石膏汤	（143）
赞化血余丹	（337）	增味导赤散	（171）
赞育丹	（328）	增液承气汤	（103）
脏连丸	（615）	增液汤	（849）
枣仁远志汤	（441）	楂曲六君子汤	（241）
澡洗方	（874）	楂曲平胃散	（656）
藻药散	（759）	掣胃膏	（226）
皂荚丸	（786）	珍珠母丸	（425）
泽术麋衔散	（741）	珍珠散	（892）
泽泻散	（741）	珍珠散	（894）
泽泻汤	（740）	真人活命饮	（882）
增减定志丸	（442）	真人养脏汤	（380）
增减旋覆代赭汤	（535）	真武汤	（688）
增损流气饮	（532）	震灵丹	（410）
增损启膈散	（852）	镇风汤	（820）

镇肝熄风汤	(824)	止嗽化痰定喘丸	(773)
镇宫丸	(409)	止嗽散	(766)
镇惊丸	(827)	止夜起小便多方	(372)
镇逆白虎汤	(137)	枳桔平胃散	(655)
镇痫片	(747)	枳壳散	(528)
镇心丹	(435)	枳实导滞汤	(646)
镇心定痫汤	(747)	枳实导滞丸	(645)
镇心汤	(434)	枳实理中丸	(206)
镇心丸	(432)	枳实芍药散	(117)
拯阳理劳汤	(256)	枳实消痞丸	(644)
拯阴理劳汤	(318)	枳实薤白桂枝汤	(530)
正骨紫金丹	(602)	枳实栀子豉汤	(141)
正容汤	(812)	枳术汤	(643)
正阳散	(231)	枳术丸	(643)
知柏地黄丸	(295)	至宝丹	(485)
知柏四物汤	(268)	炙甘草汤	(272)
栀连平胃散	(655)	治乳痈验方	(530)
栀连清肺饮	(775)	治伤消瘀丸	(596)
栀子柏皮汤	(662)	治遗精方	(369)
栀子豉汤	(140)	治中汤	(207)
栀子大黄汤	(141)	治浊固本丸	(377)
栀子干姜汤	(141)	中和汤	(883)
栀子甘草豉汤	(141)	中满分消丸	(676)
栀子厚朴汤	(141)	肿半截秘方	(100)
栀子金花丸	(159)	舟车丸	(94)
栀子生姜豉汤	(141)	朱雀丸	(456)
止带方	(169)	朱砂安神丸	(423)
止带丸	(417)	茱萸断下丸	(404)
止汗散	(350)	茱萸丸	(541)
止痉散	(812)	猪肚丸	(360)

猪苓汤	(680)	滋血汤	(269)
猪蹄汤	(279)	滋阴大补丸	(300)
竹沥达痰丸	(733)	滋阴地黄汤	(296)
竹叶黄芪汤	(140)	滋阴地黄丸	(295)
竹叶柳蒡汤	(43)	滋阴甘露饮	(851)
竹叶石膏汤	(138)	紫金丹	(783)
竹叶汤	(53)	紫金锭	(499)
竹叶玉女煎	(187)	紫苏散	(511)
逐寒荡惊汤	(221)	紫菀茸汤	(792)
逐瘀止崩汤	(631)	紫菀散	(791)
逐瘀止血汤	(632)	紫菀汤	(790)
苎根汤	(627)	紫雪	(483)
苎根饮子	(628)	紫雪散	(484)
驻车丸	(388)	棕榈散	(411)
转舌丸	(73)	醉香玉屑	(655)
壮本丹秘方	(345)	左归丸	(298)
追风丸	(704)	左归饮	(302)
资生汤	(254)	左金汤	(178)
资生丸	(253)	左金丸	(177)
滋脾饮	(847)	佐关煎	(223)
滋肾熄风汤	(828)	佐金丸	(178)
滋生青阳汤	(823)	佐脾丸	(636)
滋水清肝饮	(320)		

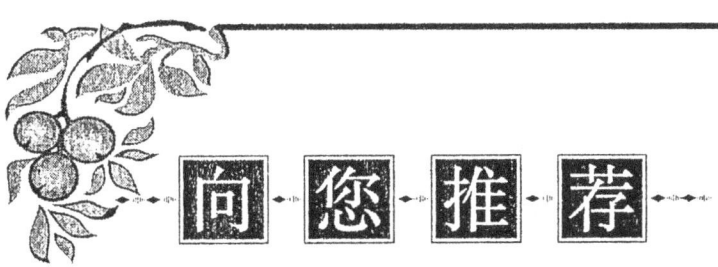

向您推荐

医学书

书名	价格
中国验方全书	58.00
中国外治妙方	45.00
中国秘方全书	26.00
中国奇方全书	45.00
中国古方新用	76.00
中华眼科方剂全书	78.00
中国肿瘤秘方全书	29.00
中国儿科秘方全书	39.00
中国传染病秘方全书	24.00

注：邮费按书款总价另加 20%

图书在版编目(CIP)数据

中国名方全书 / 程如海,李家庚主编. —北京:科学技术文献出版社,2002.7(2021.2重印)

ISBN 978-7-5023-3930-2

Ⅰ.①中… Ⅱ.①程… ②李… Ⅲ.①方书—中国 Ⅳ.①R289.2

中国版本图书馆 CIP 数据核字(2001)第 091362 号

中国名方全书

策划编辑:陈玉珠 责任编辑:李 洁 责任校对:唐 炜 责任出版:张志平

出 版 者	科学技术文献出版社
地 址	北京市复兴路15号 邮编100038
编 务 部	(010)58882938,58882087(传真)
发 行 部	(010)58882868,58882870(传真)
邮 购 部	(010)58882873
官 方 网 址	www.stdp.com.cn
发 行 者	科学技术文献出版社发行 全国各地新华书店经销
印 刷 者	北京虎彩文化传播有限公司
版 次	2002年7月第1版 2021年2月第10次印刷
开 本	850×1168 1/32
字 数	758千
印 张	30.25
书 号	ISBN 978-7-5023-3930-2
定 价	52.00元

版权所有 违法必究

购买本社图书,凡字迹不清、缺页、倒页、脱页者,本社发行部负责调换